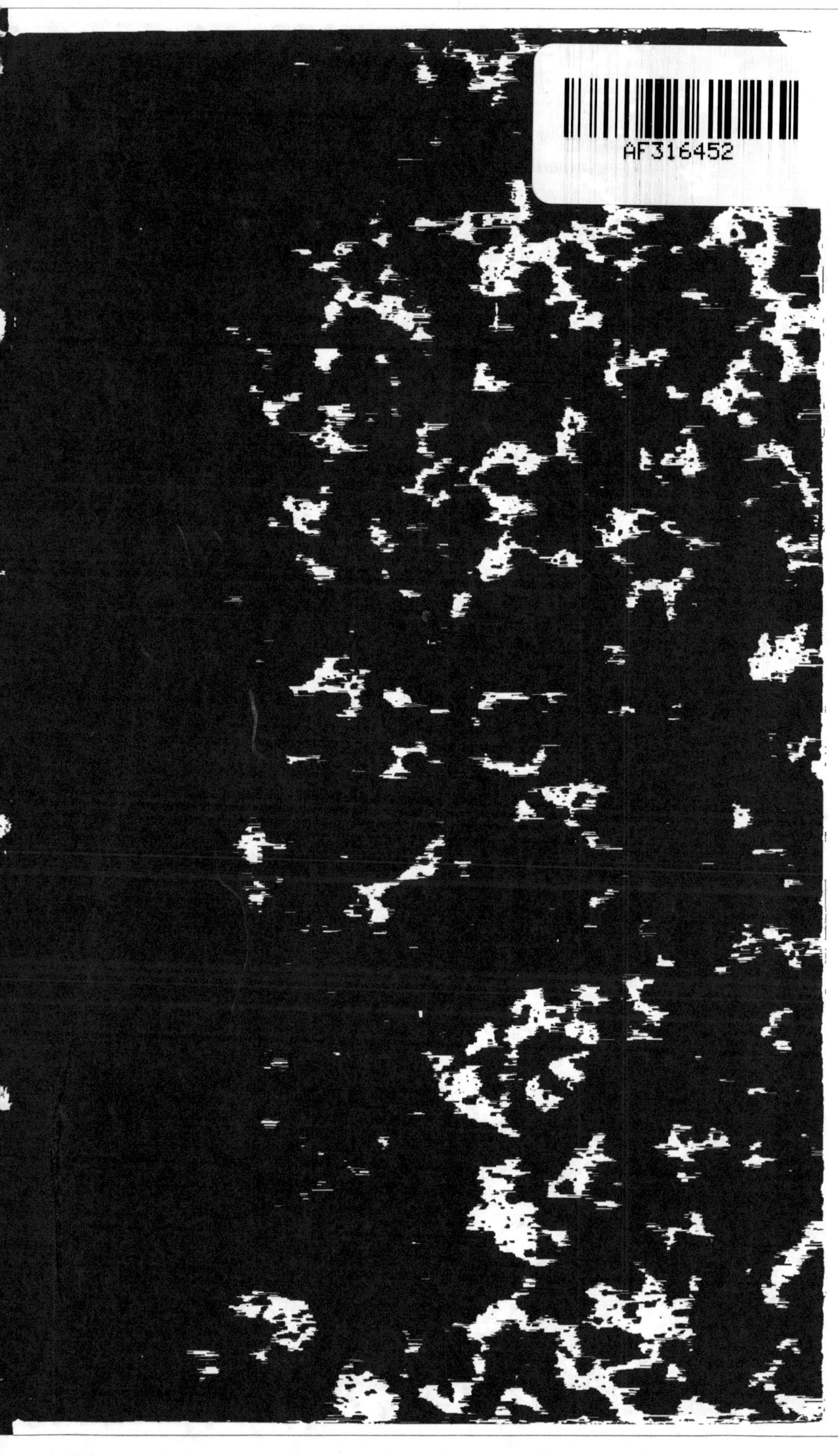
AF316452

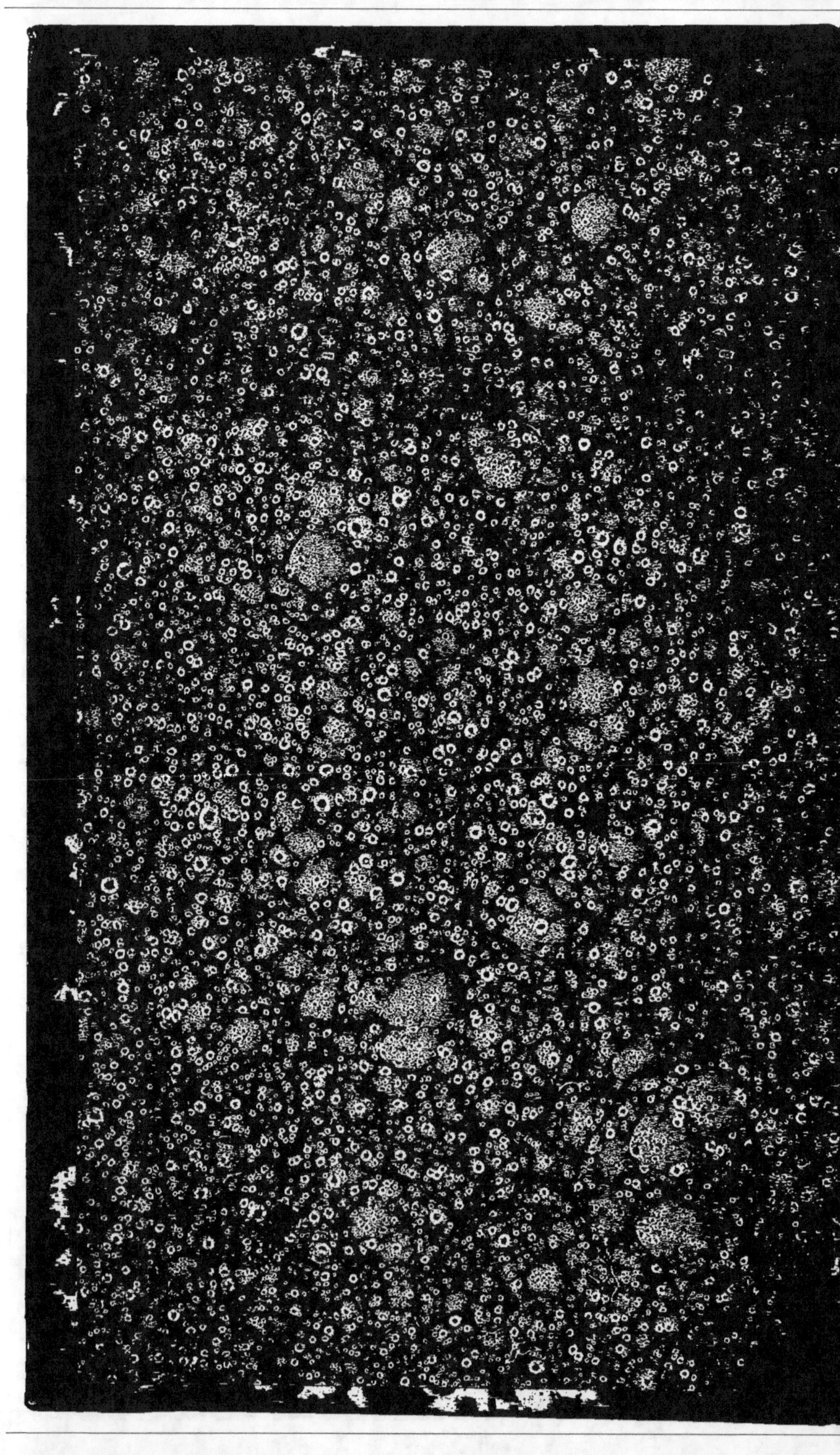

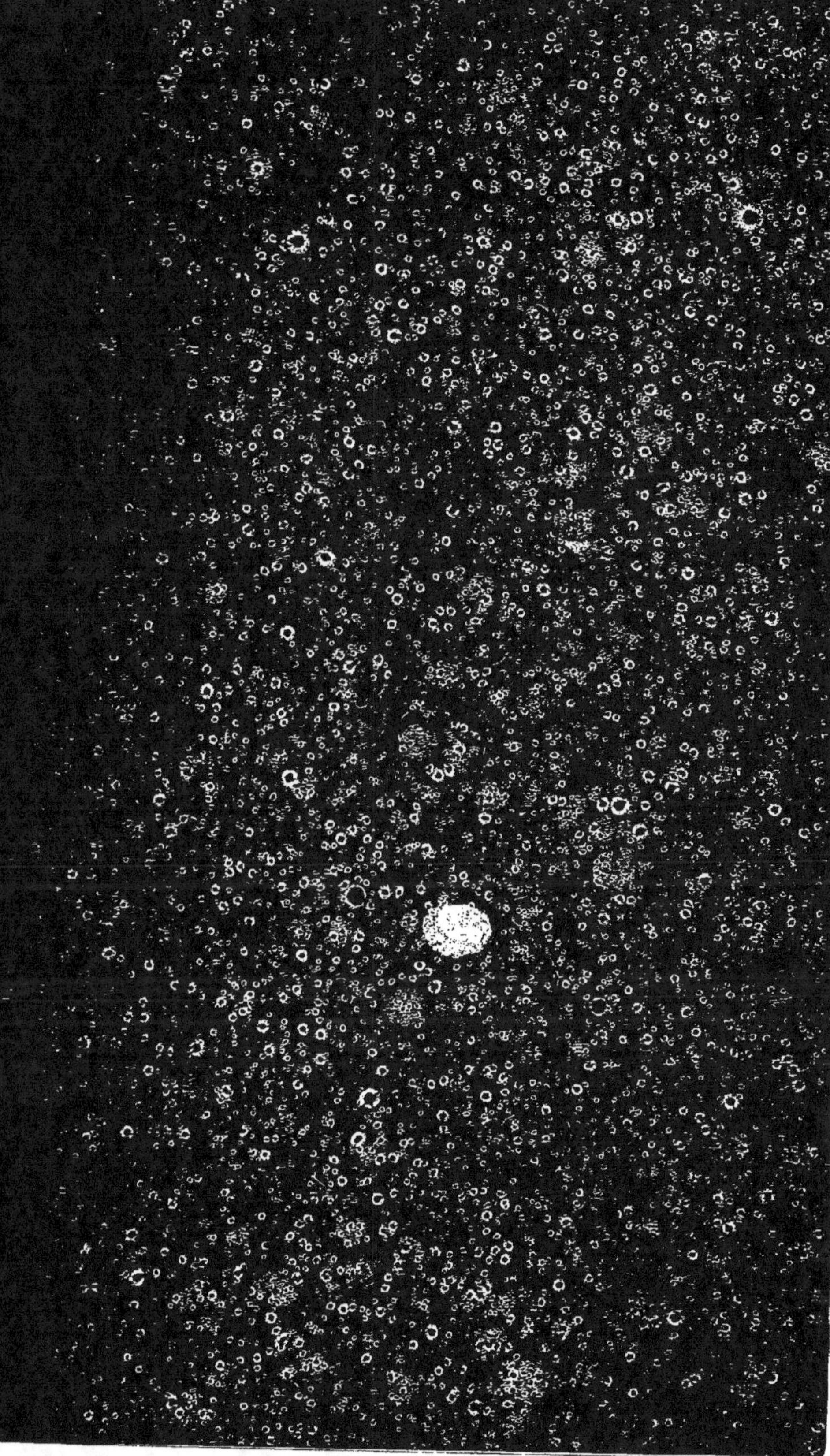

LEÇONS

sur

LES HUMEURS

NORMALES ET MORBIDES

DU CORPS DE L'HOMME

OUVRAGES DE M. Ch. ROBIN

Chez les mêmes libraires.

Traité de chimie anatomique et physiologique normale et pathologique, ou des Principes immédiats normaux et morbides qui constituent le corps de l'homme et des mammifères (en collaboration avec M. Verdeil). Paris, 1853. 3 volumes in-8, accompagnés d'un atlas de 45 planches dessinées d'après nature, gravées, en partie coloriées.

Histoire naturelle des végétaux parasites qui croissent sur l'homme et sur les animaux vivants. Paris, 1853. 1 vol. in-8 de 700 pages, accompagné d'un bel atlas de 15 planches, dessinées d'après nature, gravées, en partie coloriées.

Du microscope et des injections dans leurs applications à l'anatomie et à la pathologie, suivi d'une Classification des sciences fondamentales, de celle de la biologie et de l'anatomie en particulier. Paris, 1849. 1 vol. in-8 de 450 pages, avec 23 fig. intercalées dans le texte et 4 planches gravées.

Tableaux d'anatomie, comprenant l'exposé de toutes les parties à étudier dans l'organisme de l'homme et dans celui des animaux. Paris, 1851, in-4, 10 tableaux.

Programme du cours d'Histologie, professé à la Faculté de médecine pendant les années 1862-63, et 1863-64. Paris, 1864. 1 vol. in-8 de VII-280 pages.

Dictionnaire de médecine, de chirurgie, de pharmacie et des sciences accessoires. Publié par J. B. Baillière et fils. Douzième édition, entièrement refondue, par E. LITTRÉ et Ch. ROBIN; ouvrage contenant la synonymie grecque, latine, anglaise, allemande, italienne et espagnole, et le Glossaire de ces diverses langues. Paris, 1865. 1 volume grand in-8 de 1800 pages à deux colonnes, avec 531 figures intercalées dans le texte.

Journal de l'anatomie et de la physiologie normales et pathologiques de l'homme et des animaux, publié par M. le professeur Ch. ROBIN, 1re année 1864 ; 2e année 1865 ; 3e année 1866, paraissant tous les deux mois par livraisons de 7 feuilles avec planches.

Mémoire sur la démonstration expérimentale de la production d'électricité par un appareil propre aux poissons du genre des raies. Paris, 1865, in-8 avec 3 planches (*Comptes rendus des séances* et *Mémoires de la Société de biologie*).

Paris. — Imprimerie de E. MARTINET, rue Mignon, 2.

LEÇONS

SUR

LES HUMEURS

NORMALES ET MORBIDES

DU CORPS DE L'HOMME

Professées à la Faculté de médecine de Paris

PAR

CHARLES ROBIN

Membre de l'Institut et de l'Académie impériale de médecine,
Professeur à la Faculté de médecine de Paris, etc.

Avec 24 figures intercalées dans le texte

PARIS

J.-B. BAILLIÈRE ET FILS,

LIBRAIRES DE L'ACADÉMIE IMPÉRIALE DE MÉDECINE

Rue Hautefeuille, 19, près du boulevard Saint-Germain.

Londres	Madrid	New-York
Hipp. Baillière	C. Bailly-Baillière	Baillière Brothers

LEIPZIG, E. JUNG-TREUTTEL, 10, QUERSTRASSE

1867

INTRODUCTION

I

Les leçons que je publie aujourd'hui contiennent la description de tous les fluides de l'économie, telle que je l'ai exposée dans mes cours de 1863 et de 1865 à la Faculté de médecine.

L'ordre dans lequel ces leçons ont été faites est celui que trace rigoureusement la méthode pour un Traité dogmatique d'hygrologie. Mais l'exposition orale entraîne souvent à suivre, dans l'examen de ces parties de l'organisme, une marche qui n'est pas absolument identique pour chacune d'elles, contrairement à ce qui devrait être dans un Traité proprement dit. Les inconvénients de cette infraction à la règle sont diminués par l'indication presque à chaque page de la nature des caractères dont il y est question.

L'obligation de condenser autant que possible les faits essentiels relatifs à ce sujet, m'a conduit à rapprocher les documents empruntés aux traités de chimie et de physiologie, de ceux que j'ai recueillis. Parmi ces derniers, les uns me sont propres, les autres avaient été rassemblés par Verdeil et moi, de 1849 à 1852, dans notre laboratoire, pendant l'exécution de notre *Traité de chimie anatomique* ou *Traité des principes immédiats.* La plupart n'avaient pas encore été publiés. Ils consistaient surtout en données fournies par l'analyse d'un grand nombre d'humeurs, analyse portant sur la recherche de la nature et de la quantité d'un ou de plusieurs de leurs principes immédiats constitutifs et des éléments anatomiques qu'elles tiennent en suspension.

Le texte de ces leçons est la reproduction de la sténographie de chacune d'elles, faite avec une exactitude remarquable par M. le docteur Moricourt, ancien interne des hôpitaux, que j'avais chargé de ce soin.

Ce mode de rédaction entraîne un certain nombre de redites,

inévitables dans un enseignement oral, sur un sujet que la nature même des choses rend abstrait. Il reproduit aussi des incorrections de style, d'abord inaperçues, que la lecture met en évidence. Toutes n'ont pu disparaître, bien que, des unes et des autres, le plus grand nombre possible ait été retranché.

Pendant l'impression de ce livre, j'ai ajouté des citations bibliographiques toutes les fois que j'ai été amené à le faire par la vérification de la date de quelques-unes des propositions avancées, ou par la nécessité de compléter, par des intercalations, les parties trop abrégées ; mais on comprend qu'il est impossible dans un *Cours* de mentionner tous les écrits relatifs au sujet traité. Là, plus encore que dans un ouvrage dogmatique, l'exposé de ce qui est connu à une époque donnée doit être séparé de l'examen de ce qui a été dit, quelque intérêt que présente cependant l'histoire particulière de toute division d'une science, aussi bien que celle de son ensemble.

J'ai parfois été entraîné à de courts empiètements sur des questions du domaine de la physiologie, en ce qui regarde la formation des humeurs surtout, et le rôle rempli par quelques-unes d'elles ; mais ordinairement je ne l'ai fait que lorsque j'étais obligé de combler quelques-unes des lacunes que rend si fréquentes dans les Traités l'absence de notions nettes sur celles de ces questions qui sont du domaine de l'anatomie générale.

Je ferai précéder ces leçons d'un exposé des caractères anatomiques et physiologiques communs à l'ensemble des humeurs.

II

Le nombre des espèces de parties liquides qui prennent part à la constitution de l'organisme de l'homme et de la plupart des mammifères est de cinquante-cinq.

Ce nombre, du reste, ne saurait être déterminé aujourd'hui d'une manière absolue ; car il y a des mucus et des produits sécrétés par les glandes en forme de follicules dont la composition n'est pas assez nettement connue, pour qu'il soit possible de dire s'ils diffèrent ou non les uns des autres. Mais il n'en reste pas moins démontré que les espèces de parties liquides de l'économie sont plus nombreuses que les tissus. On compte, en effet, seulement environ quarante-deux espèces de ces derniers, et de trente-quatre à trente-cinq espèces d'éléments anatomiques. On sait que les tissus sont, parmi les parties solides composées, celles qui correspondent aux humeurs dans l'ordre de leur commun degré de complexité.

Il y a des humeurs dans tous les appareils de l'économie ; il n'est pas une fonction à l'accomplissement de laquelle ne prenne part quelqu'une des parties constituantes liquides de l'organisme. Les unes sont situées dans des cavités closes ou profondes, sans communication avec le dehors. Pour le plus grand nombre, au contraire, ce dernier fait caractérise un état morbide ; car la plupart sont produites dans des cavités communiquant avec le dehors par l'intermédiaire de conduits et de réservoirs offrant cette particularité. Or, avec ces différences de siége, coexistent des dissemblances plus frappantes encore entre les humeurs, au point de vue de leur composition et du rôle qu'elles remplissent ; elles avaient depuis longtemps attiré l'attention des anatomistes et particulièrement de de Blainville.

La part que les liquides prennent à la constitution de l'organisme, envisagés au point de vue de leur masse relative, ne saurait être déterminée, en raison même de ce que certains d'entre eux sont versés à la surface de la peau ou dans des cavités communiquant avec le dehors.

Le volume et le poids de chacune de ces humeurs en particulier ne peuvent être fixés que pour un petit nombre. Pour celles-ci même, telles que le sang, la lymphe, les humeurs aqueuse et vitrée, ils varient non-seulement avec l'âge, mais encore d'un sujet à l'autre pris au même âge ; cela est manifeste pour les deux premières, particulièrement en raison de l'échange incessant de leurs principes avec les solides et avec les milieux ambiants.

Même lorsqu'il s'agit des sérosités sécrétées dans des cavités closes, la quantité de la plupart des humeurs autres que le sang, etc., n'est jamais très-grande à un moment donné, en dehors de quelques conditions morbides. Elle varie d'un état fonctionnel à l'autre. Elle peut être nulle par instants, comme lorsqu'il s'agit du lait, ou représentée par des traces presque inappréciables, comme on le voit pour bien des sérosités à l'état normal. Elle peut enfin, pendant un certain temps, amener un écoulement considérable, qui diminue et disparaît ensuite, après l'étalement des liquides sur telle ou telle membrane, après leur accumulation dans des réservoirs, etc.

La sérosité céphalo-rachidienne, les humeurs aqueuse et vitrée, la périlymphe et l'endolymphe, offrent seules une fixité remarquable par rapport aux autres humeurs, tant au point de vue de leur durée à compter du moment de leur apparition, que sous le rapport de l'égalité de leur quantité proportionnelle, à partir de la jeunesse jusqu'à un âge avancé.

La durée de l'existence de chaque humeur, par rapport à celle de l'organisme dont elles font partie, varie singulièrement de l'une à l'autre.

La première qui se montre est le plasma sanguin ; mais son apparition n'est pas seulement postérieure à l'individualisation du vitellus en cellules du blastoderme, par segmentation graduelle ; elle est encore postérieure à la genèse des cellules et de la gaîne de la notocorde, des éléments embryoplastiques formant les lames ventrales et dorsales, à l'apparition des cartilages des premiers corps vertébraux, à celle des myélocytes de l'axe nerveux central et même à la naissance des premières fibres musculaires du cœur. Le second des fluides se montrant dans l'économie est le liquide amniotique, puis bientôt celui de l'allantoïde, et, plus tard, l'humeur aqueuse, l'humeur vitrée, les sérosités, l'urine, le mucus intestinal, la matière sébacée, la bile et parfois momentanément le colostrum.

Les liquides salivaire et pancréatique, le suc gastrique, les larmes, la sueur, et, plus tard, l'ovarine, les humeurs concourant à former le sperme et le lait, apparaissent successivement après la naissance.

Ainsi, parmi les humeurs, les unes ont une durée très-courte, comme le liquide allantoïdien qui, chez divers animaux, disparaît avant la fin de l'évolution fœtale, comme l'eau de l'amnios qui s'écoule lors du part, comme le lait et les humeurs jouant un rôle dans les actes de la génération ; d'autres, au contraire, telles que le sang, la lymphe, les humeurs aqueuse et vitrée, l'endolymphe et la périlymphe, etc., ont une existence dont la durée est à peu près égale à celle des parties solides de l'économie.

Les caractères d'ordre physique des humeurs offrent de l'une à l'autre des particularités remarquables qui seront développées lors de la description de chaque espèce. Notons cependant que si leur poids spécifique est proportionnel à la quantité des principes fixes qui entrent dans leur composition, il n'en est pas toujours de même de leur consistance, de leur degré de fluidité, ou, au contraire, de leur état plus ou moins sirupeux, filant ou visqueux. Ces modes de leur résistance au mouvement sont principalement sous la dépendance de la nature et de la quantité des espèces de principes coagulables qui prennent part à leur constitution.

Il en est de même des qualités organoleptiques des humeurs concernant les impressions tactiles qu'elles causent. Au contraire, lorsqu'elles ont une saveur et une odeur nettement appréciables, fait dont le sang, la lymphe, le lait, la bile, l'urine et la sueur offrent à peu près seuls des exemples assez tranchés, ces propriétés organoleptiques sont dues à la présence d'espèces de principes immédiats cristallisables ou volatils sans décomposition, qui les apportent avec eux dans l'humeur étudiée. Ces derniers sont tantôt d'origine minérale, comme le chlorure de sodium, qui donne au sang et à la lymphe leur saveur saline ; le plus souvent ils sont d'origine organique, comme le sucre et les corps gras dans le lait, le taurocholate de soude dans la bile, l'acide ou les acides gras volatils de la sueur, etc. D'autres fois cette sapidité est due à un mélange de ces deux ordres de principes, comme dans l'urine, qui doit sa saveur dite urineuse aux chlorures et à l'urée tout à la fois. Du reste, en ce qui touche cette propriété des liquides organiques, l'influence particulière exercée par les principes coagulables associés aux précédents, demande encore à être mieux étudiée, en se soumettant aux règles tracées avec tant de sagacité et de profondeur par M. Chevreul.

La bile, l'urine seules, et peut-être aussi les sérosités et la lymphe quand elles sont limpides, doivent leur couleur à des principes immédiats liquides, naturellement colorés, qui prennent part à leur composition. Les autres humeurs colorées doi-

vent, au contraire, ces qualités à des particules microscopiques
qui les rendent physiquement ou chimiquement hétérogènes,
car elles s'y trouvent en suspension et réfléchissent la lumière
à la manière des corpuscules flottants qui troublent l'eau. Ces
particules sont tantôt des gouttelettes d'un mélange de principes immédiats non miscibles à l'eau, comme celles des globules graisseux qui colorent le lait et le chyle ; tantôt, enfin,
ce sont des éléments anatomiques, tels que les hématies dans
le sang, les leucocytes dans le pus, des épithéliums dans certains mucus.

Les humeurs réfractent la lumière comme tous les autres
corps transparents, lorsqu'elles sont translucides et, lorsque
ne l'étant pas naturellement, elles le deviennent après qu'on
a séparé les corps en suspension qui les colorent ou les troublent. Leur pouvoir réfringent est à peu près proportionnel
à la quantité de leurs principes constituants, comme dans
toutes les autres espèces de dissolutions. Mais comme dans
celles-ci également, la lumière réfractée par ces liquides
éprouve, de la part de quelques-uns d'entre eux, des phénomènes de polarisation ; ils sont dus particulièrement à la présence de certains principes immédiats, les uns cristallisables,
mais d'origine organique, et les autres coagulables comme
l'albumine. La direction et l'intensité de la déviation éprouvée
par la lumière servent même de la manière la plus utile et
la plus précise à déterminer la nature et la proportion de ces
principes, dans leurs variations normales et accidentelles, ainsi
que Biot l'a montré le premier (1).

Toutes les humeurs sont décomposables par la chaleur portée
à 100° ; la plupart le sont même à 70° ou environ, en raison
de la présence de principes qui ne sont ni volatils, ni cristallisables, mais sont déjà modifiés isomériquement de manière à
se coaguler à cette température ; et cette coagulation rend ces
liquides entièrement impropres à remplir leurs usages ordinaires. Les humeurs sont aussi décomposées par l'électricité
qui agit primitivement et particulièrement sur leurs principes
d'origine minérale, mais reste sans effet sur les principes d'ori-

(1) Voyez *Chimie anatomique*. Paris, 1853, in-8, t. I, p. 425 et suiv.

gine organique, en dehors des combinaisons qui s'opèrent entre ceux-ci et les acides provenant des premiers qu'elle a décomposés.

III

Tous les liquides de l'économie sont légèrement alcalins aux papiers réactifs ; trois seulement font exception à cette règle. Ils doivent leur réaction, non pas à des alcalis ou à des alcaloïdes libres, mais à des sels basiques. Aucun n'est constamment neutre, mais plusieurs peuvent l'être temporairement, sans devenir jamais acides. Parmi les trois liquides acides, un seul appartient aux humeurs excrémento-récrémentitielles, c'est le suc gastrique, à qui un acide libre, l'acide lactique, donne la propriété de rougir le tournesol, etc. Les deux autres sont des fluides excrémentitiels, la sueur et l'urine. La première doit sa réaction à un acide volatil, et la seconde à des sels acides de soude, qui normalement à certaines heures de l'excrétion sont remplacés par des sels neutres, puis par des sels alcalins de la même base. Il n'est pas question ici de la réaction alcaline de l'urine due à la décomposition ammoniacale accidentelle de son principe prédominant, l'urée ; il n'est pas question non plus des réactions acides momentanément communiquées à la salive mixte et au liquide du cæcum par les produits de la décomposition de certaines matières alimentaires en voie de décomposition.

La manière dont les composés chimiques modifient les humeurs n'est remarquable et digne d'être notée qu'en ce qui touche celles qui renferment des principes coagulables, albuminoïdes ou colorants. Les divers modes d'après lesquels ils changent la teinte de ces derniers, et précipitent les premiers après les avoir fait passer à l'état solide, sont mis à profit dans un grand nombre de circonstances. Ces mêmes actions coagulantes, etc., sont encore utilisées pour découvrir la présence accidentelle des substances albuminoïdes dans les liquides qui n'en renferment pas normalement, comme l'urine et la sueur.

En dehors de ces circonstances, ces derniers fluides ne présentent au contact des acides, des bases et des sels que des phénomènes de déplacement, de double décomposition ou de réduction avec ou sans précipité, comme dans toute solution saline. Comme dans toutes les solutions de cet ordre également, ces phénomènes sont en rapport avec la nature des composés cristallisables, d'origine minérale ou d'origine organique en dissolution.

Il n'en est pas de même pour les fluides contenant des substances coagulables. L'intervention, dans la composition des humeurs, d'un troisième ordre de principes si distincts des corps cristallisables ou volatils sans décomposition, vient compliquer singulièrement l'action que les réactifs exercent ordinairement sur ces derniers. La raison de ce fait se trouve dans la manière dont les corps coagulables fixent moléculairement les composés définis ; elle est telle qu'elle empêche l'action sur ces derniers soit des sels, soit même des acides et des bases faibles qui les décomposaient, et servaient ainsi à déceler leur présence, tant qu'ils étaient dissous dans un véhicule cristallisable ou volatil sans décomposition.

Bien que ce fait soit empiriquement reconnu comme très-général, la loi d'après laquelle il s'accomplit n'est malheureusement pas déterminée scientifiquement, et cela tient à l'état encore peu avancé de la chimie, en ce qui touche la constitution des corps coagulables.

Après les notions relatives à la situation et à la durée de 'existence des humeurs dans l'économie, celles que la science emprunte à la connaissance de leur composition immédiate sont les plus importantes et servent de base à leur classification.

Les caractères physico-chimiques des humeurs, leur rôle physiologique et leur mode de production diffèrent de la manière la plus frappante selon qu'elles se trouvent constituées en proportions à peuprès égales, par des principes immédiats de chaune des trois classes, comme les *s* plasmas du sang et de la lymphe ou *humeurs constituantes* en offrent des exemples ; ou, au contraire, que les principes de la première et de la troisième classe l'emportent, comme dans les *sécrétions proprement dites* ; sauf le cas où, comme dans le lait, abondent des principes des deux dernières tribus de la deuxième classe, ou principes graisseux et sucrés dits récrémentitiels.

Ils diffèrent encore plus dans les liquides *excrémentitiels*, où les composés de la première et de la seconde classe existent à l'exclusion des substances organiques ou coagulables, qui jouent un rôle si important au sein des autres fluides de l'économie.

Aussi voit-on toutes les données qui concernent l'histoire générale et particulière des humeurs normales et altérées, venir incessamment appuyer cette division fondamentale, développée dans le cours de ces leçons.

C'est à la présence des principes coagulables ou de la troisième classe que les humeurs des deux premiers groupes doivent en grande partie leurs propriétés essentielles ; elles lui doivent aussi de présenter des modes nombreux d'altérations accidentelles, par suite de modifications isomériques de ces substances organiques. C'est à ces modifications des composés coagulables, par exemple, qu'elles doivent la faculté de devenir virulentes, de transmettre cet état dit virulent aux éléments anatomiques, etc.; faits qui ne s'observent jamais sur les liquides dépourvus des principes de cet ordre.

D'autres modifications isomériques portant également sur ces principes font qu'ils ne fixent plus la même quantité de l'eau qui prend une grande part à leur constitution ; de là toute une série d'altérations particulières des humeurs. Cette source de lésions de la substance des fluides, du sang en particulier, est très-peu prise en considération faute de notions suffisantes sur les attributs des principes de la troisième classe; elle est pourtant des plus importantes à connaître ; car, en l'absence de ces données, ces altérations et les symptômes coexistants sont généralement attribués soit à l'introduction, dans l'économie de corps microscopiques doués de propriétés d'une mystérieuse énergie, soit à l'absorption de principes accidentels, dits toxiques, susceptibles d'être éliminés, comme les poisons, etc.

Pour se rendre compte de cette transmission de l'état virulent, il faut se rappeler que les principes immédiats coagulables jouissent de la propriété d'amener, par simple contact avec des substances organiques saines semblables ou d'une autre espèce, l'état *moléculaire* particulier que quelque circonstance accidentelle a produit chez elles. Or, par suite de cette propriété de communiquer d'une manière lente, mais continue, leur état moléculaire aux substances qu'elles touchent, il est évident que toutes les parties solides ou liquides qui s'imbiberont de ces premières molécules altérées seront modifiées, selon l'état que celles-ci présentaient elles-mêmes.

Le temps, la durée de l'action du corps modifié, sur la substance saine qu'il modifie progressivement à son tour, remplace ici, sous le nom de période d'*incubation*, la simultanéité des actions réciproques des corps cristallisables les uns sur les autres. Dans ceux-ci, les réactions sont simultanées, et par suite proportionnelles aux masses mises en rapports réciproques. Sur les autres, en raison de la nature lente et progressive des actes, ces derniers ont lieu pourvu qu'il y ait matière, et la masse de celle-ci ne change rien ou ne change que fort peu à leur intensité. De là cette action exercée sur les tissus vivants par des quantités imperceptibles d'une humeur virulente; humeur dont les effets n'ont rien de mystérieux, mais sont disproportionnés comparativement à ce que nous voyons sur les composés définis, quoiqu'ils soient en rapport avec la constitution et avec les propriétés des substances coagulables.

On comprend donc comment les spermatozoïdes ou cellules embryonnaires mâles pourront transmettre au vitellus d'où dérivent les cellules embryonnaires femelles ou blastodermiques, les états particuliers dont eux-mêmes ils sont affectés, et qui sont propres aux mâles dont ils proviennent : d'où la transmission héréditaire ; transmission modifiée plus ou moins par l'état propre à l'ovule et à l'organisme entier de la mère. On comprend, en outre, que si les aptitudes peuvent se transmettre ainsi, les affections pathologiques qui auront modifié l'organisme jusque dans ses plus intimes éléments agiront de même.

Nous voyons donc pourquoi, tant que sont restées ignorées les conditions de formation et d'existence des substances organiques et les propriétés spéciales dont elles jouissent, nous ne pouvions comprendre la rénovation moléculaire de la matière organisée et les transmissions héréditaires ; alors aussi la production des maladies par le contact des humeurs virulentes et par l'absorption des miasmes, ne pouvait être rattachée à sa véritable cause.

Nulle étude plus que celles de la nature des précédentes ne prouve davantage l'exactitude et l'importance de la division des principes immédiats en trois classes. En même temps la lumière que cette dernière jette sur la composition des humeurs donne à la classification de celles-ci un intérêt qui manque dans les classements proposés avant qu'on eût étudié ces principes, en les envisageant au point de vue de leurs rapports avec la substance qu'ils forment, et non plus seulement au point de vue chimique.

Aussi, dans l'analyse anatomique de ces liquides comme dans l'examen de la composition immédiate de toute autre partie du corps, ce qu'il importe de connaître d'abord c'est la proportion générale des principes de chacune de ces classes, pour signaler ensuite autant que possible la quantité de chacune des espèces en particulier. Rien ne frappe plus, en effet, à cet égard, que de voir dans la plupart des analyses publiées jusqu'à ce jour l'absence complète d'indications sur la présence des principes de la deuxième classe, en dehors des mélanges confus réunis sous les dénominations vagues et empiriques de *graisses* et d'*extractifs* (voy. pages 78 et 79).

Ainsi la raison de l'importance de la classification des principes immédiats se tire de ce qu'elle résume les données de la chimie sur leur nature élémentaire, sur leurs propriétés et leur constitution moléculaire, et celles de la biologie sur leur provenance eu égard à l'organisme considéré en lui-même et dans ses rapports avec les milieux ambiants.

Elle résume plus nettement encore les données de l'analyse anatomique immédiate et de la physiologie expérimentale sur le rôle qu'ils remplissent dans l'économie, tant au point de vue de la part que chacun d'eux prend à la constitution de la substance organisée que comme générateurs les uns des autres dans les actes de rénovation moléculaire de celle-ci.

A cet égard, l'étude des caractères et de la nature des humeurs, au point de vue de leur composition et de leur mode de production, reçoit de cette connaissance des principes immé diats une netteté qui se fait sentir jusque dans leur classification et par des motifs analogues à ceux qui viennent d'être signalés.

D'un autre côté, l'hygrologie nous fait envisager sous une forme synthétique les principes immédiats, antérieurement décrits chacun séparément, et cela sous un jour plus net et plus simple que ne le fait l'examen de la substance organisée amorphe ou figurée. Par là elle lie intimement la stœchiologie anatomique à l'étude de la substance organisée d'une part, et de l'autre à l'histologie. Or, le médecin devenu familier avec les questions de cet ordre, peut seul, en voyant les modifications normales et accidentelles d'une humeur, se reporter exactement aux conditions de rénovation moléculaire des éléments anatomiques qui ont amené ces modifications morbides. C'est faute de le pouvoir faire que tant de richesses anatomo-pathologiques concernant les humeurs, et précieuses pour la pratique autant que pour la science, passent inaperçues, aucune des notions générales, sur toutes les questions mentionnées ici, ne venant susciter l'idée d'une étude ou d'une application possible.

Il s'agit dans tout ce qui précède, comme on le voit, de ce qui établit, des solides aux liquides de l'économie, et réciproquement, la corrélation intime qui les rend solidaires, au point de vue de leur composition immédiate, de leur rénovation moléculaire et de leur formation.

On sent ainsi combien, dans ces circonstances, il importe de prendre en considération la question de savoir si le fluide étudié est de ces humeurs qui, comme le *sang* et la *lymphe*, ne font que prêter et emprunter des principes immédiats aux éléments anatomiques et aux milieux ambiants, sans que les parois qui les contiennent jouent dans ces actes autre chose qu'un rôle physique; ou si, comme pour les *sécrétions* proprement dites, c'est dans la paroi sécrétante même que se forment les principes essentiels du liquide ; ou enfin si cette liaison des liquides aux solides de l'économie n'est qu'éloignée, comme dans les *excrétions* telles que l'urine et la sueur, dont les principes sont formés loin de l'organe qui les prend au sang et les élimine en vertu d'un simple acte d'exosmose dialytique.

Mais laissons actuellement de côté ces données relatives à la composition immédiate des humeurs et aux conséquences qui découlent de sa connaissance, car elles ont dû être traitées longuement dans le cours de ces leçons, et abordons un autre problème : celui qui se rapporte à l'état d'organisation et de non-organisation des humeurs.

IV

Les questions qui touchent à l'état dans lequel se treuvent, au sein des humeurs, les principes qui les composent, et celles qui portent sur la corrélation des liquides avec les solides, restent insolubles, tant que l'esprit n'est pas fixé sur la notion d'organisation, sur la nature de la matière en dehors de laquelle aucun acte d'ordre organique ne peut être constaté ; car, selon l'expression de Cuvier, *la vie suppose l'être organisé comme l'attribut suppose le sujet.*

Puisqu'il n'existe pas, puisqu'il ne saurait exister de *forces vitales,* ou mieux de *propriétés vitales* indépendantes de la *matière organisée,* au-dessus d'elle ou à côté d'elle, rien n'est plus important, en physiologie et en pathologie, que de savoir ce qui caractérise cette matière, qu'elle soit ou non douée de formes élémentaires spéciales. Les propriétés qui lui sont inhérentes ne sauraient non plus être observées ni conçues hors de la substance qu'elles escortent exclusivement. Par conséquent, les étudier sans connaître cette substance même, ne peut conduire et ne conduit en effet qu'à des résultats illusoires. Il en est à plus forte raison ainsi, lorsque nous cherchons à interpréter chacune des fonctions organiques sans connaître d'avance les divers actes élémentaires, c'est-à-dire irréductibles à d'autres plus simples, dont les premières sont la manifestation complexe et simultanée.

Or, à de rares exceptions près, ces notions fondamentales, sans lesquelles il n'y a qu'illusion et confusion dans la science, sont ce qu'il y a de moins étudié.

Dans ce qu'on entend par *organisation,* il y a autre chose qu'un arrangement mécanique de parties élémentaires figurées;

il y a quelque chose au delà dont il faut tenir compte, et qui gît dans chacune de celles-ci ; c'est un état moléculaire spécial des principes immédiats divers dont la substance dite douée d'organisation est composée ; principes ayant souvent passé par un état antérieur qui doit aussi être pris en considération, puisque les corps simples et les corps composés offrent des aptitudes diverses à se combiner à d'autres, selon qu'ils sortent de telle ou telle combinaison.

Ainsi que de Blainville l'avait déjà assez nettement conçu en 1822, d'après les récents travaux de M. Chevreul, la notion d'organisation envisagée dans ce qu'elle a d'absolument général se réduit à celle d'une association de principes divers, appartenant à trois groupes distincts moléculairement unis en un système commun temporairement indissoluble.

Il y a plus d'une lacune encore à combler, touchant les lois d'après lesquelles s'accomplit cette association de principes immédiats, les uns d'origine minérale et les autres d'origine organique, soit cristallisables, soit coagulables. Mais ces lacunes dans nos connaissances ne sont pas entièrement du fait des anatomistes. Elles tiennent à ce que la chimie nous laisse encore ignorer ce que sont les substances coagulables en tant que composés chimiques ; quelle est la constitution moléculaire réelle, et par suite quelles sont les fonctions chimiques remplies par ces substances : principes immédiats qui forment la masse prédominante dans chaque espèce d'éléments anatomiques, dans chacune des parties simples formée de substance organisée. Certains faits rapprochent ces corps des amides sulfurées, mais les données que nous possédons sur ce point sont encore incomplètes. Il y a tout lieu de croire, en outre, que ces principes immédiats non-cristallisables sont des mélanges en proportions indéfinies de composés chimiques définis, mais la nature de ceux-ci, et conséquemment celle du mélange, restent encore à déterminer.

Ainsi la chimie nous a fait connaître exactement les conditions moléculaires en vertu desquelles des corps remplissent dans leurs relations réciproques les fonctions d'acide, de base, d'alcool, d'aldéhyde, etc., dans la série des actes d'ordre inorganique ou cosmologique. Mais elle nous laisse ignorer ce qu'il importe le plus au physiologiste de savoir, ce qu'il y a de plus important dans les applications de la chimie à la biologie ; c'est-à-dire le mode d'association du carbone, de l'hydrogène, de l'oxygène, de l'azote, du soufre et du phosphore au sein des composés prédominants dans la substance organisée. Ces données-là sont nécessaires d'abord pour que nous puissions nous rendre compte nettement des actes chimiques d'assimilation ou combinaison assimilatrice et des actions inverses de désassimilation ; ils ne sont pas moins nécessaires à l'intelligence des actes qui, dans les sécrétions, amènent la formation de certains composés en même temps que s'opère la simple issue de tels et tels principes du sang ; issue dont la nature et les proportions sont réglées par des lois physiques relatives à la tension de ce liquide dans ses conduits vecteurs, relatives aux phénomènes d'endosmo-exosmose, etc.

Du reste, faute de ces données, non-seulement nous ignorons les fonctions chimiques des composés non cristallisables en vertu desquelles ont lieu ces actions moléculaires, mais encore nous ne connaissons pas les conditions qui font que ces substances ne cristallisent ni ne se volatilisent sans décomposition ; nous ignorons celles qui sont cause qu'elles peuvent perdre de l'eau à chaud et dans le vide, puis la reprendre sans que change leur composition centésimale ; nous ne connaissons pas non plus celles qui font qu'elles peuvent en fixer plus ou moins, ou qu'elles perdent, au contraire, la propriété de la retenir. C'est encore faute de ces données que nous manquons de notions précises et sur la nature des actes moléculaires qui font qu'elles se coagulent, c'est-à-dire que de l'état liquide elles passent brusquement à l'état solide tout en retenant la même quantité d'eau, et enfin sur les conditions qui les rendent susceptibles de subir les modifications dites de la coction. Nous sommes obligés en effet de reconnaître que nous ne possédons que des notions empiriques sur ces particularités si importantes au double point de vue de la science et de la pratique, et que nous ne pouvons pas encore les relier logiquement par des relations de cause à effet, ni les rattacher aux actes offerts par les corps cristallisables.

Non-seulement la chimie nous laisse ignorer ce que sont

les substances coagulables en tant que composés chimiques, à côté des alcaloïdes, des amides, des alcools, des éthers, etc., mais plus d'un, parmi ceux qui devraient nous éclairer sur ces questions capitales, préfère l'étude plus rapide des composés cristallins qu'il est possible de fabriquer en nombre indéfini et cherche à masquer la difficulté de la solution de ces questions par un profond dédain de tout ce qui ne s'y résout pas à l'aide de quelque jeu des formules théoriques.

Quelles que soient les phases que parcourt actuellement la science sur ce point, nous savons que l'état d'organisation présente plusieurs degrés de plus en plus complexes dus à des modes distincts d'association offerts par les parties élémentaires formées de substance organisée. Il est nécessaire de les passer en revue pour saisir l'esprit dans lequel ont été faites ces leçons.

1° Une matière complétement homogène, amorphe, sans structure en un mot, pourra être reconnue comme substance organisée, vivante ou ayant vécu, si elle a ce seul caractère : d'être constituée par la combinaison et la dissolution réciproque de principes immédiats nombreux appartenant aux trois groupes ou classes distincts dont nous avons parlé. C'est là, il est vrai, le degré d'organisation le plus simple, le plus élémentaire, mais c'est le caractère d'ordre organique le plus général, le plus invariable, et sa présence suffit pour qu'on puisse dire qu'il y a organisation, que la matière est organisée. Toute simple qu'est cette organisation, c'est assez pour que la substance puisse *vivre*, c'est-à-dire être en voie de rénovation moléculaire continue, dès qu'elle se trouve dans un milieu convenable (1).

Il suit de là qu'une cellule végétale ou animale, ou tout autre

---

(1) Et réciproquement, quels que soient du reste les autres caractères de cette matière, tant d'ordre inorganique que de structure, si celui qui vient d'être défini n'existe pas, il n'y a pas organisation, ni vie par conséquent. De même les matières gazeuses, liquides ou cristallines, qui sortent normalement ou pathologiquement de l'organisme, ne sont pas organisées, parce qu'elles ne sont formées que par des principes d'une ou de deux des trois classes de principes immédiats, et ne présentent pas cet état d'association moléculaire dont nous venons de parler.

élément anatomique ayant forme de fibre, de tube, etc., sont organisés aussi.

Ils ont d'abord pour caractère d'être formés de substance organisée. Il y a même des éléments anatomiques qui n'ont que ce caractère-là : telles sont la substance homogène du cartilage, celle de la capsule du cristallin, la matière amorphe de la moelle des os, celle de la substance grise du cerveau, etc.

2° Mais, en général, chaque espèce d'*élément anatomique* a encore un degré d'organisation plus élevé; il a en plus un autre caractère d'ordre organique, caractère qu'on ne retrouve nulle part ailleurs que dans les corps vivants, c'est d'avoir une *structure*, c'est-à-dire d'être *construit* (structus) *de parties diverses de cette substance organisée*. Ces parties constituantes diffèrent de forme, de volume, de consistance, de couleur, de solubilité; elles diffèrent en outre par leurs réactions chimiques, leur composition immédiate étant dissemblable. Dans une cellule, le corps de la cellule, le noyau, le nucléole, les granulations moléculaires en sont des exemples.

L'un des caractères de la substance organisée est donc de ne pas être identique avec elle-même dans toute la masse de chaque être qui vit ou a vécu, qui en est constitué. Et dans l'intérieur de chacune des parties douées d'une configuration propre, ayant son mode de naissance, de développement, sa manière propre d'agir, chaque portion qui est à l'état de noyau, de granule, de goutte ou de contenu liquide, est formée de substance organisée distincte des autres portions par sa composition immédiate et par le mode d'union moléculaire de ses principes constituants.

Or, toutes ces dispositions spéciales de granulations, corpuscules, etc., qui, dans les éléments ayant une configuration propre, présentent des couleurs et des réactions diverses, sont des particularités dites de structure qui doivent être prises en considération; car chacune de ces parties, quelque petite qu'elle soit, joue certainement un rôle différent des autres, du moment où elle réagit autrement au contact des menstrues chimiques, où elle a une autre consistance, etc. Chacune attire à elle, d'une manière spéciale, les matériaux nutritifs ou les expulse, d'une façon particulière aussi, dans le double acte d'assimilation et de désassimilation (1).

Ainsi prise en elle-même, la matière organisée n'a pas de structure ; mais les parties qui en sont construites, comme les *éléments anatomiques figurés*, en offrent une qui leur est propre. Avec cette structure, avec ce caractère d'ordre organique nouveau, nous voyons apparaître dans chaque espèce d'éléments anatomiques, ou bien seulement quelque particularité de leurs propriétés végétatives fondamentales, ou bien encore l'une ou l'autre de deux propriétés d'un autre ordre, dites propriétés animales, parce qu'on les trouve chez les animaux seulement, c'est-à-dire la contractilité ou l'innervation.

A partir du degré d'organisation le plus simple, ou tout au moins à compter du caractère de *structure* que nous présentent la plupart des éléments anatomiques, ce ne sont plus, à proprement parler, des parties nouvelles ni des caractères nouveaux d'ordre organique qu'on observe dans l'économie, mais seulement des dispositions ou arrangements nouveaux des parties élémentaires amorphes ou figurées. C'est ce que montre l'énoncé suivant :

3° Les *tissus* ont d'abord les caractères d'ordre organique qui précèdent, savoir : d'être formés de matière organisée et d'avoir une structure, c'est-à-dire d'être construits de parties diverses, distinctes, isolables, qui sont une ou plusieurs espèces d'éléments anatomiques unis d'une manière particulière.

Mais, en outre, ils s'élèvent d'un degré de plus dans l'ordre hiérarchique de l'organisation, ils ont un caractère qui leur est propre, c'est une *texture*, c'est-à-dire un arrangement réciproque déterminé et spécial des éléments anatomiques dont chacun est composé. A ce caractère se rattachent comme attribut

---

(1) Avant d'étudier ces diverses parties élémentaires de la substance organisée qui sont autant d'*espèces* d'éléments anatomiques, il importe de les envisager en général, puis séparément quand elles diffèrent ; sans cela il serait impossible de bien saisir combien sont complexes les parties du corps qui sont la *résultante* de leur association, dont les actes nous semblent simples parce qu'ils frappent quelqu'un de nos sens d'une manière immédiate ; par suite on ne saurait comprendre combien sont nombreuses les causes élémentaires qui modifient si souvent le jeu de nos organes, causes sans la connaissance séparée desquelles on ne peut bien apprécier le tout.

physiologique, outre les propriétés vitales élémentaires, plusieurs autres attributs dits *propriétés de tissu;* parmi celles-ci les unes sont d'ordre organique, comme la sécrétion et l'absorption, les autres sont d'ordre physique, comme l'élasticité, l'hygrométricité, etc.

La *structure* et la *texture* sont les seuls degrés de l'état d'organisation qui aient reçu des noms particuliers. Chacun de ces arrangements est fort différent de l'autre, et le dernier de ces mots ne saurait être employé pour le précédent sans erreur.

La structure a pour chaque espèce d'éléments anatomiques quelque chose de spécifique, qui est caractéristique et qu'on ne retrouve pas dans d'autres espèces. La spécificité de la texture n'est pas moins caractéristique, c'est-à-dire que les éléments de tout tissu offrent quelque chose de particulier dans leur arrangement réciproque. Aussi voit-on des tissus qui, au point de vue de la composition intime, ont la même espèce pour élément principal (1), et qui pourtant offrent des caractères très-différents, parce que le mode d'enchevêtrement de ces éléments n'est pas le même; en d'autres termes, il y a des exemples d'une même espèce d'éléments formant autant de tissus distincts, anatomiquement et physiologiquement, qu'elle présente de modes divers d'arrangements réciproques.

4° Les *systèmes* ont tous les caractères des tissus, mais de plus une *conformation générale* propre à chacun d'eux, et ils se divisent en parties similaires ou organes premiers; particularités que n'offrent pas les tissus envisagés au point de vue de ce qui les caractérise essentiellement, savoir : la composition anatomique et la texture. Il faut y rapporter comme attribut physiologique correspondant toutes les propriétés ci-dessus, et de plus l'idée d'*usage général,* commun à toutes les parties du système, mais variant avec chacune d'elles.

______

(1) Il n'est pas vrai que les tissus soient les éléments anatomiques ou parties simples et élémentaires dont sont formés nos organes, comme persistent pourtant à le dire certains auteurs, même très-modernes. Les tissus sont déjà des parties compliquées formées par la réunion de plusieurs espèces d'éléments anatomiques, ou, si l'on veut, ce sont des parties du corps encore très-complexes et subdivisibles en plusieurs espèces de ceux-ci. Les appeler *tissus simples, primitifs* ou *élémentaires* est donc une erreur.

5° Les organes ont naturellement tous les caractères précédents, puisqu'ils sont composés de matière organisée, sous forme d'éléments associés en tissus, qui eux-mêmes constituent les parties similaires appartenant à divers systèmes que nous voyons dans chaque organe; mais chacun de ceux-ci a une *conformation spéciale*, et à ce caractère se rapporte, au point de vue physiologique, l'idée d'un ou de plusieurs *usages* remplis par tout organe.

6° Les appareils nous montrent d'abord des caractères de structure et de conformation particulière, tenant à ce qu'ils sont formés d'organes divers; mais ils offrent, en outre, un arrangement spécial avec continuité médiate ou immédiate des organes qui les constituent. Ils jouissent de toutes les propriétés physiologiques possédées par toutes les autres parties du corps, mais il faut y rattacher en outre l'idée de *fonction* accomplie par chaque appareil, et unique pour chacun d'eux; aussi faut-il se garder de se servir de ce seul mot *fonction* pour désigner tous les divers ordres d'actes de l'économie, tels que les propriétés élémentaires, les propriétés de tissus, etc., comme le font encore à tort beaucoup d'auteurs.

7° Chaque organisme, considéré individuellement dans son entier, a naturellement pour caractère d'ordre organique de réunir tous les attributs précédents et d'avoir une *conformation extérieure* qui lui est propre. Il manifeste simultanément les divers actes physiologiques énumérés ci-dessus et d'autres appelés *résultats*, et cet ensemble d'actions d'ordre organique reçoit le nom de *vitalité*.

Ainsi l'organisation offre autant de degrés qu'il y a d'ordres de parties distinctes qui constituent l'économie; chaque ordre de ces parties présente également un attribut dynamique ou physiologique correspondant, qui lui est inhérent et qui mérite un nom distinct.

Sous un autre point de vue, nous voyons que chacun des caractères statiques et chacun des attributs dynamiques propres à l'un des ordres de parties plus simples, se retrouvent dans celles qui, s'élevant d'un degré de plus dans la hiérarchie anatomique, acquièrent en même temps un attribut physiologique dont manquent les parties moins complexes.

V

Comparons actuellement ces notions acquises par l'analyse anatomique des parties solides de l'organisme, à celles que nous donne l'examen des fluides de l'économie, examen fait à l'aide de moyens appropriés à cet état fondamental de fluidité.

Cette étude montre d'abord que les plasmas sanguin et lymphatique offrent seuls des principes immédiats dans les proportions et dans les conditions d'association moléculaire qui caractérisent l'état d'organisation.

Ils sont également les seuls qui soient en voie de rénovation moléculaire continue, de manière à servir de milieu, non-seulement aux éléments anatomiques qu'ils tiennent en suspension, mais encore de milieu intérieur aux éléments des tissus placés hors des parois qui les contiennent et dans l'enceinte desquelles ils progressent.

Le degré d'organisation que présentent les plasmas est donc réduit au terme le plus simple, celui de toute substance organisée amorphe ; mais il est suffisant pour manifester les actes de rénovation moléculaire continue ou nutritive, tant que persiste cette constitution moléculaire; il est suffisant pour que le premier signe de changements cadavériques survenus dans celle-ci, pour que le premier indice d'une désorganisation, soient dans ces liquides un phénomène de dédoublement avec coagulation spontanée de certains de leurs principes. Ce phénomène a lieu de la même manière que dans les formes solides de la matière organisée, où le premier signe de cet ordre de changements est aussi la rigidité cadavérique, due à une modification analogue, portant également sur leurs substances organiques ou coagulables fondamentales.

Proportions à peu près égales de principes immédiats des trois classes dans les plasmas, avec prédominance pourtant des substances coagulables ; absence de rapport entre la composition immédiate du fluide et celle des éléments constituant la paroi qui les contient ; instabilité de leur constitution

moléculaire en dehors de certaines conditions déterminées :
voilà autant de particularités qui donnent aux plasmas sanguin
et lymphatique un caractère d'individualité propre. Ce caractère
ne se retrouve pas dans les autres humeurs et il rapproche
les plasmas, sous ce point de vue, des éléments anatomiques
solides : espèces de parties douées également d'une individualité
propre encore mieux caractérisée. De même que dans celles-ci
enfin, l'eau qu'on en chasse par évaporation n'est jamais à
l'état libre, mais fait partie intégrante des substances coagulables comme eau de constitution ; et cela à ce point qu'une
fois chassée, celle-ci cesse de présenter les caractères statiques
et dynamiques dont auparavant elle était douée.

Bien que les humeurs sécrétées ou sécrétions proprement
dites renferment des principes immédiats des trois classes, ces
derniers ne sont pas associés là, dans les proportions où on les
trouve dans toute substance organisée susceptible d'une rénovation moléculaire continue, y compris les plasmas.

Dans toutes ces parties liquides du corps une portion, souvent considérable, de l'eau qu'en chasse l'évaporation y est à
l'état libre, tenant directement en dissolution des principes
salins de la première classe surtout, et cette eau n'est pas là
comme eau de constitution de substances coagulables, naturellement liquides. Ce fait s'observe non-seulement dans les
sérosités céphalo-rachidienne, etc., mais jusque dans le lait,
qui est de toutes les *sécrétions* la plus riche en principes de la
deuxième et de la troisième classe : il s'observe aussi dans
la bile où prédominent certains composés de la seconde
classe, etc. Lorsque, comme dans le mucus, le suc pancréatique
et autres, ce fait n'a pas lieu, les substances coagulables s'y
trouvent en quantité disproportionnée, relativement aux principes de la première classe et surtout de la deuxième. Elles y
sont en outre douées de propriétés chimiques particulières qui
rendent l'humeur apte à jouer un rôle spécial de cet ordre.
Servant par exemple de dissolvant aux principes de la première classe insolubles dans l'eau, ces derniers se séparent et
se déposent à l'état solide cristallin, pulvérulent ou en masses
calculeuses, lorsque la proportion de ces composés vient à
varier ou lorsque les propriétés dissolvantes des substances

coagulables sont changées par quelque modification de leur état moléculaire intime habituel.

Avec ces particularités relatives à la constitution de ces humeurs, on voit que nulle d'entre elles n'est douée de la propriété de rénovation moléculaire continue; nulle n'est spontanément coagulable; elles sont, par suite, susceptibles de se conserver longtemps hors de l'économie avec toutes leurs propriétés et sans manifester cette spontanéité de décomposition par dédoublement et coagulation, si frappante dans les plasmas. Enfin, leur composition immédiate conserve avec celle de la paroi des tubes du parenchyme qui les produit, des analogies qu'on ne retrouve pas dans les autres fluides de l'économie; ce fait établit entre ces liquides et les solides dont ils dérivent, une liaison plus intime et plus directe que celle qui existe entre les autres humeurs et les tissus quels qu'ils soient.

Ainsi les humeurs sécrétées ne sont pas vivantes, ne sont pas organisées; néanmoins les éléments anatomiques qui s'y trouvent en suspension vivent et se nourrissent dans ce milieu organique, mais inorganisé; et cela de même que les animaux et les végétaux, corps organisés, vivent dans l'atmosphère, bien que ce milieu ne soit pas organique, car vie et milieu dans lequel est l'être vivant sont deux notions solidaires, corrélatives, inséparables, qui ne vont pas l'une sans l'autre. La vie suppose un milieu présentant des conditions convenables à la rénovation moléculaire, au même titre qu'elle suppose l'organisation. Les humeurs inorganisées sont, pour les éléments en suspension dans leur masse, ce que l'atmosphère est pour l'homme; tant qu'ils s'y trouvent en conservant leur organisation, ils y vivent (leucocytes, cellules épithéliales, spermatozoïdes, etc.). Une fois que ces éléments sont sortis de ce milieu, ou lorsque ce fluide rejeté de l'économie vient à s'altérer, ces éléments conservent encore leur structure; mais ils subissent des modifications moléculaires, par coagulation ou autres, qui font qu'ils cessent de se nourrir, de même qu'un animal placé hors de son atmosphère cesse de vivre.

Quant aux liquides excrémentitiels, tels que la sueur et l'urine, tout en ce qui regarde leur constitution moléculaire se réduit à la simple notion chimique, de dissolution dans l'eau, de principes de la première et de la deuxième classe ; et cela sans que les traces de substances coagulables qui les accompagnent, et qui par leur origine sont étrangères au liquide même, viennent modifier en quoi que ce soit cette dissolution.

Après avoir achevé cette comparaison générale entre la matière organisée solide et la constitution moléculaire des plasmas sanguin et lymphatique, puis des autres fluides de l'économie, abordons ce problème de la biologie dynamique qui est relatif à la vitalité et à la non-vitalité des humeurs.

VI

La détermination de ce qui, dans les propriétés de chaque espèce d'humeurs, est seulement d'ordre physique et chimique, comparativement à ce qui est d'ordre organique ou vital, se présente sous forme d'une question insoluble, tant que les propriétés immanentes à la substance organisée n'ont pas été étudiées dans ce qu'elles ont d'essentiel, et surtout dans les parties où elles atteignent leur développement le plus caractéristique. Examinons-les sous ce point de vue, avant de voir ce que nous offrent de particulier les humeurs à cet égard.

Parmi les propriétés de la matière que l'homme peut soumettre à son examen, il en est que la substance organisée possède seule et qu'on n'observe pas dans la matière brute. Outre les propriétés qui lui sont communes avec les minéraux, la matière organisée, amorphe ou figurée, en offre un certain nombre que celle-ci n'a pas, et la manifestation de ces propriétés est toujours subordonnée à une question de relation moléculaire ou corporelle de l'agent organisé avec le milieu ambiant, soit extérieur ou général, soit intérieur ou spécial à chaque être, tel que le sang et la lymphe.

L'ensemble de ces actes constitue ce qu'on entend par *propriétés d'ordre organique ou biologique*, c'est-à-dire tout à fait propres aux corps organisés. Elles sont immanentes à la substance de chaque élément anatomique. C'est là un fait fondamental, dont on ne saurait trop se pénétrer, car il sert de base et de point de départ à toute doctrine biologique vraiment digne de ce nom. L'étude de ces propriétés est plus complexe encore que celle des propriétés d'ordre chimique, parce qu'elles varient dans leurs manifestations, non-seulement avec la constitution physique et la composition moléculaire, mais avec la forme et le volume de chaque élément anatomique en particulier ; on sait, de plus, que la composition immédiate de ces derniers est en corrélation avec celle des milieux extérieurs ou intérieurs dans lesquels ils prennent et rejettent leurs principes constitutifs.

Ces actes élémentaires, au nombre de cinq, ne s'observent que sur la matière organisée et nulle part ailleurs. Tant que persiste l'état d'organisation, ils lui sont inhérents au même titre que la pesanteur l'est à tous les corps sans exception ; que la conductibilité pour le calorique l'est aux métaux, la double réfraction au spath d'Islande, etc., et ils disparaissent avec l'état d'organisation.

Que l'on ne croie point que cette étude manque de bases positives ou soit dépourvue d'applications, parce qu'en apparence elle est abstraite. Elle est au contraire fondée entièrement sur des données expérimentales aussi nettes que celles sur lesquelles s'appuie la notion des propriétés de la matière brute, telles qu'on les observe en physique et en chimie. L'interprétation de tous les phénomènes complexes normaux et morbides que chaque animal nous présente à tout instant, repose en entier sur leur connaissance, autant que sur une notion précise des lois de la pesanteur, de la lumière, de l'électricité, des affinités chimiques, etc.: toutes propriétés élémentaires de la matière brute. Il est cependant encore des investigateurs qui cherchent à s'affranchir de l'étude directe des propriétés élémentaires de la matière organisée pour lui substituer de faciles mais vaines hypothèses, parce qu'ils croient impossible la détermination précise des lois de celles-là. C'est par une illusion plus dangereuse encore, s'il est possible, qu'ils cherchent à faire considérer cette connaissance comme inutile ou comme un pur objet de curiosité pour le naturaliste ; elle est pour eux ce que sont les principes de la physique pour l'ingénieur, c'est-à-dire à la fois difficile à acquérir et indispensable dans la pratique de l'art.

C'est là que le médecin doit chercher l'explication des causes qu'il appelle, faute de les connaître autrement que par leurs effets, *forces vitales, forces de la vie* ou *de la nature, puissances médicatrices*, aussi bien que *perturbatrices* ou *morbifiques intérieures*. C'est la manifestation d'une ou de plusieurs des propriétés élémentaires du corps organisé, dans telles ou telles conditions, qu'il désigne sans le savoir, lorsqu'il dit, par exemple, d'une lésion qu'elle se guérit *par les seules forces de la nature :* ce qui signifie que le rétablissement des usages d'un ou de plusieurs organes est un résultat dû à la manifestation régulière des propriétés inhérentes à la substance des éléments anatomiques et des humeurs. Je dis dans telle ou telle condition, car, et c'est là un fait capital, chaque propriété d'ordre vital a pour condition d'existence une ou plusieurs propriétés d'ordre physique ou chimique, qui, si elles viennent à être modifiées, entraînent naturellement un changement dans la manifestation des premières. C'est là précisément ce qui a fait croire pendant longtemps, et ce qui fait supposer encore à plusieurs, que tous les actes des êtres vivants peuvent être ramenés, les uns à des actions mécaniques et physiques élémentaires, les autres à des réactions chimiques ou à ces trois ordres d'actes élémentaires réunis : opinions préconçues qui ont suscité autant d'*écoles* physiologiques et médicales.

D'autres, pour avoir méconnu ces conditions d'existence, les caractères propres à la substance organisée et les propriétés qui lui sont immanentes, ont, sous le nom de *vitalistes*, cherché vainement à se rendre compte des actions de l'organisme. C'est pour suppléer à leur ignorance à cet égard qu'ils ont imaginé une prétendue *force vitale*, pure entité, considérée indépendamment de la substance organisée et regardée tour à tour comme unique ou multiple, avec des attributs et des manifestations diverses. Les conditions d'ordre physique et chimique, sans lesquelles il n'y aurait ni matière organisée, ni propriétés d'ordre organique, ne sont autre chose pour eux que des *stimulants*, des *excitants*, des *irritants*, de la *force vitale* ou de ses différents modes, *sensibilité, irritabilité*, etc.

Nous verrons bientôt que ces chimères ne sauraient un seul instant résister à l'épreuve de l'analyse physiologique. Mais indiquons d'abord quelles sont les cinq propriétés élémentaires ou irréductibles dont est douée la substance organisée, tant qu'elle demeure placée dans certaines conditions dites de *milieu*, etc.

1° Toute substance organisée amorphe ou figurée, végétale ou animale, placée dans des conditions de milieu en rapport avec sa constitution immédiate et moléculaire, présente continûment, et sans se détruire, un double mouvement de combinaison et de décombinaison simultanées, d'où résulte sa rénovation moléculaire incessante.

Cet acte a reçu le nom de *nutrition*. C'est la moins dépendante et la plus générale de toutes les qualités élémentaires inhérentes à la substance organisée.

Pour les parties directement actives en nous, c'est-à-dire pour les éléments anatomiques, le milieu qui se prête à l'accomplissement de cet acte est le plasma sanguin ; véritable milieu intérieur dans lequel les éléments anatomiques, ces *facteurs individuels* des phénomènes complexes de l'économie, prennent des principes immédiats selon ce que permet leur composition et rejettent ceux dont la présence tend à changer les rapports moléculaires de leurs parties constitutives. En un mot, chaque élément anatomique se comporte à l'égard du sang comme l'organisme entier par rapport aux milieux ambiants, où il puise ses aliments et où il rejette ses excrétions.

Cet acte nous offre, comme on le voit, deux phénomènes moléculaires distincts, mais s'opérant simultanément. Chacun d'eux considéré isolément, c'est-à-dire d'une manière abstraite, peut être envisagé comme un phénomène chimique. Mais leur simultanéité est un fait d'ordre organique. Le premier a reçu le nom d'*assimilation* (1), l'autre celui de *désassimilation* (2).

Dans les éléments anatomiques, chacun d'eux nous dévoile les conditions d'existence et d'accomplissement de deux actes, dont on ne peut observer le plein développement que dans les *tissus :* ce sont, d'une part, l'*absorption*, dont l'assimilation est en quelque sorte l'ébauche, et la *sécrétion*, d'autre part, qui est plus nettement esquissée encore par la désassimilation.

2° Toute substance organisée qui se nourrit, grandit, s'ac-

(1) Voy. *Chimie anatomique.* Paris, 1858, in-8, t. I, p. 218 à 221.
(2) *Loc. cit.*, p. 224 à 226.

croît dans les trois dimensions, avec ou sans changements
graduels de sa constitution moléculaire, de sa forme, de sa
structure, et a une fin, mort ou décomposition. Cet acte élémentaire, envisagé dans son ensemble, a reçu le nom de *développement* ou d'*évolution*.

3° Toute substance organisée qui se nourrit et se développe,
détermine dans son voisinage la *genèse* molécule à molécule,
d'une matière analogue ou semblable à elle, et peut même se
reproduire directement quand elle est figurée. Cet acte reçoit
le nom de *genèse* ou de *naissance* lorsqu'il est considéré en
lui-même, et ceux de *génération* et de *production* lorsqu'on
envisage à la fois son résultat et la manière dont il s'est opéré;
enfin il prend le nom de *reproduction*, lorsque la substance
d'un élément anatomique figuré, ou même quelque organisme
complexe, se prolonge ou se divise directement en un corps
nouveau semblable à celui dont il dérive, et avec lequel il a
ainsi une liaison généalogique directe des plus évidentes.

Les trois actes d'ordre organique qui précèdent sont les seuls
que manifeste la substance organisée végétale, et on les y
observe à l'exclusion de tous ceux dont il va être question. De
là les noms d'*actes végétatifs*, de la *vie végétative* et de *propriétés végétatives*, qui leur sont donnés lors même qu'on les
décrit chez les animaux; car là tous les éléments sans exception
possèdent cette propriété, y compris ceux qui jouissent de propriétés spéciales, dites *animales*. Les propriétés végétatives
sont même spécialement une condition d'existence de ces dernières. Il y a sur les animaux des éléments anatomiques qui
ne jouissent que de propriétés végétatives (1) ; les espèces qui
sont dans ce cas sont même bien plus nombreuses que celles qui,
en outre, possèdent une propriété de la vie animale. Les éléments nerveux et les deux sortes de fibres musculaires sont

(1) C'est là un fait digne de l'attention des médecins, et qui met en relief
l'importance des actes nutritifs, que la présence chez les animaux des espèces
d'éléments doués des seules propriétés végétatives, en nombre bien plus considérable que celles des éléments qui jouissent de propriétés de la vie animale. Il
est vrai que (à l'exception des os, des cartilages, des tissus lamineux et des épithéliums) les éléments végétatifs n'existent qu'en masses peu considérables dans
l'économie et qu'ils s'y trouvent à l'état d'éléments accessoires seulement ; mais
ce sont eux seuls qui sont le point de départ de productions morbides acciden-

les seuls éléments qui, aux propriétés végétatives, joignent l'une ou l'autre des deux propriétés de la vie animale.

On emploie souvent d'une manière générale, d'après ce qui précède, le nom d'*éléments végétatifs* pour désigner collectivement l'ensemble des nombreux éléments qui ne sont doués que des propriétés de nutrition, de développement et de génération, par opposition à ceux qui sont doués des propriétés animales (les éléments nerveux et les éléments musculaires).

Il est inutile de dire que ces mots, *éléments végétatifs*, ne désignent pas en anatomie une classe naturelle d'éléments; ils servent seulement, en physiologie, à indiquer un ensemble de parties appartenant à des sections diverses, mais douées exclusivement des mêmes propriétés fondamentales, avec des différences d'intensité très-marquées d'une espèce à l'autre, ce qui fait que, malgré cette communauté, chacun joue un rôle particulier relatif à la nutrition ou au développement du tissu qu'il concourt à former.

Outre les actes que nous venons de mentionner, la substance organisée des *animaux* est le siége de phénomènes qu'on n'observe que là. Les éléments anatomiques végétaux ne sont pas doués des propriétés dont il va être question, bien que chez les animaux elles aient pour condition d'existence des propriétés végétatives. Ce sont la *contractilité* et l'*innervation*.

4° La *contractilité* est caractérisée par ce fait, que la substance qui en est douée se raccourcit dans un sens et augmente de diamètre dans l'autre, alternativement.

La contractilité offre deux modes fondamentaux, chacun inhérent à une espèce distincte d'éléments anatomiques.

Dans le premier, elle est brusque et rapide : c'est le mode de contractilité qui est propre aux fibrilles musculaires striées (dites aussi de la vie animale). C'est le mode de contractilité appelé *contractilité animale* par Bichat (1). Mais cette expres-

---

telles par hypergenèse ou multiplication exagérée. Quant aux éléments doués des propriétés de la vie animale, ils existent en masses considérables dans l'économie; ils ne sont jamais l'origine directe de tumeurs, sauf les fibres-cellules, mais ils sont toujours accompagnés par des éléments végétatifs qui, au milieu des autres, deviennent fréquemment par hypergenèse l'origine de ces productions.

(1) *Anatomie générale.* Paris, 1801, in-8. *Considérations générales*, § 2.

sion n'est pas entièrement exacte, parce que tout ce qui est animal est d'ordre organique, et de plus les fibres striées du cœur, appartenant à l'un des appareils de la vie végétative (dits quelquefois à tort appareils de la *vie organique*), sont douées de ce mode de contractilité.

Le deuxième mode de contractilité est caractérisé par la lenteur avec laquelle il s'accomplit, ce qui n'implique nullement une absence d'énergie. Il est inhérent aux fibres-cellules, et c'est en les décrivant que nous en ferons l'histoire normale et pathologique. Cette étude n'est pas moins importante que la précédente. C'est le mode de contractilité appelé *contractilité organique sensible* par Bichat (1). Cette expression n'est pas non plus exacte, surtout opposée à celle de *contractilité animale*, parce que toute contractilité est animale (sauf celle des cils vibratiles, des spermatozoïdes, des algues, etc.), et par suite d'ordre organique (2).

5° La seconde des propriétés animales est l'*innervation*, acte complexe, propre aux éléments anatomiques nerveux, et dont la définition, peu nécessaire ici, n'est guère possible avant l'étude complète des éléments auxquels elle est inhérente ; car, selon les variétés de ceux-ci, elle se divise en *sensibilité*, *pensée* ou *volition*, et *motricité*.

Ces deux séries d'actes élémentaires, ne s'observant que chez les animaux, ont, par suite, reçu les noms d'*actes de la vie animale*, *propriétés de la vie animale*, ou simplement *pro-*

---

(1) *Ibid.*, § 2.

(2) On parle quelquefois de *contractilité volontaire* et de *contractilité involontaire*, et il n'est pas rare de voir les expressions employées par Bichat considérées comme synonymes de ces dernières. C'est là une erreur qu'il faut éviter ; car, prise en elle-même, la *contractilité* ne présente que des différences d'énergie et de rapidité, et elle ne peut être dite ni *volontaire*, ni *involontaire*. Mais, lorsque dans l'étude de l'innervation on examine la motricité et comment la contractilité est subordonnée à cette propriété d'ordre vital, des phénomènes intéressants s'offrent à l'observateur. Ces phénomènes appartiennent à ceux de l'innervation en général, de la motricité en particulier ; seulement les noms qui leur sont donnés ont été tirés du résultat le plus frappant de ces actes plutôt que puisés dans ce qui concerne leur nature nerveuse. C'est ainsi que l'on dit *mouvement*, *contraction* et *contractilité volontaire* ou *involontaire*, au lieu d'*in-*

priétés animales. Ces propriétés n'appartiennent qu'à un certain ordre d'éléments, à certaines formes spéciales de la substance organisée. Ces formes ne présentent même pas ces propriétés dès le moment de leur apparition dans l'économie, dès leur genèse ou naissance, mais seulement lorsqu'elles ont atteint déjà tel ou tel degré de leur développement. Il faut en outre, pour que ces propriétés se manifestent, que les éléments qui les possèdent se *nourrissent.* En un mot, tous les actes de l'innervation sont subordonnés à ceux de la vie végétative. Aussi, bien qu'il ne soit ici question que des éléments anatomiques des animaux, c'est par l'étude des propriétés végétatives que nous devons nous préparer à celle des phénomènes de contractilité et d'innervation.

Les actes que nous venons de passer en revue, considérés dans leur ensemble et d'une manière abstraite, ont été synthétiquement désignés sous le nom de *vie.* La vie est donc la manifestation d'*une ou plusieurs de ces cinq* propriétés élémentaires de la matière organisée ; car leur manifestation simultanée n'est pas constante. Il n'en est qu'une, la *nutrition,* qui ne présente jamais de suspension temporaire, en dehors des êtres d'organisation très-simple, tels que certains infusoires et quelques articulés dits *réviviscents ;* ici par modification du milieu dans lequel ils vivent, elle peut être interrompue longtemps et recommencer ensuite, si ces modifications n'ont pas été poussées au point de changer l'état moléculaire de la sub-

citation motrice volontaire ou *involontaire ;* car, que l'exécution soit volontaire ou involontaire, le phénomène de contractilité, se passant dans la fibre musculaire, reste au fond toujours le même. La différence porte sur ce qui a lieu dans la portion du tissu nerveux d'où vient l'*incitation motrice ;* or, cette incitation peut, selon l'ordre d'impression transmise des sens ou des viscères aux centres nerveux, être *volontaire* ou bien *involontaire* (c'est-à-dire n'être subordonnée à aucun acte intellectuel). En un mot, ce qu'il y a de *volontaire* ou d'*involontaire,* de rhythmique ou non, dans la contraction, n'est point le *fait du tissu qui se contracte,* mais de l'action du tissu nerveux d'où part l'incitation motrice. Aussi est-il naturel de voir un même tissu musculaire, comme le musculaire à faisceaux striés, être régulièrement le siége de contractions soit volontaires, soit involontaires, dans certains organes (cœur), tandis qu'ailleurs il n'exécute qu'accidentellement des mouvements de même ordre (mouvements par actions réflexes, convulsions).

stance de leurs éléments anatomiques. Il est rare de voir le *développement* s'arrêter sans que la mort s'ensuive. Ce cas se présente pourtant quelquefois. Quant à la *genèse* ou *naissance* des éléments anatomiques, elle est souvent interrompue normalement. Pour la *contractilité* et l'*innervation*, l'intermittence est non-seulement un fait normal, mais un caractère essentiel.

La vie ne se manifeste, comme on le voit, qu'autant que la substance organisée se trouve placée dans certaines conditions particulières ; elle ne représente donc qu'un ensemble de qualités dont l'immanence est relative. Dans sa manifestation la plus complète : *nutrition, développement, génération, contractilité, innervation*, tels sont les phénomènes fondamentaux et irréductibles qui la caractérisent. Chez certains êtres, les végétaux, elle est constamment bornée aux trois premiers. Il en est aussi de même, par moment, chez les animaux, bien que le propre de ces derniers soit de les manifester tous. Dans tous les cas, il suffit que l'un d'entre eux persiste pour qu'il y ait encore vie et pour qu'on ne puisse pas dire, d'une façon absolue, que l'animal ou le végétal est mort. Celui qui persiste le dernier est toujours la nutrition.

Tel est l'ensemble des propriétés élémentaires que présente la substance organisée, même considérée indépendamment de toute structure. Comme elles n'existent pas dans la matière brute et que la substance organisée seule en jouit, on a dû leur conserver un nom générique, qui pût servir à en désigner l'ensemble, sans distinction de celles qui sont végétatives ou animales, et à plus forte raison sans spécifier l'une d'elles en particulier. On était d'autant plus fondé à le faire, que ni les unes ni les autres ne peuvent être expliquées par les lois des réactions chimiques des corps bruts les uns sur les autres, ni par les lois physiques, ni par des influences surnaturelles ou idéales, comme on l'a vainement tenté à diverses reprises. Par conséquent, elles doivent être étudiées en elles-mêmes et doivent recevoir un nom propre pour ne pas être confondues avec d'autres.

Le nom générique choisi est celui de *propriétés vitales ;* c'est l'adjectif *vital* qui a été adopté afin de les distinguer de celles pour la désignation desquelles on use des termes de propriétés PHYSIQUES OU CHIMIQUES, de même qu'on dit *substance organisée* par opposition à *corps brut*. Mais à ce mot ne se rattache aucune idée d'*entité*, d'influence ou d'intervention surnaturelle ; il ne s'y rattache même aucune idée de fluide ou d'être quelconque qui, existant hors de nous, hors de la substance organisée, agirait pourtant en elle, et pourrait avoir une existence indépendante de la sienne, de manière à s'emparer d'elle et à l'abandonner à des moments déterminés.

Nous venons de voir que nulle propriété animale ne se manifeste dans un élément anatomique si celui-ci ne jouit des propriétés de la vie végétative, que ces dernières, en un mot, sont la condition d'existence des autres. Toutes les espèces d'éléments sans exception jouissent des propriétés végétatives ; mais il n'y en a qu'un petit nombre qui, en même temps, soient douées de l'une ou de l'autre des propriétés de la vie animale. L'élément le plus riche à cet égard ne possède que les trois propriétés végétatives : *nutrition, développement, génération,* avec l'une ou l'autre des propriétés animales, *contractilité* ou *innervation*. Aucun élément n'est à la fois contractile et doué d'innervation (1).

Mais il est un fait non moins important qu'il faut rappeler :

(1) Il est encore d'autres actes qui ne s'observent que chez les êtres vivants ; mais ils peuvent tous être ramenés aux cinq précédents, plus simples, qui, eux, sont irréductibles. Ces actes irréductibles sont précisément ceux qui, en raison de ce fait même, ont été appelés élémentaires. En dehors des cinq propriétés élémentaires, il y a les propriétés de tissus, l'usage général de chaque système organique et les usages spéciaux de chaque organe, la fonction de chaque appareil, etc. Mais ce ne sont là que des manifestations simultanées de deux ou de plusieurs des propriétés des éléments anatomiques. Il est donc absolument nécessaire de commencer par l'étude de ces derniers pour interpréter convenablement les phénomènes de plus en plus complexes offerts par l'organisme dont toutes les parties agissent solidairement. Ainsi, en dehors des *propriétés vitales, actes élémentaires* de la substance organisée amorphe ou figurée, on ne trouve, à proprement parler, aucun acte d'ordre nouveau dans l'économie. Car l'*assimilation* et la *désassimilation* nous offrent déjà l'ébauche de l'*absorption* et de la *sécrétion*. Quant aux autres actions organiques, telles que les étudie la physiologie spéciale elles ne sont que l'image agrandie ou, si l'on veut, la manifestation synthétique des actes vitaux élémentaires. De même en anatomie, une fois connus les éléments anatomiques, c'est-à-dire la matière organisée amorphe ou figurée, envisagée à l'état statique, l'organisme ne présente plus dans les tissus, les systèmes, les organes, etc., que des degrés divers de complication dans l'arrangement de ces parties élémentaires.

c'est que toute propriété d'ordre vital, tant végétative qu'animale, a pour condition d'existence une ou plusieurs des propriétés d'ordre mécanique, physique ou chimique, que la substance organisée manifeste comme la matière brute. On constate, en effet, que la nutrition a pour condition de son accomplissement l'hygrométricité et la propriété de combinaison et de décombinaison moléculaire, qui appartiennent aussi à la matière brute. Le développement repose sur la nutrition, sur les mêmes propriétés physiques et chimiques et sur celle d'impénétrabilité ; la reproduction, sur toutes les propriétés précédentes et sur la divisibilité de la matière. La contractilité ne saurait exister sans l'élasticité, autre qualité des corps bruts caractérisée par ce fait, que la matière qui en est douée manifeste aussi bien l'extensibilité, quand elle a été raccourcie ou comprimée, que la rétractilité, quand elle a été allongée ou distendue. Enfin, l'innervation suppose les mouvements moléculaires (dits vibratoires) et leur transmissibilité. On en trouve des exemples en physique dans la transmission du choc, des états électriques, etc.

Par la rénovation moléculaire incessante de la substance de chacune de ses espèces de parties élémentaires amorphes ou figurées, l'économie réalise les conditions les plus parfaites qu'il soit possible d'atteindre pour l'utilisation des propriétés de la matière, avec les moindres proportions de déperdition qu'on puisse concevoir (1). Ces conditions consistent en un rem-

(1) Le mot *nutrition* est très-ancien. Jusqu'au commencement de ce siècle il à généralement eu le sens dans lequel il est pris ici. « *Nutritio* est Actio naturalis » qua intercedentibus variis alterationibus subordinatis et segregationibus, benefi- » cio caloris vitalis, succus nutricius partibus corporis universis ac singulis oblatus » in substantiam nutriendi convertitur, et ita, quod antea deperditum est, repa- » ratur. » (Charlton, *Exercitationes physico-medicæ, sive œconomia animalis novis in medicina hypothesibus superstructa et mecanice explicata.* Londini 1658, in-12, exercitatio I. § 2.) « *Nutritio* est continue effluentis materiæ redintegratio. » (Castelli *Lexicum medicum.* Genevæ, 1746, in-4, art. NUTRITIO, p. 530.) Buffon et Haller avaient pris ce mot dans ce sens, mais avec plus de précision et d'exactitude encore (Haller, *Elementa physiologiæ*, Lausannæ, 1766, t. VIII, pars II, lib. XXX, sectio 2, *Status hominis et nutritio*, p. 48 et suiv.). Cependant quelques auteurs, Charlton en particulier, confondaient la nutrition et la génération. « *Nutritio* nihil aliud quam singulis momentis renovata generatio. » Cette erreur a souvent été commise depuis. Buffon (*Histoire naturelle des animaux*; Paris,

placement molécule à molécule, de chacune des parties constituantes immédiates de la substance qui agit, à mesure que par
le fait même de leur action, leur arrangement géométrique intime ou leur composition élémentaire ont changé. Mais ce fait
lui-même ne peut avoir lieu que proportionnellement à un
certain degré d'instabilité de la combinaison des principes qui
composent la substance ; de sorte que celle-ci est à peine arrivée
au faîte de la perfection de ce remplacement (qui entraîne les
changements graduels désignés sous le nom d'*évolution*), qu'elle
décroît à cet égard, par suite de la persistance et de l'imparfaite
élimination de certains des principes qui arrivent aux éléments
anatomiques ou qui s'y forment. Incrustant ainsi ces derniers,
pendant que d'autres principes continuent à disparaître, sans
être parfaitement remplacés, ceux qui sont inertes comme les
composés calcaires, graisseux, etc., prennent la place de ceux
qui agissent; de sorte que là, dès qu'un certain summum de
perfection, dès que le sommet de la courbe d'évolution sont
atteints, le corps organisé tend à se modifier (ainsi que je l'ai
dit) en redescendant vers l'autre point extrême de cette courbe,
mais sans jamais tendre à revenir vers son point de départ.

L'étude des phénomènes d'évolution est généralement confondue à tort avec celle des phénomènes de génération, et par
suite elle est faite très-imparfaitement; elle offre cependant une
importance capitale à deux points de vue différents : l'un général

1749, in-4, t. II, p. 18 et suiv., 41-48), distingue nettement, la *nutrition*, le
développement et la *reproduction*, comme propriétés essentielles des êtres organisés et dominant tous les autres actes. Depuis lors on a peu ajouté à ce qu'il dit
de la nature élémentaire de ces actes et de leur subordination. Le sens du mot
nutrition, ou pénétration avec incorporation moléculaire intime de matière arrivant
du dehors dans celle de l'être vivant, suivie d'une expulsion continue de ce qui
est devenu superflu, n'a que rarement été aussi exactement saisi (voyez p. XVIII).
Bien que Bichat ait très-clairement distingué le *double mouvement* qui caractérise
la nutrition (*Anatomie générale*, 1801, §§ 3, 4 et 8), au lieu de la ranger parmi
les autres propriétés élémentaires de la substance organisée qu'il avait séparées des
fonctions, il la classe parmi les *fonctions* (§ 8), erreur toujours commise depuis
par les physiologistes, sauf de Blainville. Quelques-uns vont même jusqu'à considérer la nutrition comme une *sécrétion*, tandis que celle-ci n'est à proprement
parler qu'un cas particulier de la nutrition. Cette confusion des plus singulières
est la source d'erreurs d'interprétations sans nombre.

et l'autre spécialement relatif à la génération. En premier lieu elle touche à la loi de simultanéité et de solidarité d'action des parties élémentaires de la substance organisée dont j'aurai à reparler. Elle touche à cette loi par celle de la succession des actes d'ordre organique, qui est telle qu'à partir de l'instant de la fécondation, chacune des actions accomplies dans l'ovule, devient aussitôt, par le résultat ou effet obtenu, la condition d'existence ou d'accomplissement d'un autre acte que l'expérience apprend à déterminer.

En second lieu, l'étude des phénomènes d'évolution nous montre que tout élément anatomique, tout tissu, tout organe, qui est né devient, par le fait de son apparition, la condition de la genèse d'un élément anatomique, d'espèce semblable ou différente, et par suite de l'apparition d'un tissu, d'un organe, etc. ; il devient même à certaines périodes la condition de l'atrophie de quelque autre partie. C'est de la sorte que les éléments anatomiques deviennent successivement générateurs les uns des autres, sans l'être primitivement, c'est-à-dire sans qu'il y ait un lien généalogique direct entre la substance de celui qui apparaît avec celle des éléments de même espèce ou d'une autre espèce entre lesquels il naît. C'est par cette série de conditions se montrant successivement, que s'établit la connexité qui existe entre les divers faits de l'apparition constante de plusieurs éléments à la fois, se montrant aussitôt avec une forme spécifique et un arrangement réciproque déterminés, conduisant ainsi pas à pas l'organisme à présenter les dispositions qui entraînent l'accomplissement de chaque fonction. Toute méthode rigoureuse exige que cette succession de conditions soit logiquement étudiée depuis les premiers phénomènes de la fécondation jusqu'à ceux qui ont lieu dans les derniers temps de la vie ; hors de là il est absolument impossible d'arriver à pouvoir se rendre compte exactement des phénomènes normaux et morbides, même de ceux qui nous apparaissent comme les plus simples (1).

(1) Lorsqu'on s'est rigoureusement soumis à ces exigences inévitables de la science, on voit que ceux-là vont tombant d'erreurs en erreurs qui croient pouvoir se passer de l'observation des dispositions et des phénomènes embryonnaires pour entrer de plain-pied dans les études anatomo-pathologiques ; il en est

VII

Il est difficile de se rendre compte des motifs qui peuvent avoir empêché les physiologistes de prendre en considération la classification des attributs dynamiques de la matière organisée exposée plus haut. Telle qu'elle a été esquissée par Buffon et de Blainville, puis nettement formulée par A. Comte, elle l'emporte assurément de beaucoup en netteté, en généralité et en exactitude sur celles qui ont été tentées depuis.

La notion de l'existence dans les corps organisés de propriétés dont manque la matière brute est fort ancienne. Mais les questions relatives au nombre de ces propriétés et à leur nature par rapport aux actes plus complexes, comme les *fonctions* par exemple, préoccupent peu les classiques malgré leur importance. Bichat pourtant les avait envisagées avec une supériorité de logique qui a dérouté ses successeurs ; ils n'ont pas moins été déroutés par l'erreur qu'il a commise en rapportant

encore ainsi de ceux qui pensent pouvoir donner la théorie exacte des faits relatifs à la génération des éléments à l'aide des actions évolutives observées chez l'adulte ou dans les produits morbides, alors que les premiers sont indispensables pour comprendre les secondes. Il en est enfin de même de ceux qui admettent que tout élément anatomique serait une provenance évolutive, substantielle et directe par scission répétée d'un élément anatomique-souche, d'espèce différente ou semblable indistinctement. Cette hypothèse est, par une généralisation forcée, l'extension à tous les éléments anatomiques d'un fait que l'observation prouve être restreint à un certain nombre d'espèces seulement. Elle substitue la notion d'évolution à celle de génération que, malgré l'évidente supériorité de son importance, elle supprime de fait ; car la segmentation d'un élément préexistant caractérise une des phases de l'accroissement ou développement de certaines espèces d'entre eux ; cette phase a pour résultat la séparation d'un nouvel individu, mais semblable, et dont la substance existait avant la division qui l'a individualisé. Cette hypothèse supprime davantage encore toute notion de génération, en admettant, contrairement à l'observation embryogénique, que c'est en se développant que des éléments deviennent spécifiquement différents de ceux dont ils viennent de se détacher ainsi directement. En supprimant toute obligation de l'étude des faits précédents concernant la génération, ces hypothèses acquièrent une simplicité qui est des plus séduisantes et explique leur succès ; malheureusement elles sont erronées par suite de cela même qu'elles ne tiennent pas compte de toutes les conditions de phénomènes dont il importe tant de déterminer les lois.

tout à deux propriétés seulement, la *sensibilité* et la *contractilité*. Il a cependant montré, avec une grande précision, que c'est aux tissus que doivent être rattachées ces propriétés et non aux organes, ni aux appareils qui en sont composés (1). Mais depuis qu'ont été découverts les éléments anatomiques, depuis qu'on a reconnu que les tissus, qu'il croyait être des parties simples et élémentaires, sont des parties très-complexes, on a dû rapporter à ces dernières ce qu'il croyait appartenir en propre aux premiers.

Nous avons dit que ces propriétés sont immanentes à la substance organisée, c'est-à-dire qu'elles escortent nécessairement celle-ci, tant que les caractères de l'organisation ne sont pas détruits, directement ou indirectement, par des modifications du milieu qui est nécessaire à la persistance de ces caractères.

Qui dit immanent, dit inséparable, et par suite qui est du domaine de l'observation et de l'expérience ; or toutes les propriétés dont nous venons de parler en sont là, sans rien présenter d'occulte ni d'hyperphysique.

Nous avons vu aussi que ces propriétés sont *irréductibles*, c'est-à-dire qu'elles ne peuvent être expliquées par les théories empruntées aux autres sciences, qu'elles ne peuvent être connues en dehors, et indépendamment d'observations ou d'expériences directes. Aucune loi mathématique, astronomique, physique et chimique, n'exempte de l'étude des propriétés d'ordre organique, tant d'après les méthodes employées dans ces sciences qu'en y joignant certaines autres méthodes qui sont propres à la biologie.

Toutefois dans la nutrition, la formation assimilatrice des principes immédiats, puis leur décomposition désassimilatrice donnant lieu à la formation d'autres principes encore, sont des actes chimiques de même ordre que ceux qui se passent naturellement dans la matière brute et que ceux dont nous suscitons l'accomplissement dans nos laboratoires. Ils se passent seulement dans des conditions de mélange, de température, d'humidité, etc., bien plus complexes.

Ainsi la chimie nous donne les lois générales de l'assimila-

____

(1) *Anatomie générale*, 1801, § 2 à § 6.

tion et de la désassimilation, de la formation des principes qui apparaissent lors de l'accomplissement de chacun de ces actes, dont il ne reste au physiologiste qu'à étudier les cas particuliers.

Mais ce que nous ignorons, ce qui reste irréductible jusqu'à présent, ce sont les conditions immédiates qui font que ces deux actes s'accomplissent simultanément ; et cette simultanéité est cause qu'ils ont lieu sans que la substance se détruise, mais persiste au contraire en se rénovant. Ainsi ce qui demeure irréductible à des lois déjà connues, ce que celles de la physique et de la chimie ne nous enseignent pas, ce sont les conditions de la simultanéité de ces phénomènes. Cela seul à proprement parler dans la nutrition reste d'ordre organique ou vital.

Or le nombre des points irréductibles est plus grand dans les phénomènes de l'évolution, davantage dans ceux de la génération, et de plus en plus considérable, successivement dans les actes de la contractilité et de l'innervation. D'autre part, bien des tentatives ont été faites jusqu'à présent pour trouver parmi les lois de la mécanique, de la physique et de la chimie, quelques-unes d'elles dont les actions d'ordre organique n'auraient été que de simples cas particuliers. La raison d'être, la théorie de ces actes, nous auraient ainsi été données, sans qu'il y eût eu besoin d'observations approfondies sur les formes de la substance organisée qui en sont le siége et d'expériences directes, dans le but de déterminer la nature des premiers d'après l'examen de leur mode d'accomplissement. Aucune de ces tentatives n'a conduit à la solution du problème tel qu'il était posé. Il a toujours fallu en venir à l'étude particulière de ces actes, dans chacune des conditions multiples et complexes, au milieu desquelles ils s'accomplissent, pour arriver à les connaître, à déterminer, par induction, ce qu'il y a de commun à chacun d'eux. Mais ces tentatives ont démontré que des actions de même nature que toutes celles qu'étudient la mathématique, l'astronomie, la physique et la chimie, s'observent dans les êtres doués d'organisation, et que de plus ceux-ci en manifestent d'autres distinctes des précédentes. Aux phénomènes d'ordre cosmologique, il faut donc inévitablement ajouter les phénomènes d'ordre biologique, tant individuels que sociaux, qui n'ont rien de plus mystérieux les uns que les autres.

L'homme faisant partie, avec les autres êtres organisés, des couches superficielles du globe, les lois d'après lesquelles s'accomplissent les phénomènes d'ordre biologique, depuis celles de la nutrition jusqu'à celles de l'innervation et de la réunion des hommes en groupes sociaux, n'ont rien de contradictoire avec les phénomènes généraux d'ordre cosmologique. Elles n'offrent aucunement l'opposition qu'on a longtemps admise entre elles avant qu'elles fussent connues; elles sont seulement de moins en moins simples, de moins en moins générales et de plus en plus subordonnées les unes aux autres; mais elles ne sont aucunement identifiables, il n'y a pas même une gradation, ni une transition insensible des premières aux dernières. De plus l'immanence à la matière, tant brute qu'organisée selon les cas, des propriétés élémentaires, fait que dans l'une et dans l'autre, leur manifestation est simultanée, ou du moins la manifestation de l'une suscite inévitablement la manifestation d'une ou de plusieurs autres d'entre elles. Cela ne se produit pas sans ordre. Cette simultanéité entraîne inévitablement une solidarité d'activité. Cette solidarité d'action a sa loi; cette loi est commune aux actes d'ordre cosmologique et à ceux d'ordre biologique; elle est la même pour ces actions élémentaires multiples. Elle est supérieure aux lois d'après lesquelles se manifeste chacune des propriétés de la matière brute et de la matière organisée. C'est elle dont quelques-unes des faces ont été étudiées sous les noms de loi de la *corrélation des forces*, de l'*équivalence des forces*, *des équivalents mécaniques de la chaleur, de la lumière*, etc. Par suite d'une illusion analogue à celle qui fait croire que les propriétés élémentaires de la substance organisée sont des cas particuliers de celles des corps bruts, cette loi de la solidarité, conséquence de la simultanéité d'action, est considérée ordinairement comme démontrant l'identité de toutes les propriétés de la matière, ou en d'autres termes l'*unité* des forces.

Ainsi les êtres organisés faisant partie du globe terrestre au même titre que les corps bruts, toutes proportions gardées, rien ne contredit fatalement la possibilité de découvrir un jour que les lois relatives à la constitution et aux actes de ces êtres ne sont que des cas particuliers des lois d'ordre cosmologique;

mais jusqu'à présent cette découverte est encore à faire, malgré
de fréquentes illusions à cet égard. Du reste, cette découverte
une fois opérée, il y aurait encore à formuler la loi de la solidarité d'activité dont bien des faces demandent à être éclairées,
surtout en ce qui touche les êtres organisés.

Mais dans le cas particulier qui nous occupe, on demeure
frappé de la nécessité de se pénétrer successivement de la nature
des actes de la vie végétative pour saisir celle des propriétés de la
vie animale, dont les manifestations multiples sont subordonnées
à l'accomplissement des premières. On est bientôt encore plus
convaincu de la nécessité d'être devenu familier avec les phénomènes de contractilité pour arriver à comprendre quoi que
ce soit aux divers modes de l'innervation, de bien connaître
les actes de sensibilité et de motricité pour se rendre compte
de la nature des actions nerveuses cérébrales, envisagées dans
les individus, comme dans leur évolution au sein des groupes
sociaux aux diverses époques de leur évolution historique. Là
est le seul moyen d'éviter les dangereuses illusions qui agitent
ceux qui, n'ayant jamais vu ni expérimenté, ne jugent la réalité,
et les savants qui en déterminent les lois, qu'en prenant pour
point d'appui ces trompeuses illusions elles-mêmes.

VIII

Toute propriété générale de la matière présente dans ses
manifestations quelque particularité selon les conditions relatives à la constitution physique et moléculaire spéciale du corps
que nous soumettons à notre examen ; elle en offre aussi qui
se rapportent au milieu extérieur dans lequel est plongée cette
matière, comme, par exemple, l'eau, l'air ou le vide.

En dehors de ces conditions particulières, ces propriétés ne
se manifestent plus. Elles sont d'ailleurs immanentes à la
matière brute, ne se montrent jamais hors d'elle ; et, bien
qu'elles ne se présentent pas avec une identité absolue de caractères dans les différentes espèces de matières, elles n'offrent
pas moins toujours un fonds commun de similitude, qui suffit
pour les faire reconnaître.

Il en est de même des propriétés de la substance organisée et, à plus forte raison, des actes complexes résultant de leur manifestation simultanée. On les voit s'accomplir normalement, se modifier ou disparaître complétement suivant que les conditions nécessaires à leur évolution se trouvent plus ou moins bien réalisées.

Ces conditions sont de deux ordres : les premières sont intrinsèques, c'est-à-dire relatives à la constitution physique et moléculaire des éléments anatomiques ; ou mieux, à la nature chimique, aux proportions quantitatives et à l'état physique des diverses espèces de principes immédiats dont ces éléments se composent (1).

Ces principes immédiats sont nombreux, presque tous peu stables par eux-mêmes et moins stables encore dans leurs combinaisons réciproques, ce qui favorise singulièrement le mouvement d'*élimination* et d'*assimilation*, et, par suite, la nutrition. Quand l'échange a lieu entre des principes immédiats analogues à ceux qui composent normalement les éléments anatomiques, la nutrition s'opère régulièrement ; quand, au contraire, il s'introduit des principes étrangers à la place des principes normaux, la nutrition est viciée et l'organisme souffre. Cette mobilité chimique des principes immédiats, si nécessaire et si bien appropriée à la rénovation moléculaire des éléments anatomiques, explique en même temps les variations nombreuses que l'on observe dans la manifestation des propriétés vitales (2).

Les autres conditions sont extrinsèques, c'est-à-dire extérieures à la substance même qui agit, qui possède les propriétés : conditions de température, d'humectation par des humeurs de différentes natures, etc.; ces conditions, bien qu'intérieures par rapport à l'organisme tout entier, n'en sont pas moins extérieures par rapport à l'agent essentiel (fibre, tube ou cellule). Elles sont aux éléments anatomiques, acteurs intimes de

---

(1) Ch. Robin, *Sur la substance organisée et l'état d'organisation. Journal de la physiologie.* Paris 1862, in-8, p. 901.

(2) Voy. Chevreul. *Considérations sur la philosophie naturelle et applications à la médecine d'une méthode employée à rechercher la cause des différences que présentent les eaux naturelles. (Journal de l'anatomie et de la physiologie.* Paris, 1864, in-8, p. 1 et suiv.).

l'organisme individuel, ce que les milieux atmosphériques (eau, air, etc.) sont aux végétaux et aux animaux envisagés collectivement.

La vie n'existe que lorsque se trouvent réunis à un degré suffisant d'intégrité ces deux ordres de conditions nécessaires, les unes relatives à la constitution intime de l'élément anatomique, les autres se rapportant à la composition du milieu où séjourne cet agent immédiat. On voit alors que par la nutrition il y a rénovation incessante de la matière organisée; par le développement, cette matière augmente ou diminue de masse avec ou sans changement de structure de ses éléments; enfin par la genèse ou par la reproduction, il apparaît des éléments nouveaux entre ceux qui existent déjà.

La contractilité et l'innervation à leur tour ne se manifestent que là ou il y a rénovation moléculaire; mais d'autres conditions d'ordres physique et chimique sont, en outre, nécessaires à leur manifestation dans les espèces d'éléments anatomiques doués de propriétés animales. Il faut, soit l'impression ou le contact préalable des agents extérieurs physiques ou chimiques sur les éléments contractiles et innervables, soit l'action réciproque de l'innervation sur la fibre contractile et de la contractilité sur le tube nerveux sensitif. Lorsqu'on observe la différence qui sépare les propriétés végétatives des propriétés animales, lorsqu'on songe en même temps au petit nombre d'éléments anatomiques qui sont doués de ces dernières chez les animaux, tandis que les premières sont répandues sur la totalité des éléments végétaux, on n'est pas étonné que des conditions spéciales soient nécessaires à la manifestation de l'innervation et de la contractilité; on ne s'étonne pas non plus de constater que les principes immédiats normaux ou accidentels qui modifient, par leur élimination et leur assimilation incessantes, la constitution moléculaire des éléments nerveux et musculaires, modifient également leurs propriétés spéciales d'innervation et de contractilité; tandis que ces propriétés elles-mêmes (innervation et contractilité) n'ont aucune influence *directe* sur la nutrition, le développement et la génération des éléments dont elles sont l'attribut physiologique, non plus que sur la nutrition, le développement et la génération des éléments doués exclusivement des propriétés végétatives.

Aussi comprend-on difficilement que certains auteurs puissent encore confondre sous le nom commun d'*irritants* ou d'*excitants* de la matière vivante : 1° les principes immédiats, normaux ou accidentels, qui prennent part à la nutrition, à la génération et au développement des éléments anatomiques ; 2° les conditions physiques et chimiques qui amènent les manifestations de l'innervation et de la contractilité ; 3° enfin, l'innervation motrice qui influant sur la fibre musculaire, suscite la contraction par l'intermédiaire du tube nerveux (1).

Puisque la nutrition, la génération et le développement ne peuvent avoir lieu sans l'intervention des principes immédiats, on ne saurait étudier les premières sans tenir compte de ceux-ci, et l'on ne peut les dire *excitants* de ces propriétés, puisque sans eux il n'y a ni substance organisée, ni qualités qui lui soient propres; puisque, en un mot, ils constituent cette substance elle-même et que sans leur intervention incessante elle demeure inerte en dehors des propriétés qu'elle partage avec

(1) J'ai montré ailleurs (*Chimie anatomique ou traité des principes immédiats*, Paris, 1853, in-8, t. III, livre III : *Des principes immédiats accidentels*) que la thérapeutique n'était qu'empirisme grossier, sinon illusoire, sans les notions précédentes; car tout médicament est un principe immédiat accidentel qui va s'unir temporairement à ceux du sang, puis à ceux de telle ou telle espèce d'éléments anatomiques, de façon à modifier sa constitution moléculaire et, conséquemment, les propriétés immanentes à cette constitution. Ces principes immédiats accidentels prennent le caractère et le nom de *poison* lorsqu'ils troublent ou empêchent la rénovation moléculaire et les actes de la substance organisée en se fixant d'une manière trop stable dans les principes immédiats naturels. Chaque substance a sa manière propre de devenir principe immédiat accidentel, c'est-à-dire de se fixer aux principes naturels, d'une façon stable ou temporaire, favorable ou nuisible à la constitution et à la rénovation moléculaires de la substance organisée : chacune, en un mot, devient à sa manière médicament ou poison. Il faut étudier expérimentalement les uns et les autres si l'on veut avoir une idée de leur action sur l'organisme. Or, on le comprend facilement, cette étude est tout à fait illusoire si l'on ne connaît d'abord les principes naturels auxquels doivent se joindre ces principes accidentels. C'est à l'ignorance de ces notions fondamentales qu'il faut attribuer la division des poisons en *âcres, irritants, narcotico-âcres*, etc.; division artificielle et inexacte qui doit être abandonnée aujourd'hui. Mais il était utile de rappeler cette classification, parce qu'elle indique à sa manière l'état de la physiologie à l'époque qui l'a vue naître. On admettait alors

la matière brute. Il y a là une erreur qui a pour cause l'absence complète de méthode dans l'étude des principes immédiats et des lois de leur association moléculaire dans la substance organisée même, configurée ou non en éléments anatomiques ; cette erreur a pour cause non moins importante le peu d'attention que nous mettons à distinguer les divers degrés de complication croissante, qu'à partir de ce premier terme présente l'*état d'organisation*.

Il y a là une importation vicieuse dans l'étude des propriétés végétatives de la notion des variations d'activité des propriétés animales en plus ou en moins, quant à la rapidité et à l'intensité : variations d'activité que plusieurs parties diverses peuvent offrir chacune à sa manière ; ainsi tantôt ce sera la partie cérébrale présidant aux actes volontaires qui les manifestera le plus vite et le plus tôt, tantôt ce sera celle qui préside au langage, etc. En fait donc le mot *irritabilité* signifie un degré d'activité de l'innervation, en plus ou en moins dans telle ou telle partie du système nerveux, mais ce terme ne désigne pas une propriété distincte, immanente à toutes les espèces d'éléments de l'organisme vivant.

L'embryogénie et la physiologie expérimentale infirment l'une et l'autre l'existence de cette propriété commune à toutes les formes de substance organisée, de ce caractère

des poisons *âcres*, parce que l'*âcreté* est une des qualités ontologiques que l'on supposait exister naturellement dans quelques humeurs, et que l'on croyait susceptibles de se développer accidentellement dans le sang sous l'influence de certains agents. On admettait ainsi arbitrairement dans ces humeurs l'existence de principes dont on avait cru reconnaître la présence, à l'aide du goût et du toucher, dans divers corps solides ou liquides tout à fait différents des humeurs dont les propriétés et la composition intimes étaient, du reste, encore ignorées. Beaucoup de médecins de nos jours en sont encore à ce degré d'éducation scientifique ; ils admettent l'*âcreté* comme une qualité de certains *virus*, font de cette entité un caractère spécifique de ces liquides et expliquent leurs différences d'action par l'absence, la présence, le plus ou le moins de cette âcreté, alors qu'il s'agit de phénomènes qui n'ont pas l'ombre d'analogie avec les propriétés des corps qui causent en nous une sensation de ce genre. On admettait de même des poisons *irritants*, parce qu'on supposait en nous l'existence d'une propriété appelée *irritation*, dont il était possible de susciter la manifestation à l'aide de ces poisons, comme on suscite celle de la sensibilité, de la contractilité, etc., dans les conditions physiologiques à l'aide de certains des corps qui nous entourent.

générique essentiel, dont les propriétés de nutrition, de génération, de développement, de contractilité et d'innervation ne seraient que des adjectifs, des espèces. L'irritabilité ainsi comprise n'est qu'une pure entité, un être de raison, dont on a supposé l'existence dans l'ignorance absolue où l'on était des propriétés élémentaires ou actes intimes de l'économie. Les médecins qui admettent encore cette prétendue propriété et dont certains s'insurgent si fort contre la *funeste influence* de l'école physiologique, ne s'aperçoivent pas qu'ils en sont encore en anatomie générale et en physiologie où en étaient Broussais et ses prédécesseurs.

Broussais admettait que l'irritabilité était la propriété commune, essentielle de la substance organisée, dont l'innervation, la contractilité, etc., n'étaient que les conséquences. « Haller, dit-il, n'attribuait cette propriété (l'irritabilité) qu'aux muscles; mais on convient aujourd'hui qu'elle est commune à tous les tissus..... *La sensibilité est donc la conséquence de l'irritabilité, tandis que l'irritabilité n'est pas la conséquence de la sensibilité.* En d'autres termes, il faut être irritable pour être sensible : l'embryon n'est pas encore sensible, il n'est qu'irritable; l'apoplectique n'est plus sensible, mais il est encore irritable. *On voit que l'irritabilité est commune à tous les êtres vivants,* depuis le végétal jusqu'à l'homme, et qu'elle est continue; tandis que la sensibilité est une faculté propre à certains animaux, qu'elle n'est pas continue et qu'elle ne se manifeste que sous des conditions déterminées. Ces conditions sont l'existence d'un appareil nerveux muni d'un centre..... Les modificateurs qui mettent en jeu l'irritabilité sont appelés excitants ou stimulants, et leur effet excitation ou stimulation..... Enfin lorsque l'excitation ou la stimulation sortent des limites de l'état normal, elles rentrent dans ce que nous avons appelé irritation..... Le mot *irritation* est applicable à tous les corps vivants, puisque tous sont doués de l'irritabilité; mais on ne s'en sert dans le langage médical que pour désigner l'exaltation anormale de cette propriété ou celle de la sensibilité chez les animaux les plus élevés dans l'échelle zoologique (1). »

(1) Broussais, *De l'irritation et de la folie.* Paris, 1839. 2ᵉ édit., in-8, t. 1, p. 3

La confusion précédente tient, en outre, à l'influence d'une hypothèse, encore admise par beaucoup de physiologistes et de médecins de nos jours, à savoir qu'il y a une propriété générale de la matière organisée dominant toutes les autres, même la nutrition, par son caractère d'universalité. C'est à ce produit d'une vue subjective qu'on avait donné le nom d' *irritabilité*. Mais ce terme ne désigne aucune action spéciale *élémentaire*, c'est-à-dire indivisible ou irréductible, aucune propriété appartenant spécialement à telle ou telle espèce d'éléments anatomiques. C'est à tort surtout que ce terme a été appliqué aux propriétés végétatives et que certains auteurs parlent de l'*irritabilité* ou de l'irritation de la propriété de nutrition ; c'est à tort que, remplaçant par cette entité la notion des conditions d'existence et d'activité de la matière organisée, ils laissent croire depuis le titre jusqu'au texte de leurs écrits que rien ne se fait sans l'*irritation* dans tout ce qui touche à la génération, au développement et à la nutrition de chaque tissu. Par là ils évitent il est vrai, l'obligation d'une analyse catégorique des conditions de texture, de circulation, etc., indispensable à la connaissance de la réalité en cette matière ; mais cette manière d'échapper à ce qui est indispensable n'est qu'un leurre que la pratique de l'art rend plus sensible encore que la science.

L'école médicale allemande actuelle suit, au point de vue des dogmes scientifiques servant de base à ses interprétations physiologiques et pathologiques, les errements de Broussais et de ses prédécesseurs. Elle admet, comme lui, que l'irritabilité est commune à tous les tissus, et qu'il y en a trois espèces : l'irritabilité fonctionnelle, l'irritabilité nutritive et l'irritabilité formatrice.

et suiv. Déjà longtemps avant, Broussais avait écrit : « Ainsi, et pour rapprocher ce qui a été dit jusqu'à ce moment, la contractilité et la chimie vivante sont les phénomènes fondamentaux de l'économie animale ; et, lorsqu'ils deviennent plus considérables dans un point qu'ils ne le sont dans les autres, cette augmentation locale dans leur intensité prend le nom d'érection vitale. Ces érections vitales prennent le nom d'*irritation*, de *surirritation* ou de *surexcitation*, lorsqu'elles s'élèvent à un certain degré. Dans toute érection vitale il y a augmentation des phénomènes de la chimie vivante ; savoir : de température, de sécrétion, quand la partie en est susceptible, et de nutrition. » (Broussais, *Traité de physiologie appliquée à la pathologie.* Paris, 1834, 2ᵉ édition, t. I, p. 34 et 35.)

Autant qu'on peut le comprendre, en présence ici de l'épithète *fonctionnelle*, l'espèce d'irritabilité ainsi nommée répond à l'irritabilité nerveuse et à l'irritabilité musculaire dont nous venons de parler d'après Broussais et d'autres auteurs. Mais admettre qu'il y a une *irritabilité nutritive* et une *irritabilité formatrice*, c'est admettre que *l'irritabilité est commune à tous les êtres vivants, depuis le végétal jusqu'à l'homme.*

Admettre que tout ce qui est vivant est irritable, et que tout ce qui est mort ne l'est pas, revient à reconnaître que tout ce qui est vivant est ce qui se nourrit, se développe, se reproduit; que ce qui est mort est ce qui ne manifeste plus les propriétés végétatives de nutrition, de développement et de génération.

Mettre l'irritabilité comme chose commune, au-dessus des propriétés végétatives et animales et dont celles-ci auraient besoin pour se manifester, revient donc simplement à donner à la substance organisée *la propriété de manifester ses propriétés* de nutrition, de développement, de génération et pour quelques espèces d'éléments de contractilité et d'innervation.

On a voulu à tout prix, par amour pour l'unité, faire sourdre de l'innervation cérébrale individuelle l'entité *irritabilité* pour l'en détacher ensuite et en imprégner chaque espèce d'élément anatomique. Mais cette irritabilité commune par laquelle on croyait expliquer la nutrition, le développement, etc., comme autant d'effets de cette force, alors qu'on ne pouvait en étudier les lois, ne sert à rien aujourd'hui que ces phénomènes peuvent être observés et soumis à l'expérimentation. Elle ne dispense pas de rechercher la nature ni le mode d'association moléculaire des principes immédiats; elle ne remplace ni les réactifs, ni le microscope pour classer les diverses espèces d'éléments anatomiques, déterminer les phases de leur évolution, leurs modes de nutrition, de genèse et de reproduction; elle ne rend compte en rien des propriétés de contractilité et d'innervation spéciales à quelques-uns de ces éléments.

Par contre, une pareille entité, livrée à l'arbitraire des imaginations et des interprétations individuelles, devient une source de confusions des plus nuisibles, comme le montrent les écrits de ceux qui s'en servent. Le peu de consistance de l'hypothèse irritabilité est cependant facile à reconnaître : on peut lui appliquer mot pour mot ce que Broussais disait de la sensibilité, à ceux qui l'admettaient dans la fibre musculaire, concurremment avec la contractilité : « Lorsque la fibre, pour avoir été touchée par un agent quelconque, se met en état de contraction, on juge qu'elle a senti la présence de cet agent : De là l'expression de *sensibilité*. On a donc attribué à la fibre vivante la *sensibilité et la contractilité*. Mais, si le véritable sens de ces deux mots se réduit à ce qui suit : *La fibre s'est contractée parce qu'une cause l'y a déterminée*, il est clair que la première de ces deux propriétés rentre nécessairement dans la dernière.

« En effet, *si la sensibilité de la fibre n'est démontrée que par sa contraction, dire qu'elle est sensible, c'est dire qu'elle s'est contractée*. Je ne vois aucune réponse à cet argument. Il y a déjà longtemps que cette vérité a été sentie (1). »

Il n'est pas moins juste de dire : si l'*irritabilité* de la fibre, de la cellule, etc., n'est démontrée que par sa *nutrition*, son *développement*, sa *reproduction*, sa *contractilité*, son *innervation*, dire qu'elle est irritable c'est dire qu'elle s'est nourrie, développée, reproduite, contractée, etc. Dire qu'elle est *plus*

---

(1) Broussais, *Traité de physiologie appliquée à la pathologie*. Paris, 1834, 2ᵉ édit., t. I, p. 18. Broussais ajoute : « Cette propriété contractile est inhérente à la fibrine (p. 19) : les muscles séparés du corps ne perdent pas non plus leur contractilité. On la développe par une foule d'agents mécaniques, chimiques, et plus énergiquement encore par l'influence du galvanisme. C'est à tort qu'on voudrait distinguer cette propriété de celle qui est développée dans ces tissus par l'influence de la vie : elle tient effectivement à cette forme de la matière animale, dite fibrine, et ne peut être détruite que par la décomposition spontanée ou artificielle de cette matière... On doit dire ici que la différence des nerfs qui agissent sur la fibrine des muscles ne change rien à la nature de leur contractilité. Les mots *contractilité animale*, *contractilité organique sensible*, n'expriment donc pas des propriétés différentes ; ils ne peuvent, dans l'état actuel de la science, que représenter deux circonstances où se manifeste une propriété, toujours la même. » (*Ibid.*, p. 20 et 21). Broussais définit la contraction, *une condensation, un raccourcissement de la fibre musculaire*, et repousse à juste titre, comme inexactes, les *expériences et les gravures* d'après lesquelles on a voulu établir que la fibre musculaire en se contractant n'éprouve pas de raccourcissement, mais seulement une espèce de plicature en zigzag. (*De l'irritation et de la folie*. Paris, 1839, 2ᵉ édit., t. I, p. 64 et 65.) Bien des physiologistes de nos jours auraient encore besoin de se mettre à cet égard au niveau de Broussais.

ou moins irritable, revient exactement à dire qu'elle est *plus ou moins contractile*, etc., en raison des modifications intimes de sa substance ou des conditions ambiantes, modifications qui sont précisément ce qu'il s'agit d'étudier en pathologie et que l'hypothèse irritabilité n'explique pas le moins du monde.

Quant aux principes immédiats normaux, accidentels ou toxiques même, ce sont les conditions d'accomplissement, d'augmentation, de diminution ou encore de cessation complète de la nutrition ou rénovation moléculaire de la substance organisée. Ils représentent par suite ces mêmes conditions par rapport au développement et à la reproduction des éléments anatomiques. On ne saurait donc leur donner le nom d'*excitants*, nom qui semble indiquer qu'ils s'adressent à une propriété spéciale de la matière organisée autre que celles de nutrition, de reproduction, etc. Il est surtout erroné de ranger ces principes immédiats sous le même nom générique que les conditions physiques et mêmes chimiques qui suscitent la manifestation de la contractilité, de l'innervation sensible et motrice dans les éléments à cils vibratiles, dans les fibres musculaires et les tubes nerveux. Car ces éléments reçoivent et rejettent les principes immédiats comme ceux qui ne sont pas contractiles et innervables, sans que cela suffise pour qu'ils sentent, ou se contractent. Pour qu'il y ait contraction, innervation motrice ou sensitive, il faut, en effet, que d'autres circonstances s'ajoutent à celles-ci.

Ainsi dans la fibre musculaire, ou dans les éléments nerveux, qui, placés dans certaines conditions de constitution et de rénovation moléculaire, de température, d'humidité, etc., se contractent ou transmettent certaines impressions, ou perçoivent ce qui est transmis, il n'y a pas plus d'*excitabilité*, au-dessus et en dehors de leurs propriétés de contractilité et d'innervation qu'il n'y en a dans le fer qui s'oxyde au contact de l'air et de l'eau. Excitabilité et irritabilité sont tout un, en ce sens que ces mots ne désignent autre chose que des degrés dans la manifestation des propriétés de la vie animale, de l'innervation sensitive et de la pensée particulièrement.

Dans l'action de l'électricité, des acides, etc., sur les éléments anatomiques qui manifestent telle ou telle de leurs propriétés à leur contact, ces conditions d'activité ne méritent pas le nom d'*excitants* à un autre titre que ne le méritent les acides, l'eau, etc., déterminant la manifestation de l'affinité du fer pour l'oxygène.

Tous les corps quels qu'ils soient, ne marchent qu'escortés de toutes leurs propriétés au-dessus desquelles ne plane aucune qualité plus générale et commune à tous. Si les corps organisés semblent faire exception à cet égard, cette exception n'est qu'apparente ; elle tient à ce que les propriétés spéciales et caractéristiques de ces corps ne persistent naturellement, et comme on devait s'y attendre, que tant que persiste le mode d'association des molécules dit état *d'organisation ;* état peu stable et qui, parce qu'il est atomique dans ce qu'il a de caractéristique, peut cesser d'être avant que les attributs physiques mécaniques et géométriques aient varié. C'est parce que l'organisation manque dans ce qu'elle a d'essentiel, et non encore par la forme, la consistance ou la couleur, que la nutrition, la contractilité et l'innervation disparaissent avant ces caractères géométriques, physiques, etc., ce qui caractérise l'état de *mort*. Mais si la substance organisée offre quelque chose de plus que la matière brute à cet égard, elle ne fait aucune exception, dans ce qu'elle nous présente aux points de vue statique et dynamique, à ce que nous connaissons de plus général dans ce que nous pouvons atteindre de l'immensité des espaces et de l'intimité des corps. De là l'importance que l'on doit donner à l'étude de ce qu'a de fondamental l'état d'organisation, cette notion seule pouvant permettre de comprendre ce qu'offrent d'essentiel les propriétés d'ordre organique, c'est-à-dire ce que sont la vie et la mort, dans ce qu'elles ont de plus général, comme dans leurs manifestations les plus rudimentaires.

Ces propriétés élémentaires sont bien les seules qui, dynamiquement, caractérisent la substance organisée. Il n'y en a point de plus générale ; et c'est en vain qu'on voudrait prétendre que la nutrition, le développement, la reproduction, la contractilité et l'innervation ne sont que les modes divers de l'irritabilité. *L'irritabilité nutritive*, *l'irritabilité formatrice* et *l'irritabilité fonctionnelle* sont des illusions au même titre que le terme générique *irritabilité*. En dehors des propriétés élémentaires de nutrition, de développement, de génération, de contractilité et d'innervation, il n'y a rien, absolument rien. Loin d'être une propriété commune, irréductible, qui domine et embrasse toutes les autres, l'irritabilité n'est qu'une conception subjective, bonne tout au plus à désigner les divers degrés de l'innervation cérébrale ou de l'innervation sensitive.

C'est si peu une propriété irréductible que l'on constate chaque jour sur les éléments anatomiques des plantes et des animaux, l'existence de la *nutrition* sans le *développement*, le *développement* sans la *génération*, la *contractilité* sans *l'innervation*; enfin ces deux dernières elles-mêmes peuvent exister encore alors que la génération et le développement ont cessé d'être. Mais nulle d'elles ne se manifeste dès que la nutrition a cessé; et nulle part l'*irritabilité* ou l'*irritation* ne se constate après la cessation de la nutrition. De même, si l'on fait disparaître expérimentalement l'innervation d'un nerf, la contractilité d'un muscle, la reproduction d'une cellule, etc., jamais l'irritabilité ne persiste. En sorte que toujours la suppression du mode (nutritif, évolutif, etc.) entraîne la disparition du genre (irritabilité) dont on a supposé l'existence. Ce prétendu genre ne faisant qu'un avec les espèces qu'il était censé contenir, s'évanouit donc comme une vue subjective, inutile en face de la réalité connue (1).

Ainsi le terme *irritation* et l'idée des *irritants* sont inutiles et dangereux, pour la physiologie normale et la pathologie, puisqu'ils donnent une idée complétement fausse des phénomènes élémentaires, aujourd'hui assez bien connus en eux-mêmes et dans leurs perturbations, pour qu'il ne soit plus nécessaire de faire intervenir dans leur interprétation autre

____

(1) Au-dessus de ces qualités il n'y en a pas d'autre, qui soit une qualité générique, dont celles-ci ne seraient qu'un mode ou une espèce; au-dessus de ces propriétés, il n'y a pas une propriété commune qui, dite *irritabilité* ou *irritation*, offre une espèce *nutritive*, une espèce *évolutive*, une espèce *formative*, une espèce *contractilité* et une espèce *innervation*, de manière à permettre logiquement l'usage des expressions *irritation nutritive, irritation formatrice*, etc. Au-dessus de ces propriétés de la substance organisée, il n'y en a pas une plus générale et plus irréductible qui persisterait encore après la cessation de la nutrition, du développement, de la reproduction, etc.

chose que les lois mêmes de tous ces actes. Rien en effet de plus dangereux que de vouloir illusoirement les faire régir par cette nouvelle sorte de principe métaphysique qui ne fait que remplacer le *principe vital* des vitalistes purs ou l'âme immatérielle de Stahl et des autres animistes.

En résumé, les expressions irritabilité et irritation nutritive, plastique, formatrice des cellules, des fibres, etc., irritabilité ou irritation nerveuse et fonctionnelle, ne représentent qu'une conception ontologique, une entité, une création de l'esprit, par laquelle on attribue à la substance organisée une propriété qu'elle n'a pas, en dehors des propriétés qu'elle possède.

IX

Il était nécessaire que la science fût fixée sur toutes ces données de physiologie générale, avant de pouvoir en venir à saisir nettement quelles sont les propriétés fondamentales, dont jouissent les humeurs comparativement aux éléments anatomiques et aux tissus ; avant de pouvoir enfin déterminer nettement l'origine et le rôle particulier de chaque groupe et de chaque espèce des fluides ; sujets développés dans le cours de ces leçons. C'est leur connaissance qui a permis de constater avec précision que les plasmas du sang et de la lymphe seuls sont doués du mouvement de rénovation moléculaire continu, qui caractérise la nutrition, comme seuls aussi ils offrent l'état moléculaire caractéristique de l'état d'organisation.

Quant aux autres fluides, ils ne jouissent que de propriétés physiques et de propriétés chimiques en rapport avec leur composition immédiate, et par suite bien différentes dans les sécrétions de ce qu'elles sont dans les excrétions ; de là des différences plus grandes encore dans le rôle particulier que remplit chaque espèce lors de leur concours à l'accomplissement de telle ou telle fonction. Or pendant leur séjour dans l'économie, nul de ces fluides ne présente trace de ce mouvement régulier de composition et de décomposition incessantes, si remarquablement caractérisé dans les plasmas sanguins et lymphatiques.

Tant que les questions précédentes sont restées sans solution, il n'y a eu qu'hypothèses et contradictions sur ces divers points de la physiologie et de la pathologie ; car ceux qui, tout en ignorant les attributs réels, statiques et dynamiques, des humeurs, admettaient qu'elles jouent un rôle dans l'économie et dans ses troubles fonctionnels, ne procédaient que par suppositions. A son tour l'inanité de celles-ci conduisait d'autres auteurs à nier toute intervention des liquides dans les actes d'ordre organique que les solides accomplissent (1).

Aussi y a-t-il loin des conséquences à tirer, dans l'ordre pathologique de nos connaissances sur les humeurs, à la doctrine de l'école de Cos, sur la *crase*, qui est le juste tempérament des quatre humeurs fondamentales ou *cardinales* (sang, bile, atrabile, pituite) ; sur la *coction*, qui, à l'aide de la chaleur naturelle, transforme ces fluides l'un dans l'autre, et, à l'aide de la chaleur morbide, amène à maturité les humeurs viciées ; sur la *crise*, qui élimine les humeurs cuites, et enfin sur la *prognose*, qui, fondée sur la crase, la coction et la crise, prétend prévoir la marche des maladies, du moins celle des maladies aiguës.

Il y a loin aussi des données que nous possédons actuellement, à l'humorisme des chimiatres qui succéda au précédent, et dont les analyses ne faisaient voir, dans les liquides d'origine animale, que des acides, des alcalis et des ferments, puis dans les causes des maladies, que des effervescences, des fermentations, des putrescences, etc. Elles ne sont guère moins éloignées non plus de l'humorisme des vitalistes qui, accordant aux liquides de l'économie le pouvoir de se transporter dans tel ou tel organe, faisait dépendre l'équilibre fonctionnel de la régularité de ce transport, même en ce qui touche les facultés cérébrales ; et cela au point que le mot *humeur* désigne aujourd'hui aussi bien l'état régulier du fonctionnement cérébral que les fluides de l'organisme. Seulement, aux ferments et aux acides,

(1) On n'en reste pas moins étonné en lisant les anciens observateurs, tels que Vieussens, etc., de voir le nombre considérable d'expériences proprement dites, d'observations et de réactions chimiques qu'ils ont tentées sur les humeurs. Mais il n'en sort aucune donnée positive. Faute de notions analytiques sur les espèces de principes immédiats et sur leur mode d'union, et par suite sur ce qui caractérise l'état d'organisation, ils ne parviennent pas en effet à les bien instituer d'une part, et d'autre part à bien interpréter les résultats obtenus.

cet humorisme avait substitué les *âcretés*, les *virus* et les *miasmes*, comme causes des maladies (1) ; par suite, il avait remplacé les préparations chimiques par les sudorifiques, les dérivatifs, les révulsifs, les exutoires, les médications destinées à l'élimination de ces causes morbifiques, et il avait mis en avant toutes les hypothèses physiologiques destinées à en justifier logiquement l'emploi.

Les *humeurs constituantes*, les *sécrétions* et les *excrétions* diffèrent les unes des autres, au point de vue de leur origine, de leur mode de formation, autant que sous le rapport de leurs propriétés générales et de leur composition immédiate. Les humeurs constituantes comme le sang, la lymphe et le chyle empruntent tout formés leurs matériaux constitutifs aux *milieux* dans lesquels ils sont plongés ; ces derniers sont représentés soit par le milieu ambiant dans lequel l'animal respire et puise ses aliments, soit par les éléments anatomiques des tissus entre lesquels rampent les capillaires. Les parois des conduits contenants et vecteurs ne jouent, dans cette formation, qu'un rôle purement physique d'endosmo-exosmose, pour donner entrée et sortie aux principes immédiats constitutifs de ces liquides.

Les humeurs sécrétées, ou sécrétions, dans ce qu'elles ont de caractéristique, viennent des parois même qui les contiennent avant qu'elles soient excrétées. Car, dans leur production, il y a : 1° formation de leurs principes essentiels par les parois des tubes du tissu qui les fournit, de sorte qu'on ne trouve ces principes ni dans le sang artériel, ni dans le sang veineux, mais dans la sécrétion seule, ainsi que dans les éléments du tissu dont les actes désassimilateurs amènent la formation de ces composants ; 2° il y a, en outre, emprunt au sang, par exosmose dialytique, d'une certaine quantité de principes préexistants dans celui-ci.

Quant aux liquides excrétés, tout dans leur formation se borne à un choix dans le sang, par simple exosmose dialytique, de principes formés ailleurs que dans le parenchyme excréteur, et que dans le sang lui-même ; principes ayant pénétré dans celui-ci et pris part à sa constitution avant d'arriver à ce parenchyme et avant d'être séparés par lui.

---

(1) Voyez sur ce point la note page XLVIII.

Rien donc n'est plus inexact que de dire que le sang est une *sécrétion interne*, car sa composition immédiate n'a aucun rapport avec celle des parois vasculaires, et celles-ci ne prennent aucune part à sa formation, ne fabriquent spécialement aucun des principes qui le constituent. Ces derniers se forment ou se perdent dans l'épaisseur des éléments anatomiques des tissus, ou dans les milieux ambiants, mais toujours hors des parois du contenant et sans intervention de parties fournies par celles-ci. Ce fait qui lie le sang à ces milieux d'une part et de l'autre aux agents immédiats des actes qui se passent en nous, ce fait est capital aux points de vue de la transmission pathogénique de l'état des milieux au sang et de l'état du sang aux éléments anatomiques.

Quant aux *sécrétions*, au contraire, leur composition immédiate est liée à celle des parois qui les fournissent, parce que leurs principes caractéristiques sont des produits de la désassimilation, relativement excessive, des éléments anatomiques de celles-ci même. C'est par désassimilation de ce qui est hors de la paroi des vaisseaux que se forme une partie des principes immédiats constitutifs du sang, ce qui lie ce fluide aux tissus plus qu'à ses parois, et ce sont ces principes même qui, avec d'autres venus du dehors, composent les excrétions urinaires et sudorales ; celles-ci n'ont donc en fait de liaison directe qu'avec le sang et non avec les parois des tubes qui les empruntent à ce dernier, pour les éliminer aussitôt.

Ainsi la fluidité seule rapproche le sang des autres humeurs, sa composition et sa rénovation moléculaire le liant plus encore aux tissus qu'aux sécrétions et même qu'aux excrétions. Rien de plus important pour l'étude de la pathogénie que la connaissance exacte de cette liaison du sang aux tissus et aux milieux ambiants, et que celle des sécrétions aux parois sécrétantes permettant une réaction de l'économie sur les milieux et sur les substances qui leur sont empruntées, telles que les aliments. Rien de plus saisissant encore que cette relation originelle directe des excrétions avec le sang seulement, et non avec les parois excrétrices ; relation venant ici comme complément de la liaison de ce dernier aux milieux ambiants.

De là cette facile transmission au sang des altérations de

ces milieux et de celles du sang aux tissus, ainsi qu'aux liquides excrétés. Quant aux sécrétions proprement dites, l'individualité qui leur est donnée, par le fait de la formation de leurs principes caractéristiques dans le tissu même qui les verse, les rend plus indépendantes de ces lésions générales, et fait qu'on les trouve moins modifiées durant les maladies que les liquides précédents.

En effet, ou le sang est altéré à ce point que la nutrition cesse, et alors la sécrétion cesse également; ou bien l'altération est telle que la nutrition ne cesse pas, et dès lors la désassimilation restant la même à peu de choses près, l'humeur produite conserve ses caractères, ses relations moléculaires avec la paroi formatrice restée sans changements.

Les données précédentes, aujourd'hui fixées par l'observation et l'expérience, nous montrent que les questions de pathogénie qu'ont essayé de résoudre les hypothèses de l'humorisme se lient en fait à la connaissance de la composition du sang d'une part, et à celle de la nutrition de l'autre. Les questions qui touchent à l'état des sécrétions proprement dites (bile, atrabile et pituite), qui ne doivent pas être confondues avec les excrétions (urine et sueur), ne sont, en fait, que des conséquences des premières.

La connaissance de la réalité réduit de plus en plus la place à laisser à ces hypothèses; car cette analyse des faits relatifs à la constitution et à la provenance des fluides de l'économie, nous faisant de mieux en mieux connaître les causes de leurs propriétés d'ordres physique, chimique et organique, ne laisse plus de prise à l'intervention des entités qu'on supposait venir leur apporter telles ou telles propriétés; elle n'en laisse pas non plus à celle des qualités occultes qu'on leur attribuait.

Cette analyse, comme on le voit, doit aller plus loin que la simple détermination de la quantité en poids d'un nombre restreint de principes immédiats, comme le faisaient les recherches chimiques publiées dans la première moitié de ce siècle. Il est question ici des principes auxquels on attribuait arbitrairement toutes les propriétés essentielles, normales, ou morbides de l'humeur étudiée, alors que la notion de principe immédiat n'était pas même nettement définie, et que par suite, celle de leur séparation naturelle en trois classes distinctes l'était encore moins.

Aussi ne trouve-t-on dans ces analyses chimiques aucune mention des différences anatomiques et physiologiques qui séparent les excrétions des sécrétions, et celles-ci des humeurs constituantes, comme le sang et la lymphe. Il n'y est aucunement question, à plus forte raison, des modifications isomériques des principes de la troisième classe, ou coagulables, survenant au sein même de ces fluides; or cette notion nouvelle a donné les premières indications réelles qu'ait possédées la science, d'une part, sur les modes d'après lesquels a lieu la transmission des altérations des milieux extérieurs au sang et de celles de ce dernier aux solides; puis, d'autre part, sur la nature de la virulence du sang et des sécrétions; sur les causes de l'absence constante de cette virulence dans les excrétions, et enfin sur le mécanisme de sa transmission d'une humeur aux solides ou à d'autres liquides.

La nécessité pour le médecin d'une éducation expérimentale physique et chimique, pour arriver à comprendre l'importance des notions précédentes, fera longtemps encore le succès de la tendance à attribuer toutes les maladies miasmatiques et virulentes à l'introduction dans l'économie d'animaux ou de végétaux invisibles, mais doués d'une action d'une merveilleuse énergie. Longtemps encore elle fera considérer, comme cause primitive et essentielle des symptômes observés, les êtres de cet ordre dont le développement n'est qu'un épiphénomène de l'altération primordiale. Ces vues ont, en effet, un avantage des plus séduisants, mais malheureusement illusoire; elles suppriment toute nécessité de la connaissance des faits relatifs à la constitution de la substance organisée, à celle de ses états, de sa naissance, de son évolution, de ses propriétés spéciales, et des altérations qui résultent du jeu même des parties qu'elle forme. Il n'y a plus, en ce cas, à se préoccuper beaucoup de ces questions, puisque la matière organisée est alors considérée à peu près comme passive devant les attaques des corps étrangers vivants qui s'y implantent, et comme n'ayant pu se modifier, par le fait même de ses actions propres et de ses relations moléculaires avec les milieux ambiants, par l'intermédiaire des fluides étudiés ici.

Nous voyons, d'un autre côté, comment, en ces questions,

l'étude des parties liquides ou solides doit être étendue de l'état normal jusqu'à l'état morbide. Cette extension amenant une comparaison de l'un à l'autre de ces états, constitue un complément, une contre-épreuve scientifique indispensable et des plus utiles, en nous montrant les mêmes parties sous un nouveau jour, celui de la diminution, de l'excès ou de l'aberration. Cette extension est surtout nécessaire lorsqu'il s'agit de corps, de dispositions et d'actes en voie incessante de modifications, et variant sous de si faibles influences qu'on ne peut bien juger de leur état normal, ou moyen, que par la connaissance des extrêmes, touchant à leur origine et à leur fin.

L'anatomie pathologique devient ainsi un des modes de l'*anatomie comparative*, celle dans laquelle on compare une des parties du corps, non plus avec son analogue dans une autre espèce animale, mais avec elle-même dans des conditions nouvelles, anormales ou accidentelles. Les dissemblances alors observées exigent, pour être saisies et bien appréciées, la comparaison de ces mêmes parties, tant solides que liquides, avec elles-mêmes dans des conditions normales bien que différentes, dites conditions d'âge ou d'évolution. Dans ces conditions-là comme dans les circonstances accidentelles ou anormales citées plus haut, l'élément anatomique, le fluide, etc., ne se retrouvent jamais absolument semblables à eux-mêmes, car étant en voie de rénovation moléculaire continue, ils changent incessamment un peu, soit de forme, soit de volume, soit dans leur structure, soit dans leur composition immédiate propre, intime ou profonde.

X

Nous voyons d'après ce qui précède que selon les justes remarques d'Auguste Comte (1), un premier coup d'œil jeté sur l'ensemble de la nature organique, depuis l'homme jusqu'au végétal, montre clairement que tout corps vivant est formé

(1) A. Comte, *Cours de philosophie positive.* Paris, 1838, in-8, t. III; 2ᵉ édit., 1864, p. 354 et suiv.

d'une certaine association de parties solides et de parties fluides, dont les proportions varient entre des limites très-écartées d'une espèce à l'autre. La nutrition ou rénovation moléculaire continue, acte organique le plus général, ne saurait persister sans une suffisante harmonie entre ces deux ordres de parties constituantes mutuellement indispensables. Ce double mouvement intestin de composition et de décomposition permanentes, qui caractérise essentiellement la vie générale, ne saurait à aucun degré être conçu dans un système dont les parties seraient entièrement solides. D'un autre côté une masse purement liquide, et à plus forte raison gazeuse, ne pourrait exister sans être circonscrite par une enveloppe solide. Cette corrélation nécessaire entre les solides et les fluides, exclut comme également irrationnels l'humorisme et le solidisme absolus.

On ne saurait douter, ajoute Auguste Comte, que les liquides appartenant au groupe des constituants ne manifestent une rénovation moléculaire continue tout aussi réelle que celle des éléments anatomiques solides. Le sang cesse de vivre aussitôt qu'il est sorti des vaisseaux ; car il perd presque immédiatement son organisation en se coagulant, et il ne présente alors que les réactions chimiques compatibles avec sa composition immédiate, et avec la nature du milieu où il se trouve placé. Mais il n'en est pas de même des sécrétions et des excrétions ou *produits liquides*, qu'il importe tant de séparer des fluides précédents. La question serait mal posée et par suite resterait l'objet de discussions interminables si, ne prenant en considération que la fluidité, on rapprochait les humeurs les unes des autres, sans tenir assez compte de leur composition immédiate à laquelle elles doivent leurs propriétés essentielles.

Cette séparation capitale établie, il reste donc incontestable aujourd'hui, que les fondateurs de la physiologie pathologique et de la pathologie moderne, dans leur réaction si nécessaire contre l'antique humorisme, ont beaucoup trop négligé d'avoir égard, pour la théorie des maladies, aux altérations, soit indirectes, soit directes et spontanées, dont les plasmas sanguin et lymphatique sont susceptibles en vertu de leur composition complexe et du rôle qu'ils remplissent.

Il est de plus une autre question d'un haut intérêt philoso-phique, concernant l'état d'organisation et la nutrition du sang et de la lymphe qui est aujourd'hui résolue. On sait en effet que le plasma, ainsi que les éléments anatomiques qui s'y trou-vent en suspension, sont en voie de rénovation moléculaire con-tinue et présentent les caractères essentiels de l'état d'organisa-tion. En outre, dans le plasma non plus que dans les éléments anatomiques figurés, cette rénovation moléculaire n'a pour siége certains principes immédiats à l'exclusion des autres, tous y participent, bien qu'à des degrés divers, au point de vue de la quantité et de la rapidité, selon qu'ils sont coagulables ou cristallisables, et d'origine organique ou d'origine minérale. Enfin, l'eau que les uns et les autres laissent échapper, lors-qu'on les soumet à la dessiccation, n'appartient pas à ces der-niers principes, mais fait partie essentielle des substances orga-niques ou non cristallisables, comme eau de constitution.

Ces données positives sur les divers groupes de principes immédiats, et sur la part que prennent les espèces de chaque groupe à la constitution et à la rénovation moléculaire de la substance organisée, amorphe et figurée, rendent incontestable que l'étude des humeurs fait partie de l'anatomie au même titre que celle des tissus. Il est certain que l'étude statique des corps vivants serait radicalement incomplète et ne constituerait qu'une très-insuffisante préparation à leur examen dynamique, si cet ordre de parties constituantes n'était pas compris dans le domaine de l'analyse anatomique.

L'état de la physique et celui de la chimie rendaient inévi-table cette lacune et celle que laissait l'absence de l'étude des éléments anatomiques dans le traité de Bichat. Mais malgré l'évidente nécessité de ce complément capital, il n'en faut pas moins continuer à regarder, dans l'ordre rationnel des spécu-lations biologiques, l'anatomie de la substance organisée en gé-néral, et celle des éléments anatomiques en particulier, comme devant toujours précéder et préparer l'anatomie des fluides.

Sous le point de vue dynamique ou physiologique, la prise en considération du rôle rempli par les humeurs devient aussi importante que celle des propriétés des solides, tant en ce qui concerne la nutrition et la génération des parties, que sous le rapport de l'influence des premières, comme condition physique et chimique de l'accomplissement des actes des seconds. Sous le point de vue purement anatomique, au contraire, l'étude des solides doit être nécessairement prépondérante, car nous savons que celles des humeurs qui, comme les plasmas sanguin et lymphatique, présentent l'état d'organisation, ne l'offrent qu'au degré le plus rudimentaire ; tandis que ces degrés sont de plus en plus élevés, de plus en plus nettement saisissables, à compter des éléments anatomiques, des tissus, etc. Par conséquent, indépendamment de ce que les éléments anatomiques entrent comme partie constituante accessoire des humeurs, organisées ou non, ils demandent à être connus d'abord aux points de vue de leurs caractères propres, de leur origine, etc. On comprend que ce qui est nettement caractérisé doit être étudié avant ce qui est rudimentaire, afin de juger exactement la valeur de ce dernier degré.

Cela est surtout important au point de vue de la méthode, en raison de ce fait, que les obstacles caractéristiques que présente l'exploration anatomique des fluides de l'organisme qui offrent l'état d'organisation, résultent d'une sorte de cercle vicieux, tenant, d'une part, à l'impossibilité d'analyser ces parties dans l'organisme même, et d'autre part à la désorganisation par dédoublement et coagulation spontanés de certains de leurs principes essentiels, dédoublement qui suit presque immédiatement leur extraction. Il faut donc, avant l'exploration à l'aide des moyens d'ordre chimique, qui sont pourtant les plus précieux et les plus décisifs, recourir d'abord à l'examen microscopique pour distinguer ce qui est élément en suspension de ce qui est plasma, et pour suivre les phases de la coagulation, en déterminer la signification, etc. C'est faute de suivre cette marche logique, et parce qu'ils ne séparent pas nettement les *constituants* des *produits*, que les chimistes nous donnent habituellement des notions si incomplètes et si incohérentes sur la vraie constitution moléculaire des humeurs aussi bien que sur celle des tissus.

En résumé, les parties constituantes liquides du corps sont, comme les solides, de deux ordres bien distincts anatomiquement et physiologiquement, ou si l'on veut, au point de vue de leur constitution et de leurs propriétés. Les unes appartiennent au groupe des *constituants*, les autres à celui des *produits*. Notons ici un fait analogue à ceux que nous montrent les solides ; la masse des parties constituantes liquides prédomine constamment à l'état normal, sur celle des produits, si ce n'est pendant un court espace de la durée de la vie où l'on voit la quantité du liquide amniotique l'emporter sur celle du sang fœtal. Ces constituants liquides ne sont pourtant qu'au nombre de deux, le sang et la lymphe.

Sous ce rapport, le nombre des produits liquides est bien plus considérable que celui des produits solides ; les constituants solides, au contraire, sont bien plus nombreux que les produits correspondants.

Nous retrouvons donc dans ce livre la séparation des humeurs en deux grandes divisions, celle des constituants et celle des produits, séparation analogue à celle que nous avons déjà rencontrée en étudiant les éléments anatomiques, et à celle que nous retrouverons en histologie. Seulement, ici, cette séparation est infiniment plus tranchée, malgré que dans les plasmas l'état d'organisation reste des plus rudimentaires ; car, tandis que les éléments anatomiques et par suite les tissus, appartenant au groupe des produits présentent nettement l'état d'organisation, nous ne retrouvons celui-ci que dans le plasma des humeurs constituantes. Les produits liquides, au contraire, ne le possèdent pas ; ils diffèrent par suite plus du sang et de la lymphe, au point de vue de leur constitution et de leurs propriétés, que les produits solides (épithélium, ivoire, etc.) ne s'écartent sous ces divers rapports des constituants qui leur correspondent.

Les produits liquides, à leur tour, se subdivisent en *sécrétions* et en *excrétions* qu'il importe on ne peut plus de ne pas confondre anatomiquement et physiologiquement. A ces deux groupes de produits, il faut enfin en ajouter, comme complément, un troisième qui, sous le nom de *produits médiats*, comprend des matières formées d'un mélange intime de résidus provenant de diverses sécrétions modifiées par leur action réciproque sur les aliments et restant associées aux résidus alimentaires.

Cette division entre les *humeurs constituantes* et les produits tant *sécrétés*, *excrétés*, que *médiats*, est des plus naturelles et fondée, comme on le voit, non-seulement sur des différences physiques et chimiques, de composition immédiate et d'arrangement moléculaire, mais encore sur des dissemblances relatives à leur origine et au rôle qu'elles remplissent en vertu de leurs propriétés spécifiques.

Les premières, en effet, n'entrent ni ne sortent normalement de l'économie, elles s'y forment et y remplissent leur rôle sans sortir du cercle qu'elles parcourent et, fait important, sans se détruire ; pas plus que ne se détruisent en agissant les éléments anatomiques solides du groupe des constituants. Dans les produits liquides quels qu'ils soient, nous ne retrouvons rien d'analogue.

Nous voyons les sécrétions se subdiviser d'abord en deux groupes, selon que restant immobiles, comme les *sérosités* elles jouent un rôle purement physique, ou qu'à la manière des plus nombreuses, les *sécrétions proprement dites*, elles ne remplissent leur rôle qu'en se détruisant, au moins partiellement ; car la disparition de quelques-uns de leurs principes essentiels, ou certains changements moléculaires survenant dans ces derniers, par le fait même de leur action, représentent précisément les conditions essentielles de l'accomplissement de ce rôle.

Enfin les excrétions et les produits médiats une fois formés ne jouent un rôle que par le fait même de leur expulsion intégrale, sans se modifier ni modifier quelque partie que ce soit de l'économie, comme le font, au contraire, les sécrétions.

Tels sont les traits généraux qui limitent le plan des divers sujets traités dans ces leçons.

Paris, 20 janvier 1867.

LEÇONS

SUR LES

HUMEURS NORMALES ET MORBIDES

PREMIÈRE LEÇON

DE L'HYGROLOGIE ET DES CARACTÈRES QUE PRÉSENTENT LES HUMEURS
CONSIDÉRÉES DANS LEUR ENSEMBLE.

Pendant la première moitié de ce semestre, nous avons étudié les parties dites élémentaires qui prennent part à la constitution de l'organisme, ce sont les *principes immédiats* et les *éléments anatomiques*. Leur description est le sujet de la première division de l'anatomie générale (1).

Nous devons décrire maintenant les espèces de parties complexes que forment en s'associant, d'une manière déterminée, soit les principes immédiats, soit les éléments anatomiques. Ces parties sont, les unes liquides, ce sont les *humeurs*, les autres sont solides et constituent les *tissus*. L'étude des premières porte le nom d'*hygrologie*, celle des secondes s'appelle *histologie;* c'est là le sujet de la deuxième division de l'anatomie générale, comme vous le pouvez voir en jetant les yeux sur le tableau suivant, qui vous donne l'énumération des parties constituantes de l'économie, depuis les plus simples jusqu'aux plus complexes.

(1) Voy. Ch. Robin, *Tableaux d'anatomie*. Paris. 1850, in-4. premier tableau, et *Programme du cours d'histologie*. Paris, 1863. in-8, p. 3 et suivantes.

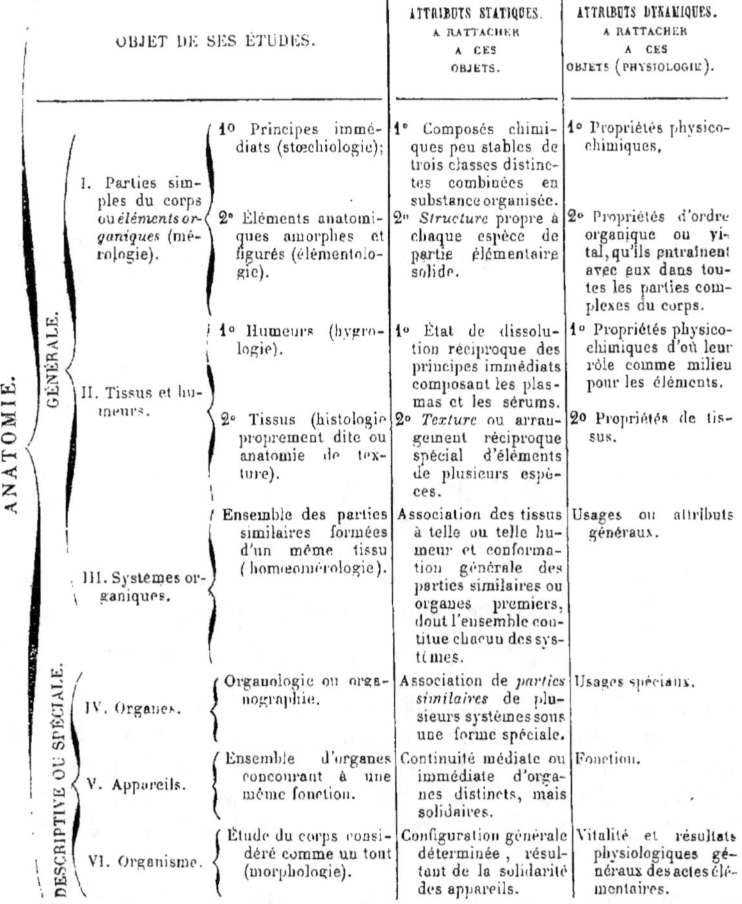

		OBJET DE SES ÉTUDES.	ATTRIBUTS STATIQUES. A RATTACHER A CES OBJETS.	ATTRIBUTS DYNAMIQUES. A RATTACHER A CES OBJETS (PHYSIOLOGIE).
ANATOMIE.	GÉNÉRALE.	**I. Parties simples du corps ou *éléments organiques* (mérologie).** 1° Principes immédiats (stœchiologie); 2° Éléments anatomiques amorphes et figurés (élémentologie).	1° Composés chimiques peu stables de trois classes distinctes combinées en substance organisée. 2° *Structure* propre à chaque espèce de partie élémentaire solide.	1° Propriétés physico-chimiques, 2° Propriétés d'ordre organique ou vital, qu'ils entraînent avec eux dans toutes les parties complexes du corps.
		II. Tissus et humeurs. 1° Humeurs (hygrologie). 2° Tissus (histologie proprement dite ou anatomie de texture).	1° État de dissolution réciproque des principes immédiats composant les plasmas et les sérums. 2° *Texture* ou arrangement réciproque spécial d'éléments de plusieurs espèces.	1° Propriétés physico-chimiques d'où leur rôle comme milieu pour les éléments. 2° Propriétés de tissus.
		III. Systèmes organiques. Ensemble des parties similaires formées d'un même tissu (homœomérologie).	Association des tissus à telle ou telle humeur et conformation générale des parties similaires ou organes premiers, dont l'ensemble contitue chacun des systèmes.	Usages ou attributs généraux.
	DESCRIPTIVE OU SPÉCIALE.	**IV. Organes.** Organologie ou organographie.	Association de *parties similaires* de plusieurs systèmes sous une forme spéciale.	Usages spéciaux.
		V. Appareils. Ensemble d'organes concourant à une même fonction.	Continuité médiate ou immédiate d'organes distincts, mais solidaires.	Fonction.
		VI. Organisme. Étude du corps considéré comme un tout (morphologie).	Configuration générale déterminée, résultant de la solidarité des appareils.	Vitalité et résultats physiologiques généraux des actes élémentaires.

Si nous voulions poursuivre l'analyse anatomique dans une direction inverse de celle qui est tracée ici, c'est-à-dire si nous l'examinions en procédant du composé au simple, nous reconnaîtrions qu'après avoir fait la description de chaque système d'organes premiers, il est nécessaire d'étudier la *texture* des parties similaires qui les composent. Cet examen montre que l'organisme ne se compose pas de solides seulement, et qu'un certain nombre de systèmes n'existent pas sans des humeurs, qui en font partie essentielle; que ces systèmes ne sauraient être considérés comme connus si l'on ne tient compte des fluides sans lesquels leurs usages ne pourraient être remplis. Il faut donc, à côté de l'histologie et sur le même plan, ranger l'*hygrologie* ou étude de la constitution des humeurs; car tout ce qui est étude de l'organisation est anatomie. C'est à tort et faute de méthode scientifique que les anatomistes abandonnent aux chimistes et aux physiologistes cette partie de leur science, et se bornent à nous décrire un organisme qui, s'il était tel qu'ils nous le font connaître, ne saurait accomplir un acte quelconque. Les graves inconvénients de cette lacune se font sentir dans l'ouvrage de Bichat, et de Blainville l'a bien saisi. Ils se font sentir davantage encore dans nos traités d'anatomie pathologique, car il est à peine nécessaire d'indiquer que ces divisions de l'anatomie normale en entraînent de semblables dans l'anatomie pathologique.

C'est peu à peu que les progrès de l'analyse anatomique ont conduit à découvrir que les humeurs peuvent, par simple séparation mécanique, sans destruction chimique, être reconnues comme composées par un *liquide* tenant parfois en suspension des *éléments anatomiques* solides. Par des procédés analogues, mais variés et appropriés à la nature solide des tissus, ceux-ci furent reconnus comme formés par une ou par plusieurs espèces de parties élémentaires offrant dans chacun d'eux une *texture* ou *arrangement réciproque* déterminé. Ce sont ces parties, dernières divisions auxquelles l'anatomiste puisse physiquement ramener les tissus et les humeurs sans destruction mécanique, ni décomposition chimique, qui ont reçu le nom générique d'*éléments anatomiques*.

Et réciproquement lorsque, procédant en sens inverse, après avoir étudié les éléments anatomiques au point de vue de leur structure, de leur développement et de leurs modes d'altérations, on observe leur groupement, on constate que le sérum ou le plasma, d'une part, avec des éléments anatomiques, qu'il tient en suspension, d'autre part, forment les humeurs, dont l'étude constitue l'*hygrologie*.

Le but que se propose le médecin en examinant la constitution anatomique normale et morbide des humeurs est trop généralement connu pour que j'insiste sur ce sujet. Je me bornerai à vous faire observer que les procédés chimiques n'étaient pas encore assez parfaits pour que les délicates analyses qu'exige cette étude pussent être exécutées lors de la création de l'anatomie générale. Bichat ne pouvait, par suite, déterminer avec précision les altérations du sang, de la lymphe, du liquide des séreuses, etc. ; il ne pouvait non plus connaître la nature des dépôts de la plupart des sécrétions, tant sous le rapport de leur origine que sous celui de leur composition. Or, toute cette partie de l'anatomie générale, qui s'est développée depuis quelques années, devra tenir une place importante dans cet enseignement ; car l'ébauche qui en est faite dans les traités de physiologie, au point de vue de l'explication de certaines fonctions, est loin de satisfaire à toutes les données des problèmes que le médecin doit résoudre, au double point de vue de la connaissance des phénomènes de la nutrition et des sécrétions à l'état normal, et de la production des maladies générales.

Toute cette partie de l'anatomie générale s'est développée depuis quelques années seulement, car elle ne pouvait se constituer d'une manière positive avant l'impulsion donnée à l'étude des principes immédiats depuis 1824 par M. Chevreul. Il faut se garder de considérer comme ayant une valeur scientifique réelle et encore moins une importance pratique quelconque les divers traités publiés à propos des liquides de l'économie, depuis Galien jusqu'à ce siècle, y compris même celui de Vieussens (1). Les articles de dictionnaires sur les *humeurs* et la partie des prolégomènes des traités de physiologie qui s'occupe du même sujet, ne contiennent que de simples remarques sur la distribution de ces parties constituantes dans des cavités closes, avec ou sans translation d'un point à un autre, ou dans des organes en communication avec le dehors. D'autres avec Chaussier, imité par la plupart des physiologistes qui l'ont suivi, les distinguent plus exactement au point de vue de leur origine, en tant que produites par absorption ou par action sécrétoire; mais ces auteurs ne nous apprennent rien sur leur composition immédiate, ni par suite sur les conditions qui les rendent aptes à remplir tel rôle plutôt que tel autre ou à subir telle ou telle altération.

De Blainville donne une classification plus rationnelle, plus philosophique et surtout plus complète des *éléments liquides ou fluides de l'organisme*, et de ses *Produits gazeux, liquides, semi-liquides et médiats*, tant normaux qu'anormaux (2).

Ses leçons, très-méthodiques, présentent des lacunes rendues inévi-

(1) Galien, Περὶ χυμῶν.
Schenk (J. Th.), *Humorum corporis humani historia*. Iéna, 1603, in-4.
Lister (Mart.), *Tractatus de humoribus in quo veterum ac recentiorum medicorum ac philosophorum opiniones ac sententiæ examinantur*. Amsterdam, 1711, in-18.
Vieussens, *Traité des liqueurs du corps humain*. Toulouse, 1715, in-4.
Plenck (Jos. Jac.) *Hygrologia corporis humani, sive doctrina chemico-physiologica de humoribus in corpore humano contentis*. Vienne, 1794, in-8.
Quesnay, *Mémoire sur les vices des humeurs*, dans les *Mémoires de l'Académie royale de chirurgie*, t. 1, 1747, in-4, p. 1.
Fourcroy, *Mémoire sur la nature des altérations qu'éprouvent quelques humeurs animales par l'effet des maladies et par l'action des remèdes*, dans les *Mémoires de la Société royale de médecine*, année 1782, et première partie de 1783, p. 468.
Schreger (Henr. Ch. Th.) *Fluidorum corporis animalis chemiæ nosologicæ specimen*. Erlangen, 1800, in-8.
Becker, *De humorum mutationibus primariis*. Gottingen, 1802, in-8.
Chaussier, *Table synoptique des fluides du corps humain*. Paris, 1819, in-fol. in-plano.
(2) De Blainville, *Cours de physiologie générale et comparée*. Paris. 1833, in-8, t. 1, p. 148 et t. III, p. 1 et suivantes.

tables par le petit nombre d'analyses publiées alors ; néanmoins on ne se rend compte de l'oubli dans lequel sont tombés ses enseignements sur ce sujet, qu'en se rappelant l'esprit étroit et peu scientifique qui a régné sur la biologie pendant bien des années.

Du reste, de Blainville, à l'exemple de ses contemporains et de beaucoup de ses successeurs, a considéré l'étude de la constitution des liquides de l'organisme comme faisant partie de la physiologie. Mais les faits que je vais vous exposer maintenant vous prouveront que s'il est vrai que l'hygrologie est indispensable à l'étude de la physiologie, il ne l'est pas moins qu'elle constitue l'une des subdivisions naturelles de l'anatomie.

A. *L'étude des humeurs fait partie de l'anatomie au même titre que celle des tissus* (1).

Les tissus sont formés par la réunion de plusieurs éléments anatomiques d'une même espèce ou de plusieurs espèces différentes comme dans les composés chimiques ; mais les premiers sont associés par contiguïté physique et mécanique avec ou sans enchevêtrement, et non par union molécule à molécule ou chimique, ce qui permet l'isolement et la dissociation artificielle de ces éléments sans décomposition chimique ; ce qui permet aussi de suivre les modifications normales ou accidentelles que chacun d'eux peut subir dans une masse au sein de laquelle ce mode d'association lui permet de conserver encore son individualité propre.

Les humeurs ont, comme les tissus, pour *attribut anatomique*, un certain mode d'association complexe des parties élémentaires qui les constituent. Mais, dans les humeurs, ce n'est plus l'idée de *texture*, c'est-à-dire d'enchevêtrement avec arrangement particulier, qui se présente à l'esprit, c'est celle de *mélange* avec *dissolution* réciproque de principes immédiats nombreux, *et maintien en suspension* d'éléments anatomiques proprement dits dans un liquide résultant de l'association moléculaire des principes immédiats dont il vient d'être fait mention.

En appliquant aux *humeurs* la marche analytique déjà appliquée aux tissus, on arrive à reconnaître qu'eux aussi ne sont pas des parties simples ou élémentaires, mais qu'ils sont décomposables en parties moins complexes. Ce sont : 1° un *liquide* qui a reçu le nom de *plasma* pour le sang, la lymphe et le chyle, et de *sérum* pour le pus et beaucoup de liquides normaux ou pathologiques ; 2° des *éléments anatomiques proprement dits* en suspension dans ce liquide.

L'histoire des *sérums* et des liquides analogues repose presque entièrement sur l'emploi des moyens chimiques. En effet, une fois la cou-

---

(1) Voy. Ch. Robin, *Tableaux d'anatomie*. Paris. 1850, in-4, préface et huitième tableau : *Des humeurs*.

leur, la transparence et le plus ou moins de fluidité de chacun constatés, on ne peut plus, comme on le fait pour les éléments anatomiques proprement dits, tirer parti du volume, de la forme et de la structure pour les ranger en espèces distinctes. L'emploi des moyens chimiques dans cette branche de l'anatomie conduit à acquérir, dès l'histoire des humeurs, la notion des *principes immédiats*, dont l'étude ne peut être faite qu'en traitant des *parties constituantes du corps*, tant éléments que principes immédiats.

Il n'est plus besoin aujourd'hui de longs détails pour démontrer que l'*histoire des humeurs* appartient à l'anatomie au même titre que celle des tissus proprement dits. N'est-il pas facile de voir que les unes et les autres font au même titre partie des corps vivants et qu'ils ont le même degré d'importance. Si les derniers sont les agents, ils ne peüvent agir sans la présence des liquides au milieu d'eux ; nul ici n'a la prééminence ; l'un agit, l'autre maintient en état d'agir.

Si l'on voulait essayer de construire de toutes pièces un être organisé avec les matériaux dont l'histoire se trouve faite dans nos traités, on arriverait à avoir un corps qui ne renfermerait que des solides, c'est-à-dire, du côté de l'agent, la moitié des conditions nécessaires. Il faut excepter cependant les traités récents d'anatomie générale qui contiennent l'histoire de la lymphe, du sang et parfois celle du pus. Mais la salive, la bile, le suc pancréatique, le lait, les mucus et beaucoup d'autres liquides normaux et pathologiques, où trouveront-ils leur place ? Sont-ils moins indispensables pour l'accomplissement des fonctions que la glande elle-même ou tout autre organe ? Sont-ils assez peu importants pour que l'histoire en soit faite seulement dans les dictionnaires, quand toutefois on n'omet pas d'en parler ; ou bien dans les traités de physiologie, à propos des fonctions de l'organe qui les sécrète ? Est-ce qu'au contraire on n'a pas besoin de connaître aussi bien ces liquides que les organes qui les fabriquent, pour arriver à connaître le mécanisme de leur formation ? Si, vu leur état liquide, on ne peut plus employer le scalpel ou les aiguilles pour les analyser, mais bien seulement des capsules et des filtres, ce n'est certes pas là un motif suffisant pour les rejeter hors de l'anatomie et en faire une branche de la chimie ou de la physiologie : or ce sont pourtant les seules raisons qui font maintenir un pareil déplacement. Mais c'est mettre d'une manière par trop puérile l'instrument à la place de la science, et il est temps que les anatomistes en viennent à faire eux-mêmes cette étude en apprenant à se servir d'instruments pour l'usage desquels on a forcément dû jusqu'à présent recourir aux chimistes, ce qui ne veut pas dire qu'on doive toujours procéder ainsi.

B. *Les parties constituantes élémentaires du corps sont des éléments anatomiques et des principes immédiats. Leur étude fait partie de l'anatomie aux mêmes titres que celle des tissus et des humeurs.*

L'histoire des *parties constituantes élémentaires*, ou simplement des *parties élémentaires* du corps, forme la dernière branche de l'anatomie au point de vue historique et la première au point de vue scientifique.

Elle embrasse la description de toutes *les parties du corps irréductibles en parties plus simples, anatomiquement parlant,* c'est-à-dire sans décomposition chimique. Ce sont, par conséquent, les corps que conduit à reconnaître le dernier degré de la saine analyse anatomique.

Ces parties du corps irréductibles sont celles qu'on appelle PARTIES CONSTITUANTES ÉLÉMENTAIRES, ou simplement *parties constituantes,* par la raison qu'une fois ces parties connues en suivant la marche scientifique, on n'a réellement plus de parties nouvelles à étudier, mais seulement leurs nouveaux groupements et arrangements sous forme de tissus, systèmes, organes et appareils. L'étude de ces parties véritablement élémentaires pour les corps organisés est le dernier degré auquel on puisse pousser l'*analyse anatomique.* Ce sont les derniers corps formant un tout unique, et nettement déterminés, en lesquels on puisse ramener tous les êtres organisés ; et, dans le système des spéculations *organiques,* ils constituent le véritable équivalent logique de l'idée *molécule,* exclusivement adoptée dans les spéculations d'ordre inorganique.

1. *Éléments anatomiques.* — On arrive, avons-nous dit, à reconnaître l'existence et les caractères de ces corps irréductibles anatomiquement par l'emploi de deux moyens principaux empruntés aux sciences organiques, équivalents l'un à l'autre, mais applicables essentiellement, l'un aux tissus, l'autre aux humeurs. Le premier est physique, l'autre est chimique, et tous deux, étant appliqués à l'étude statique des corps organisés, font par conséquent partie des procédés anatomiques. Dans la pratique, ces deux procédés sont constamment combinés l'un avec l'autre ; mais, suivant l'état solide ou liquide des substances étudiées, c'est toujours l'emploi de l'un ou de l'autre qui domine.

1° L'un de ces procédés, c'est l'*usage du microscope,* dont l'emploi est complétement indispensable, vu la petitesse de ces corps qui tous sont invisibles à l'œil nu. Appliqué à l'étude des solides, il fait reconnaître qu'ils sont formés de *corps très-petits, irréductibles sans décomposition chimique, les derniers auxquels on puisse ramener les tissus par l'ana-*

lyse anatomique, doués de caractères géométriques, physiques et chimiques, comme tous les corps quelconques, mais caractères qui n'appartiennent qu'à eux et qu'on étudie à l'aide du microscope. Ils ont de plus des caractères spéciaux de *structure*, ainsi que des propriétés vitales ou d'ordre organique corrélatives à ces caractères.

Au point de vue scientifique, ce sont *des corps très-petits, formés par la combinaison de plusieurs principes immédiats très-complexes, présentant un ensemble de caractères géométriques et physiques tout à fait nouveaux et sans analogues dans le règne minéral, caractères qui, quoique variables de l'un à l'autre, leur sont propres.* On leur a donné le nom d'*éléments anatomiques* ou *organiques proprement dits,* ou simplement d'*éléments.*

Les éléments anatomiques sont les véritables agents des corps organisés ; ce sont eux qui, réunis de diverses façons, agissent en eux, qui jouissent des propriétés fondamentales que manifestent ces êtres. Tous sont solides ou demi-solides. En partant du simple au composé, une fois les éléments anatomiques connus, il n'y a plus rien de nouveau à étudier dans les solides que les arrangements nouveaux que prennent ces éléments par leur disposition sous forme de tissus, de ceux-ci en systèmes, de ces derniers en organes, des organes en appareils, et des appareils en *organisme unique.*

2. *Principes immédiats.* — L'autre moyen d'exploration consiste à appliquer les *procédés d'analyse chimique* à l'étude des parties constituantes, en les modifiant d'une manière qui convienne à la nature des substances à analyser.

C'est d'abord et principalement aux humeurs que s'appliquent les procédés chimiques. Leur état liquide permet, en effet, de séparer plus facilement les unes des autres les substances qui s'y trouvent. Dans cette étude, les procédés physiques, c'est-à-dire l'emploi du microscope, s'unissent constamment aux procédés chimiques. Cet instrument amène d'abord à reconnaître dans les produits liquides des éléments anatomiques semblables à ceux étudiés parmi les produits solides, et dont l'histoire est déjà faite. Il montre de plus dans le sang et la lymphe des éléments analogues à ceux des tissus, mais non étudiés, et dont la description doit être faite en élémentologie.

Dans l'un et l'autre cas, il faut d'abord séparer ces éléments qui sont en suspension, à l'aide de procédés physico-chimiques, tels que la filtration, etc. Pour continuer l'analyse de l'autre partie des humeurs qui est purement liquide, on ne se borne plus à des moyens purement mécaniques, comme pour isoler les éléments des tissus et les placer sous le microscope, ni comme pour séparer les éléments en suspension dans un sérum. Il faut faire usage du feu pour isoler par coagulation d'abord, par évaporation ensuite, les substances en dissolution dans ces liquides.

Parmi ces substances, du reste, il en est qui se séparent par coagulation spontanée, telle est la *fibrine*; d'autres, comme l'*albumine*, ne se coagulent qu'à l'aide de la chaleur. Une fois ces séparations effectuées, l'analyse anatomique ne peut plus se borner à des procédés aussi simples ; il faut encore extraire les substances en dissolution dans le liquide restant. C'est ici que l'évaporation graduelle amène le dépôt successif des substances les moins solubles d'abord, puis de celles qui le sont davantage, mais qui deviennent relativement insolubles ou à peu près par addition d'éther, d'alcool, etc...

Or, comme on le voit, nous n'avons encore fait que procéder à des divisions successives, à des séparations de substances en suspension d'abord, en dissolution ensuite, et au fur et à mesure nous en avons étudié la forme, le volume, les caractères physiques, chimiques, la distribution anatomique dans les différentes régions du corps. Et cela toujours à l'aide du microscope, vu la petite quantité des substances, qui sont très-nombreuses et qui se déposent en cristaux isolés ou groupés.

C. *Le mode d'analyse qui nous fait connaître les principes immédiats est de l'analyse anatomique.*

Y a-t-il rien là qui, au fond, scientifiquement, soit différent des séparations faites à l'aide du scalpel et des aiguilles et qu'on nomme *dissections*. Fait-on autre chose que de l'anatomie en appliquant ces procédés à l'analyse de l'urine, de la bile, du sang, etc. ? Fait-on de la chimie parce qu'au lieu de scalpels et de pinces on est obligé, vu l'état liquide des corps, d'employer des capsules, des filtres et des éprouvettes dont se servent les chimistes? Certainement ce n'est pas de la *dissection ;* mais c'est de l'*anatomie*, c'est-à-dire une *division*, une *séparation successives*, et la signification du mot n'en est en aucune façon altérée (ἀνά, en composition, marque réduplication ; τέμνειν, *diviser, séparer, couper, partager*). Que, pour plus de précision, on dise *analyse anatomique* de la bile, de l'urine, du sang, il n'y a rien que de naturel ; mais dire *analyse chimique, chimie* du sang, de l'urine, etc., *micro-chimie, chimie physiologique* de la bile, ou *microscopique*, etc., c'est mettre l'instrument à la place de la chose de la manière la plus ridicule et en même temps de la manière la plus nuisible aux progrès de la science.

Les corps que nous venons de séparer des humeurs ont des propriétés très-remarquables. La plupart sont comme les éléments anatomiques, des corps entièrement nouveaux, c'est-à-dire n'existant pas dans les corps bruts ; plusieurs sont sans analogues, telle est la fibrine, etc. ; il en est qui, quoique nouveaux, ne sont pas sans *analogues* dans le règne inorganique, et qu'on peut former de toutes pièces (acétates, oxalates, formiates, urée, etc.) ; enfin, ceux qui se trouvent à la fois parmi les minéraux et les corps vivants ont été introduits du dehors en nature, ou du moins, si ce sont des sels, la base et l'acide ont été fournis séparément (carbonates alcalins, etc.).

En un mot, les principes immédiats sont *les derniers corps solides, liquides ou gazeux auxquels on puisse, par la saine analyse anatomique, ramener sans décomposition, mais par coagulation et cristallisations successives, les diverses humeurs et secondairement les éléments anatomiques.*

Ces corps, les uns gazeux comme l'acide carbonique, l'oxygène, etc. ; les autres liquides (eau, oléine, etc.) ou solides, mais en dissolution (créatine, urée, divers sels, etc.), sont bien certainement des *parties constituantes du corps.*

Ils forment réellement un deuxième et dernier groupe des parties constituantes auxquelles on a donné le nom de *principes immédiats, principes organiques*, ou simplement de *principes*. On peut désigner l'histoire des principes immédiats par le mot *Stœchiologie* (1) (στοϊχειον, ου, *principe* ou *élément*, tels que les entendaient les anciens, savoir : l'eau, l'air, le feu, la terre), qui sont des principes constituants et non des éléments, formant une branche de la mérologie analogue à l'élémentologie.

L'histoire de ces principes immédiats (albumine, fibrine, urée, créatine, acide urique, urates, lactates etc., etc.) prise au point de vue de leur distribution quantitative dans l'économie, de leur état solide ou liquide par dissolution directe ou indirecte, au point de vue de la part qu'ils prennent à la constitution des solides ou des humeurs, description faite en signalant, quand il y a lieu, les particularités qu'ils présentent suivant les races, les âges, les diverses espèces animales, les divers états morbides, appartient à l'anatomie. Ce doit en être la dernière subdivision au point de vue historique, et la première en procédant du simple au composé ; elle appartient à l'anatomie au même titre que l'élémentologie. Celle-ci donne la description des parties élémentaires en lesquelles se subdivisent les tissus. La stœchiologie traite des parties élémentaires dont se composent les humeurs, parties qui, vu l'état liquide

(1) La *stœchiométrie* est la mesure des quantités dans lesquelles se combinent les parties constituantes simples ou composées des corps. On sait que le premier ouvrage de Richter, est intitulé *Stœchiométrie chimique*. Il eût par conséquent appelé cette subdivision de l'anatomie *stœchiométrie anatomique* ou organique, puisque nous étudions aussi quand il est possible les quantités dans lesquelles se combinent les parties constituantes simples ou composées des corps organisés, et de plus la manière dont ces parties constituantes s'unissent.

de ces fluides, sont des corps solides ou liquides, mais solubles les uns dans les autres, et non des corps essentiellement solides et insolubles comme les éléments anatomiques proprements dits. Or en définitive ces derniers ne pouvant être formés par des principes autres que ceux des humeurs auxquelles ils empruntent les matériaux d'accroissement et dans lesquelles ils rejettent ceux qui ont suffisamment vécu, il en résulte que, par extension, la stœchiologie étudie également les principes que l'on retire en décomposant les éléments anatomiques.

Ainsi, en *résumé*, chacun des ordres de parties de l'économie a son mode d'analyse anatomique qui lui est propre, parce que la nature des procédés d'exploration doit toujours être appropriée à la nature simple ou complexe du corps qu'on étudie.

Le premier degré d'analyse anatomique, celui qu'on emploie pour l'étude de l'organisme pris dans son emsemble et de ses parties extérieures, n'est pas encore de la *dissection* (ἀνατέμνειν, *dis-secare*) ; c'est le plus simple : les yeux et le toucher suffisent. Il nous fait connaître que le corps se divise en parties extérieures : la tête, le cou, le tronc, etc., et celles-ci en régions.

Cette analyse de l'organisme comprend ensuite, dans un deuxième degré, l'analyse ou séparation anatomique des parties intérieures ou profondes du corps. Ici les procédés se compliquent ; ils diffèrent selon que les parties sont simplement contiguës et encore plus ou moins complexes, séparables en parties plus simples, comme les organes, tissus et éléments anatomiques ; ou bien selon que ces parties sont irréductibles en parties plus simples autrement que par décomposition chimique, mais sont réunies entre elles intimement, de manière à former une substance dont il faut les retirer.

Pour l'étude des appareils, organes et systèmes, l'analyse anatomique prend le nom de dissection, car il s'agit en effet de séparer, de disséquer les parties, afin de pouvoir en constater la situation, l'étendue, la forme, la consistance, la couleur, etc.

Dans l'étude des tissus et des humeurs, c'est encore à l'aide de la dissection qu'on les extrait et parvient à les isoler; mais les changements, sous l'influence de l'action chimique, des agents physiques et des réactifs divers, prennent déjà de l'importance, ainsi que l'étude des impressions tactiles, de l'odeur, de la saveur ; aussi, à l'inspection que permet de faire la dissection proprement dite, s'ajoute l'emploi de moyens divers, comme la filtration, pour séparer les éléments en suspension dans le sérum, la coagulation, la dessiccation, l'emploi des acides, des alcalis, etc.

Pour l'étude des éléments anatomiques et des principes immédiats, ce sont encore les mêmes moyens ; seulement, par leur petit volume ou leur petite quantité, les parties devenant invisibles à l'œil nu, il faut interposer entre le corps étudié et l'œil le microscope ou la loupe. Mais lors de leur extraction, de celle des principes du moins, ce n'est plus la dissection qu'on emploie comme pour les humeurs, les tissus, etc. : l'union des parties est trop intime, ce moyen ne suffit plus ; les procédés d'extraction deviennent principalement analogues à ceux dont on use en chimie ; leur institution repose sur la connaissance de la disposition anatomique des parties d'abord, et ensuite sur celle de la chimie tant théorique que pratique.

Des caractères communs à l'ensemble des humeurs.

Revenons maintenant au sujet même de cette leçon.

Les *humeurs* sont les parties liquides ou demi-liquides de l'économie, formées par le mélange et la combinaison de principes immédiats nombreux, et tenant ordinairement des éléments anatomiques en suspension.

Les *tissus* et les *humeurs* présentent un degré de complication presque égal dans leur organisation, et ne diffèrent que par leur état solide ou liquide et le mode d'union de leurs parties ; état qui est en rapport avec les différences physico-chimiques des principes immédiats et des éléments anatomiques : leur étude appartient donc à une même branche de l'anatomie. Elles ont pour attribut statique l'état de combinaison par dissolution réciproque et mélange de principes immédiats nombreux, ainsi que l'état de suspension dans lequel se trouvent les éléments anatomiques qu'elles renferment (1).

Le fluide joue dans les humeurs le rôle rempli dans les tissus par l'élément fondamental, et les éléments en suspension celui d'élément accessoire. D'où il résulte qu'il est inexact d'appeler le plasma substance intercellulaire des humeurs, c'est-à-dire partie constituante accessoire, et de répéter que les humeurs sont des tissus coulants.

Les humeurs ne possèdent en fait pas d'autres caractères absolument communs que les précédents. Toutes jouent le rôle de milieu ambiant par rapport aux éléments qu'elles tiennent en suspension, et ce rôle, les mucus et même l'urine le remplissent comme le fait le sang ; elles sont un milieu auquel les éléments empruntent et restituent incessamment des matériaux, de sorte qu'ils y demeurent sans modification si le liquide reste normal comme les leucocytes dans le sang et les spermatozoïdes dans le liquide des vésicules séminales ; ils y changent de structure en cas contraire et deviennent granuleux, s'hypertrophient

(1) Voy. Littré et Robin, *Dictionnaire de médecine*, dit de Nysten. Paris, 1865, 12e édition, article HUMEUR.

en cas de kystes, etc... — Ainsi, dans les humeurs, il faut distinguer : 1° le *fluide*, partie fondamentale statiquement, auquel sont immanents les attributs dynamiques essentiels d'ordre physique, chimique ou organique, et qui a reçu des noms divers ; 2° des solides ou éléments déjà connus de vous, qui sont en suspension et accessoires quant à la masse et au rôle physiologique, sans être inutiles pourtant et qui vivent aux dépens du fluide dans lequel ils flottent ; mais ce liquide n'est pas nécessairement vivant lui-même pour cela, non plus que l'eau et l'atmosphère ne sont vivantes par rapport aux animaux et aux plantes ; tel est le cas des mucus, des liquides des kystes, de l'urine même, etc., qui n'ont que des propriétés physico-chimiques.

Quant au *rôle spécial* rempli par chaque humeur, il varie de l'une à l'autre, comme la *composition immédiate* du fluide dont ce rôle dépend.

Comme les autres parties de l'organisme, le fluide de chaque humeur se compose : 1° de principes d'origine minérale ou semblables à ceux-ci, volatils ou cristallisables comme eux ; 2° de principes d'origine organique dont : *a*, les uns sont cristallisables ou volatils comme les précédents ; *b*, les autres coagulables, *tous naturellement liquides*. Ils diffèrent en espèces et en quantité absolue et relative d'une humeur à l'autre, et les humeurs varient en conséquence. Ils sont dissous les uns par les autres, et parfois ceux qui sont insolubles dans l'eau, et soit d'origine minérale (calcaires, etc.), soit cristallisables d'origine organique, sont dissous par les substances coagulables naturellement liquides ; d'où vient que souvent, lors de leur issue du sang dans lequel ils se trouvent particulièrement dans ces conditions pour tomber ensuite dans des conditions différentes, ils cessent d'être dissous et se déposent sous forme de *calculs ;* aussi l'urine pauvre en substances organiques ou coagulables en présente des exemples plus souvent que les autres humeurs.

Par l'étude de chacun des principes immédiats composant les divers liquides de l'économie, on peut arriver à une description d'ensemble qui permet de se rendre compte de chacun des phénomènes observés et des modifications graduelles que subit ce principe, depuis le point où il se forme et tombe dans le fluide jusqu'à celui où il est rejeté, ou bien disparaît en remplissant tel ou tel usage dans son parcours si l'humeur circule, comme le sang ; car, après avoir étudié l'humeur en elle-même, il faut noter les modifications qu'elle peut offrir lorsqu'elle entre en rapport avec d'autres humeurs, etc.

Du nombre des humeurs et de leur quantité.

Les humeurs de l'économie animale sont très-nombreuses. Vous voyez sur ce tableau l'énumération de celles que nous aurons à étudier. Encore est-il que les *humeurs naturelles* y sont seules inscrites ; car, indépendamment de celles-ci, il y a encore des *humeurs accidentelles* dont nous aurons à tenir compte.

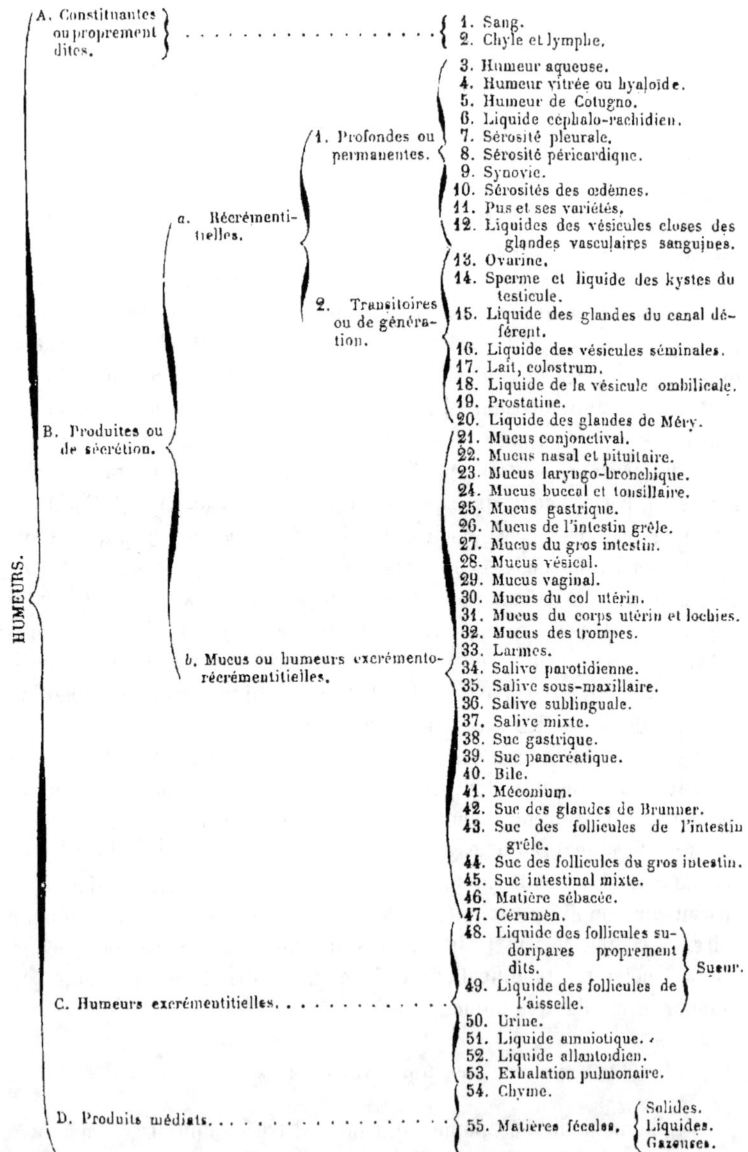

Si le nombre des humeurs naturelles est assez facile à déterminer, comparativement à celui des tissus, à de légères différences près, il n'en est plus ainsi de leur *quantité* par rapport à la masse des parties solides. Celle-ci ne peut en aucune manière être fixée, même approximativement, et pour la plupart d'entre elles envisagées individuellement, cette quantité varie incessamment d'une partie de la journée à l'autre ; considérable pendant une période de l'accomplissement de certaines fonctions, elle devient nulle ou presque nulle dans les intervalles. Joignez à cela que beaucoup d'humeurs quittent l'organe où elles ont été produites, presqu'aussitôt après qu'elles ont été formées ; non-seulement elles changent de place, mais la durée de leur séjour dans l'organisme est ordinairement peu considérable, soit parce qu'elles sont rejetées au dehors, soit parce qu'elles se décomposent en fait lorsqu'elles remplissent les usages qui leur sont dévolus. Sous ce rapport, nous verrons que les humeurs se divisent exactement en *permanentes* et en *transitoires*.

Il est plusieurs notions qu'il faut toujours avoir présentes à l'esprit pour pouvoir se rendre compte : 1° de ces remarquables variations incessantes de quantité des humeurs pouvant aller temporairement jusqu'à l'absence complète d'un liquide qui était abondant quelques instants avant ; 2° de la production fréquente d'humeurs accidentelles. Il faut, en effet, se rappeler que les liquides de l'économie sont en quelque sorte le résultat d'un excès d'activité de la nutrition désassimilatrice des tissus dans certaines conditions données de texture. La production du sang et du chyle résulte seule à la fois de cet ordre d'actes et d'une exagération des actions assimilatrices par emprunt de principes dans les milieux ambiants.

Les épithéliums en particulier jouent un rôle capital à ces divers égards, bien qu'ils ne soient pourtant pas les seuls à agir.

Le rôle physiologique spécial rempli par les épithéliums repose partout sur l'énergie ou la diminution de quelqu'une des propriétés de *nutrition*, de *développement* ou de *reproduction*, soit comme protecteur tégumentaire, soit comme concourant aux sécrétions, soit, au contraire, comme favorisant l'absorption. Doués plus encore que les autres produits à un haut degré de ces propriétés végétatives, c'est par des modifications de celles-ci en plus, en moins ou aberrantes, qu'ils jouent un rôle normal et pathologique important.

En ce qui concerne l'absorption et les sécrétions, ils remplissent ce rôle en vertu de l'énergie de leur faculté d'assimilation à l'égard des liquides qui les touchent ; énergie qui conduit à l'*absorption* s'il y a des capil‑ laires au-dessous des liquides qui affluent, comme dans l'intestin, et à la *sécrétion* si les liquides sont apportés par des capillaires contre des épithéliums au dehors desquels il n'y a rien, comme dans les glandes.

Dans le premier cas les matériaux qui ont pénétré par endosmose passent dans les capillaires sous-jacents et sont emportés avant que se manifestent les modifications assimilatrices proprement dites de ces principes, ce qui caractérise l'absorption. Dans le second cas, les matériaux empruntés de proche en proche aux capillaires au travers de la paroi propre des tubes ou des vésicules du parenchyme, en raison de l'énergie assimilatrice des épithéliums séjournent dans ceux-ci et y sont modifiés, et alors se manifeste l'acte désassimilateur ou de rejet qui, avec la modification spéciale (en rapport avec la texture et la composition immédiate des épithéliums) caractérise la sécrétion. C'est ainsi que l'absorption et la sécrétion deviennent des cas particuliers de la nutrition, par excès de l'un de ses deux actes assimilateur et désassimilateur caractéristiques, en rapport avec la composition immédiate de ces épithéliums et avec leur arrangement réciproque, soit entre eux, soit par rapport aux tissus sous-jacents.

La sécrétion, propriété de tissu, est un phénomène qui offre autant de modes qu'il y a de tissus, ayant des éléments ou une structure un peu différente. C'est montrer une complète ignorance de la composition des humeurs et de la structure intime des glandes et autres tissus, que de dire, avec quelques auteurs, que le même produit peut être sécrété par des glandes diverses, ou *vice versâ*. Or, il est trois groupes principaux de tissus dans lesquels se manifeste ou peut se manifester la propriété de sécrétion, selon : 1° qu'ils sont principalement composés de tubes ou de vésicules closes pourvus d'épithélium ; 2° qu'ils sont disposés en membrane tapissée d'épithélium, et 3° qu'ils forment des masses charnues sans dispositions spéciales de l'ordre des précédentes. Dans ce dernier cas, qui est celui des tissus musculaires, lamineux, nerveux, adipeux, etc., il n'y a de sécrétion qu'autant que le tissu est accidentellement mis à nu, ou encore elle a lieu pathologiquement dans son épaisseur (œdème). Il n'y a pas alors simple transsudation du plasma sanguin au travers des parois capillaires ; les phénomènes continus d'assimilation et de désassimilation dont les éléments du tissu sont le siége, font que dans ce passage il y a un *choix* de principes immédiats, qui ne sont plus cédés au profit de certains autres, ou qui le sont en plus grande quantité, et il peut même y avoir parfois formation de principes qui n'existaient pas et qui se forment. Dans le cas des tissus disposés en membrane, l'analyse comparée du sérum du sang et du liquide sécrété montre aussi qu'il y a, *outre le choix des principes*, formation de principes nouveaux, durant le passage des matériaux fournis par les capillaires au travers des éléments propres du tissu et de sa couche épithéliale. Ce sont ici des substances organiques spéciales principalement qui sont produites et qui concourent à établir une différence entre le liquide des séreuses et le plasma sanguin.

Lorsqu'il s'agit des parenchymes tant glandulaires (glandes proprement dites) que non glandulaires (poumon, placenta, rein, testicule et ovaire), il faut tenir compte : *a.* des capillaires, qui ne jouent dans la sécrétion que le rôle de conduits apportant les matériaux ; *b.* de la paroi propre des tubes ou des vésicules closes sécréteurs ; *c.* enfin de l'épithélium qui tapisse ces derniers. Or, dans le cas des glandes d'abord, on observe que, pour chacune d'elles, outre l'eau et les sels du sang qui passent sans changement, il y a formation, durant le passage au travers de leurs parois, de principes qui n'existaient pas dans le plasma sanguin et dont celui-ci a seulement fourni les matériaux. Ces principes nouveaux peuvent être, soit des substances organiques spéciales (pancréatine, caséine, etc.), soit des composés cristallisables (cholates et choléates, sucre du foie, sucre du lait, butyrine, etc.). Tantôt c'est dans l'épithélium que se passent les principaux phénomènes de cette formation et les changements dans les matériaux fournis par le sang qui font de ceux-ci des principes nouveaux, changements qui caractérisent chaque sécrétion spéciale. Il est d'autres glandes dans lesquelles c'est dans la paroi propre qu'ont lieu les phénomènes spéciaux des sécrétions, savoir : la formation de principes qui n'existaient pas dans le sang et dont il fournit seulement les matériaux. Telle est la mamelle, dont les culs-de-sac, tapissés d'épithélium pendant la grossesse tant que la sécrétion lactée est nulle ou peu énergique, perdent cet épithélium à partir de l'accouchement et n'en possèdent plus dès que la sécrétion est active. Cet épithélium, du reste, est en grande partie nucléaire, et l'on a dit à tort que c'est dans les cellules épithéliales mammaires que se forment les gouttes ou globules de beurre dits globules du lait.

La sécrétion a pour condition physique d'existence l'*exosmose*, mais elle en diffère et ne doit pas être confondue avec elle. Elle diffère de l'exosmose physique en ce que la substance complexe qui sort, molécule à molécule, au travers d'une paroi organisée, est modifiée, chemin faisant, par ce tissu qui lui emprunte ou lui cède tel ou tel de ses principes, suivant la nature des principes de l'humeur qui fournit les matériaux de sécrétion et suivant la composition de ce tissu. D'où il résulte que l'humeur sécrétée est, au delà des parois sécrétantes, autre qu'elle n'était en deçà. Ce fait nous rend compte de l'issue de certains principes contenus dans le sang au travers de quelques tissus, de diverses glandes, et de l'impossibilité où ils sont d'en traverser d'autres. En outre, ce fait tient à ce que la sécrétion a pour *condition d'ordre organique* ou *vital* la nutrition, et, en particulier, celui de ces deux actes élémentaires qu'on nomme *désossimilation* comme l'absorption a pour condition d'ordre organique l'*assimilation*. C'est là ce qui fait que, dans les *sécrétions des parenchymes glandulaires*, le liquide sécrété diffère du sang non-seulement par la proportion des principes constituants, mais encore parce que, pendant le passage au travers des éléments du parenchyme, il y a eu *formation, production de certains principes immédiats* n'existant pas dans le sang.

C'est ce *choix* d'une part (existant seul dans les parenchymes non glandulaires), c'est cette *production* de principes d'autre part (s'ajoutant dans les glandes au fait précédent), qui distinguent la *sécrétion :* 1° de l'*exsudation*, dans laquelle il y a simplement *exosmose, suintement* d'une humeur telle qu'elle est de l'autre côté de la paroi ; 2° de l'*exhalation*, dans laquelle il y a *exosmose* avec *évaporation* d'un liquide ou d'un gaz *se séparant*, isolément ou à peu près, d'une humeur ou d'un tissu sans constituer un tout complexe. La sécrétion est une propriété de tous les tissus, et il n'y a pas de *vaisseaux exhalants* spécialement chargés de l'accomplir. La sécrétion opérée, le produit peut s'étaler à la surface d'une membrane, telle que la peau ou une séreuse, séjourner dans une cavité comme dans les synoviales et autres cavités closes ; ou, dans d'autres cas, l'humeur est transportée du lieu où elle a été produite dans un autre, comme on le voit pour la salive, pour la bile, pour l'urine, etc. C'est ce transport, avec ou sans effusion au dehors, qui constitue l'*excrétion*. Celle-ci est un des phénomènes de chaque fonction à laquelle concourt une sécrétion ; c'est un acte consécutif à la sécrétion, mais qui n'en fait point partie, qui peut ne pas avoir lieu, bien que la sécrétion continue. Ainsi, malgré l'étymologie du mot, l'acte sécrétoire ne consiste pas en une simple *séparation* puisque les humeurs produites n'existent pas toutes formées dans le sang, puisqu'elles sont produites avec *choix*, avec formation des principes immédiats par les parois et cellules, tubes et vésicules qui sécrètent. C'est cette formation surtout et ce *choix* qui caractérise la *sécrétion* et la rendent très-distincte de l'*excrétion*, que l'on a communément le tort de confondre avec elle.

C'est dans le cas des parenchymes non glandulaires seulement que M. Chevreul, puis Gmelin, ont pu dire du produit qu'ils fournissent, que le sang en contient déjà les principes tout formés, et que l'acte s'accomplit sans formation nouvelle. Ici, en effet, le phénomène de la sécrétion, qui toujours a pour condition d'existence (dans ce qu'il offre de spécial et de différent des autres) la structure propre et la nutrition, consiste en un choix de matériaux formés ailleurs (urates, urée, créatine, créatinine pour le rein ; acide carbonique, etc., pour le poumon). Aussi observet-on alors un fait capital qui distingue d'une manière caractéristique ces sécrétions excrémentitielles ou parenchymateuses des sécrétions proprement dites, récrémentitielles ou glandulaires; c'est que, dans les glandes vasculaires sanguines, ainsi que dans le foie pour le sucre, on ne trouve pas les principes nouvellement formés dans les artères où la veine porte, tandis qu'on les rencontre dans les veines venant de ces glandes; c'est que, dans les glandes mammaire, pancréatique, etc., on ne trouve les principes qu'elles forment ni dans leurs artères, ni dans leurs veines, mais seulement dans le liquide sécrété; au contraire, dans les parenchymes non glandulaires (rein, etc.), on observe les principes du liquide excrémentitiel dans le sang artériel qui arrive au tissu, et on ne les voit plus dans le sang qui l'a traversé, dès qu'il est dans les veines, où ce sang est dépuré.

Tous ces faits, d'une importance capitale, vous permettront aussi de vous rendre compte des variations que présentent souvent les propriétés physiques et chimiques, la densité, le degré de fluidité ou de viscosité et la composition quantitative d'une même humeur, selon les conditions dans lesquelles elle s'est formée, selon la rapidité de l'afflux des matériaux qui ont servi à sa formation et les modifications survenues dans la nature de ceux-ci.

Sur les caractères d'ordre physique des humeurs.

Nous savons déjà que nous aurons à étudier dans chaque espèce d'humeur une partie fluide qui est la partie fondamentale, et dans plusieurs, mais non dans toutes, une partie accessoire représentée par les éléments solides qui sont en suspension dans le liquide.

Or, l'étude de la COULEUR, que présentent diverses humeurs, se rattache à cette particularité touchant leur constitution physique et anatomique.

La bile et l'urine seules, en effet, doivent leur coloration à un principe coloré propre, liquide ou en dissolution; d'autres, comme le sébum, la doivent à la nature même de leurs principes constitutifs dominants, qui sont de nature graisseuse; mais encore est-il que le plus souvent encore, dans les conditions normales, cette humeur doit sa couleur aux éléments anatomiques épithéliaux qui lui sont mélangés.

Le sang, le pus et beaucoup d'humeurs accidentelles ou accidentellement colorées, doivent leur couleur aux éléments anatomiques qui s'y trouvent en suspension et qui réfléchissent la lumière en lui donnant la teinte qui leur est propre; celle-ci varie par suite facilement avec le nombre et l'état normal ou pathologique de la structure des éléments qui flottent dans le fluide. Quelques-uns enfin, comme le lait, le chyle et parfois l'urine, le sérum du sang, etc., doivent leur couleur à quelques-uns des principes constitutifs même de l'humeur qui, n'étant pas miscibles aux autres, se réunissent en gouttelettes qui restent en suspension émulsive, flottant dans le fluide comme le font ailleurs des éléments anatomiques. La coloration est encore due ici à ce que l'humeur est physiquement hétérogène, seulement ce ne sont plus des éléments anatomiques ayant leur individualité organique propre qui s'y trouvent et qui réfléchissent la lumière en lui donnant telle ou telle teinte ; ce sont quelques-uns des principes immédiats, constitutifs même, qui ne sont pas susceptibles de se combiner avec les autres.

En dehors de ces conditions, les autres humeurs sont généralement transparentes, incolores ou à peine teintées par les principes liquides ou dissous qui concourent à les composer.

Sur la composition immédiate des liquides de l'organisme.

La partie fluide des humeurs a reçu des noms très-variés selon les différents groupes de celles-ci. J'indiquerai ces noms lorsque je ferai l'histoire de chacune de ces divisions. Au point de vue de sa composition, ce fluide renferme des principes immédiats des trois classes que j'ai indiquées, savoir : 1° des principes d'origine minérale, dans lesquels l'eau prédomine et tient en dissolution certains principes salins d'origine minérale, comme des chlorures, des sulfates, etc... ; 2° des principes d'origine organique, c'est-à-dire provenant de l'organisme lui-même, les uns cristallisables, les autres coagulables ; parmi les principes d'origine organique cristallisables, citons l'urée, la créatine, les cholates, les choléates de soude, les lactates, etc... ; 3° des principes non cristallisables, mais coagulables, qui se rencontrent dans toutes les humeurs, à l'exception de l'urine, de la sueur, du sébum.

Ces principes non cristallisables, mais coagulables, existent toujours à l'état liquide dans l'économie. La fibrine et l'albumine en sont des exemples dans les humeurs constituantes, comme le sang et la lymphe ; la pancréatine et la ptyaline en sont des exemples pour les humeurs qui appartiennent au groupe des produits. Ce fait est important, parce qu'on a l'habitude de dire que la fibrine est en dissolution dans le sérum sanguin, ce qui n'est pas exact ; car l'état naturel de la fibrine est l'état liquide ; la pancréatine et la ptyaline ne sont également pas en dissolution dans l'eau de la salive ou du pancréas ; l'état propre de ces principes est encore l'état liquide. Ces substances non cristallisables offrent cette particularité qu'elles sont coagulables, soit spontanément, comme la fibrine, soit sous l'influence d'une certaine élévation de température, soit par l'action de quelques réactifs chimiques, soit par le contact de certains corps d'origine organique, tels que le tannin en particulier.

Ces substances ont la propriété de dissoudre certains composés qui ne sont pas ou qui du moins sont très-peu solubles dans l'eau. C'est ainsi que l'albumine a la propriété de fixer, en les rendant liquides comme elle, non pas en grande quantité, mais plus que l'eau, de la silice, du phosphate de chaux, du carbonate de chaux, des urates, etc... On savait du reste depuis très-longtemps que la dextrine, que la cellulose, que l'amidon rendu soluble sans être encore à l'état de dextrine ou de sucre, que le sucre lui-même et quelques corps analogues, ont la propriété de dissoudre une certaine quantité de silice, de carbonates calcaires, de silicates, de phosphates, et que lorsqu'on vient à mettre en fermentation du sucre qui a dissous de ces corps, ces sels retournent à l'état insoluble et se déposent. Cette particularité est très-importante ; c'est en effet à l'aide des substances non cristallisables que pénètre la plus grande partie de la silice dans l'organisme des animaux et des végétaux. Les phosphates calcaires sont introduits autant par ces principes non cristallisables que par l'intermédiaire de l'acide carbonique qu'on a considéré comme étant l'agent essentiel de leur dissolution.

Notons une autre conséquence de ce fait, c'est que lorsque le rein vient à excréter outre mesure de ces principes peu solubles dans l'eau, comme ils passent du sang, qui renferme beaucoup de substances coagulables, dans l'urine, qui n'en renferme pas du tout, ils se déposent dans le rein à l'état de graviers ou de calculs. C'est de la même manière que se produisent les calculs biliaires, à l'exception des calculs de cholestérine, qui ont un autre mode de formation, sur lequel je reviendrai à propos de la bile. Il en est de même pour la salive mixte ; elle est limpide lorsqu'elle est fraîche ; mais dès qu'elle entre en putréfaction, dès qu'elle commence à répandre l'odeur de l'hydrogène sulfuré et que la ptyaline vient à se détruire, la salive est troublée par la formation d'un dépôt de carbonate de chaux, lequel était, auparavant, tenu en dissolution par la substance coagulable.

Le liquide pancréatique présente des particularités du même genre.

Sur les réactions chimiques qui ont lieu dans les humeurs.

Nous avons déjà vu que les humeurs sont constituées par deux ordres fondamentaux de principes immédiats, les uns d'origine minérale, les autres d'origine organique et que les premiers ne se trouvent pas tous à l'état de liberté. Aussi les réactions ne se passent pas dans plusieurs d'entre elles comme dans le laboratoire.

Ce fait sur lequel M. Claude Bernard a insisté dans son cours à la Sorbonne est facile à prouver.

Prenez d'un côté du sérum du sang, mettez-y du lactate de fer, puis du prussiate de potasse qui a la propriété de se combiner avec le sel de fer ; prenez de l'autre côté de l'eau et ajoutez successivement les deux sels précédents. Les choses ne se passeront pas de la même façon dans le premier que dans le second liquide. Dans l'eau, la réaction a lieu, le bleu de Prusse se produit ; dans le sérum, rien de semblable ne se voit. Pourquoi ? Parce que les solutions métalliques ne se trouvent jamais à l'état libre dans le sang ; si l'on introduit un sel de fer dans le sang, il se combine avec les substances coagulables spécialement, et présente alors des particularités importantes.

Le fer doit être précipité par les liquides alcalins ; or, le sérum est alcalin et pourtant le fer n'y est pas précipité ; on a dit qu'il se produisait là un albuminate : cette combinaison est assez stable pour ne pas être détruite lorsqu'on ajoute du prussiate de potasse : elle ne se produit que lorsqu'on introduit d'abord le fer dans le sérum. Si c'est le prussiate qu'on introduit d'abord, lorsqu'on ajoute ensuite le chlorure de fer, la réaction a lieu : c'est qu'ici la combinaison du fer avec le sang n'a pas eu le temps de s'opérer ; il a rencontré aussitôt le prussiate de potasse et s'est combiné avec lui.

C'est donc une propriété des liquides animaux de fixer en les rendant solubles beaucoup de matières inorganiques qui, sans eux, ne seraient pas solubles. Le fer que l'on administre en médecine ne peut pénétrer dans le sang qu'après s'être combiné avec des substances organiques. C'est aussi grâce à cette propriété que le fer ne sera pas éliminé du sang.

Nous verrons en outre que dans plusieurs humeurs la totalité de l'eau que l'on en chasse par évaporation à chaud ou dans le vide sec appartient à ces substances coagulables auxquelles elle était fixée, comme *eau de constitution* et qu'elles peuvent reprendre la totalité de cette eau. Dans d'autres humeurs, comme le lait, une partie seulement de l'eau chassée par évaporation est fixée aux substances organiques, et le reste appartient bien à l'humeur même ; alors le *coagulum* formé par ces derniers principes flotte dans le résidu fluide du sérum qu'il abandonne avec les autres composants solubles ; en d'autres termes, dans ce cas, le liquide ne se prend pas en masse par la coagulation, comme dans le premier qui est celui du sang, du suc pancréatique, etc.

A l'exception d'un petit nombre d'humeurs, principalement composées de principes graisseux, tels que le sébum et le cérumen, toutes les autres humeurs constituent un fluide d'autant plus mobile qu'elles renferment moins de substances coagulables ; et c'est à la nature moléculaire propre de celles-ci, à la quantité d'eau qu'elle fixe, etc., que sont dues les particularités concernant la viscosité, la propriété de rendre glissantes les surfaces que mouillent les humeurs. Ce sont là des faits d'ordre physique subordonnés à d'autres données d'ordre chimique dont nous aurons souvent à nous occuper en faisant l'étude de chaque espèce d'humeur.

Nous aurons à étudier les réactions chimiques que présentent les humeurs, non plus au point de vue de la coagulation de certains principes ou de la précipitation des autres, mais au point de vue de leur acidité ou de leur neutralité. Or, notons dès à présent que la plupart des liquides de l'organisme ont une réaction alcaline. Tous ceux-là doivent cette propriété à des sels de soude bibasiques ou tribasiques, tels que les carbonates et les phosphates, mais non à un alcali libre. D'autres, comme l'urine, sont ordinairement acides ; mais à certaines périodes et dans certains cas particuliers de la digestion, ils deviennent neutres ou alcalins ; d'autres encore, comme la bile et le liquide du cæcum sont habituellement alcalins et peuvent devenir acides. Ces réactions tiennent ici, non à la production d'un acide particulier, mais à celle d'un des sels constitutifs de l'humeur qui passe de l'état de sel neutre ou basique à celui de sel acide et *vice versâ*. Le suc gastrique et la sueur seuls sont constamment acides à l'état normal, et le premier seul doit sa réaction à la présence d'un acide libre, l'acide lactique.

Caractéres des principales divisions établies dans l'ensemble des humeurs.

Examinons maintenant comment se divisent les humeurs dont je vous ai donné l'énumération, lorsqu'on vient à les comparer entre elles au point de vue de leur situation, de leur mobilité ou parcours, de leur durée transitoire ou permanente et de leur composition ; notions qui, au point de vue physiologique, se lient à la connaissance de leur origine et de leur fin, c'est-à-dire du rôle qu'elles remplissent.

Sur les caractères des humeurs du premier groupe.

A. Dans le premier groupe, sont rangés le sang et la lymphe, liquides contenus dans un appareil qui ne laisse aucune communication de ces humeurs considérées en masse, avec le dehors et avec l'épaisseur des tissus ; mais comme il permet au contraire l'issue et l'entrée simultanée de tous les principes constitutifs, individuellement ces fluides sont en voie incessante de modifications, et leur composition diffère d'un point à l'autre de l'économie. Cet ensemble de conditions mécaniques, physiques et chimiques, fait qu'ils prennent part, plus que les autres, à la constitution de l'organisme, et comme leur quantité l'emporte sur celle de tous les autres, comme leur existence est constante et permanente, on leur donne le nom d'*humeurs constituantes*.

On y trouve en proportion presque égale des principes immédiats des trois classes, à savoir : des principes d'origine minérale, des principes cristallisables d'origine organique et des principes d'origine organique non cristallisables, mais coagulables. Ces derniers y prédominent ; ce sont : l'albumine, ou mieux *sérine*, et la plasmine se dédoublant, en fibrine spontanément coagulable et en *fibrine dite liquide*. On y trouve aussi en moindre quantité un autre principe analogue appelé *peptone* ou albuminose. Ces humeurs sont les seules dans lesquelles existe normale-ment un principe qui, en se dédoublant, donne une partie spontanément coagulable, la fibrine, qui peut accidentellement passer dans d'autres humeurs. Ces principes sont naturellement liquides et sont coagulables, mais ne sont pas des principes solides en dissolution à la manière des chlorures, etc.

Ces divers composants sont à l'état de dissolution et de combinaison réciproque, de telle manière qu'ils composent un liquide homogène qu'on appelle *plasma*.

Le sang, le chyle et la lymphe tiennent en suspension des éléments anatomiques qui leur sont propres, surtout le sang, et ce sont les seules humeurs qui présentent ce caractère. Ainsi, les hématies ou globules rouges sont des éléments anatomiques solides qui n'appartiennent qu'au sang.

Dans les autres humeurs, on voit quelquefois des éléments anatomi-ques en suspension ; mais ce sont des éléments détachés de la paroi du conduit qu'elles ont parcouru ou de la surface de la paroi qui les a pro-duites. A côté des hématies ou éléments anatomiques prédominants du sang, on trouve une autre espèce d'éléments accessoires, à savoir, les leucocytes, qui se rencontrent dans beaucoup d'autres liquides, comme j'ai eu soin de vous le dire, lorsque je vous ai décrit cette espèce d'élé-ment.

Ce n'est que par suite de modifications accidentelles qu'on les voit quelquefois augmenter de nombre, de manière à changer la coloration du sang.

Ce fait de l'existence d'un élément anatomique propre dans les hu-meurs a tellement frappé certains anatomistes, qu'ils ont prétendu que le sang n'était pas une humeur, mais un tissu et même un organe dans lequel le plasma avait le rôle de la substance intercellulaire. C'est là une erreur au point de vue anatomique et au point de vue physiologique.

Dans le sang, le chyle et la lymphe, la portion fluide, le plasma, représente la partie constituante essentielle et fondamentale. C'est en vertu de l'existence du plasma, et non point en raison de l'existence d'une espèce d'élément anatomique en suspension, que les plasmas peuvent remplir tel ou tel rôle physiologique. La portion fluide ne joue nullement, dans la constitution des humeurs, un rôle d'élément anatomique accessoire comme le fait la substance amorphe qui existe entre les cellules des plantes, entre les fibres des disques intervertébraux, entre les cellules de la moelle des os, ou entre les cellules de la substance grise cérébrale. Les plasmas ne sont nullement comparables à ces substances interposées à des éléments anatomiques solides dans les tissus.

En effet, les substances amorphes sont des éléments anatomiques accessoires dans tous ces tissus, c'est-à-dire qu'elles ne remplissent qu'un rôle secondaire, relatif à la nutrition de ces éléments. Dans les humeurs constituantes, au contraire, le plasma joue par rapport à elles un rôle analogue à celui des fibres musculaires, en tant qu'élément anatomique fondamental de ce tissu musculaire ; c'est grâce à la fluidité de ce plasma, de cette partie composante essentielle, que les humeurs peuvent remplir leur rôle, qui, dans le groupe dont il s'agit, est de présider à la rénovation moléculaire incessante des principes immédiats de toute l'économie. En effet, grâce à cette liquidité de leur partie constituante fondamentale, ces humeurs peuvent être transportées d'une manière continue d'une région du corps à l'autre, qu'elles renferment ou non des éléments anatomiques en suspension.

Grâce à cette fluidité, dis-je, on voit le plasma sanguin être dans un rapport incessant avec des matériaux liquides ou solides en dissolution, qui viennent du dehors et qu'ils empruntent au tube digestif. Pour ces matériaux, quels qu'ils soient, le plasma sanguin s'en charge, il se les assimile, et c'est par son intermédiaire que se trouve mis en rapport l'intérieur de l'économie avec l'extérieur. Il se les assimile d'une manière indirecte, à travers l'épaisseur de l'épithélium intestinal et la paroi des capillaires. Puis, si vous considérez ce plasma, non plus dans ses rapports avec l'extérieur de l'organisme, mais au contraire avec l'intimité des tissus, vous le voyez céder d'une manière continue aux parties solides (comme les éléments cartilagineux, musculaires, nerveux, osseux, etc.) les principes immédiats dont il est formé, et emprunter à ces mêmes éléments de la créatine, de l'urée et d'autres principes qui se sont produits dans les éléments anatomiques.

Le sang artériel arrive ainsi partout égal à lui-même devant tous les éléments anatomiques les plus divers, musculaires, nerveux, glandulaires, etc. ; là il cède à chacun des principes différents selon sa composition immédiate individuelle, et en reçoit d'autres qui sont partout divers, dès lors il devient partout différent de lui-même à chacun de ses points de départ pour son retour vers le cœur (1).

C'est grâce à cette fluidité que le sang peut remplir un rôle physiologique, et il n'y a là rien qui puisse faire comparer une humeur à un tissu et encore moins à un organe. Vouloir assimiler le sang à un tissu, c'est anatomiquement et physiologiquement méconnaître deux choses : ce qu'est le sang d'une part, ce que sont les tissus d'autre part. S'agit-il des gaz avec lesquels le plasma est en relations incessantes, c'est par les globules que s'opère cette relation avec l'extérieur ; ici, ce sont les éléments anatomiques en suspension, c'est-à-dire les hématies qui remplissent surtout ce rôle. Je reviendrai sur ce fait en décrivant le sang.

Vous voyez donc que ce sont surtout les plasmas du sang et du chyle qui jouent le rôle essentiel dans les relations qui sont établies entre l'économie et l'extérieur d'une part, par l'intermédiaire du tube digestif, et l'intimité des tissus d'autre part. De même que l'atmosphère est le milieu dans lequel nous vivons, le plasma sanguin est le milieu dans lequel vivent nos tissus ; c'est à lui qu'ils empruntent les matériaux utiles à leur rénovation moléculaire, en même temps qu'ils rejettent en lui les principes qu'ils ne peuvent plus garder. Les plasmas sont le milieu intérieur de l'économie, remplissant, par rapport aux agents directs de la contractilité et de l'innervation, par exemple, le même rôle que l'atmosphère joue par rapport à l'organisme tout entier, et cela, grâce à leur fluidité.

C'est en raison de ces particularités que nous voyons les plasmas s'altérer fréquemment et facilement dans un grand nombre de conditions diverses, et c'est parce que leur étude a été souvent, et l'on peut dire presque toujours, fort négligée, que la production et la transmission des maladies dites *générales* est encore un sujet d'étonnement pour bien des médecins, quoique que ces notions dussent leur être aussi familières que l'étude des lésions de la pneumonie.

Grâce aux relations moléculaires incessantes et faciles des plasmas avec l'extérieur, grâce aux échanges énergiques qui s'opèrent entre le plasma et l'extérieur, les matières miasmatiques peuvent être introduites dans le plasma sanguin, et comme dans ce plasma les substances coagulables prédominent, et que ces substances coagulables sont susceptibles de s'altérer avec une grande facilité, sans changer de composition élémentaire, c'est-à-dire isomériquement, elles transmettent le même ordre d'altération aux éléments anatomiques solides, musculaires, nerveux, glandulaires, osseux, cartilagineux, etc...; éléments par rapport aux-

(1) Voy. Béraud, *Éléments de physiologie.* Paris, 1858, 2ᵉ édit., t. II, p. 269

quels ces plasmas jouent le rôle de milieu et avec lesquels ils font un échange incessant de principes. D'où il résulte que dès que le plasma est ainsi modifié, l'ensemble des tissus peut être altéré au bout de quelques heures. Cette altération est telle que la mort survient, c'est-à-dire que les actes propres accomplis par les éléments musculaires, nerveux, etc., ne s'exécutent plus.

A l'autopsie, on ne retrouve rien, et l'on dit qu'il y a eu mort sans lésion.

On dit qu'il y a eu mort sans lésion, parce qu'on n'a pas su la voir là où elle est, parce qu'on ne s'est pas donné l'éducation expérimentale anatomique et physiologique nécessaire pour la constater. Mais la lésion, dans ces cas, existe fort bien ; elle est générale et elle est des plus graves ; seulement elle n'est ni jaune, ni rouge, ni dure, ni molle ; elle existe au delà de ce qui est directement perceptible aux sens. Il faut, pour la dévoiler, faire intervenir un certain nombre de moyens dont nous n'avons pas encore l'habitude d'user, et dont l'emploi, cependant, doit devenir aussi familier que l'usage du scalpel. Pour comprendre, donc, ce que sont les prétendues maladies sans lésion, il faut bien savoir qu'en dehors et au delà des lésions perceptibles directement aux yeux et au toucher, il y a des lésions invisibles, moléculaires, qui peuvent être constatées autrement que par le toucher, ou qu'à l'aide de la vue. Ce n'est ni avec l'œil, ni avec le toucher que vous constatez l'existence de l'oxygène dans l'atmosphère ; vous êtes obligé pour cela de recourir à des moyens indirects.

Ceci nous fait sentir l'importance qu'il y a à connaître exactement la composition des plasmas, la composition des parties constituantes fondamentales de l'économie, c'est-à-dire des substances organiques coagulables qui prédominent dans les plasmas ; substances dont l'étude est très-négligée, et dont, jusqu'à présent, on ne rencontre que des descriptions très-incomplètes, tant au point de vue anatomique qu'au point de vue physiologique.

Je ne puis entrer plus avant dans l'étude de ces particularités, parce que ce serait trop empiéter sur l'histoire du sang. Mais j'aurai soin de développer, chemin faisant, chacun des cas particuliers qui se présenteront, et de passer en revue quelques-uns des modes d'altération des plasmas qui entraînent des modifications, non-seulement dans la constitution des éléments anatomiques solides au point de vue de la fermeté, de la mollesse, etc. ; mais encore qui amènent des troubles dans tel ou tel ordre de sécrétion. Car vous sentez bien que, dès l'instant où le plasma sanguin est ainsi modifié, les divers actes sécrétoires se trouvent aussi plus ou moins troublés.

En résumé, vous voyez que les humeurs du premier groupe (*sang*, *chyle* et *lymphe*) ont comme attribut anatomique ou statique l'état de combinaison par dissolution réciproque et mélange de principes immédiats nombreux, ainsi que l'état de suspension dans lequel se trouvent les éléments anatomiques qu'elles renferment. Elles ont pour attribut dynamique deux ordres aussi de propriétés : 1º une seule *propriété vitale*, la plus élémentaire et la plus générale aussi, celle de *nutrition*, caractérisée par le double mouvement ou acte continu de composition et de combinaison, de rénovation moléculaire de leurs principes immédiats ; 2º les propriétés d'humeurs, ou physiques et chimiques que peuvent présenter les liquides suivant leur degré de fluidité et de complexité dans leur composition. Elles sont normalement situées dans des conduits sans communication à l'extérieur et circulant avec *retour* au même lieu, grâce à leur fluidité.

Seules elles sont organisées, mais au degré le plus simple. Seules elles sont douées de *nutrition* ou rénovation moléculaire continue, mais au degré le plus énergique, par emprunt et rejet incessant et indirect (c'est-à-dire avec mouvement circulatoire sans communication directe avec le dehors, fait important et propre à elles seules) de matières liquides ou de solides et de gaz dissous ; emprunt et rejet dans le milieu extérieur, suivis d'un phénomène inverse par rapport aux éléments anatomiques dans l'intimité des tissus. Ce fait n'a pas son analogue dans les autres humeurs, d'où résulte que celles dont je parle peuvent servir de *milieu intérieur* pour ces tissus, comme l'atmosphère pour l'économie entière, et d'intermédiaire entre les éléments anatomiques et les milieux extérieurs. De là leur facile altération directe d'une part, sous l'influence de ces derniers, et d'autre part la transmission de cette altération aux éléments avec lesquels elles échangent incessamment leurs principes constitutifs. D'où les maladies générales et la mort dite sans lésion apparente, parce qu'au delà des lésions visibles il y a les altérations moléculaires invisibles, plus graves que les autres ; car des humeurs où elles commencent elles se transmettent à la totalité des tissus (*infection*, *généralisation*) qui empruntent et rejettent, et de plus aux autres humeurs, celles qui *sont produites*, *sécrétées*, *non constituantes* (quand toutefois leur sécrétion n'est pas suspendue), lesquelles sont altérées proportionnellement.

Passons maintenant rapidement en revue les caractères distinctifs essentiels des autres groupes de liquides de l'économie, pour donner ensuite quelques détails de plus sur ceux d'entre eux qui méritent de fixer davantage encore notre attention.

Sur les caractères des humeurs du deuxième groupe.

B. Le deuxième groupe des liquides de l'économie comprend les *humeurs sécrétées* ou *sécrétions proprement dites.*—Toutes contiennent un ou plusieurs principes cristallisables d'origine organique ou coagulable qu'on ne trouve ni dans les artères ni dans les veines ; elles sont fabriquées, si l'on peut dire ainsi, par le tissu contenant ou sécréteur. Elles ne sont pas organisées et n'ont d'autre rôle à remplir qu'un rôle physique ou chimique variant de l'une à l'autre, et ne sont pas, comme les plasmas, le siége d'une rénovation moléculaire continue.

Ces humeurs ne tiennent en suspension aucun élément anatomique spécial, mais seulement des éléments provenant des parois sécrétantes ou quelques rares leucocytes, aussi produits sur ces surfaces, et le fluide sert de milieu à ces éléments, qui ne jouent là aucun rôle propre. Toutes peuvent subir les altérations virulentes. Elles proviennent des plasmas, à l'aide et aux dépens des matériaux fournis par ceux-ci. Elles se classent en plusieurs sous-divisions ou groupes secondaires.

Ce sont : *a.* les humeurs *récrémentitielles*, et *b.* les humeurs *excrémento-récrémentitielles.*

a. La première subdivision comprend elle-même : 1° les humeurs *récrémentitielles permanentes* ou *profondes;* et 2° les humeurs *récrémentitielles transitoires* ou de *génération* (Voyez le tableau page 14).

1. *Humeurs récrémentitielles permanentes.* — Elles ne contiennent presque pas de composés de la deuxième classe, et aucun d'eux ne leur est spécial. Elles renferment toutes plus ou moins d'une substance organique coagulable qui leur est propre.

Leur composition immédiate n'a pas ou presque pas de rapport avec celle du tissu qui les sécrète. Dans cette sécrétion, l'acte formateur (sécrétion formative) d'un ou de plusieurs principes immédiats est borné à la production d'une substance organique coagulable.

Ces humeurs sont composées par de l'eau et des sels en plus ou moins grande quantité, et enfin par une petite proportion de substance coagulable. On n'y trouve presque pas de corps cristallisables d'origine organique comme l'urée, la créatine, la créatinine. Ces humeurs remplissent un rôle principalement physique, comme l'humeur aqueuse, l'humeur hyaloïde ou vitrée, l'humeur de Cotugno, le liquide céphalo-rachidien, la sérosité péricardique, vous en donnent des exemples. Il n'y a pas une analogie frappante à établir entre le liquide lui-même et la composition immédiate des éléments anatomiques formant les parois ou membranes qui les produisent par un ensemble d'actes moléculaires de l'ordre de ceux qui caractérisent les sécrétions, bien que ces humeurs soient produites par des membranes et non par des tubes glandulaires proprement dits. J'insiste sur ce fait, qui prendra plus d'importance tout à l'heure.

Ces liquides tiennent rarement en suspension des éléments anatomiques. Lorsque ces éléments existent, ils sont toujours en très-petit nombre, et ce sont ou des cellules d'épithélium, ou des leucocytes. Ces liquides jouent le rôle de milieu, par rapport aux éléments qu'ils tiennent en suspension; ces éléments y vivent, s'y nourrissent, mais voilà tout.

Ces humeurs ne sont pas douées elles-mêmes de la propriété de se nourrir, c'est-à-dire de se renouveler d'une manière incessante, comme le font les plasmas ou parties liquides fondamentales du premier groupe d'humeurs. Elles peuvent être résorbées partiellement ou en masse et en totalité; tandis que les plasmas, par ce fait qu'ils sont en voie incessante de changement, diffèrent d'une partie de l'organisme à l'autre, selon qu'il s'agit du plasma veineux, artériel, lymphatique, chyleux, etc.

Il est très-utile de connaître ces humeurs en raison du rôle physique qu'elles remplissent, et il y a lieu de tenir compte de leur intégrité et de leurs divers modes d'altérations dans l'études des fonctions.

2. *Humeurs récrémentitielles transitoires.* — Dans ce groupe d'humeurs rentrent le liquide des vésicules de de Graaf, le sperme, etc.

Ces humeurs remplissent le rôle de milieu, surtout par rapport à certains éléments qu'elles tiennent en suspension, ayant des usages importants et relatifs aux fonctions de nutrition et de reproduction.

1° Elles doivent de pouvoir remplir ce rôle relatif à la perpétuation de l'espèce, par la génération des individus, surtout à ce que dans leur composition entrent de l'eau, des sels et des principes cristallisables d'origine organique, spéciaux, réassimilables, et une substance organique coagulable abondante, assimilable.

2° Elles offrent peu de rapports avec la paroi qui les produit.

Ce sont des produits (1) qui concourent à la génération. Ils présentent cette particularité que les substances organiques analogues à celles qu'on trouve dans les mucus y sont très-abondantes. Les sels y existent proportionnellement en plus grande quantité que dans les humeurs permanentes dont j'ai parlé tout à l'heure. On n'y voit presque pas de substances cristallisables d'origine organique, si ce n'est dans le lait, où se trouve du sucre de lait et des corps gras en quantité notable. Ces humeurs jouent généralement un rôle physique ou chimique; un rôle chimique relatif à la rénovation nutritive, comme le lait en particulier, qui

____

(1) Voy. Littré et Robin, *Dictionnaire de médecine,* dit de Nysten, 12ᵉ édit. Paris, 1865, art. PRODUIT.

sert d'aliment ; ou bien un rôle physique, comme les liquides de la prostate et des glandes de Cowper, qui servent à la transmission des spermatozoïdes du dedans au dehors de l'appareil génital mâle, et qui remplissent, par rapport aux spermatozoïdes et aux ovules, le rôle d'un milieu dans lequel vivent ces éléments.

C'est là un fait important que de voir les humeurs dont je parle, comme toutes les humeurs en général, excepté les excrémentitielles, remplir, par rapport aux éléments anatomiques qu'elles tiennent en suspension, de quelque part qu'ils viennent, le rôle d'un milieu dans lequel ces éléments peuvent vivre et manifester leur propriété fondamentale pendant très-longtemps. Ainsi, des leucocytes, des spermatozoïdes, des hématies, qui se trouvent naturellement ou accidentellement en suspension dans ces liquides, continuent à s'y nourrir ; ils s'y modifient et s'hypertrophient souvent, comme on le voit dans les kystes de la mamelle, qui renferment des liquides analogues au lait, et qui ont la composition de la matière liquide appelée sérum du lait. Mais ces liquides ne sont ni organisés ni vivants. Cette particularité est surtout importante, lorsqu'il s'agit des spermatozoïdes, par rapport auxquels les liquides dont je viens de parler ne jouent que le rôle d'un milieu dans lequel ils peuvent vivre très-longtemps, pourvu que la température soit maintenue à un degré convenable.

J'insiste sur ce point, parce que des auteurs ont pensé que ces liquides étaient vivants, d'après ce seul fait que les éléments anatomiques qui y séjournent peuvent continuer à s'y nourrir et peuvent s'hypertrophier ; mais ils ne sont nullement soumis à un mouvement de rénovation moléculaire incessant, comme les plasmas, pas plus que l'atmosphère n'est vivante par rapport à nous, et que l'eau n'est vivante par rapport aux poissons qui s'y développent, etc.

b. Humeurs excrémento-excrémentitielles. — Ce groupe des humeurs produites ou de sécrétion est le plus nombreux en espèces ; il renferme les salives, les mucus en général remarquables par leur viscosité, la bile, etc. Ces humeurs sont surtout caractérisées parce qu'elles contiennent des substances organiques difficiles à coaguler, généralement visqueuses, qui en forment la partie constituante principale.

C'est à une substance organique ordinairement liquide ou demi-liquide que ces produits de sécrétion doivent leurs propriétés essentielles ; c'est à cette substance organique qu'ils doivent de remplir un rôle physique ou chimique important dans quelques fonctions, comme le font le suc gastrique et le liquide pancréatique dans la digestion. Dans la bile, il faut y joindre les cholates et les choléates de soude, qui remplissent un rôle assez important. Mais la bile seule est dans ce cas ; toutes les autres humeurs de ce groupe, toutes celles qui reçoivent d'une manière générale le nom de *mucus*, doivent leurs propriétés caractéristiques à une substance organique liquide qui est presque toujours visqueuse, c'est-à-dire susceptible de se gonfler et de fixer une quantité d'eau considérable sans se dissoudre dans ce fluide dont elle retient pourtant une masse qui dépasse de beaucoup son propre poids. Ces liquides, à l'exception de la bile, ne renferment presque pas de corps cristallisables d'origine organique.

Ces humeurs offrent une particularité importante, c'est qu'elles présentent de grandes analogies, au point de vue chimique, avec l'épithélium qui tapisse les conduits sécréteurs dont elles dérivent. Ainsi, lorsqu'on prend ces épithéliums, ou le tissu glandulaire lui-même d'où dérivent ces humeurs, on peut y trouver les propriétés physiques ou chimiques fondamentales qui caractérisent ces fluides. C'est ce qu'on a noté depuis très-longtemps pour l'épithélium des glandes salivaires, pour celui du pancréas, etc.

C'est à ce groupe d'humeurs que se rattachent les fluides qui, chez certains animaux, portent le nom de venins. Les venins sont des humeurs d'une espèce particulière sécrétées par des glandes spéciales, distinctes des glandes salivaires proprement dites. Ils doivent leur propriété essentielle à une substance liquide, coagulable, non plus par la chaleur ou par l'acide acétique, mais par l'alcool ou certains sels métalliques. Cette substance organique, qu'on peut extraire de l'humeur, conserve ses propriétés après la dessiccation, pendant un temps indéfini, tant qu'elle n'entre pas en putréfaction. De même que le liquide pancréatique doit ses propriétés à la pancréatine et la salive à la ptyaline, c'est à cette substance appelée *échidnine* que les venins doivent leurs propriétés essentielles.

Toutes ces humeurs sont susceptibles de subir certaines modifications pathologiques spéciales, en conséquence desquelles leur substance organique liquide passe à l'état virulent.

Du reste, d'autres fluides, les plasmas du sang, du chyle et de la lymphe sont dans le même cas. Toutes ces humeurs peuvent passer à l'état virulent par suite de modifications isomériques de leurs substances coagulables liquides.

C. *Humeurs excrémentitielles ou excrétions ou Humeurs de désassimilation*. — Elles sont en quelque sorte l'antithèse des humeurs constituantes. Ce sont : 1° la sueur axillaire; 2° la sueur proprement dite ; 3° l'exhalation pulmonaire; 4° l'urine ; 5° le liquide amniotique; 6° le liquide allantoïdien. Aucun de leurs principes n'est formé dans l'organe *excréteur* (mais non sécréteur) qui les fournit. Ces principes sont formés ailleurs, dans les tissus ; ils se trouvent surtout dans le sang artériel et peu ou pas dans le sang veineux des parenchymes qui les excrètent.

Ces produits sont riches en principes cristallisables d'origine organique. Ils ne contiennent pas de substances organiques ou presque pas normalement, et celles qui s'y trouvent viennent des parois des réservoirs et non du parenchyme qui les produit. Aussi les calculs y sont fréquents faute de dissolvants, dès qu'il y a excrétion exagérée, fait coïncidant avec des troubles de l'assimilation dans tel ou tel tissu général. Le passage des substances organiques dans ces humeurs est un symptôme grave. Elles ne deviennent pas virulentes comme sont susceptibles de le faire toutes les précédentes.

2° Il n'y a pas de rapports entre leur composition et celle des épithéliums de la paroi organisée qui les produit.

3° Elles ne remplissent pas de rôle spécial propre, et leur composition immédiate est telle que leur séjour dans l'économie, au delà d'un certain temps, est nuisible.

Revenons maintenant sur quelques-uns des caractères de ces humeurs. Elles renferment des principes de la première et de la deuxième classe en proportion presque égale en dehors de l'eau qui est prédominante. Cette eau tient en dissolution des sels minéraux à l'égard desquels se trouvent dissous des sels insolubles d'origine organique. Ces liquides ne contiennent pas de substance coagulable. On trouve bien dans l'urine un peu de substance coagulable ; mais c'est un mucus ne venant pas du rein ; il vient de la paroi des conduits qu'a traversés l'urine, c'est-à-dire des uretères et de la vessie. Ces humeurs ne remplissent aucun rôle ni physique ni chimique dans l'économie, elles sont purement excrémentitielles, et une fois qu'elles sont produites, elles demandent à être expulsées sans quoi elles deviennent promptement nuisibles. Leur composition immédiate n'a aucun rapport avec celle de l'épithélium de l'organe qui les a versées. Je vous disais tout à l'heure qu'il y a une grande analogie entre les propriétés des humeurs du groupe précédent et l'épithélium des glandes qui les produisent. Or, il n'en est plus ainsi lorsqu'on compare le tissu du rein, par exemple, au liquide qu'il a séparé par emprunt de principes existants déjà tout formés dans le sang artériel.

Je rappellerai, à propos de ces humeurs, que toutes les fois qu'il s'y trouve des substances organiques en quantité exagérée, c'est un fait pathologique. Ainsi, le passage dans l'urine de l'albumine, de la fibrine, en proportion facilement appréciable, est un fait pathologique et un fait pathologique grave, tandis que c'est là le cas normal pour les autres humeurs que nous avons étudiées jusqu'à présent.

Une autre particularité très-importante à rappeler encore, c'est que les principes qui se trouvent dans ces humeurs existent tous dans le sang. Ainsi, les principes de la sueur, de l'urine, sont formés ailleurs que dans le sang, ailleurs que dans l'organe qui les excrète, ailleurs que dans le rein et dans les glandes sudoripares. En un mot, ces organes ne font que les séparer du sang, tandis que dans les humeurs précédentes, généralement la glande a fabriqué un principe spécial à l'humeur dont il s'agit. Le sang de l'artère rénale renferme tous les principes que l'on trouve dans l'urine, tandis que le sang de la veine rénale ne les renferme plus, ou n'en renferme que des quantités bien moindres. S'agit-il, au contraire, des liquides pancréatique ou biliaire, ou du lait, on ne trouve, ni dans le sang artériel, ni dans le sang veineux, les principes caractéristiques de ces liquides. C'est dans le tissu des glandes correspondantes que ces composés ont été fabriqués.

Vous voyez donc qu'au point de vue de leur origine, les humeurs du dernier groupe diffèrent beaucoup des précédentes, et qu'il faut se garder de confondre, au point de vue physiologique, comme on le voit faire parfois, les humeurs excrétées avec les autres humeurs. Vous verrez enfin qu'il y a des différences anatomiques correspondantes qui font que le rein n'est pas un parenchyme glandulaire comparable au pancréas, au foie ou à la mamelle, par exemple.

D. Je devrais ici vous parler encore des caractères généraux des parties demi-liquides ou liquides, qui ont reçu de Blainville le nom de *produits immédiats ;* mais l'heure me pressant, je renvoie cet exposé à celles des dernières leçons de ce semestre dans lesquelles je vous décrirai ces produits.

Tels sont, en abrégé, les caractères essentiels des humeurs.

En fait, vous voyez que dans l'étude de chaque humeur il faut se préoccuper : 1° de ses caractères physiques, puis de sa composition, ainsi que je viens de le faire ; 2° des rapports que présente chaque humeur avec les parties solides dont elle vient ; 3° du rôle qu'elle remplit. Tels sont les trois points essentiels à considérer. Il y a de plus à étudier, chemin faisant, soit les altérations que présente sa composition, et surtout celles qui sont en corrélation avec les lésions existant dans les solides dont elle provient ; il faut signaler enfin les modifications consécutives qui résultent de ces altérations, quant au rôle rempli par cette humeur.

DEUXIÈME LEÇON

ÉTUDE DE CHAQUE ESPÈCE D'HUMEURS EN PARTICULIER
ET SPÉCIALEMENT DU SANG.

A. — Première division. — Des humeurs constituantes.

Dans la dernière leçon, j'ai traité des caractères communs à tous les liquides de l'économie, et j'ai montré que dans cet ensemble de fluides il fallait établir plusieurs divisions qui sont fondées sur des différences relatives à la constitution de chaque espèce d'humeur, non moins que sur les dissemblances du rôle physiologique qu'elles remplissent.

Je vais commencer aujourd'hui l'histoire particulière de ces liquides. Je rappellerai que le premier groupe de ces liquides de l'économie comprend ce qu'on appelle les *humeurs constituantes*, etc., des liquides qui prennent part d'une manière directe à la constitution d'un certain nombre d'appareils de l'organisme, et qui offrent comme caractère important d'être contenus dans des cavités ou dans des conduits qui sont clos de toutes parts. Ainsi, les liquides de ce premier groupe, le sang, le chyle et la lymphe, ne sont jamais mis normalement en communication directe avec l'extérieur.

Vous allez peut-être dire que le péricarde et le péritoine sont dans le même cas, en ce sens que les sérosités péritonéales et péricardiques sont contenues dans des cavités closes qui ne sont jamais en communication avec le dehors. Eh bien, cela est vrai pour les animaux à température constante, mais pour un très-grand nombre d'animaux à température variable, on sait que le péricarde communique avec le péritoine et que le péritoine communique avec l'extérieur par des conduits particuliers qui mettent ainsi ces séreuses en continuité avec la peau, de la même manière que le péritoine se continue avec la muqueuse des trompes chez les femelles des mammifères.

Les fluides du groupe des constituants sont organisés, et ils sont doués d'une seule propriété d'ordre organique ou vital, la nutrition, la plus simple de toutes, et même cette rénovation moléculaire continue est bien plus énergique dans les fluides sanguins et lymphatiques que dans les éléments anatomiques solides. Ce fait est des plus intéressants, parce qu'en raison même de cette énergie des qualités d'assimilation et de désassimilation, ce fluide peut servir d'intermédiaire entre le milieu extérieur et les parties solides qui sont les agents directs des actions essentielles qui se passent dans l'économie. C'est ce que je vous ai déjà indiqué dans la dernière séance, en vous disant que les liquides du groupe des constituants servent en quelque sorte de milieu intérieur pour l'organisation, en ce sens qu'ils fournissent incessamment des matériaux d'assimilation aux parties solides, et qu'ils reçoivent incessamment les matériaux qui ont suffisamment servi dans l'épaisseur des éléments anatomiques solides.

C'est grâce à cette énergie des qualités de nutrition, de rénovation moléculaire continue, d'assimilation et de désassimilation que les humeurs dont je parle peuvent remplir ce rôle si important. Ainsi, comme conséquence nécessaire en quelque sorte de ces particularités, nous voyons ces fluides être, plus fréquemment que tous les autres, atteints d'altérations directes provenant, soit des matières ingérées, soit des matières restituées par les solides.

C'est encore pour cela qu'on voit un très-grand nombre d'affections dériver d'altérations primitives du sang. Or, ces altérations primitives du sang ne peuvent être connues et interprétées qu'à la condition que chacune des parties constituantes de ce liquide aura été étudiée individuellement. Aussi est-ce par là que je commencerai cette étude.

Vous vous rappelez que dans cette énumération des caractères généraux de ce premier groupe d'humeurs, j'ai eu soin d'insister sur cette opinion de beaucoup d'auteurs qui disent que le sang est de la chair coulante et qui croient ainsi avoir défini le sang. Eh bien, il n'y a pas de plus mauvaise définition du sang que celle-là, attendu que le sang est aussi bien de l'urine ou de la bile coulantes que de la chair coulante ; car il y a un échange incessant entre les matériaux venant des aliments et de la respiration, et ceux qui sont restitués au sang par les parties solides comme les muscles, les nerfs, etc. ; matériaux qui, une fois qu'ils ont accompli leur rôle, deviennent nuisibles et sont destinés à être rejetés par les urines, la sueur, ou par l'exhalation pulmonaire, lorsqu'il s'agit de l'acide carbonique.

Ceux-là méconnaissent encore plus ces données fondamentales sur le rôle des milieux en général et sur celui de *milieu intérieur* que remplit le sang, qui disent que ce dernier est un *tissu*, ou même chose plus absurde s'il est possible, qui l'appellent un *organe*.

Il importe donc d'être bien fixé sur les caractères relatifs à la constitution de ces liquides et de savoir que ce n'est pas par un mot plus ou moins poétique qu'on définit une humeur, un solide ou quelque autre partie du corps que ce soit.

Première espèce. — Du sang.

L'étude du sang consiste à déterminer d'abord quels sont les caractères physiques généraux qu'il présente, et ensuite à étudier, comme nous l'avons fait pour les éléments anatomiques, la constitution en principes immédiats ou en éléments anatomiques de ce liquide. Cette constitution une fois étudiée, il devient possible de donner une description d'ensemble synthétique de cette partie du corps. Alors aussi il est possible de se rendre compte exactement, grâce aux connaissances antécédemment acquises, de chacun des phénomènes que peut présenter ce liquide, selon qu'on l'examine dans la veine porte, dans les vaisseaux pulmonaires, dans les capillaires généraux ou dans ceux des parenchymes glandulaires ou non glandulaires.

Je vais donc commencer par donner la description des caractères les plus généraux du sang, puis j'étudierai chacun des groupes de principes immédiats qui prennent part à la constitution de ce liquide. Vous verrez que dans cette étude nous aurons des applications importantes à faire à la médecine et à la physiologie ; mais je ne les développerai pas longuement, car je dois ici éviter d'empiéter sur les cours de physiologie et de médecine.

Sur les caractères extérieurs du sang.

Comme vous le voyez, le sang est un liquide qui remplit les artères, les veines et les capillaires, d'une couleur rouge, tantôt vermeille, tantôt foncée, virant au pourpre, doué d'une certaine viscosité et dont la densité varie de 1052 à 1057 en moyenne. Il est donc moitié plus lourd que l'eau.

Cette densité est due à ce qu'il entre dans la constitution de ce liquide, outre de l'eau, une certaine quantité de principes appartenant à des espèces très-nombreuses dont les uns viennent directement du dehors, et dont les autres sont fournies au sang des capillaires par les éléments anatomiques même des tissus interposés à ces conduits.

Il existe, dans l'organisme, 1 kilogramme de sang pour 10 à 13 kilogrammes de parties solides. C'est là un fait important qui indique une relation de quantité entre les liquides constituants comme le sang et le parties solides. D'après cette relation, on peut calculer approximativement, pour un poids donné, à un âge déterminé, quelle est la quantité de sang que renferme l'appareil circulatoire et voir que, selon les constitutions et les âges, on peut trouver 1 kilogramme de sang pour 10, 12, 13 kilogrammes de parties solides.

Alcalinité du sang.

Le sang a une saveur légèrement salée, une faible odeur *sui generis* et il réagit alcalin chez tous les animaux, tant à l'état normal que dans toutes les conditions morbides où il a été examiné. Nous verrons plus oin que cette réaction est due aux carbonate et phosphate basiques de soude du plasma.

Scherer affirme avoir trouvé parfaitement neutre le sang qui venait d'être extrait de la veine par une saignée. Vogel, qui rapporte ce fait sans le nier, et sans même le discuter, remarque cependant qu'il n'a jamais rien observé de semblable. « Pour ma part, remarque M. Andral, je dois noter que l'état d'alcalinité du sang est, à mes yeux, une loi générale à laquelle jusqu'à présent je n'ai pas trouvé d'exception. Quant aux cas dont Vogel a également parlé, et dans lesquels on aurait trouvé le sang acide, je ne saurais les admettre ; il va d'ailleurs sans dire que ma négation ne s'applique qu'au cas où le sang examiné était celui d'individus vivants. Vogel affirme, en effet, avoir quelquefois trouvé le sang acide après la mort ; mais cette acidité était alors un résultat de la décomposition éprouvée par le sang : ce n'était plus un fait de maladie (Andral, *Comptes rendus de l'Académie des sciences*, 1848). »

Séparation du sang en caillot et en sérum.

Lorsqu'on abandonne le sang à lui-même, il se sépare facilement et spontanément en deux parties distinctes, une partie solide qu'on appelle le *caillot* et une partie liquide qu'on appelle le *sérum*, dans la proportion de 667 grammes environ contre 333 de caillot non desséché. Ce caillot est constitué en très-grande partie par des éléments anatomiques en suspension qui sont des hématies et des leucocytes. Puis il est composé, en outre, par une petite quantité d'un principe particulier qu'on appelle fibrine et que j'aurai à décrire plus tard. Voilà ce qui frappe d'abord lorsqu'on examine le sang en dehors des vaisseaux, après que l'on a constaté qu'il est liquide, qu'il a telle couleur, telle densité, etc.

Si, au contraire, on observe le sang dans l'intérieur des vaisseaux, on remarque que là il n'est réellement constitué que par deux parties fondamentales, par une partie fluide, le plasma, puis par des éléments anatomiques en suspension que j'ai nommés tout à l'heure, les leucocytes et les hématies. On peut, en se plaçant dans certaines conditions expérimentales, en employant certains moyens, séparer les leucocytes et les hématies du plasma.

On reconnaît alors que c'est un des principes du plasma, doué de la propriété de se coaguler spontanément, qui, en se solidifiant, a entraîné les éléments anatomiques en suspension, en laissant un résidu qui constitue le sérum et qu'il importe conséquemment de ne pas confondre avec le *plasma*.

Dans ces expériences, on constate, d'une manière péremptoire, que la fibrine, dans le sang, n'est pas à l'état de dissolution ni à l'état de suspension sous forme de granulations ou de fibrilles extrêmement fines, très-flexueuses et très-molles, comme on l'a cru quelquefois. En un mot, on constate que l'état solide de la fibrine ne s'acquiert que dans certaines conditions déterminées qui amènent le phénomène dit de la coagulation sur lequel je reviendrai plus tard, parce qu'il est des plus importants, mais qui, je dois le dire de suite, est essentiellement différent des phénomènes de cristallisation, ainsi que de ceux de genèse ou de génération des éléments anatomiques. J'ai déjà signalé toutes ces particularités, mais j'y reviens incessamment, parce que je ne puis ouvrir un livre d'anatomie ou de médecine sans voir confondus ces trois ordres de faits, cristallisation, génération d'éléments anatomiques et coagulation. Ce sont là, je le répète, trois phénomènes radicalement différents les uns des autres, dans lesquels il n'y a de commun que le passage de certains corps de l'état liquide à l'état solide, mais n'ayant pas d'analogie, quant aux actes moléculaires essentiels dont résulte ce passage à l'état solide, avec prise de forme spéciale ou restant subordonnée à celle des parties ambiantes.

J'en reparlerai du reste encore en étudiant la coagulation de la fibrine. Mais je dois dire déjà que dans ce phénomène plus ou moins passager de l'état fluide à l'état solide de la fibrine, il y a un changement isomérique analogue à celui qui survient lorsque, sous certaines influences, on voit l'amidon dans l'eau passer de l'état solide à l'état fluide en se transformant, par exemple, en dextrine. Ces particularités, je le répète, sont des plus importantes, et il faut nécessairement les prendre en considération, en physiologie et en pathologie.

Ainsi, le plasma et les éléments anatomiques en suspension, telles sont les deux parties fondamentales qui prennent part à la constitution du sang tel qu'il est dans les vaisseaux. Laissons de côté, pour un moment, les modifications en quelque sorte accidentelles qu'il subit lorsqu'il est retiré des vaisseaux, modifications sur lesquelles je reviendrai à propos de l'albumine et de la fibrine. Nous connaissons déjà les hématies ou globules rouges et les leucocytes ou globules blancs en tant qu'éléments anatomiques du groupe des cellules ; je n'ai donc pas besoin de les étudier ici de nouveau, et vous pourrez vous guider sur le tableau ci-contre pendant l'exposé des détails qu'il me reste à vous donner.

COMPOSITION DU SANG SUR 1000. DENSITÉ 1052 À 1057.

Éléments anatomiques en suspension :
320 à l'état frais, chez l'homme.
300 chez la femme.

1. Globules rouges ou hématies, densité 1088.
2. Leucocytes, 1 pour 300 hématies, densité 1070.
3. Oxygène.
4. Hydrogène.
5. Azote.

Plasma 680 à 700. Densité du plasma, 1028.

Principes de la 1re classe.

1. Eau.
2. Chlorure de sodium, 3,359.
3. Chlorure de potassium, 0.546.
4. Chlorhydrate d'ammoniaque.
5. Sulfate de potasse, 0,288.
6. Sulfate de soude.
7. Carbonate de soude, 1,200.
8. Carbonate de potasse.
9. Carbonate de chaux.
10. Carbonate de magnésie.
11. Phosphate de soude, 0,671.
12. Phosphate de potasse.
13. Phosphate de magnésie, 0,218.
14. Phosphate de chaux, 0,298.
15. Silice.
16. Phosphate de fer?
17. Cuivre, plomb et manganèse, des traces à un état inconnu.

Principes de la 2e classe.

1. Acide carbonique.
2. Lactate de soude.
3. Lactate de chaux?
4. Hippurate de soude.
5. Pneumate de soude.
6. Urates de soude, de potasse, de chaux et d'ammoniaque.
7. Inosate de soude.
8. Sudorates alcalins.
9. Urée, 0,177.
10. Créatinine.
11. Créatine.
12. Inosite.
13. Leucine.
14. Hypoxanthine.
15. Oléate de soude.
16. Margarate de soude.
17. Stéarate de soude.
18. Valérate de soude.
19. Butyrate de soude.
20. Oléine.
21. Margarine
22. Stéarine.
23. Matière grasse phosphorée (lécithine).
24. Séroline, 0,025.
25. Cholestérine, 0,100.
26. Glycose, 0,002.

} 1,772.

Principes de la 3e classe.

1. Biliverdine, des traces.
2. Hémaphéine, *id.*
3. Plasmine: sèche. 25 p. 1000.
   A. Fibrine proprement dite : sèche, 3 : humide, 15 environ. } a. Artérielle. b. Veineuse.
   B. Fibrine soluble : sèche, 22 ; humide, 110. } Albumine des auteurs.
4. Sérine : sèche, 53 ; humide 371.
5. Peptone : sèche, 4 ; humide, 28.

Je vous rappellerai que les hématies ont une densité de 1088, tandis que le plasma sanguin a une densité de 1028 à 1030. Les globules rouges sont donc plus denses que le sang pris dans son ensemble, et le plasma, considéré isolément, est moins dense qu'eux ; il est moins dense que le sang, envisagé comme un tout avec toutes ses parties constituantes, et la moyenne se trouve être de 1052 à 1057, qui est la densité habituelle du sang. En vous rappelant le nombre 1050, vous ne ferez jamais une grande erreur sur la densité du sang, car quelquefois elle est même un peu inférieure à ce chiffre.

Sur les globules rouges du sang.

Voyons maintenant quelle est la proportion des éléments anatomiques en suspension par rapport au plasma, et je vous prie de bien remarquer que les chiffres que je vous indiquerai ne seront jamais des quantités absolues ; car il n'y a pas d'élément ni de principe immédiat dont la quantité ne soit en voie incessante de variations légères dans le sang. Ce qu'il y a d'important c'est de se rappeler des proportions entre les parties constituantes du sang.

A l'état frais, on trouve, chez l'homme, des hématies dans la proportion de 302, chez la femme, 320 et même jusqu'à 400, sur 680, 780 et 600 de plasma. Il est quelques individus, surtout chez les jeunes sujets, qui renferment jusqu'à 400 d'hématies humides pour 600 de plasma.

Il est important de noter que chez le nouveau-né les proportions sont inverses.

Au moment de la naissance on trouve, en effet, 600, 680, 700 de cellules en suspension (hématies et leucocytes réunis), sur 300, 320 et 400 de plasma. Et puis, au fur et à mesure qu'on s'éloigne du moment de la naissance, on voit la quantité de plasma devenir de plus en plus abondante par rapport à la quantité des cellules en suspension. Si, au contraire, on remonte dans la vie intra-utérine, plus on se rapproche de l'état embryonnaire, plus on voit la quantité de globules être considérable.

Vous comprendrez très-facilement la raison de ce fait. En effet, chez le fœtus pendant la durée de la vie intra-utérine, le plasma est fourni entièrement par la mère, et c'est un plasma qui est apte immédiatement à l'assimilation et que le fœtus n'élabore que très-secondairement. Aussi, au fur et à mesure qu'il est fourni par la mère, il est assimilé par le fœtus, de telle manière que le plasma n'a pas le temps, en quelque sorte, d'augmenter de quantité proportionnellement à l'augmentation de la quantité des hématies.

Au contraire, à partir du moment de la naissance, le nouveau-né absorbe une quantité de liquide et de matières solides dissoutes de plus en plus grande au fur et à mesure qu'il avance en âge. Alors on voit la quantité de plasma l'emporter graduellement sur la quantité des cellules en suspension. C'est là un des faits qu'on doit le plus prendre en considération parce qu'il est en rapport avec des phénomènes physiologiques très-importants eux-mêmes, lorsqu'on vient à les étudier comparativement pendant la vie intra-utérine et pendant la vie extra-utérine. Je veux parler des phénomènes de nutrition proprements dits, de ceux de développement et de sécrétion.

Il y a donc, dans le sang, chez le fœtus, une quantité de plasma inférieure à celle des éléments anatomiques, par la raison que ce plasma est fourni par la mère tout prêt à être assimilé, et qu'il l'est en effet promptement.

Voilà donc des particularités relatives à la constitution du sang, qui nous montrent les causes de la variation de densité et de la richesse en liquide d'une manière comparative pendant la vie intra et extra-utérine.

Les hématies apparaissent dans le sang après la formation des conduits sanguins et du sérum qui les remplit, c'est-à-dire vers le dixième jour après la fécondation : elles durent autant que l'organisme même. Ce sont après la mort les premiers éléments anatomiques qui se détruisent. Ils ont par conséquent une durée moindre que celle de la plupart, sinon de tous les autres éléments anatomiques. Ce qui précède s'applique à l'ensemble de tous les globules ; mais on ne sait nullement de combien de jours, mois ou années, est la durée de chaque globule pris à part. Bien que l'observation directe n'ait pas encore prouvé d'une manière absolue si les hématies s'atrophient jusqu'à disparition complète dans certaines circonstances pour se reproduire dans des conditions autres, les analyses du sang faites pendant la chlorose, etc., autorisent à l'admettre. Il en résulte que selon l'état dans lequel est l'organisme, des globules disparaissent après avoir vécu un temps qui ne peut être déterminé, et d'autres naissent facilement dans des conditions opposées ou après la saignée (1).

Les hématies sont des corps solides et élastiques, mais doués d'une certaine mollesse. Leur consistance et leur élasticité varient suivant les conditions dans lesquelles elles se trouvent. Les globules du sang qui viennent d'être mis au contact de l'air ou de l'oxygène et qui ont pris une couleur rouge résistent plus que les autres lorsqu'ils ont à traverser un obstacle, et une fois qu'ils se sont allongés et l'ont franchi, ils reprennent brusquement leur forme, ce qui indique relativement une consistance ferme et une grande élasticité. Un phénomène inverse s'observe dans le sang non oxygéné : ici les hématies s'allongent plus facilement, si l'obstacle présente une saillie ou un éperon le globule s'applique sur lui et se courbe, jusqu'à ce qu'il soit entraîné d'un côté plutôt que de l'autre ; et quand un rétrécissement est franchi il reprend lentement sa forme. Plus le sang reste ensuite sans contact avec l'air, plus le phé-

(1) Voy. Ch. Robin, *Sur quelques points de l'anatomie et de la physiologie des globules du sang* (*Journal de la physiologie*. Paris, 1858, in-8, p. 283).

nomène est prononcé ; les hématies devenues molles se déforment avec facilité dès qu'elles sont contiguës, elles deviennent polyédriques au moindre contact et s'accumulent, il faut un courant de sérum plus fort qu'à l'ordinaire pour les séparer. Elles finissent même par s'étirer au moindre obstacle qu'elles rencontrent, à la manière d'une goutte d'un liquide visqueux ne pouvant se mêler avec celui dans lequel il flotte ; elles reprennent ensuite leur forme mais avec lenteur. L'addition au sang de chlorhydrate d'ammoniaque, de soude, de potasse ou d'ammoniaque étendues en petite quantité, déterminent ce même ramollissement et la diminution de l'élasticité des globules. En trop grande quantité, ces alcalis finiraient par dissoudre les hématies, ainsi qu'on le verra plus loin.

Les hématies qu'on examine dans les capillaires des animaux encore vivants offrent des particularités analogues lorsque la respiration est gênée. On observe aussi que dans les vaisseaux où le sang s'arrête et s'accumule pendant l'expérience, par suite de compression de l'un de ces conduits, les hématies deviennent molles au bout de quelques instants, se déforment alors par pression réciproque et sont d'autant plus difficiles à mettre en liberté que l'arrêt de mouvement a duré plus de temps, et que, par suite le ramollissement a été plus considérable.

Les hématies ont une densité plus grande que celle du plasma du sang et que celle du sérum du sang défibriné. Elle est de 1,088 et celle du sérum de 1,028. Aussi se déposent-elles dans l'un ou l'autre de ces liquides en repos, même dans les vaisseaux de l'animal vivant, lorsque la circulation vient à y cesser par une cause quelconque. Il en est encore ainsi dans les cas où le sang s'épanche dans une cavité normale ou accidentelle du corps, pourvu qu'une autre humeur plus dense ou plus visqueuse que le plasma, telles que les mucus, ne se mélange pas au fluide épanché. Cette différence de densité entre les éléments anatomiques en suspension et le liquide où ils flottent n'est pas très-grande, ce que montre la lenteur avec laquelle ils se déposent, mais elle l'est suffisamment pour que le mouvement ou l'agitation continuelle du liquide soit une condition indispensable du maintien en suspension des globules ; et ce dernier fait lui-même est une condition d'accomplissement de l'échange réciproque entre les gaz du milieu extérieur et ceux que tiennent en dissolution les globules. Cette différence de densité des globules et du sérum joue un rôle dans la production des phénomènes d'hypostase et de coloration des parois vasculaires lorsqu'après la mort tout mouvement du cœur a cessé : le sang s'étant écoulé vers les parties déclives du cadavre autant que le permettent les ramifications des vaisseaux, ceux des globules qui ont été entraînés se déposent. Il doit en être de même dans les cas de syncope prolongée, et leur accumulation peut être une cause de difficulté du rétablissement de la circulation.

On donne le nom de *chiffre des globules du sang*, de *proportion* et de *poids des globules du sang* au nombre qui reste après qu'on a retranché du poids d'un caillot frais le poids de la fibrine et du sérum contenu dans le caillot d'une autre quantité égale du sang du même individu. Ce nombre indique non-seulement les poids réunis des globules rouges, des leucocytes (qu'on sait être en nombre variable d'un état morbide à l'autre) et d'une portion de graisse en suspension que n'entraîne pas la fibrine en se coagulant, mais il est encore entaché d'une source d'erreur plus considérable. C'est que dans l'analyse on suppose que la fibrine et le sérum renferment l'eau en quantité exactement proportionnelle à celle qu'on pourrait chasser des globules ; et alors quand on a retranché du poids du caillot frais : 1° le poids de la fibrine sèche que renferme le caillot d'une égale quantité de sang ; 2° le poids d'une quantité de sérum correspondant d'après le calcul à la quantité d'eau qu'on a chassée de ce caillot frais : le nombre obtenu est censé représenter la proportion des globules en poids dans le sang analysé.

Il est inutile d'insister pour faire sentir combien ce procédé est loin de donner un chiffre exact. Il est un des résultats fâcheux de la méthode adoptée, qui consiste à étudier les *substances organiques* desséchées, c'est-à-dire indépendamment de l'eau qui en est partie intégrante et sans laquelle elles ne comptent pas, comme partie constituante de l'économie ; en sorte que, bien que dans les analyses comparatives du sang dans les maladies et chez les animaux l'erreur soit toujours dans le même sens et semble ne rien changer à la relation que l'on cherche à établir entre la fibrine, le sérum et les parties en suspension dans le plasma, il n'en est pourtant pas tout à fait ainsi. En effet, en calculant le poids du sérum qu'on retranche d'après la quantité d'eau chassée du caillot, considérée elle-même comme eau du sérum seul, et qui est l'eau de la fibrine, des globules et du sérum interposés, on retranche plus, ou moins, qu'on ne devrait ; puis naturellement la quantité retranchée est faussée à mesure que varient la fibrine et les globules dont l'eau de constitution est attribuée au sérum, quand elle devrait être rattachée à ces parties solides, sans qu'on ajoutât le poids de substances solides que renferme le sérum qu'on retranche en trop du chiffre du poids du caillot.

Quoi qu'il en soit, en attendant que la connaissance des éléments anatomiques et des *substances organiques*, ainsi que la manière de les envisager, soit portée à un degré d'exactitude assez grand pour qu'on sente la nécessité de chercher des procédés qui donnent des résultats plus précis, je reproduirai ici les nombres obtenus par quelques-uns des expérimentateurs qui ont abordé ce sujet. Mieux vaut en effet posséder des résultats approximatifs que de n'en pas avoir. Leur multiplicité est peut-être un signe du peu de rigueur des moyens qui les font obtenir, à peu près comme le nombre des médications essayées contre une affection morbide témoigne de leur peu d'efficacité.

1° Dans l'état normal.

Maximum.	Moyenne.	Minimum.
0,140	0,127	0,110

2° État pathologique.

	Moyenne.	Minimum.
Dans 16 cas d'anémie commençante........	0,109	»
Dans 24 cas d'anémie confirmée	0,065	0,028

MM. Becquerel et Rodier contestent l'exactitude de la moyenne physiologique donnée par MM. Andral et Gavarret; ils leur reprochent de ne pas avoir séparé les résultats obtenus dans les deux sexes, et ils indiquent les rapports suivants :

	Maximum.	Moyenne.	Minimum.
1° Chez l'homme............	0,0152	0,1411	0,131
2° Chez la femme..........	0,1375	0,1272	0,113

Avant la menstruation, après qu'elle a cessé, enfin pendant tout le temps qu'elle reste incomplète et irrégulière, le chiffre des globules est inférieur à la moyenne physiologique.

Prévost et Dumas.	{ Sang de la veine porte d'un supplicié.	114,2
	{ Moyenne du sang veineux pris au bras.	129,2

	Veine porte. Globules humides.	Veines sus-hépatiques.
Sang de cheval, 5 heures après la pâture (1).	600,520 pour 1000 572,632	776,396 pour 1000 743,400
Sang de cheval, 10 heures après la pâture.	256,928	578,476

	Sang de l'artère splénique.	Sang de la veine splénique.
Sang de cheval (2).	303,840 431,190 642,440	796,000 750,440 705,160

(1) Lehmann, *Einige vergleichende Analysen des Pfortader- und Lebervenenblutes* (*Verhandlungen der K. Sächs. med. Gesellsch. der Wissensch.*, 1850 ; et *Canstatt's Jahresbericht.* Würzburg, 1852, in-4, p. 83).

(2) Funke, *De sanguine venæ lienalis.* Lipsiæ, 1850 ; et *Canstatt's Jahresbericht.* Würzburg, 1852, in-4, p. 81.

SANG DE CHEVAL (1).

Sang de l'artère carotide d'un cheval......... 132,31
— de la veine jugulaire du même.......... 122,94
— de la veine jugulaire d'un cheval entier vieux et usé..................... 128,44
— de la veine splénique du même........ 113,53
— de la veine jugulaire d'un cheval entier vigoureux, âgé de 15 ans............ 119,39
— de la veine splénique du même........ 109,99
— de la veine jugulaire d'un cheval vieux et usé, à jeun depuis 24 heures......... 128,44
— de la veine porte du même............ 128,40
— de la veine jugulaire d'un cheval vigoureux tué par accident, à jeun depuis 8 heures. 119,39
— de la veine porte du même........... 136,41

		Sang veineux.	Sang artériel.
CHEVAL SAIN	1	111,900	108,600
	2	82,300	88,500
	3	101,400	98,500
	Moyenne. .	98,666	96,866
CHEVAL POUSSIF............		121,500	113,900
CHEVAL avant la section des nerfs pneumogastriques.....			84,100
Le même, après section des nerfs pneumogastriques.....			103,200 (2).

NASSE..........

Chien..................... 128,85
Chat..................... 113,39
Cheval.................... 117,13
Bœuf.................... 121,87
Veau..................... 102,50
Chèvre................... 86,00
Brebis................... 92,42
Cochon................... 145,53

NASSE (3)......

Chiens..................... 148
Porcs..................... 105
Chevaux de trait........... 104
— de poste.................. 101
Chèvres................... 101
Bêtes ovines, espèce mérinos............ 101
— espèce anglaise, race Dishley... 95
Vaches.................... 101
Bœufs.................... 97

Il n'y aurait, comme le montre ce tableau, que le chien et le porc dont le sang contienne plus de globules que celui de l'homme. La force de constitution entraîne chez les différents individus d'une même espèce une augmentation très-appréciable du chiffre des globules. Chez les

(1) Béclard, *Rech. expérim. sur les fonctions de la rate et sur celles de la veine porte* (*Archiv. génér. de médecine.* Paris, 1848, t. XVIII, p. 143 et 325).

(2) Clément, *Recherches sur la composition du sang* (*Comptes rendus des séances de l'Académie des sciences de Paris*, 1850, t. XXXI, p. 289).

(3) Andral, Gavarret et Delafond, *Recherches sur la composition du sang de quelques animaux domestiques* (*Comptes rendus des séances de l'Académie des sciences de Paris*, 1842, t. XIV, p. 627).

jeunes agneaux, les globules sont proportionnellement plus abondants qu'à toute autre époque.

MM. Becquerel et Rodier ont constaté que dans toute maladie aiguë présentant un certain degré d'intensité, comme la pneumonie, la pleurésie, la bronchite, etc., il y a, dès le début, une diminution notable des globules. Cette modification continue à se produire pendant toute la durée de l'affection, et il n'est pas rare d'observer chez les convalescents un certain degré d'anémie.

La même modification se montre dans les maladies chroniques : elle se produit, il est vrai, d'une manière plus lente ; mais aussi, en raison de la longueur de la maladie, quelquefois même de son incurabilité, elle peut être portée beaucoup plus loin, en général, que dans les maladies aiguës, et déterminer une anémie très-prononcée.

	Pléthore (hommes)	138,00
	— (femmes)	131,50
	Phlegmasies (hommes)	128,00
	— (femmes)	118,60
	Fièvre typhoïde	127,40
	Fièvre éphémère	142,40
	Pleurésie	130,40
Becquerel et Rodier.	Pneumonie	122,50
	Bronchite aiguë (hommes)	129,20
	— (femmes)	115,30
	Rhumatisme aigu	118,70
	Chlorose	86,00
	Tubercules pulmonaires (hommes)	125,00
	— (femmes)	119,40
	Syphilis constitutionnelle	138,10

Six analyses du sang d'individus atteints de fièvres intermittentes (saignées pratiquées soit pendant l'accès ou dans la pyrexie) ont donné à MM. Andral et Gavarret les nombres suivants :

1er cas	127,9
2e cas	110,4
3e cas	109,5
4e cas	105,8
5e cas	105,0
6e cas (chlorotique)	68,8

Les notions de cet ordre n'ont pas conduit aux résultats utiles à la physiologie pathologique qu'on aurait pu en attendre ; il est donc inutile de reproduire les chiffres qui expriment un grand nombre de celles qu'on possède et qui n'ont d'intérêt qu'au point de vue de l'histoire de la science.

Les hématies, vues lorsqu'elles sont accumulées en grand nombre et à l'aide de la lumière réfléchie à leur surface avant d'arriver à l'œil, ont une couleur rouge qui diffère de nuance suivant les conditions dans lesquelles elles se trouvent. Elles sont d'un beau rouge vif, lorsqu'elles viennent d'être mises au contact de l'air et si l'on peut ainsi dire imbibées d'oxygène. Elles prennent une teinte d'un rouge violet ou noirâtre, d'un ton moins élevé que celui de la teinte précédente, lorsqu'elles tiennent en dissolution de l'acide carbonique. Lorsqu'on chasse cet acide carbonique par un courant d'azote ou d'hydrogène, ou par l'action du vide, elles prennent une teinte rouge intermédiaire aux deux précédentes et d'un ton moins vif.

C'est à l'existence des globules doués de cette coloration dans le plasma du sang que cette humeur doit sa couleur. C'est conséquemment à ces globules que les humeurs dans lesquelles du sang s'est épanché, telles que l'urine, la salive, les mucus, le liquide des kystes, doivent la teinte rougeâtre plus ou moins prononcée qu'elles acquièrent alors ; et la présence des globules au milieu d'elles devient le signe ou caractère pathognomonique de l'épanchement de sang.

Mais il importe de savoir que sous le microscope ce n'est pas la couleur qui fera distinguer les globules du sang, mais seulement leur forme et leur structure quelque simple qu'elle soit. Vus à l'aide de la lumière transmise par transparence, comme tous les objets qu'on examine à un pouvoir amplifiant un peu considérable, les hématies n'ont plus qu'une teinte jaune rosé pâle, qui ne rappelle nullement la belle teinte rouge qu'offrent les globules en suspension dans le sang. Cette particularité est toujours constatée avec surprise par les personnes qui observent pour la première fois des éléments du sang. Elle tient à ce qu'il arrive pour les hématies ce qui se présenterait pour une lame de verre rouge réduite à une pellicule très-mince que l'on placerait entre l'œil et la lumière ; la couleur serait à peine sensible, et pour l'apercevoir il faudrait mettre plusieurs de ces lamelles les unes sur les autres. Cette différence de coloration du même corps vu par lumière transmise et réfractée et par lumière réfléchie à sa surface, s'observe sur un trèsgrand nombre d'éléments anatomiques. Elle trouve son analogue dans ces solutions salines qui présentent une coloration toute différente suivant les conditions de réfraction ou de réflexion de la lumière dans lesquelles elles se trouvent.

Il faut remarquer que la couleur constatée à l'aide de la lumière réfléchie n'est pas due à une simple réflexion à la surface de l'objet ; ces matières étant demi-transparentes, la sensation perçue est le résultat de la réflexion de la lumière en partie par la surface, en partie et successivement de moins en moins par les portions profondes de la substance demi-transparente. Aussi, observés sous le microscope à l'aide de la lumière renvoyée obliquement sur eux, à l'aide d'un prisme ou d'un miroir disposé à cet effet (1), de manière que le moindre nombre possible de rayons les traverse, les globules du sang offrent une teinte d'un blanc d'argent mat tout particulier. Cette teinte ne passe au gris rosé que du côté des globules qui n'est pas éclairé et qui est tourné du côté de l'ombre que projettent chacun d'eux. Cette teinte particulière, mise en relief par l'ombre des globules dont la partie éclairée se présente en saillie à l'observateur, fait de ce mode d'examen un des plus curieux spectacles qu'on puisse voir sous le microscope.

Lorsqu'on prend le sang d'une saignée, qu'on vient à l'agiter et à le défibriner et qu'on laisse se déposer les éléments anatomiques dans une éprouvette graduée, on voit que si le dépôt formé par les globules rouges représente 300 divisions, on ne trouve au-dessus qu'une seule division d'une couche grisâtre formée par des leucocytes qui se sont accumulés à la superficie des globules rouges. C'est que les globules blancs sont un peu moins denses que les globules rouges, bien qu'ils soient plus lourds que le sérum.

Ainsi lorsqu'on a défibriné du sang et qu'on le laisse se déposer, on voit se former d'abord un dépôt de globules rouges et à la superficie une couche de globules blancs. On peut par ce moyen comparer des quantités d'égal volume de sangs d'origines diverses. On peut encore compter les globules blancs et les globules rouges dans le champ du microscope. Ces deux modes d'appréciation donnent les mêmes résultats à peu de chose près.

Sur les globules blancs du sang.

On trouve à l'état normal les leucocytes dans toutes les parties où existent les globules rouges du sang, ainsi que dans la lymphe. Dans les capillaires, dans ceux de deuxième et de troisième ordre surtout, ainsi que dans les petites artères et petites veines, ils sont appliqués contre la face interne du conduit, plutôt qu'en suspension dans le sérum du sang. Cette disposition s'observe, soit pendant la vie, soit pendant la mort de l'animal, tant que le plasma sanguin n'a pas transsudé hors des vaisseaux. Ce n'est que par moment qu'on voit ces globules blancs flotter dans le sérum avec les hématies.

Dans le sang coagulé après la mort ou dans un artère liée, ou dans un épanchement apoplectique ou autre, ou dans le caillot de la saignée, les leucocytes se rencontrent surtout vers la jonction de la portion de fibrine incolore avec celle qui est colorée par les globules rouges. Dans les

(1) Voy. Ch. Robin, *Du microscope et des injections.* Paris, 1849, in-8, 1re partie.

caillots polypiformes du cœur, dans ceux des veines et des artères, lorsque du liquide rougeâtre ou blanc crémeux, puriforme, se trouve au centre du caillot, presque toujours on y observe une quantité plus ou moins grande de leucocytes (1).

Dans les veines splénique, sus-hépatique, porte, rénale, et quelquefois des veines pulmonaires, les globules blancs se rencontrent quelquefois au nombre de un, deux, ou un peu plus, dans les amas de matière amorphe dont il a été question précédemment à propos des globules rouges. Ce fait a lieu chez l'embryon comme chez l'adulte, et ces amas sont peut-être plus nombreux encore chez le premier que chez le second.

Dans les vaisseaux lymphatiques du cou, du testicule et du pli de l'aine du cheval, les leucocytes sont très-souvent réunis en amas assez considérables pour être aperçus à l'œil nu, lors de l'écoulement du liquide, sous forme de très-petits grumeaux. Ce fait s'observe particulièrement lorsque, après avoir pratiqué deux ligatures sur des vaisseaux pleins de lymphe dans un faisceau [de ces conduits, afin de les enlever du cadavre encore chaud, on fait écouler cette humeur après son refroidissement en incisant ces vaisseaux. On les trouve chez les hommes dans les mêmes régions que celles que je viens de signaler chez divers mammifères, aussi bien dans les réseaux d'origine des lymphatiques avant les ganglions lymphatiques qu'au delà de ces glandes.

C'est dans ces diverses conditions que ces éléments ont reçu les noms de *globules de la lymphe, du chyle* et de *globules blancs du sang.*

Ces éléments se rencontrent en outre dans toutes les autres humeurs de l'économie, soit normales, soit accidentelles, dans lesquelles on les a pris longtemps pour des espèces différentes des précédents sous les noms de *globules du mucus, du pus, du colostrum*, etc. (2).

(1) Voy. *Chimie anatomique*, t. III, p. 263.
(2) Il n'est pas douteux que ceux qui, ne connaissant pas l'anatomie générale, sont imbus des hypothèses à l'aide desquelles on expliquait jusqu'à présent certains phénomènes dont elle seule pouvait donner l'explication, seront de prime abord portés à dire que le microscope est un instrument trompeur et qui ne doit pas être cru, puisqu'il montre que les globules blancs du sang et les globules du pus sont des éléments de même espèce et doués des mêmes propriétés. Leur opinion ne serait qu'une hypothèse erronée ajoutée à celles dont je viens de parler. Ce fait prouve uniquement combien nous sommes encore loin de connaître la réalité lorsque nous ne possédons que ce qu'enseigne l'œil nu ; il prouve, d'autre part, combien nous devons nous attendre à voir changer les idées préconçues (analogues à celles qui règnent encore sur les globules de pus, etc.), à mesure que nos acquisitions scientifiques sur les éléments anatomiques s'élèveront de l'état de simples notions de curiosité à celui de données scientifiques par la connaissance des rapports qui existent entre eux et des propriétés qui leur sont inhérentes. Nous verrons plus loin que le pus, comme toutes les autres humeurs, doit ses propriétés fondamentales au sérum ou plasma qui en constitue la plus grande masse, et non aux cellules qu'il peut tenir en suspension, bien que

De la quantité des leucocytes dans le sang. — Dans le sang, le nombre des leucocytes est beaucoup moindre que celui des hématies. D'une manière générale on peut dire qu'il y a environ 1 globule blanc pour 300 globules rouges.

Mais pour apprécier un peu plus exactement ce rapport numérique, il importe de se rappeler que sur le vivant une partie des leucocytes adhèrent, bien que faiblement, à la face interne des parois des capillaires, et qu'une partie seulement d'entre eux se trouvent en suspension dans le plasma. Il faut se souvenir également que ces globules mêlés aux hématies et entraînés avec elles par le plasma ont été adhérents aux parois des capillaires et se sont détachés plus ou moins facilement selon les régions et l'espèce de vaisseau rompu.

En outre, le nombre des leucocytes adhérents aux parois des capillaires diffère beaucoup d'une région du corps à l'autre. Ainsi, par exemple, ces éléments sont bien plus nombreux dans les capillaires de la rate, du foie, de la muqueuse intestinale, du poumon, du rein, de la pie-mère cérébrale et de la plupart des glandes que dans ceux de la peau, des muscles, du tissu lamineux, etc. Dans plusieurs des premiers organes que je viens de citer, ils forment par place une couche continue qui laisse çà et là des espaces libres plus ou moins étendus ; tandis que, dans les derniers, ils sont épars et écartés les uns des autres.

Ces faits là sont importants, et vous verrez, lorsque je parlerai des différences qui existent entre le sang des veines sus-hépatiques et celui de la veine porte, le parti qu'on peut en tirer. C'est précisément pour ne pas en avoir tenu compte qu'on a cru que des globules étaient détruits par certains organes, pendant que d'autres organes seraient chargés de fabriquer ces mêmes éléments détruits dans un autre appareil.

Lorsqu'on examine, sur une lame de verre divisée en carrés par des lignes écartées de 1 dixième de milimètre, combien il y a de leucocytes comparativement aux hématies dans le sang de la saignée ou qui s'écoule d'une piqûre faite à la peau, on arrive aux résultats suivants. On observe des différences notables. dans le rapport entre les globules blancs et les globules rouges d'un individu à l'autre, et sans qu'il soit possible d'établir à cet égard aucune loi. C'est ainsi que sur des hommes adultes,

---

celles-ci lui donnent sa couleur. Tous les tissus, même non disposés en membrane, mais mis à nu, ont la propriété de sécréter, chacun à sa manière, c'est-à-dire de séparer du sang chacun un liquide différent ; aussi voit-on le pus différer de fluidité, etc., d'un tissu à l'autre, au point d'être naturellement concret dans la cavité du globe de l'œil, sous la pie-mère, etc., sans que les leucocytes diffèrent d'un tissu à l'autre d'une manière aussi tranchée que semblerait le faire croire l'aspect extérieur du produit morbide.

également bien portants, de même âge à deux ou cinq ans près, on trouve que les leucocytes sont aux hématies comme 1 : 350 chez les uns, 1 : 500 ou environ chez les autres, et même comme 1 : 1000 ou 1200 chez d'autres. Généralement cette proportion est augmentée par tout ce qui active la circulation. Peut-être cela est-il dû à ce que les globules adhérents à la face interne des capillaires sont détachés et entraînés alors en plus grand nombre.

Une simple diarrhée, l'administration d'un purgatif tel que l'eau de Sedlitz, etc., suffisent pour amener une augmentation notable dans le nombre des leucocytes qu'on trouve mêlés aux disques rouges.

A partir de l'âge adulte jusqu'à la vieillesse avancée, c'est entre 1 : 300 et 400 qu'oscille le rapport des leucocytes aux hématies. Chez les femmes, les globules blancs semblent un peu plus nombreux, car le rapport varie entre 1 : 250 et 300.

Chez les embryons humains jusqu'au deuxième mois environ, les leucocytes sont plus abondants qu'ils ne le seront plus tard (1). Ainsi dans le sang des vaisseaux placentaires le rapport est comme 1 : 80 ou 100. Il en est de même chez les carnivores et le porc aux époques correspondantes. Chez les ruminants et les rongeurs le rapport n'est guère que 1 : 170 ou 180. Plus tard ce rapport diminue, et chez le nouveau-né humain on trouve généralement que les globules rouges sont aux globules blancs comme 1 : 100 ou 130 ; au bout d'un an ou deux ce rapport devient 1 : 200 ou environ, et se conserve à peu près tel jusqu'à l'âge de puberté. D'autre part, il est des avortons de quatre, cinq ou six mois dans le sang desquels les globules blancs sont plus nombreux de près du double que ne l'indiquent les rapports signalés plus haut et cela sans que rien puisse en faire soupçonner la cause.

Il est des conditions morbides nombreuses dans lesquelles on voit les leucocytes augmenter très-notablement de quantité : telles sont les dyssenteries, les fièvres puerpérales, les infections purulentes, etc. Il est commun dans ces circonstances de voir le rapport devenir 1 : 100 ou environ.

Il est d'autres circonstances, morbides également, où le nombre des leucocytes devient le vingtième, le dixième, le cinquième et même le tiers ou le quart de celui des hématies. Le sang reçoit de la présence de ce grand nombre de globules une teinte violacée grisâtre, ou rouge-brique tirant au rouge grisâtre, qui l'a fait comparer à du sang qu'on

(1) Pour les questions relatives à l'origine des globules rouges et des globules blancs, voy. Ch. Robin, *Sur quelques points de l'anatomie et de la physiologie des leucocytes ou globules blancs du sang* (*Journal de la physiologie*. Paris, 1859, in-8, p. 41).

aurait mêlé de pus. C'est là ce qui caractérise l'état anatomique du sang appelé *leucocythémie* (1). Cet état, comme on sait, accompagne un certain nombre d'affections générales dans lesquelles la rate, le foie et les ganglions lymphatiques sont hypertrophiés.

Lorsque dans le sang d'une saignée ou dans du sang recueilli dans les ventricules pendant une autopsie, on vient à trouver 1 globule blanc pour 50 ou 60 globules rouges, on voit que le sang a déjà une teinte vineuse qui tient précisément à cette addition exagérée de globules blancs.

C'est ce qu'on observe dans certaines conditions morbides où l'on voit les globules blancs devenir assez nombreux pour qu'on en puisse compter 1 pour 50, 60 ou 80 globules rouges. Dans ce cas la couleur du sang n'est plus d'un rouge vif bien net, mais bien d'un rouge vineux. A plus forte raison il en est de même lorsqu'on vient à trouver 1 globule blanc pour 10 ou 20 globules rouges, comme dans certaines maladies générales, où il y a un état leucocythémique du sang ; ainsi la coloration propre du sang commence à être légèrement modifiée lorsque la proportion des globules blancs par rapport aux globules rouges est changée à ce point qu'il y a 1 globule blanc pour 50 globules rouges en moyenne, et elle change d'autant plus que la proportion des globules blancs devient plus considérable. Ce n'est que lorsque nous aurons étudié l'ensemble des caractères relatifs à la constitution du sang, que je vous indiquerai les particularités qui amènent cette prédominance des globules blancs. Je ne fais en ce moment qu'indiquer les causes des variations de couleur, de densité ou de composition générale du sang.

Dans un cas de ce genre observé chez un enfant par MM. Blache, Isambert et moi, le nombre des leucocytes était à celui des hématies comme 2 : 1. Ces éléments offraient cela de remarquable, que les *globulins* ou leucocytes de petites dimensions l'emportaient de beaucoup en quantité sur ceux qui offraient les dimensions ordinaires. Ces derniers n'étaient réellement pas plus nombreux qu'à l'état normal. Ils présentaient leur diamètre habituel de 0^{mm},008 à 0^{mm},010. Leurs autres caractères étaient également normaux. Leur bord pourtant paraissait un peu plus pâle. C'est à la quantité considérable des leucocytes que nous venons de décrire qu'était dû l'aspect tout à fait inusité de lie de vin grisâtre qu'a présenté sur le vivant le sang de ce malade. Au lieu d'être comme à l'ordinaire obligé de chercher sous le microscope les globules blancs au milieu des globules rouges, c'était ces derniers qu'il fallait

(1) Λευκός, blanc : κύτος, corps, cellule ; αἷμα, sang (Bennett).

chercher au milieu des globulins. Des faits de cet ordre ont du reste été observés depuis chez l'adulte (1).

D'après ce que nous avons vu plus haut, il ne faut pas s'étonner d'apprendre que le nombre des leucocytes varie d'une manière assez notable selon les vaisseaux dans lesquels on a pris le sang.

Le sang des veines sus-hépatiques est de toutes les parties du corps celui qui renferme le plus de leucocytes. Chez l'homme, le chien et le chat, j'en ai trouvé par rapport aux globules rouges, tantôt comme 1 : 150, tantôt comme 1 : 108 ou 120 environ, jusqu'à 1 : 20, sans que rien à l'extérieur eût pu faire prévoir ces différences. L'oreillette droite, la veine splénique, la veine mésentérique supérieure, l'oreillette gauche, telles sont les parties dans le sang desquelles on trouve ensuite le plus de leucocytes, mais en progression décroissante.

Les leucocytes du sang ont à l'état normal, chez les mammifères adultes, un diamètre qui dépasse de 1 à 3 millièmes de millimètre celui des hématies. Ainsi la plupart sont un peu plus gros que ces dernières. Toutefois on en trouve quelques-uns, mais ils sont en petit nombre, qui ne sont pas plus gros que les globules rouges de volume moyen. J'ai observé cette relation chez tous les mammifères domestiques, et le rat, la souris, le blaireau, la chauve-souris, le hérisson, la taupe, etc.; chez les ovipares, ils ont le diamètre de la largeur des globules rouges ou un diamètre un peu moindre. Ainsi chez l'homme ils ont généralement de 8 à 9 millièmes de millimètre de diamètre, quelques-uns ont 7 millièmes. Ce sont là les dimensions observées sur des individus bien portants.

Chez les fœtus, et surtout chez les embryons de moins de quatre mois, on en trouve beaucoup qui ont les dimensions qui viennent d'être indiquées; mais il en existe davantage encore qui ont de 10 à 15 millièmes de millimètre, et d'autres enfin, peu nombreux, atteignent $0^{mm},019$. Avec ces dimensions considérables se rencontrent quelques particularités de structure qui font de ces larges leucocytes une variété de forme fœtale et parfois aussi morbide chez l'adulte.

Dans la lymphe du cheval, de l'homme, du bœuf, etc., la plupart atteignent $0^{mm},010$ à $0^{mm},013$. Nous verrons plus tard que ces éléments varient un peu de diamètre selon qu'ils se trouvent en suspension dans le sérum de telle ou telle humeur, soit normale, soit morbide, tel que celui du sang, de la lymphe, d'un kyste, etc.

Dans les cas dits de leucocythémie, on en trouve beaucoup qui offrent

(1) Voy. E. Isambert et Ch. Robin. Note sur un cas de leucocythémie (*Comptes rendus et Mémoires de la Société de biologie*. Paris, 1856; in-8, p. 71).

les dimensions normales ; mais en outre il y en a qui atteignent jusqu'à 12, 13 et 15 millièmes de millimètre, c'est-à-dire qui sont à peu près deux fois plus larges que les globules rouges.

La forme habituelle des leucocytes chez tous les vertébrés, lorsqu'ils sont plongés dans le liquide où ils flottent, est la forme sphérique. Cependant on peut en rencontrer quelques-uns qui sont naturellement ovoïdes ou même un peu aplatis.

Quelques minutes après la mort de l'animal ou après l'extraction du liquide frais qui les contient, ou encore dans le sang ou la lymphe qui stagnent dans les vaisseaux dont on étudie la circulation, les leucocytes peuvent offrir une forme irrégulière. Elle peut être ovoïde, presque polyédrique ou dentelée, ou encore ils sont comme hérissés çà et là de petits prolongements ou expansions sarcodiques (1).

De la couleur et des gaz du sang.

J'ai à indiquer maintenant d'autres faits qui sont relatifs aux changements de coloration du sang ; je veux parler des changements de coloration qu'on observe en particulier dans le poumon, d'une manière très-nette, de la différence qui existe entre ce qu'on appelle le sang artériel et le sang veineux au point de vue de la couleur, ou en d'autres termes de l'*hématose*.

Vous savez qu'autrefois on considérait ces différences comme absolues. Mais aujourd'hui on sait que le sang qui sort noir d'un organe comme une glande peut sortir rouge de la même glande, sans qu'il y ait de maladie ; il suffit pour cela qu'il y ait dilatation des vaisseaux, et, cette dilatation on peut la produire à volonté expérimentalement. Or, lorsque cette dilatation permet au sang d'affluer et d'avoir un cours rapide dans un organe, le sang sort par les veines avec la couleur qu'il avait dans les artères, de sorte que la coloration rouge caractéristique du sang artériel à l'état normal, peut être conservée par le sang veineux dans certaines conditions physiologiques que j'indiquerai chemin faisant.

Il n'en est pas moins vrai qu'il est encore plus important que par le passé d'étudier les causes qui font que le sang est dans certains cas d'un rouge rutilant et dans d'autres cas d'un rouge pourpre violacé.

Nous voyons en résumé que la couleur générale rouge du sang est due aux hématies en suspension et n'est pas troublée par les leucocytes dont on compte 1 pour 300 à 400 chez l'adulte ; mais elle est changée

(1) Voy. *loc. cit.* (*Journal de la physiologie*). Paris, 1859 ; in-8, p. 41.

légèrement et tire à la teinte lie de vin, quand il y a plus de 1 leucocyte pour 50 hématies environ. Les variations de couleur du rouge vif au rouge pourpre foncé sont dues aux changements de couleur des hématies sous l'influence des gaz. La couleur et la composition constantes dans les artères diffèrent d'une veine à l'autre, et dans la même veine, selon que le sang remplit ou non un rôle moléculaire actif autre que le mouvement de transport, dans les capillaires de l'organe, en repos ou actif lui-même quant à ses usages propres.

On a constaté que ce sont les différences de quantité des gaz qui sont la cause principale de ces variations de couleur, je dis la cause principale, car il y a d'autres causes secondaires.

Gaz dans le sang en général.

C'est la quantité de gaz en dissolution qui est la cause principale des changements de couleur que peut présenter le sang, du cœur droit dans le cœur gauche, et des artères dans les veines. Ces gaz sont particulièrement l'oxygène, l'acide carbonique et l'azote. Les traces d'hydrogène et d'hydrogène protocarboné qu'on trouve dans les gaz expirés indiquent la présence de ces gaz dans le sang ; mais nous n'aurons pas à nous en occuper ici.

Je vais examiner successivement chacun des premiers de ces gaz en particulier.

Notons de suite que l'oxygène est en dissolution à peu près exclusivement dans les globules rouges, tandis que l'acide carbonique, dans le sang qui est devenu noir, est autant en dissolution dans le plasma que dans les globules (1). C'est un fait qui a été démontré dans ces dernières années par différents observateurs, et entre autres par M. Fernet, qui a très-bien fait voir qu'il y avait une certaine quantité d'acide carbonique dissoute dans le plasma.

Ceci ne veut pas dire que les globules rouges ne dissolvent pas d'acide carbonique. Ils en dissolvent, mais le plasma peut en dissoudre tout autant et même plus. En sorte que, en réalité, pendant le cours du sang à l'état normal, l'acide carbonique peut être en dissolution aussi bien dans le plasma que dans les globules rouges.

J'ai indiqué sur ce tableau les proportions d'oxygène et d'acide carbonique, tels qu'on les obtient lorsqu'on les chasse de leur dissolution par l'oxyde de carbone, qui, comme vous le savez, est de tous les gaz

---

(1) Voyez pour les détails concernant ce sujet, Robin et Verdeil, *Chimie anatomique*. Paris, 1853, in-8, t. II, art. OXYGÈNE, p. 27 et suiv.; art. AZOTE, p. 67 et suiv., art. ACIDE CARBONIQUE, p. 77 et suiv. ; HYDROGÈNE, p. 64 et HYDROGÈNE CARBONÉ, p. 108.

celui qui, sans attaquer les autres principes du plasma, chasse le mieux les gaz en dissolution dans les globules rouges. L'oxyde de carbone chasse incomplétement l'acide carbonique ; mais si l'on chauffe un peu le sang, le reste de ce gaz est expulsé.

L'oxyde de carbone ne chasse qu'incomplétement l'acide carbonique, et il en laisse une certaine proportion en dissolution, précisément parce qu'il offre cette particularité, qu'il se fixe avec une grande énergie aux globules rouges, en ménageant le plasma ; or, comme je l'ai dit tout à l'heure, l'oxyde de carbone ne chasse pas toute la portion d'acide carbonique dissoute dans le plasma, et cette portion ne peut être expulsée que par la chaleur.

J'énumérerai d'abord les chiffres de ce tableau, et j'indiquerai ensuite quelles sont les conditions qui peuvent amener les variations de la quantité des gaz. Ces chiffres sont empruntés pour la plupart aux travaux de M. Cl. Bernard, seulement ils sont épars çà et là, dans chacune des leçons relatives à tel ou tel des phénomènes qu'il étudiait.

Gaz du sang chassés par l'oxyde de carbone indiqués en centimètres cubes p. 100.

		O	CO^2
I.	Sang artériel de chien	7,31	0,81
	— veineux normal	5,00	2,50
	— veineux rouge d'un muscle immobile	7,20	0,50
	— veineux noir du même en contraction	4,28	4,28
	— de la veine porte	4,40	3,40
II.	Sang veineux du cœur, à jeun	12,66	1,53
	— artériel	21,06	3,40
III.	Sang veineux du cœur, pendant la digestion	9,93	2,81
	— des veines sus-hépatiques	2,80	6,53
	— artériel	18,93	3,00
IV.	Sang de la veine cave inférieure	5,93	4,40
	— artériel du rein	19,46	3,00
	— veineux rénal rouge ou normal	17,26	3,13
	— veineux rénal noir	6,40	6,40

Notons tout de suite que pour comprendre la signification de ce tableau il faut augmenter de 5 à 6 chaque chiffre des unités exprimant la quantité d'acide carbonique dans toute la colonne des nombres consacrée à ce gaz ; car la chaleur chasse partout encore de 5 à 6 pour 100 d'acide carbonique du sang, au delà de ce qu'en déplace l'oxyde de carbone, qui n'expulse pas aussi complétement ce gaz qu'il le fait pour l'oxygène. Malgré cette augmentation, la quantité d'oxygène contenue dans l'acide carbonique des veines n'égale jamais celle de l'oxygène libre qui est emprunté au sang des artères correspondantes et consommé.

En moyenne on peut dire que dans le sang artériel on trouve 18 centimètres cubes pour 100 environ d'oxygène à l'état gazeux. C'est une quantité bien plus considérable que celle qui a été indiquée autrefois par Magnus et quelques autres auteurs ; cela tient à ce que les moyens qu'ils employaient n'étaient pas aussi parfaits, les gaz étant moins exactement chassés par le vide et par la chaleur qu'ils ne le sont par l'oxyde de carbone. L'oxyde de carbone se fixe très-énergiquement aux globules et ne peut plus être remplacé par un autre gaz ; il ne décompose pas les globules qui conservent leurs formes ; il leur donne seulement une couleur d'un rouge-cerise intense, une fermeté et une résistance remarquables. Ils se conservent même plus longtemps sans se déformer dans ces conditions.

Les globules du sang, au contact de l'hydrogène, deviennent d'un rouge foncé, moins foncé que dans le sang veineux mais plus foncé que le rouge-cerise donné par l'oxyde de carbone. Cependant l'hydrogène, qui chasse les gaz moins complétement que l'oxyde de carbone, a la propriété de rendre les globules rouges durs et résistants, moins il est vrai que l'oxyde de carbone, mais enfin il les rend assez durs ; au contraire, l'acide carbonique, lorsqu'il imbibe les globules rouges et qu'il leur donne la couleur propre au sang veineux, les ramollit et leur donne petit à petit une consistance oléagineuse, de telle sorte que, en glissant les uns contre les autres et au contact des obstacles offerts par la lame de verre ou par des poussières sous le microscope, ils s'allongent comme des gouttes d'huile et ne reprennent que lentement ou pas leur forme discoïdale ; les mêmes éléments imbibés d'oxyde de carbone et d'oxygène la reprennent au contraire aussitôt. Lorsqu'ils ont été imbibés par l'oxyde de carbone, ils conservent leur forme pendant très-longtemps, ainsi que leur coloration rouge-cerise.

Ainsi donc, on trouve dans le sang artériel de 18 à 20 centimètres cubes environ d'oxygène pour 100. Mais dans le sang veineux lui-même, on trouve toujours de l'oxygène. D'une manière générale on peut dire qu'il reste environ 8 centimètres cubes d'oxygène pour 100 dans le sang veineux. Quant à la quantité d'acide carbonique, elle est susceptible de varier beaucoup.

Les conditions qui peuvent faire varier la quantité de gaz contenue dans le sang, et par suite amener les changements de coloration dont je viens de parler, sont nombreuses.

La quantité d'oxygène dissous peut être plus ou moins considérable selon la composition du sérum ; de sorte que dans le sang tout est solidaire, les globules et le sérum, même au point de vue de l'échange des gaz. Ce fait se manifeste par cette particularité, que le même sang peut absorber une plus ou moins grande quantité d'oxygène, selon que l'animal est en digestion ou à jeun. On sait aussi que d'une veine à l'autre le sang peut absorber plus ou moins d'oxygène. C'est ainsi que dans la veine porte le sang peut absorber 30 centimètres cubes d'oxygène pour 100, tandis que dans le cœur droit où il a été mélangé au sang de la veine cave supérieure qui apporte la lymphe, le sang n'absorbe plus que 21 d'oxygène pour 100, en sus bien entendu de celui qu'il contenait déjà ; car le sang qui circule n'est jamais saturé d'oxygène. C'est ainsi que le sang du cœur gauche, mis au contact de ce gaz, peut encore en absorber 9 à 10 pour 100, à plus forte raison le sang veineux peut-il en absorber ; et cette quantité, je le répète, varie d'une veine à l'autre. D'autre part, sur un animal dont le sang artériel a donné 7,3 cent. cubes d'oxygène, on a trouvé jusqu'à 0,80 d'acide carbonique. Car le sang artériel, quoique devenu rouge, renferme toujours une certaine quantité d'acide carbonique, le sang qui revient du poumon n'ayant jamais perdu tout son acide carbonique.

Dans le sang artériel d'un chien, on avait trouvé 7,34 d'oxygène et pas tout à fait 1 centimètre cube d'acide carbonique : dans le sang veineux général (sous-cutané) il y avait 5 c. c. d'oxygène et 2,50 d'acide carbonique. Eh bien, dans le sang veineux d'un muscle immobile dont M. Cl. Bernard avait coupé les nerfs, ce muscle laissait passer tout le sang rouge, et le sang était à peu près aussi rouge dans la veine que dans l'artère de ce muscle ; le sang qui dans l'artère donnait 7,34 d'oxygène, donnait dans la veine 7 centimètres cubes d'oxygène dans le muscle et 0,50 d'acide carbonique. Ainsi le sang veineux de ce muscle renfermait la presque totalité de l'oxygène qui se trouvait dans le sang artériel du même muscle, et la quantité d'acide carbonique qui se trouvait dans le sang veineux de ce muscle était moindre que dans le sang veineux souscutané. Ce sang veineux était rouge parce qu'il n'avait pas perdu son oxygène et parce qu'il n'avait pas gagné d'acide carbonique. Il en est ainsi toutes les fois qu'un muscle ne fonctionne pas. Mais, lorsqu'on avait fait contracter le muscle en irritant le nerf avec l'électricité, le sang est sorti noir, et alors on a trouvé, dans le sang veineux devenu noir, autant d'acide carbonique que d'oxygène. Le simple acte de la contraction du muscle avait fait perdre au sang artériel la moitié de son oxgyène et lui avait fait gagner autant d'acide carbonique qu'il avait perdu d'oxygène. ·

Vous voyez que c'est surtout la quantité relative des gaz qu'il faut prendre en considération dans les études de cet ordre, et vous voyez en même temps quelle influence ont les gaz sur la coloration du sang. Car lors même qu'il s'agit du sang pris dans une veine, si ce sang est rouge, vous y trouverez toujours presque autant d'oxygène que dans les artères, et la quantité d'acide carbonique sera très-peu considérable ; il n'aura pas perdu d'oxygène ni gagné d'acide carbonique, et restera rouge.

Il y a une autre particularité importante qui est relative à ce qu'on observe dans le rein. Dans un cas, le sang artériel donnait 19 centimètres cubes d'oxygène pour 100 et 3 d'acide carbonique pour 100. Sur le même chien, le sang de la veine rénale sortait rouge, et dans le rein il en est toujours ainsi lorsqu'il fonctionne. Or, ce sang veineux qui sortait rouge du rein renfermait 17 d'oxygène pour 100, il n'avait perdu que 2 centimètres cubes d'oxygène pour 100 en traversant le rein, et il n'avait point gagné d'acide carbonique, il en contenait toujours 3 pour 100. Ainsi, le sang veineux du rein est rouge parce que dans cet organe il ne perd presque pas d'oxygène, et ne gagne pas d'acide carbonique. Il en perd plutôt en traversant le rein, car on trouve un peu d'acide carbonique dans l'urine. Sur ce même animal on a enlevé le tissu adipeux autour du rein, ce qui a fait cesser la sécrétion rénale. Alors le sang qui sortait par la veine était noir, et il n'a plus présenté alors que 6 centimètres cubes d'oxygène pour 100. Ainsi de 19 pour 100 l'oxygène est tombé à 6 pour 100, et le sang a gagné autant d'acide carbonique qu'il avait perdu d'oxygène ou à peu près.

Vous voyez que lorsque le sang est noir il y a au moins autant d'acide carbonique que d'oxygène, et souvent plus d'acide carbonique que d'oxygène. Mais ni dans le sang artériel, ni dans le sang veineux, les deux gaz ne disparaissent complétement, de sorte que l'on trouve toujours un peu d'oxygène dans le sang veineux noir, et il y en a beaucoup dans le sang veineux rouge ; dans le sang artériel, il y a toujours beaucoup d'oxygène et un peu d'acide carbonique, parce que tout l'acide carbonique n'a pas disparu par le poumon.

Il importe maintenant d'indiquer un peu plus en détail les conditions de la dissolution et de l'expulsion, de l'oxygène et de l'acide carbonique.

De l'oxygène du sang.

L'oxygène vient du poumon qui l'emprunte à l'atmosphère. Sur 21 d'oxygène que renferme l'air pour 79 d'azote à peu près, nous empruntons 4,87 d'oxygène. L'air expiré ne renferme que 15,13 d'oxygène, et nous lui avons rendu de l'acide carbonique à la place.

Mais vous savez que la quantité d'acide carbonique rendue n'est pas absolument égale en volume à celle de l'oxygène absorbé. Ainsi nous prenons à l'air inspiré 4,87 d'oxygène et nous ne lui rendons que 4,26 d'acide carbonique.

Maintenant cet oxygène traverse par endosmose les parois des capillaires et le plasma, sans s'y dissoudre à proprement parler, et ce sont les hématies qui s'en emparent. Les principaux faits qui le prouvent sont les suivants : L'eau ne dissout pas tout à fait 2 pour 100 d'oxygène, et le sérum et le plasma ne dissolvent pas plus d'oxygène que celle-ci. Or, le sang pris en masse avec ses globules peut dissoudre 25 fois plus d'oxygène que l'eau, tandis que privé de ses globules il n'en dissout pas plus que cette dernière. Ce sont donc les globules qui s'emparent de l'oxygène. D'ailleurs on peut s'en assurer en isolant les globules, en les mettant au contact de l'oxygène et en mettant d'autre part le sérum lui-même en contact avec l'oxygène ; le sérum n'en prend pas plus que l'eau, tandis que les globules isolés en dissolvent 25 fois plus.

En même temps que les globules s'imprègnent d'oxygène, ils changent de couleur et prennent la couleur rutilante qu'on leur connaît.

Ces éléments fixent l'oxygène assez énergiquement, et chose remarquable, ils en prennent d'autant plus que leur température est plus élevée jusqu'à 40 ou 45 degrés ; car au delà de 45 degrés les globules sont modifiés et l'oxygène arrive à ne plus être autant absorbé ou à à être chassé, ou plutôt on amène sa combinaison avec la substance même du globule lorsqu'on dépasse cette température.

Il y a donc dans ce phénomène autre chose qu'une simple dissolution, vu que la dissolution d'un gaz est d'autant plus considérable que la température est plus basse. Eh bien, pour le sang c'est l'inverse, pourvu qu'on ne dépasse pas 45 degrés.

Il y a un autre fait qui prouve que l'oxygène est fixé assez énergiquement aux globules, c'est que l'acide pyrogallique qui a la propriété d'absorber l'oxygène partout où il le trouve, mais surtout dans les liquides alcalins, comme est le sang, n'absorbe pas l'oxygène des globules rouges, lorsqu'on le mélange au sang (Cl. Bernard).

L'oxygène est donc fixé avec une certaine énergie aux globules. Cet oxygène n'est pas chassé par l'acide carbonique auquel on le mélange artificiellement, à moins qu'on n'agite un peu violemment le liquide, et vous savez déjà que l'agitation seule, un peu énergique, suffit pour chasser une partie de l'oxygène.

Il n'y a que l'oxyde de carbone qui, sans attaquer les globules à proprement parler, sans attaquer leur substance, leur partie solide, chasse ce gaz énergiquement et complètement. Car, je vous l'ai dit, la chaleur ne peut expulser l'oxygène comme l'acide carbonique, parce que, lorsqu'elle dépasse 45 à 50 degrés, elle hâte la combinaison de l'oxygène avec les principes constituants des globules. Ainsi la chaleur portée jusqu'à l'ébullition ne chasse plus ce gaz, puisqu'elle le fait se combiner aux globules eux-mêmes.

Je vous ai dit qu'il y a certains sels qui favorisent plus ou moins la dissolution de l'oxygène, et ces faits sont importants à signaler puisque nous avons vu tout à l'heure que, selon qu'on prend le sang dans telle ou telle veine, les globules absorbent plus ou moins d'oxygène.

On remarque, en effet, que les sels à acide organique, comme les tartrates et les acétates de soude, favorisent beaucoup l'absorption de l'oxygène par les globules rouges, tandis que les chlorures de sodium et de potassium, par exemple, et les autres sels, dès qu'ils dépassent la proportion de 4 à 5 millièmes dans le liquide, sont défavorables à l'absorption de l'oxygène par les globules.

Ces faits sont importants à prendre en considération, lorsqu'on a à étudier l'influence de certains sels sur les phénomènes respiratoires, et sur divers faits d'assimilation dont je parlerai lorsque je traiterai de la physiologie du plasma sanguin.

Disparition de l'oxygène du sang.

Je viens de vous indiquer la source de l'oxygène, les éléments anatomiques qui le dissolvent, et les conditions de la constitution du sérum ou du plasma qui favorisent plus ou moins cette absorption ou cet emprunt de l'oxygène à l'atmosphère par le sang.

Il importe maintenant de noter ce que devient l'oxygène, de dire par où il s'en va, comme je le ferai pour chaque groupe de principes.

L'oxygène disparaît graduellement dans l'économie en se fixant : 1° partiellement aux globules eux-mêmes. En effet, si l'on met les globules en contact avec l'oxygène, et qu'on ne renouvelle pas ce gaz, on voit que les globules qui avaient d'abord rougi deviennent noirs petit à petit, et au lieu de l'oxygène qu'ils avaient absorbé, on retrouve de l'acide carbonique. Il y a donc eu combinaison d'une certaine quantité d'oxygène à quelque autre principe dans les globules mêmes. 2° Mais la plus grande cause de la disparition de l'oxygène dans le sang qui traverse les organes, c'est l'emprunt de cet oxygène par les éléments anatomiques solides, et ces éléments-là sont doués d'une énergie d'absorption très-considérable à l'égard de l'oxygène. On sait expérimentalement que les tissus, comme les muscles, le cerveau, le cœur, les poumons, les reins, mis au contact de l'oxygène, absorbent cet oxygène rapidement et rendent à la place de l'acide carbonique, à peu près volume pour volume.

Maintenant pour que ce phénomène ait lieu, pour que cet emprunt d'oxygène au sang par les éléments anatomiques solides s'accomplisse, il faut un certain temps. Aussi toutes les fois que les capillaires viennent à se dilater sous l'influence des nerfs, le cours du sang dans les capillaires devenant extrêmement rapide, l'oxygène n'est plus emprunté par les tissus et le sang sort rouge par les veines, comme je l'ai indiqué tout à l'heure.

Ainsi donc, cet emprunt d'oxygène par les éléments anatomiques solides, n'a lieu qu'à la condition que le cours du sang se fera avec une certaine vitesse donnée.

Résumé des données relatives à l'oxygène du sang.

Nous voyons, *en résumé*, que l'oxygène vient du poumon ; le sang en prend 4,87 pour 100 à l'air introduit par chaque inspiration, et c'est ce gaz qui rend rutilants les globules. Quelque noir que soit le sang, il en contient toujours un peu.

Le sérum en dissout 2 centimètres cubes pour 100, c'est-à-dire guère plus que l'eau. Ce sont les globules qui le dissolvent surtout, mais plus ou moins, selon leur température et selon la composition du plasma ; 25 fois plus que ce dernier.

Le sang le plus rutilant naturel n'en est pas saturé et en prend encore 8, 9 et 10 centimètres cubes pour 100 sous la cloche. Il durcit un peu les globules.

Les sels de soude à acides organiques et les sulfates et phosphates favorisent cette dissolution. Les sels de potasse et tous les chlorures ajoutés au sérum diminuent la solubilité de l'oxygène dans les globules en suspension.

Le sang naturel est susceptible d'en prendre plus ou moins selon les diverses veines, tant d'après sa température que selon la composition du sérum : les artères en dissolvent encore, 8 à 10 centimètres cubes pour 100 ; la veine porte 30 pour 100 (c'est elle qui a le sang le plus noir); la jugulaire, 16 pour 100 et le cœur droit, 21 pour 100.

L'oxygène disparaît tant dans les globules que dans les tissus, graduellement; si accidentellement il ne disparaît pas, le sang reste rouge (syncope, hibernation, — mort par le froid, — par le système nerveux épuisé, — par dilatation des capillaires après section du sympathique ; dans les muscles, glandes, etc.). Quand normalement le sang veineux reste rouge (sang veineux du rein en sécrétion normale, — sang veineux des glandes salivaires en sécrétion normale), l'oxygène a diminué, mais peu, et l'acide carbonique a peu augmenté ; ce sang devient plus vite noir dans l'air non renouvelé que le sang artériel (Cl. Bernard).

La cause de la non-disparition de l'oxygène dans les cas accidentels et aussi dans les cas normaux (comme le prouvent les expériences), est la dilatation des vaisseaux et par suite la rapidité du cours sanguin, qui ne permet pas l'échange gazeux. Aussi la couleur noire reparaît quand on ralentit le cours par resserrement artificiel des conduits vasculaires ou expérimentalement par l'intermédiaire du nerf grand sympathique.

C'est en modifiant le calibre des vaisseaux et le cours du sang, c'est-à-dire le phénomène mécanique de transport du sang et par suite les échanges gazeux (et les actes nutritifs simultanés) que les troubles nerveux modifient l'état général de l'organisme, et non par action directe d'un fluide indéterminé. — Ici encore nous voyons que le phénomène essentiel ou d'ordre supérieur est dominé par des conditions mécaniques ou d'ordre inférieur.

L'oxygène disparaît en se combinant : 1° accessoirement aux principes du sang, car celui-ci devient noir sous une cloche, si l'air n'est pas renouvelé, et il exhale de l'acide carbonique d'autant plus vite qu'il est maintenu à une température plus élevée dans des limites données.

Cela a lieu plus vite pour le sang veineux rouge du rein, etc., que pour le sang veineux noir qu'on a oxygéné ou que pour le sang artériel, et cela a lieu même à l'air libre. Il devient aussi noir dans les artères entre deux ligatures.

Il ne se combine pas seulement aux globules, mais à des principes du plasma ; car le sang défibriné dont les globules sont rendus inertes et désoxygénés par l'oxyde de carbone absorbe un peu d'oxygène qui est remplacé par de l'acide carbonique, et le sérum du sang veineux noircit le caillot artériel très-vite (Cl. Bernard).

2° L'oxygène disparaît principalement en se fixant aux éléments anatomiques des tissus, et il est remplacé volume pour volume par l'acide carbonique. On ne sait pas expérimentalement à quelles espèces de principes il se fixe ; c'est bien certainement aux substances coagulables.

L'acide carbonique ne chasse pas l'oxygène du sang artériel, sauf le cas d'agitation mécanique de la masse, et le sérum le dissout en rendant noirs les hématies. L'acide pyrogallique ne prend pas l'oxygène aux globules. Donc il leur est bien assimilé ou combiné, et il en disparaît en raison de l'affinité des autres principes pour lui.

Nous venons de voir les sources de l'oxygène, les éléments anatomiques qui le tiennent en dissolution, et d'autre part, ce que devient l'oxygène et quels sont les éléments anatomiques et les principes immédiats qui s'en emparent et le fixent. Il me reste à traiter de l'acide carbonique; cette étude sera le sujet de la prochaine leçon.

TROISIÈME LEÇON

DU SANG (SUITE).

Dans la dernière leçon j'ai indiqué les causes des variations de la couleur du sang, et j'ai fait ressortir ce fait, qu'elle variait surtout avec la quantité ou avec la nature des gaz en dissolution. J'ai dit que les gaz étaient principalement dissous dans les globules rouges ou hématies, et que l'oxygène en particulier est à peu près exclusivement dissout par ces globules. J'ai insisté en outre sur cette particularité que les globules rouges étaient capables de dissoudre de l'acide carbonique, mais que celui-ci était également en dissolution dans le sérum. J'ai montré que l'oxygène venait de l'air, j'ai indiqué ensuite ce qu'il devenait. J'ai fait remarquer qu'il est transporté peu à peu dans l'économie où il est cédé graduellement par les hématies aux parties solides placées en dehors des capillaires, sauf une petite quantité d'oxygène qui est assimilée par les globules rouges où elle disparaît en se combinant, molécule à molécule, à certains principes immédiats de ces globules qui ne sont pas encore parfaitement déterminés.

Acide carbonique du sang.

J'ai maintenant à suivre sous les mêmes points de vue l'acide carbonique ; j'en parle ici en raison de son état gazeux, mais il appartient en fait aux principes immédiats de la deuxième classe, sous le rapport de sa nature chimique, de son origine et de la part qu'il prend à la composition du plasma dans lequel il est dissout en partie.

En vous énumérant les chiffres qui se trouvent sur le tableau ci-joint, je vous ai dit qu'il faut, à chaque numéro, indiquant la quantité d'acide carbonique, ajouter 5 pour 100, vous verrez alors, en comparant ces chiffres augmentés de 5 pour 100, qu'il y a de l'acide carbonique dans le sang veineux, toujours en quantité au moins égale à la quantité d'oxygène qui s'y trouve. Ainsi, il y a de l'acide carbonique en dissolution dans les deux sangs, d'une manière constante, de même qu'il s'y trouve toujours de l'oxygène. Mais, tandis que dans le sang artériel il n'y a que très-peu d'acide carbonique, on voit au contraire dans le sang veineux une quantité d'acide carbonique qui est au moins équivalente et généralement supérieure à la quantité d'oxygène qui s'y trouve. Je le répète, au premier abord ces notions sont difficiles à retenir parce qu'il ne s'agit pas là de chiffres ayant une valeur absolue, car ce sont des quantités en voie incessante de variation.

Ce qu'il y a de plus important, ce sont les rapports existant entre les deux gaz, et c'est ce que ce tableau est surtout destiné à indiquer.

Gaz du sang chassés par l'oxyde de carbone indiqués en centimètres cubes p. 100.

		O	CO^2
I.	Sang artériel de chien......................	7,31	0,81
	— veineux normal......................	5,00	2,50
	— veineux rouge d'un muscle immobile......	7,20	0,50
	— veineux noir du même en contraction......	4,28	3,28
	— de la veine porte......................	4,40	3,40
II.	Sang veineux du cœur, à jeun..............	12,66	1,53
	— artériel......................	21,06	3,40
III.	Sang veineux du cœur, pendant la digestion.....	9,93	2,81
	— des veines sus-hépatiques..............	2,80	6,53
	— artériel......................	18,93	3,00
IV.	Sang de la veine cave inférieure..............	5,93	4,40
	— artériel du rein......................	19,46	3,00
	— veineux rénal rouge ou normal..........	17,26	3,13
	— veineux rénal noir......................	6,40	6,40

Maintenant, cet acide carbonique qui se trouve dans le sang veineux en quantité au moins égale à celle de l'oxygène qui l'accompagne et généralement supérieure à cette quantité d'oxygène, d'où vient-il? il vient des éléments anatomiques solides. Il ne se forme pas dans le sang, mais bien dans les tissus musculaires, nerveux, glandulaires, etc., et l'on peut, par des expériences appropriées, reconnaître que le tissu nerveux est celui qui donne le moins d'acide carbonique, que le tissu musculaire en fournit un peu plus que le tissu nerveux. On n'a pas fait cette recherche pour les tissus cartilagineux et osseux, et il est possible qu'ils en fournissent moins que le tissu nerveux (1).

Les parenchymes rénal et hépatique et ceux d'un certain nombre d'autres glandes donnent une quantité plus considérable d'acide carbonique que les précédents. Et, chose remarquable, il y a toujours une quantité d'acide carbonique fournie au sang égale à la quantité d'oxygène que le sang cède au tissu. Ainsi, il y a égalité dans les échanges entre l'oxygène et l'acide carbonique du tissu par rapport au sang, et *vice versâ.* Ce fait est important à signaler, parce que lorsque je parlerai du mode de disparition de l'acide carbonique je noterai des particularités qui sont en opposition avec celles que je viens d'indiquer.

Ainsi donc, l'acide carbonique qui est dans le sang vient des éléments anatomiques solides qui sont placés en dehors des capillaires, pour

(1) Pour les détails touchant cet ordre de questions, voy. *Chimie anatomique.* Paris, 1853, in-8, t. II, p. 77 et suiv.

la plus grande partie, et il est produit dans l'épaisseur de ces éléments anatomiques solides par désassimilation. C'est un principe de désassimilation, de décomposition nutritive des éléments anatomiques solides.

Ce n'est pas essentiellement dans les capillaires, dans le plasma sanguin qu'il se forme. Sa production n'est pas le résultat d'actions intra-vasculaires, comme l'admettent encore quelques chimistes et même des médecins. Elle n'est pas non plus essentiellement le résultat de phénomènes d'oxydation ou de combustion dite respiratoire, qui aurait lieu dans le sang lors de son passage des artères dans les veines (1). Le sang n'est pas le producteur de l'acide carbonique, il n'en est que le véhicule, au même titre que pour l'urée, la créatine, les urates, etc... Le lieu de sa formation est l'intimité de la substance des éléments anatomiques qui sont les agents immédiats des phénomènes d'ordre organique, et non le plasma, ni même les hématies, comme le montre la physiologie comparative.

Relations de l'acide carbonique des tissus avec le sang.

Ce gaz, ayant l'origine que je viens d'indiquer, entre dans le sang, où il se trouve en dissolution, dans le plasma principalement.

J'ai déjà indiqué ce fait ; mais il est assez important pour que je le signale de nouveau, en traitant spécialement de l'acide carbonique. C'est qu'en effet le plasma peut dissoudre encore une quantité d'acide carbonique bien plus considérable que celle qu'il contient et qu'on chasse du sang. Ainsi, en mettant le sang veineux au contact de l'acide carbonique, il en dissout encore 48 centimètres cubes pour 100, en sus de la quantité qu'il contenait déjà. Le plasma dans le sang n'est jamais saturé d'acide carbonique ; il reste donc très-avide d'acide carbonique, et cette avidité tient à une particularité importante, c'est qu'il renferme du phosphate et du carbonate de soude ; car vous savez que lorsqu'on ajoute à l'eau une petite quantité de carbonate ou de phosphate de soude on augmente sa propriété de dissolution par rapport à l'acide carbonique d'une manière très-remarquable, tellement que l'eau, qui quand elle est pure ne dissout qu'une fois et demie son volume d'acide carbonique, peut arriver à en dissoudre dans ces conditions, dix fois davantage. Si l'on ajoute des chlorures en petite quantité, la propriété dissolvante de l'eau par rapport à l'acide carbonique est encore augmentée. Mais, si l'on vient à ajouter plus de 4 à 5 pour 100 de chlorures dans l'eau, cette propriété

(1) Voy. sur ce point *Chimie anatomique*, t. II, p. 51 et suiv. ; Béraud, *Éléments de physiologie*. Paris, 1856 ; in-12, 2ᵉ édit., t. II, p. 250, et Berthelot, *Sur la chaleur animale* (*Journal de l'anatomie et de la physiologie*. Paris, 1865 ; in-8, p. 654).

dissolvante non-seulement n'augmente plus, mais tend à diminuer. Dans le sang il y a une certaine quantité de carbonates et de phosphates qui, je le répète, donnent au sérum, à l'égard de l'acide carbonique, une propriété dissolvante tellement marquée qu'on peut faire absorber au sang 48 centimètres cubes pour 100 d'acide carbonique, en sus de la quantité qu'il renferme déjà. Ce fait est important à noter, parce que le sang est toujours apte à emprunter aux éléments anatomiques solides l'acide carbonique qui se forme dans leur épaisseur, en raison précisément de cette énergie dissolvante du sérum par rapport à l'acide carbonique.

C'est là une donnée capitale au point de vue de la nutrition. Car il en résulte qu'à l'état normal il n'y a jamais, en quelque sorte, d'excès d'acide carbonique dans l'épaisseur des éléments anatomiques solides, ou qu'il tend à être dissous incessament et d'une manière très-énergique, par le plasma qui traverse constamment les tissus. Voilà un autre fait que je signale immédiatement, et auquel je faisais allusion tout à l'heure ; c'est que, lorsque dans certaines conditions la circulation devient trop rapide dans quelques tissus, comme on le voit après la section de certains nerfs, chez les animaux soumis à la congélation, ou chez l'homme lorsqu'il se trouve soumis à une température très-basse pendant trop longtemps, comme aussi dans la syncope, à la suite de certaines émotions morales vives le sang, au lieu de revenir noir revient rouge dans les veines ; on constate alors qu'il doit cette coloration rouge à ce qu'il n'a pas absorbé la quantité d'acide carbonique qu'il dissout habituellement ; et pourquoi cette absorption n'a-t-elle pas eu lieu ? Parce que les vaisseaux capillaires, pourvus de fibres musculaires, se trouvent dans l'état de relâchement maximum qu'ils puissent offrir, par le fait de ces circonstances.

Alors le sang traverse plus rapidement qu'à l'état normal l'épaisseur des tissus, et cette rapidité est assez grande pour que l'échange entre l'oxygène et l'acide carbonique n'ait plus lieu. N'empruntant plus l'acide carbonique, ne cédant plus son oxygène, il reste tel qu'il était dans les artères et revient rouge par les veines.

Qu'en résulte-t-il ? C'est que les éléments anatomiques solides restent imprégnés d'acide carbonique d'une manière anormale. Leur désassimilation ne se fait plus d'une manière régulière et consécutivement, il en résulte, si cet état dure longtemps, une altération générale de la nutrition.

C'est ainsi qu'agissent les influences nerveuses sur la constitution. Ce n'est pas en vertu d'une action mystérieuse et indéterminée que les émotions morales, que certaines altérations des centres nerveux entraînent une modification générale de l'économie. C'est uniquement parce que dans ces conditions, qu'on peut déterminer à l'époque actuelle, les vaisseaux capillaires dilatés laissent passer le sang trop rapidement pour que l'échange normal entre les gaz ait lieu. Ce que je dis pour les gaz se passe aussi à plus forte raison pour des principes immédiats solides en dissolution.

J'ai signalé cet exemple pour les gaz oxygène et acide carbonique parce qu'il est très-caractéristique, et le fait se manifeste immédiatement par un changement de couleur, en ce sens que le sang veineux revient rouge au lieu de revenir noir. Mais ce que je signale pour l'acide carbonique, je pourrais le dire pour beaucoup d'autres principes immédiats assimilables qui ne sont pas assimilés, ou désassimilables qui restent dans les éléments anatomiques dont ils devraient sortir.

Ainsi, ces actions nerveuses commencent par amener un changement dans l'état des vaisseaux et le cours du sang, et comme les échanges chimiques sont subordonnés à ces conditions physiques, il en résulte que petit à petit la nutrition ne s'accomplit plus normalement et les éléments anatomiques, agents essentiels des actes fondamentaux de l'organisme, finissent par ne plus fonctionner d'une manière régulière.

Nous voilà donc fixés sur l'origine de l'acide carbonique, sur sa quantité relative dans le sang artériel et dans le sang veineux, et sur les agents de sa dissolution. Il suffit qu'il y ait dans le sang autant d'acide carbonique que d'oxygène pour que sa coloration soit changée. S'il y a moins d'acide carbonique que d'oxygène, la coloration du sang vire au rouge artériel plus ou moins prononcé. Si au contraire il y a prédominance de la quantité d'acide carbonique sur celle de l'oxygène, plus cette prédominance est considérable, plus le sang tend à tourner au noir.

Ceci est important à signaler. En effet, cette coloration foncée peut avoir lieu sans que l'oxygène soit chassé, parce que je vous ai déjà dit que l'acide carbonique n'expulse pas l'oxygène du sang. Mais il suffit qu'il y ait dans le sérum une quantité d'acide carbonique en dissolution, plus considérable que la quantité d'oxygène qui se trouve dans les globules, pour que la coloration soit modifiée.

Ainsi, lorsqu'on prend un caillot artérialisé et qu'on le retire de son sérum pour le placer dans du sérum de sang veineux, ce caillot de sang artériel devient presque immédiatement noir, bien que dans cette action il ne perde pas d'oxygène. Ici, je tiens à vous exprimer tous mes regrets de ne pouvoir vous montrer tous ces faits. Mais les moyens de démonstration me manquent, et il se passera peut-être encore plusieurs années avant que je puisse les obtenir.

La raison en est simple ; elle est que les questions que nous traitons dans ce cours, on était dans l'habitude jusqu'ici de les considérer comme du domaine de la spéculation pure, et l'on n'a pas encore senti assez énergiquement la nécessité de donner des démonstrations, pour ce qui concerne la constitution des humeurs, par exemple, comme pour ce qui regarde les problèmes de la physique et la chimie. Cela se rattache au développement graduel des sciences. La physique a pris un caractère scientifique avant la chimie, la chimie avant l'anatomie et la physiologie. Au fur et à mesure qu'une science est nettement caractérisée, on reconnaît la nécessité de donner des démonstrations à l'appui des notions qu'elle coordonne ; or, l'anatomie générale et la physiologie ne sont bien constituées comme sciences que depuis un très-petit nombre d'années.

Élimination de l'acide carbonique.

Lorsqu'à chaque inspiration nous empruntons à l'air 4,87 d'oxygène, nous ne rejetons que 4,26 d'acide carbonique. C'est principalement par le poumon que l'acide carbonique est rejeté ; mais pourtant il s'en échappe une certaine quantité par la peau, c'est-à-dire par la sueur, il en passe aussi par les urines et avec la salive.

Nous voyons en résumé que l'acide carbonique vient des tissus par échange contre l'oxygène, et sa présence rend foncés les globules, puis les ramollit, tandis que l'hydrogène les rend rouge sombre, les laisse fermes, l'oxyde de carbone rouge-cerise et durs.

Il y en a partout dans le sang veineux et plus que d'oxygène, quelquefois autant seulement ; il y en a peu dans le sang artériel, parce qu'il s'en va presque tout par le poumon.

L'eau en dissout 90 pour 100 à la température du sang. Les phosphates et carbonates en quantité égale à celle qui existe dans le sérum doublent la solubilité. Les chlorures la diminuent, quand il y en a, au delà d'une certaine quantité (Fernet). L'oxyde de carbone ne chasse pas l'acide carbonique dissous par les liquides carbonatés, mais seulement celui qui est physiquement dissout.

Le sérum en dissout autant que l'eau saline carbonatée, en sorte que l'acide carbonique du sang peut facilement tout être dissous par le sérum (Fernet). L'oxygène l'en chasse. Les globules n'en dissolvent pas plus ou guère plus que le plasma, mais en dissolvent, car isolés leur teinte est rendue foncée par l'acide carbonique et ils rougissent au contact de l'oxygène qui chasse l'acide. Il y a donc deux agents de dissolution de ce gaz, et le plasma est le principal dans les vaisseaux sanguins.

Dans le sang veineux il y a toujours de l'oxygène, mais moins qu'il n'y a d'acide carbonique. Il suffit qu'il y ait autant de gaz carbonique

que d'oxygène dans le sang pour que les globules noircissent ; aussi, bien que ce gaz ne chasse pas l'oxygène, le caillot artériel noircit dans le sérum du sang veineux malgré l'oxygène qu'il possède. — L'acide carbonique se dissout dans le sérum d'un sang saturé d'oxyde de carbone, mais les globules unis à celui-ci restent rutilants et n'absorbent ni oxygène ni acide carbonique.

La disparition de l'acide carbonique dans le poumon a lieu dans la proportion de 4,26 contre 4,87 d'oxygène absorbé.

Il s'en échappe par la peau, par l'urine, d'où la couleur rouge du sang veineux rénal, mais ce dernier conserve la tendance à vite noircir. Le rein rougit aussi le sang noir des veines portes rénales des oiseaux, des reptiles et des poissons, par issue d'acide carbonique et d'autres principes (Cl. Bernard).

Dans l'acide carbonique exhalé, on ne retrouve jamais tout l'oxygène absorbé.

Si le sang veineux accidentellement ne noircit pas (syncope, action du froid, états nerveux, etc.), c'est que l'acide carbonique des tissus ne lui a pas été rendu et l'oxygène ne leur a pas été cédé, les capillaires étant dilatés, — car alors le sang passe trop vite ; — aussi, bientôt survient une altération de nutrition ou de rénovation moléculaire et finalement c'est ainsi physiquement qu'agissent les nerfs et le moral sur la nutrition.

Azote du sang.

Il y a un autre principe gazeux qu'on observe dans le sang en petite quantité, c'est l'azote. On en trouve toujours 2 à 3 pour 100, tant dans le sang artériel que dans le sang veineux. Le sérum n'en dissout que 1 pour 100, et comme il y en a 2 à 3 pour 100, il est probable que les globules en dissolvent. Mais on n'a pas encore fait d'expériences très-nombreuses à cet égard, parce que ce gaz est très-peu important. L'azote peut être emprunté à l'atmosphère, ou bien au contraire il peu y en avoir une certaine quantité de rejeté par la respiration dans l'atmosphère. Il y en a d'emprunté à l'atmosphère, lorsqu'on tient les animaux dans l'état d'inanition pendant longtemps. Il y en a au contraire de rejeté au dehors, lorsqu'on fournit une alimentation azotée très-abondante aux animaux.

J'aurais aussi à signaler l'existence de quelques traces d'hydrogène dans le sang ; mais ce gaz est en trop petite quantité pour qu'il y ait lieu de s'y arrêter, et c'est en parlant des phénomènes physiques de la respiration que les physiologistes traitent cette question qui nous intéresse peu.

Des plasmas et des matières avec lesquelles il importe de ne pas les confondre.

Arrivons maintenant à l'étude du *plasma* sanguin, et examinons préalablement avec soin ce qu'on entend par ce mot.

Je vous ai montré que les parties constituantes élémentaires du corps, irréductibles anatomiquement, autrement que par décomposition chimique, sont les unes à l'état figuré de cellules, de fibres, de tubes, etc., les autres à l'état de substances amorphes, c'est-à-dire sans configuration propre autre que celle qui résulte de leur interposition aux précédents. Enfin la substance organisée se présente encore à l'état de granulations moléculaires, granulations qui sont de plusieurs espèces.

Les substances amorphes se rattachent anatomiquement et physiologiquement à trois groupes distincts. Ce sont : les *substances amorphes proprement dites* ou d'interposition, les *plasmas* et les *blastèmes*.

Il importe de ne pas confondre ensemble ces derniers. Il est néanmoins commun de voir employés, dans les sens les plus divers et les plus erronés, les termes qui les désignent, par des médecins qui ne connaissent ni leur origine étymologique, ni leur signification anatomique et physiologique. Aussi permettez-moi de vous en dire ici quelques mots sous divers points de vue.

Les *plasmas* sont des parties constituantes liquides, intravasculaires, ne se rencontrant jamais ailleurs que dans les systèmes de vaisseaux clos, sanguins et lymphatiques, liquides d'une composition immédiate particulière étudiés plus loin.

Les *blastèmes* sont des liquides de formation, c'est-à-dire servant à la génération des éléments anatomiques qui naissent à leur aide et à leurs dépens ; ils ont par suite une existence temporaire, tout à fait transitoire. Ils proviennent soit des plasmas laissant exsuder certains de leurs principes au travers des parois des capillaires, soit des éléments anatomiques figurés déjà nés, laissant exsuder certains des principes immédiats liquides dont ils sont imbibés.

Ainsi ces liquides sont très-distincts les uns des autres au point de vue de leur origine, de leur fin et de leur composition, puisque les blastèmes viennent des vaisseaux ou des éléments anatomiques ambiants et n'ont qu'une existence temporaire, tandis que les plasmas viennent des aliments et des tissus par désassimilation et ont une existence permanente.

Les blastèmes ont été appelés (1) *mucus matricalis* par les auteurs

---

(1) Le mot *blastème* est de Mirbel (1815), qui désignait ainsi dans l'embryon végétal à la partie représentée par tout ce qui n'est pas cotylédon, savoir : tigelle,

latins ; substance intercellulaire ou cytoblastème (1), de κύτος, cavité, corps, cellule ; et θλάστηρα, production ; *exsudat primitif* ou plastique (2); *éducte primitif* (3).

Les blastèmes, quelle que soit la diversité de leur composition, ne diffèrent à l'œil nu ou sous le microscope que par un peu plus ou un peu moins de consistance. Sous le microscope ils ont l'aspect de substances liquides ou demi-liquides amorphes, interposées aux éléments préexistants et déjà presque toujours mélangées d'éléments de génération nouvelle. Ils existent constamment ou presque toujours en petite quantité ; ils sont ordinairement pâles, leur transparence tient surtout à la proportion de granulations moléculaires qu'ils contiennent, car tous en présentent une certaine quantité, et plus elles sont nombreuses plus elles sont opaques. Cette homogénéité, cette uniformité, cette transparence, sont les principales causes de la difficulté que l'on éprouve à étudier expéri-

gemmule et radicule. Wallroth (1832) l'a ensuite employé pour désigner le *thalle* des Lichens. Burdach (*Physiologie*, Paris, 1838, traduction française, t. III, p. 374) semble le premier qui s'en soit servi en physiologie et en anatomie animale. Il appelle *blastème* ou masse organique primordiale la *masse molle qui tient le milieu entre les solides et les liquides, dont le liquide semble être la partie à proprement parler primitive, dans laquelle se multiplient des granulations, jusqu'à ce qu'enfin on y voie apparaître une configuration organique embryonnaire.* Depuis lors, il a été employé avec le sens qui lui est attribué ici, mais cependant d'une manière plus ou moins vague selon les idées des auteurs sur la naissance des éléments anatomiques, etc. Gerber surtout l'emploie dans le sens qui lui est donné ici (*Handbuch der allgemeinen Anatomie.* Berne, 1840, in 8, p. 16) sous les noms de *substance de formation* (Bildungstoff), *substance embryonnaire* (Keimstoff) et de *blastème* que produisent les liquides du sang et de la lymphe.

(1) Schwann, *Mikroskopische Untersuchungen über die Uebereinstimmung in der Structur und dem Wachsthum der Thiere und Pflanzen.* Berlin, 1838, in-8, p. 67.

(2) Valentin, *Repertorium fuer Anat. und Physiologie.* Berlin, 1836, in-8, t. I, p. 138. *Exsudat* est un mot dont le sens est plus vague et moins déterminé encore que celui de *blastème*; exsudat indique tout ce qui sort des vaisseaux capillaires, sans désignation d'espèce concernant ce qui sort ; il sert à indiquer le résultat du phénomène dit *exsudation*. Il représente ainsi, à la fois, aussi bien les blastèmes que les produits sécrétés normalement ou pathologiquement par les glandes, les séreuses et les muqueuses ; et aussi bien ces sécrétions que la fibrine exsudée dans le croup, ou à la surface des séreuses enflammées et suppurant, mais ne servant ni dans un cas ni dans l'autre à la génération des éléments anatomiques. C'est par conséquent à tort que le mot *exsudat* a été employé quelquefois dans le sens de *blastème* ou *vice versâ*. Tous les blastèmes sont des *exsudats*, mais tous les exsudats ne sont pas des *blastèmes*. Le terme *exsudat* désigne d'une manière générale tout ce qui sort des vaisseaux sans rupture de ceux-ci, mais il n'indique ni une espèce à part de substance organisée amorphe ou figurée, ni un groupe d'espèces, tant substance organisée comme les *blastèmes*, que matières organiques sans organisation, comme l'urine, la sueur, la vapeur d'eau pulmonaire, etc.

(3) Boch, *Lehrbuch der pathologischen Anatomie.* Berlin, 1852, in-8, p. 110.

mentalement les blastèmes. Elles font qu'on n'arrive à déterminer leur quantité et leur nature, dans beaucoup de régions de l'économie, que par exclusion en quelque sorte.

La *composition des blastèmes* n'est que très-imparfaitement connue ; elle est appréciée plutôt par voie d'exclusion que par expérience directe. On sait toutefois que, contrairement à ce qui a souvent été admis, la composition immédiate des blastèmes diffère de celle du plasma qui en a fourni les matériaux. L'eau, les sels et les principes graisseux, bien que de même espèce que ceux du plasma, s'y trouvent en proportion différente. Mais surtout, parmi les substances organiques demi-liquides, coagulables, unies aux principes précédents, qui forment la plus grande partie de chaque sorte de blastème, ce ne sont pas la fibrine ni l'albumine qui l'emportent. Ces principes se rencontrent dans les blastèmes, l'albumine et l'albuminose surtout, mais la fibrine n'y existe pas ou ne s'y voit qu'en quantité minime, et ce ne sont point les substances qu'on trouve dans les plasmas sanguin et lymphatique. On observe, en effet, en effet, que pendant le phénomène d'issue des substances organiques coagulables hors des parois des capillaires (durant l'exsudation en un mot), ces substances éprouvent déjà un changement moléculaire ou d'état spécifique. Ce changement, bien qu'isomérique, est tel qu'elles ne sont plus hors des capillaires ce qu'elles étaient dans le plasma. Les substances organiques du plasma ont servi de matériaux pour la formation de principes nouveaux qui se trouvent dans le blastème ; mais elles-mêmes ne concourent directement à le composer qu'en plus petite proportion.

Ainsi déjà les blastèmes sont des espèces particulières de substances organisées amorphes, distinctes du plasma par leur composition immédiate, savoir : par les proportions des principes des deux premières classes, et par la nature différente des espèces particulières de substances organiques qui les composent. Mais ce sont des espèces transitoires, en ce qu'à peine produites elles servent à la génération d'autres espèces d'une organisation plus élevée, en ce que leur existence n'est qu'une succession de phénomènes ; en effet, d'un côté on constate leur production incessante, et de l'autre leur disparition continuelle par suite de la naissance à leurs dépens d'éléments anatomiques divers.

C'est là un fait qu'il ne faut pas oublier, car il en résulte que jamais l'examen d'un seul blastème, ou de différents blastèmes à une même période de leur durée, ne peut donner une idée exacte, c'est-à-dire complète de ces corps-là ; et pour acquérir cette notion, il est nécessaire d'étudier les blastèmes aux diverses phases de leur existence.

Je vous ai déjà dit qu'il y avait lieu de se tenir en garde contre les illusions des écrivains qui se laissent aller à regarder le sang comme un *tissu* et même comme un *organe*, et qui considèrent sa partie fondamentale, le *plasma substance intercellulaire* ou accessoire à côté des globules, qui sont, au contraire, les éléments anatomiques accessoires de cette partie constituante fluide de l'économie.

La négation de toute intervention des humeurs dans le fait de la génération des éléments anatomiques est un corollaire naturel de ces vues inexactes. Elle en est aussi un de l'hypothèse, contredite par l'embryogénie (1), d'après laquelle nul élément anatomique ne naîtrait que par scission d'un autre élément préexistant et semblable à celui qui se produit de la sorte et même différant spécifiquement de celui qui proviendrait de sa division.

C'est de là, et nullement d'observations embryogéniques rigoureuses, que vient cette phrase, répétée souvent d'un auteur à l'autre dans quelques écrits modernes, qu'il importe de ne pas prendre à la lettre : phrase qui consiste à nier l'existence des blastèmes, ou à dire que la théorie d'après laquelle on admet leur intervention dans la génération des éléments anatomiques, est suffisamment ébranlée pour n'avoir pas besoin d'être discutée.

Je vous ai déjà montré, en parlant des divers modes de génération des éléments anatomiques, que l'observation contredit ces assertions ; je n'ai donc pas à revenir sur ce sujet qui n'appartient pas à cette partie de mon cours.

Deux liquides sont parfois décrits à côté des *plasmas* et des *blastèmes* ou confondus avec eux.

Le premier est le *liquide intra-cellulaire*, végétal et animal, le contenu des cellules qui présentent une cavité réellement distincte de la paroi. Ce liquide est parfois appelé *protoplasma*, expression inexacte, au moins chez les animaux. C'est bien un fluide réel, mais ce n'est pas un liquide comparable aux plasmas ni aux blastèmes. C'est le contenu des cellules, c'est une de leurs parties constituantes essentielles, quand elles ont paroi et cavité distinctes, et l'on ne peut l'isoler sans détruire la cellule anatomiquement et physiologiquement, si ce n'est par une vue abstraite de l'esprit. C'est donc une portion de la substance même des cellules, qui ne peut être étudiée sans elles et dont l'examen fait partie de celui des éléments de ce groupe qui ont paroi et cavité distinctes.

Tous ces faits sont minutieux, sans doute, mais ce sont des faits

(1) Voyez Ch. Robin, *Sur la production du noyau vitellin* (*Journal de la physiologie*. Paris. 1862 ; in-18, p. 309), et *Sur la génération des éléments anatomiques* (*Journal d'anatomie et de physiologie*. Paris. 1864 ; in-8, p. 338, 350, etc.).

concrets, démontrables expérimentalement et démontrés. Ils sont importants à retenir, car ils ont une valeur capitale pour l'interprétation des phénomènes de physiologie normale et pathologique.

Le second de ces liquides est le *suc nourricier*.

Il est souvent question, sous le nom de *suc nourricier*, d'une autre sorte de substance organisée ou d'humeur (1). Mais il importe de faire remarquer qu'il s'agit dans ce cas d'une abstraction anatomique, d'une substance supposée fluide qui n'existe qu'à l'état virtuel et non comme liquide distinct et indépendant ou isolable sans destruction de ce qui le contient. Ce n'est pas une espèce à part de substance organisée à proprement parler, une *humeur*, un liquide distinct des éléments anatomiques et pouvant en être séparé sans détruire l'élément lui-même. Chaque élément anatomique est un corps complexe, il se compose de principes immédiats liquides et solides, d'où résulte un tout, qui est apte à agir, et dont les solides et liquides associés moléculairement se renouvellent sans cesse, grâce à ce mélange compliqué qui constitue l'organisation, et sans analogue dans le règne minéral. Mais, qu'on retranche les solides ou qu'on retranche les liquides, l'élément anatomique n'existe plus tel qu'il doit être étudié, c'est-à-dire tel qu'il est lorsqu'il est apte à agir ; il est désorganisé.

C'est en isolant la partie liquide de chaque élément, tant d'une manière abstraite sans tenir compte de la partie solide, que mécaniquement, qu'on a représenté le *suc nourricier* comme *humeur* distincte des éléments et devant être étudiée à part ; mais sans cette partie liquide l'élément n'est plus lui-même, il est détruit en tant qu'apte à agir. Il est facile de voir que c'est là une abstraction anatomique, et que la supposition de l'*existence spécifique* de cette humeur doit être rejetée, ainsi que toutes les déductions basées sur elle.

Plasma du sang.

Arrivons maintenant à l'étude des *plasmas*, dits : *liquor sanguinis, lympha et ochema seu vehiculum nutritionis*, par les auteurs latins ; *plasma*, liquide dans lequel nagent les cellules du sang (de πλάσμα, formation ; πλάσσειν, former) par Schultz (2) ; ou appelés aussi *sub-*

(1) Gourdon-Fromentel, *Essai sur le suc nourricier et ses modifications pathologiques*. Thèse, Paris, 1849, in-4.

(2) Schultz et Brünner, dans Brünner, *De vesicularum sanguinis naturâ observationes microscopicæ et chemicæ*. Berlin, 1835, in-8, n° 11 ; et Schultz, *Das System der Circulation in seiner Entwickelung durch die Thierreiche*. Stuttgart, 1836, in-8.—C'est à tort qu'on a étendu la dénomination de plasma à la désignation du *sérum* de diverses humeurs (Henle, *Anat. gén.*, 1844, t. II, p. 518), de liquides sécrétés tels que le lait, la bile, etc. (Vogel, *Anat. pathol. génér.*. trad. par

stance ou fluide intercellulaire du sang et de la lymphe (1).

Les plasmas sont ces parties organisées que représente la portion fluide des humeurs qui circulent en vaisseaux clos, c'est-à-dire dans les systèmes vasculaires sanguin et lymphatique.

Entièrement homogènes, incolores, fluides, ils présentent le degré d'organisation le plus simple ; aussi leur qualité de corps organisé a-t-elle été souvent niée ; comme conséquence ont aussi été niées les altérations dont ils sont le siége si fréquemment. Ces altérations, qui entraînent un ensemble de troubles des plus graves par leur généralité, étant méconnues, on s'est ainsi trouvé maintes fois conduit à expliquer par des hypothèses gratuites les perturbations dont elles étaient cause.

Anatomiquement, l'état d'organisation des plasmas se reconnaît à leur composition par des principes immédiats appartenant aux trois classes ou groupes de principes qu'on retrouve dans les éléments anatomiques de structure complexe. Ces principes sont : 1° des *substances* organiques, principes naturellement liquides coagulables, qui en composent la plus grande partie, tant en masse qu'en poids, quand on les envisage non desséchées, telles qu'elles sont dans les plasmas (fibrine, albumine, albuminose) ; 2° des principes cristallisables d'origine organique, les uns salins, les autres alcaloïdes, graisseux et sucrés ; 3° des principes cristallisables d'origine minérale, soit gazeux, soit salins. En outre, ces divers principes offrent dans les plasmas le même mode d'union moléculaire que dans les éléments anatomiques d'organisation la plus complexe.

Physiologiquement, c'est-à-dire au point de vue dynamique, les plasmas peuvent être reconnus comme corps organisés en ce qu'ils jouissent d'une propriété qui est exclusivement propre aux parties douées d'organisation, savoir : la nutrition.

Placés dans un milieu convenable, ils présentent d'une manière continue et sans se détruire un double mouvement de composition et de décomposition simultanées. Toutefois leur nature fluide fait qu'ils

Jourdan, Paris, 1847, p. 90,, détourne aussi ce mot de son acception et l'applique à toute substance liquide ou solide aux dépens de laquelle se produisent les tissus normaux et morbides sans indication du siége occupé par ces substances. Le mot *plasma* désigne ainsi, pour lui, une classe de liquides qui se divise en *blastèmes* pouvant donner naissance à des formations organiques, en *eaux mères* ne pouvant donner lieu qu'à des formations inorganiques et en *plasma mixte* qui est celui qui peut donner lieu à ces deux ordres de formations à la fois. Mais cette interprétation ne peut pas être admise, car elle a l'inconvénient de détourner un mot de son acception première pour l'appliquer aux *blastèmes*, ce qui peut conduire à confondre des objets différents.

(1) Funke, *De sanguine venæ lienalis, dissertatio inauguralis.* Leipzig, 1851, in-8.

peuvent emprunter directement au milieu ambiant et rejeter directement les matériaux nécessaires à leur composition et ceux de décomposition. Ces rapports directs font qu'ils s'altèrent bien plus aisément que les portions solides de substance organisée, et qu'ils transmettent leur altération à ces dernières bien plus facilement encore que l'inverse n'a lieu.

L'augmentation de masse ou développement des plasmas, ainsi que leur production se confondent en un même phénomène, avec celui d'assimilation, dans laquelle des matériaux sont empruntés d'une part au contenu de l'instestin et à l'atmosphère, et d'autre part aux tissus eux-mêmes.

Nous reviendrons plus loin sur cette importante question.

Le *plasma du sang* est la partie liquide du sang encore contenue dans les vaisseaux et tenant en suspension les diverses sortes d'éléments anatomiques ou de globules du sang.

Il a été appelé particulièrement : lymphe du sang, *lympha sanguinis* et *liquor sanguinis; liquide* ou *substance intercellulaire du sang.*

C'est un liquide homogène, incolore, ainsi que le montre l'examen de la circulation du sang. Il est interposé aux globules sanguins et les tient séparés les uns des autres à des intervalles différents, suivant leur nombre, le volume des vaisseaux et selon les régions du corps. Outre les éléments anatomiques du sang, il renferme encore quelquefois, particulièrement après la digestion, des gouttelettes graisseuses extrêmement petites en suspension (1).

Le tableau ci-après vous guidera pendant l'étude des principes qui constituent le plasma, et il vous donnera une idée de la complexité de sa composition.

Principes de la première classe.

1. Eau, 779 pour 1000, chez l'homme, en moyenne; 794 chez la femme.
2. Chlorure de sodium, 3 à 4 pour 1000.
3.   — de potassium, 0,359 pour 1000.
4. Chlorhydrate d'ammoniaque.
5. Sulfate de potasse.
6.   — de soude.
7.   — de chaux.
8. Carbonate de potasse.
9.   — de soude, 1,200 pour 1000.
10.   — de chaux.
11.   — de magnésie.
12. Phosphate de chaux des os. ⎫
13.   — de magnésie.   ⎪
14.   — basique de soude.   ⎬ 1,500.
15.   — de potasse.   ⎪
16.   — de fer, probablement. ⎭
17. Silice.

(1) Robin et Verdeil, *Chimie anatomique*, 1853, t. III. p. 12.

Principes de la deuxième classe.

PREMIÈRE TRIBU. — *Principes salins.*

1. Acide carbonique en dissolution.
2. Lactate de soude.
3.   — de chaux, probablement.
4. Hippurate de soude.
5. Pneumate de soude.
6. Inosates.
7. Oxalates.
8. Urate de soude.
9.   — de potasse, probablement.
10.   — de chaux, probablement.
11.   — de magnésie, quelquefois.
12.   — d'ammoniaque.
13. Sudorates de soude, etc.

DEUXIÈME TRIBU. — *Principes alcaloïdes d'origine animale.*

14. Urée. — 0,017 dans les artères ; — 0,008 dans la veine rénale.
15. Créatine.
16. Créatinine.
17. Hypoxanthine. — Rate, etc.
18. Inosite (muscles).
19. Leucine (foie, poumon).

TROISIÈME TRIBU. — *Principes analogues aux alcools.*

17. Séroline.   0,025   } Normalement combinées à un acide non
18. Cholestérine, 0,100 à 0,566. } déterminé ; libres accidentellement ou pathologiquement.

QUATRIÈME TRIBU. — *Principes graisseux et savonneux.*

19. Oléate de soude.
20. Margarate de soude.
21. Stéarate de soude.
22. Valérate de soude.   } 1,475 pour 1000.
23. Butyrate de soude.
24. Oléine.
25. Margarine.
26. Stéarine.
27. Lécithine ou matière grasse phosphorée.   0,400.

CINQUIÈME TRIBU. — *Principes sucrés.*

28. Glycose.   0,002.
29. Glycogène dans quelques conditions.

Principes de la troisième classe.

Substances organiques ou coagulables.

1. Plasmine. 25 p. 1000. { A. Fibrine proprement { a. Artérielle ou concrète.
                          {   dite.   2 à 3 { b. Veineuse ou pure.
                          { B. Fibrine soluble. 22 { Albumine des auteurs.
2. Sérine. 53 pour 1000 . . . .
3. Peptone.
4. Biliverdine.
5. Hémaphéine.

Des principes immédiats de la première classe ou d'origine minérale dans le plasma sanguin.

Abordons actuellement l'étude directe des principes constituants du plasma sanguin ; je veux parler des principes d'origine minérale. Il y a d'abord de l'eau, et ensuite des sels en plus ou moins grande quantité.

Eau.

Disons quelques mots sur l'eau qui prend part à la constitution du sang. Cette eau n'est pas libre, à proprement parler. Elle se trouve essentiellement fixée par la sérine et en quantité un peu moindre par la plasmine, corps dont elle est partie chimique composante essentielle.

L'eau est donc essentiellement fixée à la sérine et aux substances analogues, et ainsi que je l'indiquerai dans une des prochaines séances, il se présente des conditions dans lesquelles ces matières sont modifiées de telle sorte, qu'elles ne peuvent retenir la même proportion d'eau qu'à l'état normal ; alors celle-ci s'échappe de l'organisme par la surface des muqueuses pourvues de réseaux capillaires superficiels, comme on le voit dans le choléra, où l'albumine du sang perd la propriété de fixer la même quantité d'eau qu'à l'état sain. Alors il y a des exhalations extrêmement abondantes qui entraînent des sels et déterminent des évacuations alvines. Je vous ai déjà indiqué ces faits dans la seconde leçon de ce cours en traitant des substances organiques en général ; j'y reviendrai, lorsque nous connaîtrons l'ensemble des principes immédiats, constitutifs du sang.

L'eau vient des aliments. Elle ne se forme pas dans l'organisme. Du moins, on n'a pas encore pu prouver qu'il se formât de l'eau par la combinaison directe de l'oxygène à l'hydrogène, bien qu'on l'ait admis à différentes reprises. Maintenant, elle s'échappe régulièrement de l'organisme par les diverses sécrétions, mais surtout par l'urine, la sueur, et par l'évaporation pulmonaire. Telles sont les trois principales sources de la déperdition de l'eau. Quant aux autres humeurs, comme la salive et le liquide pancréatique, la plus grande partie de l'eau qu'elles contiennent est réabsorbée. Ce sont des humeurs récrémentitielles. De sorte que ces liquides, parmi lesquels il faut comprendre la bile, ne sont la source que d'une déperdition minime d'eau.

La quantité d'eau qu'on trouve dans le sang artériel, comparativement au sang veineux, varie notablement selon qu'il s'agit du sang de la veine rénale ou de celui de toute autre veine. Dans 1000 parties de sang de l'artère rénale, par exemple, il y a 12 parties d'eau de plus que dans un poids égal de sang de la veine rénale. Ainsi, dans 1 kilogramme de sang de l'artère rénale, on trouve 12 gr. d'eau de plus que dans 1 kilogramme de sang tiré de la veine rénale. On le voit, dans les expériences que l'on fait sur les chiens, les chevaux, et les autres animaux. Il y a donc une déperdition d'eau dans le sang de la veine rénale; proportionnellement il y existe une plus grande quantité de parties solides.

On trouve chez la femme enceinte une plus grande proportion d'eau, soit dans le sang artériel, soit dans le sang veineux, que chez les femmes non enceintes et chez l'homme, par la raison que des principes immédiats, solides, dissous, sont fournis par la mère au fœtus en quantité considérable. Il résulte de là que plus la grossesse avance, plus on voit prédominer l'eau dans le sang de la femme enceinte par rapport au sang de la femme hors l'état de grossesse. On a remarqué aussi que chez les jeunes sujets, dont les tissus sont en voie de développement, le sang veineux renferme plus d'eau que le sang artériel, parce que les tissus solides, tant qu'ils sont en voie d'accroissement, retiennent une plus grande proportion de principes immédiats solides qu'ils fixent et s'assimilent. D'où résulte là une prédominance d'eau dans le sang veineux par rapport au sang artériel.

Plus tard, au contraire, chez l'adulte et chez le vieillard, il y a un léger excès ou à peu près égalité d'eau dans le sang artériel par rapport au sang veineux, qu'il s'agisse du sang d'un muscle ou du sang des veines sous-cutanées des membres. C'est qu'à l'âge adulte il y a presque égalité entre la quantité des principes assimilés et la quantité des principes désassimilés.

Je reviendrai sur quelques-uns de ces faits lorsque je parlerai des substances organiques coagulables.

Principes salins d'origine minérale.

Je vais maintenant étudier les principes salins d'origine minérale, tels que le chlorure de sodium, dont on trouve environ 3 à 5 grammes pour 1000 dans le plasma; le chlorure de potassium, dont on n'extrait que 2 à 5 décigrammes. Il y a d'autres sels libres, tels que le chlorhydrate d'ammoniaque, puis le sulfate de potasse, dont il n'y a guère que 1 à 3 décigrammes; le carbonate de soude basique, dont la quantité est de 1 à 2 grammes pour 1000 de sérum; du phosphate de soude dans la proportion de 2 à 5 décigrammes pour 1000 environ; du phosphate de magnésie et du phosphate de chaux tribasique semblable à celui des os (2 à 3 décigrammes de chaque). Il y a des traces de carbonates de chaux, de magnésie, de potasse, de sulfate de soude, de sulfate de chaux et de silice. La silice est toujours fixée aux substances coagulables azotées qui la retiennent dans le plasma, et la fibrine, en se coagulant, en entraîne un peu.

La quantité de ces sels (6 à 8 grammes), réunie à celle des principes cristallisables de la deuxième classe, ne forme guère que 14 à 16 grammes pour 1000 de sérum ; ainsi, il y a 14 à 16 grammes environ de principes cristallisables autres que l'eau dans 1000 grammes de plasma.

J'indique ces faits immédiatement pour montrer que les globules du sang restent intacts dans le plasma et dans le sérum, non pas à cause de la quantité des sels qui s'y trouvent, mais bien en raison de l'existence des principes de la troisième classe. Car lorsqu'on vient à dissoudre 14 grammes de sels ou de substances cristallisables comme de l'urée, de la créatine, de la créatinine dans de l'eau, cette eau attaque encore les globules du sang, rouges et blancs. En sorte que si ces globules restent intacts dans le sérum, ce n'est pas à cause de la présence de ces sels, mais bien à cause de l'existence de l'albumine et de la fibrine et des principes analogues qui les accompagnent. Je signalerai tout de suite que dans l'urine on trouve plus du double de ces principes cristallisables en dissolution. Ainsi, tandis qu'il n'y a dans le sérum du sang que 14 à 16 grammes de principes cristallisables en dissolution, on en rencontre dans l'urine 28 à 34 et même quelquefois davantage à l'état normal.

Eh bien, pour que l'eau n'attaque pas les globules blancs et les globules rouges auxquels on la mélange, il faut qu'elle renferme au moins 25 à 30 grammes de sels. Tant qu'elle ne contient pas cette proportion de sels en dissolution, elle gonfle les hématies, les rend sphériques et les dissout peu à peu. Elle gonfle également les leucocytes et finit par les dissoudre.

Ainsi, dans le plasma et dans le sérum lui-même, ce sont surtout les principes de la troisième classe qui jouent le rôle essentiel, comme principes conservateurs des globules rouges et blancs en suspension.

Pour revenir maintenant à l'étude des principes de la première classe, il faut noter que les composés salins d'origine minérale se rencontrent dans les proportions de 6 à 8 grammes pour 1000 de plasma de sang veineux, y compris le chlorure de sodium, qui entre pour plus de moitié dans cette quantité. Dans le sang de la veine porte on trouve de 7 à 9 grammes de sels au moment de la digestion en particulier. Ces principes, en effet, viennent tous des aliments, et ils sont plus ou moins abondants, selon qu'on fait l'analyse du sang d'un animal pris au moment de la digestion ou pris plus ou moins longtemps après, lorsque déjà une certaine quantité de ces composés a disparu par les sécrétions. Le plasma du sang artériel en contient de 6 grammes à 8^{gr},50.

Ces différents sels jouent un rôle très-important dans la constitution du plasma, parce qu'ils servent de dissolvants les uns par rapport aux autres. C'est ainsi, par exemple, que les chlorures et les sulfates alcalins servent de dissolvants pour les sulfates, les carbonates et les phosphates calcaires qui prennent une grande part à la constitution de certains tissus tels que les os, les dents, l'épiderme et le tissu cartilagineux, qui en renferme lui-même en proportion notable.

Causes de l'alcalinité du sang.

Les phosphates et les carbonates de soude remplissent ici un rôle très-important, en ce que c'est grâce à leur présence dans le plasma du sang que celui-ci devient très-avide d'acide carbonique. Ce sont ces phosphates et ces carbonates qui donnent un pouvoir dissolvant très-énergique au sang par rapport à l'acide carbonique, et favorisent ainsi la dissolution de ce gaz pendant la durée des phénomènes de la circulation dont j'ai parlé tout à l'heure.

Ces différents sels, ces carbonates et ces phosphates sont plus ou moins abondants suivant les espèces animales. Ainsi les carbonates de soude et de potasse prédominent chez les herbivores; les phosphates au contraire prédominent chez les carnivores. Chez les animaux omnivores, ces deux sortes de sels sont en quantité à peu près égale avec légère prédominance des phosphates toutefois, tant que dans l'alimentation les matières animales et végétales entrent pour une quantité à peu près équivalente. Quand on vient à faire prédominer l'alimentation végétale, on voit les carbonates prédominer (Liebig, Dumas).

Ce sont ces deux sels, le phosphate de soude basique et le carbonate de soude, qui donnent au sang sa réaction alcaline.

Ce sont les deux sels que je viens de signaler qui donnent au plasma la propriété de ramener au bleu la teinture de tournesol légèrement rougie, et celle de verdir légèrement le sirop de violette, comme certains sels alcalins. Ainsi, c'est à leur présence dans le plasma que le sang doit sa réaction alcaline (1).

Ces différents sels disparaissent du sang par les sécrétions en partie, et aussi parce qu'une certaine proportion de leur quantité est cédée aux éléments anatomiques solides. Il y a toujours, en effet, une certaine proportion de ces sels qui se trouve décomposée pendant les phénomènes d'assimilation et de désassimilation.

(1) Voyez Robin et Verdeil, *Chimie anatomique*, 1853, t. II, p. 260 et p. 329.

Ainsi les carbonates et les phosphates cèdent une portion de leurs bases à des acides d'origine organique tels que l'acide urique, etc., au moment de la formation chimique de ceux-ci.

Les urates, par exemple, se forment par la désassimilation d'éléments anatomiques solides, tels que les éléments des tissus fibreux, musculaires, etc.

L'acide urique de ces sels est fourni par les éléments chimiques des principes non cristallisables albuminoïdes des muscles et des tissus fibreux ; quant à leurs bases comme la chaux et la soude, elles viennent des principes d'origine minérale qui ont cédé une partie de leurs bases à cet acide au moment de sa formation.

Maintenant, il y a une autre quantité de ces sels qui est rejetée par les excrétions comme l'urine et la sueur. Il y en a qui s'échappent par la salive, par le liquide pancréatique et par la bile ; mais dans ces dernières sécrétions la plus grande partie des sels se trouve réabsorbée, ces produits de sécrétion étant récrémentitiels.

En *résumé*, nous trouvons des sels de la 1ʳᵉ classe dans la proportion de 6 à 8 parties pour 1000 dans le sérum veineux ; 7 à 8 parties pour 1000 dans le sérum artériel et de 7 grammes à 9,50 pour 1000, dans la veine porte. Ils viennent des aliments, séjournent à l'état de dissolution, puis se perdent en minime partie dans les tissus, où ils sont assimilés et remplacés par les principes de la deuxième classe, et cèdent une portion de leur base pour concourir à former des sels de cette classe. — Ils sortent du sang surtout par le rein, les glandes sudoripares, la bile, et moins par les autres glandes, et en quantité différente d'une glande à l'autre. Pathologiquement, ils sortent par l'intestin.

Les chlorures, les sulfates et les phosphates alcalins jouent le rôle de dissolvants et de véhicule pour les sels insolubles de chaux et de magnésie des os, etc., et pour les urates, les oxalates, etc. ; mais non pour les substances organiques.

Ce ne sont pas les sels qui dissolvent les substances organiques, puisque celles-ci s'en séparent par coagulation spontanée dans le cas de la fibrine, et ne s'en séparent pas dans le cas de coagulation de l'albumine par la chaleur, les acides, l'alcool, etc.

Les sels alcalins favorisent la dissolution du gaz carbonique et, par suite, son emprunt aux tissus dès qu'il est formé.

Ce fait est d'autant plus important, que toutes les fois que l'acide carbonique s'accumule en trop grande quantité, la désassimilation des autres principes est troublée, et il en résulte une altération nutritive générale.

Ils ne sont pas assez abondants pour conserver les globules que les solutions de ces sels à 10 ou 15 parties pour 1000 attaquent. Ce sont les substances coagulables surtout qui les conservent.

Ce sont le carbonate et le phosphate (tribasiques) de soude qui donnent au sang sa réaction alcaline, conditions favorables à l'emprunt de l'acide carbonique dans les tissus et à la dissolution des sels insolubles.

Des métaux existant dans le sang.

M. E. Millon, dans un mémoire intitulé : *De la présence normale de plusieurs métaux dans le sang de l'homme, et de l'analyse des sels fixes contenus dans ce liquide*, a montré qu'en recevant le sang au sortir de la veine, dans trois fois environ son volume d'eau, et en l'introduisant après cette dissolution dans un flacon de chlore gazeux, on le voit se coaguler, se colorer en brun et bientôt après former une masse grise, amorphe, dans laquelle l'organisation des globules sanguins a entièrement disparu. En jetant le tout sur une toile et en l'exprimant, on fait couler un liquide qui traverse rapidement les filtres et demeure limpide. Si l'on examine cette réaction de plus près, on y reconnaît d'abord un dédoublement tout particulier des éléments du sang. Les matériaux organiques se trouvent presque en entier dans la partie coagulée ; tous les principes salins sont, au contraire, réunis dans le liquide. Ce partage se fait si exactement, qu'en lavant le coagulum et le calcinant ensuite, il se détruit sans résidu. D'un autre côté, le liquide évaporé jusqu'à siccité et brûlé dans un tube à analyse organique donne si peu d'acide carbonique, qu'on peut évaluer au plus à 1 pour 100 la proportion de matériaux d'origine organique du sang que le chlore ne coagule pas. Il est facile de s'assurer que le coagulum fourni par les substances organiques par l'action du chlore n'emprisonne pas les sels fixes du sang, et n'en renferme qu'une quantité proportionnelle à la quantité d'eau qui l'imprègne ; de sorte que si l'on pèse l'eau dans laquelle on reçoit le sang et qu'on la pèse encore après le mélange du liquide sanguin, on peut agir sur un poids connu du liquide filtré, comme sur un poids de sang déterminé. Ce liquide se prête bien à toutes les recherches d'analyse qualitative et quantitative qu'on parvient à y découvrir et à y doser immédiatement l'un ou l'autre des sels fixes du sang.

Cette méthode est en définitive une analyse des sels fixes du sang, par voie humide.

Cette facilité d'isoler la partie saline du sang a conduit M. Millon à constater nettement que le sang de l'homme contient constamment de la silice, du manganèse, du plomb et du cuivre. La proportion de silice et des métaux est suffisante pour que leur analyse n'exige aucune modification particulière. Après avoir évaporé à siccité le liquide que livre l'action du chlore, on calcine quelques instants le résidu pour faire disparaître la petite quantité de matière organique que le chlore n'a pas rendue insoluble. On traite ensuite la partie insoluble des cendres comme un minerai dans lequel on voudrait doser la silice, le plomb, le cuivre, le manganèse (1000 grammes de sang, globules et plasma, laissent de 3 à 8 décigrammes de cendres insolubles dans l'eau). M. Millon a trouvé que, sur 100 parties de ce résidu insoluble que donnent les cendres du sang,

La silice varie de..............	1	à 3	pour 100
Le plomb...................	1	à 3	—
Le cuivre..................	0,5	à 2,5	—
Le manganèse..............	10	à 24	—

Après cette détermination, M. Millon a recherché si le cuivre et le plomb sont disséminés dans toute la masse du sang, ou bien si, à l'exemple du fer, ils sont rassemblés dans les globules sanguins. 1 kilogr. de caillot sanguin, séparé avec soin du sérum de plusieurs saignées, lui a fourni 83 milligrammes de plomb et de cuivre. 1 kilogr. de sérum isolé du caillot précédent lui a fourni seulement 3 milligrammes de ces deux métaux, et M. Millon pense que ces 3 milligrammes de plomb et de cuivre contenus dans le sérum doivent être attribués aux globules sanguins qui peuvent rester dans le sérum.

Ainsi, dit-il, le cuivre et le plomb ne sont pas à l'état de diffusion dans le sang ; ils se fixent avec le fer dans les globules (*Comptes rendus de l'Académie des sciences.* Paris, 1848). Mais on ne sait pas encore de quels principes immédiats chacun d'eux fait partie comme *principe immédiat*, comme *élément chimique* ou, en d'autres termes, dans quel état de combinaison ils se trouvent.

On calcule : 1° qu'il existe à peu près 7500 grammes de sang en moyenne chez un adulte ;

2° Que la moyenne des globules étant de 127 grammes pour 1000 grammes de sang, il y aurait environ 952 grammes de globules ;

3° L'hématosine existant dans la proportion de 16,75 pour 1000 de globules en poids, il en résulte qu'il y a dans l'organisme adulte à peu près 16 grammes de l'hématosine $C^{44} H^{22} Az^3 O^6 Fe$;

4° L'hématosine contenant 67,50 de fer pour 1000, on voit qu'il y a environ 1 gramme de fer dans les globules de tout le sang d'un adulte (car $1000 : 67,50 :: 16 : x = 1,08$) ; soit 144 milligrammes pour 1000 grammes de sang considéré en masse, sans parler des traces de sels de fer (phosphate ?) en quantité non déterminée existant dans le plasma.

Ainsi, en fait, la silice exceptée, c'est aux hématies plus qu'au plasma qu'appartiennent les métaux dont on parvient à retirer une certaine quantité (fer) ou des traces (plomb, etc.) dans les analyses du sang.

Principes immédiats de la deuxième classe, ou principes cristallisables d'origine organique.

J'arrive maintenant à l'étude des principes immédiats de la seconde classe, c'est-à-dire des principes cristallisables qui se forment dans l'économie.

Les principes de la deuxième classe représentent à eux tous environ 5 à 7 grammes pour 1000 grammes de sérum. Leur quantité est un peu au-dessous de celle des sels d'origine minérale dont je parlais tout à l'heure. Ils viennent pour la plupart de l'organisme lui-même. Ils entrent dans le sang au travers des parois des capillaires qui se distribuent dans les tissus. Ce sont des principes formés par la désassimilation des tissus ; puis ils passent des tissus dans le sang pour être rejetés ensuite au dehors ; il en est ainsi pour la plupart d'entre eux, du moins.

Vous savez qu'on les a divisés en plusieurs tribus, dont une première comprend les principes cristallisables d'origine organique, qui sont salins, tels que les lactates, les hippurates, les urates, les sudorates, les inosates. Tous ces principes viennent sans exception de l'épaisseur des tissus. Ils se produisent par décomposition désassimilatrice des éléments anatomiques, et en particulier, on sait que les urates viennent surtout des tissus fibreux.

Or, dans les maladies, comme le rhumatisme et la goutte, il est très-important de savoir d'où viennent les principes qu'on trouve rejetés en excès dans l'urine et parfois dans quelques produits morbides.

Eh bien, on sait que les urates et les inosates de soude, de potasse, etc., viennent du tissu musculaire, par décomposition désassimilatrice de ce tissu.

Les lactates et les sudorates ont une origine moins nettement déterminée.

Le pneumate de soude vient particulièrement du tissu pulmonaire. Il se produit par décomposition désassimilatrice des éléments anatomiques solides de ce tissu.

A l'égard de ces sels, il importe de savoir que certains d'entre eux ont pour acides ce qu'on appelle des acides copulés, et des acides représentés, comme l'acide pneumique, par un équivalent d'un acide fixé à équivalent d'un corps neutre. C'est ainsi, par exemple, que mon collaborateur Verdeil a démontré, par des recherches dont sa mort a empêché la publication, que l'acide pneumique est représenté par un équivalent de taurine combiné à un équivalent d'acide lactique.

Eh bien, ces deux derniers corps combinés entre eux donnent un composé très-différent de chacun des corps composants. Ce composé est encore acide et se fixe souvent à une base.

Plusieurs acides des différents sels qu'on trouve dans la bile sont dans le même cas.

Ceci est important, parce que dans quelques conditions morbides, on voit ces deux corps composants se séparer chimiquement, et alors, au lieu de rencontrer, comme à l'état normal, du pneumate de soude, on trouve des cristaux de taurine d'une part, et du lactate de soude d'autre part. La taurine s'est séparée de l'acide lactique, qui est resté fixé à la soude. A l'état normal, c'était du pneumate de soude ; à l'état pathologique, ou dans certaines conditions expérimentales, c'est du lactate de soude et de la taurine que l'analyse fournit.

C'est ainsi que la taurine qu'on observe quelquefois dans la bile se produit par la décomposition d'un des sels normaux de la bile qui a pour acide un acide copulé.

Telle est l'origine de ces sels de la deuxième classe, qui se produisent par la désassimilation des éléments anatomiques solides et passent dans le sang, pour de là s'échapper principalement par les urines, tandis que d'autres, comme les sudorates alcalins ou acides (car on en trouve des deux sortes) s'échappent par la sueur. Ces sels-là sont moins connus que les autres ; mais leur existence est aujourd'hui nettement déterminée.

Il y a en outre dans le sang une certaine quantité d'urée, de créatine, de créatinine, d'inosite, et quelquefois de la leucine. Ce sont des principes cristallisables d'origine organique qui sont analogues aux alcaloïdes végétaux ; ils peuvent se combiner aux acides, par conséquent, pour former des sels, mais on ne les trouve pas à l'état de sels dans l'économie ; ils sont toujours à l'état libre dans le sang. Il est très-important de savoir que ces principes ne se forment pas dans les glandes ou dans les parenchymes non glandulaires comme le parenchyme rénal, mais qu'ils viennent des éléments anatomiques solides. C'est ainsi qu'on sait d'une manière très-nette que la créatine et la créatinine sont le produit de la décomposition désassimilatrice des muscles, tandis que l'urée vient surtout des tissus lamineux, fibreux et séreux. L'inosite se produit aussi dans les muscles. La leucine et l'hypoxanthine se produisent dans la rate et dans le foie, d'où ils passent ensuite dans le sang, comme beaucoup d'autres des principes que j'ai cités jusqu'à présent. Ces principes sont en dissolution dans le sang. Ils sont tous assez solubles et prennent part à la constitution du plasma, puis ils disparaissent de l'économie. Ils sont excrétés par le rein, mais ils ne sont pas fabriqués par lui.

Tous tirent leur origine de l'épaisseur des éléments anatomiques solides; ils se forment par dédoublement désassimilateur de leurs substances organiques fondamentales et des sels également, puisque ceux qui sont acides et non alcaloïdes ne sont jamais à l'état libre, mais à l'état de sels dont la base est empruntée aux carbonates, phosphates, etc., et on les trouve à cet état dans les tissus mêmes. Ce sont les principes essentiels de la désassimilation des éléments anatomiques dans la rénovation moléculaire; ils leur sont empruntés par tous les capillaires. — Les urates viennent des tissus fibreux, et sont en plus ou moins grande quantité, selon l'état de leur nutrition. Les lactates, les hippurates, les inosates, l'inosite, la créatine, la créatinine, viennent des muscles.

L'urée vient de tissus divers et par la lymphe qui l'emprunte à ceux-ci, puis la ramène au sang.

L'urée existe en moyenne dans le sang dans la proportion de 1/5 à 1/3 de gramme pour 1000 à l'état normal. Il y en a plus dans l'artère rénale que dans la veine. Mais toute l'urée contenue dans le sang ne s'échappe pas par le rein ; on en retrouve toujours une certaine quantité dans le sang veineux du rein, et cette quantité est environ la moitié de celle qui existe dans le sang artériel. Cette quantité varie un peu d'une espèce animale à l'autre.

En résumé, je viens de vous montrer que les produits de désassimilation des éléments anatomiques directement actifs étaient représentés par les principes de la 2ᵉ classe, qui sont les uns salins, les autres alcaloïdes ou du moins analogues aux alcaloïdes azotés, comme l'urée, la créatine, la créatinine, l'inosite, la leucine, l'hypoxanthine et peut-être quelques autres encore. Ces principes se produisent par la désassimilation des substances coagulables qui prennent part à la constitution des fibres musculaires, des fibres lamineuses, élastiques, etc., des éléments nerveux, des éléments de la moelle des os, etc.

Ces principes qui viennent de l'épaisseur des tissus s'échappent tous par l'urine et par la sueur principalement.

Il est essentiel de savoir d'où ils viennent pour se rendre compte de l'importance que présente pour le médecin l'étude des modifications de l'urine. Il faut que ce dernier sache d'où viennent les principes qu'il rencontre dans celle-ci, et il convient de ne plus étudier ces questions empiriquement, comme on l'a fait jusqu'à présent. Ainsi, il ne suffit pas de constater qu'il y a beaucoup d'urates ou de phosphate ammoniaco-magnésien, par exemple, dans l'urine ; il faut savoir remonter de la constitution morbide de ce liquide aux modifications intimes des tissus qui ont amené ces modifications dans sa composition, quant à ses principes fondamentaux, tels que les urates, hippurates, l'urée, la créatine, la créatinine, l'inosite, etc. Voilà pourquoi l'étude de ces principes cristallisables d'origine organique est des plus importantes.

De la cholestérine et de la séroline du sang.

On peut extraire 10 centigrammes environ de la première de 1000 grammes de sang et 2 centigrammes de la seconde. C'est surtout dans le cerveau, le foie et la rate que se forment par désassimilation ces principes, pour passer de là dans le sang veineux qui revient de ces organes.

J'ai déjà dit que la *séroline* et la *cholestérine* devaient être séparées des corps gras, parce qu'elles se rapprochent plus des alcools que de ces derniers, bien qu'on les signale très-souvent comme corps gras. L'histoire de ces composés est intéressante.

En premier lieu, il importe de savoir qu'ils n'existent pas à l'état libre dans le sang, que ce n'est que par suite de la décomposition de certains de ses principes, par les moyens physiques et chimiques de l'analyse, qu'on les obtient.

Ces corps-là, en effet, sont insolubles dans le plasma comme dans l'eau.

Ils ne sont solubles que dans l'alcool, l'éther et quelques autres dissolvants analogues. Mais, comme tous les alcools, ces corps peuvent se combiner à un grand nombre d'acides, comme les acides lactique, margarique, oléique, pour former alors des composés souvent plus solubles que les composants, ou au moins plus solubles que la séroline et la cholestérine considérées individuellement. Ce sont des éthers, c'est-à-dire des corps qu'ils résultent de la combinaison d'un acide et d'alcool, avec élimination d'un équivalent d'eau.

Ces corps plus solubles existent dans le sang.

Mais le contact des acides ou même quelquefois simplement d'une température élevée, pendant la durée de l'analyse, suffit pour produire ce dédoublement en acide gras ou en acide lactique par exemple d'une part, et en cholestérine ou en séroline d'autre part, qui, devenues libres, se déposent à l'état cristallin. En attendant qu'on soit fixé sur la question de savoir quel est exactement le composé chimique à la constitution duquel elles prennent part, et, par suite, dans quel état elles sont dans le sang, il est important de constater leur existence dans ce liquide; car on les retrouve dans quelques humeurs sécrétées.

Fréquemment aussi, mais seulement à l'état morbide, cette décomposition qu'on obtient sous de très-légères influences, pendant l'analyse, s'accomplit dans les humeurs au moment de la sécrétion qui les élimine du sang, et alors il y a séparation, d'une part, d'acides lactique, margarique ou oléique, et, d'autre part, cristallisation de cholestérine. C'est ce que l'on voit dans la bile, sous l'influence de certaines conditions morbides, de même que souvent dans des sécrétions des séreuses.

Il est probable qu'ils proviennent de la myéline des tubes nerveux, et de là passent dans le sang, pendant les actes exosmo-endosmotique de la désassimilation, car on trouve en effet beaucoup de ces corps-là, prenant part à la constitution de ce qu'on appelle la matière grasse du cerveau. En traitant celle-ci par de l'acide nitrique étendu, au bout d'un certain temps, on obtient cette décomposition, et l'on a, d'une part, de la cholestérine cristallisée, et, d'autre part, un acide qui a été chassé par l'acide azotique. Ces cristaux de cholestérine se forment souvent dans le tissu nerveux des pièces conservées depuis longtemps dans l'acide azotique étendu.

M. Marcet (1857) a découvert que le tissu de la rate contient beaucoup de cholestérine, ainsi que le sang qui en revient et se rend au foie.

Je reviendrai sur les variations de la quantité de ces principes dans le sang pendant certaines maladies et sur leur origine en vous parlant des travaux de M. Flint concernant leur élimination, lorsque je vous décrirai la *bile*.

Je le répète donc en terminant, ces corps-là ne se trouvent ni à l'état de séroline, ni à l'état de cholestérine dans le sang ; on ne les obtient que par suite de la décomposition d'autres corps peu stables dont ils font partie ; les moyens employés pour l'analyse suffisent pour détruire cette combinaison, et alors la séroline et la cholestérine, qui sont très-peu solubles, se séparent à l'état cristallin. J'ai dit que ce fait était important à signaler, parce qu'un phénomène analogue se passe dans un certain nombre de sécrétions séreuses, comme dans l'hydrocèle, dans certains kystes de l'ovaire, etc. ; parce que dans la bile, quelquefois au moment de la sécrétion un dédoublement semblable avait lieu, alors l'acide se sépare sans qu'on sache ce qu'il devient, et la cholestérine et la séroline restent à l'état cristallin, en suspension dans ce liquide. Mais il faut bien savoir que ce n'est pas à l'état de cholestérine ou de séroline qu'elles ont été sécrétées, que c'est à l'état d'éther, formé d'un alcool représenté par de la séroline ou de la cholestérine, combinée à un acide et neutralisée par lui, acide encore indéterminé. La cholestérine est un alcool monoatomique, qui ne se fixe qu'à un seul équivalent d'acide, et forme une combinaison analogue à l'éther et peu stable (Berthelot).

Des principes graisseux du sang.

J'arrive maintenant à un autre groupe de principes que l'on trouve dans le sang, ce sont les principes graisseux qui sont presque tous à l'état d'oléates et de margarates de soude. On y a signalé aussi l'oléine et la margarine. Mais il est possible, comme je vous l'indiquerai, que ces principes ne se produisent que par la décomposition de quelques autres.

Si la plupart d'entre eux viennent des aliments, et arrivent dans le sang par le chyle versé dans la veine sous-clavière, il en est un certain nombre aussi qui peuvent venir des éléments anatomiques solides constituant les tissus.

Les corps gras que l'on trouve dans le sang viennent en grande partie du chyle, où ils sont versés en assez grande quantité à l'état de gouttelettes en suspension, pendant toute la durée de la digestion ; ils sont fournis assez abondamment, pendant un certain temps, pour venir donner une teinte laiteuse au sang. Vous avez entendu parler à différentes reprises du sang qui, après la coagulation, donne un sérum laiteux (*sang blanc*). Ce fait se rencontre toutes les fois que la saignée a été faite peu de temps après l'ingestion des aliments ; une à trois heures après la digestion, on trouve encore le sérum du sang laiteux, et il doit cette teinte à ce que le chyle qui a été versé dans le sang a fourni une assez grande quantité de gouttelettes en circulation pour que le sérum réfléchisse la lumière en lui donnant une teinte blanchâtre.

Telle est l'origine des principes graisseux du sang.

Cependant, il y a une certaine quantité de corps gras qui ne viennent pas des aliments.

Tels sont les butyrates, les valérates de soude et la lécithine ou matière grasse phosphorée, que retient en partie la fibrine en se coagulant.

Dans le plasma, il y a de 1 à 3 grammes de principes gras pour 1000, à l'état normal ; quelquefois, pendant la digestion, ces principes sont plus abondants encore. Dans certaines conditions morbides, surtout chez les sujets en voie d'émaciation rapide, à la suite de graves maladies comme le choléra et la fièvre typhoïde, on en obtient une plus grande quantité (4 à 7 grammes), parce qu'il y a une partie de ces principes qui sont empruntés au tissu adipeux par résorption, et que l'on retrouve dans le sang pendant la durée de cette résorption. Mais alors ils n'existent pas à l'état d'émulsion, et ne changent pas la couleur du plasma ; ils sont probablement à l'état de sels, à base alcaline ou savonneux, et par suite à l'état de dissolution.

En résumé, je vous ai dit que les principes gras normaux viennent principalement des aliments, qu'ils sont absorbés par les chylifères, qu'ils arrivent par le canal thoracique dans le sang veineux. Au moment de la digestion, il y en a en telle quantité, qu'ils ne peuvent pas se combiner immédiatement aux sels alcalins de la première classe pour former des savons, et ils restent en suspension à l'état de gouttelettes dans le plasma sanguin, auquel ils donnent pendant quelque temps la coloration lactescente dont je vous ai parlé. De là, cet état laiteux du sang qui a été indiqué longtemps avant qu'on en connût exactement la cause.

Voilà donc des principes gras qui ont deux origines : la principale est le chyle, par lequel ils arrivent dans le sang à l'état émulsif ; la seconde est la résorption dans l'épaisseur des tissus, qui les cèdent molécule à molécule à l'état de combinaison saline, savonneuse et soluble.

Parmi ces substances grasses, prises par résorption, je signalerai comme importants, certains sels à acides gras qu'on trouve dans le sang, tels que les butyrates et la matière grasse phosphorée. Cette matière grasse phosphorée est un principe parfaitement déterminé aujourd'hui, dont on connaît bien la composition, dans lequel il y a deux équivalents d'acide oléique ou margarique et un équivalent d'acide phosphorique, combinés tous trois à un équivalent de glycérine. La glycérine, comme vous le savez, est un alcool triatomique qui, lorsqu'il se combine, fixe en général trois équivalents d'un même acide ou deux équivalents d'un acide donné et un équivalent d'un autre acide. Cela arrive pour un certain nombre de corps gras de l'organisme et la matière grasse phosphorée, bien étudiée par M. Gobley sous le nom de lécithine, est de ce nombre.

Tous ces faits sont importants, et j'aurai plus tard à en tenir compte, lorsque nous arriverons à l'étude de la constitution des liquides sécrétés et de leurs modifications pathologiques, soit dans la bile, soit dans les kystes, soit dans les cavités des séreuses, du globe de l'œil, etc.

Ces corps gras disparaissent soit par les sécrétions sébacées, soit par d'autres produits secrétés qui en contiennent toujours un peu.

Il se peut cependant qu'il y en ait d'assimilés par les éléments du tissu adipeux, de la moelle des os et peut-être de quelques autres tissus encore. Ainsi Lehmann a constaté, chez le cheval, que le sérum du sang des veines sus-hépatiques contient moins de graisse que celui de la veine porte, dans la proportion de 2 à 3 environ. Le premier renfermerait, au contraire, bien plus de principes dits extractifs que le sang de la veine porte :: 25 : 14 environ.

Des principes sucrés du sang.

Pour achever l'étude des principes de la deuxième classe, il me reste à vous parler de la glycose, c'est-à-dire du sucre que le foie verse dans le sang.

Il existe un principe immédiat non cristallisable, qui prend part à la constitution des cellules hépatiques, et qu'on appelle la glycogène ou substance glycogène. C'est une matière analogue à la cellulose et aux autres corps qui sont susceptibles, par une modification isomérique, de passer à l'état de glycose, etc., de sucre fermentescible, susceptible de cristalliser en petits groupes à d'aiguilles irradiées, tandis que la substance glycogène ne cristallise pas plus que l'amidon. Mais cette substance passe très-facilement, au contact des matières azotées, à l'état de sucre, de sorte qu'elle ne s'accumule jamais dans le foie au delà d'une certaine quantité sans passer à l'état de glycose. Cependant, à certains moments, cette matière glycogène se produit dans les cellules hépatiques en telle quantité qu'elle tombe dans le sang. C'est ce qui arrive, même pendant l'alimentation azotée, lorsque l'animal est en pleine digestion.

Lorsque cette matière glycogène est en quantité considérable dans le plasma sanguin, elle est susceptible de lui donner une légère coloration opaline, comme le font les corps gras. C'est ce qui fait que quelquefois, lorsqu'on retire du sang des veines sus-hépatiques, on voit le sérum de ce sang opalin, comme s'il s'agissait du sérum du sang de la veine sous-clavière au delà de l'abouchement du canal thoracique. En un mot, il peut se faire que le plasma sanguin soit lactescent sous deux influences, l'une habituelle, lorsque du chyle est versé dans le sang en grande quantité, l'autre, la moins habituelle, qui ne s'observe que lorsque la matière glycogène est formée en grande quantité dans le foie, et se trouve versée dans le sang. Comme elle n'est pas soluble, elle est à l'état de fines granulations moléculaires, n'ayant pas un millième de millimètre de large en suspension, qui agissent alors comme tous les corps en suspension dans un liquide, elles le troublent et lui donnent une teinte opaline. C'est un fait normal, mais qui ne s'observe que pendant la digestion d'aliments féculents et sucrés pris abondamment. Le plus souvent donc c'est du sucre dérivant d'une modification isomérique de cette substance qui tombe dans les veines sus-hépatiques.

Je dis que la glycose versée dans le sang sus-hépatique vient du foie, par modification isomérique de la matière glycogène au contact des substances coagulables. Mais il en vient aussi par le canal thoracique,

car la lymphe en emprunte au foie, et le chyle aux aliments. Il y en a
0^{gr},041 à 0^{gr},059 pour 1000 grammes dans les veines sus-hépatiques à
jeun, et jusqu'à 1 gramme et même 4 grammes pour 1000 après un
repas de viande. Elle disparaît par modifications isomériques, il n'en
reste que 0^{gr},002 à 0^{gr},600 dans les sangs artériel et veineux général.

Elle se détruit normalement dans le sang même, et sort pathologiquement par le rein si sa proportion dépasse 1 gramme et demi à 2 grammes
pour 1000 dans les artères.

Le sucre des aliments et la dextrine passent à l'état de glycose dans
le foie, où ils sont amenés par la veine porte, dans laquelle on les trouve,
ainsi que par la *lymphe* et le *chyle*, comme je l'ai déjà dit.

Avant de connaître la matière glycogène, on a admis que la glycose
venait de la matière colorante du sang, mais c'était oublier que les mollusques, etc., qui n'ont pas d'hématies, ont un foie glycogénique.

La quantité de glycose qu'on trouve dans le sérum du sang varie de
quantité d'un point du corps à l'autre, comme vous le voyez, et cela en
raison des particularités suivantes : c'est que cette glycose est très-peu
stable chimiquement. En effet, au contact des substances azotées elle
se modifie isomériquement et passe probablement à l'état d'acide lactique, au fur et à mesure qu'a lieu son arrivée dans le cœur droit, dans
le poumon et dans le sang artériel. Tel est le mode de disparition normal
de cette glycose d'origine hépatique. En passant ainsi à l'état d'acide
lactique, celui-ci doit décomposer les carbonates ou les bicarbonates de
soude et autres qui se trouvent dans le sang. C'est là une des sources
possibles d'une portion de l'acide carbonique du sang ; il se peut, du
reste, qu'il y ait d'autres modes de décomposition successive de cette
glycose, qui se produit d'une manière constante dans le foie et arrive
incessamment dans le plasma.

En résumé, on peut trouver dans le sang de la glycose ayant une
autre origine que le foie, c'est celle qui est fournie directement par les
aliments sucrés ou par les aliments amylacés qui, pendant la digestion,
passent successivement à l'état de dextrine soluble et de glycose en traversant le foie ; car vous savez que le sucre de canne et la dextrine,
lorsqu'on les injecte dans la veine porte, passent à l'état de glycose, semblable à la glycose hépatique par des modifications isomériques subies
pendant qu'ils traversent les réseaux capillaires de la veine porte hépatique. De sorte que les principes analogues à la glycose, mais qui ne
sont pas la glycose, les autres sucres et les dextrines, lorsqu'elles ont
pénétré dans la veine porte, passent, en traversant les réseaux hépatiques de cette veine, à l'état de sucre semblable à celui qui vient normalement du foie.

Il ne faut pas oublier que les chylifères absorbent du sucre quand il y en a dans l'intestin et que les lymphatiques du foie empruntent aussi du sucre à cet organe, de sorte qu'il y a de la glycose dans la lymphe. J'aurai occasion d'en reparler. Cette glycose empruntée au foie par la lymphe finit toujours par arriver au sang par le canal thoracique, et il y a un peu de sucre qui se trouve ainsi versé dans la veine cave supérieure, comme il y en a de versé dans la veine cave inférieure par les veines sus-hépatiques, et venant soit par la veine porte, soit du foie glycogène même. Ce sucre-là subit, en définitive, les mêmes modifications que le sucre versé dans les veines sus-hépatiques. J'indique ce fait pour que vous soyez bien fixés sur tous les modes de déversement du sucre dans le sang.

Maintenant, lorsqu'il se produit outre mesure de la glycose ou lors qu'elle est prise comme aliment en excès, elle ne se décompose pas en totalité dans le sang par les modifications successives dont je viens de parler ; il en passe dans l'urine et même dans d'autres sécrétions, mais surtout dans l'urine. Pour que ce sucre ingéré en quantité exagérée normalement ou versé en excès dans le sang à l'état pathologique, passe dans l'urine, il faut qu'il y en ait dans le sang artériel au moins 1 à 2 grammes pour 1000. Tant que la quantité de glycose qui se trouve dans le sang artériel, quelle qu'en soit l'origine, n'atteint pas cette proportion, la glycose parcourt le système circulatoire sans être éliminée par les reins, et alors il n'y a pas ce qu'on appelle diabète. Il y a quelques conditions accidentelles autres que les modifications du système nerveux et du foie, comme on en a cité beaucoup d'exemples depuis les travaux de Cl. Bernard, qui produisent le diabète. S'il arrive que pendant quelques heures cette quantité de glycose atteigne 1 à 2 grammes pour 1000 dans le sang, il y a diabète accidentel, glycosurie momentanée, comme on l'a vu dans certains cas d'éclampsie, de convulsions hystériques, etc. Voilà quels sont les faits les plus importants qui se rattachent à l'origine et au mode de disparition du sucre dans le sang.

Je rappellerai que pendant quelque temps, à l'époque où l'on ne savait pas qu'il y avait de la matière glycogène dans les cellules du foie, les auteurs qui avaient reconnu que dans le sang de la veine sus-hépatique il y a moins de globules que dans celui de la veine porte, avaient admis que le foie était chargé de détruire les globules rouges ; alors, pour expliquer ce qu'ils devenaient (et il est toujours facile de trouver des explications), on avait dit que la matière rouge du sang, l'hématosine, se transformait en sucre, parce qu'on peut en effet, en traitant par les corps oxydants la matière colorante du sang, obtenir du sucre ; mais il y a bien des espèces de substances qu'on peut transformer en sucre en les oxydant. C'était là une production chimique artificielle, et rien ne disait qu'elle avait lieu dans le foie. En admettant cela d'ailleurs, on avait oublié que les animaux invertébrés et les mollusques en particulier, qui ont un foie très-volumineux, fabriquent du sucre avec ce foie sans avoir d'hématies dans le sang. Ces hypothèses, que vous retrouverez encore dans quelques ouvrages copiés les uns sur les autres, ne sont plus guère soutenues, du reste, par les auteurs même qui les avaient produites, depuis qu'ils ont appris qu'il y a comme principe constitutif dans le foie de la matière glycogène.

QUATRIÈME LEÇON

DU SANG (SUITE).

Caractères communs aux principes immédiats de la troisième classe existant dans le sang.

J'arrive à l'étude du troisième groupe des principes immédiats qui prennent part à la constitution du sang. Ce sont les principes qui sont appelés *principes coagulables* ou *cristallisables d'origine organique*, qui se font et se défont dans le sang ou au moins qui passent du plasma dans l'épaisseur des tissus. Ce sont là ses principes constitutifs les plus abondants. Nous ne retrouverons aucune autre humeur qui en renferme autant que le sang ; car il ne faut pas oublier que les analyses de cette humeur n'indiquent pas la quantité d'eau de ces substances, puisqu'elles nous les donnent privées de leur eau de constitution, c'est-à-dire desséchées et non telles qu'elles sont à l'état frais.

Par conséquent, pour vous rendre compte de la signification des chiffres dont je me servirai dans cette leçon et les suivantes, chiffres qui indiquent le poids des substances ramenées à l'état sec, n'oubliez pas qu'ils sont de quatre à six fois trop faibles. La fibrine contient en effet les 4 cinquièmes de son poids d'eau, et l'albumine (celle de l'œuf du moins) en contient les 6 septièmes. M. Chevreul a montré que :

100 parties de fibrine du sang artériel (de vache) se réduisent à 18,35 dans le vide sec, et la même quantité de celle du sang veineux se réduit à 21,05.

100 parties d'albumine d'œuf de poule se réduisent à 19,90 centièmes par la dessiccation à 100° et à 13,85 centièmes dans le vide sec, soit les 6 septièmes. *Ces résultats sont les mêmes, soit que l'albumine ait été*

coagulée préalablement, soit qu'elle ne l'ait pas été; et cependant le résidu de l'*albumine coagulée* est très-peu soluble dans l'eau, tandis que le résidu de l'*albumine non coagulée*, qui lui est semblable extérieurement, reste soluble dans l'eau, reprend au contact de ce liquide les 86,15 qu'elle en avait perdus, et reproduit un liquide coagulable par la chaleur, possédant toutes les autres propriétés du blanc d'œuf frais (1).

Ces substances, les tendons et quelques autres tissus perdent toujours plus d'eau dans le vide sec, puis reprennent mieux ensuite leur aspect primitif dans l'eau, que lorsqu'on les dessèche à 100 degrés; ce liquide montre que la chaleur en modifie l'état moléculaire. L'eau salée, l'huile d'olive, ne rendent pas à ces matières leur aspect primitif, ce qui prouve que l'eau est fixée aux substances organiques ou coagulables par affinité, ou, en d'autres termes, qu'elle en fait moléculairement ou chimiquement partie.

Les principes immédiats de la troisième classe sont d'une manière générale des principes d'origine organique non cristallins voisins des amides sulfurées chez les animaux, et des alcools hexatomiques dans les plantes ; on les appelle principes coagulables, ou substances organiques.

Ils sont très-nettement caractérisés par la propriété de rester toujours amorphes, par leur composition indéfinie, très-peu stable, par leur formation dans l'organisme, au moyen d'une catalyse combinante ou simplement isomérique chez les animaux, par leur séjour permanent dans l'organisme une fois qu'ils sont assimilés, et enfin par la rénovation, molécule à molécule, de leurs matériaux, au lieu de sortir tout formés.

Ils n'ont pas encore pu être formés artificiellement comme l'urée et autres corps cristallisables. Les principes de la première classe entrent et sortent tels qu'ils sont entrés; ceux de la deuxième se font et sortent; ceux-ci se font et se défont dans l'économie même, restent tels que ; les premiers leur apportent des matériaux, les deuxièmes les emportent; eux sont le centre de composition de toute substance organisée. Leur facile altération isomérique et décomposante a une grande importance morbide. Ils établissent dans l'économie une plus grande différence par rapport au monde inorganique que les principes des autres classes.

De ceux des principes immédiats de ces trois classes, les deux premières ne peuvent varier qu'en plus ou en moins, quelles que soient les conditions dans lesquelles se trouve l'économie ; leur composition et leurs propriétés ne sauraient changer sans qu'elles passent d'un état spécifique à un autre. Mais les espèces de la troisième classe sont susceptibles de présenter, en outre, des modifications dans leur constitu-

(1) Chevreul, *De l'influence que l'eau exerce sur plusieurs substances azotées solides* (*Annales de physique et de chimie*). Paris, 1821, in-8, p. 37 et suiv.

tion moléculaire et dans quelques-unes de leurs propriétés, sans que leur composition élémentaire varie, sans que disparaissent leurs caractères spécifiques fondamentaux. Ces modifications sont très-diverses et nombreuses ; elles sont amenées lentement ou brusquement par suite de l'influence des conditions extérieures ou de milieu dans lesquelles se trouve l'économie, ou transmises directement par inoculation. Elles sont le point de départ, la cause commune de ceux des phénomènes morbides dits *symptômes généraux* dont l'ensemble caractérise les *maladies générales*. Ces troubles sont très-variés, ce qui tient au genre de ces modifications d'une part, et de l'autre à ce que ce sont les substances organiques du sang ou de la lymphe qui sont altérées seules, ou bien à ce que ce sont celles des solides; ils changent aussi, ou d'autres apparaissent pendant leur durée, parce qu'à mesure aussi l'altération se transmet des liquides aux substances organiques des solides, ou même *vice versâ*.

Les substances organiques offrent une propriété remarquable : c'est que si elles sont altérées, elles transmettent aux substances organiques saines, par simple contact, le genre d'altération qu'elles présentent, ou un genre d'altération analogue (1).

Cela bien établi, revenons à notre point de départ.

Dans 100 parties de sang on trouve 78 parties de ces principes de la troisième classe, ou substances coagulables à l'état sec. Cette quantité peut varier un peu d'une veine à l'autre, et d'un âge à l'autre ou même d'un individu à l'autre, selon que la constitution est plus ou moins énergique. Mais la moyenne est de 78. On peut en trouver 80, quoique rarement, et plus souvent on voit cette quantité descendre à 70 et 72 ou environ.

Ces principes sont, suivant l'appellation habituelle, la fibrine, l'albumine, l'albuminose et un peu de matière colorante. Je reviendrai sur cette matière colorante. Je signalerai de suite qu'il y a dans le plasma sanguin une matière colorante bien certainement semblable ou analogue à celle de la bile, et en outre une autre matière colorante appelée *hémaphéine*, qui se retrouve dans l'urine, mais après avoir subi les modifications, et qui constitue alors la matière colorante de l'urine ou *uro-hématine*. Elle subit en traversant le rein quelques modifications qui font qu'elle est un peu moins colorée et qui changent sa solubilité par rapport à ce qu'elle était dans le sang.

Ces matières colorantes, bien qu'existant en très-petite quantité dans le sang, sont importantes à prendre en considération, parce qu'elles ren-

(1) Voy. Littré et Robin, *Dictionnaire de médecine*. Paris, 1865, 12e édition, article SUBSTANCES ORGANIQUES.

ferment du fer, et elles viennent très-probablement de la désassimilation de l'hématosine des globules rouges, qui sont en voie incessante de nutrition ou de rénovation moléculaire dans le plasma. Nous verrons, du reste, qu'elles prennent de l'importance dans un certain nombre de cas morbides ou normaux, parce qu'elles passent dans l'urine ; dans diverses circonstances pathologiques elles augmentent suffisamment de quantité pour colorer les tissus, comme on le voit dans quelques cas d'ictère, et, de plus, elles peuvent quelquefois sortir par certaines sécrétions et les colorer en bleu verdâtre, comme cela a lieu pour le pus dans ce qu'on appelle les suppurations bleues, où le sérum du pus est teinté par une de ces matières analogue à la matière colorante de la bile.

Maintenant, un mot sur l'histoire de ces différentes substances considérées comme un tout prenant part à la constitution du plasma sanguin. Ces détails sont indispensables, parce que ces principes, ainsi que je viens de l'indiquer, sont les plus importants de tous ceux qui participent à la constitution du sang, tant quant à leur masse qu'en ce qui touche le rôle physiologique qu'ils remplissent. Je vous ai déjà signalé dans la dernière séance que la réunion des 14 à 15 grammes des différents principes cristallisables qu'on extrait du plasma sanguin sur 1000 grammes n'était pas suffisante pour faire que les globules puissent rester intacts dans le sang ; et si les globules conservent leur forme sans se gonfler et sans se dissoudre dans le plasma sanguin, ce n'est pas en raison de la présence des sels ou alcaloïdes dont la quantité est insuffisante, c'est surtout par suite de la présence des principes coagulables dont je vais parler tout à l'heure en détail, et dont à l'état frais il existe environ de 500 à 505 parties pour 1000.

Sur la composition chimique des principes coagulables du sang.

Il importe que je donne de suite quelques indications sur la composition et sur l'isomérisme plus ou moins parfait de ces substances qu'on appelle fibrine, albumine et albuminose. D'abord, il faut savoir que la fibrine et l'albumine sont isomères quant à la quantité de carbone, d'azote, de soufre, d'oxygène et d'hydrogène et de phosphore qu'elles renferment ; mais 100 parties de la première ne contiennent que 80 pour 100 d'eau, tandis que 100 parties de la seconde, coagulée ou non, en renferment de 85 à 87.

Pour 100 grammes de ces substances, on trouve $1^{gr},3$ de soufre, associé à 50 parties environ de carbone, plus de l'oxygène, de l'azote et de l'hydrogène, dans un état de combinaison qui n'est pas encore nettement déterminé. Mais il est important de tenir compte de la présence de cette petite quantité de soufre qui, avec d'autres particularités de composition, rapproche ce composé des amides sulfurées. Dans la fibrine on en trouve jusqu'à 1^{gr},20 pour 100, un peu plus, par conséquent ; mais ces variations sont trop peu considérables pour changer la formule chimique de ces corps, si l'on voulait exprimer en formules leur composition.

Il y a une quantité de phosphore égale dans la fibrine et dans l'albumine à peu de chose près. Il y en a 0^{gr},50, à 0^{gr},60 pour 100 grammes dans l'une et l'autre de ces deux substances.

Une autre particularité très-importante aussi à signaler, c'est que l'albumine du sang est toujours considérée comme semblable à l'albumine du blanc d'œuf. Eh bien, c'est là une erreur chimique et physiologique que cette assimilation de l'albumine du sang à l'albumine du blanc d'œuf ; cette dernière seule mérite de recevoir le nom d'*albumine;* elle renferme le double de la quantité de soufre sus-indiquée (1) ; ainsi elle en donne 2 grammes pour 100 : elle contient du reste la même quantité de phosphore à peu de chose près. Mais elle présente en outre un certain nombre de caractères qui la séparent au point de vue des réactions de l'albumine ou mieux sérine du sang, et enfin il y a entre elles quelques différences physiologiques. Parmi les premiers je citerai ce fait que le pouvoir rotatoire de l'albumine d'œuf est de 23 degrés, tandis que celui de l'albumine ou sérine du sang s'élève à 27 degrés.

On ne comprend guère que l'on ait assimilé l'albumine du sang à l'albumine du blanc d'œuf qui est le type du mucus. C'est un mucus tel que celui qui est sécrété par les glandes du col de l'utérus ; il est en effet sécrété par des glandes analogues de l'oviducte des oiseaux.

C'est un produit de sécrétion qui se forme à l'aide et aux dépens d'une des substances qu'on trouve dans le sang. Aussi est-ce à juste titre que Denis, de Commerci, qui a fait des recherches très-importantes sur le sang, a donné le nom de *sérine* à ce qu'on appelle l'albumine du sang ; il lui a donné ce nom en raison des différences indiquées plus haut, et d'autres encore que présente cette sérine par rapport à l'*albumine* ou *albumen* de l'œuf. Les différences, au point de vue de la quantité de soufre, viennent à l'appui de cette séparation que la physiologie indique.

Il y a une autre particularité importante à signaler à propos de ces substances coagulables qui prennent part à la constitution du plasma sanguin, c'est qu'elles ont la propriété de fixer énergiquement et de dissimuler complétement aux réactifs ordinaires les sels à base calcaire et ceux qui ont pour base un oxyde métallique ; de sorte que toute

(1) Voyez, sur cette question, les articles ALBUMINE et SÉRINE, dans Littré et Robin, *Dictionnaire de médecine,* 12e édition. Paris, 1865, grand in-8.

fibrine qui se coagule, et toute albumine qu'on coagule par différents moyens, renferment une ou deux parties de cendres de sels calcaires. Lorsqu'on brûle ces corps, on voit qu'ils laissent un résidu formé par des sels calcaires que les réactifs n'avaient pas décelés et qu'on ne peut découvrir que par l'incinération. Il y a toujours 1 à 2 grammes de ces sels calcaires pour 100 grammes d'albumine ou de fibrine. Ce fait est des plus importants, je vais du reste indiquer tout à l'heure les applications qu'on en peut tirer.

Je dis sels calcaires, parce que le plus habituellement ce sont des sels de cet ordre, mais il y a toujours en même temps des traces de silice et même de sels de fer, de cuivre ou de plomb, qui se trouvent ingérés avec les aliments d'une manière accessoire. Les sels métalliques comme les sels calcaires ont la propriété de se fixer énergiquement à ces substances coagulables, et cela d'une manière assez énergique pour que les réactifs ordinaires ne le décèlent pas, et pour qu'il faille avoir recours à des agents très-puissants comme les acides chlorhydrique et sulfurique ou à l'incinération ; on opère ensuite sur ces cendres comme sur une cendre quelconque.

Origine et fin des principes coagulables dans le plasma.

Ces substances, considérées en masse, sont fournies au sang par les aliments à la suite de leur liquéfaction digestive sous la forme de peptone ou albuminose.

C'est là un principe isomère avec les précédents, mais qui n'est pas coagulable par la chaleur, qui s'en distingue surtout par cela. J'en ferai du reste l'histoire plus tard.

Chemin faisant dans les vaisseaux, cette substance subit des modifications qui la font passer à l'état de plasmine et de sérine. Telle est l'origine de ces principes. Ils viennent du dehors et sont fournis par les aliments.

Ils sont empruntés tout faits par les animaux aux plantes ou à d'autres animaux, selon qu'il s'agit d'herbivores ou de carnivores. Lorsqu'ils sont insolubles, lorsqu'ils sont solides ou demi-solides, ils sont rendus liquides ou demi-liquides par l'action des sucs gastrique, pancréatique et biliaire, et alors ils s'introduisent en grande partie dans les vaisseaux de la veine porte et en partie aussi dans les chylifères, sous la forme de *peptones*. Ces matériaux quittent le sang pour pénétrer dans les éléments anatomiques solides, et leur issue du sang à l'état normal s'accomplit par les capillaires qui se distribuent entre les éléments anatomiques, musculaires, lamineux, de la moelle des os, des os, du cerveau, etc. Ce sont ces principes (mais on ne sait pas encore si c'est davantage la sérine que la plasmine) qui servent à la rénovation assimilatrice des éléments anatomiques auxquels ils se fixent en se modifiant isomériquement ; éléments auxquels ils cèdent une partie de leur matière fixe, mais non toute leur eau de constitution ; aussi le sang veineux est-il plus riche en eau que le sang artériel. C'est donc ainsi qu'une partie de ces principes tend à disparaître du sang.

Il y en a de plus une certaine quantité qui sert à la production de la mucosine ou substance caractéristique des mucus ; une autre partie sert à la production de la ptyaline, de la pancréatine, des substances coagulables en un mot, qu'on trouve dans quelques produits de sécrétion que nous verrons aussi dans le liquide des sérosités de la plèvre, du péricarde, etc., et suivant qu'il s'agit de telle ou telle sécrétion d'une glande ou d'une séreuse, les corps coagulables sont encore des composés isomères plus ou moins analogues à ceux-ci ; et toujours en passant à travers des parois des capillaires des tissus sécréteurs, il y a eu une modification dans les réactions.

Ainsi, voilà deux issues de ces substances qui prennent part à la constitution du sang. La principale est la cession des matériaux d'assimilation aux éléments anatomiques solides ; une autre, secondaire, consiste à fournir des matériaux pour la formation de la ptyaline, de la pancréatine et d'autres substances. Et veuillez remarquer que dans tous ces produits de sécrétion il s'agit toujours de liquides récrémentitiels, de sorte qu'une portion de celles de ces substances qui passent par la salive, le suc gastrique, le suc pancréatique, rentre dans le sang et l'on n'en retrouve qu'une moindre quantité dans les matières fécales. Vous savez qu'on ne voit point à l'état normal de substances analogues dans l'urine, sauf une très-petite portion fournie par la muqueuse vésicale à l'état de mucus ; il n'y en a pas non plus dans la sueur, etc. ; dans ces liquides essentiellement excrémentitiels chargés de l'expulsion des principes cristallisables de désassimilation, on ne trouve pas ces substances, sauf dans les cas morbides, et alors le passage seul de ces matières dans les liquides excrémentitiels est un fait pathologique important qui dénote une lésion anatomique et physiologique grave.

Vous remarquerez de plus que ces substances jouent un rôle dissolvant relativement énergique à l'égard des sels calcaires et pour la silice même, et cette quantité dissolvante se fait remarquer jusque dans la sueur et l'urine : car, lorsque les sels cristallisables qui passent dans l'urine se trouvent en quantité un peu exagérée par rapport à ce qui a lieu à l'état normal, comme il n'y a pas de substance coagulable qui vienne ici jouer le rôle de dissolvant, ces sels très-peu solubles, comme les urates en particulier et les oxalates, se déposent à l'état cristallin et forment des calculs urinaires. S'il y avait là une plus grande quantité de substances coagulables, ces dépôts seraient beaucoup moins fréquents. Vous voyez déjà de quel ordre sont les applications que l'on peut faire de ces connaissances. Ainsi, voilà l'indication de l'origine et de l'issue ou des causes de disparition de ces substances.

Il y a encore une autre application très-importante de ces faits et que je dois noter. Ces substances coagulables, ai-je dit, ont la propriété de fixer une certaine proportion de principes salins, surtout les sels calcaires et minéraux. En pénétrant au travers des capillaires dans l'épaisseur des fibres musculaires, des fibres élastiques, etc., ces principes coagulables entraînent des sels minéraux. Or, qu'est-ce qui est rendu au sang à leur place ? Ce sont de l'urée, de la créatine, de la créatinine, des urates, des inosates, etc. ; autant de sels, autant de corps que ces substances n'ont pas la propriété de fixer et auxquels elles ne se combinent pas. Eh bien, ces particularités relatives à la constitution du sang sont des conditions essentielles pour la nutrition ou rénovation moléculaire des tissus. Car la propriété qu'ont ces substances de fixer des principes d'origine minérale et de les entraîner avec elles dans l'épaisseur des éléments anatomiques, ce fait, dis-je, n'est pas combattu par un fait inverse, et il le serait si ces substances coagulables avaient la propriété de se combiner à la créatine, à la créatinine, aux urates, etc. Si ces substances avaient la propriété de se combiner à ces différents principes de désassimilation, ces derniers resteraient là où ils se sont formés, et dans l'épaisseur des fibres musculaires, élastiques des cellules de la moelle des os ; voilà ce qui arriverait s'ils avaient la propriété de se fixer aux matières coagulables comme les sels calcaires et quelques autres d'origine minérale, tels que les sels métalliques. Or, les substances organiques, lorsqu'elles sont assimilées par ces éléments anatomiques solides, sont remplacées par des principes cristallisables venant d'un dédoublement des albuminoïdes dont j'ai parlé tout à l'heure, et qui retournent dans le sang parce qu'ils n'ont pas la propriété de se combiner à ces substances organiques, d'être fixés par elles.

Ce fait-là est un des plus importants de tous ceux qui sont relatifs à l'étude de la constitution du sang, et il montre combien il est nécessaire de classer méthodiquement, d'après les données chimiques, anatomiques et physiologiques, les principes qui prennent part à sa constitution. J'aurai à tenir compte de toutes ces données, lorsque j'étudierai les tissus ; j'aurai à signaler quels sont ceux de ces principes que ces tissus fixent en particulier, quels sont ceux de ces principes cristallisables qu'ils restituent spécialement au sang par désassimilation ; mais je ne puis entrer dans tous ces détails aujourd'hui. Je signale seulement les données sur lesquelles reposent les applications que l'on doit faire incessamment des connaissances de cet ordre à la physiologie.

Applications physiologiques de ces faits.

Maintenant, notons un fait du même ordre que celui que je viens de signaler et qui en constitue une application intéressante. Lorsqu'on vient à introduire dans le sang des sels de fer qui ne sont pas vénéneux, ou lorsqu'on y injecte du lactate de fer, que l'on peut introduire en certaine quantité sans tuer l'animal, si l'on veut le déceler dans le plasma sanguin à l'aide du prussiate de potasse, on ne le peut, on ne trouve pas de fer, il ne se forme pas de bleu de Prusse. Ce fait-là est encore de l'ordre de ceux que je vous signalais, quand je vous disais que les substances coagulabes ont la propriété de fixer d'une manière énergique une certaine quantité de ces sels minéraux ou calcaires qui sont combinés dans le sang comme le sont naturellement à l'état normal les phosphates et les carbonates par la plasmine, la sérine et la peptone.

C'est donc là un fait du même ordre que ceux qu'on observe à l'état normal, que cette impossibilité de déceler le fer introduit par l'injection dans le sang même en quantité assez considérable. Pour déceler le fer dans ces conditions, on est obligé de procéder comme pour découvrir les phosphates et les carbonates dans la fibrine et dans l'albumine, et d'employer l'incinération ou les acides énergiques.

Je viens de vous dire que les substances cristallisables d'origine organique, comme les lactates, les hippurates, l'urée, la créatine, etc., qui prennent part à la constitution du plasma sanguin, n'ont pas la propriété d'être fixées par les substances coagulables. Eh bien, le prussiate de potasse, qui est un sel d'origine organique, lorsqu'on l'injecte dans le sang, n'est pas fixé par ces matières organiques ; il en est de même des lactates et des tartrates alcalins et d'un grand nombre d'autres sels à acides organiques ; il en est de même des alcaloïdes végétaux qui, analogues en cela aux alcaloïdes animaux, ne sont pas dissimulés par leur combinaison aux substances coagulables. Voilà autant de données qu'il faut mettre en parallèle avec celles que je vous signalais en parlant de la constitution normale du sang, parce qu'il y a des applications incessantes à en faire à la thérapeutique et à la toxicologie.

Lorsque, dans les expériences dont je vous parlais tout à l'heure, on vient, ainsi que l'a fait M. Cl. Bernard le premier, à injecter d'abord le prussiate de potasse et qu'on injecte ensuite le sel de fer, comme le prussiate n'a pas été fixé par la sérine et la plasmine, le bleu de Prusse se fait aussitôt que l'injection a lieu, parce que le sel de fer rencontre aussi bien le prussiate de potasse en dissolution que la plasmine et la sérine.

Si, au contraire, on injecte d'abord le sel de fer et ensuite le prussiate, il n'y a point de réaction, excepté lorsque les deux sels sortent ensemble dans des sécrétions où il n'y a pas de matière albuminoïde comme dans l'urine.

Aussi, chez l'animal où le prussiate de potasse n'a été injecté qu'après le lactate de fer, et chez lequel ces deux sels circulent ensemble sans donner aucune réaction, l'urine est colorée par du bleu de Prusse et le rein aussi, parce que le sel de fer s'est séparé molécule à molécule de la matière coagulable qui l'avait fixé, et que sa réaction n'est plus dissimulée par cette matière coagulable, laquelle n'existe plus.

Il y a sans cesse des données de cet ordre à prendre en considération dans l'étude des sécrétions, et c'est ce qu'on ne fait pas, parce qu'on n'étudie pas la constitution du sang avant d'étudier les sécrétions ou parce qu'on l'étudie d'une manière empirique. Voilà une série de notions qui, comme vous le voyez, ont une assez grande importance. Je pourrais en signaler d'autres ; les alcaloïdes végétaux par exemple, qui ne se fixent pas à ces matières coagulables, subissent très-facilement des décompositions dans le sang au contact des matières organiques. Ainsi, vous savez que si, au lieu d'injecter des sels de fer, on injecte de l'amygdaline et de l'émulsine, l'émulsine qui joue le rôle de corps dédoublant par rapport à l'amygdaline, détermine aussitôt dans le sang le dédoublement de cette amygdaline en essence d'amandes amères qui est très-vénéneuse et en sucre, et l'animal est tué en peu d'instants. Dans ce cas, comme il s'agit d'émulsine et d'amygdaline, de deux substances d'origine organique qui ne sont pas fixées et dissimulées par les substances coagulables, peu importe qu'on injecte l'une avant l'autre, le dédoublement isomérique, la catalyse dédoublante de l'amygdaline en essence d'amandes amères a toujours lieu, et l'animal est fatalement empoisonné. Il importe de prendre ce fait en considération dans les applications thérapeutiques.

Certaines de ces notions ont des applications à la toxicologie. En effet, beaucoup des sels minéraux, de plomb, de mercure, que l'on introduit dans le sang, restent très-longtemps fixés aux matières coagulables, comme l'albumine et la fibrine, avant de passer dans les sécrétions et avant de se fixer au éléments anatomiques solides des tissus. J'aurai à y revenir en parlant de la nutrition de chaque tissu en particulier.

En *résumé*, ces principes se produisent dans le plasma sans en sortir normalement, si ce n'est pour servir à l'assimilation des tissus. Ils sont les principes constituants fondamentaux de ce liquide.

Les matériaux de leur production arrivent par la veine porte sous forme de substances azotées diverses, liquides ou liquéfiées (peptone), et se modifient isomériquement ; il en arrive aussi par la lymphe et par le chyle. Il y en a moins dans le sang veineux que dans le sang artériel, et le premier a plus d'eau, dans certaines veines, parce qu'elles ont cédé aux tissus une portion de leur partie fixe, mais non toute la portion correspondante de leur eau de constitution.

En tout, on trouve pour 1000 parties de sang 525 à 530 environ de substances coagulables fraîches, et 78 à l'état sec. Il y en a 6 à 8 de la première classe. Quant à la deuxième classe, il y a, en sels et alcaloïdes, 4 à 5 parties pour 1000, et en corps gras 2 à 3. Le total de ces deux classes est de 14 à 16 parties pour 1000.

Les principes coagulables sortent accessoirement du sang en fournissant aux humeurs récrémentitielles leurs substances organiques (caséine, pancréatine, mucosine) et aux *sérosités*. En sortant des capillaires pour fournir à l'assimilation de tous les tissus, ils entraînent les sels d'origine minérale, qui presque tous ont la propriété d'être fixés par elles (silice, sels de fer et calcaires, etc., à 1 pour 100). — En échange, les capillaires reçoivent des principes de la deuxième classe que ces substances n'ont pas la propriété de retenir ni de fixer chimiquement ; fait chimique expérimental important, car sans cela les principes de la deuxième classe resteraient combinés aux substances coagulables des éléments dont ils proviennent par leur propre dédoublement ; sans cela encore les substances coagulables du sang n'iraient pas se fixer aux précédentes et ne seraient pas remplacées par ces principes cristallisables d'origine organique qu'ils remporteraient d'où ils viennent. A leur tour, ces derniers, en sortant, n'entraînent pas les substances coagulables dans l'urine et la sueur où ils abondent, tandis que là précisément il y a le moins de substances organiques ; mais là aussi n'ayant plus ces corps coagulables pour dissolvant, ils s'y précipitent à l'état d'urates, d'oxalates, de carbonates, etc., dès qu'ils dépassent une certaine quantité, malgré l'excès d'eau et de sels minéraux très-solubles par rapport à ce qui existe dans le sang à cet égard. — Ainsi, il y a un rapport inverse de quantité entre les principes de la deuxième classe et ceux de la troisième (dont les premiers proviennent) dans l'urine et la sueur, d'une part, puis dans le sang et quelques sécrétions récrémentitielles d'autre part.

Les principes coagulables qui fixent les sels terreux ne fixent pas les sels alcalins à acides organiques (prussiates, tartrates, etc., de potasse, de soude), vénéneux ou non, ni les chlorures, iodures, bromures à base de potasse, de soude, etc., qui, une fois ingérés, sortent ensuite par telle ou telle sécrétion, ou pénètrent dans les éléments dont ils modifient la nutrition.

C'est en fixant les sels de *fer*, de *plomb*, de *cuivre*, *mercure*, comme les phosphates, etc., que les substances coagulables masquent certaines réactions destinées à les déceler, réactions qui ne se manifestent qu'autant qu'un acide (acétique, chlorhydrique, etc.) surajouté s'est emparé du métal. Du fait précédent et de celui-ci il résulte que si l'on injecte du lactate de fer inoffensif le premier dans le sang, et ensuite le prussiate de potasse inoffensif aussi, il n'y a pas combinaison, sauf dans le suc gastrique acide et l'urine non albumineuse (Cl. Bernard). Si, au contraire, le prussiate non dissimulé par les substances coagulables est injecté le premier, il se forme du bleu de Prusse dès que le fer est ingéré ou injecté. Il importe de connaître ces conditions d'action des médicaments pour interpréter exactement leurs effets. Si ce sont deux sels alcalins et non métalliques, ou des composés cristallisables d'origine organique que les substances coagulables ne fixent pas, non plus que l'*urée*, la décomposition a lieu, que ce soit l'une ou l'autre, etc., qui pénètre la première, comme on le voit pour l'*émulsine*, qui dédouble l'amygdaline en glycose et essence d'amandes amères.

De l'état sous lequel sont dans le sang la plasmine, la fibrine et la sérine.

J'arrive à l'exposition d'une série de faits qui ne concernent pas encore en particulier la fibrine, si importante en raison du rôle qu'elle joue dans certains cas pathologiques, mais qui se rapportent toujours à l'ensemble des principes coagulables. Je vous ai dit qu'à l'état sec il y a dans le sang 78 pour 1000 de ces substances, coagulables spontanément ou par la chaleur. Eh bien, sur ces 78 parties il n'y en a que 2, 3, 4 ou au plus 5 chez quelques animaux qui se coagulent spontanément lorsqu'on vient à tirer du sang.

Dans le commencement des études faites sur la constitution du sang, on a appelé la portion qui se coagule ainsi spontanément *fibrine*, et cela simplement parce qu'elle a un aspect fibrillaire quand on la déchire, et tout le reste a été appelé en masse albumine, parce que tout ce reste de la masse se coagule par l'alcool, par les acides ou par la chaleur. Plus tard on a reconnu qu'il y en avait 2 ou 3 pour 1000 qui ne se coagulaient pas par la chaleur; cette partie qui ne se coagule pas par la chaleur, c'est la *peptone* ou *albuminose*, dont il existe 2 à 3 parties pour 1000 dans le sang, c'est-à-dire un peu plus que de la fibrine.

Or, ces vues qui sont généralement adoptées ne représentent pas exactement l'état réel des substances organiques du sang.

Exposons rapidement l'état de nos connaissances actuelles sur ce point.

De la plasmine (Denis).

Si le sang d'une saignée tombe dans une solution concentrée de sulfate de soude, rien ne se coagule. La même chose a lieu normalement avec celui des veines sus-hépatiques et rénales, sans addition de sels. Le chlorure de sodium surajouté en poudre coagule et précipite 25 parties dans 1000 de sang (sur 78) de substance blanche, pâteuse, isolable, pulpeuse, non tenace comme la fibrine. C'est la *plasmine* (Denis). Il reste dans le liquide 53 seulement de substance, ayant tous les caractères de *l'albumine* ou mieux *sérine* (et non 70 comme on l'indique en moyenne).

La plasmine est soluble dans 10 à 20 parties de son poids d'eau ; mais au bout de cinq minutes ou par le battage, elle se dédouble, et donne par la coagulation, qui a lieu alors, de 3 à 4 parties d'un corps ayant tous les caractères de la fibrine ordinaire du sang. — C'est la *fibrine concrète* de Denis. — Après l'action du sulfate de soude, que le sang vienne des veines des capillaires ou des artères, cette fibrine est insoluble dans la solution de chlorure de sodium au dixième. — (Denis l'appelle alors *fibrine concrète modifiée*). Il en est de même de la fibrine naturelle du sang artériel obtenue directement par le battage du sang à sa sortie. La fibrine naturelle obtenue par le battage et celle de la couenne de la saignée sont solubles dans la solution de chlorure sodique au dixième (*fibrine pure* de Denis); mais elle devient insoluble par la chaleur. — Ainsi il y a modification isomérique des substances coagulables en passant du sang artériel dans le sang des veines sous-cutanées et autres au travers des capillaires. Il en est de même à plus forte raison s'il s'agit du foie, du rein, etc., au sein desquels s'accomplissent des actes moléculaires plus nombreux et plus actifs encore. Ces différences entre la fibrine artérielle et la veineuse naturelle prouvent bien que la fibrine ne préexiste pas à la coagulation, que la plasmine n'est pas un mélange de fibrine et de quelque autre principe.

Dans l'eau de la solution de plasmine dédoublée par coagulation, et dans le sérum du sang coagulé naturellement, il y a encore le reste du dédoublement de la plasmine. C'est la *fibrine dissoute* ou *soluble* (Denis), coagulable par le sulfate de magnésie qui laisse passer liquide la sérine dans la proportion de 53 pour 1000, et le caillot de cette *fibrine dissoute coagulée* est soluble dans le chlorure de sodium au dixième, comme celui du sang veineux, d'où le nom de *fibrine pure dissoute* ou *soluble*. Après la première coagulation ci-dessus indiquée de la plasmine, la *fibrine dissoute restante* peut quelquefois se coaguler encore bien que pure, tant spontanément que par le battage.

Au contraire, quelquefois, au lieu de plasmine se dédoublant spontanément, il n'y a dans le plasma de certaines veines que de la *fibrine dissoute* de Denis, non spontanément coagulable. C'est ce qui s'observe dans le sang veineux du rein (Simon), du foie (Lehmann), et c'est là ce qui fait qu'on n'y trouve pas de *fibrine*, qu'il n'y donne pas de caillot. C'est pour n'avoir pas connu les faits précédents de dédoublement de la plasmine qu'on a dit que la fibrine se détruisait dans ces organes; mais elle ne se détruit nullement; et par le sulfate de magnésie on en retire coagulée la substance appelée *fibrine dissoute* par Denis. Aussi ne faut-il pas dire d'une manière absolue que l'augmentation de la quantité de fibrine est susceptible de causer un état morbide, puisqu'elle ne pré-existe pas à sa coagulation, puisqu'elle n'existe pas comme fibrine dans le sang, mais comme plasmine, et que ce n'est qu'après la saignée que celle-ci fournit la fibrine en se dédoublant en deux parts, variables quant à la quantité. — Dans ce que n'a pas coagulé le chlorure de sodium en poudre ou dans le sérum de la saignée filtré sur le sulfate de magnésie, il reste 53 pour 1000 de *sérine*, que ne coagule pas ce sel, mais que coagulent en entier la chaleur, l'alcool, les acides. C'est son mélange avec le reste ci-dessus du dédoublement de la plasmine (reste dit *fibrine soluble* ou *dissoute*) qui est décrit sous le nom d'*albumine du sang*. Ainsi ce que l'on appelle de ce nom n'est pas un principe immédiat unique, mais un mélange de deux espèces de principes différents, bien qu'ayant quelques propriétés communes.

La plasmine ou peut-être la *fibrine dissoute* a été vue par Schmidt et Virchow, qui, ne connaissant pas les recherches de Denis, l'ont appelée *fibrinogène*. En 1859, Denis s'est aussi servi de ce dernier mot pour désigner la plasmine; il avait déjà entrevu les caractères essentiels de celle-ci dans ses recherches de 1842, époque à laquelle il l'appelait *séro-fibrine*.

Revenons maintenant avec plus de détails sur ces faits trop rapidement exposés.

Lorsqu'on vient à recevoir du sang qui coule d'une artère ou d'une veine dans une solution de sulfate de soude, le sang ne se coagule pas, mais au bout d'un certain temps on voit les globules rouges et les globules blancs se déposer et un liquide surnager. Ce liquide est un mélange des substances coagulables avec une solution de sulfate de soude. Eh bien, si l'on décante ce liquide qui surnage et qu'on vienne à y ajouter du sel marin en poudre, il se forme un précipité d'une substance coagulable, un coagulum analogue à celui qui se produit lorsqu'on verse de l'alcool dans l'albumine du blanc d'œuf; ce précipité représente environ 25 parties sur les 78 dont j'ai parlé, et il reste dans le liquide qui surnage ce précipité 53 parties d'une autre substance.

Ces 25 parties constituent une substance organique particulière qui joue un rôle très-important dans la constitution du sang. Denis l'a appelée plasmine, et les 53 parties environ qui restent et qui n'ont pas été coagulées par cette suraddition de chlorure de sodium en poudre représentent la *sérine* (1).

On peut séparer la plasmine du chlorure de sodium qui a servi à la précipiter sous la forme d'un coagulum pâteux, soluble dans l'eau.

Lorsqu'on a fait cette dissolution de la plasmine dans l'eau, celle-ci se coagule spontanément comme le faisait la fibrine du sang. Elle se dédouble en deux parties, dont l'une, en devenant libre, passe immédiatement à l'état solide, ce qui caractérise la coagulation. Comme le sang, elle abandonne, sur ces 25 parties, 3 parties environ d'une substance qui a tous les caractères de la *fibrine*. De sorte qu'il y a dans le sang, comme vous voyez, deux parties fondamentales, la *plasmine* et la *sérine*, qui sont mélangées, à l'état normal, dans la proportion de 53 de sérine et de 25 environ de plasmine. Dans des conditions anormales aussi bien que lorsqu'on tire le sang de la veine, dans un anévrysme, ou dans des veines malades, on voit cette plasmine se dédoubler. Il y en a une partie qui forme un composé coagulable spontanément, et cela aussi bien au dehors de l'organisme lorsqu'on a isolé la plasmine, que dans l'économie. C'est là ce qui représente la *fibrine proprement dite* ou *fibrine concrète* de Denis.

Maintenant, de 25 ôtez 3, restent 22 parties qui représentent ce qui persiste après dédoublement de la plasmine. A ce reste M. Denis a donné un nom qui n'est pas bon, mais que j'adopterai plutôt que d'en créer un autre, il lui a donné le nom de *fibrine dissoute*. Or, elle n'est pas dissoute puisqu'elle est naturellement liquide. Il importe de tenir compte de ce fait. Ce reste de plasmine ou cette *fibrine dissoute* se distingue facilement de la sérine, avec laquelle elle demeure mélangée. Lorsque vous prenez le sérum du sang veineux, lorsqu'après la coagulation du sang d'une saignée, la plasmine s'est séparée en 3 parties de fibrine qui ont englobé les hématies et en 22 parties de *fibrine dissoute* qui reste mélangée à la sérine, on peut séparer facilement celle-ci par le sulfate de magnésie, qui la coagule et qui ne coagule pas la sérine. Ces faits ont une très-grande importance et nous rendent compte d'un certain nombre de phénomènes restés inexpliqués, tels que la prétendue disparition de la fibrine dans le foie, les reins et autres organes.

(1) Denis, *Comptes rendus des séances de l'Académie des sciences*. Paris, 1856 et 1858 ; et *Mémoire sur le sang*. Paris, 1859, in-8, p. 40 et suiv.

Ainsi, par exemple, on sait que le sang de la veine rénale et de la veine sus-hépatique ne se coagule pas. Eh bien, ce sang, lorsqu'on le traite de de la manière que je viens d'indiquer tout à l'heure, fournit la même quantité de plasmine que les autres sangs. Seulement, la plasmine ainsi obtenue ne se dédouble pas comme dans les autres parties du sang; elle est représentée en totalité par ce que Denis avait appelé *fibrine soluble*, expression inexacte, ainsi que je vous l'ai dit, mais que j'emploierai pour ne pas créer un mot exprès. Pour se rendre compte de ce phénomène, il faut toujours se rappeler que, lorsqu'on prend le sang artériel ou veineux du bras, qu'on en a retiré la plasmine et qu'on l'abandonne à elle-même après l'avoir redissoute dans l'eau, elle se dédouble en une partie solide ou fibrine concrète et en une partie liquide qui ne coagule que par le sulfate de magnésie. Or, lorsqu'on prend le sang de la veine sus-hépatique ou de la veine rénale, on ne trouve que cette partie qui se coagule par le sulfate de magnésie et qui ne se dédouble pas spontanément en fibrine d'une part et en une partie liquide analogue à celle que je viens d'indiquer d'autre part. Il est donc inexact de dire que la fibrine a été détruite lorsque le sang a traversé le rein et le foie, attendu que la fibrine ne préexiste pas. La plasmine seule a subi une modification telle, qu'au delà du rein elle ne se dédouble plus en une partie solide, prenant l'état fibrillaire qu'on appelle *fibrine*, et en une autre partie dite *fibrine dissoute ou soluble ;* elle ne se dédouble pas et reste entièrement à l'état de *fibrine soluble*, expression mauvaise, mais enfin que j'emploierai faute d'autre.

Maintenant, lorsqu'à l'état normal on prend le sang veineux de la rate, la plasmine qu'on retire se dédouble, et une fois qu'on a retiré cette première partie qui s'est dédoublée, on voit habituellement au bout de vingt à cinquante minutes, plus ou moins, se produire un nouveau coagulum ; puis la portion de *fibrine dissoute* qui est restée se dédouble plus tard encore en fibrine concrète ou proprement dite avec résidu de *fibrine dissoute*.

Ce fait rend ainsi compte de cette observation déjà ancienne, que lorsqu'on retire le sang veineux de la rate et qu'un coagulum s'est formé, si l'on enlève ce coagulum le sérum qui reste se coagule de nouveau environ une demi-heure ou une heure après.

Il se passe donc dans ces substances coagulables une succession de modifications isomériques qui peuvent les amener à prendre des états moléculaires nouveaux, tels qu'elles peuvent ou passer à l'état solide, ou rester à l'état liquide, ou se séparer en deux portions distinctes. L'étude des principes d'origine végétale conduit à certains résultats analogues, et il importe d'en tenir compte dans la série des observations que l'on peut

faire en physiologie. Je vais, du reste, revenir tout à l'heure sur quelques-uns d'entre eux.

Ces faits, comme vous le voyez, sont en rapport avec des particularités
que je vous signalais dans la dernière séance sur les modifications que
présentent les principes immédiats du sang lorsqu'ils traversent les
vaisseaux capillaires, après être arrivés des artères (qui ont une paroi
très-épaisse et très-peu endosmotique) dans les capillaires qui ont au
contraire une paroi mince et très-endosmotique. Le sang, en passant
d'un de ces ordres de vaisseaux dans l'autre, subit aussitôt une série
d'échanges réciproques entre le plasma et les tissus, qu'il ne subit ni
dans les artères, ni dans les veines.

Cette série d'échanges qui se rapportent aux phénomènes de la nutrition dont je vous ai si souvent parlé, porte non-seulement sur les principes de la première et de la seconde classe, sur les principes d'origine
minérale et sur les principes cristallisables d'origine organique, mais
encore sur les principes coagulables qui forment la partie fondamentale
du plasma. Ces échanges sont différents d'un tissu à l'autre.

Ils diffèrent dans la rate de ce qu'ils sont dans le foie, et ils diffèrent
dans le foie de ce qu'ils sont dans les reins, dans les poumons et dans les
muscles, etc. ; aussi, ne soyez pas étonnés de voir que les principes coagulables qui sortent de tel ou tel de ces tissus présentent des dissemblances dont l'étude est délicate, il est vrai, mais qui sont parfaitement
observables. En même temps on trouve des proportions différentes de
cholestérine, de créatine, de créatinine, d'inosite ou de leucine, etc.
Ces modifications portent non-seulement sur la quantité des substances
coagulables, mais encore sur leur état moléculaire, et peuvent s'observer
lorsqu'on examine le sang d'un de ces organes comparativement à celui
d'un autre organe. Ces faits-là, je le répète, ont une grande importance ;
leur examen sera le sujet de la prochaine leçon (p. 124).

Résumé des caractères distinctifs des principales variétés de sang.

Au point où nous en sommes arrivés de l'étude du sang, nous pouvons utilement résumer en quelques mots les caractères qui distinguent
celui des principales régions de l'économie.

Sang des artères et sang des veines générales.

Le sang artériel diffère du sang veineux par sa couleur plus rutilante,
sa température un peu moindre et sa capacité pour le calorique un peu
plus grande, par sa coagulation et la quantité du sérum. Il en diffère
encore par sa composition immédiate.

C'est dans la couleur des deux sangs qu'est la différence la plus frappante. Le sang artériel est rutilant, écarlate, d'une teinte beaucoup moins foncée que celle du sang veineux. Cette différence pourtant n'est pas absolue ; elle est généralement tranchée dans les animaux à respiration aérienne et à double circulation. Le mélange des deux sangs chez les reptiles efface presque complétement cette différence. Dans les capillaires, les deux teintes se confondent plus ou moins, selon les organes. L'*odeur* du sang artériel est un peu plus forte, et sa *saveur* plus prononcée, dit-on, que dans le sang veineux.

M. Cl. Bernard a prouvé un fait soupçonné par Legallois, Collard de Martigny, Magendie et surtout Malgaigne, c'est que le sang du ventricule droit est toujours plus chaud de 2 à 5 dixièmes de degré que celui du ventricule gauche, contrairement à ce qu'on croyait. Cela tient à l'arrivée, par la veine cave inférieure, du sang des veines sus-hépatiques, le plus chaud de toutes les parties du corps ; mais, sauf les veines porte et rénales, partout ailleurs le sang des veines est un peu moins chaud que celui des artères.

Davy affirme que la *capacité pour le calorique* du sang artériel est à celle du sang veineux comme 10,11 : 10,10.

Berthold et Blundell disent que le sang veineux se coagule avec plus de promptitude que le sang artériel. D'après Blundell, il y aurait une différence de deux minutes dans le sang de l'homme. La différence a été de une à quatre minutes chez les agneaux, selon J. Davy, et d'une demi-minute chez des veaux et des chèvres, d'après Berthold et Saissy. Cependant Lehmann affirme que le sang artériel se coagule plus rapidement que le sang veineux ; cela est vrai pour celui de la veine porte.

Quant à la *proportion des parties liquides aux solides dans les deux sangs*, tous les auteurs reconnaissent que chez l'adulte le sang artériel contient moins de matières fixes solides que le sang veineux. Il donne moins de graisse, moins de globules, moins de matières dites extractives et moins de sels (voy. p. 81 et 108). Il contient plus de principes coagulables (voy. p. 116 et 144). Mais n'oubliez pas que si le sang veineux cède à l'analyse plus de globules que le sang artériel, cela n'indique pas qu'il est né des hématies pendant le passage au travers des capillaires. La différence est seulement relative à ce que le sang a cédé plus de certains principes de son plasma qu'il n'en a reçu, sans que le nombre absolu des globules ait changé.

Suivant Mitscherlich, Tiedeman et Gmelin, il y a plus de sous-carbonate alcalin dans le sang veineux que dans le sang artériel.

L'*oxygène* est en plus grande quantité dans le sang artériel que dans le sang veineux ; en moyenne, il y en a de 13 à 20 centimètres cubes pour 100 dans le premier, et 8 centimètres cubes environ dans le sang veineux, ce qui donne, à l'avantage du sang artériel, une différence de 10 pour 100 au moins.

Un litre d'eau dissout, à la température de 10 degrés, 36 centimètres cubes d'oxygène et environ 2 pour 100 à 38 degrés ; on voit, d'après ce qui précède, que le sang en peut dissoudre davantage (voy. p. 61).

Le sang dissolvant plus d'oxygène que l'eau et plus que son propre sérum, qui en dissout même, d'après Berzelius (1833), un peu moins que l'eau, on devait penser que les globules sont les agents de cette dissolution ; c'est ce que l'expérience directe a prouvé (Dumas, 1846, Robin et Verdeil, 1853). Il faut tenir compte ici non-seulement des dissolvants, mais du liquide qui les tient en suspension, qui, en influant naturellement sur l'état des globules, influe aussi sur leur pouvoir dissolvant à l'égard de l'oxygène. Le sang artériel est celui qui en absorbe le moins par le contact direct entre l'air et le sang. Celui *des animaux à jeun a toujours absorbé plus d'oxygène que le sang des animaux en digestion.* L'expérience montre que le sucre diminue ce pouvoir dissolvant, tandis que le sel marin l'augmente. L'élévation jusqu'à 45 degrés de la température du sang chez les mammifères fait augmenter le pouvoir dissolvant des globules, contrairement à ce qui a lieu pour les liquides ordinaires par rapport aux gaz.

L'acide carbonique l'emporte de moitié environ dans le sang veineux relativement à ce qu'en possède le sang artériel. Pourtant le sang veineux ne contient jamais tout à fait autant d'acide carbonique que n'a d'oxygène le sang artériel.

Je vous ai dit (pages 59 et 60) que les différences entre le sang artériel et le sang veineux, tenant à la couleur et à la proportion d'acide carbonique, ne sont pas absolues ; car le sang veineux des glandes, qui est noir quand elles ne sécrètent pas (glandes salivaires), devient rouge lorsque leur sécrétion est active, tandis qu'on observe l'inverse dans le sang des veines des muscles pris pendant qu'ils sont à l'état de repos ou de contraction (Cl. Bernard).

Le tableau suivant, emprunté à MM. Poggiale et Marchal (de Calvi), résume assez bien les différences que je viens de signaler touchant la composition des deux sangs artériel et veineux. Il contient, outre l'analyse du sang placentaire, les résultats obtenus par l'analyse du sang de l'artère temporale et de celui de la saignée du bras, recueillis en même temps chez un malade atteint d'encéphalite (*Comptes rendus de l'Académie des siences.* Paris, 1848 ; in-4, t. XXVI, p. 143, et Poggiale, *ibid.*, 1847, t. XXV, p. 198).

	Sang artériel.	Sang veineux.	Sang placentaire.
Eau................	822,46	818,41	744,25
Matières solides	177,54	181,59	255,75
Chlorure de sodium...	3,15	3,29	5,06
Autres sels solubles...	2,10	2,19	2,62
Phosphate de chaux...	0,79	0,76	0,44
Matières grasses......	1,10	1,20	2,15
Fibrine............	6,17	6,08	1,90
Albumine...........	66,03	61,37	69,26
Globules secs........	97,46	106, 05	172,15

On regrette ici, comme dans la plupart des recherches de cet ordre, de voir que les principes cristallisables d'origine organique ne sont pas indiqués.

Sang fœtal et placentaire.

Je vous ai déjà montré que le sang fœtal est plus riche en globules et en principes immédiats divers que le sang de l'adulte, et je vous en ai indiqué la raison (page 41 et 42). La troisième colonne du tableau précédent résume ces données.

Enfin, Denis (*Mémoire sur le sang*. Paris, 1859 ; in-8, p. 159 et *passim*) a trouvé dans le sang :

	I. Veineux de l'adulte.	II. Artérioso-veineux du nouveau-né.
Globules frais..........	458,300	722,940
Plasma...............	541,700	277,060

Il a confirmé aussi les faits déjà formulés en ces termes par M. Poggiale :

1° L'eau du sang du fœtus présente une moyenne peu élevée, tandis que la proportion des matières fixes est considérable ; 2° le sang des nouveau-nés est très-riche en globules et pauvre en fibrine ; 3° la quantité d'albumine et de matières grasses semble être à peu près la même chez le nouveau-né et chez l'adulte ; 4° le fer est plus abondant dans le sang du nouveau-né (*Comptes rendus de l'Académie des sciences*. Paris, août 1847). MM. Andral, Gavarret et Delafond ont également observé que, chez cinq agneaux âgés de 3 à 96 heures, la petite quantité de la fibrine a été manifeste, tandis que les globules ont été très-abondants.

Il importe ici de rappeler avec M. Cl. Bernard que c'est à tort qu'on voit répéter partout qu'il y a un sang rouge et un sang noir chez le fœtus comme chez l'adulte. Chez le fœtus, le sang de la veine ombilicale revient du placenta avec la couleur qu'il avait dans les artères aorte et placentaire. La coloration des deux sangs n'est pas sensiblement différente. Partout elle est un peu plus claire que celle du sang veineux général de l'adulte et plus foncée que celle du sang artériel des animaux qui respirent. Ce n'est que lorsque la respiration a commencé que s'établit cette différence de coloration des deux sangs qui fait appeler l'un rutilant, l'autre noir ou violacé. (Voy. p. 41 et 42.)

Notons en terminant la plus grande mollesse du caillot du sang fœtal, dont la plasmine fournit toujours moins de fibrine que chez l'adulte.

Sang de la veine rénale.

Le sang des veines rénales n'est pas d'un rouge violacé, comme le sang veineux général, mais d'un rouge analogue à celui du sang artériel, quoique un peu moins rutilant (voy. p. 60). Il contient plus d'oxygène et moins d'acide carbonique que celui des autres veines. Sa température est de 39°,30, celui du sang de la veine porte étant 39°,40, et celui des veines sus-hépatiques 39°,80. C'est donc le sang le plus chaud de l'économie après ces deux derniers. Il contient, en outre, moins d'eau que le sang artériel et que les autres sangs veineux dans la proportion de 10 à 12 pour 1000 (voy. p. 81), beaucoup moins d'urée, d'urates, de créatine, de créatinine, de chlorure de sodium, etc.; mais il contient plus de principes coagulables, parmi lesquels la plasmine offre cette particularité qu'elle ne se dédouble pas, ne donne pas de caillot, pas de fibrine, ou elle en donne bien moins et plus lentement (page 110 et 112).

Sang des veines porte et sus-hépatiques.

Je vous ai déjà dit que le sang de la veine porte est de teinte plus foncée encore que celui de toutes les autres veines. Il est même un peu plus foncé que le sang des sus-hépatiques.

Je vous ai indiqué aussi quelles sont les proportions de gaz qu'il contient et qu'il peut dissoudre plus d'oxygène que toutes les autres variétés du sang (page 59), y compris celui des veines sus-hépatiques, qui n'est pourtant que le même liquide ayant traversé le foie.

Le sang qui sort du foie est de 0,40 plus chaud que celui qui s'y rend par la veine porte; il est de 0,60 plus chaud que celui de l'aorte (39°,20). La température du sang de la veine porte étant de 39°,40, celui des veines sus-hépatiques est de 39°,80, et cette température, prise au point d'abouchement des sus-hépatiques dans la veine cave, est la plus élevée du corps (Cl. Bernard).

Bien que le sang de la veine porte ait parcouru les réseaux superficiels de la muqueuse intestinale, on n'a pas signalé qu'il donnât un sérum blanchâtre, *laiteux* ou *chyleux*, pendant la digestion. Celui qui sort du foie, au contraire, offre cet état toutes les fois que les animaux ont fait un repas abondant de légumes ou de matières sucrées et de matières féculentes, sans graisse. L'alimentation azotée ne donne que faiblement cet état au sang sus-hépatique.

Je vous ai déjà dit que la substance qui blanchit le plasma est composée de substance glycogène, plus encore que de principes graisseux (page 94), tandis que le plasma du sang de la veine cave supérieure, etc., devient lactescent par une autre cause, le déversement des graisses en émulsion dans le chyle (page 92). Du reste, les analyses comparatives du sang des veines porte et sus-hépatique du cheval ont montré à Lehmann que ce dernier contenait environ du tiers à la moitié moins de graisse que le sang qui soit à jeun, soit après le repas, revient de l'intestin. (Voy. ci-dessus, p 93)

Bien que les matières grasses disparaissent en partie en traversant le foie, le plasma des veines sus-hépatiques est néanmoins plus riche en principes solides ; ce qui est dû surtout à l'augmentation des principes dits *extractifs*, dans la proportion des deux tiers aussitôt après le repas, et de moitié dans l'intervalle des repas ; car la quantité de leurs sels reste à peu près la même.

Je vous ai indiqué (page 45) que Lehmann a vu aussi que le sang des veines sus-hépatiques contient plus de globules rouges que celui de la veine porte ; ces globules, étant dans le premier au sein d'un plasma plus dense, y sont resserrés, plus petits d'un millième de millimètre au moins. Je vous ai signalé d'autres exemples de ce fait, en vous décrivant les hématies dans la première partie de ce cours. (Voyez, sur ce point, *Journal de la physiologie.* Paris, 1858, p. 286.)

Lehmann a vu encore que, tandis que le sang de la veine porte donne de la fibrine par le battage, celui des veines sus-hépatiques n'en produit pas. Il donne cependant un caillot par le repos. Lehmann et d'autres auteurs en concluent que la fibrine disparaît dans le foie. Mais je vous ai déjà dit (pages 110 et 112) que ce point comme celui de la diminution de quantité de l'albumine dans le sang sus-hépatique, par rapport à celui de la veine porte, était une question à reprendre, d'après les connaissances que nous possédons aujourd'hui sur la plasmine.

Sang veineux de la rate.

Le sang veineux de la rate diffère sous quelques rapports de celui des autres portions de la veine porte.

On a signalé dans le sang de la rate l'*augmentation et la modification de la fibrine* par rapport au sang de la veine jugulaire ; néanmoins le *coagulum* y est beaucoup plus mou que celui du sang veineux des autres parties du corps ou que celui du sang artériel. La coagulation se fait aussi plus lentement, mais c'est à tort qu'on a dit ce sang incoagulable et qu'il manquait de fibrine. La fibrine du sang splénique est peu élastique, elle ne se prend point en filaments, elle se liquéfie facilement. M. Béclard a remarqué que le sérum de la veine splénique d'un cheval s'est pris en masse, décanté après vingt-quatre heures et abandonné à lui-même. Il n'en est pas de même du sérum de la jugulaire.

Beaucoup d'auteurs insistent aussi sur la *diminution dans le nombre des globules du sang sortant de la rate*. Ainsi, sur 1000 parties de sang, lesquelles, chez le chien, renferment environ 150 parties de globules, la diminution de ceux-ci est, pour la première expérience, de 16,54 ; pour la deuxième, de 37,11 ; pour la troisième, de 19,43 ; pour la quatrième, de 12,82 ; pour la cinquième, de 13,92, etc. Cela varie de 8,51 à 37,11, et la moyenne est de 16,08. (Béclard, *Archives générales de médecine*, 1848.)

L'augmentation de l'albumine dans le sang de la veine splénique a été notée par M. Béclard (la moyenne de seize expériences a été de 13,02 pour 1000) et par Funke. Ce dernier a fait voir que ce sang renferme plus de sels et de principes dits *extractifs* que celui des artères du même animal, et je vous ai signalé que M. Marcet a vu qu'il contenait en particulier plus de cholestérine que celui des autres portions de la veine porte.

J'ai terminé l'étude du sang et de ses principes coagulables considérés dans leur ensemble. Mais il y a une autre série de phénomènes que je vais actuellement signaler. En effet, ces principes immédiats du sang considérés en masse, le médecin est appelé à les étudier dans un certain nombre de conditions accidentelles, où nous devons les suivre, ainsi que la totalité du sang. Mais avant, il importe d'esquisser l'étude physiologique du plasma sanguin, question par l'examen de laquelle je commencerai la prochaine leçon.

CINQUIÈME LEÇON

DU SANG (SUITE).

Physiologie du sang.

Dans la dernière leçon, j'ai fait l'histoire générale des principes immédiats fondamentaux de la troisième classe qui, sous le rapport de leur masse et au point de vue surtout du rôle physiologique rempli par le sang, jouent le principal rôle à l'état normal et à l'état pathologique. Je vous ai montré que dans la manière dont les faits qui concernent ces principes immédiats ont été exposés, on a toujours beaucoup plus tenu compte des données fournies par la physique et par la chimie que des données fournies depuis un certain nombre d'années par des expériences fondées sur une connaissance plus exacte du rôle rempli par le sang.

J'ai cherché à vous montrer, sans entrer dans tous les détails que le sujet exigerait, qu'un grand nombre de ces faits sont négligés, on ne sait pourquoi, à la fois par les physiologistes et par les médecins, malgré l'importance qu'ils présentent pour l'interprétation d'un très-grand nombre de phénomènes pathologiques. C'est ce que nous verrons encore mieux dans le cours de la leçon suivante. Je vous ai dit qu'il y avait en particulier à l'état de dessiccation 78 parties environ en moyenne de principes coagulables dans le sang ; que sur ces 78 parties, on en considère habituellement 60, 70, 71 comme constituées par de l'albumine, et le reste par de la fibrine et de la peptone ou albuminose, la fibrine dans la proportion de 2,5 à 3 pour 1000 ; l'albuminose dans une proportion un peu supérieure. Je vous ai fait remarquer que cette albuminose était la forme sous laquelle les principes immédiats coagulables arrivaient dans le sang soit directement, soit par le chyle. Vous avez vu que cette albuminose possédait les caractères généraux de l'albumine, si ce n'est qu'elle ne coagule pas par la chaleur ; elle n'est coagulée que par l'alcool et les sels métalliques, comme l'acétate de plomb, le perchlorure de fer (1).

Mais l'indication la plus importante que je vous ai donnée a été que lorsqu'on vient à recevoir le sang dans du sulfate de soude, il ne se coagule pas. Les globules se déposent, et si l'on décante la partie qui surnage, on peut, en y ajoutant du chlorure de sodium en poudre, déterminer un précipité qu'on isole et qu'on redissout dans l'eau. Eh bien, ce précipité une fois redissous dans l'eau s'y dédouble spontanément au bout de quatre à cinq minutes, comme le sang tiré de la veine à l'état normal, en deux parties ; l'une se solidifie dès que le dédoublement commence et a tous les caractères de ce qu'on appelle la fibrine, l'autre partie reste en dissolution dans l'eau et n'a qu'un certain nombre

(1) Vieussens, qui distingue les *principes éloignés* ou insensibles des *principes immédiats* ou sensibles des *mixtes* ; qui reconnaît que le sang est formé du mélange et de l'union des *principes immédiats* ; qui distingue dans le sang une *partie rouge formée de globules arrondis*, découverts par Leeuwenhoeck, et d'*une partie blanche* ou séreuse ; Vieussens, dis-je, n'a encore aucune notion des substances coagulables de ce liquide, car la distillation est le seul moyen d'analyse des humeurs qu'il connaisse. (Vieussens, *Traité nouveau des liqueurs du corps humain*. Toulouse, 1715 ; in-4, p. 15, 42 et 116.)

des caractères de la sérine ; c'est ainsi qu'elle est coagulée par le sulfate de magnésie, ce qui n'a pas lieu pour la sérine. L'importance de cette coagulation par tel ou tel sel ressortira encore davantage lorsque nous arriverons à la description du suc pancréatique et d'autres humeurs analogues. Je vous ai dit que c'était à Denis, de Commerci, qu'on devait la découverte de ces faits.

Vous avez vu qu'il a donné le nom de *plasmine* à cette substance que le chlorure de sodium coagule, lorsqu'on l'ajoute à la portion incolore du sang, dont la coagulation a été empêchée par le sulfate de soude. Denis a montré que cette plasmine était une substance homogène comparable à la sérine, par exemple, mais qu'elle n'offre cette particularité que dans certaines conditions de température, de circulation, etc. ; autrement, elle se dédouble en deux corps, l'un qui dès son apparition prend la forme solide, c'est ce qu'il a appelé la fibrine concrète ou fibrine proprement dite, laquelle ne représente à l'état sec que 2 à 4 pour 1000 de la masse totale du sang. Elle a tous les caractères de ce qu'on appelait autrefois la fibrine.

On voit par là que la fibrine ne préexiste pas dans le sang. Ainsi, lorsque apparaît ce corps solide sous forme fibrillaire, il faut bien savoir qu'il n'existait pas à l'état de dissolution ou même à l'état liquide avant son apparition ; dès qu'il apparaît, il passe à l'état solide. Ce corps, qu'on appelle fibrine, est le résultat du dédoublement moléculaire de la plasmine.

Je ne reviens pas davantage sur ces phénomènes de dédoublement qui sont très-bien étudiés en chimie organique, dont ce fait est un exemple, et qu'on observe très-fréquemment sur un grand nombre de corps d'origine soit végétale, soit animale. Je le répète, ces indications sont de la plus grande importance, parce qu'il y a à en faire l'application à chaque instant pour l'interprétation exacte d'un grand nombre de phénomènes normaux et pathologiques observés depuis très-longtemps, mais mal interprétés.

Physiologie du plasma du sang.

Donnons actuellement quelques détails sur la physiologie du plasma sanguin.

Cours général du plasma sanguin.

Chez les mammifères, le sang qui circule des capillaires vers d'autres capillaires est celui de la veine porte. Ce sang est noir ; c'est celui qui se charge par absorption, dans l'intestin, des principes généralement assimilables empruntés aux aliments. Ce sont : 1° des principes de la première classe ; 2° des gommes et des sucres chez les herbivores et omnivores, des principes azotés coagulables divers chez tous, mais surtout chez les carnivores : c'est la circulation alimentaire ; 3° il y a de plus le chyle, qui se charge des graisses et aussi de sucre, d'alcool et de principes analogues s'il en entre dans les aliments ; il marche aussi des capillaires vers le centre circulatoire, mais sans traverser de nouveau les capillaires. Des fibres élastiques et des fibres musculaires de la vie végétative existent en quantité considérable dans ces vaisseaux.

Durant sa circulation dans les capillaires du foie, ce sang abandonne certains principes à la partie glycogène de cet organe ; on ne sait pas encore exactement lesquels ; mais il s'y charge de sucre, etc., perd de la graisse et progresse alors dans les veines sus-hépatiques, des capillaires vers la veine cave, où il se mêle au sang veineux général ; sa température présente là le degré le plus élevé de toute l'économie. Ici donc se passent les modifications les plus considérables, quant à sa composition intime, de toutes celles qu'il présente dans son parcours. Or, arrivé là : ou bien il entre en totalité dans le ventricule droit ; ou bien, selon certaines conditions de quantité et de l'état des organes de la circulation, il peut refluer vers le rein, où il concourt à la sécrétion de l'urine, pour arriver au cœur débarrassé de divers principes, qui sont surtout des sels et de l'eau qu'il avait empruntés aux aliments.

Ce mélange de sang des veines générales, rénales et sus-hépatiques, est celui qui suit la première moitié du cercle appelé *petite circulation*, c'est-à-dire qui va du cœur droit aux capillaires du poumon, sans manifester d'autres phénomènes que ceux de transport mécanique. Durant son cours dans les capillaires du poumon (cours que la disposition de ces capillaires rend différent sous quelques rapports de celui des autres capillaires), le sang complète le premier degré d'assimilation des principes dont s'est chargée la veine porte ; il le fait en prenant de l'oxygène qui chasse et remplace l'acide carbonique dans les globules. De rouge foncé le sang devient rouge vif, de veineux il devient artériel ; là se passent ses changements les plus considérables de couleur (qualités physiques du sang et chimiques des hématies), mais non dans sa composition intime ; car c'est en traversant le rein et le foie que le plasma subit les plus notables changements de cet ordre. Dans le poumon, sa température s'abaisse.

Des capillaires du poumon au cœur, c'est-à-dire dans les veines pulmonaires, le sang complète le parcours dit petite circulation ; il n'y présente que des phénomènes mécaniques de transport. Du cœur gauche aux terminaisons des artères (circulation artérielle ou première moitié de la *grande circulation*), le sang rouge n'offre aussi que des phénomènes mécaniques de translation, qui sont simultanés avec ceux de la première moitié de la petite circulation.

Dans les capillaires généraux, le sang circule d'une manière qui est en rapport avec leur disposition spéciale au sein de chaque tissu musculaire, nerveux, fibreux, glandulaire, rénal, etc. Là il cède des matériaux pour l'assimilation réparatrice des tissus d'une part, pour les sécrétions d'autre part. Pour l'assimilation, ces principes appartiennent à la première classe et à la troisième ; ce sont aussi des traces de corps gras (deuxième classe). Ces principes sont assimilés par chaque tissu, c'est-à-dire sont changés en des principes identiques avec ceux de la substance de chacun de leurs éléments (assimilation) ou en des principes spéciaux différents qui sont rejetés, ce qui caractérise les sécrétions proprement dites.

Dans le rein, le sang ne fait que céder certains principes qui normalement sont de la deuxième classe surtout et aussi de la première classe, de sorte qu'il n'y a ici qu'élimination.

Dans les capillaires des tissus non glandulaires et des glandes vasculaires surtout, le sang, en même temps qu'il cède les principes ci-dessus, reçoit par échange endosmotique divers principes. Ils sont peu connus pour le cas des glandes vasculaires, mais pour les autres tissus ce sont les principes des deux premières tribus de la deuxième classe surtout, rejetés par les urines, ou principes produits par désassimilation. En même temps que le sang se charge de ces *principes désassimilés*, sa couleur rouge vif repasse au rouge foncé ; mais dans le rein, où le sang artériel abandonne ces derniers sans en reprendre d'analogues, le sang de la veine rénale devient moins violet que celui des tissus proprement dits et reste un peu rutilant.

De même qu'en passant des artères dans les capillaires, les phénomènes du cours du sang avaient changé en même temps que survenaient les changements de composition intime que nous venons de signaler, de même, en passant des capillaires dans les veines, ces changements moléculaires cessant, d'autres phénomènes de transport du sang se manifestent. Le sang progresse des capillaires vers le cœur par un mode particulier dit cours du sang veineux, différant en plus d'un point de celui de la veine porte. Le cours du sang veineux se modifie graduellement à mesure que les veines deviennent plus larges, leurs parois plus épaisses, etc., et à mesure aussi le sang qui les parcourt devient de plus en plus différent de ce que, pour chaque veine, il était à la sortie de ses capillaires ; parce que chemin faisant il se mêle à celui des veines d'autres organes : à celui de la thyréoïde pour les jugulaires ; à celui du rein, des capsules surrénales, des sus-hépatiques, etc., pour le cas de la veine cave inférieure (1).

Des actes moléculaires dont le plasma sanguin est le siége.

Le plasma sanguin est doué de la vie ; il se nourrit, se compose et se décompose simultanément sans se détruire, et cela rapidement et énergiquement. C'est sa vie, jointe à celle des diverses espèces de globules sanguins, qui constitue la vie du sang. Son état fluide et la distribution des organes qui le renferment font même qu'à cet égard il offre une particularité qui n'appartient qu'à lui et qu'on ne retrouve pas sur les autres parties formées de substance organisée.

Ce fait est que le plasma sanguin offre un double *mouvement de composition*, à savoir : 1° l'un avec le dehors, acte réparateur dans lequel il emprunte des principes solides en dissolution, ou liquides, n'ayant pas encore servi ; il les emprunte aux matières ingérées dans l'intestin (2), celui-ci est, à proprement parler, l'acte d'assimilation réparatrice du plasma sanguin, l'acte primitif d'assimilation pour la nutrition générale. Il faut y joindre la réassimilation des principes ayant déjà servi ; sécrétés par les glandes de l'appareil digestif, ils sont repris par absorption récrémentitielle, et facilitent l'assimilation des principes qui n'avaient pas encore été introduits.

2° Le second de ces phénomènes d'assimilation, dont le plasma est le siége, a lieu aux dépens de principes empruntés aux tissus mêmes. C'est un acte à l'aide duquel ce plasma prend les principes qui ont déjà servi aux autres éléments anatomiques ; cet acte, qui est assimilateur pour le plasma, a pour condition la désassimilation des éléments anatomiques. Pas plus que le précédent, chez les êtres d'organisation complexe du moins, cet acte n'est simple, c'est-à-dire ne s'opère exclusivement sur des principes ayant déjà servi ; car la glycose versée dans les veines sus-hépatiques, puis les principes, que d'une manière analogue fournissent les glandes vasculaires ou sans conduits excréteurs, modifient le plasma d'une façon particulière.

Le plasma offre en outre un double mouvement de désassimilation ou de décomposition, savoir :

1° L'un avec le dehors, ou *dépurateur*, s'opérant surtout par le rein,

(1) Voyez aussi Béraud, *Éléments de physiologie*. Paris, 1857 ; in-8, 2ᵉ édit., t. II, 270.

(2) Il faudrait y joindre le poumon, si l'on ne savait que l'oxygène est presque exclusivement dissous, assimilé par les *hématies* et non par le *plasma*, et que celles-là, comme ce dernier, offrent un double mouvement d'assimilation, l'un dans lequel elles empruntent l'oxygène qui sert à la nutrition générale, l'autre par lequel elles empruntent des principes au plasma pour leur nutrition propre.

et accessoirement par la bile et les follicules de l'intestin (1). Celui-ci est l'acte de désassimilation commune ou *dépurative*, correspondant à la nutrition générale, par lequel sont rejetés des principes qui ont déjà servi. Parmi ceux-ci il en est qui, provenant de la bile, des sécrétions mammaire, salivaire, intestinale et pancréatique, sont repris, réassimilés de nouveau ; ils constituent des principes récrémentitiels.

2° L'autre acte de désassimilation, dont le plasma est le siége, est *réparateur* pour la substance de nos tissus ; c'est celui par lequel il fournit les matériaux qui n'ont pas encore servi aux divers éléments anatomiques et aux glandes sans conduits excréteurs. Ce deuxième mouvement de désassimilation du plasma coïncide avec celui d'assimilation de chaque espèce d'élément anatomique.

La simultanéité de ces actes est un fait qui ne s'observe que sur les corps organisés, et cette simultanéité caractérise essentiellement la différence qui existe entre les actes d'ordre organique ou vital offerts par le plasma et les actes purement physiques et chimiques dont il est le siége. Mais chacun d'eux, pris à part, est subordonné pour son accomplissement à des conditions physiques et chimiques ; chacun même présente dans cet accomplissement des phénomènes qui s'opèrent d'après les lois de la physique et de la chimie.

Les actes élémentaires de la nutrition, envisagés dans le plasma, sont des plus intéressants, parce que là se trouve en quelque sorte le résumé de tous les autres actes de ce genre se passant dans les diverses parties du corps. Le plasma est, en effet, le lien qui établit d'une part les rapports entre le milieu et les éléments solides qui sont essentiellement les agents des actes animaux, et réciproquement, d'autre part, entre ces éléments et le milieu. Il est, en un mot, le point de départ et le point de retour des matériaux nutritifs et excrémentitiels, le centre de cet ensemble d'actes : c'est faute d'une analyse exacte, que ces actions ont été souvent désignées assez improprement sous le nom de *tourbillon vital*, expression qui indique bien plus l'état de l'esprit de ceux qui l'ont employée, que la réalité, le trouble qu'ils croyaient exister dans cet ensemble, que des notions précises sur ces phénomènes.

Comme tous les actes qui se passent dans les êtres organisés, ceux-ci ont un *siége*, s'opèrent dans un *lieu* dont la désignation entraîne, pour l'anatomiste, la connaissance des conditions de leur accomplissement, ou du moins indique le point précis où doivent être recherchées ces conditions. (*Locus regit actum.*)

Ils ont en outre tel ou tel composé pour *agent ;* ils sont accomplis

____

(1) Il faut y joindre le poumon pour l'acide carbonique.

par telles ou telles parties du corps spécialement : ce sont ici certains des *principes immédiats* qui composent la substance organisée, dite *plasma*, comme ailleurs ce sont tels ou tels éléments anatomiques, tissus, etc. Enfin, ces actes sont de telle ou telle *nature*, c'est-à-dire de tel ou tel ordre, physique, chimique ou organique.

Selon le but qu'on se propose, ces actes peuvent être examinés en prenant pour point de départ le siége, l'agent ou la nature de l'acte.

Comme il s'agit ici de la physiologie du plasma, bornée au phénomène de *nutrition*, c'est la nature de l'acte plutôt que l'agent ou le siége, qui doit servir de guide dans cette étude et sur laquelle doivent se fonder les subdivisions si elle en exige.

La *nutrition dans le plasma* offre à examiner les phénomènes d'assimilation, puis ceux de désassimilation. Il est remarquable de voir que jamais ni le siége, ni les agents, ni même les résultats de l'acte assimilateur ou désassimilateur ne sont uniques, mais bien toujours doubles ou triples. Toujours l'un deux l'emporte sur les autres et peut servir de type pour fixer l'esprit relativement à l'ensemble du phénomène ; tandis que les faits accessoires qui s'y rattachent, bien que de même ordre, modifient le fait principal en quelques points, sous des influences souvent fort légères, en sorte que nul d'entre eux n'a rien d'absolu ni de fixe qui puisse être comparé à ce qui se voit sur les corps bruts.

Tous les phénomènes décrits successivement à la suite les uns des autres et séparément, s'opèrent simultanément, et en général deux phénomènes de nom contraire (assimilation et désassimilation) se passent simultanément et au même lieu. Ils ont pour siége réel le plasma du sang des capillaires, c'est-à-dire du sang qui n'est, à proprement parler, ni *artériel*, ni *veineux*. Mais comme précisément le résultat de ces actes est le passage du sang artériel à l'état veineux ou réciproquement, comme c'est par la perte de matériaux du sang artériel et par l'acquisition simultanée des principes qu'on trouve dans le sang veineux, que le sang des capillaires offre pour caractère de n'être semblable ni à l'un ni à l'autre, on peut, sans erreur trop grave, dire : 1° de l'un de ces actes, qu'il a lieu dans le plasma des capillaires qui proviennent de la subdivision des artères, et 2° de l'autre, qu'il se passe dans le plasma des capillaires d'où proviennent les veines. On peut le dire d'autant mieux que, pour celles-ci du moins, quelques-uns des phénomènes commencés dans le plasma des capillaires se continuent dans celui des veines.

A. Assimilation.

Elle a pour siége le plasma veineux, principalement du sang noir, et accessoirement celui des capillaires, d'où naissent les veines pulmonaires

ou à sang rouge ; elle établit des rapports entre ce plasma et le *dehors*
ou *milieu extérieur* d'une part, puis le *dedans*, c'est-à-dire les *éléments
anatomiques* d'autre part.

*a. — Assimilation établissant les rapports moléculaires du plasma
avec le milieu extérieur.*

Elle a pour siége : 1° principalement le plasma des capillaires veineux
de la veine porte ; 2° accessoirement celui des capillaires à sang noir du
poumon.

Les *principes* qui sont les *agents* du phénomène sont tous ceux des
aliments qui sont *absorbables* et dits aussi *assimilables*, bien qu'accidentellement il s'en trouve qui puissent être absorbés sans être assimilés,
tels que certains sels, vénéneux ou non, la gélatine, etc.

Les principes dont se charge le plasma sont :

1° Tous les principes de la première classe, gazeux, liquides ou solubles
provenant des aliments (1) ; puis ceux de la troisième classe, liquides,
dissous ou fluidifiés, par suite des actions digestives (2). Ce sont aussi,
accessoirement, des principes de la quatrième tribu de la deuxième
classe (3).

2° Accessoirement, le plasma reprend des principes qui sont dits
récrémentitiels, parce que, semblables à ceux du plasma dont ils proviennent par sécrétions salivaire, gastrique, biliaire, etc., ou dissemblables, mais produits par sécrétions aux dépens de ceux du plasma, ils
rentrent pour prendre part de nouveau à sa constitution (ptyaline, pancréatine, etc.).

Tous ces principes sont, au point de vue physiologique, dits *réparateurs*, parce que, par suite du mélange du sang de la veine porte au sang
veineux général, ils réparent les pertes qu'éprouve le plasma artériel par
la désassimilation dont il est le siége, lorsqu'il fournit des matériaux
pour l'assimilation nutritive des éléments anatomiques et pour les sécrétions.

Les *actes* accomplis par ces matériaux dans le plasma de la veine porte
prennent le nom d'*assimilation réparatrice*, parce qu'elle donne lieu
ainsi à la formation des principes nécessaires au maintien de la constitution du plasma d'abord, et indirectement à celui des éléments anatomiques eux-mêmes ; ces actes sont essentiellement des catalyses isomériques (4). Suivant la nature des principes introduits, cette assimilation
peut toutefois devenir *destructrice* (sels métalliques et autres poisons).

(1) Voyez *Chimie anatomique*, t. I, p. 29.
(2) Voy. *Ibid.*, t. III, p. 112.
(3) Voy. *Ibid.*, t. III, p. 1, et t. II, p. 539.
(4) Voy. *Ibid.*, t. I, p. 235, 478 et 511.

Toujours l'assimilation réparatrice est précédée de phénomènes d'absorption, s'opérant principalement dans les parois des capillaires du système porte intestinal, et accessoirement des phénomènes purement endosmotiques qui ont lieu dans les capillaires du poumon.

L'assimilation réparatrice s'opère par union moléculaire des principes cristallisables absorbés, à ceux de même espèce contenus dans le plasma des capillaires d'où naît la veine porte; puis, chemin faisant, elle se complète par catalyse isomérique des substances organiques absorbées comme espèces autres que celles du plasma; elle achève de se compléter par le dédoublement et par la combinaison directe des principes cristallisables absorbés, soit d'origine organique, soit d'origine minérale, qui arrivent au contact de ceux qui existent naturellement dans le plasma.

Les aliments, qui contiennent des principes d'espèce autre que celles qu'on trouve dans le sang, qui sont assimilables, ou au moins sans action nuisible, déterminent généralement, presque aussitôt qu'ils sont ingérés, des sécrétions salivaire, gastrique et biliaire abondantes; celles-ci, en se combinant à ces principes, neutralisent l'action acide ou alcaline des uns qui serait nuisible, ou modifient l'état d'altération par putréfaction ou fermentation non moins nuisible, s'il s'agit de substances organiques azotées. Mais cette action bienfaisante et utile des liquides versés dans l'intestin est fort limitée. Aussi l'acte de réparation assimilatrice du plasma de la veine porte offre-t-il un côté fatalement nuisible, parfois même mortel, si l'animal ne sait ou n'apprend à diriger convenablement son accomplissement. Cette action réparatrice peut donc être aussi fatalement le point de départ d'actes morbides ou même destructeurs, connus sous le nom d'*empoisonnements* pris dans le sens propre du mot, lorsque viennent à être ingérés des principes non assimilables ou ayant une action décomposante sur les principes du plasma ou sur les éléments anatomiques en particulier. Réparation et maladies peuvent avoir les mêmes actes pour point de départ, si les matériaux, à l'aide desquels ceux-ci s'accomplissent, ne sont choisis. En partant de l'étude des actes accomplis par l'espèce la plus simple de substance organisée, nous voyons tout soumis à des lois fatales au fond, bien que modifiables entre certaines limites, et à chaque instant la thérapeutique déplore ce que ces limites ont de restreint; car l'utilité qu'elle retire de leur connaissance se trouve extrêmement bornée par suite de ce fait même que les principes immédiats accidentels ou médicaments s'unissent d'abord aux principes qui composent le plasma sanguin et changent souvent de nature ou sont rejetés avant d'arriver aux tissus lésés sur lesquels on se propose d'agir.

Les notions précédentes suffisent et au delà pour faire comprendre à

quel degré d'empirisme grossier se trouvent réduits dans l'exercice de
l'art médical ceux qui repoussent, en tant que connaissances accessoires
à l'étude de la médecine, l'examen de la constitution du sang et des
autres humeurs, puis celle de tous les tissus.

Qu'y a-t-il, en effet, de plus important à connaître que la nature
cristallisable ou coagulable des principes qui composent le plasma du
sang et celui de la lymphe, puis les caractères de chaque espèce, lorsqu'il s'agit d'introduire dans ce plasma tel ou tel principe médicamen-
teux ? Il ne suffit pas de savoir quels sont la solubilité et les autres caractères de ce principe ; il faut encore connaître ceux des corps qui vont
le recevoir et le dissoudre ou se mêler à lui. Ce n'est point théoriquement que ces faits doivent être étudiés, mais expérimentalement ; car
ici les corps mis en présence sont trop nombreux, de caractères trop
variés, pour qu'on puisse songer à deviner ou prévoir ce qui va se
passer.

Qu'y a-t-il, d'autre part, de plus important que d'examiner non-
seulement les principes coagulables et cristallisables des éléments anatomiques qui empruntent et rendent au plasma leurs matériaux de nutrition, mais encore les réactions et autres caractères de ces éléments anatomiques eux-mêmes ? Car une fois connu ce que devient un principe
immédiat introduit dans le sang, il faut savoir encore par expérience ce
qu'il devient en arrivant molécule à molécule au contact des tissus.

*b. — Assimilation établissant des rapports moléculaires du plasma
avec les éléments anatomiques.*

Elle a pour siége : 1° principalement le plasma des capillaires des
veines générales, y compris les sus-hépatiques; 2° accessoirement celui
des capillaires des glandes sans conduits excréteurs.

Les *principes immédiats agents* du phénomène d'assimilation qui se
passe là sont : 1° surtout des principes formés essentiellement par désassimilation, aux dépens des principes constituants qui ont déjà servi ; ce sont
des principes des deux premières tribus de la deuxième classe (1) et le
sucre du foie; 2° accessoirement des principes formés de toutes pièces
dans les glandes sans conduits excréteurs, et le mode de formation, non
plus que les espèces, ne sont pas encore bien connus. Tous ces composés reçoivent le nom de *principes désassimilables*, car ils ne peuvent
plus rentrer dans la substance organisée solide pour faire partie des éléments anatomiques, et pourtant ils ne sont pas encore désassimilés; ils
font partie du plasma, ils tiennent une place dans sa constitution ; il en
est, tels que le sucre, l'acide pneumique des pneumates, qui subissent

____

(1) *Chimie anatomique*, t. II, p. 362 et 478.

encore des phénomènes de dédoublement et ne sont pas désassimilés tels qu'ils avaient été versés dans le plasma. Il faut joindre à ces principes sans doute quelques-uns de ceux de la première classe qui, ayant fait partie de la substance des éléments anatomiques, sont repris par le plasma, en même temps qu'il s'assimile ceux de la deuxième classe.

Les *actes* accomplis par les principes venus de la profondeur des tissus et qui s'unissent au plasma sont dits : *assimilation viciante* pour le plasma, qu'elle modifie d'une manière nuisible pour lui, tandis qu'elle devient vivifiante pour les éléments anatomiques à l'état normal. Mais elle peut devenir atrophique pour ceux-ci dans certaines conditions accidentelles. L'action nuisible de cette assimilation est modifiée en bien par celle qui se passe dans le plasma des capillaires veineux des glandes sans conduits excréteurs, et dans celui des veines sus-hépatiques. Une fois opéré l'échange endosmotique au travers des parois des capillaires, le phénomène est borné à un simple mélange avec les principes constituant le plasma, auquel se joignent ces composés. C'est dans le plasma des capillaires, d'où naissent les veines dites générales, que se passe ce phénomène. Dans les veines sus-hépatiques a lieu en outre le mélange de la glycose venant du foie ; puis peu à peu le dédoublement de ce principe immédiat en acide lactique, peut-être, a lieu plus loin. Dans le plasma des veines spléniques, thyréoïdiennes et autres veines des glandes sans conduits excréteurs, s'opère un fait analogue pour les principes qu'elles versent, et qui présentent sans doute des phénomènes du genre de ceux offerts par la glycose, c'est-à-dire modifiant le plasma de telle sorte qu'il concourt d'une manière plus efficace à l'accomplissement de telle ou telle fonction.

Que cet acte, assimilateur pour le plasma sanguin, désassimilateur pour les éléments anatomiques, s'exécute plus rapidement que dans les conditions ordinaires, il en résultera une diminution dans la masse de chacun des éléments anatomiques et des actes qu'ils accomplissent ; qu'il s'opère moins rapidement que dans les conditions normales, les forces n'en seront point augmentées pour cela : bientôt les principes désassimilés s'accumuleront dans les tissus et nuiront à leurs actes plus encore que l'excès inverse. Que l'acte réparateur d'assimilation étudié précédemment vienne à cesser, celui-ci n'en continuera pas moins d'une manière fatale et deviendra ainsi la cause de l'affaiblissement et même de la mort, au même titre que son accomplissement régulier, lorsque le précédent s'opère, est une condition d'existence de la substance organisée des solides.

Il en est de même, par rapport aux fonctions de respiration et autres, de l'excès ou de l'absence d'assimilation des principes que fournissent les glandes sans conduits excréteurs.

Cet acte assimilateur pour le plasma, désassimilateur pour les éléments, a pour condition physique d'accomplissement la propriété d'endosmose ; c'est ce qui lui a fait donner quelquefois les noms d'*absorption interne, nutritive, organique, moléculaire, interstitielle* ou de *décomposition ;* mais ce phénomène ne doit point être confondu avec l'absorption. Il y a en effet là assimilation pour le plasma, désassimilation pour les éléments, en même temps que s'opère ce phénomène on observe que les éléments anatomiques *enlèvent* au plasma des matériaux qu'ils *s'assimilent ;* or c'est cet ensemble de phénomènes simultanés qui caractérise la nutrition, dont chaque fait isolé est un acte d'assimilation ou de désassimilation et ne saurait être confondu avec l'absorption ou la sécrétion, car dans l'exemple auquel il est fait allusion, on pourrait aussi bien dire qu'il y a sécrétion interne par les éléments anatomiques qu'absorption interne par les capillaires.

B. Désassimilation.

Elle a pour siége principalement le plasma des capillaires, qui font suite aux subdivisions artérielles et accessoirement celui des capillaires qui sont la continuation des branches hépatiques de la veine porte intestinale et la veine porte rénale chez les animaux qui en possèdent une. Elle établit des rapports entre le plasma et le dedans, c'est-à-dire les éléments anatomiques ou les cavités closes d'une part, entre le plasma et le dehors d'autre part.

a. — *Désassimilation établissant des rapports moléculaires du plasma avec le dedans.*

Elle a pour *siége :* 1° principalement le plasma des capillaires artériels dits généraux ; 2° celui des capillaires artériels de glandes sans conduits excréteurs ; 3° celui des capillaires faisant suite aux branches hépatiques de la veine porte intestinale.

Les *principes immédiats* qui sont les agents de ce phénomène sont dits d'une manière générale, assimilables ou trophiques ; ce sont : 1° surtout ceux de la troisième classe (1), et de la première classe (2) pour le plasma des capillaires artériels généraux ; 2° on ne connaît pas encore d'une manière précise quels sont ceux qui concourent à ce phénomène dans les capillaires des artères des glandes sans conduits excréteurs, non plus que de la veine porte. Pour les premières, pourtant, il

(1) *Chimie anatomique,* t. III, p. 112.
(2) Voy. *Ibid.,* t. II, p. 5.

semble que ce sont aussi les principes de la troisième classe surtout, et ceux des deux dernières tribus de la seconde classe accessoirement (1).

Les *actes* accomplis par ces principes abandonnant le plasma ont lieu en même temps que ceux de l'assimilation viciante pour le plasma et vivifiante pour les éléments anatomiques. Ils sont dits : 1° *Désassimilation appauvrissante* du plasma sanguin, lorsqu'elle a lieu dans les capillaires faisant suite aux artères générales, tandis qu'elle devient bientôt *trophique ou nutritive* pour les éléments anatomiques ; 2° elle est également appauvrissante pour le plasma des capillaires hépatiques de la veine porte et pour celui des artères des glandes sans conduits excréteurs ; là elle coexiste avec l'assimilation, qui modifie en bien le plasma veineux correspondant. (Voy. ci-dessus, p. 129 *b*, 2°).

Un fait analogue se passe dans le plasma du sang des capillaires des séreuses, mais plus particulièrement dans certaines conditions accidentelles, d'où résulte la production des liquides séreux morbides ; il est également le siége de phénomènes analogues dans les kystes.

b. — *Désassimilation du plasma au dehors.*

Le *siége* de cet acte est : 1° le plasma des capillaires artériels du parenchyme rénal surtout, et accessoirement celui des capillaires artériels ou à sang noir des parenchymes placentaire et pulmonaire ; 2° celui des capillaires artériels des glandes à conduits excréteurs.

Les *principes immédiats*, qui sont les *agents* de ce phénomène, prennent d'une manière générale, par rapport à cet acte, le nom de *principes sécrémentitiels*, et en particulier : 1° celui d'*excrémentitiels*, qui sont (α) ceux des deux premières tribus de la deuxième classe (2), (β) une partie de toutes les espèces de la première classe (3) ; 2° celui d'*excrémento-récrémentitiels*, qui sont : (α) plusieurs des principes de la troisième classe (caséine, pancréatine, ptyaline) ; (β) quelques-uns des principes salins de la première classe, et (γ) quelques-uns de ceux des trois dernières tribus de la deuxième classe (4).

Les *actes* accomplis par ces principes, abandonnant le plasma, sont d'une manière générale dits *actes de désassimilation dépurative*, et ils sont immédiatement suivis des actes sécréteurs qui varient selon le lieu où ils s'opèrent. Ces actes désassimilateurs constituent : 1° la *désassimilation excrémentitielle ou excrétrice* dans les parenchymes rénal sudoripares et pulmonaire, parce qu'il y a simplement élimination de principes tout formés ; 2° la *désassimilation excrémento-récrémentitielle* ou

(1) Voy. *Ibid.*, t. III, p. 1.
(2) *Chimie anatomique*, t. II, p. 362 et 478.
(3) Voy. *Ibid.*, t. II, p. 5.
(4) Voy. *Ibid.*, t. II, p. 539, et t. III, p. 1.

sécrétrice, lorsqu'elle a lieu dans le plasma des capillaires artériels des glandes à conduits excréteurs, parce qu'elle est immédiatement suivie de la formation de principes nouveaux à l'aide des principes désassimilés.

Cet acte désassimilateur donne issue normalement, par les capillaires du rein, aux principes salins d'origine organique et aux alcaloïdes animaux, toujours accompagnés d'une forte proportion des principes de la première classe.

L'excès et la diminution dans la sortie de ces principes deviennent la cause de symptômes généraux graves et de nature bien connue.

Il en est de même des cas où, indépendamment de toute question de quantité, quelqu'un des principes habituellement abandonnés par le plasma cesse de l'être, ou plus fréquemment du cas où l'un des principes du plasma, tel que l'albumine, vient à s'échapper. Ici, comme pour les phénomènes précédents, dont le plasma est le siége, nous voyons les mêmes phénomènes, qui sont une condition d'existence, devenir en quelques circonstances une condition de mort fatale, lorsque n'intervient pas la sagesse humaine pour en maintenir la régularité.

Résumé sur la physiologie du plasma sanguin.

Si maintenant, pour résumer cet ensemble de phénomènes on prend pour base de leur subdivision, non plus les actes eux-mêmes (assimilation double et double désassimilation), mais le mode de relation qu'ils établissent avec le milieu extérieur d'une part, et le milieu intérieur ou les tissus d'autre part, on obtient le tableau suivant :

A. *Avec le dedans.*

a. Ces phénomènes ont pour siége le plasma des capillaires de la veine porte principalement, et secondairement le plasma des capillaires du poumon.

Ils ont pour agents les *principes :* 1° absorbables non assimilés surtout; 2° les principes récrémentitiels ensuite, c'est-à-dire ceux de la première et de la troisième classe; ceux de la troisième et de la cinquième tribu de la deuxième classe.

Comme *actes*, ils offrent l'*assimilation réparatrice* (ou destructrice accidentellement) pour le plasma d'abord, pour les éléments ensuite.

Voilà pour le premier phénomène dont le plasma sanguin est le siége.

b. D'autre part, ils ont pour siége le plasma : 1° des capillaires artériels du rein surtout, et accessoirement ceux de l'artère pulmonaire ou à sang noir; 2° des capillaires des glandes à conduits excréteurs ensuite.

Comme *agents*, les principes : 1° désassimilés, excrémentitiels surtout (alcaloïdes animaux); 2° les principes assimilés sécrémentitiels ensuite, c'est-à-dire ceux de la première et de la deuxième classe surtout ; ceux de la première et de la troisième classe accessoirement.

Comme *actes*, il s'y passe la désassimilation dépuratrice ou destructive pour le plasma d'abord, pour les éléments anatomiques ensuite.

Tel est le deuxième phénomène dont le plasma sanguin est le siége.

B. *Avec le dedans*, c'est-à-dire avec la profondeur des tissus, le plasma sanguin offre les phénomènes suivants :

a. En premier lieu, ils ont pour *siége* le plasma : 1° des capillaires des veines générales surtout ; 2° des glandes sans conduits excréteurs accessoirement.

Les agents de ces actes sont : 1° les principes désassimilés de la première classe surtout ; 2° ensuite ceux qui sont produits de toutes pièces, savoir : les principes des deux premières tribus de la deuxième classe surtout, et des deux autres tribus accessoirement.

L'acte est l'*assimilation* viciante pour le plasma, mais vivifiante ou nutritive (ou accidentellement atrophique et appauvrissante) pour les éléments.

Tel est le troisième phénomène dont le plasma sanguin est le siége.

b. Enfin le quatrième et dernier phénomène dont le plasma est le siége se passe : 1° dans les capillaires artériels généraux d'abord ; 2° dans les glandes sans conduits excréteurs ensuite.

Les *principes* assimilables ou trophiques, c'est-à-dire : 1° ceux de la troisième et de la première classe surtout ; 2° ceux de la troisième tribu de la deuxième classe en sont les agents.

L'acte est la désassimilation destructive ou atrophique pour le plasma seul, mais utile aux éléments à l'égard desquels elle devient trophique.

Tel est le cercle des actes accomplis par le plasma sanguin.

Du rôle rempli par les hématies dans le plasma sanguin.

Examinons maintenant quel est le rôle rempli dans le plasma sanguin par les hématies en particulier.

Les phénomènes du renouvellement nutritif matériel des hématies sont peu connus pour chacun de leurs principes spécialement (1).

En ce qui concerne leurs principes solides et liquides, ils sont, d'une manière générale, les mêmes que ceux que nous avons observés sur tous les éléments anatomiques. Les hématies offrent cette particularité toutefois, que, plongées et flottantes dans le plasma sanguin, elles lui empruntent d'une manière directe les principes qu'elles s'assimilent, et

(1) Voyez *Chimie anatomique*. Paris, 1853, in-8, t. III, p. 430, et atlas, pl. XLIII, fig. 4 et 5 ; pl. XLIV, fig. 3 ; t. II, p. 35 et p. 82, § 738 ; et *Hist. nat. des végétaux parasites*. Paris, 1853, in-8, atlas, pl. XII, fig. 1, *m, n, y*.

rejettent directement aussi les principes formés en elles par désassimilation ; tandis que, dans ce double mouvement nutritif, les principes qui *entrent* et qui *sortent* des autres éléments anatomiques ont préalablement traversé *du dedans au dehors* et *du dehors au dedans* les parois propres des capillaires.

Mais indépendamment de ces particularités, qui concernent les principes immédiats en général liquides et solides dissous, il en est d'autres fort importantes relatives aux principes gazeux (qui seront développées dans les paragraphes suivants).

Indépendamment des propriétés de nutrition, de développement et de génération que les hématies partagent avec toutes les autres espèces d'éléments anatomiques, elles remplissent en outre un rôle spécial bien déterminé. Ce rôle n'est pourtant dû ni à une quatrième propriété végétative, ni à une des propriétés de la vie animale qu'elles posséderaient, car elles sont tout à fait dépourvues de cet ordre d'attributs. Il est relatif à la dissolution particulière ou mieux à l'assimilation des gaz du sang et du poumon.

Cette propriété consiste, d'une part, à dissoudre l'oxygène en abandonnant de l'acide carbonique pour distribuer le premier dans toute l'économie à mesure qu'a lieu la translation du sang, et d'autre part à dissoudre un peu d'acide carbonique à mesure qu'elles perdent l'oxygène ; il s'opère en elles, comme on le voit, une sorte de remplacement ou d'échange alternatif des principes gazeux dans les poumons, puis dans les tissus et *vice versâ*. Celui de ces actes qui se passe dans les poumons est un des phénomènes élémentaires et caractéristiques de la respiration. La physiologie des hématies, comme celle du plasma, est donc des plus remarquables et des plus intéressantes.

Par la propriété précédente, les hématites lient d'une manière frappante la fonction de respiration à celle de circulation, non pas au point de vue du mouvement de translation ou autres phénomènes mécaniques, ni des actes d'innervation, mais sous celui des actes intimes ou moléculaires de la nutrition.

Il existe, en effet, une solidarité entre toutes les fonctions à l'égard des propriétés végétatives de nutrition, de développement et de génération, comme à l'égard des actes de contractilité et d'innervation. D'un appareil à l'autre, ce sont des espèces différentes d'éléments anatomiques qui remplissent ce rôle important, et ce sont les hématies qui l'accomplissent, pour les deux fonctions précédentes spécialement.

Ce rôle, relatif à la dissolution des gaz du sang, repose entièrement, comme les autres actes de nutrition, sur les propriétés physiques d'endosmose et d'exosmose dont jouissent tous les éléments, sur les propriétés d'ordre chimique relatives à la dissolution que tous possèdent aussi. C'est en vertu du grand développement de ces propriétés dans les hématies qu'elles le remplissent. Ce phénomène n'est en outre qu'un développement plus grand dans ces cellules que dans les autres éléments des phénomènes de rénovation moléculaire nutritive, en ce qui concerne les principes gazeux spécialement ; rénovation des principes gazeux mais dissous, dont toutes les espèces d'éléments offrent aussi des exemples, toutefois à l'état d'ébauche seulement, tandis que les hématies la présentent au plus haut degré qu'il soit possible de concevoir dans l'économie animale (1).

Disons encore, avant d'examiner plus en détail les phénomènes accomplis par les hématies, qu'il est certain que chaque espèce des cellules, des fibres ou autres éléments dépourvus de propriétés de la vie animale, offre quelque exemple d'un attribut analogue à celui que nous venons d'observer, et cela soit par l'exagération de l'une de ses propriétés végétatives, relativement aux autres propriétés, par l'excès d'assimilation de tel ou tel de ses principes immédiats, ou par quelque autre particularité. Chaque espèce d'élément remplit, pour sa part, un rôle du genre de celui que jouent les hématies. C'est ainsi que les fibres élastiques et tendineuses remplissent un rôle en vertu de leurs propriétés physiques d'élasticité et de ténacité, bien qu'elles jouissent de plus des mêmes propriétés végétatives que les cellules et ne possèdent que ces seules propriétés vitales.

Mais la difficulté de l'étude de ce sujet étant plus grande sur les autres éléments que sur les hématies, on n'a pas encore pu déterminer nettement, pour les premiers comme pour celles-ci, quel est ce rôle spécial ; du reste on n'a pas même à l'étudier, pour la majorité des cas, en dehors des propriétés de nutrition, de développement et de naissance que possèdent tous les éléments. Toutefois il suffit d'un fait bien déterminé, comme celui dont il va être question, pour que, au point de vue de la méthode on ait un type d'étude, un exemple de ce qu'on doit se proposer de rechercher sur les autres espèces de cellules, de fibres, etc.

Ce qui précède nous montre que les hématies sont le siége de phénomènes de nutrition plus complexes encore que ceux du plasma sanguin (voyez page 124). Elles offrent, en effet, un triple mouvement moléculaire continu de leurs principes immédiats, soit d'assimilation ou de composition assimilatrice, soit de désassimilation ou de composition désassimilatrice.

(1) Voyez Ch. Robin, *Sur quelques points de l'anatomie et de la physiologie des globules rouges du sang* (*Journal de la physiologie*. Paris. 1858 ; in-8, p. 283).

A. — Assimilation.

a. — Assimilation établissant des rapports moléculaires entre les hématies et le plasma dans lequel elles sont en suspension. — Elle a pour agents les principes immédiats liquides ou solides dissous, dont nous avons parlé plus haut (pages 78 et 79) ; elle a lieu dans toutes les parties du corps où les hématies flottent dans le plasma sanguin.

Les *phénomènes* dont les hématies sont le siége dans ce cas sont les mêmes que ceux que présentent tous les éléments anatomiques durant l'assimilation ; il est donc inutile que nous nous y arrêtions.

Mais en outre les hématies, comme nous l'avons dit, s'assimilent par dissolution préalable deux espèces différentes de gaz dont elles se chargent alternativement et dans des régions différentes de l'économie.

b. — Assimilation établissant les rapports moléculaires entre le milieu extérieur et les hématies. — L'un de ces deux actes d'assimilation des gaz a lieu avec le dehors ; c'est un acte nutritif dans lequel les hématies empruntent au milieu atmosphérique qui nous entoure l'oxygène gazeux ou dissous, selon que la respiration est aérienne ou aquatique. Elles s'emparent ainsi d'un corps simple, aliment fluide qui, dès l'instant de sa dissolution, devient l'un de leurs principes immédiats. C'est un des actes primitifs de la nutrition assimilatrice générale par lequel pénètre dans l'économie un principe n'ayant pas encore servi à l'être qui s'en empare, acte vivifiant et réparateur normalement, mais qui peut devenir destructeur dès que l'oxygène est remplacé par quelque autre gaz, ou se trouve mélangé de vapeurs toxiques ou infectieuses.

C'est principalement lorsque les hématies sont transportées dans les capillaires du parenchyme pulmonaire que se passe ce phénomène : là est son siége, l'oxygène en est l'agent. C'est par endosmose au travers de l'épithélium pulmonaire, des parois des capillaires et de la substance même des hématies, puis par dissolution de ce gaz que s'opère cet acte d'assimilation réparatrice.

Il correspond pour les gaz, dans la nutrition générale, au phénomène qui se passe dans les capillaires de la veine porte intestinale pour les aliments liquides ou solides en dissolution (page 128). Il a pour résultat le remplacement par l'oxygène de la portion d'acide carbonique dissoute par les hématies et le passage de celles-ci à la *coloration rouge rutilante ;* il caractérise ce qu'on appelle l'*oxygénation* des globules du sang. Il est vivifiant pour ces éléments et vicie l'atmosphère par ablation de l'un de ses composants essentiels.

Rien de plus important à connaître pour le médecin et l'hygiéniste comme pour le physiologiste, que le lieu, les agents et la nature des actes moléculaires de ce côté de la vie des hématies ; car dès que l'agent vient à être changé ou modifié, dès qu'il est remplacé par un gaz inerte, par un poison, accompagné d'un miasme, les hématies sont aussi modifiées, et bientôt, par suite, la nutrition de tous les autres éléments anatomiques, tous leurs autres actes enfin le sont également ; c'est de la sorte que, de réparatrice, une action naturelle peut devenir destructrice.

C'est de la sorte, par exemple, qu'agissent les gaz oxyde de carbone et acide cyanhydrique (1). En se combinant aux hématies ils leur donnent une couleur rouge-cerise, les rendent plus fermes et un peu plus minces. En même temps ces corpuscules sont devenus incapables de dissoudre, soit l'oxygène, soit l'acide carbonique, et à un degré d'autant plus prononcé que la quantité de gaz toxique a été plus considérable. Ils peuvent devenir tout à fait inertes, si la proportion d'oxyde de carbone est suffisante pour saturer, pour ainsi dire, la masse de chaque globule ; les hématies étant dès lors incapables de remplir les usages dont il est question dans les lignes qui précèdent et dans celles qui suivent, la mort par cessation de ce côté important de la nutrition en est la conséquence immédiate.

c. — *Assimilation établissant des rapports moléculaires directs entre les hématies et les éléments anatomiques des tissus.* — Le second des phénomènes d'assimilation des gaz, dont les hématies sont le siége, a lieu aux dépens d'une portion de l'acide carbonique formé par l'assimilation dans l'épaisseur même des tissus, échangé par ceux-ci contre de l'oxygène au travers des parois des capillaires. C'est un acte par lequel les hématies prennent un principe immédiat désassimilable, c'est-à-dire formé de matériaux ayant déjà servi aux autres éléments anatomiques, mais non encore désassimilé ; il est assimilateur pour les hématies, et il a pour condition d'accomplissement la désassimilation de ceux-là. Il a pour siége les hématies qui traversent les capillaires généraux (page 129).

Cette assimilation est viciante pour les hématies, dont elle concourt à rendre la coloration rouge plus foncée, violacée, et à rendre la consistance moindre ; mais elle est vivifiante pour les autres éléments anatomiques qui cèdent l'acide carbonique. Cette assimilation caractérise au point de vue de la couleur, pour les hématies, le passage du sang de l'état artériel à l'état veineux, de l'état de sang rouge à l'état de sang noir (voyez page 130).

Une fois opéré, au travers des parois des capillaires généraux, l'échange endosmotique du gaz carbonique et de l'oxygène qu'il remplace,

____

(1) Voy. Cl. Bernard, *Leçons sur les effets des substances toxiques.* Paris, 1857, in-8, p. 105 et suiv., et p. 157 à 225.

les phénomènes de cette assimilation consistent en une dissolution du premier par la substance même des hématies.

B. — Désassimilation.

a. — *Désassimilation établissant les rapports moléculaires entre les hématies et le plasma dans lequel elles sont en suspension.* — Elle a pour agents les principes immédiats formés dans ces éléments eux-mêmes ou d'origine organique, mais entraînés avec les précédents après avoir suffisamment servi, pour être remplacés par d'autres qui ne se sont pas encore trouvés dans ces conditions. Les autres remarques faites plus haut à propos de l'assimilation s'applique ici en tous points.

b. — *Désassimilation des hématies établissant les rapports moléculaires entre elles et les éléments anatomiques des tissus.* —L'un des deux actes de désassimilation des hématies est réparateur pour les éléments de nos tissus : c'est celui par lequel il leur fournit l'oxygène, principe assimilable, mais pas encore assimilé, n'ayant pas encore servi aux divers éléments anatomiques ; il s'opère entre les hématies et la profondeur des tissus ; il coïncide avec le mouvement d'assimilation nutritive des éléments autres que les hématies (voyez page 125, 2°, et page 130).

Ce phénomène a pour les hématies des résultats exactement inverses de ceux produits en elles par le premier acte assimilateur des gaz dont il a déjà été question. Les globules rouges cèdent ainsi aux tissus un corps simple, l'oxygène, qui se combine aussitôt à quelqu'un de leurs principes immédiats. Cet acte d'assimilation, réparateur et *vivifiant* pour les tissus dans les conditions ordinaires, peut devenir destructeur si, au lieu d'oxygène ou avec lui, les hématies ont emprunté à l'atmosphère et dissous des gaz toxiques, etc.

Cette désassimilation destructrice pour les globules rouges a pour siége les capillaires généraux, pour agent l'oxygène ; les actes que celui-ci accomplit en abandonnant les hématies, ont lieu en même temps que l'assimilation par elles de l'acide carbonique, assimilation viciante pour elles, vivifiante pour les éléments des tissus. Ces actes sont des phénomènes d'issue de l'oxygène hors de la substance des globules rouges, d'exosmose au travers des parois des capillaires, et de dissolution et de fixation de ce gaz par les éléments anatomiques.

c. —*Désassimilation des hématies établissant des rapports entre elles et le dehors ou milieu extérieur.* — Ce dernier acte de la désassimilation des hématies est vivifiant ou dépurateur pour elles, et viciant pour l'atmosphère ou pour l'eau (si la respiration est aquatique) dans lesquelles l'animal rejette de l'acide carbonique. Il s'opère entre la substance des hématies situées dans les capillaires et le milieu extérieur ; il coïncide avec le mouvement d'assimilation d'oxygène par ces éléments, et concourt avec ce phénomène à caractériser l'*hématose* des globules rouges, à leur donner la couleur rutilante qui indique accomplissement de l'hématose et la révivification du sang. Cette décomposition désassimilatrice des hématies a pour elles des résultats exactement inverses de ceux produits sur elles par le second des actes d'assimilation des gaz dont il a été question plus haut. Les hématies et le plasma cèdent ainsi aux gaz pulmonaires ou à l'eau (si la respiration est branchiale), de l'acide carbonique, composé binaire qui dès lors devient principe désassimilé, de désassimilable qu'il était jusque-là, et se mélange avec les composants du milieu extérieur.

Cet acte se passe dans les hématies qui parcourent les capillaires faisant suite aux divisions de l'artère pulmonaire ; l'acide carbonique, principe excrémentitiel, en est l'agent ; ses phénomènes sont l'issue de l'acide carbonique hors du plasma et de la substance des hématies, son exosmose au travers des parois des vaisseaux précédents, ainsi que de l'épithélium pavimenteux qui les recouvre dans les canalicules respirateurs.

Résumé sur le rôle rempli par les hématies.

En résumé, nous voyons d'une part que ce sont les hématies, par leurs actes assimilateurs et désassimilateurs à l'égard des principes gazeux qui établissent une liaison intime entre le sang et les gaz du milieu extérieur à nous, dont elles dissolvent l'oxygène et qu'elles chargent d'acide carbonique. C'est pour ce milieu une liaison analogue à celle que le plasma sanguin établit entre nous et les parties solides et liquides du milieu, organisé ou non, qui nous entoure (page 127 et suivantes). Mais tandis qu'en raison des propriétés inhérentes aux liquides et des propriétés des aliments nous voyons cette dernière s'opérer, d'une part dans les capillaires de la veine porte, et de l'autre dans ceux du rein, en vertu des lois de l'endosmose et de l'exosmose corrélatives des gaz au travers des membranes, les capillaires du poumon satisfont à eux seuls au double acte simultané d'endosmose de l'oxygène et d'exosmose de l'acide carbonique. Aussi voit-on les hématies être simultanément le siége de la dissolution de l'oxygène et de l'abandon de la portion du gaz carbonique qu'elles avaient dissoute.

Ce sont les globules rouges également qui, grâce à ce qui précède et par un phénomène inverse du précédent, établissent une liaison, indirecte, il est vrai, mais réelle, entre le milieu gazeux où nous vivons et les éléments anatomiques de nos tissus. Ils leur prennent en effet de l'acide carbonique, qu'ils emportent, et leur abandonnent l'oxygène qu'ils apportent.

Ainsi les hématies ont pour rôle particulier d'accomplir, pour les gaz de l'économie, ce que le plasma fait pour les aliments et pour les principes formés par désassimilation, soit liquides, soit solides dissous.

Elles remplissent ce rôle en raison de l'exagération qu'elles présentent d'un des côtés de la nutrition, celui qui concerne l'assimilation et la désassimilation des principes gazeux, l'oxygène et l'acide carbonique ; car tous les éléments anatomiques sans exception s'assimilent le premier et forment le second par désassimilation (1).

Or, c'est de la nutrition exagérée, dans un élément anatomique à l'égard d'un principe immédiat (comme tel ou tel gaz), dans une autre espèce de cellule à l'égard d'autres espèces de principes, comme les principes gras ou les sucres, etc., que résulte la nutrition ou rénovation moléculaire générale. De là résultent d'autre part, soit l'absorption, soit les sécrétions, selon que l'acte d'assimilation pour tel principe, ou la propriété de formation désassimilatrice pour tel autre, l'emporte au sein des espèces d'éléments anatomiques qui composent principalement les tissus dans lesquels ont lieu ces phénomènes.

Telle est la voie d'études positives et pleines d'applications à la pathologie spéciale comme à la pathologie générale que viennent ouvrir l'anatomie et la physiologie générales. Mais à l'exception des hématies, elle reste encore à parcourir pour toutes les autres espèces d'éléments anatomiques. Ce fait n'a rien qui doive surprendre, puisque la question est posée pour la première fois, et puisque faute de méthode l'histoire des éléments anatomiques est à peine reconnue comme distincte de l'*histologie*.

De la production du caillot de la saignée.

Je vais maintenant passer à un autre sujet, et, en raison de l'importance que présentent la plasmine, la sérine, l'albuminose et les matières colorantes, revenir à l'examen de chacun de ces principes séparément.

En premier lieu, le médecin peut être amené à examiner le sang hors des vaisseaux, tel qu'il est au moment de la saignée. Eh bien, lorsqu'il a à faire cet examen, il doit se rappeler constamment que la fibrine ne préexiste pas dans le sang qui sort, que ce qui préexiste, c'est la plasmine unie à la sérine et à l'albuminose. Vous voyez déjà, d'après cette seule indication, qui ressort de ce que j'ai dit dans la dernière séance et au commencement de celle-ci, qu'il ne faut pas attribuer à l'augmentation ou à la diminution de la fibrine dans le sang une trop grande importance dans l'interprétation des phénomènes pathologiques. La fibrine ne

(1) Voy. *Chimie anatomique*. Paris, 1853, in-8, t. II, p. 88 à 91.

peut être considérée, par le fait de l'augmentation de sa quantité, comme étant la cause de tel ou tel phénomène pathologique. Je sais bien que l'on continue à raisonner ainsi en pathologie, mais, je le répète, cela tient à ce que, sans que l'on puisse savoir pourquoi, les physiologistes d'abord, mais surtout beaucoup de médecins, ne veulent pas se tenir au courant des progrès que font ces études; celles-ci, comme je vous l'ai dit, ne sont qu'à leur début et ont beaucoup changé de caractère depuis qu'on a reconnu qu'il fallait s'adresser à des matières aussi délicates, avec autre chose que des acides ou des alcalis caustiques, et qu'il fallait faire usage de réactifs qui les modifiassent moins énergiquement, comme les sulfate de soude et de magnésie, par exemple.

Lorsqu'on a procédé ainsi, on a trouvé que les résultats que l'on obtenait étaient bien différents de ceux auxquels on était arrivé jusque-là, parce qu'on altérait ces principes et maintenant on peut les obtenir plus purs. Ces indications suffisent pour vous montrer pourquoi je ne reproduis pas ici les résultats des nombreuses analyses du sang normal ou pris pendant la durée de diverses maladies, ces documents étant au fond dépourvus de valeur scientifique aujourd'hui. Ceux d'entre vous, du reste, qui croiraient devoir en prendre connaissance les trouveront dans tous les ouvrages classiques (1).

Lorsqu'on voit sortir le sang d'une saignée, il faut toujours se rappeler que la fibrine ne préexiste pas, que ce qui sort c'est la plasmine, laquelle se dédoublera plus ou moins vite en deux substances, l'une qui reste naturellement liquide, l'autre qui prend l'état solide dès qu'il apparaît, c'est la fibrine proprement dite ou fibrine concrète. Ainsi, j'insiste sur ce fait; le caractère propre de ce produit du dédoublement de la plasmine, c'est de prendre l'état solide.

Je vais maintenant suivre les phases de cette solidification qu'il est si important de connaître.

Cette solidification n'a pas lieu seulement hors des vaisseaux; elle a lieu aussi dans leur intérieur, où elle présente un très-grand nombre de particularités des plus intéressantes. Vous verrez que les causes de ce dédoublement de la plasmine en une substance solide et en une autre liquide qui s'en va dans le sang sont analogues à celles qui produisent ce phénomène à l'extérieur.

Avant d'aborder cette série de phénomènes, permettez-moi de vous rappeler un fait.

Lorsque le sang sort des vaisseaux, ce dédoublement s'accomplit plus

(1) Voyez les détails qui concernent sur ce sujet, dans Robin et Verdeil, *Chimie anatomique*. Paris, 1863, in-8, p. 3, articles ALBUMINE, p. 290 et suivantes; ALBUMINOSE, p. 329, et FIBRINE, p. 200 et suivantes.

ou moins vite selon les sujets et les espèces animales, et aussi selon les conditions normales ou morbides de l'individu. Il y a des animaux chez lesquels le sang, aussi bien le sang artériel que le sang veineux, se coagule au bout de une ou deux minutes. Il y en a d'autres chez lesquels, à l'état normal, il faut attendre jusqu'à six minutes avant que la coagulation ait lieu. Eh bien, on dit que le sang est plus ou moins coagulable selon que ce dédoublement de la plasmine en un corps solide et en un autre qui reste liquide est plus ou moins rapide, et un sang est dit très-coagulable, lorsque ce dédoublement y a lieu très-vite.

Il y a un assez grand nombre d'auteurs qui, au lieu de coagulabilité rapide disent plasticité du sang. Ils font le terme *plasticité* synonyme du mot *coagulabilité ;* or, c'est là une des erreurs physiologiques les plus grossières qu'on puisse commettre, attendu que c'est confondre ce phénomène de dédoublement, de passage à l'état solide d'un principe liquide, phénomène qui est brusque, brutal, si l'on peut dire ainsi, et qui a lieu dans la palette, comme chez l'individu vivant dans certaines poches anévrysmales, c'est, dis-je, confondre ce phénomène avec ceux de génération des éléments anatomiques, ou avec cette rénovation moléculaire qu'on a autrefois appelée plasticité, du mot grec πλαστικὸς, qui veut dire formateur.

Eh bien, confondre deux phénomènes de cet ordre, l'un qui est purement physique et l'autre qui est d'ordre vital, la génération des éléments anatomiques, leur nutrition ou rénovation moléculaire continue, c'est faire une erreur des plus grossières, c'est confondre la formation du caillot avec la génération des éléments anatomiques qui apparaissent successivement dans l'embryon et pendant la cicatrisation. C'est là une erreur, je le répète, qu'il faut éviter avec le plus grand soin, car il n'y a aucune espèce d'analogie entre ces deux phénomènes, et plus nous irons, plus nous verrons se prononcer les différences qui les séparent. Mais j'ai voulu tout d'abord établir la différence de sens que présentent ces deux mots coagulabilité et plasticité. Et ce qu'il y a de plus fâcheux, c'est que la confusion dans les termes indique aussi la confusion dans les idées de ceux qui les emploient. C'est en cela qu'il serait dangereux de ne pas être prévenu sur la dissemblance du sens de ces deux mots.

Caillot du sang artériel et caillot du sang veineux.

Revenons maintenant au point essentiel de ce sujet.

Lorsque le sang sort des vaisseaux, la plasmine se dédouble en une substance qui prend l'état solide et qui s'appelle la fibrine concrète, et en une substance qu'on appelle *fibrine dissoute* et qui reste dans le sérum. Cette coagulation ou ce dédoublement a lieu généralement de trois à cinq minutes après l'issue du sang, dans la saignée ordinaire et dans le sang veineux ; dans le sang artériel, ce dédoublement s'accomplit une à deux minutes plus tard. Mais, fait important à signaler, la plasmine dans le sang artériel donne un peu plus de fibrine que dans le sang veineux ; et ici la différence peut aller à ce point que la fibrine produite est nulle dans les veines rénales et sus-hépatiques (voyez pages 110 et 112). En d'autres termes, le sang artériel donne un caillot un peu plus volumineux que le sang veineux ; il donne 0,0015, 0,0018, et chez quelques animaux, 0,0020 de fibrine de plus (voyez page 116). Ce fait là est en rapport avec ce que je vous disais tout à l'heure sur la nécessité de tenir compte des échanges qui s'accomplissent dans l'épaisseur des tissus, pendant que le sang passe de vaisseaux imperméables, comme les artères, dans des vaisseaux extrêmement endosmotiques comme les capillaires ; car aussitôt qu'a lieu ce passage ou ce changement dans les conditions physiques du sang, il survient des échanges moléculaires qui dominent tous les phénomènes de la nutrition des tissus. Par suite, ils dominent l'interprétation des faits de l'ordre de ceux que je viens de signaler et de ceux que j'ai notés à propos du sang qui sort par les veines rénales, sus-hépatiques ou spléniques (voyez page 118).

Un autre fait encore très-important, est que, lorsqu'on prend la fibrine qui provient du dédoublement de la plasmine du sang artériel, cette fibrine ne se dissout pas dans la solution de chlorure de sodium au dixième. La fibrine du sang veineux, au contraire, celle qui provient du dédoublement de la plasmine veineuse, se dissout en dix ou quinze minutes, quelquefois seulement au bout d'une heure, dans la solution de chlorure de sodium au dixième.

Ainsi, vous voyez qu'en traversant les capillaires la plasmine subit des modifications moléculaires assez importantes et que selon qu'on la prend avant son entrée dans les capillaires ou à sa sortie de ces conduits, elle se dédouble d'une manière un peu différente ; sa quantité et sa constitution moléculaire intime diffèrent un peu, puisque celle des artères est insoluble dans la solution de chlorure de sodium au dixième, tandis que celle des veines est soluble dans cette même solution.

Mais si l'on vient à chauffer à 70 ou 80 degrés la fibrine du sang veineux, on la rend insoluble comme celle du sang artériel. Ainsi, lorsqu'on la chauffe jusque vers 100 degrés, cette couenne du sang de la saignée des veines du bras devient insoluble dans la solution de chlorure de sodium au dixième, comme est insoluble naturellement la fibrine tirée du sang artériel.

Conditions qui hâtent ou qui retardent la formation du caillot.

Je ne m'étendrai pas longuement sur un grand nombre de particularités touchant la formation du caillot qui sont indiquées dans la plupart des ouvrages, je me contenterai de les rappeler rapidement.

Ainsi, par exemple, on sait que l'agitation du sang, au fur et à mesure qu'il tombe de la veine, favorise le dédoublement de la plasmine et facilite le passage d'une portion de cette plasmine à l'état solide, ou, en d'autres termes, favorise la formation de la fibrine, en augmente la rapidité. Si le sang coule en bavant, s'il s'échappe lentement de la veine et vient s'étaler sur une grande surface, ce dédoublement et cette coagulation ont lieu beaucoup plus vite que s'il sort par un jet énergique et bien limité.

Maintenant, il y a un autre fait à signaler, c'est que ce dédoublement, ce passage à l'état solide s'accomplit, d'une manière graduelle, comme tous les dédoublements chimiques de ce genre. Il commence au bout de trois à cinq minutes; mais, pour qu'il soit complet dans une masse de sang donnée, il faut quinze à vingt minutes.

Il est indiqué partout que lorsque le sang est reçu dans un vase extrêmement large, la coagulation a lieu plus rapidement que s'il est reçu dans un vase très-allongé comme une éprouvette. A cet égard, je faisais remarquer, il n'y a qu'un instant, que le sang se coagule plus vite lorsqu'il s'étale en nappe que lorsqu'il tombe par un jet bien limité.

Le sang ne se coagule pas plus vite dans le vide qu'au contact de l'air ou réciproquement. Ainsi les gaz n'ont aucune influence sur la coagulation du sang. On a fait beaucoup d'expériences sur ce point à l'époque où l'on croyait que la fibrine préexistait dans le sang, qu'elle y était dissoute. Mais on sait aujourd'hui qu'elle ne préexiste pas dans le sang, que son caractère propre est de prendre l'état solide dès qu'elle est formée par le dédoublement de la plasmine, de même que le propre de la dextrine est de prendre l'état liquide dès qu'elle est formée sous certaines influences, par un changement isomérique de l'amidon qui a ainsi passé de l'état de corps insoluble à l'état de corps soluble.

Il y a certains corps qui empêchent ce dédoublement, ce passage à l'état solide. Ainsi un millième de potasse ou de soude caustiques mélangés au sang d'une saignée suffit pour l'empêcher de se coaguler.

Les acides minéraux, assez étendus pour ne pas coaguler l'albumine ou la sérine du sang, retardent beaucoup le dédoublement de la plasmine; quelques-uns même l'empêchent complétement.

Je vous ai déjà dit que le sulfate de soude empêche ce dédoublement et que c'est le moyen qu'on emploie pour obtenir la plasmine à l'état de pureté.

Les acides d'origine organique présentent une particularité de même ordre ; ils retardent beaucoup ce dédoublement et quelques-uns l'empêchent. Ce sont là des faits qui sont intéressants, mais qui n'ont pas une grande importance physiologique, aussi je ne m'y arrêterai pas.

Lorsque le dédoublement a lieu, on peut constater que le passage de l'état liquide à l'état solide s'accomplit dans toute la masse à la fois, que ce n'est pas la surface plutôt que la profondeur qui commence à se solidifier la première, pourvu que le vase ait des parois lisses ; car, s'il a des rugosités, c'est là que la solidification commence. Quelque chose d'analogue s'observe très-fréquemment dans l'étude de la cristallisation des sels ; on sait combien l'agitation et l'état lisse ou rugueux des parois du vase hâtent ou retardent l'apparition de tel ou tel composé qu'on cherche à faire cristalliser.

Dans ce passage de l'état liquide à l'état solide, la fibrine offre une particularité des plus importantes pour le médecin et pour l'anatomiste : c'est qu'il y a dans ce passage prise de forme en même temps que passage d'état solide, si l'on peut dire ainsi ; dès que la plasmine se dédouble, la portion concrète appelée fibrine se présente dès son apparition à l'état de filaments d'abord, puis, petit à petit, elle passe à l'état de masse homogène et striée dans toute son étendue.

Au début, ces stries sont rectilignes, entrecroisées dans toutes les directions, et donnent sous le microscope l'apparence de fibrilles ; mais, je le répète, ce ne sont pas des fibrilles ; c'est une masse homogène et striée ; cet état strié, cette apparence de fibrilles, se manifestent dès l'apparition de la substance et simultanément dans toute son étendue. Eh bien, c'est cet état grossier d'enchevêtrement qui se manifeste en trois ou quatre minutes dans une palette et ailleurs, que l'on a voulu considérer comme étant un fait d'organisation ; or, cet état fibrillaire est primitif dans le cas du dédoublement de la plasmine et de l'apparition de la fibrine ; il se montre dès que la coagulation commence ; il en est le premier signe. Mais, dans le cas de l'organisation et de l'apparition d'éléments anatomiques ayant la forme de fibres (car dans le cas où ce sont des cellules qui apparaissent, cela ne ressemble en rien à la formation de la fibrine) comme dans une cicatrice ou dans une tumeur, ou lors de la formation des fibres musculaires dans l'embryon, l'état fibrillaire ne se manifeste que très-lentement ; il faut pour cela des heures et des jours, comme on le voit dans la cicatrisation du derme. Ainsi, les éléments anatomiques que l'on trouve sous la forme de filaments allongés ou sous celle de fibres, ont eu d'abord une configuration fusiforme qui n'a aucune analogie avec l'état strié de la fibrine.

Comme vous le voyez déjà, par la seule comparaison des phénomènes de la coagulation avec les phénomènes les plus caractéristiques de la génération des éléments anatomiques, on constate qu'il n'y a aucune espèce d'analogie entre la fibrine et un tissu quelconque, entre la coagulation et l'organisation et la génération d'éléments anatomiques. Ce fait là, je le répète en y insistant, est d'une très-grande importance, parce qu'à chaque instant, dans les observations qui se publient dans les journaux de médecine et dans les ouvrages les plus récents et les plus classiques, ces deux phénomènes sont confondus, de même que l'on confond la coagulabilité avec la plasticité. Or, c'est une erreur physiologique des plus nuisibles et des plus grossières, parce qu'elle entraîne une succession d'erreurs d'interprétation, parce que sur cette erreur en repose une série d'autres, comme celle qui consiste à admettre la génération des tumeurs par suite d'un épanchement sanguin et d'autres du même genre, qui se trouvent contredites par les faits les plus élémentaires, les plus faciles à voir.

Ce fait là est des plus importants à différents titres, ce que vous constaterez mieux encore plus tard.

Retrait du caillot.

Étudions actuellement une particularité qui n'est pas moins intéressante.

Je vous ai dit qu'au moment où la fibrine apparaissait, elle prenait l'état fibrillaire et que, dans cet état, les stries sont rectilignes. Mais, consécutivement à son apparition à l'état solide, la fibrine subit un autre phénomène important à noter, c'est ce qu'on appelle la *rétraction de la fibrine* ou la rétraction du caillot. Je vous expose ces faits tels qu'on les voit tous les jours dans le sang de la saignée ou lors de la production d'un caillot quelconque (1).

Je vous indiquerai tout à l'heure les causes qui font varier ces phénomènes.

Consécutivement à la coagulation survient la rétraction. Peu à peu, cette masse qui occupait toute l'étendue d'un vase ou d'un vaisseau, s'il s'agit d'une poche anévrysmale, revient sur elle-même, se rétracte, diminue de masse, et alors elle expulse molécule à molécule le liquide qu'elle avait englobé d'une manière uniforme. Ce liquide est constitué

____

(1) Voy. *Chimie anatomique*, t. III, Paris, 1853; RÉTRACTION DE LA FIBRINE, p 228.

par ce que nous appelons dans la saignée le sérum, c'est-à-dire par la sérine, par la fibrine soluble, ou reste de plasmine, et puis par des sels. Quand le caillot se forme dans les vaisseaux, tout ce liquide rentre dans le courant sanguin ; si c'est dans la palette que le caillot s'est formé, il surnage ou entoure le caillot.

Voilà pour l'état normal.

Ce fait est important à signaler et il ne faut pas le confondre avec le passage de la fibrine à l'état solide ; car il y a des conditions dans lesquelles le phénomène de la *rétraction* n'a pas lieu, bien qu'il y ait eu coagulation. Ainsi, lorsque chez les animaux, dans certaines conditions normales, on obtient un caillot dans le sang de la veine splénique, la fibrine qui se produit alors ne se rétracte pas.

Il y a là un état moléculaire tel, que la fibrine passée à l'état solide conserve son état primitif et reste avec des stries entrecroisées en tous sens et rectilignes.

Dans certaines maladies, comme la fièvre typhoïde, la fièvre puerpérale, les fièvres graves en général et les maladies virulentes, ce phénomène de la rétraction est moins prononcé que dans la pneumonie ou dans la pleurésie, par exemple. Dans quelques-uns de ces états morbides, comme dans l'infection purulente, on a vu qu'il y avait peu ou pas du tout de rétraction ; mais le passage à l'état solide n'en a pas moins eu lieu.

Il y a des animaux sur lesquels il a lieu plus énergiquement que chez d'autres.

On voit ainsi que ce phénomène est toujours plus marqué sur la fibrine insoluble dans la solution de chlorure de sodium au dixième ou fibrine artérielle que sur la fibrine veineuse.

Une autre particularité importante à noter, c'est que, lorsque cette rétraction a lieu, les stries entrecroisées passant les unes au-dessus des autres, qui étaient rectilignes, deviennent extrêmement flexueuses et donnent un aspect des plus caractéristiques à cette masse striée que représente la fibrine.

C'est un aspect très-caractéristique, en raison de la finesse des stries et de leurs ondulations à angles brisés très-rapprochées les unes des autres. Cet aspect est difficile à décrire, mais il est frappant quand on l'a vu même une seule fois. Il est important de le connaître, parce que les médecins sont appelés à observer à chaque instant des produits morbides constitués par des caillots fibrineux ou par de la fibrine infiltrée par d'autres espèces d'éléments anatomiques ; on voit aussi ces particularités sur les fausses membranes diphthéritiques. Je reviendrai sur ces particularités de la coagulation de la fibrine dans ces différents cas, parce que tous ces phénomènes se rattachent à l'étude de la constitution du sang. Toutefois je désire ne pas empiéter sur ce qui est dit dans les traités de pathologie, aussi je ne m'y arrêterai que lorsqu'il s'agira de faits bien observés, mais mal interprétés.

Voilà ce qui se passe le plus habituellement lorsque la coagulation du sang a lieu, dans la palette ou dans le cœur, sur le cadavre ou dans un épanchement sanguin un peu vaste, sous la peau par exemple, ou dans une cavité séreuse, comme on le voit assez souvent dans la tunique vaginale. Je répète que dans un certain nombre d'affections morbides où le sang passe à l'état solide, cet état strié de la fibrine peut ne pas se présenter, et la fibrine, en se solidifiant, n'offre alors qu'un très-petit nombre de stries, tandis que le reste de la masse offre un état finement grenu. Cela coïncide en général avec une modification générale de la nutrition, et avec un changement qui est survenu dans les échanges moléculaires entre le plasma sanguin et les tissus; changement qui a modifié la composition de la plasmine, de telle manière qu'elle ne présente plus un état fibrillaire aussi net que celui que j'indiquais tout à l'heure. C'est un fait qu'il faut connaître parce qu'on le constate dans la saignée dans un certain nombre de circonstances, comme aussi sur les caillots qui se forment dans les cavités naturelles.

Maintenant lorsque la fibrine s'est ainsi coagulée dans la palette ou dans une cavité naturelle ou accidentelle de l'économie, je vous ai dit que la coagulation a lieu dans toute l'étendue de la masse simultanément, parce que la plasmine étant partout, se dédouble simultanément partout, et que le passage à l'état solide s'accomplit aussi partout. Il en résulte que dans ce passage à l'état solide tout corpuscule en suspension se trouve englobé par la fibrine et en particulier toutes les hématies; lorsque la rétraction a lieu, la fibrine en diminuant de masse, en expulsant tout le liquide qu'elle avait englobé, retient avec elle ces globules.

Formation de la couenne.

Si le dédoublement de la plasmine a eu lieu tard, de manière à laisser aux hématies le temps de se déposer, il y a une portion de la plasmine qui se dédouble dans la partie du plasma qui est devenue incolore, et c'est ce qui forme la couenne ou portion de fibrine débarrassée des globules rouges. Eh bien, non-seulement on remarque une différence de couleur entre la fibrine qui se trouve ainsi séparée des hématies et celle qui les englobe, mais il y a aussi une différence de consistance dans le caillot. Ainsi cette substance est blanche, incolore, élastique et tenace; elle se déchire assez facilement en filaments, ce qui lui a fait donner le nom de fibrine, mais elle n'est pas composée de fibres;

elle a seulement la propriété de se déchirer en petites masses et en filaments fibrillaires dans le sens des stries qu'elle présente, bien qu'à l'état naturel elle ne soit pas à l'état de fibrilles. La fibrine incolore, qui est blanche, brillante en quelque sorte, qui ne retient qu'un très-petit nombre de leucocytes, est plus résistante que celle qui forme le caillot rouge et se trouve mêlée à une grande quantité d'hématies. Dans ce dernier, en effet, les hématies étant interposées à la fibrine, la masse de celle-ci est moins considérable que dans le caillot blanc, et la rupture en est plus facile.

Si j'insiste si longuement sur ces données, c'est que, comme vous le verrez, les phénomènes qui sont consécutifs à la production d'un caillot dans les tissus varient beaucoup, quant à la lenteur des modifications du caillot, selon que la fibrine s'est coagulée pure, comme à la face interne d'un anévrysme, ou selon qu'elle s'est coagulée en englobant les hématies. Il y a là, en effet, deux ordres de phénomènes, l'un qui concerne la résorption graduelle des hématies, et l'autre qui concerne la résorption de la fibrine. Si la fibrine est pure ou si elle est mélangée avec les hématies, les modifications sont différentes. C'est pour n'avoir pas connu ce fait qu'on a donné en ce qui le touche tant d'interprétations erronées en anatomie pathologique.

Je viens de vous parler de ce qui se passe lorsque la plasmine se dédouble après la saignée. Je n'ai pas besoin d'insister sur cette particularité que, lorsque la rétraction a lieu, si le caillot se met en cupule, il surnage au lieu de tomber au fond du sérum, et que s'il se forme à sa surface des bulles d'air, elles le retiennent à la superficie du sérum. Ce sont là des particularités dont l'examen se rattache bien à cette leçon, mais auxquelles je ne m'arrête pas, parce qu'elles se trouvent partout et qu'il y a trop d'autres faits importants auxquels j'ai hâte d'arriver.

Production des caillots après la mort.

J'ai quelques mots à dire maintenant sur ce qui arrive lorsque ce dédoublement de la plasmine a lieu sur le cadavre, parce que cela est d'une certaine utilité au point de vue de la médecine légale et aussi pour l'interprétation de quelques-uns des faits que j'aurai bientôt à développer.

Le dédoublement de la plasmine en fibrine et en sérine a lieu sur le cadavre de la même manière que dans le cas de la saignée, mais plus ou moins tôt, selon les espèces animales. Ainsi chez les chiens les cavités du cœur se remplissent d'un caillot solide au bout d'une heure. Chez l'homme, cette coagulation a lieu également, plus tard que dans la palette, il est vrai, mais elle s'accomplit de la même manière sur les vaisseaux qui ne peuvent pas revenir sur eux-mêmes graduellement. Aussi trouverez-vous des caillots dans l'aorte, parce qu'en général, surtout chez les individus dont les poumons sont adhérents aux parois thoraciques, l'aorte thoracique et la crosse de l'aorte ne reviennent pas complétement sur elles-mêmes ; alors on voit un long caillot qui remplit la portion de l'aorte que sa rétraction ne peut amener à une complète oblitération. On trouve aussi constamment à l'état normal des caillots dans des vaisseaux beaucoup plus petits, comme ceux de la moelle des os et de la cavité crânienne, parce que là les vaisseaux ne peuvent revenir sur eux-mêmes, les parois du crâne et des os étant incompressibles par l'air extérieur. Au contraire, au fur et à mesure que les artères des membres reviennent sur elles-mêmes, ces parties diminuent de volume, mais il n'en est pas de même dans le crâne. Ainsi vous rencontrerez soit des capillaires, soit d'autres vaisseaux de la pie-mère et de la substance cérébrale remplis de fibrine formant un réseau de fibrilles, souvent écartées, englobant dans son épaisseur des globules rouges ou blancs en plus ou moins grande quantité et présentant cet état fibrillaire, à stries régulières et rectilignes, très-élégamment disposées ici, parce que la fibrine n'a pu subir de rétraction après sa coagulation.

Ceci est utile à connaître lorsqu'il s'agit d'interpréter un certain nombre d'altérations pathologiques de ces tissus. Si, en effet, le passage de l'état liquide à l'état solide a été rapide, le caillot des gros vaisseaux est rouge noirâtre, englobant des hématies ; s'il a été lent, ce qui est presque constant (puisque je vous ai dit qu'il était généralement plus tardif après la mort que dans le cas de la saignée), les globules se sont déposés et on les trouve accumulés sur un des côtés du caillot dans les parties déclives ; mais, dans le reste de son étendue, il est grisâtre ou blanchâtre, comme le sont les portions de caillots qui se prolongent dans l'aorte ou dans l'artère pulmonaire. Là vous retrouverez tous les caractères de la fibrine pure, élastique, incolore, résistante ; elle offre l'état strié avec des stries flexueuses, comme dans le cas du caillot rétracté de la saignée.

Une autre particularité encore digne d'être signalée, c'est que, chez tous les individus âgés, lorsqu'il y a des concrétions qui rendent un peu rugueuse la face interne des artères, il y a une couche de fibrine contre cette face interne du vaisseau ; on a pris parfois ces couches pour des fausses membranes dues à de l'artérite.

Or cela se rencontre sur les cadavres d'un grand nombre d'individus âgés, lors même que l'artère est revenue sur elle-même, lorsqu'elle offre des rugosités. Ces couches de fibrine sont plus ou moins étendues, mais ce qu'il faut ne pas oublier c'est que partout où les artères ont pu se rétracter, en raison de l'élasticité de leur tissu lorsque le vaisseau est revenu complétement sur lui-même, il ne contient pas de sang. Ceci se voit de la manière la plus nette chez tous les animaux vertébrés, surtout sur les jeunes sujets. Ainsi une fois que le cœur ne chasse plus le sang dans les artères, celles-ci reviennent sur elles-mêmes en poussant le sang dans les capillaires.

Maintenant, au fur et à mesure que le sang arrive dans les capillaires, le plasma passe dans l'épaisseur des tissus et il ne reste dans les premiers que des globules rouges et des globules blancs; l'excédent passe dans les veines et celles-ci demeurent pleines, car elles ne sont pas pourvues d'une paroi élastique tendant à revenir sur elle-même incessamment jusqu'à les oblitérer. Alors suivant les conditions qui ont causé la mort, on trouve le sang ou coagulé ou liquide. Le plasma sanguin, au fur et à mesure qu'il a été chassé par l'artère dans les capillaires, a pénétré dans les tissus, en ne laissant dans les capillaires que les hématies et les leucocytes qui injectent plus ou moins ces conduits.

Voilà des conditions relatives à la constitution anatomique du sang qui sont importantes à connaître, comme vous le verrez bientôt, surtout en ce qui concerne le retrait des artères après la mort, lequel chasse tout le sang qu'elles contenaient.

On obtient ce retrait chez les animaux lorsqu'on lie une artère et qu'il n'y a pas d'anastomose ou d'inosculation pouvant facilement rétablir la circulation comme pour les artères analogues à la radiale et à la cubitale. Alors l'artère se vide graduellement au-dessous de la ligature, jusqu'à ce que les anastomoses aient ramené le sang.

Cela a une certaine importance dans les cas par exemple où des luxations viennent comprimer l'artère humérale au pli du coude, alors ses divisions se vident lorsque la compression est trop énergique. Il en est de même lorsque les artères sont rompues par une cause analogue; dans ce cas, des artères comme la radiale et la cubitale ne restent pas pleines d'un caillot; elles reviennent sur elles-mêmes et se vident.

Ce fait doit être pris en considération, lorsqu'on étudie des caillots qui se forment dans les artères, dans les cas de gangrène sénile et pour l'interprétation des faits qui se rattachent aux embolies.

Le cœur droit est plus plein de sang coagulé que le gauche, sur le cadavre, parce que les veines cave inférieure et supérieure continuent à lui en amener après la dernière des contractions ventriculaires, tant que le retrait des artères chasse le sang dans les capillaires, et de ceux-ci par trop-plein dans les veines (*vis a tergo*). Et c'est précisément à cause de la continuation de ce déversement du sang dans l'oreille droite, après la dernière systole ventriculaire, que l'oreillette continue à présenter encore quelques faibles contractions qui l'ont fait appeler l'*ulti-mum moriens*. Cette particularité, en effet, n'est pas due à ce que la contractilité persisterait plus longtemps dans ces fibres que dans celles des autres parties du corps, elle est due à la prolongation ici de la per-sistance des conditions physiques ordinaires, qui suscitent toute con-traction naturelle des parois auriculaires et ventriculaires ; prolongation subordonnée elle-même aux dispositions anatomiques des veines, par rapport au cœur et aux artères, sans que la contractilité ou les fibres qui en sont douées présentent quoi que ce soit de mystérieux ; rien ne les distingue ici de ce qu'elles sont dans les autres parties du cœur, contrairement à ce que sembleraient faire croire certains passages des écrits de quelques physiologistes.

Chez les individus morts par décapitation, la cavité du ventricule droit s'efface aussi bien que celle du ventricule gauche, car les artères étant privées de sang ne peuvent, par leur retrait, en chasser dans les capillaires et par trop-plein dans les veines. L'oreillette droite en com-munication avec l'extérieur (par la veine-cave supérieure dont les abou-tissants jugulaires sont coupés) se vide elle-même et laisserait écouler ensuite le sang, si la veine cave inférieure lui en amenait.

Résumé des faits concernant la fibrine.

En résumé nous venons de voir que la fibrine ne préexiste pas à sa coagulation. Elle n'est pas quelque temps liquide sans se coaguler. Dès qu'elle existe comme fibrine, dès que la plasmine se dédouble, la fibrine se forme et passe à l'état solide. Son apparition, sa coagulation, sont signes de sa formation.

En fait, elle n'existe pas dans le sang comme fibrine ; c'est la plas-mine qui s'y trouve, qui s'y forme, qui y joue un rôle normal, qui est assimilée par les tissus ; mais la fibrine se montre dans les vaisseaux comme hors des vaisseaux lorsque quelque circonstance accidentelle détermine le dédoublement de la plasmine en une *substance spontanément coagu-lable* ou *fibrine concrète* (Denis), avec de la *fibrine dissoute* (Denis) qui reste liquide dans le sérum, si on ne l'extrait pas par le sulfate de magnésie.

Le médecin est appelé à voir ce dédoublement hors des vaisseaux et dans les vaisseaux, où il faut l'étudier et où il porte le nom de *coagula-tion du sang* (dont il est la cause élémentaire), bien qu'il n'y ait que cette portion de l'un des principes *du sang* qui se coagule. Les qualités nutritives et formatrices ou plastiques du sang ne sont pas proportion-nelles à la quantité ni à la rapidité de ce dédoublement, aussi y a-t-il erreur à dire *plasticité* et *hyperplastie* pour coagulabilité.

A. *Dédoublement de la plasmine et coagulation de la fibrine hors des vaisseaux.* — Ce qui prouve qu'il y a modification isomérique amenant ce dédoublement de la plasmine, c'est que la quantité de fibrine concrète donnée par le sang de la saignée varie normalement d'une veine à l'autre, au point même que ce dédoublement n'a pas lieu au sortir du foie et du rein, d'où vient qu'on a dit que la fibrine s'y détruisait quand on croyait qu'elle préexiste (en tant que fibrine) à ce dédoublement ; ce qui n'est pas. Ce qui le prouve aussi, c'est que la fibrine, produit du dédoublement de la plasmine artérielle, est insoluble dans la solution de chlorure sodique au 10ᵉ, tandis que celle qui vient du sang veineux est soluble (Denis) ; c'est que ce dédoublement est plus ou moins prompt, selon les vaisseaux dont vient le sang, selon les sujets, les états morbides, etc. ; il est plus ou moins abondant selon la nature des aliments, la proportion et la nature des sels qui leur sont ajoutés (Poggiale).

Tous ces faits sont du reste en rapport avec les modifications moléculaires dont le plasma est le siége durant l'échange nutritif dans les capillaires.

Dédoublement et coagulation. — Ils ont lieu de trois à cinq minutes après la sortie du sang, ou plutôt dans le sang veineux, plus tard dans le sang artériel et toujours graduellement. Ces phénomènes ne sont complétement achevés qu'après dix-huit à vingt minutes. Le sang tombant dans un mélange réfrigérant à 0 degré, reste longtemps sans se coaguler. La coagulation est de plus en plus rapide jusqu'à 12 à 14 degrés. La rapidité du phénomène reste la même jusqu'à 30, et de 30 à 40 degrés elle devient plus tardive.

L'agitation favorise le dédoublement, l'étalement et la largeur du vase ainsi que les rugosités le hâtent aussi.

La solution de potasse ou de soude au 1000ᵉ, les carbonates, phosphates et sulfates et les sels à acides organiques de soude (de 7 à 15 p. 1000 ou au-dessus) retardent ou empêchent ce phénomène. Les acides organiques ou minéraux étendus qui sont sans action sur l'albumine le retardent également.

La solidification est uniforme partout, elle entraîne les globules et de là vient la production du caillot rouge. La lenteur du dédoublement amène la formation de la couenne.

Rétraction de la fibrine concrète ou du caillot après coagulation. — Il ne faut pas confondre cette rétraction avec la rapidité du dédoublement et de la coagulation qui indiquent le degré de coagulabilité. La rétraction de la fibrine est plus ou moins grande des artères aux veines, d'une veine à l'autre, d'un animal à l'autre, d'un état morbide à l'autre, selon l'état moléculaire de la plasmine. Ces faits sont en rapport avec les modifications moléculaires dues aux échanges dont elle est incessamment le siége durant le cours du sang. La rétraction est plus grande dans la couenne où manquent les globules que dans le *cruor* ou caillot rouge.

Le caillot surnage si la rétraction amène l'état de cupule, ou s'il y a des bulles à sa surface, autrement il tombe au fond à cause des globules, qui sont plus denses que les autres parties. Les globules se déposent plus vite dans le sang non défibriné, dont le dédoublement est empêché, que dans le sang défibriné. Le sang défibriné est plus dense que le sang non défibriné (Poli). Vous comprendrez facilement l'importance de la connaissance de tous ces faits pour l'interprétation des cas morbides.

Prise de forme par la fibrine durant le dédoublement de la coagulation. — La fibrine prend l'aspect filamenteux, à stries rectilignes primitivement, dans toute l'étendue de la masse simultanément, tandis que durant les phases de l'organisation ce n'est que graduellement que se montre l'état fibreux. Elle passe ainsi à l'état de masse continue striée, à stries rectilignes d'abord quand le dédoublement est achevé dans une masse donnée. Le passage de l'état strié rectiligne à l'état strié entrecroisé, irrégulier, non pas onduleux, mais à angles brisés, très-rapprochés, très-caractéristiques, a lieu à mesure que se fait la rétraction ; c'est là une conséquence de celle-ci qui est plus ou moins marquée d'une variété de sang et d'un caillot à l'autre ; quelquefois la masse est finement grenue, selon la nature des modifications antécédentes qu'a subies la plasmine.

B. *Dédoublement de la plasmine et coagulation de la fibrine dans les vaisseaux sur le cadavre.* — Le propre de la fibrine est de passer à l'état solide partout où elle se forme et aussitôt. Ce fait s'observe une heure après la mort chez les chiens, plus tard chez l'homme, plus tard dans les veines que dans les artères. Ces phénomènes ont lieu dans tout vaisseau qui ne revient pas sur lui-même, tels que l'artère pulmonaire, l'aorte non rétractée, les gros et les petits vaisseaux des os, de la moelle, de la pie-mère et de l'encéphale, où la fibrine forme un réseau fibrillaire remarquable, avec globules sanguins saisis dans ce réseau.

Il n'y a pas ou presque pas de dédoublement dans le sang des veines, alors leur sang reste liquide et gêne les dissections. Partout ailleurs les vaisseaux, revenant sur eux-mêmes, se vident en chassant le sang dans les veines par les capillaires, et là le plasma passe, molécule à molécule, dans les tissus, où il s'infiltre et disparaît, laissant les globules surtout, soit dans les petits vaisseaux, soit dans les veines. Il y a formation de couenne ou de filaments incolores dans les vaisseaux, si le dédoublement est lent. Il y a prise de forme fibrillaire ou en masse homogène striée, facile à déchirer (dans le sens des stries) et à réduire en fibrilles dans les cavités comme dans les vases hors des vaisseaux, sans qu'on puisse dire qu'il y a là organisation. Les caillots offrent d'importantes différences de consistance, d'élasticité, comme de couleur, selon que la substance a englobé ou non les hématies.

SIXIÈME LEÇON

DU SANG (SUITE).

Des caillots sanguins intra-vasculaires.

J'ai donné dans la dernière séance l'exposé des faits principaux qui se rapportent tant aux modifications que présentent les principes constituants du sang et en particulier la plasmine, qu'aux modes de dédoublement de celle-ci, soit hors des vaisseaux, soit dans les vaisseaux à l'état cadavérique. Je vais maintenant parler des phénomènes analogues qui se passent sur le vivant, c'est-à-dire de cas dans lesquels on peut constater ici ce dédoublement de la plasmine en un principe qui reste liquide et continue à faire partie du plasma et en fibrine, qui aussitôt prend l'état solide et forme des masses fibrillaires plus ou moins considérables. Ces particularités concernent les faits qui, d'une manière générale, sont connus sous le nom de coagulation du sang dans les vaisseaux. Leur examen se rapporte d'une manière immédiate à l'étude de la constitution du sang sur le vivant et à celle des modifications accidentelles de cette constitution.

Ces faits peuvent s'observer, soit à l'état normal, soit dans certaines conditions accidentelles. Je vais tout à l'heure en citer des exemples et vous verrez que tous ont une assez grande importance, tant pour la physiologie que pour l'anatomie. Je vous donne ces détails pour vous faire comprendre que la matière que je traite a un rapport immédiat avec l'étude de la constitution du sang et avec celle des variations de cette constitution. La plupart des faits que j'exposerai se trouvent indiqués un peu partout, mais sans qu'aucun écrit les ait exposés méthodiquement, par la raison qu'ils ne s'adressent d'une manière directe à aucune espèce d'ouvrages, si ce n'est à ceux qui traitent de la constitution anatomique du sang; étude qui, généralement, a été trop négligée jusqu'à présent.

Voyons donc quelles sont les conditions dans lesquelles on observe des phénomènes de passage de l'état liquide à l'état solide de quelques-uns des principes constitutifs du sang.

Dédoublement de la plasmine et coagulation de la fibrine dans les vaisseaux sur le vivant.

1° Dans les artères ombilicales et autres.

On voit d'abord ces phénomènes s'accomplir à l'état normal, lors de la chute du cordon ombilical. Après la rupture du cordon ombilical et après qu'on en a opéré la ligature, les artères reviennent graduellement sur elles-mêmes. Vers la face interne de ces bouts de l'artère a lieu la production d'un caillot qui se forme entre les lèvres rapprochées de l'artère, entre les bouts de la tunique élastique revenus sur eux-mêmes, et présentant une petite surface rugueuse. On peut constater sur le sang de l'artère ombilicale qui vient frapper contre cet obstacle que petit à petit la plasmine se dédouble en fibrine qui se coagule et forme un caillot qui adhère à ces rugosités.

Nous allons voir d'autres phénomènes analogues s'accomplir dans différentes circonstances du même genre, mais je parle ici d'un fait qui s'observe sur tous les animaux à l'état normal. Il se produit un petit coagulum qui s'allonge de plus en plus et qui, une fois produit, subit comme dans le sang de la saignée un phénomène de rétraction. Je veux parler du phénomène de coagulation, de prise de forme de la fibrine et du phénomène de retrait du caillot une fois qu'il existe dans les artères, comme dans l'artère ombilicale que je prends pour type. Une fois le caillot formé il diminue volume, il revient sur lui-même et en se rétractant il expulse la portion de sérum qu'il avait retenue.

En revenant ainsi sur lui-même il ne cesse pas d'être très-adhérent à la face interne de l'artère, et cette adhésion, il est important de la noter. Lorsque la plasmine en se dédoublant produit la fibrine, ces phénomènes s'accomplissent dans toute l'épaisseur des vaisseaux, au contact de la face interne de l'artère sans qu'il y ait interposition de quoi que ce soit entre la fibrine qui devient solide, et la paroi artérielle. Il y a donc adhésion molécule à molécule, adhésion aussi intime que celle qui existe entre la colle forte et une planche, entre toute espèce de surface immédiatement appliquée contre toute autre surface, sans interposition de gaz ni de poussière, ni de corps étrangers quelconques. Il résulte de là que ces caillots sont très-adhérents à la face interne des artères dans lesquels ils se sont formés, parce que le liquide, en passant directement à l'état solide par le phénomène de la coagulation, le liquide, dis-je, n'a rien eu d'interposé entre lui et la paroi qui le contenait. De là vient que dans le cas dont je parle et dans tous ceux dont je vais m'occuper tout à l'heure, il y a toujours adhérence assez intime entre la face interne de la paroi artérielle et le caillot ; cette adhérence ne cesse pas lorsque le caillot revient petit à petit sur lui-même, parce que là encore c'est un phénomène de rétraction pendant lequel le liquide est expulsé molécule à molécule et rentre dans le courant sanguin.

Maintenant, dans le cas de ligature des artères à la suite d'une opération, le phénomène est le même que lorsqu'il s'agit de la ligature de l'artère ombilicale. Le caillot se produit de la même manière d'abord contre les lèvres rugueuses de la paroi élastique des artères ; ensuite petit à petit ce caillot s'allonge et remplit la totalité de l'artère jusqu'au niveau ou à peu près au niveau de la première collatérale qui se trouve au-dessus de la ligature.

Tous ces faits sont connus en chirurgie, je les rappelle parce que j'aurai à en tenir compte dans un instant.

Il arrive quelquefois que ce caillot se prolonge au delà de la première collatérale, cela dépend un peu de l'intensité du courant artériel et de particularités diverses relatives au mode de bifurcation des artères, etc. Mais si ce caillot se prolonge au-dessus de la première collatérale, c'est en s'amincissant en une espèce de prolongement filiforme du caillot principal qui remplit le bout de l'artère au-dessous de cette collatérale. De sorte que, étant donnée ici, cette artère avec une collatérale en ce point, lorsque la ligature a rapproché ainsi les bords irréguliers de la tunique moyenne, le caillot commence à se produire contre ces irrégularités, remplit le calibre artériel jusqu'à ce niveau, puis à partir de là prend une forme conique et quelquefois se prolonge sous la forme d'un petit filament très-grêle au-dessus de cette première collatérale.

Voilà des circonstances dans lesquelles, sous l'influence de conditions mécaniques, on voit se produire le dédoublement de la plasmine et la prise de forme de la fibrine sous forme de caillot plus ou moins volumineux. Toutes ces particularités ne peuvent être bien interprétées qu'autant qu'on connaît déjà les faits que j'ai indiqués dans la dernière séance.

Ce caillot adhère très-intimement à la face interne de l'artère, il joue par suite le rôle d'hémostatique dans de certaines limites en raison de son adhésion, mais c'est un rôle plus ou moins mécanique. Cela s'accomplit même sans ligature, car dans les artères rompues par traction il se forme un caillot absolument comme s'il y avait ligature, et le caillot n'est pas chassé pour deux raisons, parce que la tunique adventice, très-élastique, s'est allongée beaucoup et que les fibres par conséquent se sont intriquées les unes avec les autres ; parce que, de plus, le caillot adhère. C'est là un nouvel hémostatique mécanique, mais le caillot ne joue pas ici un rôle autre que dans le cas de ligature.

Le caillot ne remplit aucun rôle dans la cicatrisation même des artères dans ce cas, normal en quelque sorte, puisqu'il se produit aussi dans les artères ombilicales ; il ne joue que le rôle d'un hémostatique mécanique et ne concourt en rien à la cicatrisation de l'artère, en un mot il ne s'organise pas. Empêchant le sang de frapper contre les parois artérielles rompues, liées ou déchirées par traction dans le cas de rupture des artères, il peut favoriser la cicatrisation, mais d'une manière indirecte. Ce qui se cicatrise c'est toujours la tunique adventice et la tunique élastique, car il se forme une petite cicatrice entreles bouts rapprochés de la tunique élastique. Je n'ai pas à traiter aujourd'hui de la nature de cette cicatrice, c'est quand je parlerai de la structure des artères que j'aurai à le faire (1).

Je vous le répète, le caillot qui se produit d'une manière constante dans le cas de ligature comme dans le cas déjà cité de l'artère ombilicale ne joue d'autre rôle que celui d'un bouchon mécanique. Mais ce rôle, il le remplit d'une manière assez énergique en raison de son adhésion à la face interne de la paroi artérielle ; adhésion assez forte pour que lorsqu'on veut enlever, détacher le caillot de la face interne de l'artère qu'on fend, on enlève toujours avec lui des lambeaux de la tunique interne. Cette adhésion mécanique est assez forte pour qu'elle dépasse les limites de la résistance de la tunique interne des artères. Mais cela n'indique en aucune façon des connexions vasculaires entre le caillot et la face interne des vaisseaux, comme on l'a dit quelquefois. Ces connexions n'existent pas, non plus que les intrications entre la fibrine et la tunique interne des artères ; cette dernière, du reste, n'a pas de fibres ; mais comme on voyait des filaments, on prenait cela pour des fibres, et l'on avait conclu de là à l'existence de connexions, soit vasculaires, soit fibrillaires entre la tunique interne des artères et le caillot qui est produit au bout de celles-ci.

A la longue ce caillot subit certaines modifications que je vais indiquer. Ce caillot se résorbe peu à peu, ce corps étranger disparaît ainsi graduellement ; il met deux ou trois ans à se résorber, quelquefois il se résorbe un peu plus vite ; chez certains sujets dix-huit mois suffisent. Souvent chez des enfants, même pour l'artère ombilicale, on trouve encore des filaments, restes du caillot, ayant un aspect fibrillaire sur des sujets de quatre à cinq ans.

(1) Voy. Robin et Ollier, *Mémoire sur quelques points de la cicatrisation en général et sur celle des artères en particulier* (*Comptes rendus* et *Mémoires de la Société de biologie*. Paris, 1858 ; in-8, p. 19).

Dans le principe cette fibrine a tous les caractères que j'ai indiqués précédemment dans la couenne ou dans le caillot qui se produit dans la crosse de l'aorte ou dans l'artère pulmonaire. Il est formé d'une masse élastique d'un gris blanchâtre, se déchirant facilement dans le sens des stries que présente la masse considérée dans son ensemble. Mais petit à petit cette substance se résorbe, disparaît graduellement et au fur et à mesure que le caillot est plus ancien, l'aspect strié dont j'ai parlé dans la dernière séance et qui se manifeste au moment de la coagulation et de la prise de forme de la fibrine diminue de plus en plus, devient de moins en moins net; la fibrine tend à prendre un aspect homogène et tantôt elle est parsemée de granulations, d'autres fois elle est réellement homogène. On ne sait pas encore exactement quelles sont les conditions qui font que tantôt il y a des granulations et tantôt il n'y en a pas.

Quand il y a eu des hématies englobées par la fibrine au moment de sa coagulation, ce qui là n'est pas habituel, ces éléments se résorbent toujours; le caillot reste légèrement coloré par les grains d'hématosine, et il prend une teinte ardoisée qu'on a quelquefois regardée comme morbide. C'est une erreur qu'il faut éviter, car on rencontre cette teinte ardoisée d'une manière constante ou presque constante, huit ou neuf fois sur dix dans le caillot qui se forme au bout de l'artère ombilicale (1).

A la longue ce caillot se résorbe d'une manière complète. Je reviendrai tout à l'heure sur d'autres conditions de cet ordre qu'on observe quelquefois dans des cas de caillots qui se produisent dans l'épaisseur des tissus eux-mêmes, dans des anévrysmes et dans quelques autres circonstances encore.

Voilà donc des modifications successives que présente le caillot qui se produit dans des conditions qu'on peut dire normales, puisqu'on les observe à l'état type sur l'artère ombilicale. Quoi qu'on ait pu dire et écrire sur l'organisation du caillot, il y a une observation très-simple à faire, c'est que dans le cas où tous les jours on peut le voir se former, comme dans l'artère ombilicale, on constate qu'il ne s'organise jamais.

Le caillot intra-artériel est généralement incolore. Ce n'est que dans l'artère ombilicale qu'il est assez commun de trouver certaines portions de ce caillot colorées, c'est-à-dire dans lesquelles des hématies ont été englobées.

On se rend facilement compte de la non-coloration de ce caillot. Il y

(1) Voy. Ch. Robin, *Mémoire sur la rétraction et la cicatrisation des vaisseaux ombilicaux et sur le système ligamenteux qui leur succède* (*Mémoires de l'Académie impériale de médecine*. Paris, 1860, in-4, t. XXIV, p. 387 et suiv.).

a eu des irrégularités produites vers le bout de l'artère liée ; c'est contre ces irrégularités que d'abord il s'est coagulé un peu de fibrine très-lentement, graduellement. Cette fibrine se dépose par couche de 1 ou 2 millièmes de millimètre à la fois, autant qu'on en peut juger, à chaque impulsion cardiaque, à chaque systole. Alors la couche de fibrine est trop mince pour englober des hématies et le caillot augmente de longueur sans jamais retenir ces éléments, si ce n'est dans certains cas où, vers l'extrémité du caillot, on aperçoit quelques masses de globules sanguins sous forme de petites taches. C'est alors qu'on retrouve, au bout d'un certain nombre de mois ou d'années, le reste du caillot non encore résorbé, coloré d'une teinte bleuâtre ardoisée.

Caillots des anévrysmes.

On observe dans d'autres conditions encore la production de caillots dans les artères. Dans les dilatations anévrysmatiques, par exemple, on voit deux ordres de caillots, les uns incolores, les autres colorés. Les caillots incolores sont toujours adhérents, formant des couches superposées plus épaisses à la face interne de la poche anévrysmatique. Ces couches sont incolores parce qu'elles se sont produites en quelque sorte molécule à molécule. Je parle des anévrysmes qui se sont formés graduellement et non par des coagulations de sang au dehors des vaisseaux à la suite des blessures artérielles. Dans le premier cas, cette production des caillots est plus ou moins rapide, et ces caillots forment des couches plus ou moins épaisses, suivant la grandeur de la poche.

Ces caillots subissent à la face interne des anévrysmes les mêmes modifications que j'ai signalées tout à l'heure pour ceux qui se produisent après la ligature. Ils tendent à se résorber de plus en plus sur place, mais cette résorption est toujours plus lente que la production du caillot à la face interne. Néanmoins il est très-important de savoir que lorsqu'on vient à examiner successivement ces couches de fibrine depuis la face externe jusque vers la face interne, c'est-à-dire du côté du courant sanguin qui persiste encore, on peut constater que les couches fibrineuses sont d'autant plus homogènes, ont perdu d'autant plus leur aspect fibrillaire qu'on se rapproche davantage de la paroi de l'anévrysme. Au contraire, plus on se rapproche du courant sanguin, c'est-à-dire des couches fibrineuses récemment déposées, plus l'aspect fibrillaire est encore net et persistant.

Les couches fibrineuses les plus anciennes, celles qui adhèrent immédiatement à la poche, ont presque toujours pris un aspect homogène comparable à celui de la substance fondamentale du cartilage, sauf la consistance, mais d'une homogénéité remarquable.

Il est rare de rencontrer des stries colorées dans les caillots jaunâtres des anévrysmes comme ceux des carotides, qui durent assez longtemps, comme ceux de l'aorte, qui durent encore plus longtemps. Là les couches fibrineuses ont presque toujours pris une teinte légèrement jaunâtre, une demi-transparence particulière qui tranche sur la teinte gris blanchâtre que présente la fibrine récemment coagulée. Néanmoins, dans cette fibrine homogène, on trouve quelquefois des leucocytes qui avaient été englobés par la fibrine pendant qu'elle s'est coagulée, et ces leucocytes qui sont demeurés là immobiles pendant des mois ou des années ont subi le passage à l'état granuleux que j'ai décrit lorsque j'ai parlé des leucocytes.

Ces faits sont importants à noter. Vous verrez pourquoi à la fin de cette leçon.

Comment se fait-il que ces leucocytes soient englobés par ces couches de fibrine à la face interne des anévrysmes, tandis que les hématies ne le sont pas ? Cela vient de ce que, comme on le sait depuis longtemps, il y a toujours une couche de leucocytes (couche discontinue, mais existant constamment) à la face interne des vaisseaux et immédiatement appliqués contre cette face interne. Il résulte de là que la fibrine qui se coagule graduellement contre cette paroi, les englobe nécessairement.

Lorsqu'on examine un anévrysme sur le cadavre, on voit que la face de cette couche incolore ou d'un gris blanchâtre et jaunâtre, qui limite la cavité anévrysmale, se trouve tapissée par des caillots plus ou moins épais, qui sont rouges comme le caillot du fond de la palette dans le cas d'une saignée. Ce caillot s'est formé dans les derniers temps de la vie, quelquefois même sur le cadavre, mais ce sont des déterminations qui ne peuvent être données qu'à l'autopsie. Toujours est-il que c'est un caillot qui se produit dans des conditions un peu différentes de celles dans lesquelles se sont formées les couches anévrysmatiques non colorées.

Ce qu'il y a de plus important à signaler c'est que toutes les fois que cette fibrine s'est coagulée seule à la face interne des anévrysmes, elle est lente à se résorber. Elle ne disparaît pas aussi vite que le caillot dans lequel le sang, s'étant coagulé en masse, a englobé en même temps les hématies et les autres éléments du sang. Les caillots qu'on a appelés *actifs* (Broca) sont ceux dans lesquels la fibrine s'est coagulée seule, graduellement, lentement. On les a nommés ainsi parce qu'au point de vue de la guérison de l'anévrysme ils jouent un rôle plus actif que les caillots rouges dans lesquels les hématies ont été englobées ; mais en fait au point de vue de leur propre disparition ils sont moins actifs que les précédents ; ils sont le siége de phénomènes moins énergiques au point de vue de la résorption que les caillots rouges dont je parlais tout à l'heure.

Quoi qu'il en soit, ces caillots incolores jouent le rôle d'oblitérateurs beaucoup plus énergiquement que les autres, parce que après sa coagulation cette fibrine pure est le siége de phénomènes de rétraction sans cesser d'adhérer aux parois naturelles ou accidentelles contre lésquelles elle s'est coagulée et durcie molécule à molécule. Leur adhérant intimement, elle peut mettre obstacle à une impulsion venue du dedans vers le dehors. C'est en quoi elle joue un rôle actif comme hémostatique mécanique, et par suite pour la guérison des anévrysmes au point de vue de l'oblitération des poches anévrysmales, tandis que si le caillot s'est formé en masse, il contient une bien plus grande quantité d'hématies que de fibrine. Dès lors les phénomènes que je viens de rappeler n'ont plus lieu. Les hématies tendent à se résorber, à disparaître rapidement, comme nous le verrons plus loin ; entre elles il ne reste plus qu'une trame fibrillaire lâche, sans résistance, qui ne joue pas le rôle d'hémostatique.

Vous voyez pourquoi il est nécessaire, dans le cas où l'on veut déterminer la coagulation du sang dans un anévrysme, que cette coagulation s'accomplisse lentement. C'est ce qu'on obtient par la compression digitale. Si elle a lieu trop vite, subitement dans toute la poche à la fois, le caillot n'est pas hémostatique, n'est pas actif au point de vue de la guérison ; et cela précisément parce qu'il est trop actif au point de vue de la résorption des éléments qui le composent.

Formation des caillots dans le cœur.

Voyons maintenant d'autres conditions dans lesquelles on observe la production de cette coagulation fibrineuse. Ces conditions sont au moins aussi importantes à noter que les précédentes. Ce sont les productions de caillots à la face interne du cœur, sur les piliers ou sur les valvules.

Les conditions de la coagulation sont très-remarquables ici, car les caillots se produisent à la face interne de cavités dans lesquelles il y a un courant à peu près continu, et les colonnes charnues ne restent pas plus de quelques fractions de seconde sans être en mouvement ainsi que les valvules.

Là on voit que toujours ces caillots adhèrent à des surfaces un peu rugueuses. Une fois qu'un caillot a commencé à se produire, il peut augmenter de quantité plus ou moins. On trouve de ces caillots gros comme des têtes d'épingle ; on en rencontre qui sont gros comme des noisettes et au delà, qui sont pédiculés ou non, qui quelquefois sont réguliers ou un peu aplatis en forme d'amande, ou, au contraire, un peu irréguliers comme disposés en choux-fleurs, ou ressemblant un peu, quant à la forme, à des condylomes. Ces caillots sont incolores ou ont une coloration légèrement rougeâtre ; à l'état cadavérique, étant restés plongés dans du sang avant l'autopsie, ils sont légèrement teintés par lui. Ils sont produits par des dépôts fibrineux qui se forment graduellement, comme ceux que je signalais tout à l'heure et qui augmentent graduellement la masse. Ces caillots sont ce qu'on appelle des caillots autochthones, c'est-à-dire formés à la place où on les trouve. En les examinant sous le microscope, on voit qu'ils ont l'état fibrillaire, ou d'autres fois la fibrine est déjà passée à l'état homogène, grenu ou non.

Ce sont ces différentes particularités de résistance, de demi-transparence, ou cet aspect filamenteux, qui ont fait dire par quelques auteurs que ces caillots n'étaient que des végétations de la face interne du cœur ou des valvules. Mais l'examen de la structure, soit du caillot lui-même, soit de la coupe portant à la fois sur la valvule et sur la masse fibrineuse, montre qu'il s'agit de fibrine déposée sur place du dedans au dehors et non pas d'une végétation du tissu même du cœur ou de l'endocarde.

Je n'ai à décrire ici ni la forme de ces caillots ni l'influence qu'ils exercent sur les bruits du cœur, sur ses contractions, ni les troubles qu'ils apportent dans le cours intra-cardiaque du sang ; mais indépendamment de leur passage à l'état homogène après avoir eu un aspect fibrillaire, ces caillots peuvent présenter certaines altérations qu'on observe surtout dans ceux qui se produisent dans les cavités des oreillettes. Il n'est pas rare de voir le centre de ces caillots, quand ils atteignent le volume d'une noisette ou environ, se ramollir, et la fibrine passer de l'état homogène granuleux à l'état demi-liquide, de consistance purulente. C'est ce qu'on a appelé la suppuration des polypes du cœur. En effet, le liquide est d'aspect purulent, il ressemble à du pus plus ou moins lié.

Quelquefois c'est une substance pulpeuse presque demi-solide, d'autres fois c'est une matière franchement liquide, de teinte rougeâtre et parfois tout à fait puriforme. A l'œil nu, on appelle cela du pus, mais lorsqu'on vient à examiner la constitution de ce liquide on ne trouve qu'une matière liquide tenant en suspension beaucoup de fines granulations moléculaires, granulations que présente généralement la fibrine dans les dernières phases de ses modifications. Ce sont ces granulations en nombre considérable qui troublent le liquide, lui donnent l'aspect jaunâtre de la même manière que ce sont les leucocytes en suspension qui troublent le sérum du pus et lui donnent l'aspect purulent ; de la même manière que ce sont les granules de graisse qui, entrant dans le chyle, lui donnent la coloration blanche lactescente, parce que la superficie de chacun d'eux réfléchit la lumière.

Cet état puriforme, je le signalerai dans d'autres circonstances toutes morbides, c'est pour cela que j'insiste beaucoup sur ce point. Ce que je viens de décrire est le *pseudo-pus fibrineux* (1). Ce n'est nullement du pus, c'est une modification de la fibrine passée à l'état de granulations, troublant un liquide. Nous verrons, en parlant d'autres humeurs, les conditions dans lesquelles on trouve des liquides d'aspect purulent qui doivent leur état trouble à autre chose qu'à des granulations de fibrine, mais toujours à des corpuscules très-petits, microscopiques, en suspension dans un liquide comme les gouttelettes graisseuses dans une émulsion.

Il n'est pas rare de rencontrer dans cette matière puriforme quelques leucocytes granuleux ou non, qui avaient été englobés par la fibrine, comme à la face interne des poches anévrysmales.

Il est très-important de tenir compte de ces modifications successives que présente la fibrine à partir du moment de la coagulation, modifications d'autant plus prononcées qu'on s'éloigne davantage de l'instant de cette coagulation. J'aurai à m'appuyer sur la connaissance de ce fait pour vous indiquer comment il faut procéder pour interpréter certains états pathologiques. Il y a ceci de remarquable qu'au moment de sa prise de forme, de sa solidification, la substance prend un aspect fibrillaire bien caractérisé, et que plus au contraire on s'éloigne de ce moment, plus elle perd cet état qui mécaniquement et physiquement pourrait être rapproché de ce qu'on entend habituellement par organisation, quand on ne veut voir d'organisation que là où il y a intrication de fibres. Ce n'est pas dans cette intrication qu'il faut rechercher les caractères essentiels de l'organisation. Il s'agit là d'un phénomène purement physique qui amène immédiatement un aspect fibrillaire.

Voici en quoi ceci est important, c'est que quand par hasard (ce qui est rare, mais se voit) quelques-uns des caillots que je viens de décrire à la face interne du cœur se détachent et sont transportés dans des artères, on peut juger de l'âge de ces caillots d'après le degré d'avancement des modifications dont je vous ai parlé. Plus le caillot est ancien, plus il est grenu, moins il a l'aspect franchement fibrillaire. Dans le cas où il est transporté loin dans une artère qu'il oblitère et dans laquelle il détermine la production de nouveaux caillots, ces caillots récents sont très-franchement d'aspect fibrillaire et se distinguent facilement quant à leur structure du caillot venu de loin et ancien.

(1) Voy. *Chimie anatomique*. Paris, 1853, t. III, p. 262, *Pseudo-pus fibrineux*.

Ces caillots venus du cœur sont ce qu'on appelle des embolies, **du mot** *embolus*, qui veut dire piston, bouchon. Ils sont toujours plus avancés dans leurs modifications que les caillots périphériques. Quand on veut déterminer si la production accidentelle des caillots dans une artère est due à un caillot venu de loin, il faut avoir soin de déterminer l'âge du caillot producteur, et celui des nouveaux caillots produits. Toute observation de ce genre, dans laquelle ces deux déterminations' ne sont pas faites, doit être mise en doute, et sur plusieurs centaines d'observations d'embolies qui ont été publiées, il n'y en a qu'un petit nombre **dans** lesquelles l'ancienneté du caillot ait été ainsi démontrée.

Voilà donc un nouvel ordre de conditions presque naturelles dans lesquelles on voit, en raison de la constitution du sang, survenir certaines modifications de cette constitution pouvant être le point de départ d'accidents plus ou moins graves.

Je vais maintenant parler d'autres causes de production de caillots sur le trajet des vaisseaux.

Production des caillots sur la face interne des vaisseaux.

Il n'est pas rare de voir des caillots se produire sur place à la face interne des vaisseaux rugueux. Vous comprenez que, dès qu'on observe fréquemment la formation des caillots à la face interne des cavités du cœur qui sont larges, sur les points où se présentent quelques rugosités, il n'est pas étonnant de voir se former aussi des caillots sur le trajet des artères, quand elles ont des rugosités analogues à celles que peut offrir la face interne du cœur ; ils sont dits caillots autochthones, c'est-à-dire produits sur place ; caillots qui s'épaississent graduellement de la face interne du vaisseau vers son axe et peuvent finir par oblitérer le conduit.

Depuis quelques années, on ne sait trop pourquoi tous les caillots ont été présentés comme des caillots venus du cœur et qui en avaient été chassés. Je le répète, on peut toujours déterminer leur origine, le lieu de leur formation. Ce qu'il faut noter, c'est que dans ces caillots autochthones produits sur place, dans l'artère basilaire, sur la longueur de celles des membres, etc., la couche la plus homogène, la plus ancienne est celle qui adhère à la face interne de ces conduits ; vers le centre du vaisseau, le caillot offre le caractère fibrillaire le plus net et le plus caractéristique.

Les caillots qui se forment dans ces conditions arrivent souvent jusqu'à oblitérer complétement. De là, par suite, un certain nombre d'accidents attribués à des caillots transportés, que je n'ai pas à décrire, **mais qui sont suffisamment connus.**

Il est très-important, en étudiant ces caillots, de déterminer quel est le degré d'avancement que présentent les modifications de la fibrine, depuis la face interne du vaisseau jusque vers son centre ; de rechercher sur toute la longueur du caillot s'il y a des parties limitées, formées par des grumeaux de fibrine ancienne, entourés par des couches de fibrine récente, seul cas dans lequel on peut dire qu'il y a embolie.

Je dois vous signaler encore un autre ordre de production de caillots. Jusqu'à présent j'ai signalé quatre cas de cette production : 1° le cas de ligature ou de section des artères, comme les ombilicales ; 2° production du caillot dans les anévrysmes ; 3° production du caillot à la face interne du cœur sur les valvules ; 4° production du caillot sur le trajet des artères, ces artères étant devenues rugueuses, par suite de la présence de concrétions, soit athéromateuses, soit calcaires. Si, dans ce cas, il y a oblitération des artères, celle-ci peut être la source d'accidents plus ou moins graves, selon qu'il y a ou non dans le voisinage des anastomoses pouvant rétablir ou non la circulation du sang ; de la même manière que les ligatures sont plus ou moins dangereuses, selon qu'on les pratique sur des artères qui sont ou non pourvues d'anastomoses avec des artères voisines.

Production de caillots dans l'état sénile.

Il y a d'autres conditions encore dans lesquelles se produisent des caillots dans les artères ; c'est dans ce qu'on appelle les *gangrènes sèches*, ou quelquefois *gangrènes séniles*. Elles ne surviennent pas exclusivement chez les vieillards, mais elles se présentent plus fréquemment chez les personnes âgées que chez les autres. Ce sont les cas où l'on voit se former des concrétions depuis les petits vaisseaux jusqu'aux plus gros, depuis ceux du pied, par exemple, en remontant dans l'artère fémorale, jusqu'au voisinage du pli de l'aine ou environ.

Parfois un état général morbide précède l'apparition de ces lésions, ou bien le point de départ de la production du caillot est l'existence de rugosités ; quelquefois, en même temps, la rétraction des artères est gênée par des concrétions graisseuses ou calcaires.

Ici les caillots, comme dans le cas de ligature, sont incolores ou très-peu colorés. Si la fibrine s'est coagulée un peu rapidement, il y a un certain nombre d'hématies englobées dans cette fibrine ; mais souvent ces caillots sont incolores ou très-peu colorés, et l'on peut toujours juger de leur ancienneté d'après l'aspect fibrillaire plus ou moins prononcé qu'ils présentent. Ces caillots, en général, sont d'autant plus anciens qu'on se rapproche davantage de l'extrémité des membres ; plus on s'éloigne de la racine du membre pour aller vers les extrémités, plus le caillot est ancien, ce qui indique que le caillot s'est formé petit à petit, graduellement, des capillaires vers le tronc artériel, et cela dans le cerveau, etc., comme dans les membres.

Il y a donc à étudier la structure du caillot avec soin pour rechercher si quelque part il existe une petite masse fibrineuse, plus ancienne que les autres ou quelque dépôt calcaire détaché de la surface du cœur, comme on en a vu quelques exemples.

La cause de la production du caillot est facile à déterminer quand un produit calcaire s'est détaché de la surface interne du cœur ou des valvules ; mais les exemples de ce genre sont rares.

Il faut se garder d'appeler embolies toutes les oblitérations des artères quand on n'aperçoit pas dans le cœur les traces de caillots qui ont pu être poussés au delà ; d'autant plus que dans les faits de cet ordre, les expériences montrent que des animaux peuvent vivre assez longtemps avec une branche de l'artère pulmonaire oblitérée, sans avoir des accidents de mort subite ; et il y a bien des morts subites qu'on attribue à un caillot projeté dans une des branches de l'artère pulmonaire, qui ont certainement une autre cause.

Quoi qu'il en soit, dans cette interprétation, il faut tenir compte des particularités qu'il me reste à noter. Quand on vient, dans les expériences, à comprimer ou à lier une artère, le premier phénomène consécutif à la ligature, est que la portion d'artère, qui est au-dessous du point lié, revient sur elle-même en raison de la contractilité unie à l'élasticité ; et aussitôt après la ligature, le membre devient froid, parce que le sang n'est plus apporté dans le membre ; il reste froid jusqu'à ce que les anastomoses se soient dilatées pour ramener le sang. Ce n'est que consécutivement à cette particularité qu'on voit cette artère reprendre son diamètre. Au contraire, dans le cas d'oblitération sénile depuis le pied jusqu'au creux poplité ou jusqu'au pli de l'aine, le caillot remplit l'artère comme une injection de suif, depuis le pied jusqu'en haut ; or là, on ne peut pas admettre que c'est un bouchon venu du cœur qui aurait oblitéré l'artère du côté de la racine du membre, et qui, après l'avoir bouchée là, aurait déterminé la coagulation de la fibrine de haut en bas, comme le suppose le cas d'une embolie ; le caillot, ici, ne peut pas exister au-dessous du bouchon, il existe au-dessus. C'est ce qu'on voit dans le cas de déchirure des artères. Lors de certaines luxations du coude, s'il y a compression artérielle ou rupture de la tunique élastique de l'artère humérale, celle-ci est vide au-dessous de la déchirure, et non pas remplie par le caillot du sang qu'elle renfermait ; parce que, revenue graduellement sur elle-même, elle a chassé le sang dans les capillaires, comme on le voit dans le cas de ligature des membres.

Ceci ne veut pas dire qu'il n'y ait pas de cas d'oblitération subite par des caillots transportés ; mais pour admettre qu'il y ait un caillot de ce genre, il faut avoir démontré l'existence du caillot oblitérateur ancien et celle des couches récentes. Il importe ici de ne pas faire abstraction de toutes les connaissances et expériences des physiologistes, sur les propriétés des artères et sur les conditions de la circulation.

Caillots dans les petits vaisseaux.

Il en est de même lorsqu'on parle d'embolies capillaires. Ici quelques auteurs ont fait abstraction non-seulement des connaisances physiologiques actuelles, mais de bien des notions anatomiques, attendu qu'en supposant que ce soient de petits fragments fibrineux qui sont venus boucher quelque part un capillaire, il ne faut pas oublier qu'ils sont anastomosés avec d'autres vaisseaux qui portent le sang aussi facilement en avant qu'en arrière du point oblitéré. Tous ceux qui ont fait des injections et ont examiné la manière dont sont distribués les vaisseaux larges d'un quart de millimètre et au-dessous comprendront que le ramollissement du cerveau ou une nécrose partielle du rein ou de la rate sont dus à autre chose qu'à la cessation de l'afflux du sang, par suite de l'arrivée de quelques fragments de fibrine gros au plus d'un à quelques dixièmes de millimètres ; car tous les vaisseaux qui ont un demi-millimètre de diamètre et au-dessous présentent des anastomoses tellement fréquentes que l'oblitération d'un ou deux de ces vaisseaux voisins les uns des autres est insignifiante.

Du reste, en étudiant la circulation des animaux, on voit même des faits de ce genre-là. On trouve des grenouilles et des oiseaux chez lesquels certains vers qui vivent dans le sang bouchent un capillaire d'un quart de millimètre et plus pendant des heures et peut-être des jours sans déterminer du tout les accidents qu'on attribue à des embolies de ce genre. On sait de plus que l'action sur les tissus des corps durs qu'on peut injecter dans les vaisseaux diffère beaucoup, selon qu'ils sont tout à fait lisses ou rugueux et qu'elle diffère toujours de celle des corps de nature et de consistance organique, demi-solides comme la fibrine, qui restent sans influence sur la paroi même du conduit.

Il n'en est pas moins vrai qu'on observe des caillots dans des vaisseaux capillaires, mais des caillots *autochthones*, c'est-à-dire formés sur place.

Cette production de caillots a lieu autour des ulcères du col de l'utérus, par exemple des ulcères à marche lente. On l'observe aussi quelquefois dans des cas de gangrène à marche assez rapide. On voit, dans le voisinage du point mortifié, de petits vaisseaux remplis par des caillots, dans l'étendue d'un centimètre ou environ. Il en est de même dans des tumeurs glandulaires ou de toute autre nature, qui ont pris un aspect phymatoïde. Dans le cas de tumeurs volumineuses de la mamelle, du testicule, de la parotide, il y a presque toujours à la périphérie de ces portions des capillaires, sur l'étendue d'un centimètre, qui sont pleins de caillots fibrineux. L'étude de leur structure montre, là comme ordinairement dans le cerveau, qu'ils se sont produits sur place.

On observe des faits de ce genre consécutivement à certaines altérations du tissu de la rate, et du tissu du rein en particulier, quelquefois aussi dans quelques altérations du poumon que je n'ai pas à décrire ici, mais que je signalerai plus tard. Je rappellerai, en les décrivant, qu'autour d'elles on rencontre de petits caillots qui oblitèrent des artérioles et des veinules et qui sont parfaitement fibrillaires, qui ont tous les caractères de caillots nouvellement solidifiés et non pas de caillots anciennement formés dans le cœur, et qui auraient été projetés dans les vaisseaux capillaires. Du reste, ces caillots existent dans les petites veines aussi bien que dans les artérioles du tissu qui entoure la portion mortifiée ou devenue *phymatoïde*.

Je terminerai, dans la prochaine séance, l'étude de la constitution du sang et de ses modifications accidentelles dues au dédoublement de la plasmine.

SEPTIÈME LEÇON

DU SANG (SUITE).

Altérations du sang.

Je vais terminer aujourd'hui l'étude des modifications du sang qui se rapportent essentiellement à des changements survenus dans sa constitution anatomique, ayant pour point de départ, comme cause essentielle, le dédoublement de la plasmine et la production de la fibrine qui se coagule seule ou en entraînant des hématies. Par suite, elle vient là changer complétement les usages dévolus au sang, puisqu'elle entraîne ainsi des troubles dans la régularité du courant sanguin et consécutivement une série d'autres accidents plus ou moins graves, selon que la modification a eu lieu dans des vaisseaux plus ou moins volumineux.

Dédoublement de la plasmine et coagulation de la fibrine dans les veines.

Dans la dernière séance, j'ai énuméré les principaux cas qui se rapportent aux modifications de cet ordre survenant dans l'intérieur des vaisseaux, mais je ne les ai pas étudiés tous.

Il est assez commun de voir survenir de ces coagulations dans l'intérieur des veines. Cela peut se présenter dans certains états cachectiques, comme on le voit chez quelques malades à la dernière période de leur vie, chez certains phthisiques, chez certains individus atteints de tumeurs et arrivés à un état cachectique très-avancé. On trouve alors des coagulations sur le trajet des veines, qui ne causent pas d'accidents locaux réels, si ce n'est que les veines voisines se distendent davantage pour donner passage au sang qui ne peut plus traverser les vaisseaux dans lesquels se sont produites des coagulations.

Ici le caillot est analogue à celui de la saignée, quant à sa constitution anatomique.

Il peut être plus ou moins coloré, selon que cette coagulation, ce dédoublement de la plasmine produisant la fibrine qui se solidifie, s'est accompli plus ou moins vite. Dans les parties où la coagulation a été rapide, les hématies sont englobées par la fibrine ; alors le caillot est plus mou et plus coloré ; plus mou, parce qu'il y a moins de fibrine, et plus coloré parce qu'il y a plus de globules. Il est plus mou en un mot, parce qu'il y a plus de globules que de fibrine. Il y a peu de fibrine au centre qui a une plus grande mollesse, particularité importante à connaître, parce qu'il y a des caillots qui, dès le début de leur apparition, sont mous, et il ne faut pas confondre ces cas avec ceux dans lesquels il survient un ramollissement du caillot.

Souvent, on trouve des portions de caillot qui sont très-colorées et d'autres qui le sont peu. Ainsi, en général, à la périphérie, le caillot est décoloré parce que là des couches se sont produites petit à petit, par une séparation graduelle, comme dans les anévrysmes ; la fibrine s'est coagulée en englobant très-peu d'hématies, et, vers la partie centrale, à un moment donné, tout s'est coagulé simultanément. Je n'ai pas à décrire ces particularités qui se rapportent à l'anatomie pathologique des veines et de certaines affections dans lesquelles il y a à tenir compte de ces différences de consistance et de couleur que présentent les caillots. J'indique seulement ici les conditions qui amènent ces différences de coloration et de consistance. C'est à cela que je dois me borner, et vous verrez, en faisant des autopsies, combien il importe d'être fixé sur ces particularités, pour interpréter exactement les dispositions anatomiques que vous rencontrerez dans les veines, à la suite de coagulations de cet ordre. (Voy. *Chimie anatomique*. Paris, 1853, t. III, p. 221.)

On observe quelquefois de ces coagulations dans les hémorrhoïdes, dans certaines varices, dans les culs-de-sac latéraux des varices, et dans quelques autres circonstances, sur des veines qui se sont dilatées accidentellement par suite de compression, comme dans le voisinage des tumeurs. Dans ces différents cas, le caillot est généralement noir et très-coloré, parce que c'est du sang qui s'est pris en masse. Il n'en est pas de même quand les caillots sont survenus à la suite d'états cachectiques qui se sont produits lentement, comme conséquence d'une modification graduelle de la constitution du sang. Dans ce cas, la coagulation, généralement, a été lente, et alors le caillot est plus ou moins coloré ; il l'est d'autant moins que la coagulation a été plus lente.

Enfin il y a un autre cas dans lequel des caillots se produisent dans les points enflammés des veines. C'est ce qu'on voit dans la méningite pour les veines de la pie-mère et les sinus intra-crâniens en particulier, et dans un grand nombre des cas de phlébite des veines des membres, soit superficielles, soit profondes. Je n'examinerai pas ici les conditions pathologiques qui font varier l'étendue ou la situation de ces caillots. J'indique seulement que, dans certaines circonstances morbides, comme la phlébite, on voit se former des caillots dans les veines, et ici le caillot se produit par suite de l'influence de la paroi congestionnée ou réellement enflammée, sur la portion de sang qui coule lentement à ce niveau. Il y a un trouble qui survient dans l'échange du sang veineux avec le sang qui remplit les capillaires de la paroi enflammée. Par suite de cette inflammation, les capillaires de la paroi veineuse n'échangent plus avec le plasma de la veine elle-même leurs principes constituants de la même manière, d'où résulte une modification du sang telle que la plasmine se dédouble en fibrine qui se coagule à ce niveau plutôt qu'à un autre. Ici, les conditions sont différentes de celles qu'on observe dans les artères, et il ne faut pas les confondre. Dans les artères, c'étaient des conditions purement mécaniques, des conditions de rugosité ou des dispositions telles que des vaisseaux capillaires très-endosmotiques, s'étant chargés de granulations, soit calcaires, soit graisseuses, ne laissent plus transsuder du dedans au dehors, et réciproquement, les matériaux qui parcourent les artérioles et les capillaires qui leur font suite. Alors se produisait un caillot qui remontait graduellement des capillaires vers les artères, comme je vous l'ai indiqué dans la dernière leçon.

Mais dans le cas des veines enflammées, les circonstances ne sont plus les mêmes du tout. Ce n'est plus une condition physique accidentelle de la paroi qui entraîne la coagulation de la fibrine ; celle-ci est une suite des troubles survenus dans l'échange continu des matériaux du sang veineux avec les matériaux du sang des capillaires des parois veineuses. L'influence là est toute locale, il est vrai, mais due à des conditions dites de physiologie pathologique, c'est-à-dire l'inflammation de la paroi des veines. Dans ce cas, le caillot a un caractère tout différent de celui qu'on observe dans les conditions précédentes où les caillots sont fermes, élastiques, nettement fibrillaires, tant à la déchirure que sous le microscope. Au contraire, lorsqu'il s'agit des veines, on voit les caillots présenter un état finement grenu ; l'état fibrillaire n'est que rarement bien déterminé.

J'ai déjà indiqué, dans une des précédentes séances, ces particularités pour le cas de la coagulation du sang de la saignée dans la palette, où l'on voit quelquefois, dans certaines affections générales, le caillot sanguin présenter une fibrine qui, au lieu d'être striée, est à l'état grenu. Eh bien, s'agit-il de caillots, suite de phlébites, vous ne trouverez presque jamais l'état fibrillaire. Ce dernier état est un des caractères de la fibrine coagulée dans des conditions normales ou presque normales du sang. Dans l'autre cas, la fibrine passe de l'état liquide à l'état solide, en prenant un état homogène finement grenu dans toute son étendue, et, je le répète, il importe de noter cette particularité ; voici pourquoi. C'est que toutes les fois que la fibrine qui se forme présente l'état grenu plutôt que l'état strié, elle tend à se ramollir plus rapidement que dans les cas où elle a pris l'état strié.

Ceci indique des modifications moléculaires préexistantes, ou au moins qui coexistaient avec le dédoublement de la plasmine, modifications dont il importe de tenir compte ; car que ce soit dans la palette ou dans la veine, toutes les fois que la fibrine prend cette forme finement grenue, elle se ramollit beaucoup plus rapidement.

Du pseudo-pus fibrineux.

Maintenant dans le cas des veines, voici ce qui survient à cet égard : La fibrine se ramollit et passe de cet état solide à l'état diffluent, à l'état puriforme ; et cela particulièrement vers le centre du caillot, c'est-à-dire vers la partie coagulée en dernier lieu. Quelquefois cette coloration présente un aspect tellement analogue à celui du pus phlegmoneux, qu'il faut l'examen au microscope pour distinguer celui des deux liquides auquel on a affaire. N'allez pas croire que lorsque vous verrez des caillots dans les sinus de la dure-mère ou dans les veines atteintes de phlébites à la suite d'une saignée, vous trouverez nécessairement du pus dans ce liquide puriforme qui est au centre du caillot. Ce n'est pas du pus, c'est de la fibrine qui, peu de temps, quelquefois douze à vingt-quatre heures seulement après sa solidification, est passée de l'état solide à l'état demi-liquide, parce qu'elle s'est réduite en granulations moléculaires à l'état suspension dans un liquide. (Voy. aussi p. 165.)

J'ai déjà cité dans la dernière séance un exemple d'un liquide puriforme dans les caillots. Je n'ai pas à y revenir. Seulement j'insiste sur l'existence des *pseudo-pus fibrineux*, dans le cas particulier des caillots se produisant à la suite des phlébites. Il s'y trouve quelquefois quelques leucocytes, mais ce sont des leucocytes qu'en se coagulant la fibrine aurait englobés, et il faut les chercher pour les voir, parce qu'il y en a un très-petit nombre. C'est là ce qu'on a appelé la *suppuration des caillots*, les *abcès métastatiques des veines*, ou des phlébites suppurées. Or, ce n'est pas une production de pus comparable à celle qui survient dans un phlegmon ou dans un furoncle; cela n'est autre chose qu'un ramollissement de la fibrine coagulée dans des conditions particulières.

Tout se prêtait à l'erreur dans ce cas là, dans cette manière de voir qui consiste à assimiler ce liquide puriforme à du pus phlegmoneux. Mais l'examen des conditions de sa production, la comparaison des modifications de la fibrine dans les différentes régions de l'économie où elle s'observe, en tenant compte des expériences que l'on peut faire à cet égard en dehors de l'économie, cette comparaison, dis-je, montre que ce n'est autre chose que de la fibrine qui, coagulée dans des conditions particulières, est passée de l'état solide à l'état liquide ; alors elle amène la production de fines granulations qui troublent le liquide physiquement, de la même manière que les leucocytes troublent le sérum du pus. Seulement la cause de la coloration est complétement différente au point de vue organique.

Voilà quelles sont les particularités les plus importantes que j'avais à signaler à propos de la production de ces matières demi-liquides *puriformes*, qui existent assez souvent au centre de certains caillots produits dans les veines.

Dédoublement de la plasmine et coagulation de la fibrine dans les tissus, hors des vaisseaux.

Il y a un autre ordre de modifications du sang qu'il importe d'étudier à propos de la constitution de ce liquide. C'est le cas de la production des caillots hors des vaisseaux dans l'épaisseur des tissus d'une part, et dans les cavités naturelles d'autre part. Toutes ces particularités, je le répète, se rattachent à l'étude de la constitution du sang suivie dans les différentes conditions où il se trouve, dans les vaisseaux d'abord, hors des vaisseaux ensuite.

Dans les circonstances où le sang vient à sortir des vaisseaux où il y a hémorrhagie, on peut constater que le dédoublement de la plasmine, que la formation de la fibrine, en d'autres termes, survient comme lorsqu'on pratique une saignée, seulement plus ou moins vite selon les tissus.

Si l'épanchement a lieu très-lentement, il peut arriver que la fibrine se coagule seule, sans englober des hématies; alors on a des caillots incolores primitivement. Et cette particularité doit être notée, parce qu'il peut se faire que des caillots qui ont primitivement été colorés deviennent incolores à la longue (comme on le voit dans le cerveau) par suite de l'altération des globules du sang ou de leur résorption, laquelle est plus rapide que celle de la fibrine. De sorte qu'il y a deux causes de décoloration des caillots, de non-coloration de la fibrine hors des vaisseaux. C'est que d'une part la fibrine peut se coaguler sans englober d'hématies, et que d'autre part elle peut en englober, puis alors à la longue, au bout de plusieurs mois, les hématies sont résorbées et ont disparu du caillot molécule à molécule, avant que la fibrine ait disparu elle-même.

Que le caillot se soit formé rapidement ou lentement, au bout d'un certain temps, lorsqu'il a englobé des hématies, il passe de l'état rouge rutilant à l'état dit *gelée de groseille*, c'est-à-dire à cet état de consistance et de coloration particulière plus ou moins foncée qu'on a comparé à la gelée de groseille. Cette coloration est due à ce que les hématies ont perdu leur oxygène, se sont saturées d'acide carbonique, et qu'en même temps elles se sont ramollies. On trouve en effet dans ces coagulations gelée de groseille, que la plupart des hématies sont très-molles, comme lorsqu'on prend du sang et qu'on le met dans un bocal plein d'acide carbonique, et de plus, si l'on a eu soin d'examiner la préparation sans ajouter de l'eau, on peut voir que beaucoup de ces hématies ont pris une figure sphérique et perdu leur forme de disques.

A la suite de ce ramollissement et de ces modifications de couleur qui en sont la conséquence, le caillot tend à prendre une coloration se rapprochant de la couleur rouille, et ensuite d'une coloration jaunâtre analogue à celle de l'ocre. Ces particularités coïncident avec un commencement de séparation de l'hématosine des globules. Lorsque s'est manifestée cette coloration de rouille et cette teinte ocreuse, on peut voir que déjà un certain nombre des hématies se décomposent, que certaines d'entre elles deviennent moins colorées qu'elles ne l'étaient à la période gelée de groseille; alors on trouve des granules d'hématosine arrondis ou ovoïdes, qui sont épars entre les fibrilles du caillot, et il en est qui commencent même à imbiber les tissus voisins. Imbiber n'est pas tout à fait l'expression propre, puisque l'hématosine n'est pas à l'état liquide, elle est à l'état de granulations interposées entre les fibres ou les cellules qui limitent le foyer sanguin ou qui sont dans l'épaisseur même des éléments anatomiques. Cette hématosine se sépare molécule à molécule des hématies, et tend à pénétrer aussi molécule à molécule, dans l'épaisseur des fibres musculaires, des cellules épithéliales du poumon, des épithéliums hépatiques, des parois des capillaires, etc., selon qu'il s'agit de tel ou tel tissu. Je reviendrai sur cette particularité qui est importante.

En même temps que surviennent les phénomènes de décoloration des hématies on observe leur résorption complète dont j'ai parlé quand j'ai traité de cette espèce d'éléments anatomiques, et dont je ne fais que rappeler les rapports avec les modifications de la fibrine. Je vous renvoie en ce moment à ce que j'ai dit des altérations des hématies à la suite des épanchements. Ces particularités sont communes à tous les ordres d'états apoplectiques et d'hémorrhagies, de sortie du sang hors des vaisseaux; seulement ces modifications s'accomplissent plus ou moins vite selon les tissus où siége l'épanchement.

Dans quelques tissus en particulier, on voit, à la suite de cette résorption des hématies, de leur décoloration, de cette séparation de leur matière colorante par rapport à leur matière azotée, on voit, dis-je, la fibrine se ramollir et se résorber peu à peu.

Ainsi, par exemple, lorsque dans un ovisac, ou vésicule de de Graaff, il y a une hémorrhagie, ce qui est un fait accidentel, mais ce qui enfin n'est pas très-rare, lorsque dans ce cas, dis-je, il y a production d'un caillot, ce caillot disparaît assez promptement; dans le tissu de l'ovaire, les hématies et la fibrine se résorbent rapidement, de sorte qu'il est rare d'y trouver de la fibrine décolorée. Cependant on en rencontre quelquefois.

Au contraire, dans le cerveau, dans les cas d'apoplexie proprement dite, on voit très-souvent les hématies complétement résorbées et de la fibrine qui reste encore avec un état fibrillaire. Voici, par exemple, de la fibrine qui a été dessinée dans un caillot provenant d'une hémorrhagie cérébrale datant de dix-huit mois. Eh bien, lors de la mort du malade il n'y avait plus de matière colorante du tout, excepté dans la substance cérébrale voisine du foyer; mais dans le foyer lui-même il n'y avait qu'une bouillie un peu dense et une espèce de kyste autour d'un caillot décoloré formé par de la fibrine, ayant encore l'état fibrillaire.

Modifications de la couleur des caillots dans les tissus.

Que la résorption des globules et de la fibrine marche d'une manière égale, comme je viens de le dire à propos de l'ovaire, qu'au contraire, les globules du sang disparaissent assez longtemps avant la fibrine, comme dans le cerveau et dans d'autres tissus, toujours on trouve dans le voisinage des foyers sanguins, que la matière colorante qui s'est séparée des globules en voie de résorption, reste bien plus tard que ces derniers, et même quelquefois plus tard que la fibrine. Cette matière colorante demeure habituellement entre les fibres ou dans l'épaisseur même des éléments anatomiques fibres ou cellules ; elle reste à l'état de granules arrondis, et quelquefois pendant la durée de ces phéno-mènes elle passe à l'état d'hématoïdine, c'est-à-dire qu'elle perd son fer pour prendre un équivalent d'eau en même temps qu'elle passe à l'état cristallin. Cette matière colorante prend toujours une teinte plus foncée que celle qu'elle avait à l'état normal, et elle peut, mé-langée aux éléments anatomiques, donner aux tissus vus à la lumière réfléchie, une coloration absolument noire. C'est ce que vous verrez assez souvent dans les ovaires. En les fendant vous trouverez des taches noires. Ce sont là des cas dans lesquels, au moment de la production du corps jaune, il y a eu un épanchement de sang et la matière colorante est restée entre les éléments anatomiques du tissu sans être résorbée. Elle se résorbe bien à la longue, mais il faut pour cela plusieurs années.

Dans les apoplexies pulmonaire et hépatique on constate aussi ces particularités ; cette matière dont la couleur varie du rouge à la teinte ocreuse, au brun rougeâtre ou au noir le plus intense, selon qu'elle est plus ou moins abondante, forme des amas plus ou moins cohérents. On reconnaît que cette coloration est due à des grains d'hématosine, avec ou sans cristaux d'hématoïdine, et lorsqu'on porte le tissu sous le micros-cope, on lui trouve cette couleur d'un rouge pourpre foncé, caracté-ristique de la matière colorante du sang.

On a souvent donné le nom de pigment à cette matière, mais il faut bien savoir que *pigmentum* en latin désigne toute matière colorante quel-conque, et que petit à petit on s'est habitué à n'appeler pigment que la matière colorante qui existe dans l'œil et dans la peau. Mais toutes les fois que vous trouverez le mot *pigment* dans un auteur, il ne faut pas croire que cela veut toujours dire qu'il s'agit d'une matière colo-rante analogue à celle qui est dans l'iris et la choroïde, car souvent les auteurs ont pris le mot pigment avec sa signification latine, c'est-à-dire l'emploient pour désigner une matière colorée ou colorante quelconque. Lorsqu'on se sert du mot pigment en lui donnant ce sens générique, il faut avoir soin de signaler que c'est de la matière colorante venant du sang. Autrement, si l'on dit pigment indifféremment, le terme est vague et peut induire en erreur.

J'indique ces faits parce vous verrez notée la présence du pigment dans certains caillots, dans les parois vasculaires, dans divers éléments anatomiques.

Eh bien, cela ne veut pas dire du tout que ce soit du pigment oculaire qui s'est trouvé là ; c'est de la matière colorante qui peut être celle de la bile, celle du sang ou quelque corps gras, soit jaune, soit de teinte orangée, brunâtre, etc., à l'état de gouttelettes.

Le corps cristallin, dérivant de la matière colorante du sang et dont j'ai parlé plus haut, a reçu le nom d'*hématoïdine*. On sait que la matière colorante rouge des globules du sang a été appelée *hématosine* en 1827 par M. Chevreul, et que beaucoup d'auteurs l'ont nommée depuis *hématine*, mais c'est à tort (1), car dès 1811 M. Chevreul avait donné le nom d'*hématine* à la matière colorante jaune rouge du bois de campêche (*Hematoxylon Campechianum*, L.).

L'hématosine, quoi qu'on en ait dit, n'est pas cristallisable ; mais presque toutes les fois que du sang est épanché dans l'épaisseur des tissus d'un animal vivant, on voit, de quatre à vingt jours après l'hémorrhagie, se former des cristaux microscopiques très-nets et quelquefois conformés en aiguilles ; toutefois, la plupart sont des prismes obliques à base rhombe et d'un beau rouge. Ce sont ces cristaux qui, figurés et décrits successivement par Everard Home en 1830, par Rokitansky en 1842, par Scherer en 1843, par Lebert en 1845, par Zwicky en 1846, ont été désignés en 1847 par Virchow, sous le nom d'*hématoïdine*. L'analyse chimique va nous montrer bientôt que l'*hématoïdine corps cristallisable* est de l'*hématosine non cristallisable* qui a perdu tout son fer, mais a pris 1 équivalent d'eau.

Les prismes obliques à base rhombe, comme les aiguilles d'hématoïdine, sont assez durs, cassants, réfractent fortement la lumière sous le microscope ; ils ont une couleur d'un rouge orangé vif, ou rouge ponceau, vers le centre et d'un rouge carmin foncé sur les bords et aux extrémités. A la lumière réfléchie, séparés de toute impureté, ils sont d'un beau rouge de biiodure de mercure ou d'alizarine. Ces cristaux sont doués d'un pouvoir colorant très-intense ; ils sont un peu plus lourds que l'eau. La valeur des angles du prisme est de 118 et 62 degrés.

Chauffée au contact de l'air, elle donne d'abord une odeur de gou-

(1) Voy. Ch. Robin, *Sur la composition de l'hématoïdine* (extrait des *Comptes rendus des séances de l'Académie des sciences*, t. XLI, séance du 1er octobre 1855).

dron, puis de matière azotée ou de corne brûlée; elle s'enflamme alors, brûle comme une bougie, et donne un charbon volumineux, boursouflé, qui finit par disparaître complétement : toutefois, ce composé est difficile à brûler dans l'appareil à combustion. Hors du contact de l'air, la chaleur en dégage des gaz fétides, une substance d'aspect de goudron, et il reste un charbon volumineux boursouflé.

L'eau, l'alcool, l'éther, la glycérine, les essences et l'acide acétique ne dissolvent pas trace de ce composé; l'ammoniaque le dissout rapidement en lui donnant une teinte rouge amarante si la dissolution est concentrée, et, dans tous les cas, celle-ci passe bientôt au jaune safrané, puis brunâtre. La potasse et la soude gonflent les cristaux d'hématoïdine, les fendillent et les dissolvent peu à peu, mais en assez faible proportion à côté de l'ammoniaque; la solution est rougeâtre. L'acide azotique dissout assez vite ce corps; la solution est d'un rouge assez foncé, et il se dégage des bulles de gaz si elle est concentrée. L'acide chlorhydrique le dissout, mais peu ; la solution est d'un jaune d'or ou jaune rougeâtre; les cristaux restants ont une teinte ocreuse à la lumière réfléchie, jaune rougeâtre sous le microscope.

Ayant reçu d'un de mes élèves, M. Mercier, une quantité assez considérable d'hématosine, formant un masse assez compacte dans un kyste du foie, je me suis assuré par le microscope que les lavages par l'eau, l'alcool et l'éther n'avaient laissé que des cristaux sans mélange d'impuretés, et que c'est bien sur un produit entièrement cristallisé qu'allait porter l'analyse ; j'ai obtenu alors avec le concours de M. Riche les résultats suivants :

Hématoïdine.	I.	II.	III.	Hématosine ; moyenne des 5 analyses de Mulder.	
Carbone...	65,0460	65,8510	»	65,84 soit	C^{44}
Hydrogène.	6,3700	6,4650	»	5,37	H^{22}
Azote.....	»	»	10,5050	10,40	Az^3
Oxygène...	18,0888	17,1788	»	11,75	O^6
Cendres...	00,0002	00,0002	»	Fer... 6,64	Fe

Deux combustions faites spécialement dans le but de déterminer la quantité de *fer* qu'aurait pu contenir l'hématoïdine, ont été opérées, l'une sur 34 centigrammes, l'autre sur 55 centigrammes de ce composé ; elles ont fourni, la première 7 dix-milligrammes, la seconde 13 dix-milligrammes d'un résidu gris blanchâtre, d'aspect de cendre, mais ne ressemblant point à de l'oxyde de fer. Ce résidu ne contenait pas de chaux, mais des traces de sels alcalins et une notable quantité de fer, décelée par le prussiate de potasse. Il est facile de voir que ce sont là des restes d'impuretés fixées aux cristaux et que les lavages n'ont pu enlever, ainsi qu'il arrive souvent pour les composés d'origine organique.

Ce résidu eût-il été composé uniquement d'oxyde de fer, serait manifestement trop minime pour qu'on pût songer à considérer ce métal autrement que comme impuretés par rapport à l'hématoïdine, et à le faire entrer dans la composition de sa formule. Nous n'avons pu trouver ni soufre ni phosphore.

En comparant les nombres fournis par ces analyses, on reste frappé de leur concordance avec ceux obtenus en 1839 par Mulder, qui opérait sur de l'hématosine évidemment pure. Si de l'*hématosine non cristallisable* on enlève le fer par digestion dans l'acide sulfurique concentré, ou par le chlore, ainsi que l'a fait Mulder, il reste un corps composé de 70,49 de carbone, 5,76 d'hydrogène, 11,16 d'azote, 12,59 d'oxygène, c'est-à-dire un corps ayant la composition donnée plus haut pour l'hématosine, moins le fer. La formule que donnent ces nombres pour ce produit est

$$C^{14}H^8AzO^2,$$

ou, comme l'écrit Mulder, par comparaison à celle de l'hématosine,

$$(C^{44}H^{22}Az^3O^6);$$

or, comme celle qui résulte de ces analyses de l'*hématoïdine* est

$$C^{14}H^9AzO^3, \quad soit \quad C^{14}H^8AzO^2 + HO,$$

on reconnaîtra facilement que l'hématoïdine n'est point la matière colorante du sang ou hématosine, mais un composé chimique qui provient de sa décomposition, dans laquelle 1 équivalent d'eau (HO) a remplacé 1 équivalent de fer (Fe).

Je ne terminerai pas ces comparaisons sans faire remarquer que l'*hématoïdine* est un composé défini très-distinct des corps colorés en rouge, plus ou moins intense et de solubilités diverses appartenant à plusieurs systèmes cristallins qu'on obtient en ajoutant peu à peu de l'éther ou de l'alcool absolu au sang défibriné chargé de ses globules. Ces cristaux ont été appelés *cristaux du sang*, *sang cristallisé* (Funke, Budge, Remak, 1851 ; Kunde, Parkers, Meckel, 1852), *cristaux d'hæmine* (Teichmann, 1852), *hæmatocrystalline* (Lehmann, 1852). Bien que très-étudiés par plusieurs auteurs, il reste encore à savoir si ces cristaux, qui ne sont pas tous de même solubilité, appartiennent à un seul ou à plusieurs composés distincts. En outre, leur analyse a donné à Lehmann (1853) :

	I.	II.	III.
Carbone..........	55,410	55,240	55,180
Hydrogène........	7,080	7,120	7,140
Azote	17,270	17,310	17,400
Oxygène..........	19,980	20,130	20,040
Soufre	00,253	00,206	00,248

Ces nombres conduisent à la formule :

$$6(C^{14}H^{10}Az^2O^4)S \text{ ou peut-être } 6(C^{14}H^8Az^2O^2 + 2HO)S.$$

Mais tant qu'on ne sera pas fixé sur la question de savoir si ces cristaux, différemment cristallisés et de solubilité différente, appartiennent bien à un même composé chimique ou à plusieurs, il serait prématuré de chercher à pousser plus loin leur comparaison avec l'*hématoïdine* ($C^{14}H^8AzO^2+HO$), aussi bien qu'avec l'*hématosine*, qui sont bien mieux connues et qui en diffèrent évidemment beaucoup.

L'hématoïdine, corps cristallisant dans certaines conditions formulées plus haut, est donc un composé chimique parfaitement déterminé, qui se forme par décomposition de l'hématosine. Les conditions dans lesquelles il cristallise paraissent ne se rencontrer que dans l'économie, car on ne les a pas encore pu obtenir directement de l'hématosine par les procédés de laboratoire.

Infiltrations ecchymotiques du sang.

Maintenant je vais indiquer quelques-unes des particularités que présentent les caillots de sang infiltré dans les différentes régions du corps où on peut les rencontrer.

En premier lieu, je signalerai les infiltrations ecchymotiques spontanées, dans les cas de purpura, de fièvre typhoïde, d'ictère grave, et les épanchements ecchymotiques qui peuvent être la suite de contusions quelconques. Dans tous ces cas, il y a infiltration d'une petite quantité de sang entre les éléments anatomiques d'un tissu. Ici, souvent le plasma sanguin est résorbé en totalité avant que la plasmine se soit dédoublée ; alors il ne se forme pas de caillot, comme cela arrive assez souvent à la suite de contusions, à la suite de taches bleues produites par un coup. Il ne reste alors que les hématies qui subissent les diverses modifications successives que j'ai indiquées en les décrivant, et qu'il est inutile de rappeler.

Je vous ai dit, en décrivant les hématies, quelles étaient les causes de ces colorations successives, bleuâtres, verdâtres et ensuite jaunes, plus ou moins rapprochées de l'ictère ; je n'ai pas à y revenir. Seulement, dans ce cas-là, vous voyez pourquoi souvent il n'y a pas production d'un caillot ; c'est que le plasma est résorbé avant le dédoublement de la plasmine.

Quelquefois, lorsqu'on examine ces infiltrations en particulier chez des individus morts d'ictère grave, on trouve cependant, dans certains cas, des caillots fibrineux coagulés avec un état fibrillaire, et alors elle est en petites traînées, dans les interstices des fibres du tissu lamineux, entre les cellules adipeuses, les fibres musculaires, etc., selon le tissu dont il s'agit ; elle est en traînées très-fines qui ne forment pas un caillot aggloméré, un magma ; c'est un caillot disséminé sous la forme de filaments dans les interstices des tissus.

Il est probable que, dans ce cas, la fibrine est rapidement résorbée. Mais enfin, on peut parfois en constater l'existence dans ces conditions.

Il y a une autre forme d'épanchements sanguins assez commune et assez importante ; ce sont ceux qui surviennent dans les néo-membranes vasculaires, comme celles qui se produisent dans les méninges crâniennes.

Je n'entrerai pas ici dans les discussions qui ont eu lieu sur ces fausses membranes qui enveloppent un point de l'encéphale. Quoi qu'il en soit, elles sont vasculaires, plus ou moins adhérentes à la dure-mère, et l'on y voit des épanchements sanguins qui peuvent quelquefois former un caillot plus ou moins volumineux.

On trouve des épanchements sanguins analogues dans certaines fausses membranes de la tunique vaginale.

Ce ne sont pas là des *fausses membranes ;* ce sont de véritables membranes qui sont vasculaires et organisées. Seulement, elles sont peu résistantes et les capillaires s'y rompent plus facilement qu'ailleurs, surtout pour les néo-membranes de l'encéphale, qui sont en voie incessante de mouvements, par suite des soulèvements du cerveau. Il en est de même, lorsqu'il s'agit de la tunique vaginale qui est soumise incessamment à des frottements.

Eh bien, dans ces membranes molles, vasculaires, il y a très-souvent production d'épanchements sanguins. Ces épanchements s'accomplissent petit à petit. Ils sont rarement très-abondants, excepté dans certains cas d'hématocèles vaginales. Dans ces épanchements sanguins, ayant lieu lentement, la fibrine se résorbe rapidement, et il ne reste que les globules du sang ou leur matière colorante, selon qu'on examine la membrane plus ou moins tôt après l'hémorrhagie.

De plus, dans ces conditions particulières, on voit habituellement la fibrine coagulée se résorber plus vite que les globules du sang, ou au moins plus vite que la matière colorante qui forme ces amas couleur de rouille qu'on observe dans ces membranes.

Je n'insiste pas plus longtemps sur ces faits, parce qu'il faudrait entrer dans la description même de ces membranes. Mais ces particularités sont importantes pour interpréter exactement l'état anatomique et l'ancienneté de ces épanchements sanguins.

Sang dans les foyers apoplectiques.

Je signalerai en troisième lieu les épanchements apoplectiques de l'encéphale qui peuvent avoir lieu, soit sous la forme de petites taches piquetées, soit sous la forme de véritables caillots.

Ici, ainsi que je l'ai dit, la fibrine constitue ordinairement des caillots circonscrits, en raison de la nature du tissu qui se prête peu à peu à l'infiltration fibrineuse. A la longue, comme je l'ai noté tout à l'heure, les globules se détruisent avant que la fibrine se soit résorbée, et l'on ne voit plus de globules du sang, alors qu'on trouve encore de la fibrine à l'état fibrillaire, qui peut être ou non parsemée de grains d'hématosine, la matière colorante persistant plus longtemps que la matière azotée des globules. Souvent cette hématosine est dans le tissu cérébral voisin qui limite le caillot. Quelquefois aussi, elle est accompagnée de cristaux d'hématoïdine.

Cela me rappelle qu'en parlant des épanchements dans le tissu lamineux, j'ai oublié de noter les hématomes du crâne qu'on a aussi appelés les céphalématomes, qui se produisent sur le fœtus au moment de la naissance. Ce sont des infiltrations sanguines qui sont la suite de certains accouchements difficiles; elles ne méritent d'être signalées que parce que le sang y prend rapidement l'état dit gelée de groseille et qu'il s'y produit très-vite un dédoublement de la matière colorante du sang en hématoïdine.

En quatrième lieu, je signalerai les épanchements apoplectiques du foie, de la rate et du poumon, dans lesquels on voit la fibrine se résorber très-vite et les globules du sang aussi. Dans tous ces épanchements du foie, du poumon et de la rate, on trouve beaucoup moins que dans l'encéphale de véritables caillots à l'état gelée de groseille, ou plus ou moins décolorés, ou couleur rouille et ocreuse, qui sont communs dans le cerveau. Cela tient à ce que la fibrine est rapidement résorbée en raison de conditions organiques particulières peu étudiées; et la matière colorante reste, soit en formant de petits amas, soit dans l'épaisseur des cellules du tissu pulmonaire, hépatique ou splénique; souvent aussi il y a en même temps formation de cristaux d'hématoïdine.

On rencontre aussi assez fréquemment des épanchements sanguins apoplectiformes dans le placenta.

Et là il est important de signaler qu'il y a des altérations du placenta qui sont dues à l'oblitération des villosités du chorion et qu'on a attribuées à une transformation fibrineuse. Eh bien, dans aucune circonstance, on n'a vu la fibrine du sang épanché s'organiser, là pas plus qu'ailleurs ; c'était une mauvaise interprétation d'un fait anatomique bien observé qui a fait croire à cette transformation des caillots placentaires en villosités du placenta. On sait que les indurations du placenta sont dues à des villosités qui se sont remplies de tissu fibreux et dans lesquelles les capillaires se sont atrophiés et ont été remplacés par le tissu fibreux. Or, jamais on ne peut voir la fibrine se transformer de cette manière. Du reste, l'aspect et la consistance sont bien différents de ce qu'on observe sur les caillots. En effet, les caillots du placenta n'ont pas le temps de dépasser l'état gelée de groseille. Il est très-rare de trouver des caillots du placenta ayant même la teinte couleur d'ocre, parce que le placenta ne reste pas assez longtemps dans l'économie pour que surviennent les modifications que présentent certains caillots de l'encéphale ou d'autres régions de l'économie.

J'ai parlé tout à l'heure assez longuement des épanchements de l'ovaire pour ne pas avoir besoin d'y revenir. Ils sont remarquables parce que leur résorption a lieu rapidement, comme je l'ai signalé aussi pour ceux qui siégent dans le poumon, le foie et la rate.

Sang des hématomes.

Il y a un autre ordre d'épanchements sanguins important à étudier, et presque toujours mal interprété. Ce sont ceux qui ont lieu le long des veines variqueuses chez les vieillards, soit le long des varices des membres, soit dans les varices des ligaments larges chez certaines femmes âgées, quelquefois dans les varices du cordon testiculaire, dans les veines qui avoisinent la thyréoïde et dans les veines du cou ; enfin, dans certains cas, on voit des épanchements de ce genre dans le foie ou même entre les muscles, chez les vieillards.

On peut trouver des épanchements analogues chez l'adulte, mais moins souvent que chez les sujets âgés.

Ces épanchements qui, lorsqu'on les examine, sont presque toujours déjà très-anciens, forment ce qu'on appelle des tumeurs hématiques, des hématomes, tumeurs réellement formées par un caillot. On a souvent décrit sous ce nom des tumeurs qui sont purement fibreuses ou d'une tout autre nature, mais qu'on appelait hématiques parce qu'on les supposait être la transformation de la fibrine en tissu organisé, ce qui, je le répète, n'a jamais lieu. La fibrine, partout où elle est épanchée, représente un corps étranger. A l'état normal, elle n'existe jamais dans l'économie ; ce qui existe, c'est la plasmine, et dès que celle-ci se trouve dédoublée, celui de ses produits de dédoublement qui est solide est un corps étranger pour l'organisme, toujours nuisible et qui ne tend jamais à donner directement naissance à des éléments anatomiques. C'est là un fait des plus importants.

Mais lorsque ces épanchements sanguins ont lieu lentement, comme on l'observe sur le trajet des veines variqueuses, on voit se produire des tumeurs plus ou moins grosses, qui vont quelquefois en augmentant de masse et qui, sur des sujets morts naturellement, offrent les dispositions suivantes. Il n'est pas rare de trouver à la périphérie de la tumeur des couches de fibrine coagulée, plus ou moins colorées, analogues aux couches de fibrine dont j'ai parlé déjà bien des fois, ayant englobé une quantité plus ou moins considérable d'hématies. Plus on se rapproche du centre de la tumeur, plus on trouve une matière friable, tantôt d'un brun chocolat, d'autres fois d'une coloration presque grisâtre, présentant des taches violacées ou foncées. Ces variations de couleur sont fréquentes et ce degré de friabilité, cet état pulpeux, tout particulier dans ces tumeurs, est très-remarquable.

A la périphérie, là où il y a des couches encore récentes, elles sont formées par de la fibrine à l'état fibrillaire, présentant encore son état strié.

Et puis, plus on approche de la partie qui a pris l'aspect pulpeux, la friabilité spéciale dont je parlais tout à l'heure, plus on voit cette fibrine prendre l'état grenu particulier dont j'ai déjà parlé à diverses reprises. Enfin, dans les parties qui se réduisent le plus facilement en pulpe, la fibrine est réduite à l'état de petits fragments assez durs, irréguliers, ayant depuis $0^{mm},01$ jusqu'à $0^{mm},03$ à $0^{mm},04$ de diamètre. C'est là une modification particulière de la fibrine que l'on rencontre rarement ailleurs, et qui ne se manifeste que lorsque la fibrine est épanchée lentement et chez des sujets âgés principalement. Ce sont de petits fragments polyédriques, à angles arrondis, d'une teinte brune, même sous le microscope, coloration brune qui est due sans doute à ce qu'ils sont imbibés de matière colorante (1).

Dans l'épaisseur de ces corps-là, qui présentent la réaction de la fibrine au contact des acides et de l'acide acétique en particulier, on trouve parfois des grains d'hématosine ou des granules de graisse mêlés à quelques fines granulations grisâtres de nature indéterminée.

J'insiste un peu sur la présence de ces corps et sur l'aspect de ces granules, parce qu'on ne les trouve que rarement ailleurs, et l'on peut toujours, à l'aide de ces faits, distinguer ces hématomes des autres tumeurs, de quelque nature que ce soit, que l'on décrit parfois sous le même

____

(1) Voy. Ch. Robin, *Sur la manière de déterminer si une matière d'origine organique doit être considérée comme matière organisée* (*Journal de la physiologie*. Paris, 1863, in-8, p. 5 à 22).

nom, mais qui ont une structure complétement différente et qui ne doivent pas être confondues avec celles-ci, parce que leur origine est différente.

Il n'est pas très-rare de voir des productions fibrineuses qui se rencontrent dans les veines être prises pour des vers ; c'est une erreur qui est commise même par des médecins, faute de connaître les conditions particulières de la coagulation dont je vous ai parlé.

Dans d'autres circonstances, et c'est un fait sur lequel je reviendrai en parlant de l'urine, il arrive que des productions fibrineuses de l'ordre de celles dont j'ai parlé dans la dernière séance en la terminant, formées à la surface des muqueuses, sont rendues par les voies urinaires et ont été considérées comme des vers rendus par les urines.

D'autres fois ce sont des caillots plus ou moins allongés qui, sortis d'une veine incisée au moment de l'ouverture d'un abcès, ont été considérés comme des vers produits dans le voisinage de l'abcès.

Je pourrais citer un grand nombre d'exemples analogues, car ces cas-là ne sont pas extrêmement rares.

Ces particularités doivent être connues du médecin, et il verra toujours à l'aide du microscope quelle est la constitution de ces produits, quelle qu'en soit la forme, dès qu'il aura bien présents à l'esprit les caractères spéciaux de la fibrine que je vous ai indiqués dans la dernière séance et dans l'avant-dernière séance en particulier.

Ces caractères les plus essentiels sont que la fibrine présente un aspect strié d'autant plus marqué qu'elle est plus récemment coagulée, qu'elle a pris forme plus récemment. Selon qu'elle est plus ou moins rétractée, les stries sont ou simplement onduleuses ou bien fréquemment repliées sur elles-mêmes à angles aigus nets, et selon que les stries sont parallèles ou superposées sur des plans différents, l'aspect strié donnera à la préparation un aspect simplement fibrillaire ou un aspect réticulé, quand un lambeau est recouvert par un autre, dans lequel les stries ont une direction différente.

Je vous ai dit dernièrement qu'il y a des productions morbides, fibreuses, qui peuvent au premier coup d'œil présenter un aspect analogue à celui-là, ce sont des tumeurs formées par du tissu lamineux. Bien que l'acide acétique rende homogène le tissu lamineux, comme la fibrine, on voit que lorsqu'il s'agit de tumeurs formées par des fibres de tissu lamineux offrant un arrangement réciproque déterminé, une texture spéciale, dans ce cas, dis-je, l'acide acétique met en évidence des vaisseaux capillaires, des noyaux embryoplastiques et quelquefois des fibres de tissu élastique qui manquent complétement dans le cas des productions fibrineuses. Or ici, dans cette fibrine, on ne trouve autre chose que des leucocytes qui ont les caractères que j'ai décrits, si ce n'est que lorsque les caillots sont anciens; il y a un certain nombre de leucocytes passés à l'état granuleux dans l'épaisseur du caillot, comme ils y passent dans un foyer purulent ou dans la plèvre remplie de pus, par un séjour prolongé sans mouvement au sein d'un tissu solide ou d'un liquide. Ce sont là les seuls éléments qu'on y rencontre, sauf le cas où il s'agit de coagulations de fibrine dans la cavité de l'utérus ou à la superficie de la muqueuse pharyngienne ou trachéale. Dans ces circonstances-là il y a, outre des leucocytes qui n'ont pas eu le temps de devenir granuleux, des épithéliums dont je vais bientôt signaler l'existence.

Toutes les altérations que j'ai étudiées précédemment étaient entièrement dominées par une modification survenue dans un des principes coagulables du sang, la plasmine, qui est susceptible de se dédoubler, et un des produits de ce dédoublement prend l'état solide. Selon que la fibrine, produit du dédoublement de la plasmine, a englobé ou non des hématies, vous avez des caillots incolores ou colorés. Lorsqu'ils sont incolores, leur résistance est considérable, ils sont élastiques, fibrillaires, ils ont une apparence d'organisation au point de vue mécanique qui trompe sans cesse, car j'ai lu souvent des écrits dans lesquels on parlait de caillots qui offraient l'état d'organisation qu'on puisse voir, d'après ce seul fait qu'ils étaient très-élastiques et qu'ils se déchiraient en prenant l'aspect fibrillaire; car voilà par quoi est caractérisé l'état d'organisation pour un certain nombre d'auteurs.

Eh bien, dans le cas où la fibrine se coagule seule, sans englober d'hématies, elle présente cette disposition fibrillaire au plus haut degré, et elle se résorbe alors très-lentement sans modification particulière de couleur; tandis que lorsqu'elle a englobé des hématies, elle peut offrir des variations de couleurs très-nombreuses, depuis la couleur rouille ou ocre jusqu'à la teinte bleuâtre, marbrée ou violacée.

Une autre particularité analogue que j'ai oublié de noter, c'est qu'on a quelquefois considéré certains caillots formés dans les veines, chez des individus cachectiques, comme étant en voie d'organisation, parce qu'ils présentaient des traînées rougeâtres et adhéraient aux parois de la veine; on prenait les stries rougeâtres pour des vaisseaux sanguins, pour un commencement de vascularisation.

Or, lorsqu'on veut constater s'il y a un commencement de vascularisation, il faut chercher à voir les parois des capillaires avec ou sans globules sanguins dans l'intérieur. Tant qu'on ne s'en rapporte qu'aux stries rouges de la surface ou de l'épaisseur du caillot, il n'y pas lieu de croire à un commencement de vascularisation. Et lorsqu'on vient à examiner ces caillots comme beaucoup d'observateurs ont été à même de le faire, on voit des traînées d'hématies entre les stries de la fibrine, voilà tout, mais point de capillaires. Je le répète, rien n'est aussi facile à déterminer que la présence d'un capillaire dans un tissu, précisément parce que les parois des capillaires ne sont pas attaquées par l'acide acétique, tandis que la plupart des éléments anatomiques qui peuvent les entourer, surtout dans des tissus en voie de développement sont, sinon dissous, au moins rendus homogènes, gélatiniformes ou transparents par ce réactif.

N'allez donc pas prendre au pied de la lettre les descriptions de caillots dans une veine, dans un anévrysme ou dans une artère liée, quand on considère ces derniers comme en voie d'organisation, parce qu'on y a vu des stries rouges ; le fait restera niable tant qu'on n'y aura pas observé et décrit des capillaires avant ou après l'addition d'acide acétique, etc.

Dédoublement de la plasmine et coagulation de la fibrine dans les cavités naturelles.

Je vous ai déjà dit que quelquefois on voyait des épanchements sanguins dans la tunique vaginale, dans les cas d'hématocèle.

Ici, généralement, les caillots sont faciles à distinguer, je ne m'arrêterai pas à la description de leurs caractères : ils sont tels qu'on les trouve à la face interne de certains anévrysmes, plus ou moins colorés et plus ou moins denses, selon leur ancienneté. Il n'y a là rien de bien particulier à signaler.

Dans le cas d'épanchements sanguins dans le péritoine formant les hématocèles rétro-utérines ou péri-utérines, il y a un certain nombre de particularités qu'il importe de noter.

D'abord, c'est que presque toujours le sang séjourne longtemps dans ces régions-là, et les parois qui l'enveloppent sont colorées en brun ou en noir même extrêmement intense sur une épaisseur de 2 à 3, et même 4 millimètres, en y comprenant le péritoine et les tissus sous-jacents. Cette coloration, quelque intense qu'elle soit, est toujours due à la matière colorante du sang qui a séjourné dans ces cavités.

Là on retrouve réellement des caillots ; le fait est rare pourtant, parce que ces derniers se résorbent assez rapidement, ou bien peut-être le sang s'est-il épanché si lentement qu'il n'y a jamais eu formation de caillots proprement dits dans ces culs-de-sac. Presque toujours les liquides sont colorés en brun teinte chocolat, particularité que je vous ai déjà signalée pour un certain nombre de kystes. Cette coloration brune est due à ce que les hématies se sont renflées, ont pris une forme sphérique et subi les modifications de coloration que je vous ai indiquées, en décrivant ces éléments. Je vous ai dit que lorsqu'ils ont séjourné dans un liquide organique, ou même dans leur propre sérum, ils finissent par prendre, au bout de quelques semaines, une coloration brune, une teinte très-foncée, et qu'ils réfléchissent la lumière non plus en rouge pur, mais en lui donnant une teinte plus ou moins brunâtre. C'est ce qu'on voit habituellement dans les cas d'épanchements dont je parle.

Il n'est pas rare de trouver des caillots, dans les cas d'hématocèle rétro-utérine, qui adhèrent aux trompes ou aux ligaments larges. Alors ces caillots peuvent être, soit des restes de grossesse extra-utérine, soit le résultat de la rupture d'une veine des ligaments larges. Lorsque le point de départ a été une grossesse extra-utérine, on le détermine facilement en constatant la présence des restes du chorion et de ses villosités, qui ont une structure toute particulière et qu'il est facile de distinguer de celle des caillots. Presque toujours, ces débris du chorion ou de ses villosités sont entourés de véritables caillots sanguins, c'est-à-dire par de la fibrine plus ou moins décolorée, selon que le caillot est produit depuis plus ou moins longtemps. Mais il ne faut pas croire que parce qu'il y a encore un caillot qui adhère ou à l'ovaire, à la trompe, ou au ligament large, ou à quelque autre point du péritoine, il y ait nécessairement grossesse extra-utérine. Pour en être sûr, il faut avoir trouvé un reste du chorion, et, comme il est très-résistant et se conserve des années dans l'économie, on peut toujours en constater l'existence assez facilement, en raison de sa structure.

Enfin, il y a un dernier cas de production de caillots dans l'économie qui est assez commun : c'est celui de leur formation dans les cavités muqueuses.

Je ne dirai rien de l'hématémèse ni du méléna, parce que j'en ai déjà parlé à propos des hématies. Je veux noter seulement les circonstances dans lesquelles on voit se produire des caillots, dans la cavité utérine à l'état normal, à la suite de dysménorrhée, etc. Arrêtons-nous d'abord à la dysménorrhée, parce que ces cas sont souvent mal interprétés, si j'en juge par les pièces de cet ordre qu'on m'apporte, en les considérant tantôt comme des restes de fausses couches, tantôt comme des polypes détachés de la muqueuse utérine.

Dans certaines dysménorrhées, on voit le sang épanché par les capillaires du réseau superficiel de la muqueuse utérine donner naissance à des caillots qui sont presque toujours décolorés vers leur centre et colorés en rouge du côté où ils adhèrent à la muqueuse ; coloration qui est plus ou moins foncée, selon que la coagulation a eu lieu plus ou moins vite et a permis ou non l'expulsion des globules rouges. Ces caillots sont rendus après des coliques utérines et reproduisent exactement un moule de la cavité de l'utérus. Ils sont toujours très-tenaces, élastiques, résistants, comme les caillots proprement dits dont j'ai parlé précédemment.

Ces caillots, examinés au microscope, offrent la structure de la fibrine et nullement celle des polypes qui peuvent se développer par hypertrophie de la trame ou des glandes de cette muqueuse.

Mais ce qu'il importe de savoir, c'est que dans les insterstices des masses fibrillaires de ces caillots, on trouve toujours un assez grand nombre de cellules épithéliales du corps ou du col de l'utérus et des noyaux libres d'épithélium, qu'il faut se garder de prendre pour des éléments anatomiques en voie de développement.

Ce sont des épithéliums qui, entraînés incessamment de la surface de la muqueuse par le sang qui s'écoule de cette surface, ont été englobés au même titre que les hématies et que l'on reconnaît en les comparant à ceux d'une muqueuse utérine quelconque normale, à leurs réactions chimiques et à leurs autres caractères propres. J'insiste sur ce fait, parce que j'ai vu des caillots de ce genre considérés comme des polypes organisés, en raison de ce qu'on y avait trouvé des éléments de cet ordre, sans avoir pensé à les comparer à ceux qui existent normalement à la face interne de l'utérus.

Lorsqu'on vient à traiter cette fibrine par les réactifs, ainsi que je l'ai indiqué dans une des dernières séances, elle passe de l'état strié à l'état homogène, sans se dissoudre, à proprement parler ; mais on n'y met jamais en évidence des capillaires, ni d'autres éléments, comme cela arrive lorsqu'on traite par l'acide acétique une tumeur fibreuse, un polype, etc. Il importe de noter ces différences, parce qu'on doit en tirer parti, lorsqu'on a à examiner des caillots qui viennent de l'utérus comparativement à certaines tumeurs qui peuvent en provenir (1).

Voilà les faits principaux qui se rattachent à l'étude de la fibrine du sang, suivie, dans ses modifications après épanchement hors des vaisseaux.

Issue de la plasmine hors des vaisseaux sans rupture de ceux-ci avec dédoublement et coagulation de la fibrine à la surface des membranes tégumentaires.

Il y a un autre ordre encore d'altérations que j'ai à signaler et qui se rattachent à des phénomènes de production de la fibrine : c'est le cas

----

(1) Voy. Ch. Robin, *Sur la disposition que présentent extérieurement et sous le microscope certains caillots de la muqueuse utérine* (*Comptes rendus et Mémoires de la Société de biologie*. Paris, 1857 ; in-8, p. 106).

de dédoublement de la plasmine, s'accomplissant, sans rupture des vaisseaux sanguins, à la surface de la peau, des muqueuses et des séreuses, dans les états généraux qu'on appelle diphthéritiques.

Ici, il n'y a pas de rupture des vaisseaux sanguins. On ne retrouve pas tous les matériaux du sang, comme dans les cas précédents ; il n'y a qu'exsudation de la plasmine, qui se dédouble et abandonne la fibrine coagulée à la superficie des séreuses, des muqueuses et de la peau. C'est une manifestation d'un état morbide général du sang que je n'ai pas à examiner en lui-même ; je n'en considère que les résultats.

Dans ces circonstances, au fur et à mesure que la plasmine se dédouble hors des capillaires, elle passe à l'état solide et prend l'état fibrillaire le plus net, aussi net que celui qu'on observe sur la couenne d'une saignée. Aussi il est toujours très-facile de reconnaître les fausses membranes diphthéritiques, des cas dans lesquels il s'agit d'une simple coagulation de mucus ou de la production de mucus concret à la surface des muqueuses, fait que je décrirai, dans une des prochaines leçons, en traitant des mucus.

Dans la diphthérie, il y a coagulation de la fibrine, qui forme des membranes à la superficie des muqueuses, des séreuses même ou de la peau ; présentant l'état fibrillaire et tous les caractères de la fibrine, tels que ceux que l'on trouve dans la couenne du sang d'une saignée, elle est, par suite, très-facile à reconnaître. Mais il faut savoir que, chez certains sujets, il peut se faire, lorsqu'on examine les fausses membranes, que, si elles ont séjourné cinq ou six jours sur les amygdales ou dans les fosses nasales, déjà la fibrine est passée de l'état fibrillaire à l'état finement grenu ; elle a subi ce passage de l'état strié fibrillaire à l'état homogène, dont j'ai parlé si souvent.

Ce fait, je le répète, est important à noter, parce qu'on n'a pas toujours sous les yeux des fausses membranes diphthéritiques recueillies peu après leur production ; il peut se faire qu'elles séjournent plusieurs jours sur les muqueuses, et alors elles commencent déjà à être modifiées, mais on les reconnaît à leurs réactions chimiques, à l'aide de l'acide acétique, etc. Ce qu'il importe de noter encore, c'est que, de même que lorsque la fibrine s'est coagulée à la face interne de l'utérus par hémorrhagie venant des capillaires, de même, dans ce cas d'exsudation fibrineuse, on voit, les épithéliums et les leucocytes qui se produisent incessamment à la surface des membranes muqueuses en particulier, être englobés par la fibrine ; de sorte que, dans cette fibrine qui compose les pseudo-membranes diphthéritiques, il y a toujours des élémens anatomiques qui s'y trouvent engagés. Ce sont ou des leucocytes plus ou moins granuleux, ou des épithéliums, tantôt à l'état nucléaire, tantôt à l'état de cellules ; le plus souvent ils sont à l'état nucléaire, parce qu'ils sont englobés au fur et à mesure qu'ils naissent, avant que la matière amorphe interposée aux noyaux se soit segmentée en cellules. C'est là un fait dont on se rend compte, lorsqu'on pratique une coupe verticale portant à la fois sur la pseudo-membrane encore adhérente à la muqueuse et sur la muqueuse elle-même. Vous vous rendrez compte en même temps des conditions de cette adhérence des membranes ainsi produites avec la muqueuse sous-jacente, parce qu'ici il n'y a pas eu seulement exsudation, mais une prise de forme, une solidification molécule à molécule de la substance qui exsude ; de sorte que les fausses membranes ne sont écartées des membranes vasculaires, muqueuses ou séreuses auxquelles elles adhèrent, que par la régénération de l'épithélium sous-jacent.

Notez qu'en même temps que surviennent ces phénomènes, les glandes des muqueuses cessent de sécréter ; c'est là une des causes de la sensation de sécheresse buccale si désagréable que le malade éprouve dans la diphthérie ; c'est aussi là une des causes qui font que ces membranes ne sont pas chassées par les liquides qui devraient être versés par les glandes sous-jacentes.

Voilà donc encore un autre ordre de faits dont l'étude se lie d'une manière directe à la connaissance de la constitution anatomique du sang.

Je signalerai que, dans certaines conditions, il y a des malades à la face interne des bronches desquels exsudent, sans qu'il y ait d'état diphthéritique, des productions fibrineuses ayant la même structure que les fausses membranes que je viens de décrire, et englobant aussi des épithéliums pulmonaires et des leucocytes. Ce sont ces sujets qui rendent quelquefois de petits filaments grisâtres ou de petits grains du volume d'une tête d'épingle, pendant des mois entiers, dans leur crachats. A voir ces masses, on pourrait croire à l'existence d'une diphthérie ; car leur structure est la même que dans les cas de fausses membranes. Mais cette fibrine se produit dans des conditions telles qu'elle ne reste pas adhérente aux bronches ; elle constitue de petits grumeaux en suspension au milieu des mucosités, qui continuent à être rendues en quantité plus ou moins considérable. Du reste, cet état n'est pas accompagné de fièvre, ni de phénomènes généraux, comme dans la diphthérie ou dans la pneumonie dite fibrineuse.

J'ai insisté longuement sur tous ces faits parce qu'on ne les trouve généralement pas réunis et que cependant leur exposé se rattache d'une manière directe à l'étude des modifications de la constitution du sang, et parce qu'à chaque instant, d'autre part, on voit des médecins embarrassés à cet égard, uniquement parce qu'ils n'ont pas été prévenus de l'existence de ces modifications que peut présenter le sang, selon qu'il s'est coagulé dans telle ou telle des conditions que j'ai énumérées avec le plus de soin possible.

HUITIÈME LEÇON

DU SANG (FIN).

État du sang dans les maladies générales.

Je vais terminer aujourd'hui l'étude de la constitution anatomique du sang.

Jusqu'à présent je ne suis pas sorti de ce sujet et de l'examen des résultats amenés par les modifications de cette humeur.

C'est un fait sur lequel je tiens à ce que vous soyez bien fixés, parce qu'il a une grande importance. Quand une fois vous serez en rapport direct avec les malades, vous verrez combien est grand le nombre des conditions dans lesquelles le médecin est appelé à examiner des produits morbides qui sont constitués par quelques-unes des modifications du sang, dont j'ai parlé jusqu'à présent, et combien est grand le nombre des phénomènes pathologiques qui sont dus au passage de l'état liquide à l'état solide d'un de ses principes immédiats.

Pour les modifications de la constitution du sang que j'ai maintenant à examiner, je serai bref, parce que j'évite d'empiéter sur les cours de pathologie et de physiologie.

J'ai à parler d'altérations du sang qui ne portent plus spécialement sur un changement survenu dans un seul des principes immédiats coagulables en particulier. Ce sont des modifications de la composition du sang qui portent sur l'ensemble des principes immédiats ou sur un grand nombre des principes immédiats qui composent le plasma. Ces altérations sont de plusieurs ordres. Je leur donnerai les dénominations acceptées en pathologie.

Altérations du plasma dans les maladies infectieuses et putrides.

Il y a d'abord des modifications du plasma qui entraînent une série de symptômes à l'ensemble desquels, soit d'après leur nature, soit d'après leur origine, on donne le nom de maladies infectieuses. C'est ce qu'on a appelé en particulier l'*infection putride*, etc., qui survient lorsqu'il y a un abcès où séjourne du pus qui se putréfie. Dans ce cas, l'ensemble des symptômes est dû à l'arrivée dans le sang de certains des produits de la putréfaction du pus, tels que du sulfhydrate d'ammoniaque, de l'hydrogène sulfuré et d'autres principes analogues qui n'ont pas tous été bien déterminés.

Il en est de même dans certains cas où l'on voit des accumulations de matières se putréfier dans l'intestin.

Ces faits ont réellement de l'analogie avec ce qu'on appelle *empoisonnements, intoxications*. En effet, cette pénétration dans le sang de principes immédiats accidentels, tels que le sulfhydrate d'ammoniaque, l'hydrogène sulfuré et peut-être d'autres corps, est analogue à celle de la strychnine, du sublimé ou de quelques autres poisons qu'on a ingérés dans l'intestin ; seulement là l'origine des principes accidentels est différente.

Ce sont des altérations de cet ordre qui peuvent se manifester lorsqu'il y a respiration de gaz méphitiques. Ici les gaz, au lieu de venir d'un foyer purulent, sont empruntés à l'atmosphère.

Tous ces cas se rapprochent des empoisonnements.

Dans le fait de la respiration des gaz méphitiques, comme le gaz de l'éclairage ou d'autres gaz de cet ordre, les phénomènes d'intoxication sont bien plus prompts, bien plus énergiques que dans celui de la pénétration des gaz en dissolution provenant d'un abcès. Et les causes de la différence de gravité dans ces deux cas d'intoxication ont été nettement déterminées par M. Bernard (1), qui a montré que toutes les fois qu'on introduisait dans l'économie par le tube digestif des gaz méphitiques (autres que l'oxyde de carbone, etc., qui se fixent aux globules du sang), ces gaz, en arrivant dans le poumon, s'échappent ; ils ne sont pas fixés énergiquement au sang, ils n'y sont qu'en dissolution, et dans le poumon ils sont remplacés par de l'oxygène. Si, au contraire, on introduit ces mêmes gaz par le poumon, comme ils passent du poumon dans le cœur et du cœur dans tous les organes, ils entraînent des troubles tellement rapides de la nutrition ou de l'innervation que souvent ils tuent presque instantanément.

C'est ainsi qu'on peut introduire par injection lente dans les veines des hydrogènes sulfuré et carboné, sans qu'ils tuent, parce qu'ils s'échappent par le poumon, tandis qu'une quantité bien moindre de ces gaz introduite dans la trachée, détermine la mort.

(1) Voy. Cl. Bernard, *Comptes et mémoires de la Société de biologie*. Paris, 1856, in-8, p. 43.

Voilà des particularités qui, je le répète, se rattachent à l'étude de la constitution du sang et de ses modifications accidentelles.

Il est très-important d'être fixé sur elles pour interpréter exactement un grand nombre de phénomènes morbides dont je ne veux donner ici en quelque sorte que l'énumération. Mais je ne peux pas entrer dans le détail de ces questions, parce qu'il ne me reste que le temps nécessaire pour achever cette année l'étude des humeurs, et parce qu'autrement je serais obligé d'empiéter sur les cours de physiologie et de pathologie.

Infections miasmatiques du sang.

Il importe de rapprocher de cet ordre de modifications accidentelles du sang un deuxième ordre d'altérations qui se rapportent à ce qu'on a appelé l'infection miasmatique, qui est dû à la pénétration de substances organiques en dissolution dans la vapeur d'eau atmosphérique, substances qui arrivent jusque dans les voies respiratoires et pénètrent dans le sang.

Ces altérations sont bien plus graves et beaucoup moins curables que les précédentes ; leur influence est moins rapide, moins énergique, mais elle est bien plus difficile à combattre, lorsqu'une fois elle s'est produite. Il s'agit ici de la pénétration de substances coagulables d'origine animale ou végétale, en voie de putréfaction, de principes résultant de leur décomposition isomérique qui sont entraînés par la vapeur d'eau en suspension dans l'atmosphère.

On sait, en particulier, que dans l'air altéré par des miasmes, soit par suite de l'agglomération trop considérable d'animaux dans un lieu déterminé, soit dans les marais, si l'on recueille de la vapeur d'eau qu'il contient à l'aide d'un mélange réfrigérant, on y trouve une petite quantité des substances coagulables en voie d'altération qui rendent l'air miasmatique.

Eh bien, ces substances recueillies dans l'eau qu'a condensée le mélange réfrigérant sont des matières coagulables albuminoïdes qui, au moment où on les recueille, présentent déjà un degré d'altération plus ou moins avancé, etc. Elles répandent une odeur fétide particulière, et elles continuent à se putréfier avec une rapidité remarquable, bien plus vite que ne le font des substances organiques prises dans le sang normal.

Ces faits, qui n'ont certainement pas été étudiés avec autant de soin qu'ils le méritent, mais qui l'ont été cependant suffisamment pour que je puisse les résumer ici, ont une très-grande importance, parce que lorsqu'on vient à prendre cette eau, ainsi chargée de ces substances en voie d'altération, et si on la met en contact de fibres musculaires saines ou du sang normal, on voit ces fibres musculaires ou ce sang entrer en putréfaction très-rapidement.

Les substances qui causent ce qu'on appelle l'infection miasmatique sont donc des substances albuminoïdes altérées, soit d'origine végétale, comme on le voit dans les marais, soit d'origine animale, comme dans le cas de l'agglomération trop considérable d'individus dans un vaisseau, une caserne et dans beaucoup d'autres endroits.

Lorsque ces substances pénètrent dans l'économie en certaine quantité, elles entraînent graduellement des modifications des substances coagulables du sang auquel elles se mélangent ; ce sont des modifications isomériques déterminant une tendance à la putréfaction. Elles entraînent par suite une impropriété à l'assimilation, ou, si elles s'assimilent, elles causent dans l'épaisseur des fibres musculaires, des éléments élastiques, nerveux, etc., des modifications analogues à celles qu'elles ont fait subir au sang lui-même ; d'où le caractère général que présentent aussitôt les maladies dues à cette cause, parce que le sang ayant été modifié primitivement, tous les éléments auxquels vont se fixer ses principes coagulables sont modifiés parallèlement.

Vous voyez que pour interpréter cet ordre de phénomènes il est de toute importance d'être familiarisé avec l'étude des principes immédiats constitutifs du sang et des tissus ; non-seulement avec l'étude de ses principes immédiats considérés individuellement, mais avec celle des modifications isomériques que chacun d'eux est susceptible de présenter. Ce sont là des particularités qu'on étudie en chimie et que l'on a tort de considérer comme des études accessoires pour la médecine, car les altérations de cet ordre sont très-communes et toujours mal interprétées.

Vous voyez que ces phénomènes sont, à quelques égards, comparables à ce qu'on appelle l'inoculation, mais s'opèrent ici à l'aide d'une substance dissoute dans la vapeur d'eau ; et même il en pénètre plus qu'à l'aide de la lancette, lorsqu'on inocule la vaccine ou que lorsque la syphilis est inoculée par le coït.

Mais ce sont des modifications graduelles et successives du même ordre qui suscitent ensuite l'altération.

C'est du reste, au fond, un fait comparable à celui qui a lieu dans la fécondation, lorsqu'il a pénétré dans l'œuf quelques spermatozoïdes ; car, à eux tous, ils ne représentent pas une masse plus considérable que la masse de substance introduite par la vapeur d'eau lorsqu'on prend une fièvre intermittente ou une dysenterie, pour avoir vécu trop longtemps dans une atmosphère marécageuse, ou lorsqu'on prend la

diarrhée pour avoir disséqué pendant trop longtemps dans un amphi-
théâtre mal aéré. Ce sont toujours là des modes d'action de même
nature. Seulement les uns sont normaux, les autres sont accidentels.
(Ch. Robin, *Sur la virulence*, etc., *Mémoires de la Société de biologie*,
1863, p. 95.)

Maintenant, dans le cas de l'inoculation charbonneuse ou d'autres
inoculations du même ordre, on observe des phénomènes qui doivent
être rapprochés de ceux-ci et des modifications survenues dans la composition du sang, par l'introduction de matières albuminoïdes altérées,
qui ont entraîné à leur tour des modifications analogues aux leurs dans
les principes coagulables du sang.

Tels sont les faits qui dominent l'étude de ces altérations qui, je le
répète, ont une grande importance.

Ici il y a là des modifications matérielles très-réelles, seulement elles
ne portent pas sur la quantité des substances; elles portent sur des états
moléculaires analogues à ceux qu'on observe lorsqu'on compare du
phosphore rouge à du phosphore ordinaire. Ces deux états du même
corps simple sont très-différents, bien qu'ils ne tiennent qu'à des changements dans leur état moléculaire. Eh bien, les substances complexes
dont il s'agit présentent un état analogue et la différence est aussi tranchée que pour les modifications de même ordre des corps simples
que j'ai cités, tels que le soufre et le phosphore.

Ces faits sont importants parce que, ainsi que vous le voyez, pourvu
qu'il y ait introduction de la substance, peu importe sa quantité. Il n'y a
rien de mystérieux dans ces actions, actuellement que l'on connaît les
modifications isomériques que sont susceptibles de présenter les corps
composés aussi bien que les corps simples.

Pourvu qu'il y ait une certaine quantité de la substance introduite,
les modifications surviennent nécessairement graduellement; et lentement, il est vrai, mais elles surviennent d'autant plus vite que la quantité de substance introduite est plus considérable; puis enfin, pourvu
qu'il y en ait d'introduite, les modifications se transmettent de proche
en proche. Il était nécessaire de rappeler ces particularités à propos du
sang qui, dans ce cas-là, est le premier modifié, et c'est parce qu'il est
ainsi altéré primitivement que les tissus, agents directs des actes de
l'économie, se trouvent modifiés ensuite, d'où, je le répète, les phénomènes généraux de ces maladies.

C'est ainsi que sont produites et transmises les *maladies générales*.
On donne ce nom à celles dans lesquelles toutes les parties de l'économie sont lésées, ou mieux dans lesquelles toutes les parties de
l'économie offrent des troubles de la nutrition, et, par suite, de tous les

autres actes qu'elles accomplissent. Ce sont les affections qu'on a nommées maladies du sang, etc., soit parce qu'on a supposé qu'il était primitivement lésé (ce qui est souvent réel en raison du rôle d'intermédiaire nécessaire qu'il joue entre les parties solides du corps et les milieux dans lesquels nous vivons), soit parce que seul il présente des changements appréciables, ou du moins appréciés jusqu'à présent. Ces maladies sont remarquables souvent par l'intensité, la rapidité ou l'étendue des troubles qui se manifestent. On les dit, d'autre part, remarquables par l'absence de lésions ou le peu d'intensité des lésions observées ; cela n'est vrai qu'à l'égard des organes considérés quant à leur forme, leur couleur et leur consistance seulement. Mais les lésions ne sont pas cherchées où elles existent réellement, c'est-à-dire dans les substances organiques. Ce sont en effet elles qui sont modifiées moléculairement. Ce qui le prouve, ce sont : 1° les affections dans lesquelles nous pouvons constater les altérations subies par certaines substances organiques ; 2° les différences survenant dans la coagulation des substances organiques, les différences de réaction que ces altérations ont déterminées ; 3° surtout les changements qui surviennent dans la formation et l'expulsion des principes immédiats de la deuxième classe, résultant de la désassimilation des éléments anatomiques dont la substance est modifiée.

Le peu d'utilité des résultats fournis à l'anatomie, à la physiologie et à la médecine, par la connaissance du poids des substances coagulables, de la nature et du poids des principes cristallisables (analyses ordinaires du sang), dans les affections générales, aurait dû faire prévoir qu'il y avait là des principes altérés dans leur nature moléculaire. C'est qu'en effet les *substances organiques* sont modifiées dans leur arrangement moléculaire, et nous savons combien, par leur instabilité, elles se prêtent à ces décompositions : modifiées par des causes peu étudiées, soit dans la quantité des matériaux qui ont servi ou servent à leur formation, soit dans leur qualité, elles acquièrent d'autres propriétés d'ordre organique que celles qu'elles doivent avoir normalement ; il y a donc perturbation dans les actes qu'elles accomplissent. De cette perturbation naît l'état pathologique, qui peut rester borné à une humeur, ou, selon sa nature, se transmettre aux tissus qui entourent la partie malade, et ainsi étendre son influence sur toute l'économie. Si, au lieu d'avoir frappé une substance organique solide et localisée, l'altération porte sur une des substances liquides qui circulent avec le sang, la maladie devient, par suite, générale, mais avec une plus ou moins grande rapidité encore, selon sa nature. Dans ce cas aussi pourront survenir des lésions locales (abcès, exostoses, etc.), et cette nouvelle action sera naturellement amenée par la précédente. En effet, dans le premier exemple cité, la nutrition de la partie malade ne se fait plus ou se fait mal ; il en est de même de la désassimilation : aussi les principes morbides qui, assimilés quand même, amènent à leur tour des modifications dans les substances solides, mises en contact avec le sang, n'y trouvent plus, au lieu des matériaux normaux de leur formation, que des principes morbides qui, assimilés quand même, amènent à leur tour des modifications dans les substances solides : d'où l'état pathologique local de tel ou tel tissu, subséquent aux modifications de la composition des humeurs.

Nous voyons, par ces considérations, combien seront nombreuses les maladies du domaine de la pathologie interne surtout, qui viendront se ranger dans le cadre des affections dépendant de modifications isomériques ou de la composition intime des substances organiques. Les fièvres typhoïde, variolique, scarlatineuse ; le choléra, la peste, le charbon, la syphilis, etc., peuvent être cités comme exemple ; telles sont encore les affections virulentes, etc. Parmi ces affections, il en est qui sont franchement contagieuses, d'autres pour lesquelles la transmissibilité par contagion n'est pas démontrée, d'autres enfin qui ne le sont pas, ou du moins c'est ainsi que l'expérience se prononce jusqu'à présent. Dans l'étude de ces affections, pour se rendre compte de leur nature, pour distinguer les phénomènes fondamentaux des épiphénomènes, les lésions caractéristiques et primitives de celles qui ne sont que secondaires, consécutives, ne survenant elles-mêmes que comme épiphénomènes, il faut pouvoir facilement remonter de ces lésions complexes, mais peu marquées, comparativement à ce qui a lieu dans les autres maladies, jusqu'aux modifications portant sur l'état moléculaire des substances organiques ; modifications qui dominent les autres altérations et existent souvent en l'absence de tout changement physique et de structure intime.

État du sang dans le choléra et les maladies par infection miasmatique.

Il est, comme vous le voyez, impossible de rien comprendre à la nature des affections générales, que l'on prétend être sans lésions, lorsqu'on ne connaît pas expérimentalement les caractères des substances organiques, leurs propriétés dominantes, leur instabilité, leurs modes d'altérations par des changements moléculaires isomériques, dont plusieurs composés chimiques définis offrent déjà l'ébauche, sans qu'il y ait toutefois similitude.

Appuyons maintenant ces données par un exemple emprunté spécialement aux modifications isomériques des substances coagulables du sang dans le choléra, ainsi que je l'ai fait il y a deux ans. (*Voyez* Ch. Robin,

2e leçon du Cours d'histologie, dans la *France médicale*, Paris, 1864, n° 2, et *Sur la substance organisée et ses altérations*, Paris, 1866, p. 48.)

Nous avons vu déjà que les principes de la 3e classe sont des composés non cristallisables, voisins des amides et en particulier des amides sulfurées, dont la taurine est un représentant.

Nous avons noté également que ces corps sont doués de la propriété de s'hydrater, et ne jouent un rôle anatomique et physiologique dans la substance organisée que lorsqu'ils ont ainsi fixé de l'eau. Cette eau d'hydratation peut être chassée sans que la substance se décompose, et souvent même sans qu'elle subisse des modifications isomériques entraînant le passage à l'état solide ou coagulation. C'est alors qu'en restituant cette eau les propriétés reparaissent, après avoir cessé d'exister pendant la durée des changements de condition apportés par l'expulsion de l'eau.

La coagulation diminue, sur quelques-unes, cette faculté d'hydratation, qui est remarquable par la quantité d'eau que ces substances peuvent ainsi fixer et retenir sans qu'elles se dissolvent. En effet, bien qu'elles puissent fixer un poids d'eau qui dépasse de beaucoup le leur propre, la plupart ne font que se gonfler et se délayer en quelque sorte, sans disparaître, comme dans le cas de la dissolution d'un sel, de l'urée, etc., etc.

C'est ce que l'on remarque sur presque toutes les variétés de mucosine, qui, même jetées dans l'eau, ne se dissolvent pas ; elles ne font que se gonfler et occuper une place de plus en plus grande, par suite de la fixation d'une quantité de plus en plus considérable du liquide ; mais elles restent toujours apercevables sous forme de flocons légers et translucides appelés nuages ou nubécules. Ceux-ci cessent d'être visibles après qu'on les a agités dans le liquide, mais ils n'ont pas disparu et ne se sont pas dissous pour cela ; par le repos, en effet, ils se reforment au fond du vase contenant le liquide. Les plasmas sanguins et lymphatiques eux-mêmes ne sont constitués essentiellement que par des substances organiques fluides incomplètement hydratées, incomplétement chargées de la quantité d'eau et des solutions salines ou autres qu'elles peuvent fixer ; et ce fait joue un grand rôle comme cause moléculaire des phénomènes d'absorption et d'arrivée des matières dissoutes ou fluides depuis l'intestin jusque dans la cavité des capillaires.

Le plasma est ainsi, en quelque sorte, en voie continue d'oscillation entre sa faculté de fixer de l'eau pure ou tenant diverses matières en dissolution, et celle d'en perdre par la nutrition des tissus et les secrétions, par suite de la facilité avec laquelle les substances coagulables abandonnent cette eau d'hydratation sans subir de décomposition chimique.

Vous voyez, par les faits précédents, comment la connaissance des principes constituant d'une manière immédiate la substance organisée, celle des substances organiques surtout, domine plusieurs parties de la pathologie, dont l'étude est à reprendre entièrement d'après ces données. Cette connaissance domine aussi directement la thérapeutique, partie de l'art médical dans laquelle la comparaison entre les principes immédiats accidentels, ou médicaments introduits volontairement dans l'organisme et les principes sur lesquels ils vont agir, doit toujours être faite.

Comme exemple, je vous citerai le choléra, qui est dû à ce que, par suite de modifications isomériques survenues dans les substances organiques ou coagulables du sang, celles-ci ont perdu leur propriété d'hydratation, leur pouvoir de fixer une grande quantité d'eau par rapport à leur poids ; propriété qui joue un si grand rôle dans les phénomènes d'absorption intestinale. Aussi voit-on d'abord se produire des troubles intestinaux consistant en une diminution de plus en plus marquée de la faculté d'absorption des matières digérées, et en un flux intestinal dû à l'issue exosmotique de l'eau chargée de principes de la première et de la deuxième classe, liquide qu'abandonnent les substances coagulables. Outre des principes cristallisables en dissolution, que l'analyse y retrouve, cette eau entraîne aussi une certaine quantité des substances organiques du plasma. Celles-ci sont azotées, mais non semblables à l'albumine, et ne se coagulent sous les mêmes influences que cette dernière. Elles sont analogues à la diastase (Baudrimont). Elles font passer à un état analogue ou leurs substances organiques du sang des animaux sains, quand on l'injecte dans leurs veines ou même dans leur trachée (Goujon, Legros, Robin).

Ces altérations ont pour conséquence des perturbations corrélatives dans les phénomènes d'échange nutritif entre les principes du sang et de tous les tissus, tant nerveux que musculaires, sécréteurs et autres. De là des troubles dans les propriétés de ces tissus, troubles généraux nécessairement, dès l'instant qu'ils proviennent d'une altération que le sang transmet partout où il se rend.

Les altérations moléculaires signalées plus haut sont les lésions primitives, qui ont pour conséquence les lésions secondaires et les troubles dont il va être question. Ces lésions primitives portent donc sur la composition et l'état moléculaire intime des principes coagulables du sang, sur la quantité du plasma sanguin, sur les proportions de ses divers principes immédiats constitutifs. Or, ce sont là autant de lésions qui, pour être moléculaires ; qui, pour n'être visibles ni à l'œil nu, ni au microscope ; qui, pour n'être saisissables qu'à l'aide de la balance et mieux encore de l'expérience sur des animaux qui sont le réactif de ces agents ainsi modifiés ; ce sont là, dis-je, des lésions qui n'en sont pas moins réelles. Ainsi donc ces maladies qu'on prétend être sans lésions parce que celles-ci ne sont pas observables de la même manière que les autres, offrent pourtant un ensemble de causes organiques parfaitement démontrables ; seulement ces perturbations siégent au delà du simple arrangement mécanique de fibres entrecroisées ou des rapports des organes entre eux, souvent encore regardés comme caractéristiques de l'état d'organisation.

Quoi qu'il en soit, ce flux exosmotique incessant d'eau abandonnée par les substances coagulables du sang, modifiées moléculairement et ayant perdu leur pouvoir de tirer de l'eau, ne s'oppose pas seulement à l'absorption des aliments et des médicaments. Ce flux fait que le plasma sanguin diminuant graduellement de quantité, le pouls devient de plus en plus filiforme et la soif de plus en plus intense.

La nutrition et les sécrétions telles que celles de la bile, de la salive, l'excrétion urinaire, diminuent aussi, et la production de chaleur qui en est la conséquence diminue proportionnellement.

Les globules sanguins, à leur tour, se trouvent en suspension dans une quantité de plasma de moins en moins grande. De là l'épaississement du sang et son passage à l'état poisseux dit de *gelée de groseille*. En même temps, bien que les globules sanguins ne présentent aucune déformation, ils s'agglutinent plus facilement ensemble qu'à l'état normal, sans se souder pourtant ; ils adhèrent aux parois des capillaires et entre eux remplissent ainsi ces derniers et circulent de la sorte de moins en moins facilement. Cet arrêt des globules dans les capillaires concourt à la production des troubles nutritifs et sécréteurs, comme à celle du refroidissement signalés plus haut. Il a de plus pour conséquence ces admirables injections par réplétion graduelle des capillaires par les globules rouges que l'on observe chez les cholériques dans tous les tissus. Les globules ainsi arrêtés cèdent leur oxygène, et se chargeant d'acide carbonique sans pouvoir retourner aux poumons pour l'abandonner et l'échanger contre d'autre oxygène, ils prennent la teinte violacée du sang non hématosé ; de là l'état cyanotique de la peau et d'autres tissus, et un certain degré de mollesse des globules rouges comparativement à l'élasticité dont ils sont doués dans le sang qui circule normalement. De là leur facilité à s'étirer et à prendre des formes les plus diverses selon les conditions de pression et de contact qu'ils rencontrent entre les deux lames de verre des préparations microscopiques. Mais ces globules ne sont pas spontanément déformés ni devenus granuleux, etc. ; les altérations qu'ils présentent, en un mot, ne sont pas des lésions primitives ; elles ne sont que secondaires et consécutives aux altérations du plasma et à la diminution de l'oxygénation des globules, qui se chargent de plus en plus d'acide carbonique.

La diminution de la quantité du plasma sanguin, l'arrêt graduel des globules s'agglutinant dans les capillaires, les troubles de la rénovation moléculaire continue qui en résultent sont dans les muscles, l'encéphale, les poumons, etc., la cause de divers troubles. Ils suscitent dans les muscles les contractions douloureuses appelées crampes, qui sont spontanées, indépendantes de l'action du système nerveux régulateur volontaire et déterminées par un état anormal des fibres mêmes qui se contractent, comme en déterminent le refroidissement, etc. Aussi ces crampes cessent-elles sous l'influence de l'extension forcée pratiquée pendant la durée même de ces contractions, ou quand on détermine des contractions plus régulières à l'aide de l'électricité (Legros). Ces crampes ont, d'autre part, pour conséquence, après la mort, d'amener une rigidité cadavérique des plus prononcées, et se montrant rapidement, comme chez les animaux tués après un exercice musculaire violent.

L'arrêt ou le ralentissement circulatoire dans les capillaires dont j'ai parlé plus haut, a peu à peu comme conséquence, dans le poumon et dans le cerveau, des phénomènes dits de congestion réactionnelle analogues à ceux que suscite la congestion ou inflammation proprement dite de ces organes. D'autres appareils, sinon la plupart, offrent un état analogue du sang dans les capillaires de leurs organes; mais les symptômes qui en sont la conséquence n'ont pas ici l'intensité et la gravité qu'entraîne l'importance fonctionnelle des deux premiers. Cette réplétion des capillaires pulmonaires et encéphaliques, par arrêt graduel des globules dans leur cavité, indique certainement la nécessité d'attirer le sang vers d'autres organes, par des moyens physiques, par exemple, bien plus que celle de diminuer encore la masse sanguine par la saignée. Cette réplétion disparaîtrait mieux encore si l'on pouvait rendre au sang le plasma disparu, ou mieux restituer à ses principes coagulables la propriété de fixer de l'eau; plasma dont la réparation faciliterait par suite la circulation régulière des globules et l'évacuation des capillaires, qu'ils engorgent littéralement.

Les capillaires semblent en outre plus emprunter aux tissus par résorption, désassimilation intime, qu'ils ne leur rendent, par suite de leur tendance à se remplir partout où se rencontrent les conditions physiques convenables; tendance qu'entraîne la diminution de masse du plasma; diminution due elle-même à l'évacuation exosmotique s'opérant à la surface de l'intestin aux lieu et place de l'absorption qui devrait s'y accomplir. L'épithélium se desquamant, l'absorption devient là, au contraire, de moins en moins possible, pour peu que les liquides ingérés soient chargés de substances en dissolution et ainsi rendus plus denses que l'eau.

C'est enfin lorsque vient à cesser l'emprunt aux tissus dont nous venons de parler (emprunt cause d'abaissement de la température), que les combinaisons entre ce qui reste encore des principes du plasma sanguin et la substance des éléments anatomiques recommencent avec une énergie de plus en plus purement chimique ; elles déterminent alors cette élévation de la température du corps et cette augmentation de la quantité d'acide carbonique exhalé qui dépassent les chiffres obtenus à l'état normal. Ces derniers actes marquent aussi la fin des échanges moléculaires réguliers ou nutritifs entre le sang et les tissus ; ils annoncent par conséquent l'approche de la cessation des phénomènes d'ordre organique ou vital, c'est-à-dire de la mort. Ces actions physiques d'élévation de la température, etc., sont à tort, pour certains vitalistes qui en ignorent la source, un signe d'une réaction vitale annonçant le retour vers l'état normal.

Voyons maintenant quels sont, du côté de l'intestin, les épiphénomènes et les lésions secondaires qui sont la conséquence des lésions primitives signalées au début de cette leçon. Le fait élémentaire et primitif est la perte de la faculté de fixer de l'eau éprouvée par les principes coagulables du sang sous l'influence de l'action de substances miasmatiques arrivées par les voies respiratoires jusque dans le sang. L'absorption intestinale diminue de plus en plus, les vaisseaux ne contenant plus de principes aptes à s'emparer de l'eau chargée de substances, les unes dissoutes, les autres liquéfiées. De là cette soif intense qui tourmente les cholériques. L'absorption intestinale, ainsi que je l'ai déjà noté, diminue graduellement, sans cesser toutefois entièrement pour l'eau ou les autres liquides peu chargés de substances en dissolution ; mais elle tend à cesser tout à fait pour les aliments et les médicaments représentés par des liquides d'une densité considérable par suite de la quantité de matières en dissolution dont ils sont chargés.

L'eau abandonnée par les substances coagulables qui ont perdu la propriété de la fixer, s'échappe des capillaires par le réseau superficiel des villosités de l'intestin grêle et par celui des muqueuses gastrique et côlique. Ce n'est pas le résultat d'une supersécrétion des follicules intestinaux, comme dans la dysenterie. Aussi le produit des déjections cholériques est-il fluide, séreux, et non muqueux et filant, comme le sont les selles dysentériques. Aussi remarque-t-on encore que les selles cholériques ne sont pas formées de matières fécales, à moins que ce ne soient les toutes premières. Elles n'offrent ni la composition, ni l'odeur des matières fécales, fait qui coïncide avec la cessation de la sécrétion biliaire ; et c'est un signe de retour à l'état normal ou de tendance à la guérison que la réapparition des selles biliaires et douées de l'odeur propre aux fèces.

Cette issue exosmotique de l'eau abandonnée par le plasma sanguin détermine la desquamation et la chute incessante de l'épithélium intestinal. Celui-ci se retrouve dans les déjections et laisse à nu la muqueuse même. Toutefois, on retrouve contre celle-ci, chez quelques sujets, par places du moins, une couche de noyaux d'épithélium en voie de génération avec un peu de matière amorphe interposée, non segmentée en cellules, ou segmentée en cellules n'ayant pas encore pris une forme régulièrement prismatique. Cette absence d'épithélium se joint encore aux autres causes qui entravent l'absorption intestinale.

Chez les sujets morts après quarante-huit heures au moins de maladie, il y a parfois des érosions des villosités sur une portion de leur longueur, ou même d'espace en espace il y a une destruction presque totale de celles-ci sur une largeur de quelques millimètres. Des érosions analogues se rencontrent plus souvent à la surface de la muqueuse lisse du gros intestin. Ces particularités rendent compte des hémorrhagies, généralement peu abondantes, qui ont lieu chez quelques cholériques et modifient plus ou moins la couleur des déjections.

Ce n'est aussi que comme épiphénomène relativement tardif que se montre l'hypertrophie de quelques glandes de Peyer isolées et de quelques follicules faisant, à la surface de la muqueuse, une saillie plus ou moins analogue à celle des papules ou des pustules cutanées. Mais là ce n'est pas, comme dans la dysenterie, les glandes qui sont primitivement malades, congestionnées, enflammées, gonflées, puis atteintes de destruction, jusqu'à ulcération profonde de la muqueuse, dont les parties non détruites donnent un mucus abondant et sanguinolent.

A l'autopsie, les matières molles qu'on trouve dans presque toute la longueur de l'intestin sont formées, en grande partie, par l'épithélium desquamé, empâté ou humecté par une substance peu abondante, finement grenue, demi-liquide.

Ces épithéliums sont à l'état de cellules isolées, et plus encore de lambeaux formés souvent par une ou plusieurs gaînes des villosités. Ces cellules conservent encore entière la couche hyaline de leur extrémité libre, couche qui parfois semble plus épaisse qu'à l'état normal.

Dans le gros intestin, les cellules épithéliales sont moins abondantes, et quelques-unes sont chargées d'un certain nombre de granulations graisseuses. Quelques globules sanguins les accompagnent, et la matière amorphe, grenue, demi-liquide, dans laquelle elles sont plongées, est bien plus abondante. On n'y trouve pas ou presque pas de leucocytes.

Comme tous les phénomènes qui se rapportent aux échanges normaux et accidentels entre le contenu des capillaires et les parties qui sont en dehors, l'issue exosmotique des liquides provenant du plasma est subordonnée aux dispositions anatomiques des capillaires, à leurs relations immédiates avec les autres éléments qu'ils touchent. Aussi ne voit-on cette issue exosmotique qu'à la surface des muqueuses pourvues d'épithélium prismatique, dans lesquelles les capillaires forment un réseau immédiatement sous-épithélial, tandis que partout où ils sont séparés des épithéliums par une certaine épaisseur de la trame du chorion dermique ou muqueux, ou par une paroi propre glandulaire, cette issue n'a pas lieu.

C'est là un fait de solidarité entre les dispositions anatomiques et les actes correspondants qui est des plus importants, car il est cause qu'avec un fond de propriétés communes les éléments anatomiques de même espèce agissent d'une manière sensiblement différente d'un tissu à l'autre, selon l'arrangement qu'ils y présentent, et suivant ceux des éléments anatomiques d'une autre espèce avec lesquels ils sont associés. Cette donnée, toute d'observation et d'expérience, doit toujours être présente à l'esprit du biologiste lorsqu'il s'agit d'interpréter un phénomène d'ordre organique quel qu'il soit; c'est ce que bien des médecins ne font malheureusement pas, faute de savoir dans quelles limites varient, par exemple, d'une région à l'autre des tissus de même espèce disposés en membranes continues avec elles-mêmes ou en organes similaires discontinus.

Des altérations du sang dites infections purulentes.

Maintenant j'aborde l'étude d'un troisième ordre de modifications de la constitution du sang. Ce sont les altérations qui se rapportent à ce qu'on appelle l'*infection purulente* ou pyohémique, nom qui est mauvais, quant à la désignation de la nature réelle de l'altération, mais enfin que je prends tel qu'il est.

Ici il ne s'agit plus d'une modification dans la composition du sang due à l'introduction d'une matière venue du dehors, comme lorsqu'il s'agit de l'absorption des sulfhydrates ou des sels. Dans le second cas, c'étaient des matières organiques introduites directement comme lors de l'inoculation de la morve ou du charbon, ou introduites par l'atmosphère, lorsqu'il s'agit des miasmes paludéens dysentériques ou autres.

Actuellement nous parlons, au contraire, d'une modification dans la composition du sang survenue sur place, si l'on peut dire ainsi, sans introduction d'une matière venant du dehors.

Il est certain que si, en même temps, il y a introduction de miasmes, l'altération marche plus vite, elle se manifeste sur un bien plus grand nombre d'individus. Mais cette introduction de substances venues du dehors n'est pas nécessaire dans les cas dits d'infection purulente ou pyohémique. Il s'agit, comme vous le voyez, des cas dans lesquels on voit, à la suite d'une amputation ou d'un accouchement, par exemple, survenir des symptômes généraux plus ou moins graves.

Dans ces différentes conditions il survient des altérations dans la composition même du sérum sans introduction de substances venues du dehors, et ces modifications portent surtout sur les substances coagulables.

Une fois ces modifications survenues, elles se manifestent par des différences dans la coagulabilité de chacune de ces substances, par la plus ou moins grande rapidité avec laquelle elles entrent en putréfaction, par le plus ou moins de rétractilité de la fibrine, et enfin par ce fait que lorsque la plasmine se dédouble, elle ne fournit pas toujours dans ces conditions les mêmes quantités de fibrine qu'à l'état normal.

La constitution du sang étant modifiée, il en résulte des troubles dans la rénovation moléculaire de la totalité des tissus. Il en résulte en particulier que les glandes ne sécrètent plus comme à l'état normal, parce que les matériaux qui leur sont fournis ne sont plus les mêmes.

Les excrétions urinaires et sudorales ne sont plus les mêmes, parce que la rénovation moléculaire des tissus solides ne fournit plus au sang les principes cristallisables d'origine organique comme l'urée, la créatine, la créatinine, etc., en proportion telle qu'à l'état normal.

En outre, il survient d'autres phénomènes très-remarquables. C'est qu'une fois ces altérations produites, la nutrition n'étant plus régulière, la régénération des éléments anatomiques ne l'est plus elle-même. C'est ainsi que la surface d'une plaie qui était rosée, dans laquelle on pouvait constater des éléments anatomiques en voie de génération rapide, tous ces phénomènes cessent ou diminuent. En d'autres termes, la cicatrisation s'arrête et la génération des leucocytes du pus cesse d'avoir lieu.

On a prétendu que le pus était résorbé et que c'était là la cause de la maladie.

Or, le pus n'est pas résorbé, et la cessation de sa production est l'effet mais non la cause du mal. On a pris l'effet pour la cause. Dans le cas dont il s'agit, les plaies deviennent sèches et grisâtres, parce que la régénération des éléments anatomiques cesse, aussi bien celle des leucocytes que celle des éléments qui doivent former la cicatrice.

On sait parfaitement aujourd'hui que les leucocytes sont par eux-mêmes dépourvus de toutes qualités nuisibles, et que dans l'infection purulente ils ne se trouvent nulle part en voie de résorption. Les expériences de M. Batailhé, dans ces derniers temps, ont parfaitement prouvé qu'il fallait des quantités énormes de pus pour produire des accidents, lorsqu'on l'injecte dans le sang, et qu'il en fallait des quantités bien plus considérables que la quantité de pus que peut produire dans un temps donné la surface de la plaie, dans une amputation de la cuisse, par exemple. Les expériences directes le prouvent, et de plus on sait que ce ne sont pas les leucocytes qui causent les accidents après l'injection de pus, car on produit les accidents bien mieux encore en n'injectant que le sérum du pus. Mais alors les accidents se rapprochent de ceux dits de l'infection putride dont j'ai parlé il n'y a qu'un instant, lorsque des sulfhydrates ou des sels qui n'existent pas dans le sang en quantité sensible, à l'état normal, s'y introduisent.

Ces modifications du sang entraînent un certain nombre de particularités autres que celles que je viens de signaler, autres que celles de la cessation de la cicatrisation, c'est-à-dire de la génération des éléments anatomiques.

Elles entraînent la multiplication des leucocytes dans le sang, une véritable leucocythémie commençante. Toutes les fois qu'il y a un état général tel que celui qui existe dans la dysenterie, l'infection putride, l'infection purulente, les leucocytes multiplient dans le sang, qu'il y ait ou non production d'abcès quelque part, dans les poumons, dans la rate ou dans les muscles. La production d'abcès n'est que la manifestation d'un état général qui peut survenir sous l'influence de causes très-diverses, mais n'indiquant nullement que les leucocytes ont été absorbés et ont été s'arrêter justement dans les organes dont les capillaires sont les plus larges.

Je me borne à ces indications pour ne pas empiéter plus avant dans les questions de pathologie.

Ce sur quoi j'ai voulu insister, c'est que ces altérations surviennent par modifications isomériques des principes constitutifs du sang, que ces modifications surviennent sur place, par suite d'un état général, suite des conditions particulières, hygiéniques et autres, dans lesquelles se trouvent les individus au moment de l'amputation, de l'accouchement ou de diverses circonstances de ce genre.

Dans tous les états particuliers que je viens d'indiquer ici il n'y a rien qui soit absolument comparable aux fermentations ; car beaucoup d'auteurs parlent encore de fermentations survenues dans le sang. Eh bien, il importe de savoir qu'artificiellement, par des injections de sucre et de levûre de bière, on peut produire des fermentations dans le sang, etc., qu'on peut y observer le dédoublement du sucre ou d'autres principes comme au dehors, lorsqu'on met dans le sang un ferment avec une substance fermentescible. Mais alors ce qu'il y a de particulier, c'est que les gaz qui se produisent, comme l'acide carbonique, etc., sont dissous au fur et à mesure qu'a lieu leur production, et expulsés au dehors par les poumons.

Il n'y a pas alors dans les vaisseaux des gaz à l'état de bulles, susceptibles de déterminer des accidents analogues à ceux que produit la pénétration de l'air dans les veines; mais la composition du sang est changée, et il survient rapidement des troubles de la nutrition ayant quelque analogie avec ceux dont je parlais tout à l'heure, etc., tels que la production d'abcès, d'hémorrhagies, de pétéchies, d'hémorrhagies intestinales, par suite des troubles dans la nutrition.

Mais jusqu'à présent, dans les différents ordres d'altérations de la composition du sang que je viens de passer en revue, on n'a rien constaté de semblable aux fermentations. Cependant il importe de savoir que ces fermentations ne sont pas impossibles, puisqu'on les a vues expérimentalement (Cl. Bernard).

Il ne faut pas confondre chimiquement ni physiologiquement les faits de modifications isomériques, comme celles qu'on observe, par exemple, sur le phosphore et sur le soufre, ainsi que sur l'amidon et sur beaucoup d'autres corps, comme la fibrine et l'albumine, avec les cas dans lesquels une substance se dédouble en deux autres, comme lorsque du sucre se dédouble en alcool et en acide carbonique, ou lorsque l'amygdaline se dédouble en essence d'amandes amères et en glycose. Ce sont là des dédoublements qu'il ne faut pas confondre avec les modifications purement isomériques, dans lesquelles les quantités d'oxygène, d'hydrogène, d'azote, etc., restant les mêmes, on voit survenir des modifications dans les propriétés du corps, par suite de modifications moléculaires appréciables.

Or, je le répète, jusqu'à présent dans les différents ordres d'altération du sang que je viens de signaler, on n'a pas constaté de véritables phénomènes de dédoublement comme dans les fermentations. Il est possible pourtant qu'ils aient lieu.

De l'altération du sang dite mélanémie.

Par suite des modifications de composition du plasma que je viens de signaler, ou par des changements d'un autre ordre, on peut voir survenir la production de granules colorés en suspension dans le plasma sanguin et différents des hématies et des leucocytes. C'est ce que, d'une manière générale, on a appelé la mélanémie, parce qu'en général, dans ce cas, le sang a une teinte plus foncée qu'à l'ordinaire.

Dans ce cas-là on peut constater la présence de granules en suspension dans le plasma sanguin, granules qui n'existent pas à l'état normal. Ce sont de fines granulations larges de $0^{mm},001$ à $0^{mm},004$, dont la couleur, assez variable, est tantôt brunâtre, ou d'autres fois se rapproche de celle de la rouille.

Ces granules sont le plus souvent libres et isolés ; mais ils peuvent s'agglomérer en petits cylindres. On les trouve ainsi sur le cadavre, ce qui tient peut-être à ce qu'ils se sont accumulés dans les capillaires.

Mais ce qu'il importe de noter, c'est que des granules pareils à ceux qu'on voit libres s'accumulent en assez grande quantité dans les leuco-cytes normaux du sang. De sorte qu'on observe des leucocytes devenus granuleux, non pas par la production de gouttes de graisse jaunâtre, mais par la pénétration ou par la formation dans leur intérieur de ces granules d'une teinte rouille ou ocreuse, ou d'un brun rougeâtre.

Ces granules résistent à l'action de l'acide acétique. Il paraît probable que ce sont des granules de nature graisseuse ainsi colorés, soit parce que la graisse est par elle-même colorée (car il y a certains corps gras qui sont par eux-mêmes assez fortement colorés), soit parce qu'ils ont fixé une certaine quantité de la matière colorante dont il y a con-stamment des traces en dissolution dans le plasma sanguin.

Je vous ai dit qu'on trouvait dans le plasma sanguin une petite quantité d'une matière colorante, analogue, soit à la matière colorante de la bile, dite hémaphéine, soit à la matière colorante de l'urine, matière plus ou moins foncée, qui est susceptible de se fixer aux corps gras, et qui probablement est un produit de désassimilation de l'hématosine des globules ; je dis probablement, car il n'existe jusqu'à présent aucune expérience qui démontre nettement la réalité du fait.

Quoi qu'il en soit, la présence de cette matière colorante dans le plasma sanguin et dans le sérum, après la séparation du caillot, est bien réelle, et il est important d'en tenir compte, car il est possible que ces granules dits de la mélanémie ne soient autre chose que des corps gras ayant fixé une certaine quantité de cette matière colorante.

Il importe de savoir que ces granulations ne sont pas comparables au pigment de l'œil ou des cellules épithéliales des taches de rousseur ou de la peau des nègres. On leur a souvent donné le nom de pigment parce qu'elles sont colorées, d'après l'étymologie *pigmentum*, qui veut dire substance colorée. Mais cela n'indique pas que ce soit une sub-stance identique avec ce qu'on a appelé particulièrement pigment de l'œil ou de l'épiderme.

Il importe aussi de savoir que dans les cas de ce genre il est très-commun de trouver des granules semblables dans l'épaisseur des parois des capillaires, et voici en quoi ce fait est important, c'est qu'il est très-commun de voir dans l'état sénile les parois des capillaires chargées de granulations graisseuses.

Eh bien, dans le cas où des granules de cet ordre existent dans le sang, les granulations graisseuses qui sont dans les capillaires sont parfois colorées aussi de la même manière. Ce fait rend probable que les granules qui sont dans le sang sont de nature graisseuse, qu'ils ont fixé la matière colorante qui normalement existe dans le plasma, et qui est elle-même probablement en quantité exagérée dans ces conditions-là.

De l'état leucocythémique du sang.

Consécutivement à certaines altérations du plasma que j'ai indiquées précédemment, on voit survenir quelquefois des modifications dans le nombre des éléments anatomiques en suspension dans le sang.

C'est là un autre changement de la constitution du sang dont je vais actuellement parler.

Je noterai en particulier les modifications de quantité des leucocytes. C'est surtout l'augmentation de nombre de ces éléments qu'on a étudiée (voyez page 53).

Je vous ai déjà dit que, dans les cas de dysenterie, dans les prétendus cas de pyohémie, on voyait survenir cette augmentation de quantité des leucocytes.

On a considéré cette augmentation comme étant due à l'accroissement de volume de la rate et quelquefois des ganglions lymphatiques, parce qu'on a supposé que les leucocytes étaient formés par les ganglions lymphatiques et par la rate.

Je vous ai indiqué, en parlant des leucocytes, qu'on voyait ces éléments se produire dans bien des conditions où il n'y a ni rate ni ganglions lymphatiques, comme chez les Cyclostomes, comme à la surface des plaies ; d'autre part, on trouve des leucocytes dans les réseaux d'origine des lymphatiques, dans les lymphatiques du scrotum, de la jambe, soit lorsqu'on les examine directement, soit dans les cas de varices des lymphatiques. Ainsi, on les observe avant que la lymphe ait traversé les ganglions lymphatiques. Par conséquent, on ne peut attribuer l'origine normale des leucocytes à ces organes. De plus, on sait que les lymphatiques ne communiquent pas avec les vésicules closes de la rate et des ganglions lymphatiques, et que si les épithéliums nucléaires de ces organes ressemblent un peu aux leucocytes, ils présentent des réactions complétement différentes de celles de ces derniers éléments. Ainsi, ils ne sont nullement attaqués par l'acide acétique ou par l'eau, tandis que les leucocytes, au contact de l'eau et de l'acide acétique, présentent les modifications que j'ai décrites antérieurement.

Mais il y a un autre fait qui a son importance, c'est que toutes les fois que, pathologiquement, un parenchyme tel que celui du testicule, de la mamelle ou des glandes salivaires, vient à subir ce qu'on appelle l'hypertrophie glandulaire, ses usages normaux cessent en même temps que survient l'altération pathologique. Les mamelles hypertrophiées peuvent devenir beaucoup plus grosses que pendant la lactation ; mais elles produisent d'autant moins de liquide qu'elles sont plus hypertrophiées. Il en est de même pour les glandes salivaires, etc.

Eh bien, c'est ce qui arrive surtout pour la rate et pour les ganglions lymphatiques. Lorsque, dans certaines conditions encore mal étudiées, ces organes viennent à s'hypertrophier, ils cessent de remplir leurs usages, et c'est pour cela que le sujet est malade ; il naît alors plus de leucocytes qu'à l'état normal, parce que ces glandes ne remplissent plus leurs usages à l'égard du plasma sanguin et du plasma de la lymphe.

Voilà pourquoi les scrofuleux ont plus de leucocytes que les individus bien portants, et pourquoi dans les cas d'hypertrophie de la rate et des ganglions lymphatiques, à la suite des fièvres de marais, par exemple, il arrive un état leucocythémique du sang.

Ce fait-là, je le répète, a une grande importance pathologique, et il est constant de voir cette cessation d'usages coïncider avec cette hypertrophie pathologique, et cela aussi bien pour la rate et les ganglions lymphatiques que pour la mamelle, le testicule et les glandes salivaires. Ici encore on a pris l'effet pour la cause. C'est un fait sur lequel je dirai encore quelques mots, lorsque j'arriverai à l'étude du chyle et de la lymphe.

Je voudrais vous montrer l'importance qu'il y aurait dans les autopsies, à examiner de temps en temps le canal thoracique, d'y appliquer deux ligatures, l'une en haut et l'autre en bas, pour examiner le liquide interposé, afin de savoir dans quelle proportion la quantité des leucocytes augmente dans le sang, ce dont on ne s'est pas suffisamment préoccupé ; mais les renseignements que je possède à cet égard ne sont pas encore suffisants.

Il y aurait d'autres altérations du sang que je devrais examiner en ce moment au même titre que les précédentes, mais elles sont trop du domaine de la pathologie pour que j'aborde leur étude. Telles sont les conditions qui entraînent la diminution des globules rouges, qui amènent la chlorose, l'anémie, etc. Mais je dois me borner ici à l'examen des faits dont l'interprétation se rattache d'une manière immédiate à la connaissance de la constitution du sang. Aussi j'interromps là cet important sujet d'études.

NEUVIÈME LEÇON

DEUXIÈME ESPÈCE. — DE LA LYMPHE ET DU CHYLE.

Nous terminerons dans cette leçon la description des humeurs constituantes par l'étude du *chyle* et de la *lymphe.*

On donne le nom de *chyle* et de *lymphe* au liquide contenu dans les vaisseaux lymphatiques, vaisseaux qui commencent par des réseaux à la périphérie des organes, et qui viennent se terminer dans les veines sous-clavières gauche et droite.

On donne le nom de chyle à la portion intestino-mésentérique de la lymphe, surchargée des produits principalement graisseux et à l'état émulsif, qui la troublent pendant quelque temps après l'absorption intestinale qui suit chaque repas.

Mais il ne faudrait pas croire que le chyle et la lymphe soient deux liquides de nature différente.

A jeun, le liquide qui est dans les lymphatiques du mésentère ne diffère pas de celui qui est dans les lymphatiques des autres organes ; ce n'est qu'au moment de la digestion qu'il prend un aspect lactescent particulier, dont j'indiquerai plus tard mieux encore la cause. Cet aspect lactescent se rencontre d'une manière assez fréquente dans quelques portions du système lymphatique, comme dans celui de la jambe et du bras en particulier, surtout pendant que le sang a un plasma lui-même lactescent. Ainsi, on a l'habitude de séparer d'une manière presque absolue l'étude du chyle et celle de la lymphe ; cela ne doit pas être, car il s'agit là du même liquide qui, sur divers points et par moments, se trouve modifié dans ses caractères physiques comme dans sa composition, en raison de la présence de certaines substances qui viennent s'y ajouter.

Ainsi, à l'état normal, pour 1000 parties on trouve de 2 à 9 parties de matière grasse dans la lymphe. Lorsqu'il y en a de 4 à 5 pour 1000 en émulsion, elle commence à devenir lactescente. Dans le chyle laiteux, on en trouve de 10 à 36. Dans ce cas, la graisse en suspension à l'état de très-fines granulations détermine la coloration blanche de ce liquide.

Comme vous le voyez, ce fluide prend origine à la périphérie et vient tomber dans le sang, où il disparaît, sans jamais revenir dans les conduits qu'il a traversés une fois. Il n'y a pas là un courant *circulatoire* comme pour le sang, d'où il résulte que l'étude de la constitution de la lymphe est plus simple que celle du sang.

Reprenons quelques-unes des questions que je viens de poser.

J'ai dit que la lymphe était l'humeur qui se trouve dans le système lymphatique, et que ce liquide était différent dans deux régions du corps spécialement. Dans une de ces régions qui se rapporte à la portion du système lymphatique existant dans l'intestin et dans le mésentère, la lymphe qui remplit cette portion du système diffère de l'autre en ce que les matériaux qui prennent part à la constitution de ce liquide sont empruntés à des matières venues du dehors, aux aliments. D'où il résulte que pendant certaines périodes de la digestion, le chyle, c'est-à-dire le liquide contenu dans la partie intestinale du système lymphatique, se trouve coloré d'une certaine manière, et cette coloration est due à l'intervention de principes, en grande partie graisseux, pris au dehors ; tandis que dans la lymphe, il n'y a que des principes qui sont empruntés par les lymphatiques au sang lui-même et aux autres parties constituantes de l'organisme. Nous verrons tout à l'heure quels sont ces principes.

Mais à part ces particularités, à part ces différences en quelque sorte intermittentes, le chyle et la lymphe sont deux liquides de même ordre. Le chyle, comme vous le voyez, pris individuellement, ne représente donc qu'un cas particulier de la lymphe, s'il est permis de dire ainsi ; c'est-à-dire que c'est le même liquide dans lequel, momentanément, à certaines périodes de la journée, se trouvent surajoutés des principes qui n'y existent pas quand l'animal est en voie d'abstinence.

Du reste, il importe de savoir aussi que la lymphe proprement dite diffère un peu avec chaque région du corps dont elle sort.

C'est ainsi, par exemple, que la lymphe qui revient du foie est toujours chargée d'une bien plus grande quantité de glycose hépatique que celle qui revient des membres ou que celle qui revient du cou, etc.

Origine de la lymphe.

Avant d'étudier la lymphe, il importe de rappeler que les réseaux d'origine des lymphatiques sont immédiatement appliqués contre les réseaux capillaires sanguins. De sorte que si l'on se représente la coupe d'un capillaire, le lymphatique d'origine forme toujours sur les côtés de ce vaisseau un canal qui embrasse la moitié, les deux tiers et quelquefois les trois quarts de la circonférence du conduit sanguin. Le lymphatique représente un vaisseau qui n'a de paroi propre que d'un côté ; dans le reste de son étendue, il est limité par le capillaire sanguin. Les vaisseaux lymphatiques sont donc appliqués sur les côtés de ces conduits. On l'observe dans les réseaux d'origine ; mais cela se voit aussi sur des vaisseaux assez volumineux. Ainsi, le long de quelques vaisseaux artériels ou de veinules qui ont déjà un quart de millimètre ou un demi-millimètre de large, on retrouve encore cette disposition.

Il est des animaux, comme les poissons et les batraciens, sur lesquels cette disposition se retrouve jusque autour de l'aorte. Chez eux, les lymphatiques sont appliqués contre les vaisseaux artériels qu'ils embrassent à moitié ou aux trois quarts et qu'ils entourent même parfois entièrement. Cela est assez important à noter, puisqu'on voit quelque chose de cette disposition autour des capillaires des mammifères.

Je citerai ensuite, chez tous les vertébrés, un fait anatomique important pour l'étude ultérieure des phénomènes de la circulation cérébrale. Je veux parler de l'existence de lymphatiques à paroi propre, très-distincte, isolable des tissus ambiants, existant dans l'épaisseur de la substance nerveuse cérébro-rachidienne. Ces lymphatiques circonscrivent les vaisseaux sanguins qui parcourent le tissu nerveux central, de telle sorte que ces derniers sont complétement plongés dans les premiers ; la lymphe avec ses globules circule donc, d'une part entre la paroi propre du lymphatique (seule contiguë à la matière cérébrale même) et la surface externe du capillaire sanguin occupant son centre, d'autre part. Ces conduits s'étendent ainsi depuis les plus fins capillaires jusqu'aux troncs ou réservoirs lymphatiques décrits par Fohmann sous la pie-mère (1).

Le système des lymphatiques et celui des chylifères réalisent entre certaines limites dans l'économie l'exécution d'un endosmomètre, tel que l'a imaginé le génie de du Trochet, ou mieux celle de l'endosmomètre dialyseur, dans lequel la nature des principes en voie d'échange influe tant sur ce phénomène. C'est comme dans cet instrument que pénètrent et montent dans ce système anatomique des liquides, dont la progression n'est qu'aidée par l'élasticité et la contraction des tubes d'ascension. N'oubliez pas toutefois qu'ici les conditions de l'échange au travers des parois sont compliquées du côté des capillaires par la pression qu'y éprouve le sang ; pression variant avec leur réplétion et tendant à contre-balancer l'influence osmotique exercée par la densité plus grande du plasma sanguin par rapport à celle de la lymphe.

La membrane ou cloison tendue à l'extrémité du tube endosmométrique est représentée par la paroi même des capillaires, contre laquelle est appliquée celle des conduits d'origine des lymphatiques, ou par la substance des villosités intestinales dans le cas des conduits d'origine des chylifères.

Le liquide dans lequel plonge cette membrane endosmotique est surtout représenté par le plasma sanguin dans le premier cas, et par le chyme, s'il s'agit des chylifères.

(1) Ch. Robin, *Journal de la physiologie*. Paris, 1859 ; in-8, p. 537.

Le tube d'ascension est représenté par l'ensemble des conduits se dirigeant vers les veines sous-clavières. La pénétration du liquide au travers de la membrane endosmotique varie avec sa pression, sa quantité et la nature de celui-ci ; l'énergie avec laquelle elle a lieu représente ici la force dite *vis à tergo*, qui pousse et fait progresser le liquide dans les conduits lymphatiques et chylifères ; force dont la nature est ainsi bien différente de celle qui, recevant le même nom, concourt à faire progresser le sang dans les veines. ·

Voici maintenant en quoi ces dispositions sont importantes à noter. C'est que les matériaux qui prennent part à la constitution de la lymphe ne sont pas comme ceux du sang (sauf le cas particulier du chyle, dont j'ai parlé tout à l'heure) des principes d'origine extérieure, ni essentiellement des matériaux empruntés aux éléments anatomiques directement actifs dans l'économie, comme les fibres musculaires ou les fibres élastiques, par exemple ; ce sont des composés empruntés principalement au sang lui-même, et la disposition anatomique dont j'ai parlé, et qui n'a été découverte que depuis un certain nombre d'années, est en rapport avec la particularité que je signale en ce moment. En même temps que ces lymphatiques prennent des matériaux dans le plasma sanguin, ils puisent également des principes de désassimilation dans les éléments anatomiques des tissus où ils existent, et des principes spéciaux dans le foie, la rate, etc. Mais, d'après les dispositions anatomiques et certaines expériences, il y a tout lieu de croire que c'est surtout aux vaisseaux sanguins qu'ils empruntent leurs matériaux. Ces expériences, qui ont été faites par M. Cl. Bernard, montrent aussi que lorsqu'on vient à injecter du sucre, de l'iodure de potassium ou du prussiate de potasse dans le sang, on retrouve bientôt dans la lymphe les deux premiers, mais non le dernier. Ainsi, en injectant ces corps dans la veine jugulaire, ils reviennent au bout d'un très-petit nombre de minutes dans les lymphatiques qui accompagnent cette veine, bien qu'ils aient eu à suivre un trajet assez considérable avant de pouvoir arriver aux capillaires sanguins qui correspondent à l'origine de ces lymphatiques.

Il y a donc des principes qui pénètrent plus ou moins facilement du sang dans les lymphatiques, de même qu'il y en a qui passent plus ou moins facilement dans les glandes. Ainsi, par exemple, le sucre et l'iodure de potassium, injectés dans le sang, se retrouvent assez rapidement dans la lymphe, tandis que le prussiate de potasse n'y passe pas ; de plus, ces composés arrivent moins vite dans la lymphe que dans l'urine. Il y a là des phénomènes d'endosmo-exosmose qui sont particuliers à chaque principe, selon la constitution des membranes, ou réciproquement, chaque membrane limitant ces conduits vasculaires et sécréteurs est apte à laisser passer, par les phénomènes d'endosmo-exosmose, plus ou moins facilement tel ou tel principe immédiat. Le phénomène varie avec les principes, d'une part, et avec les membranes dont il s'agit, d'autre part.

Usages généraux de la lymphe et des lymphatiques.

De cet ensemble de faits il semble résulter que les lymphatiques ont principalement pour usage de se remplir du surplus du plasma sanguin, de l'excès du plasma sanguin, si l'on peut dire ainsi, qui arrive dans les capillaires à chaque systole des ventricules. En effet, on sait que la quantité de lymphe qui s'écoule est bien plus grande lorsqu'il y a un afflux sanguin considérable dans l'organe que lorsque ce dernier est à l'état de repos. Ainsi, par exemple, on sait qu'un lymphatique de 2 millimètres de diamètre verse par heure, chez le cheval, 60 grammes de lymphe à l'état de repos, et qu'il en donne 100 et même 110 lorsqu'on fait mâcher l'animal, ou lorsqu'on imprime des mouvements au cou (Colin).

Pour des lymphatiques ayant à peu près le volume des vaisseaux lymphatiques de l'homme, c'est-à-dire 1 millimètre environ de diamètre, chez le chien, on voit tomber quatre gouttes de lymphe par minute, lorsque la tête est sans mouvement, lorsque les mâchoires ne bougent pas. Mais lorsqu'on fait mâcher l'animal, on voit tomber de 6 à 10 gouttes par minute, soit plus du double que dans l'état de repos. Il semble donc résulter, je le répète, à la fois de ces dispositions anatomiques et de ces expériences, ce fait, que les lymphatiques se chargent du surplus, de l'excès du plasma qui distend les capillaires sanguins pendant l'état d'activité des organes, mieux partagés à cet égard que ceux qui manquent de lymphatiques.

Magendie a recueilli 15 à 16 grammes de liquide par 5 minutes, en ouvrant le canal thoracique de chiens qui avaient mangé auparavant, et le phénomène se prolongeait pendant plusieurs heures.

A partir de leur origine, le chyle et la lymphe remontent le long des lymphatiques et vont tomber dans le sang. Il n'y a pas pour la lymphe ce que nous avons trouvé pour le sang, c'est-à-dire un circuit complet, de manière que les éléments anatomiques qui étaient en suspension dans le plasma d'un système afférent puissent être retrouvés dans le système efférent, ou réciproquement. Rien d'analogue n'existe pour la lymphe. Tous ses matériaux, soit éléments anatomiques en suspension, soit principes immédiats constitutifs, vont tomber dans le sang pour se mêler à lui.

Il y a là une différence importante, comparativement à ce qu'on observe sur le sang, entre le rôle rempli par le plasma sanguin et le rôle rempli par le plasma de la lymphe. Ces faits et les précédents vous montrent pourquoi je n'établis pas ici la comparaison que font, entre le sang et la lymphe, beaucoup de physiologistes.

Vous verrez, en étudiant la physiologie, que ce déversement du chyle et de la lymphe dans le sang est réparateur pour ce dernier en particulier et l'économie en général ; car les animaux sur lesquels on pratique une fistule du canal thoracique près de son abouchement maigrissent rapidement, et meurent, quoique continuant à manger (Colin). En effet, d'après ce que nous avons vu (pages 215 et 216), ce ne sont pas seulement les principes du chyle qui sont perdus alors, mais encore ceux que la lymphe prend au sang pour les lui rendre bientôt.

Densité et réaction de la lymphe et du chyle.

Je vous ai dit qu'il y a environ 1 kilogramme de sang sur l'homme pour 10 à 13 kilogrammes d'éléments anatomiques solides ; mais on ne peut pas pour la lymphe, comme pour le sang, déterminer approximativement la quantité de celle-ci qui existe dans l'économie par rapport à la quantité en poids des tissus. Cela tient à ce que le sang est contenu dans un système absolument clos de toutes parts, tandis que la lymphe et le chyle sont dans un système qui n'a qu'un réseau d'origine, puis qui se termine directement dans le système sanguin. Ajoutons que la quantité de ces liquides varie infiniment plus que ne varie celle du sang, puisque cette quantité de lymphe change dès que les organes sont en activité ou au repos.

Voyons maintenant quels sont les caractères propres de ces deux variétés du liquide contenu dans le système lymphatique, le chyle d'une part, et la lymphe d'autre part.

On ne connaît pas exactement en elle-même la densité de ces humeurs prises séparément ; mais on connaît celle du sérum du liquide mixte que l'on peut recueillir par le canal thoracique des animaux auxquels on pratique là une fistule lymphatique. La densité de ce sérum est sur la vache presque invariablement de 1009 à 1010 (Lassaigne) ; il s'agit là, en effet, du liquide qui reste après le dédoublement de la plasmine, laquelle existe en assez grande quantité dans la lymphe.

D'après Magendie, la densité de la lymphe fournie par le canal thoracique des chiens est de 1022, et, d'après Marcet, celle du sérum du chyle est de 1021 à 1022.

C'est, comme vous le voyez, un liquide beaucoup moins dense que le sang, et les particularités que je développais tout à l'heure vous en rendent compte ; car c'est aux principes liquides du sang que la lymphe emprunte surtout ses matériaux constitutifs, tandis que le sang prend les siens, soit aux aliments, soit aux éléments anatomiques solides.

La lymphe présente une saveur alcaline ou légèrement salée ; elle est inodore, happe un peu à la langue, et sa réaction est alcaline comme celle du sang. Cependant son alcalinité est moindre que celle de ce dernier. Ainsi, par exemple, tandis qu'il faut $0^{gr},50$ d'acide lactique pour rendre le sang neutre, il n'en faut que $0^{gr},37$ pour rendre neutre la lymphe, ou plutôt le liquide mixte qui résulte du mélange de la lymphe et du chyle dans le canal thoracique. Ainsi pour 100 grammes de sang il faut 1/2 gramme d'acide lactique pour le rendre neutre, et il en faut seulement $0^{gr},37$ pour rendre neutre la lymphe des membres (Quevenne).

Le chyle est toujours alcalin, quelle que soit la réaction du contenu de l'intestin. Il est un peu moins coulant, un peu moins mobile que la lymphe, très-légèrement visqueux au toucher. Il a une légère odeur spermatique avant sa coagulation, et, après celle-ci, le sérum reste à peu près inodore. Il a une saveur faiblement salée, devenant ensuite un peu douceâtre.

Coloration de la lymphe.

La lymphe dans l'état de repos, et celle en particulier qui est prise dans les vaisseaux sur lesquels on pratique une ligature, comme sur le cordon testiculaire, sur les lymphatiques qui accompagnent les gros vaisseaux sanguins, cette lymphe, dis-je, présente une coloration jaune pâle ou d'un jaune-citron toujours translucide, parfois avec une très-légère teinte verdâtre.

Mais dans certaines conditions, même sur le trajet de vaisseaux lymphatiques autres que les conduits intestino-mésentériques, et cela surtout sur les lymphatiques des bras et des jambes, la lymphe peut prendre une teinte opaline. Il n'est pas rare de voir des individus qui ont des fistules lymphatiques à la cuisse ou au bras fournir une lymphe d'un blanc de lait jaunâtre, surtout pendant qu'il y a des mouvements des membres. Cela est dû à l'emprunt de principes gras, soit peut-être au tissu adipeux, soit peut-être, au contraire, au plasma sanguin, qui, ainsi que je vous l'ai dit, est par moments chargé de granules qui le rendent opalin. Mais on ne sait pas encore exactement quelle est l'origine de ces fines granulations graisseuses qui donnent par moments à la lymphe des membres un aspect chyleux ou laiteux pâle.

Dans la majorité des cas, c'est-à-dire dans le plus grand nombre des heures du jour et dans le plus grand nombre des organes, la lymphe qu revient de ceux-ci a une teinte normalement citrine ; lorsque quelquefois celle que donnent les fistules lymphatiques présente une teinte rosée, c'est qu'il y a eu mélange accidentel des globules du sang venant de vaisseaux sanguins rompus et dont on n'a pu éviter le déversement dans la lymphe. Ce qui le prouve, c'est que toutes les fois qu'on prend un animal, que l'on applique une ligatures ur les lymphatiques, et qu'on fait exécuter des efforts de manière à distendre considérablement les lymphatiques, jamais la lymphe n'est rosée, elle est toujours citrine. Si l'on saisit la lymphe entre deux ligatures sur le cordon testiculaire ou sur les lymphatiques du cou ou des membres, jamais on n'y trouve de globules sanguins, si l'on prend les précautions que je viens d'indiquer ; au contraire, dans la plupart des expériences où l'on établit une fistule sur les lymphatiques du cou ou des membres, la lymphe prend presque toujours une teinte rosée qui est due, comme je l'ai dit, à l'introduction accidentelle des hématies. J'insiste sur ce fait parce que beaucoup d'auteurs signalent la lymphe comme étant tantôt citrine, tantôt opaline, tantôt rosée, et comme devenant bien plus rosée lorsqu'elle a été exposée à l'air ; cela est vrai, parce que les hématies qui sont tombées accidentellement dans la lymphe prennent à l'air une teinte rosée plus prononcée.

A cet égard, je signalerai que lorsque des hématies tombent dans la lymphe, elles se resserrent un peu, tendent à devenir sphéroïdales, et par suite ces globules rouges deviennent un peu plus petits, un peu moins larges. Leur diamètre descend à $0^{mm},005$ à $0^{mm},006$ au lieu de $0^{mm},007$, qui est leur largeur moyenne. Ces globules deviennent plus rapidement dentelés que dans le sérum du sang, une fois qu'ils sont exposés à l'air, et en même temps ils prennent une teinte légèrement violacée et même verdâtre dans le chyle qui n'a pas encore été trop exposé à l'air. Ce n'est que petit à petit, après un contact un peu prolongé à l'air, que la lymphe se pénétrant d'oxygène, les globules tendent à prendre cette teinte rosée particulière qui est propre aux globules rouges, lorsqu'ils sont imbibés de ce gaz ; alors cette teinte se transmet au liquide.

Dans la plupart des descriptions de la lymphe on n'a pas tenu compte suffisamment des différentes particularités que je viens d'énumérer. Les faits observés en eux-mêmes sont exacts ; seulement leur interprétation ne l'est pas, en ce sens qu'on n'a pas assez considéré que toutes les fois qu'on examine de la lymphe entre deux ligatures, on n'y trouve jamais d'hématies. C'est à tort qu'on a cru que des hématies étaient propres à la lymphe et que c'était dans cette humeur qu'elles commençaient à se produire et à se développer.

La coloration légèrement citrine que présente la lymphe semble due à une matière colorante propre, se rapprochant de celle qu'on a décrite dans le plasma sanguin sous le nom d'hémaphéine, ou peut-être ayant quelque propriété analogue avec la matière colorante de la bile. Mais les quantités de substance qu'on extrait sont si petites, qu'on ne peut qu'indiquer des analogies sans pouvoir dire d'une manière précise quelle est la nature réelle de ce principe. Il n'en est pas moins vrai qu'il faut tenir compte de l'existence dans le plasma de la lymphe de ces traces d'une matière colorante analogue à celle qu'on trouve dans le plasma sanguin et qui a été décrite sous le nom d'hémaphéine.

Coloration du chyle.

La lymphe, ainsi que je l'ai dit tout à l'heure, est quelquefois d'une teinte opaline. Cette teinte est en quelque sorte normale pour le chyle; elle est donnée par la pénétration dans ce dernier des matières grasses ingérées comme aliments. C'est de deux à quatre heures après l'ingestion des aliments que la lymphe mésentérique cesse d'être limpide, jaunâtre, pour devenir lactescente ou tout à fait laiteuse. Elle est, du reste, bien plus blanche, plus opaque, après un repas de viande ou de graisse qu'après l'ingestion de plantes herbacées, de racines ou de fruits non huileux.

Ces matières grasses se trouvent en suspension dans le chyle à l'état de fines gouttelettes, ayant environ $0^{mm},001$ au plus, et qui se présentent sous le microscope sous la forme de très-petits points à centre brillant, lorsqu'on les examine à de forts grossissements et à contours foncés, d'un diamètre très-uniforme. Ces granulations sont extrêmement nombreuses et douées d'un mouvement brownien extrêmement vif.

Je vous ai dit que ce liquide, passant graduellement des chylifères dans le canal thoracique, va colorer la lymphe qui se trouve dans ce canal pendant toute la durée de la digestion, et plusieurs heures après la digestion la lymphe du canal thoracique présente encore une teinte blanchâtre. Mais au moment de la digestion, ce liquide est blanc comme du lait, parce qu'il tient en suspension une quantité considérable de matière grasse qui réfléchit la lumière en blanc comme le font les globules du lait. Une fois versée dans le sang, cette matière concourt à donner au plasma sanguin la teinte opaline que je vous ai indiquée comme existant dans cette humeur pendant la durée de la digestion et un peu après.

Voilà quelles sont les causes de ces variations de couleur de la lymphe et du chyle, particularités qui devaient être notées ici avec soin. Donnons quelques détails maintenant sur la coagulation de ces liquides.

Coagulation de la lymphe et du chyle.

La lymphe se coagule quelque temps après son extraction, un quart d'heure environ. Le chyle également se coagule en masse, de manière à remplir le vase dans lequel s'est produite cette coagulation.

Lorsqu'on vient à examiner le caillot, on voit qu'il s'est passé là un

phénomène tout à fait comparable à celui que j'ai décrit en parlant de
la coagulation du sang, c'est-à-dire un dédoublement de la plasmine
qui a donné naissance à la fibrine. La fibrine ainsi obtenue n'est pas
aussi rétractile que celle du sang, de manière que le caillot reste très-
longtemps adhérent aux parois du vase avant de se séparer du sérum
et sans se rétracter en godet, comme il le fait habituellement dans une
saignée du bras. Il y a donc après la coagulation, après le dédoublement
de la plasmine lymphatique, très-peu de rétraction dans cette masse de
fibrine.

Lorsqu'il s'agit de la fibrine du chyle, celle-ci retient la plus
grande partie de la graisse, et elle l'entraîne. Dans tous les cas, du
reste, elle englobe les leucocytes qui existent en petite proportion dans
la lymphe et dans le chyle.

Des globules de la lymphe.

Je dois indiquer, dans le plasma lymphatique susceptible de dédoublement et de coagulation, l'existence de leucocytes qui y sont en très-
petite quantité, mais que l'on trouve partout où l'on peut recueillir
de la lymphe. Ils sont trop peu nombreux pour troubler la lymphe
ou le chyle et pour les colorer, comme ils le font pour le sérum du
pus, etc. Il y en a moins dans le chyle que dans la lymphe.

Je parlais tout à l'heure de ligatures qu'on plaçait sur le cordon testiculaire des animaux, et qui sont suivies d'une distension très-prononcée
des lymphatiques de cette région. Eh bien, on peut trouver dans cette
lymphe qui n'a pas encore traversé les ganglions du bassin, une assez
grande quantité de leucocytes en suspension. Il y a donc dans tous les
lymphatiques, même dans les réseaux d'origine, des leucocytes en suspension et flottant dans le plasma dont je viens d'indiquer la couleur et
l'aspect général. Ces leucocytes, je les ai retrouvés très-nombreux aussi
dans le cas de fistule lymphatique du cou-de-pied, c'est-à-dire dans une
région du corps où les lymphatiques n'ont pas encore traversé les ganglions du creux poplité ou les ganglions placés plus haut.

J'indique ces faits parce qu'on a considéré pendant longtemps ces
leucocytes comme étant fabriqués par les ganglions lymphatiques. Or,
vous voyez qu'ils existent dans les régions où la lymphe n'a pas encore
traversé les glandes lymphatiques.

On n'a pas cherché jusqu'à présent quelles étaient les variations que
peut présenter la quantité des leucocytes dans divers cas morbides,
comme on l'a fait pour le sang. Ce fait mériterait cependant une certaine attention, et il y aurait de l'intérêt à voir quelles sont les différences
de quantité de leucocytes dans la lymphe prise dans le canal thoracique,

après la mort causée par un certain nombre de maladies, telles que celles qui amènent l'état leucocythémique du sang et autres.

Ces leucocytes, du reste, adhèrent toujours à la face interne des lymphatiques ; c'est un fait à noter et qui est analogue à celui qu'on observe à la face interne des capillaires sanguins. Ainsi que je l'ai indiqué déjà à bien des reprises, cela tient à ce que ces éléments ont une surface un peu visqueuse, qui fait qu'ils s'agglutinent, non-seulement aux parois vasculaires normales, mais aussi aux lames de verre entre lesquelles on examine la lymphe, le sang ou les leucocytes du pus. C'est une particularité qui a été signalée depuis longtemps.

Dans la lymphe encore fraîche, les leucocytes sont comme resserrés, à contour net, à surface brillante comme celle d'un petit globule d'argent mat ; leur diamètre ne dépasse guère 7 à 8 millièmes de millimètre. A côté de ceux-là, qui sont en général les plus nombreux, il y en a d'autres qui n'ont que 4 à 5 millièmes de millimètre (*globulins*) ; ils ne diffèrent des précédents que par ce fait que, sous l'influence de l'eau et de l'acide acétique, il s'y forme un ou plusieurs noyaux plus gros, relativement à la masse du globule, que ceux des grands leucocytes.

Lorsque le liquide se refroidit, que la plasmine se dédouble et donne de la fibrine, les leucocytes se gonflent, deviennent plus transparents, laissent apercevoir leurs granules intérieurs. Pendant et après la coagulation, ils se déforment par production incessante d'expansions sarcodiques ou amibiformes très-étendues dont ils se hérissent.

J'ai déjà dit que la lymphe des fistules lymphatiques, et que celle qu'on recueille expérimentalement en plaçant une canule dans le canal thoracique, contiennent presque toujours des hématies en quantité variable, mais qu'on ne trouve pas ces éléments dans celle qui est contenue entre deux ligatures placées à quelques centimètres l'une de l'autre sur un gros tronc lymphatique ou chylifère.

Je n'ai à revenir ici sur les gouttelettes ou fines granulations huileuses en émulsion dans le chyle et dans la lymphe mixte du canal thoracique, ou parfois dans celle des membres, que pour vous rappeler que ce ne sont pas là des éléments anatomiques, et qu'elles ne doivent pas être rapprochées de ceux dont je viens de parler. Ce sont des principes immédiats qui, insolubles dans le plasma, y restent à l'état de simple mélange physique, grâce à leur extrême division en gouttelettes.

Des principes immédiats existant dans la lymphe.

Il y a quelques particularités dignes d'être notées relativement aux principes des trois classes qui entrent dans la composition de la lymphe.

Composition moyenne du chyle et de la lymphe.

		Lymphe.	Chyle.
1re CLASSE.	Eau	920 à 965	900 à 969
	Chlorure sodique	4 à 6	5 à 7
	— potassique	non dosé.	non dosé.
	Carbonate de soude	1 à 2	non dosé.
	— de potasse	non dosé.	non dosé.
	— de chaux	} 0,50 à 2	0,80 à 3
	Phosphates calcaires et alcalins		
	Sulfates de potasse et de soude	0,23 à 0,50	non dosés.
2e CLASSE.	Principes cristallins d'origine organique	} 3 à 8	5 à 9
	Urée		
	Glycose		
	Corps gras	2 à 9	10 à 26
3e CLASSE.	Albumine sèche	33 à 60	30 à 40
	Fibrine (et leucocytes)	1 à 5	3 à 4
	Peptone ou albuminose	3 à 4,50	6 à 8
	Hémaphéine	?	?

La quantité d'eau que l'évaporation chasse de la lymphe est plus considérable que celle qui existe dans le plasma du sang. Il y a environ de 920 à 965 parties d'eau dans la lymphe. Dans le chyle, la quantité d'eau est plus variable encore ; elle peut osciller entre 900 et 970, et vous le comprendrez facilement, puisqu'elle diffère selon la nature des aliments ingérés, tandis que dans la lymphe, elle ne change qu'en raison des variations de la composition du sang, ou en raison du degré d'activité ou de repos des organes pourvus de lymphatiques. Aussi ces variations dans les proportions des principes immédiats, qui semblent quelquefois, à première vue, devoir être insignifiantes lorsqu'on les examine sur un tableau, ne sont nullement à négliger pour l'observateur qui cherche à se rendre compte des causes de ces différences. Ces variations de la quantité relative de l'eau ne tiennent pas seulement aux dissemblances anatomiques qui séparent les espèces animales sur lesquelles on expérimente ; mais elles proviennent aussi de ce que la quantité des principes dont se charge la lymphe diffère selon qu'on l'observe pendant que l'organe est en mouvement, comme la lymphe du cou prise pendant que l'animal mange, ou au contraire pendant que les maxillaires sont à l'état de repos.

La quantité d'eau chassée du sérum sanguin n'est ordinairement que de 905 à 910 pour 1000 environ, et c'est par ces chiffres que vous remplacerez ceux qui, par confusion d'un tableau avec l'autre, ont été inscrits sur celui qui indique ici la composition du plasma du sang (voyez la première ligne du tableau de la page 78). L'eau est donc un peu plus près de son état de saturation dans le sérum du sang que dans celui de la lymphe.

Il existe dans la lymphe une certaine quantité de principes immédiats salins d'origine minérale.

Il y a d'abord du sel marin, dans la proportion de 4 à 6 grammes pour la lymphe et de 5 à 7 grammes pour le chyle. Sa prédominance ici tient à ce que le chyle est emprunté aux aliments solides et liquides dans l'intestin. Il y a, en outre, du chlorure de potassium, des carbonates de soude et de potasse, un peu de carbonate de chaux et des phosphates de chaux et de soude. Il y a environ un demi-gramme de phosphate de chaux pour 1000 grammes dans le chyle et dans la lymphe.

Il y a moins de sels de la première classe dans la lymphe que dans le sang, et la différence porte surtout sur les phosphates et les carbonates, car il y a autant et même plus de sel marin dans la lymphe que dans le sang. Je vous ai indiqué, en effet, qu'en moyenne, dans le sang, il y avait 3 à 4 pour 1000 de sel marin, tandis que dans la lymphe, il y en a 4 à 6 pour 1000, et dans le chyle 5 à 7 pour 1000.

Quelques auteurs disent encore que le chlorure de sodium dans le sang et dans la lymphe a pour usage la conservation des éléments anatomiques existant dans ces humeurs et de dissoudre l'albumine, etc. Il importe de ne pas oublier ici que les principes coagulables sont naturellement liquides et non dissous, puisque le rôle rempli par les sels est relatif autant à la nutrition des éléments extra-capillaires qu'à celle des globules du sang et de la lymphe. Je vous ai dit, du reste (page 82), que l'expérience montre qu'il faut de 20 à 25 parties de sel marin dans 1000 parties d'eau pour conserver intacts les globules sanguins ; ils pâlissent même déjà un peu dans une solution aussi étendue et ils se dissolvent complétement et rapidement dans l'eau qui ne renferme que 10 parties pour 1000 de ce sel. Or, le tableau précédent vous montre que la lymphe, comme le sang, en contient moins et qu'ils ne renferment même pas 10 grammes de principes d'origine minérale pour 1000 grammes. Ici encore ce sont les substances coagulables naturellement liquides qui jouent le rôle principal dans le fait du maintien des hématies et des leucocytes dans l'état où nous les voyons dans les humeurs.

Les causes de l'alcalinité de la lymphe, c'est-à-dire de sa réaction alcaline, sont la présence d'une certaine quantité de carbonate de soude et de potasse, ainsi que d'une petite proportion de phosphate de soude basique.

Principes immédiats de la deuxième classe dans la lymphe.

Les principes de la deuxième classe, ou principes cristallisables d'origine organique, ont été très-peu étudiés dans la lymphe. Cependant il y aurait un très-grand intérêt à les examiner pour savoir exactement si ces principes viennent surtout du plasma des capillaires sanguins, ou bien s'ils sont empruntés par les réseaux lymphatiques aux éléments anatomiques des tissus ; car, indépendamment des réseaux d'origine accolés aux capillaires sanguins dont je vous ai parlé (p. 214), il y en a d'autres dont les conduits anastomosés ensemble rampent dans la trame des téguments, des séreuses, etc.

Pendant longtemps on a cru que les lymphatiques ne contenaient pas d'urée ; mais M. Wurtz a démontré d'une manière positive la présence de l'urée dans la lymphe.

Il y existe aussi du sucre, dont la quantité varie selon les régions de l'économie. Ainsi, dans les vaisseaux lymphatiques qui viennent du foie, il y en a environ un millième, tandis que dans les autres régions du corps, on n'en trouve que des traces qui, cependant, quelquefois, peuvent s'élever jusqu'à un demi-gramme pour 1000. Ce fait coïncide particulièrement avec le moment de la digestion, pendant laquelle il existe une assez forte proportion de sucre dans le sang, de manière qu'il en passe dans le sang artériel ; et lorsqu'il y a du sucre dans le sang artériel, on en voit bientôt dans la lymphe.

On sait aussi que, lorsqu'on injecte de la glycose dans les veines, on en retrouve très-rapidement dans la lymphe, comme pour l'iodure de potassium dont j'ai parlé tout à l'heure.

Quant aux autres principes cristallisables analogues aux uratés, aux hippurates, à la créatine, etc., on sait qu'il en existe dans la lymphe ; mais il n'y a que deux des principes de la deuxième classe dont on ait déterminé la nature ; c'est l'urée et la glycose.

Il y a enfin, parmi les principes de la deuxième classe importants à signaler, des corps gras.

La quantité des corps gras, dans la lymphe proprement dite, varie depuis un millième jusqu'à 4 ou 5 millièmes en moyenne.

Cependant, parfois, lorsque la lymphe des membres prend une teinte opaline, on a pu rencontrer jusqu'à neuf millièmes de graisse en émulsion ; mais ce n'est pas là l'état ordinaire.

Dans la lymphe translucide, de couleur citrine, on ne trouve guère là que 2 à 3 pour 1000 de ces principes gras, qui sont à l'état de savons, et par suite à l'état de dissolution et non à l'état d'émulsion.

Dans le chyle, au contraire, cette quantité peut varier de 10 à 30 et même jusqu'à 36 pour 1000, lorsque le chyle est richement lactescent, lorsqu'il a une teinte blanche aussi tranchée que celle du lait. Ces principes graisseux sont alors à l'état d'émulsion, de granules extrêmement fins, larges de 0^{mm},001 au plus, en suspension dans le plasma. Ce sont ces granules qui, ainsi que vous le savez, troublent le plasma et qui lui donnent la couleur blanche dont je viens de parler.

On sait que ces principes sont fusibles à 39 degrés ; mais on ne connaît pas exactement quelles en sont les espèces ; celles-ci varient selon qu'ils proviennent d'aliments végétaux ou d'aliments animaux. C'est toujours la margarine, la stéarine et l'oléine qui prédominent, mais il peut s'y ajouter d'autres principes, selon la nature des aliments ingérés, lorsqu'en particulier c'est du lait qui a été pris.

Principes immédiats coagulables de la lymphe et du chyle.

J'arrive maintenant à l'indication de la quantité des principes coagulables qui existent dans la lymphe et dans le chyle.

Dans la lymphe, selon qu'elle est prise sur un animal à l'état de repos ou d'exercice, on peut extraire de 30 à 60 pour 1000 de sérine et de plasmine et presque point ou, au plus, de 2 à 3 pour 1000 d'albuminose ou peptone, matière coagulable non par la chaleur, mais par l'alcool.

Dans le chyle, on trouve plus de peptone que dans la lymphe. Cela se comprend très-bien ; en même temps que la musculine des muscles, la géline du tissu lamineux, etc., sont devenues liquides par suite de phénomènes de la digestion, ces principes passent à l'état de peptones et pénètrent, non-seulement dans la veine porte, mais aussi dans le chyle. Là donc on en peut trouver de 6 à 8 millièmes, c'est-à-dire plus encore que dans 1000 parties du sang de la veine porte.

Ces particularités ont une certaine importance, au point de vue de l'étude des phénomènes de l'absorption intestinale. Ainsi, en même temps que les corps gras, il pénètre aussi dans les chylifères des principes coagulables devenus liquides pendant la digestion et absorbés sous forme d'albuminoses ou peptones.

Lorsque la plasmine s'est dédoublée en fibrine qui prend l'état solide, et, en ce que M. Denis appelle *fibrine soluble*, qui reste mêlée à la sérine (mélange qui constitue l'*albumine* des auteurs), il se forme environ de 3 à 4 millièmes de fibrine, c'est-à-dire autant que dans le sang, et même plus. Ainsi, il ne faut pas croire que la lymphe soit un liquide peu fibrineux, car elle contient de 3 à 4 pour 1000 de fibrine, et il y en a même davantage dans le chyle. Dans ce dernier, la quantité de fibrine, après le dédoublement de la plasmine, s'élève jusqu'à 6 millièmes ; mais elle est peu rétractile.

Je n'insiste pas davantage sur la présence de la *peptone* ou *albuminose* dans le chyle et dans la lymphe, car je vous en ai parlé assez longuement en traitant des principes immédiats en général (1). Dans l'étude du sang en particulier (voyez ci-dessus, p. 102 et 141), je vous ai rappelé aussi le peu que nous savons sur cette substance.

Comme la matière décrite dans le sang et dans la lymphe sous le nom d'*albumine* est un mélange de *sérine* et du corps dit *fibrine dissoute* (voy. p. 110), je ne m'arrête pas à son étude, qui est à reprendre dans l'état actuel de nos connaissances. Je vous ai, je crois, déjà dit que je n'ai pas à reproduire ici les documents sur les variations de quantité de l'albumine dans les maladies, que vous trouverez du reste dans tous vos livres classiques.

Je vous ai signalé tout à l'heure la présence de traces de matière colorante, sur laquelle il est inutile de revenir, et qui paraît principalement empruntée au plasma sanguin.

Modifications de la composition de la lymphe durant son parcours.

Une particularité assez importante à signaler, consiste en ce que les principes dont je viens de parler augmentent de quantité au fur et à mesure qu'on s'élève des réseaux lymphatiques vers le canal thoracique. Ainsi la lymphe, prise au-dessus des ganglions de l'aine, renferme davantage de principes solides que la lymphe prise au-dessous de ces mêmes ganglions, c'est-à-dire venant exclusivement de la partie inférieure des membres.

Les ganglions lymphatiques font donc subir à la lymphe une élaboration. La quantité de liquide qu'on a recueillie jusqu'à présent n'a pas permis de déterminer exactement quels sont les principes que les ganglions lymphatiques surajoutent à la lymphe. Mais c'est toujours un fait assez important de voir que la lymphe renferme d'autant plus de principes immédiats solides qu'on remonte davantage vers le canal thoracique. Seulement, lorsqu'on arrive au réservoir de Pecquet, là s'ajoute le chyle qui a emprunté à l'intestin une plus grande quantité de liquide aqueux, et les différences que je viens de signaler cessent d'être aussi caractérisées, parce que le chyle est plus ou moins chargé de sels ou de matières sucrées et azotées, selon la nature des aliments ingérés.

En comparant le chyle recueilli près des circonvolutions intestinales à celui qui est recueilli près de l'abouchement des chylifères dans le réservoir de Pecquet, on voit aussi que les ganglions lymphatiques du mésentère font subir au chyle une modification analogue à celle que subit

____

(1) Voy. *Chimie anatomique*. Paris, 1853, in-8, t. III, page 359, article ALBUMINOSE.

la lymphe en traversant les ganglions, c'est-à-dire qu'il perd de l'eau et en remplacement des principes immédiats solides.

Il s'y passe probablement d'autres modifications, mais elles n'ont pas encore pu être bien déterminées.

On ne sait encore absolument rien sur les différences, soit de quantité, soit de composition et de qualité qu'on suppose exister dans la lymphe des individus dits de *constitution lymphatique*, comparativement aux autres.

Rôle physiologique du plasma de la lymphe et du chyle.

Le plasma de la lymphe est doué de la vie ; il se nourrit, il se compose et se décompose d'une manière continue et simultanée sans se détruire. C'est ce phénomène, joint aux actes analogues dont les leucocytes sont le siége, qui constitue la vie de la lymphe.

La distribution des organes qui renferment et conduisent ce plasma fait même qu'à cet égard il offre une particularité qu'on ne trouve ni sur les parties formées de substance organisée solide ou demi-solide, ni dans le plasma sanguin. Elle consiste en ce qu'il est le siége d'un double phénomène d'assimilation ou de composition, sans acte désassimilateur correspondant très-marqué ; car, engendré ou renouvelé incessamment dans les réseaux lymphatiques et chylifères, par échange endosmotique de certains de ses principes avec ceux du plasma des capillaires sanguins, il vient se déverser en entier dans le sang (1).

Le double phénomène d'assimilation varie selon les points de l'économie où il se passe, et la nature des milieux qui fournissent les matériaux ; selon que ces derniers sont pris aux aliments venus du dehors, dans l'intestin, ou selon qu'ils sont empruntés au dedans, aux tissus dans lesquels se trouvent des réseaux lymphatiques.

(1) Comme le chyle et la lymphe versés dans le sang concourent à réparer les pertes de celui-ci, leur plasma a quelquefois reçu incidemment le nom de *protoplasma* ; mais ce terme est inusité dans ce sens. Les premiers auteurs qui ont employé l'expression *proto-plasma* (Purkinje, *Jahrbücher für wissenchaftliche Kritik*, 1840, et Reichert, *Bericht ueber die Fortschritte der microskopischen Anatomie. — Archiv fuer Anat. und Physiol.* von J. Mueller. Berlin, 1841, p. CLXIII) l'ont créée pour désigner le contenu liquide des *cellules* de l'embryon animal, mis en parallèle avec celui des cellules végétales appelé *cambium* : liquide apte à fournir les matériaux nécessaires à la naissance et à la nutrition d'autres éléments. Le *proto-plasma* est ainsi le liquide qui, dans les cellules ayant une paroi distincte de la cavité et un contenu, constitue ce dernier, lorsqu'il joue dans la nutrition le rôle rempli par le plasma sanguin. C'est dans ce sens qu'il est employé par les botanistes (H. Mohl., *Botanische Zeitung*, 1846, p. 73, et *Die vegetabilische Zelle. — Handwœrterbuch der Physiologie*, Braunschweig, 1853, in-8, t. IV, p. 200).

a. Avec le dehors. — L'assimilation a pour siége principal le plasma des origines chylifères de l'intestin.

Les *principes immédiats* qui sont les agents du phénomène, sont : 1° spécialement ceux des aliments qui sont de nature graisseuse et émulsionnés, qui pénètrent dans les chylifères par un mécanisme spécial. Ils sont, au point de vue physiologique, dits *assimilables* et *réparateurs*, parce que par suite du mélange du plasma des chylifères à celui du sang veineux, ils réparent les pertes qu'éprouve le plasma artériel pendant la désassimilation dont il est le siége, lorsqu'il fournit des matériaux aux éléments anatomiques ou pour certaines sécrétions. 2° En même temps d'autres principes sont absorbés. Ce sont des composés de la première classe, tels que de l'eau et des sels, puis des traces de principes coagulables de la troisième classe (peptones, etc.), puis enfin du sucre et des principes solubles récrémentitiels et autres de la deuxième classe ; la plupart sont assimilables et réparateurs, bien qu'il puisse y en avoir qui soient absorbés sans être nécessairement assimilés.

Les *actes* accomplis par ces derniers principes dans le plasma des chylifères prennent le nom général d'assimilation réparatrice, parce qu'ils fournissent des matériaux nécessaires au maintien de la constitution du plasma d'abord et indirectement des éléments anatomiques. Ces actes sont essentiellement des catalyses isomériques (1), et ils sont précédés de phénomènes d'absorption.

Les principes graisseux ne présentent à étudier dans le plasma chyleux que des phénomènes physiques de suspension ou d'émulsion.

b. Assimilation avec le *dedans.*

Elle a pour *siége :* 1° principalement le plasma des réseaux capillaires d'origine des lymphatiques dans les membranes cutanées et séreuses, les glandes et divers autres organes, ainsi que dans les muqueuses autres que celles de l'intestin ; 2° elle a lieu accessoirement dans le plasma des réseaux chylifères et lymphatiques proprement dits, qui, résultant de la subdivision des vaisseaux lymphatiques dans les glandes mésentériques et les ganglions des autres parties du corps, se réunissent de nouveau en troncs vasculaires au delà de ces glandes sans conduits excréteurs.

Les principes immédiats, *agents* du phénomène d'assimilation qui se passe là, sont : 1° des principes formés essentiellement par désassimilation, selon toutes probabilités, aux dépens des principes constituants des tissus et qui ont déjà servi, et surtout l'excès de ceux qu'apporte le sang artériel dans ces tissus, pour l'assimilation de leurs éléments pro-

____

(1) Voy. *Chimie anatomique,* t. I, p. 511, et t. III, p. 150.

pres ou pour la sécrétion dans les glandes ; 2° ce sont accessoirement des principes formés de toutes pièces dans les glandes lymphatiques, aux dépens du sang qui s'y distribue, et dont le mode de formation, non plus que les espèces, ne sont encore connus exactement.

Les *actes* accomplis par ces principes sont (après l'échange endosmotique qui se passe là) bornés à un simple mélange avec ceux qui composent le plasma lymphatique auquel ils se joignent.

Résumé des faits principaux qui concernent le chyle et la lymphe.

En résumé, la lymphe diffère d'une région à l'autre de celles dont elle revient, et comme pour le sang veineux, il y a autant de fois à en faire l'étude qu'il y a d'organes où sont des réseaux d'origine.

Les conduits d'origine des lymphatiques sont en partie placés contre un certain nombre des capillaires des réseaux sanguins qu'ils entourent immédiatement, et en partie en réseaux à conduits indépendants plus gros que les capillaires dans l'épaisseur des membranes, etc. (Voy. p. 226.) Leur rôle est de ramener l'excès du plasma qui sort des capillaires dans ces changements avec ralentissement ou excès de circulation capillaire ou de réplétion et de vacuité des cavités naturelles ; phénomènes ayant lieu grâce à l'énergie des qualités endosmo-exosmotiques de ces divers tubes, et qui continuent assez longtemps sur le cadavre tant qu'arrive du sang aux capillaires, par suite de la rétraction des artères. Ce rôle se rapporte à ce que le plasma arrivant égal devant tous les éléments anatomiques, chacun lui emprunte et rend au sang ou aux lymphatiques ce qui lui convient ou non, selon sa composition immédiate propre.

L'étude de ces humeurs, comme pour le sang, doit surtout porter sur l'examen de l'origine et de l'issue, ainsi que du mode d'association, des principes composants pour se rendre compte des causes de leurs variations. Mais l'issue est toute de déversement dans le sang.

Ce liquide ne faisant que progresser de la périphérie vers le cœur droit, où il se mélange et disparaît sans retour circulatoire, ses variations sont moins nombreuses, moins complexes, et ses altérations sont solidaires de celles du sang *et réciproquement*.

La quantité versée est de 60 à 100 grammes par heure pour un vaisseau cervical de 2 millimètres (G. Colin), ou de 4 à 10 gouttes par minute, selon que l'organe est immobile ou en mouvement.

Quand elle est translucide, la lymphe est plus colorée en jaune pâle citrin que le plasma et le sérum sanguins, par suite probablement de l'emprunt au plasma sanguin d'un peu d'hémaphéine de désassimilation des globules, car elle ne peut la prendre que là. Elle est d'autant plus colorée qu'on la recueille plus près du canal thoracique, avec quelques différences de coloration selon l'origine des réseaux (rate, foie, etc.), et selon les conditions de l'extraction. Elle est jaune citrin ou *ambré* pâle au scrotum, au testicule, au rein, aux lombes, au cou, au poumon, à l'utérus et aux ovaires. Elle y devient, suivant quelques auteurs, rosée dans l'abstinence, mais non chez les herbivores (G. Colin). Elle est, dit-on, toujours rosée à la rate ; elle est parfois opaline ou laiteuse dans les lymphatiques cutanés superficiels et des varices lymphatiques de la jambe et du bras. Elle est laiteuse et opaque dans les lymphatiques, dits *chylifères*, de l'intestin grêle surtout, et elle porte cette teinte dans le liquide du canal thoracique, mais elle devient transparente, jaunâtre, dans les intervalles de la digestion.

On trouve d'autant plus de substances coagulables dans la lymphe qu'on la prend plus près du canal thoracique, et cela par suite de modifications non étudiées que lui font subir probablement les ganglions. Ces derniers y versent en outre probablement des principes spéciaux de la deuxième classe (encore non recherchés), comme le foie leur donne de la glycose.

Modifications accidentelles de la composition de la lymphe et du chyle.

La lymphe n'ayant pour point de départ que les réseaux d'origine dont j'ai parlé tout à l'heure et allant se jeter directement dans le sang veineux sans retour circulatoire, il en résulte qu'elle présente un nombre d'altérations bien moins considérable que le sang. On n'a jamais eu à y examiner, par exemple, le phénomène de la production de caillots, et l'oblitération des lymphatiques par un de ces caillots serait beaucoup moins grave que pour les vaisseaux sanguins, parce qu'il y a des ana-stomoses nombreuses qui permettent le passage de la lymphe d'un con-duit dans l'autre.

Ainsi les altérations de la lymphe sont peu connues, mais elles ont été, il faut le dire, très-peu étudiées.

Il y a cependant quelques particularités à signaler à cet égard. Ainsi, dans certains cas on trouve des lymphatiques remplis de leucocytes, au point que leur contenu est devenu grisâtre et a pris un aspect puru-lent ; il semble qu'ils soient remplis de pus, et cela dans des conditions où il n'y a pas de phénomènes inflammatoires.

On sait, d'autre part, que dans les cas de métro-péritonite, par exemple, les lymphatiques de l'utérus et des ligaments larges sont quel-quefois faciles à suivre, parce qu'ils sont distendus par une matière jau-nâtre puriforme. Eh bien, on voit que cette matière est principale-ment composée par des leucocytes qui sont mélangés à une matière non plus liquide comme dans le pus, mais presque demi-solide, finement granuleuse. Maintenant, selon que ces éléments sont produits depuis un temps plus ou moins long, on peut trouver ces leucocytes avec leur aspect normal mélangés à quelques autres qui sont devenus granuleux et parfois énormes.

Mais il ne faut pas croire que ce liquide blanc qui injecte les lymphatiques soit un liquide identifiable avec le pus. Il renferme proportionnellement beaucoup moins de leucocytes que le liquide qu'on prend dans le péritoine enflammé, ou dans les abcès qui coexistent avec ces particularités pathologiques.

Il y a encore une autre circonstance dans laquelle on voit le contenu des lymphatiques modifié ; c'est dans certains cas de tumeurs de l'ovaire et de l'utérus en particulier, que je prends pour exemple, parce que c'est là surtout où on l'a étudié. Je pourrais citer aussi les tumeurs du foie. On trouve les lymphatiques qui partent de ces organes remplis d'une matière demi-solide qui les injecte. Alors cette matière peut être entièrement formée par des leucocytes devenus granuleux, énormes, ayant atteint parfois une largeur de $0^{mm},04$ à $0^{mm},05$, sphériques et pleins de gouttes d'huile.

D'autres fois, au contraire, dans les tumeurs qu'on appelle cancéreuses surtout, ces lymphatiques sont remplis de cellules épithéliales apparues dans ces conduits, par génération hétérotopique, et cela sans qu'il y ait de communication directe entre ces lymphatiques et le produit morbide ; celui-ci peut se composer de masses situées au centre du foie ou au col de l'utérus, lorsque ce sont les lymphatiques des ligaments larges qui présentent ces particularités. Toutes ces cellules épithéliales peuvent être des cellules franchement prismatiques, peu déformées, peu granuleuses, analogues à celles des trompes et de l'utérus ; d'autres fois, au contraire, ce sont des cellules épithéliales sphériques ou de configurations très-diverses et plus ou moins granuleuses.

Voilà des faits qui ne sont pas rares et qu'il est très-facile de constater ; ils ont, comme vous le voyez, une assez grande importance. Ici, ce n'est plus un liquide, c'est une matière pâteuse qui remplit les lymphatiques, les injecte et permet de les suivre très-facilement. Il y a également plus ou moins de distension des réseaux qui se jettent sur les ganglions voisins. Mais souvent cette matière qui épaissit les lymphatiques, s'arrête avant d'arriver aux ganglions eux-mêmes.

Voilà l'ensemble des faits principaux que je voulais exposer à propos de la constitution anatomique normale et pathologique de la lymphe.

**Liquides des vésicules closes des glandes vasculaires sanguines
et lymphatiques.**

Dans l'énumération que je vous ai faite des humeurs que nous aurions
à étudier, j'ai mentionné (page 14) les liquides des vésicules closes des
glandes vasculaires sanguines et lymphatiques.

J'ai fait ainsi parce que depuis Plenck (1797), qui a décrit les uns
après les autres ces liquides, la plupart des physiologistes les décrivent
aussi. Leur description consiste à dire qu'ils forment un liquide épais
grisâtre dans le thymus, blanchâtre ou grisâtre dans les ganglions lymphatiques. dans les capsules surrénales de quelques animaux, brunâtre
ailleurs, et ainsi des autres. Mais il importe que vous sachiez que toutes
ces descriptions sont absolument sans valeur, tant au point de vue anatomique, auquel nous nous plaçons essentiellement ici, qu'au point de vue
physiologique. Ces substances ainsi décrites ne sont autre chose qu'une
pulpe composée des épithéliums nucléaires ou autres des vésicules closes;
épithéliums mélangés à des globules du sang, à quelques débris de divers
éléments anatomiques et en suspension dans le sérum des vaisseaux sanguins des glandes dont la pression ou le raclage ont exprimé ce mélange
hétérogène.

Dans les capsules surrénales de l'homme, cette pulpe se forme en
quelque sorte naturellement avec l'âge, par destruction de quelques-
unes des cellules de la substance médullaire et des sinus veineux interposés. De là une cavité dans cet organe et la présence d'un liquide brunâtre ou rougeâtre, plus ou moins fluide, formé d'un sérum très-granuleux, tenant en suspension des cellules irrégulières, des noyaux libres,
des granulations jaunâtres, graisseuses et autres, et des globules sanguins
venant du parenchyme détruit. Mais, comme on le voit, ce n'est pas là
une humeur, à proprement parler.

Dans le thymus, les *vésicules* closes ont de 3 à 8 dixièmes de millimètre de diamètre. Elles sont un peu polyédriques par pression réciproque, unies les unes aux autres en lobules et lobes. Leur paroi propre est
homogène, finement granuleuse, fort mince et très-facile à rompre. Elles
sont remplies d'un liquide finement grenu, non visqueux, tenant en suspension une quantité considérable d'épithélium nucléaire sphérique,
toujours mélangé d'un certain nombre de cellules épithéliales, les unes
pavimenteuses, les autres sphériques. De là pour cette matière sa consistance crémeuse, sa teinte grisâtre, presque opaque. Ce liquide ou contenu des vésicules closes glandulaires doit sa couleur aux épithéliums en
suspension, et ces derniers forment une masse plus considérable que le

fluide qui leur est interposé. Il a quelquefois été pris pour du pus ; mais le pus qu'on trouve souvent dans le thymus des enfants atteints de syphilis héréditaire a une coloration jaune verdâtre, bien différente de celle du liquide propre aux vésicules thymiques et constitue bien du pus.

L'existence de ce contenu des vésicules closes du thymus ne peut être réellement constatée à l'œil nu que sur les individus chez lesquels cet organe présente une cavité centrale par écartement des autres vésicules ; cavité qui, du reste, est en quelque sorte normale, limitée qu'elle est par la même substance que celle qui forme la paroi propre des vésicules closes de l'organe.

De toutes les glandes sans conduits excréteurs, la thyréoïde seule a des vésicules closes bien nettement limitées, mieux encore que celles du thymus et pleines d'un liquide franchement distinct, sous le microscope, de la paroi qui le contient. Ce liquide est généralement transparent, un peu visqueux, et il tient en suspension soit des épithéliums nucléaires sphériques, soit des cellules complètes généralement sphéroïdales et plus ou moins granuleuses.

Même à l'état normal il y a dans le liquide de quelques vésicules une ou deux des concrétions de nature azotée, homogènes ou finement grenues auxquelles j'ai donné le nom de *sympexions*.

Contenu accidentel des vésicules closes de quelques-unes des glandes vasculaires.

Les sympexions sont des corps incolores, de dimensions microscopiques, remarquables par leur transparence et leur faible pouvoir réfringent, qu'on trouve dans les vésicules closes de la glande thyréoïde à l'état normal, et surtout quand elle est hypertrophiée, dans celles de la rate et des ganglions lymphatiques malades, dans les petits kystes des glandes du col de l'utérus, et, d'une manière presque constante, dans le liquide des vésicules séminales. Ces corps sont arrondis, réguliers, ou à contour sinueux dans la thyréoïde et les kystes de l'utérus ; ils sont plus irréguliers et à facettes dans les ganglions lymphatiques et dans la rate malade, atteints de l'affection dite *état cireux*.

Dans les vésicules séminales, leurs formes sont des plus variées, et quelquefois ils y sont si nombreux, qu'ils se touchent et se soudent aux points de contact, de manière à former des masses comme perforées et aréolaires ; là ils englobent quelques spermatozoïdes.

Partout ils sont solides, de consistance cireuse, se brisant en éclats par la pression, après s'être un peu aplatis ; leurs bords sont très-pâles, leur masse est homogène ou quelquefois parsemée de granulations moléculaires grisâtres. Ils se distinguent facilement, par leur homogénéité, des calculs ou concrétions à lignes concentriques, régulières et élégantes, de la prostate. Ces sortes de concrétions sont dues au passage à l'état solide de certains des principes de nature azotée non cristallisables, que produisent les glandes en général et les glandes vasculaires spécialement, la thyréoïde surtout.

On sait que leur composition chimique élémentaire est azotée, analogue à celle de la fibrine, et non à celle des substances amylacées, dont on les a parfois rapprochées à tort, d'après de superficielles analogies extérieures ou de réactions chimiques sous le microscope. Les corpuscules microscopiques dits *corps amylacés* du cerveau, etc., ne sont en effet que des sympexions formés dans l'épaisseur de certains tissus.

Dans la thyréoïde on trouve souvent des vésicules closes dilatées, passées à l'état de kystes, tantôt très-nombreux et alors petits, parfois volumineux et pleins de liquide. Celui-ci contient quelquefois des sympexions, et toujours des épithéliums nucléaires ou cellulaires plus ou moins granuleux, avec ou sans mélange de leucocytes et de globules rouges du sang.

Ce liquide est tantôt de consistance séreuse, tantôt filant et grisâtre comme du mucus; d'autres fois enfin il est remarquable par sa viscosité, sa ténacité, son état filant. Il peut être transparent, gélatiniforme incolore, ou de teinte plus ou moins jaunâtre, s'il n'a pas été mêlé de sang. L'ensemble des kystes pleins de cette matière donne à l'organe, lorsqu'ils sont petits, un aspect *colloïde* qui se trouve dans beaucoup de cas de *goître.*

Ces liquides peuvent être devenus rouges ou brunâtres par suite d'hémorrhagies dans les cavités qui les contiennent, fait qui n'est pas rare. On ne connaît du reste pas encore leur composition immédiate.

Relations anatomiques et physiologiques des glandes sans conduits excréteurs avec le sang et avec la lymphe.

Dans le tableau contenant l'énumération des humeurs, je vous ai nommé les liquides des glandes sans conduits excréteurs, à la suite des humeurs profondes ou permanentes, parce qu'en effet, ceux dont nous venons de nous occuper partagent ces caractères.

Mais en dehors de ce que je viens de dire sur le contenu des vésicules closes du thymus et de la thyréoïde, les autres glandes vasculaires, même les ganglions lymphatiques, ne contiennent aucune humeur, n'en sécrètent aucune, en tant que liquide distinct et susceptible d'être observé anatomiquement et à part, tels que ceux dont j'aurai à vous parler dès la prochaine leçon.

Aussi l'action de ces glandes ne peut être étudiée qu'au point de vue physiologique, et quant au produit de cette action, sa nature ne peut être constatée que par la comparaison du sang artériel au sang qui sort de ces organes, ou de la lymphe qui leur arrive à celle qui les a traversés. C'est donc à la suite de l'étude de la lymphe et du sang que je devais vous entretenir de ce que peuvent produire ces organes, même en ce qui regarde le thymus et la thyréoïde, car le liquide de leurs vésicules ne sort jamais de toutes pièces des cavités qu'il occupe.

Je vous ai indiqué, en parlant du sang des veines sus-hépatique et splénique (page 117 et 118), ce que nous savons sur les modifications que le foie et la rate font éprouver au sang, car ces organes modifient sa composition. Ils concourent à constituer son plasma par les principes qui, formés dans leur parenchyme à l'aide du sang qui leur arrive, sont versés dans le liquide qui en sort. Ils tendent à faire du sang avec du sang, et les ganglions à former de la lymphe avec de la lymphe, si l'on peut ainsi dire.

Malheureusement on ne sait pas encore bien pour chacune de ces glandes quels sont les principes spéciaux qu'elles forment, l'analyse immédiate comparative des liquides qu'elles reçoivent et qui en sortent n'ayant pas pu être faite partout convenablement, non plus que celle du parenchyme sécréteur lui-même.

Mais malgré l'absence d'humeur spéciale isolable et séparable de ces organes, ils ne doivent pas moins être rangés au nombre des glandes, tant en raison de leur structure que parce qu'ils sont formateurs de principes spéciaux immédiatement versés dans le sang ou dans la lymphe ; or, cette formation est l'acte caractéristique des sécrétions, ainsi que nous l'avons déjà vu (pages 16 et 17).

En attendant de plus amples renseignements scientifiques sur ce côté de l'étude de ces glandes, je dois donc me borner à vous résumer les données que nous possédons en reliant les unes aux autres, si l'on peut dire ainsi, cet ensemble d'organes par l'intermédiaire des parties de l'appareil circulatoire auxquelles chacun est attaché.

L'anatomie comparative de l'appareil circulatoire, puis l'examen des résultats physiologiques auxquels conduit le mode de distribution du sang dans le foie comparativement aux autres phénomènes de la circulation, montrent qu'il y a un système analogue à la veine porte pour chacune des fonctions de la vie nutritive et non pas pour la digestion seulement.

Chacune de ces veines portes présente à son tour comme annexe une ou plusieurs des glandes vasculaires ou sans conduit excréteur, car l'appareil circulatoire, comme tous les autres appareils, a pour annexe des organes glandulaires, concourant à l'accomplissement de la fonction par la production des principes spéciaux au même titre que les glandes salivaires, prostate, etc., sont annexées aux appareils digestif, génital, etc.

Ainsi, ne croyez pas à l'isolement, à l'unité dans l'économie, du mieux connu de ces appareils portes ; cet isolement n'est qu'apparent, et de plus il y a une relation nette entre l'existence de ces veines portes et celle des glandes vasculaires ou glandes de l'appareil circulatoire, entre leurs usages et ceux des systèmes de veine porte.

Ces veines portes et ces glandes annexées sont :

1° Le *système porte intestinal* ou *hépatique*, qui a pour glandes annexes les glandes de Peyer et la *rate* que ses petites vésicules à épithélium nucléaire rapprochent des autres glandes vasculaires et dont le sang de retour est versé dans la veine porte intestinale. La rate a, en outre, un autre usage, celui de servir de diverticulum pour la veine porte.

La portion glycogène du foie, qui fait partie des organes, versant non pas une humeur, mais des principes sucrés et autres modificateurs du sang, est comme nous allons le voir, annexée, non pas à la veine porte intestinale ou hépatique, mais au système porte *respiratoire* ou pulmonaire, par les veines sus-hépatiques et la veine cave inférieure.

2° Le *système porte rénal* n'a de vaisseau spécial que chez les poissons, les batraciens, les reptiles, et aussi chez les oiseaux, car ici Jacobson a raison contre Meckel et Cuvier ; mais, physiologiquement, il existe réellement sur les mammifères chez lesquels la veine cave a deux usages, celui de porter le sang au cœur et de le rapporter par reflux au rein, en jouant alors le rôle de *veine porte rénale indirecte*. Cet appareil porte rénal ne pouvait être reconnu avant les découvertes de M. Cl. Bernard sur ce reflux du sang vers le rein, dans certaines conditions physiologiques données (1). Les *capsules surrénales* et organes analogues, qui accompagnent toujours le rein, sont les glandes vasculaires annexées à cet appareil porte, et le sang qui en revient est reporté dans le rein, puisqu'il tombe dans ses vaisseaux portes.

3° Le *système porte pulmonaire* respiratoire ou de la petite circulation proprement dite, a les caractères généraux des précédents chez les mollusques céphalés et acéphales ; il présente une plus grande complication chez les céphalopodes et chez les vertébrés, par interposition du cœur droit entre les veines caves et l'artère pulmonaire ou branchiale, mais il ne conduit toujours que du sang noir vers le poumon, et, comme les autres, du sang modifié vers le cœur artériel. Il a le *thymus* et la *thyréoïde* pour glandes annexées à la veine cave supérieure, organes dont le sang de retour arrive aussi nécessairement au poumon seul,

____

(1) Cl. Bernard, *Comptes rendus et mémoires de la Société de biologie*. Paris, 1849, in-8, p. 13.

puisque, tombant dans la veine cave supérieure ou ses aboutissants, il va à l'oreillette, puis au ventricule droit ; car M. Cl. Bernard a montré que le sang qui tombe de la veine cave supérieure ne reflue pas dans la veine cave inférieure, lors de la systole auriculaire. Ce système porte a enfin comme glande, annexée à la veine cave inférieure, la portion glycogène du foie qui donne au sang des principes allant directement au parenchyme pulmonaire comme ceux que donnent le thymus et la thyréoïde.

4° Les *vaisseaux lymphatiques* sont un *système porte* pour l'appareil circulatoire général, dans lequel, comme pour les autres systèmes portes, le liquide marche des extrémités vers le cœur, par *vis à tergo*, par trop plein. Ce système de conduits ne se jette par un long détour dans les veines sous-clavières que chez les animaux dont le sang reflue, par instants, vers le rein par la veine cave inférieure, reflux qui aurait conduit à l'expulsion du chyle par les urines ; tandis que chez ceux qui ont une veine porte rénale spéciale, il se jette dans la veine cave inférieure, presque immédiatement au-dessus du rein. Le système porte lymphatique a pour glandes vasculaires les ganglions lymphatiques ou *glandes lymphatiques*, dont le produit retombe dans le courant et va nécessairement au sang avec la lymphe.

Chacune de ces glandes verse un ou plusieurs principes immédiats spéciaux dans le sang que la veine porte amène à l'organe principal auquel elles sont annexées, de la même manière que le foie (ayant ainsi deux usages) verse du sucre par les veines sus-hépatiques dans la veine cave inférieure ; veine qui est, chez les mammifères, système porte alternativement et pour le rein et pour le cœur droit ou pulmonaire. Ce n'est pas dans le sang, en effet, que se forment tous les principes spéciaux qu'il renferme. De même que le sang qui entre dans le foie n'a pas le sucre que contient le sang qui en sort, de même aussi on trouvera que c'est au tissu des glandes vasculaires qu'il faut rapporter la formation des principes qu'on découvrira certainement dans leur sang de retour et qu'elles y ont versés comme le foie verse du sucre dans celui des veines sus-hépatiques. (Ch. Robin, *Tableaux d'anatomie*. Paris, 1850, in-4° ; avertissement, pages 9 et 10.)

Je tenais à vous rappeler ces faits, qui se confirment de plus en plus depuis que je les ai fait connaître en 1850, parce qu'ils se rattachent d'une manière assez immédiate à l'étude de la constitution du sang et de la lymphe. Les découvertes de M. Cl. Bernard les appuient, et il a donné récemment le nom de *sécrétions internes* (1) au produit versé dans le sang lui-même par les glandes vasculaires, pour les distinguer des *sécré-*

(1) Cl. Bernard, *Leçons sur les liquides de l'organisme*. Paris, 1859, in-8, t. II, p. 408.

tions externes dont les produits sont rejetés hors du sang, et dont je vais actuellement avoir à vous parler.

Déjà, du reste, Burdach, considérant la rate, la thyréoïde, les capsules surrénales et le thymus, comme des agglomérations de ramifications vasculaires, pensait que ces glandes vasculaires ne peuvent servir qu'à ce qu'il appelait la métamorphose du sang.

DIXIÈME LEÇON

ÉTUDE DES HUMEURS SÉCRÉTÉES ET SPÉCIALEMENT DES SÉROSITÉS.

B. — Deuxième division. — Humeurs produites ou sécrétées.

Les humeurs dont nous allons commencer l'étude, dans cette leçon, sont aussi appelées *produits liquides* ou encore *sécrétions proprement dites*. Elles diffèrent des précédentes en ce qu'elles proviennent d'elles, sont produites par des tissus solides, à l'aide et aux dépens des matériaux que fournit le sang. Leur matière n'est pas organisée et elles ne font que remplir le rôle de *milieu* par rapport aux éléments qu'elles tiennent en suspension et qui peuvent y vivre plus ou moins longtemps. Aucune d'elles n'a des éléments qui lui soient spéciaux, comme les hématies le sont dans le sang. Toutes renferment une ou plusieurs substances organiques naturellement liquides aux propriétés desquelles l'humeur doit ses qualités essentielles, physiques ou chimiques, et son altérabilité accidentelle ou morbide. Tous ces produits *tirent* leurs matériaux du sang, tant directement que par l'intermédiaire des parois sécrétantes ; tandis que le sang et la lymphe les tirent du dehors ou des tisssus, sauf l'albumine et la plasmine, qui se forment dans le sang même, à l'aide des peptones ou albuminoses. Ces liquides, une fois formés, sont détruits par leur action propre (lors même que quelques-uns de leurs principes sont absorbés) ou partiellement rejetés ; le sang au contraire en voie de rénovation moléculaire continue, ne se détruit pas de toutes pièces et n'est pas normalement rejeté au dehors, même partiellement, en dehors du cas de l'évacuation menstruelle.

Ce groupe de liquides diffère donc essentiellement du précédent qui embrasse le sang, la lymphe et le chyle. Ces humeurs se distinguent d'abord au point de vue de leur composition considérée en elle-même, au point de vue de l'origine des matériaux qui concourent à cette composition et sous le rapport du mode de disparition de ces matériaux eux-mêmes ; car, lorsqu'on s'occupe de l'étude anatomique d'un liquide, il y a ces trois points de vue à examiner : sa composition, l'origine des matériaux qui prennent part à celle-ci, et ce que deviennent ces principes immédiats pendant l'accomplissement des usages remplis par ce liquide. C'est ce que j'ai fait pour le sang très-longuement, c'est ce que je viens d'ébaucher pour la lymphe et le chyle.

Ainsi, pour les liquides dont je parle, les principes constitutifs proviennent tous du sang, mais par l'intermédiaire des parois propres et des gaînes épithéliales des culs-de-sac sécréteurs ; ici donc, les matériaux traversent non-seulement les parois des capillaires, mais encore la paroi propre des tubes et la gaîne épithéliale de ces tubes ; et avec ces actions particulières nous voyons coexister la formation de principes nouveaux ne se trouvant pas dans le sang, mais produits à l'aide et aux dépens de ceux qui en lui sont empruntés (1). Pour le sang, nous n'avon rien vu d'analogue, non plus que pour l'origine des principes de la lymphe, en dehors de ce qu'y versent les glandes vasculaires (p. 239, 4°). Les principes qui arrivent dans le sang viennent de l'intestin, en traversant l'épithélium intestinal, il est vrai, mais ils arrivent immédiatement dans le réseau sous-épithélial et ne traversent pas dans ce trajet une paroi propre analogue à celle des tubes des glandes. Ils ne traversent que la paroi des vaisseaux sanguins.

S'agit-il des principes immédiats produits par désassimilation des tissus, comme les fibres musculaires, les éléments élastiques, etc., les principes pénètrent directement dans le courant sanguin, en ne traversant que les parois propres des capillaires.

Dans la lymphe, les matériaux proviennent directement aussi, soit des éléments anatomiques ambiants, soit du plasma sanguin. Ils viennent de l'intestin, s'il s'agit du chyle, et n'ont alors qu'à traverser la substance de la villosité entre les mailles des capillaires sanguins superficiels pour tomber dans le canal lymphatique.

Vous voyez que l'origine des parties constitutives est très-différente. Le mode d'association de ces principes diffère sous plusieurs rapports. Je le ferai connaître successivement pour chaque espèce de liquide, parce qu'il diffère de l'un à l'autre.

Le mode de disparition des principes constitutifs de chacune des humeurs dont je parle actuellement est complétement différent de celui qu'on observe dans le sang. Ici, les principes pénètrent du sang dans les

(1) Voyez, pour l'étude de la nature des actes physiologiques mentionnés dans cette leçon et les suivantes, l'article Sécrétion, dans *Dictionnaire de médecine*. Paris, 10ᵉ édition, 1854-1855, et 12ᵉ édition, 1865.

éléments anatomiques solides ou dans les humeurs dont je vais vous entretenir. Voilà quel est leur mode de disparition, et au fur et à mesure qu'ils s'en vont de cette manière ils sont remplacés par d'autres.

Au contraire, dans tous les liquides qu'il me reste à étudier, dans les produits, soit récrémentitiels, soit excrémentitiels, les principes immédiats constitutifs disparaissent d'une manière absolue.

S'il s'agit de l'urine et de la sueur, ils sont rejetés au dehors, car ils sont purement excrémentitiels ; cela va de soi. S'il s'agit de la bile, du lait, de la salive, du suc pancréatique, ces matériaux sont en partie résorbés ; mais la constitution du liquide est détruite à chaque fois qu'il sert, et même chacun de ces liquides, comme la bile, la salive, le liquide pancréatique, ne sert qu'en se détruisant en tant qu'humeur ayant tels et tels caractères. Aussi n'y a-t-il qu'une portion seulement des principes immédiats de chacun de ces liquides qui soit utilisée dans l'économie ; une portion seulement est résorbée, devient récrémentitielle, rentre dans le sang après avoir servi, et l'autre est rejetée. Jamais ces fluides ne retournent dans le sang à l'état de salive, de suc pancréatique, de bile, etc., quelques-uns de leurs principes seulement sont résorbés et même (à l'exception de ceux qui sont d'origine minérale), ils ont été modifiés au contact des aliments, etc. Ce sont là des faits très-importants et que démontre précisément l'étude de la constitution de ces liquides. On n'en a pas toujours tenu compte suffisamment dans les études de physiologie qui les concernent.

Les nombreuses espèces d'humeurs qui rentrent dans ce groupe important ont été subdivisées, comme je vous l'ai dit (page 14), en humeurs récrémentitielles et en excrémento-récrémentitielles. Il ne sera pas inutile, avant de les décrire, de rappeler le nom des auteurs qui ont les premiers proposé de les classer ainsi (1).

Remarques historiques sur les divisions précédentes des humeurs.

Je vous ai déjà montré (page 4) que depuis un petit nombre d'années seulement la science commençait à être fixée sur la manière dont sont constituées les humeurs, sur l'origine de leurs principes immédiats constitutifs et sur ce que deviennent ceux-ci, et par suite sur le rôle réel des divers liquides de l'organisme.

De là le peu d'intérêt et le côté artificiel que présentent les classifications

(1) Pour les notions concernant l'histoire de la classification des glandes, voyez Ch. Robin, *Tableaux d'anatomie*. Paris, 1850, in-8, tableau 5 et suiv.; *Dictionnaire de médecine*. Paris, 10° édition, 1854-1855, et 12° édition, 1865, articles GLANDE et PARENCHYME; et Béraud, *Éléments de physiologie*, 2° édition. Paris, 1857, t. I, p. 301 et 357.

qu'en ont tentées diversement les physiologistes qui, presque tous, se bornent à les classer sans les décrire. Toutefois, lorsqu'on examine ces classements au point de vue des divisions principales qu'ils renferment, on reconnaît que plusieurs d'entre elles sont exactes.

Ainsi de très-bonne heure le sang, la lymphe et le chyle ont été séparés des liqueurs sécrétées. Depuis longtemps aussi celles-ci ont été divisées en *récrémentitielles* et en *excrémentitielles*. Or, cette division physiologique peut être conservée dans l'étude anatomique des humeurs, car j'ai déjà dit que les *fluides de l'économie* offrent une particularité remarquable que ne présentent pas les *tissus*, c'est que : en raison même de leur fluidité et de leur composition dont cette fluidité est la résultante, toute manifestation de leurs propriétés ou attributs physiologiques, tout accomplissement de leurs usages entraîne leur *fin*, leur disparition par destruction ou décomposition soit partielle, soit complète. Il y a par suite une corrélation directe entre leurs *attributs physiologiques* et leur *composition immédiate* ou constitution anatomique d'une part et leur origine ou mode de production d'autre part.

De là vient que les classifications des humeurs doivent en venir à se correspondre nécessairement, quel que soit celui de ces trois points de départ auquel elles se rattacheront.

Mais la *fin*, le mode de disparition des humeurs ayant été suffisamment connu bien avant que l'aient été leur composition et leur mode de production (qui offrent encore plus d'un point obscur), il n'y a pas lieu de s'étonner de voir celle de ces classifications qui s'appuie sur ce premier ordre de notions, être la plus ancienne et être encore aujourd'hui celle de toutes qui répond le mieux à la nature des choses observées.

La division des humeurs dont je viens de parler est ainsi exposée par Vieussens : « Le sang, première source de la santé, quand il est bien conditionné, première source aussi des maladies internes, quand il dégénère de son tempérament naturel, se forme dans le cœur des sucs naturels tirés des aliments, il s'y fermente plus fortement que dans ses vaisseaux propres, et il est poussé à reprises par ce viscère à ressort dans les veines qui le rapportent dans ses cavités. A mesure que le sang circule dans ses vaisseaux, il jette de sa propre masse différentes liqueurs dont les unes, qui concourent avec lui à soutenir l'économie du corps, sont appelées *récréments*, et les autres, qui en troublent souvent les fonctions par un défaut de séparation ou par leur retour dans les vaisseaux sanguins, s'appellent *excréments*.

» Les sucs excrémenteux du sang sont des humeurs superflues et en partie inutiles, qu'il chauffe continuellement de sa masse, pour empêcher qu'elles ne troublent l'économie du corps. »

» Les sucs excrémenteux du sang sont purement excrémenteux ou en partie excrémenteux, et en partie récrémenteux. J'appelle sucs purement excrémenteux ceux qui par les lois de la nature ne doivent jamais rentrer dans sa masse, telles sont l'urine et la châssie, par exemple. Les sucs en partie excrémenteux et en partie récrémenteux sont ceux dont une partie rentre naturellement dans les vaisseaux sanguins ; telle est la bile, comme nous l'avons marqué dans le chapitre précédent (1). »

A côté de l'urine Vieussens range encore parmi les liqueurs excrémenteuses la matière de l'insensible transpiration et la sueur et le suc des gros intestins. Parmi les récréments il place également (page 131), à juste titre, avec la bile, le suc visqueux des articulations, le lait, la salive, l'humeur douce qui arrose la surface intérieure de l'œsophage, de la trachée-artère, l'humeur aqueuse du globe des yeux, la sérosité qui se ramasse dans le péricarde, le sperme, le levain de l'estomac et des boyaux grêles, etc.

Il y ajoute, à tort il est vrai, des *récréments insensibles* qui n'existent pas, comme l'*esprit animal*, et des *récréments sensibles* qui ne sont pas des produits de sécrétion, comme la *graisse*, ainsi que la moelle renfermée dans la cavité des os. Cette confusion du contenu de certains éléments anatomiques avec les produits de sécrétion que l'on comprend chez les prédécesseurs et les contemporains de Vieussens, et qui se retrouve pourtant encore dans les écrits de certains physiologistes de nos jours, n'a plus besoin d'être relevée après ce que vous avez appris sur les éléments du tissu adipeux et sur la moelle osseuse.

Il serait inutile et sans intérêt de passer en revue ici les diverses classifications des sécrétions proposées depuis Haller, qui divise les humeurs en *humores aquei, mucosi, gelatinosi, oleosi* et *miscellanei* (2) ; ou celles des physiologistes modernes qui les partagent en *perspirées, glandulaires, folliculaires ;* car plus éloignés de la réalité que leur prédécesseur Vieussens, ils placent la sueur et l'urine à côté du suc gastrique, de la bile, du sperme, etc.

Sous une forme aphoristique et en cent et quelques pages, Plenck (3) a donné une description abrégée, très-méthodique et très-exacte pour l'époque, des caractères extérieurs de toutes les humeurs du corps humain. Seulement il ne nous apprend rien sur leur composition en

______

(1) Vieussens, *Traité nouveau des liqueurs du corps humain.* Toulouse, 1715. in-4°, p. 131, 326 et 327.

(2) Haller, *Elementa physiologiæ.* Lauzannæ, 1760, in-4°, t. II, p. 360, art. HUMORES.

(3) Plenck, *Hygrologia corporis humani sive doctrina chemico-physiologica de humoribus, in corpore humano contentis.* Lovanii, 1797, in-18, p. 5 et suiv.

dehors de l'indication de l'existence de la gélatine, de l'albumine ou *gluten albuminosum*, du *gluten fibrosum*, de l'eau, du sel marin, du phosphate de chaux, de la soude, du sel ammoniacal et de l'huile, seules matières que la chimie permettait alors d'en extraire. Mais après avoir décrit le sang et la lymphe en tant qu'humeurs communes à tout le corps, il passe en revue successivement toutes les humeurs en les prenant par régions, telles que les cavités crânienne, rachidienne, nasale, buccale, oculaire, auriculaire, thoracique, abdominale, génitales, utérine, articulaires et la surface tégumentaire. Il n'oublie ainsi aucun mucus ni quelque autre liquide que ce soit, mais il est amené à parler du chyle après avoir décrit la bile, et à ranger les *feces* à côté de l'urine et du liquide des glandes surrénales. Il considère encore les sérosités ventriculaire, intra-rachidienne, péricardique, etc., comme étant des vapeurs qui ne passent à l'état liquide que dans les cas d'hydrocéphale, d'hydrorachis, d'hydropéricarde, etc.

Quant à Hünefeld (1), après avoir décrit d'après les chimistes de son temps les principes immédiats connus alors, il divise les parties complexes de l'organisme en se plaçant aux points de vue chimique et physiologique. Il est amené ainsi à les classer en parties de *première métamorphose animale*, comprenant tous les liquides versés dans l'intestin, le chyle, la lymphe et les excréments; puis en parties de *deuxième métamorphose animale*, comprenant le sang et les produits de la respiration, et enfin en parties de *troisième métamorphose animale*. Ce groupe comprend toutes les parties liquides animales autres que les précédentes, et d'autre part les solides.

Les notions qu'il donne sur la composition de ces diverses parties sont toutes empruntées à Fourcroy, Berzelius et autres chimistes; mais elles sont tellement abrégées, qu'elles sont moins complètes même que celles que nous ont laissées ces auteurs.

De Blainville (2), ainsi que je vous l'ai déjà dit, a séparé plus nettement encore que ne l'avaient fait ses prédécesseurs, les *liquides constituants*, comme le sang, la lymphe et le chyle, des *produits liquides* et *semi-liquides*, tels que la matière sébacée. Mais les *sécrétions récrémentitielles profondes* ou généralement *permanentes* que nous allons étudier, il les place près du sang et de la lymphe, sous le nom d'*éléments liquides non circulants*, et parmi elles il range à tort le liquide des ovisacs, qu'il nomme *ovarine*. En outre, il ne sépare pas l'urine et la sueur des autres

(1) Hünefeld, *Physiologische Chemie des menschlichen Organismus*. Leipzig, 1827, in-8. t. II, p. 175 et suiv.
(2) De Blainville, *Cours de physiologie*. Paris, 1833, t. I, p. 153, et t. III, p. 19.

produits liquides ou sécrétions proprement dites des parenchymes glandulaires, tels que la salive, la bile, etc., malgré les différences qui pourtant les distinguent, et sur lesquelles j'ai déjà insisté (page 33). Je rappellerai que la classification que je suis dans ces leçons est celle que j'ai donnée dans mes *Tableaux d'anatomie* en 1850, tableau VIIIe.

De Blainville place dans un groupe à part, sous le nom de *produits anormaux*, la sérosité des hydropisies, le pus et les calculs biliaires, urinaires et arthritiques. Il s'exprime ainsi sur ce point : « Avant tout, je diviserai les *produits* en deux grandes sections; la première comprendra les *produits normaux* et la deuxième les *produits anormaux*. L'histoire de ceux-ci ne saurait être omise dans un cours de physiologie qui doit suivre la vie jusqu'aux dernières limites de variations dont elle est susceptible, soit en plus, soit en moins. »

Revenons maintenant à l'exposé des faits qui rentrent plus directement dans le sujet de cette leçon.

a. HUMEURS SÉCRÉTÉES RÉCRÉMENTITIELLES.

Toutes les humeurs qui rentrent dans cette subdivision ont une constitution immédiate telle, qu'elles séjournent ou peuvent séjourner longtemps dans l'économie sans devenir nuisibles, et qu'elles peuvent être résorbées complétement. Leur production offre des particularités physiologiques des plus intéressantes, comparativement à ce qu'on observe sur les autres sécrétions au point de vue des conditions de temps et autres qui la déterminent ou la font cesser, normalement ou accidentellement. Mais ce sont là des questions qui touchent de trop près à la physiologie pour que je puisse m'y arrêter ici. Vous voyez sur ce tableau (p. 14) quelles sont les espèces de ces humeurs, et qu'elles se subdivisent 1° en *sécrétions profondes* ou *sérosités*, et 2° en *humeurs récrémentitielles transitoires*. Nous allons les étudier successivement en commençant par les *sérosités*.

1. Humeurs récrémentitielles séreuses, profondes ou permanentes.

Les *sérosités* sont des produits fluides dont la composition est sans rapports connus avec celle de la paroi propre et de l'épithélium qui les fournit. Elles sont sans issue normale au dehors, si ce n'est chez un certain nombre de poissons. Leur quantité est toujours minime, sauf dans les cas morbides.

Aucun de ces liquides n'est une *exhalation* ou une *transsudation* simple du plasma sanguin ou lymphatique, comme on l'a dit, plasma qui exsuderait tel quel et de toutes pièces. Les faits suivants le prouvent et ils prouvent en même temps qu'il y a *choix* (1) et sécrétion de la part des membranes qui les produisent et les contiennent ; sécrétion subordonnée au nombre et à la distribution des capillaires, avec influence des éléments solides de la trame, qui empruntent et rejettent des principes durant la transsudation sécrétoire :

1° Leur composition diffère du liquide *sous-arachnoïdien* à celui de la *plèvre ;* de ce dernier à celui du *péritoine* pris sur le même sujet ; de ceux-ci à ceux des *hydrocèles* ou du péricarde ; de ces derniers à la *synovie*, et enfin de ceux-ci à la *sérosité infiltrant le tissu lamineux*.

2° Dans aucun de ces produits divers, la composition du liquide n'est la même que celle des plasmas sanguin ou lymphatique, et s'il y a égalité de sels d'origine minérale (7 à 8 pour 1000), comme on le voit assez souvent entre les hydrothorax, l'ascite et le sang, la nature des sels diffère, ou pour les mêmes sels les proportions diffèrent sensiblement. Ils ne sont lactescents à aucune période, comme le sont par moments le plasma sanguin, la lymphe des membres et surtout du mésentère.

3° Ces liquides contiennent toujours plus d'eau, et par suite moins de principes solides que le sang, sauf dans quelques variétés d'hydrocèles. Quelquefois ils ont autant de parties solides que la lymphe, mais avec des différences dans la nature et les proportions des principes composants.

4° Plusieurs contiennent de l'hydropisine, substance analogue à la pancréatine, mais qui ne rougit pas par le chlore et qui est sans action dédoublante sur les corps gras neutres.

Ces liquides, appelés *produits permanents* parce qu'ils se trouvent dans des cavités closes et qu'ils ne sont pas normalement rejetés au dehors, sont l'humeur aqueuse, l'humeur vitrée, le liquide céphalo-rachidien ou liquide sous-arachnoïdien, et enfin les liquides du péricarde, du péritoine, de la tunique vaginale, de la plèvre, puis le liquide qui constitue la sérosité dans les cas d'œdème ; enfin à la suite de celle-ci vient se placer le pus.

Il importe de revenir ici sur un certain nombre de faits importants concernant ces humeurs. Aucun de ces liquides n'est un produit pur d'exsudation, de transsudation au travers des capillaires, comme on l'admet encore dans beaucoup de traités de physiologie. Aucun d'eux n'est une transsudation ou une exsudation pure et simple ni du plasma sanguin, ni du plasma lymphatique. J'insiste beaucoup sur ce fait, parce que dans des écrits, même des plus récents, on discute toujours le mécanisme de la transsudation pure et simple du plasma

____

(1) Voyez sur la signification de ce mot, plus haut, page 18.

au travers de vaisseaux soit sanguins, soit lymphatiques du péritoine, etc.

Eh bien, l'étude de ces liquides montre qu'aucun d'eux n'a la composition du sang ou de la lymphe, soit quant à la masse générale des parties solides comparées à la quantité d'eau, soit quant à la proportion des principes communs au sang et à ces liquides.

Cette comparaison entre la composition du sang et celle de ces différents liquides prouve péremptoirement que dans ce passage des principes du premier dans les cavités sous-arachnoïdiennes, par exemple, il y a un choix de matériaux, si l'on peut dire ainsi, analogue à celui qui a lieu dans les autres sécrétions ; et il est tel que les matières qui tombent dans la cavité séreuse ou sous-séreuse sont différentes au dehors de ces vaisseaux de ce qu'elles étaient au dedans, différentes dans le liquide sécrété et dans le plasma, même dans les cas où ces *exhalations* se font par oblitération mécanique des veines, comme de la veine porte, par exemple.

Dans ce phénomène, la paroi des capillaires et les éléments anatomiques solides de la trame membraneuse dans l'épaisseur de laquelle s'opère le passage des principes venus du sang, influent sur ces derniers, quant au nombre et à la nature chimique de ceux qui les traversent.

Il y a là, je le répète, une influence à la fois de la paroi des capillaires, de leur mode de distribution et aussi une influence de la part des éléments anatomiques solides de telle ou telle séreuse. Il y a enfin une influence exercée sur cet acte de sécrétion par l'état de dilatation et de resserrement des capillaires, par la quantité et la rapidité du sang qui les parcourt, indépendamment de toutes les questions relatives à la composition de ce liquide. C'est ce que prouvent les cas d'hémiplégie dans lesquels il y a œdème de tout le côté du corps qui est paralysé, tandis que du côté sain le tissu lamineux n'est pas infiltré, n'est pas devenu le siége d'une sécrétion de sérosité.

Ces deux humeurs-là sont les plus pauvres en principes mis en dissolution. Elles diffèrent du liquide de la plèvre et du péricarde, et ce dernier n'est pas identique à celui du péritoine. Celui de la tunique vaginale diffère beaucoup plus encore des trois précédents que ces derniers ne diffèrent entre eux.

Ces faits démontrent d'une manière péremptoire qu'il n'y a pas une exsudation ni une transsudation mécanique pure et simple au travers des parois des lymphatiques ou des capillaires, mais que dans l'acte de production de ces liquides il y a eu un choix dialytique ou séparateur ; que dans ce phénomène de sortie, dans cette dialyse exosmotique, les éléments anatomiques solides de telle ou telle séreuse ont une influence sur la nature des principes immédiats qui sortent et de ceux qui sont formés.

Sur la composition immédiate des sérosités en général.

Vous venez d'étudier une série de faits assez importants. Ajoutons que certains liquides, comme ceux du péritoine, du péricarde et de la plèvre en particulier, ont de 7 à 8 parties pour 1000 de principes d'origine minérale, ce qui est à peu de chose près la quantité de principes de cette classe que renferme le sang ; mais ils n'y sont pas dans les mêmes proportions, et il y a des sels qui existent dans le sang, qu'on ne retrouve pas dans ces liquides ; c'est presque toujours le chlorure de sodium qui l'emporte dans les sérosités de la plèvre et du péritoine. Il y a 3 à 4 parties pour 1000 de chlorure de sodium dans le sang, or il y en a toujours de 5 à 6 millièmes dans ces sérosités. Et c'est par suite de cette prédominance considérable de chlorure de sodium sur les autres sels que s'égalise la quantité de ces principes dans les sérosités, comparativement aux plasmas sanguins et lymphatiques. Il y a eu un choix dialytique dans la proportion des sels qui sont sortis, certains d'entre eux ne passent pas dans les sérosités et restent dans le plasma sanguin. Je ne saurais trop insister sur ces notions.

Vous voyez que ces faits sont de même ordre que ceux dont il a été question quand nous avons étudié (p. 194) le rôle rempli dans le sang par les substances coagulables, comparativement aux principes cristallisables ou de la première et de la seconde classe. Ils montrent une fois de plus la valeur et l'exactitude physiologiques du classement des principes immédiats qui a réuni depuis longtemps ceux qui comptent au nombre de leurs propriétés physiques et chimiques de participer aux actes d'endosmose de manière à se prêter à la séparation ou dialyse exosmotique, à l'égard de ceux qui ont une constitution moléculaire telle, qu'ils ne partagent pas cette propriété, et qui sont rangés dans un groupe différent en tant que non cristallisables, etc. C'est, du reste, par des principes de cet ordre que la substance organisée formant les membranes traversées, se trouve être principalement constituée ; fait qui relie les actes endosmo-exosmotiques aux propriétés moléculaires ou chimiques des corps en voie d'échange et de ceux qui sont traversés (1). Ces notions vous montrent l'importance de la découverte de Du Trochet, développée sous le nom de *dialyse* par Graham, au point de vue de ses applications à l'analyse organique, connue par M. Dubrunfaut dans ses applications à l'industrie (2). Là, comme vous le savez déjà, se trouve

(1) Voy. Ch. Robin, *Recherches sur l'endosmose* (*Journal de la physiologie.* Paris, 1863, in-8, p. 81).

(2) Voy. Coste, *Éloge historique de Du Trochet.* Paris, 5 mars 1866, in-4°, p. 27 et 41.

la raison d'être de cette issue ou de cette entrée, selon les cas dont il s'agit, de certains principes à l'exclusion des autres ; exclusion considérée longtemps comme comparable au *choix* que font les êtres pensants de tel ou tel objet au détriment de tel autre (voy. p. 15 à 18). Ainsi tous ces phénomènes se rattachent nettement à des propriétés d'ordre physique de la substance organisée d'une part (substance principalement formée de principes immédiats coagulables), et d'autre part à celle des principes qui traversent dans un sens ou dans l'autre les membranes qu'elle forme ; fait qui remplace par des notions précises tout ce qu'avait de mystérieux et d'indéterminé cet ensemble d'actes antagonistes, et montre que ce sont là autant de cas particuliers d'une même loi.

Ajoutons que les *sérosités* sont bien moins riches en principes des deux premières tribus de la seconde classe ou principes de désassimilation que les plasmas du sang et de la lymphe ; aussi ces humeurs sont-elles, ou permanentes comme l'humeur aqueuse et l'humeur vitrée, ou entièrement récrémentitielles, dans le cas contraire, comme les sérosités péricardique, pleurale, etc. Il reste beaucoup à faire encore sur la détermination exacte des espèces de principes cristallisables, de la deuxième classe surtout, qui existent dans les sérosités ; car je vous ai déjà dit que les analyses des éléments anatomiques et des humeurs qui, au lieu des principes immédiats réels, nous énumèrent leurs éléments chimiques, sont complétement inutiles au physiologiste et aux médecins ; elles ne constituent que de simples curiosités entièrement dépourvues d'utilité et plus encore de valeur scientifique (1).

Les sérosités contiennent beaucoup moins de principes coagulables que les humeurs constituantes telles que le sang et la lymphe ; mais si l'on excepte un certain nombre de circonstances morbides, elles n'en contiennent pas qui soient spontanément coagulables.

Il y a une autre particularité importante sur laquelle je dois revenir. C'est qu'il y a dans le liquide du péritoine, de la plèvre, probablement aussi dans celui de la tunique vaginale, une substance coagulable différente de l'albumine.

Vous savez que toujours on traite ces liquides par la chaleur ou par l'acide nitrique, et qu'on détermine ainsi un coagulum, puis toutes les fois qu'il y a un coagulum on accuse la présence de l'albumine. Eh bien, il y a dans ces liquides deux principes qui tous deux sont coagulables

______

(1) Sur l'inutilité des analyses des humeurs dans lesquelles, au lieu de déterminer la nature et la quantité des principes immédiats consécutifs, on donne la quantité des *principes médiats* ou *chimiques*, simples ou composés, tels que le chlore, le soufre, l'azote, etc., les acides sulfurique, phosphorique, les oxydes alcalins ou terreux, voyez *Chimie anatomique*. Paris, 1853, in-8, t. I, p. 67 à 74, et 173, et *passim*.

par la chaleur et les acides, mais ils se distinguent l'un de l'autre, en ce que l'albumine n'est pas coagulée par le sulfate de magnésie, tandis que l'autre substance azotée se coagule au contact de ce sel. C'est cette substance qu'on a appelée *hydropisine*, parce qu'elle a été décrite d'abord dans le liquide des hydropisies ; mais on la retrouve dans des proportions différentes dans le liquide du péricarde et dans celui de la plèvre ; elle existe en quantité différente de l'une à l'autre de ces humeurs et aussi selon les conditions morbides dans lesquelles il y a eu exagération de la production de sérosité.

Cette substance a beaucoup d'analogie, au point de vue des réactions chimiques, avec la pancréatine. Seulement la pancréatine est rougie par la solution aqueuse de chlore ou par un courant de chlore gazeux, tandis que l'hydropisine, qui est coagulée par le sulfate de magnésie, comme la pancréatine, ne rougit pas par le chlore ; de plus, l'hydropisine n'a pas la propriété de dédoubler les matières grasses.

Je le répète, l'existence dans les sérosités de cette substance qu'on ne trouve pas dans le sang, est un fait important qui, joint aux précédents, montre que c'est à tort que l'on désigne la totalité de ces liquides sous le nom commun de *transsudats* ou de *transsudations*. Cette expression est mauvaise, parce que par transsudation on veut dire le passage d'un liquide au travers d'une paroi, de telle sorte qu'une fois arrivé au dehors. il ne diffère pas de ce qu'il était au dedans, ce qui n'est pas le cas ici.

Beaucoup de chimistes n'adoptent pas encore la distinction entre les espèces de substances coagulables dont je vous ai parlé en étudiant le sang, etc., et en me fondant sur les recherches de Cl. Bernard, de Denis et sur les miennes propres. Je dois vous faire remarquer que ces espèces sont pourtant déterminées d'après des réactions aussi nettes que la plupart de celles qui servent à séparer les unes des autres les espèces de composés chimiques. Cette distinction est en rapport, d'autre part, avec la nature des propriétés observées dans les liquides que ces substances coagulables concourent à former, tels que le sang artériel et le sang veineux du rein, de la rate, etc., les diverses sérosités, les sécrétions muqueuses et autres; tandis que les auteurs qui ne les admettent pas confondent encore l'albumine de l'œuf, qui est une substance coagulable sécrétée, comme un mucus, par les glandes de l'oviducte des oiseaux, avec la *sérine* ou substance coagulable du sang qui a fourni les matériaux de cette sécrétion. Cette distinction des espèces de substances organiques non cristallisables ne repose encore ici, il est vrai, que sur des données expérimentales et des notions purement empiriques, c'est-à-dire ne pouvant être rattachées à aucune des lois relatives à la composition chimique de ces composés ; mais il n'en peut être autrement aujourd'hui ; les choses en resteront même là tant que la chimie nous laissera ignorer les conditions de constitution moléculaire qui font qu'un corps est coagulable et non-cristallisable, puis à quelle série chimique appartiennent les substances albuminoïdes.

Toutes ces particularités, relatives à la composition immédiate des sérosités, font qu'elles sont, ou peuvent devenir, entièrement récrémentitielles, mieux même que le sang ou la lymphe épanchés. Elles font de ces humeurs contenues dans des cavités closes un groupe bien distinct des humeurs constituantes remplissant l'appareil circulatoire. Elles en font aussi des sécrétions différentes des humeurs partiellement ou totalement récrémentitielles, comme le liquide de l'ovisac, le sperme, le lait, qui n'agissent qu'après déversement hors de la cavité par les parois de laquelle elles ont été produites ; elles en forment un groupe bien distinct même du liquide de la vésicule ombilicale qui, chez les mammifères et quelques autres vertébrés encore, n'est jamais complétement récrémentitiel.

Permettez-moi maintenant de commencer la description des espèces d'humeurs qui appartiennent à cette subdivision par l'une d'elles qui diffère sensiblement des suivantes, quant à sa composition immédiate et à ses caractères extérieurs, mais dont la place est marquée ici jusqu'à plus ample informé sur sa nature, par ce fait qu'elle est profonde et permanente comme les autres. J'entends parler de l'*humeur vitrée ou hyaloïde*.

PREMIÈRE ESPÈCE. — HUMEUR VITRÉE OU HYALOÏDE.

L'humeur *hyaloïde ou vitrée* a été parfois appelée *corps vitré*, et a aussi reçu de De Blainville le nom de *vitrine oculaire*.

C'est le plus volumineux des milieux de l'œil, dont il remplit les deux tiers postérieurs. Très-transparent et de réaction faiblement alcaline, sa densité est 1005, son pouvoir réfringent 1339.

C'est une humeur particulière, comparable, physiquement, au blanc d'œuf, dont elle a la demi-fluidité, et présente, comme lui, un aspect finement strié sous le microscope ; ces stries sont plus visibles également lorsque, par le repos, l'humeur vitrée a laissé écouler un fluide très-ténu. Elle est inodore, d'une légère saveur salée. Elle est coagulable par certains réactifs et prend alors, comme le blanc d'œuf, etc., un aspect strié, fibrillaire. Ces stries ont une direction déterminée qui donne au corps vitré une apparence de texture spéciale analogue en quelques points à celle qu'acquiert l'albumen de l'œuf coagulé dans sa coquille, sous l'influence de divers agents chimiques, mais non comparable à celle des tissus.

Bowmann a, en effet, montré que la solution d'acétate de plomb qui coagule et durcit l'humeur vitrée, donne l'aspect fibrillaire et de couches superposées à partir d'une surface de section quelconque de la masse, et non pas exclusivement suivant des plans concentriques à la surface du corps vitré.

Cet état strié et la consistance demi-liquide, gélatineuse de l'humeur vitrée, l'ont fait à tort rapprocher du tissu lamineux, gélatiniforme de l'organe de l'émail, par exemple, et du cordon ombilical par quelques auteurs allemands, sous les noms de *tissu conjonctif gélatineux* et de *tissu muqueux*. Cet exemple n'a pas été suivi et à bon droit.

Cette humeur est demi-liquide, transparente, complétement hyaline, mais cependant avec une légère teinte bleuâtre, et d'autant plus dense que les sujets sont plus jeunes, de telle manière que chez les enfants le corps vitré est une matière assez ferme, gélatiniforme, tremblotante.

Au bout de quelque temps d'isolement elle abandonne une grande quantité d'eau qu'elle avait fixée.

Le tableau ci-contre résume le peu que nous savons sur la composition immédiate de cette humeur.

Corps vitré (Lohmeyer).

PRINCIPES DE LA PREMIÈRE CLASSE.

Eau	986,400
Chlorure de sodium	7,757
— de potassium	0,605
Sulfate de potasse	0,148
Phosphate de chaux	0,101
— de magnésie	0,032
Carbonate de chaux	0,133

PRINCIPES DE LA DEUXIÈME CLASSE.

Principes indéterminés dits extractifs et urée	3,224

PRINCIPES DE LA TROISIÈME CLASSE.

Substance filamenteuse	0,210
Albumine sèche	1,360

Ce liquide, ai-je dit, est susceptible d'être coagulé comme les autres humeurs. Seulement, il est coagulé en particulier par certains sels minéraux, comme les acétates de plomb concentrés, certains sels de fer, l'acide chromique et les chromates. Mais c'est l'acétate de plomb concentré qui coagule le mieux ce corps-là, et il le rend assez solide pour qu'on en puisse faire des coupes, comme on en fait avec du blanc d'œuf coagulé. Il n'est coagulé ni par la chaleur, ni par l'alcool.

Il n'est pas traversé, comme on le dit, par des filaments qui le diviseraient en aréoles, et qu'on suppose partir de la face interne de la membrane hyaloïde. Il y a bien une membrane très-fine qui circonscrit le corps vitré, qui tapisse la face interne de la rétine, et qui renferme le corps vitré. Mais la face interne de cette membrane est aussi lisse que sa face externe, et il ne se détache de cette face interne aucun prolongement susceptible de diviser ce corps-là en petites aréoles de forme prismatique, comme on l'a signalé quelquefois. Ces prolongements n'existent pas, et c'est par la coagulation même qu'on a produit les dispositions qui ont fait croire à l'existence de ces prolongements et de ces aréoles, après qu'on les eut admis théoriquement ; car, on supposait que cette substance est un tissu, tandis que c'est une humeur.

Ainsi que je viens de le noter, l'humeur vitrée est entourée d'une membrane (*membrane du corps vitré, membrane hyaloïde*) épaisse de 2 millièmes de millimètre au plus, très-transparente, plus résistante que ne le fait croire au premier abord sa minceur, à déchirure assez nette, se plissant très-facilement ; elle est tout à fait homogène, sans noyaux ni granulations ; elle adhère assez fortement à la membrane limitante, finement granuleuse de la rétine, dont on entraîne un peu de substance lorsqu'on les sépare l'une de l'autre. Il n'est point vrai qu'elle se réfléchisse autour de l'artère centrale de la rétine pour lui former un conduit (*canal hyaloïdien*). J'ai constaté sur les yeux d'embryons longs de 20, 26 et 30 millimètres, qu'elle se prolonge au contraire en arrière sur l'artère centrale de la rétine, qu'elle est appliquée contre elle, et qu'elle disparaît insensiblement lorsqu'elle atteint le niveau de la sclérotique jusque vers laquelle on la suit très-nettement. En avant, elle s'épaissit au niveau de la *zone choroïdienne* et des *procès ciliaires*, où elle prend le nom de *couronne de la zone ciliaire* ou de *zone de Zinn*. Ses plis, moulés exactement sur ceux des *procès ciliaires*, portent le nom de *procès ciliaires de la zone de Zinn* ou *du corps vitré*. Ils sont séparés de la zone et des plis ciliaires choroïdiens par la couche de cellules allongées, prismatiques, qui prolonge seule la rétine jusqu'au cristallin. Elle est déprimée en avant par le cristallin, dont la capsule postérieure lui adhère par contact immédiat simplement. Sa substance est striée au niveau de cet épaississement, que quelques auteurs considèrent comme un organe distinct de la membrane hyaloïde. Au niveau de la grande circonférence du cristallin, elle s'avance un peu sur le pourtour de la face antérieure de cet organe, où elle offre des plis (*bord antérieur* ou *radié de la zone de Zinn*). C'est à ce niveau que, par insufflation, l'on produit le *canal godronné*.

Lorsque l'œil est plus développé, les veines de l'*artère* dite *hyaloïdienne* semblent ainsi fort éloignées de l'artère et appartenir à un système différent. Mais il n'en était pas de même lorsque, l'humeur vitrée restant encore peu abondante, le cristallin était placé au fond de l'œil, qu'il remplissait à peu près. Alors l'artère rencontrait tout de suite le cristallin, et ses terminaisons, se jetant dans les veines iriennes avec le réseau de la membrane pupillaire, entouraient le cristallin d'un réseau vasculaire complet. A mesure que l'*humeur vitrée* se produit, elle écarte le cristallin de la rétine ; l'*artère centrale du cristallin* s'allonge, et prend alors, pour plusieurs auteurs, le nom d'*artère hyaloïdienne* ou *vitrée*, parce qu'elle traverse l'*humeur vitrée ;* quelques-unes de ses branches, capillaires à couche musculaire assez épaisse, flexueuses, parcourent même isolément cette humeur pendant la vie intra-utérine, pour aller rejoindre le bord de la pupille (*vaisseaux* dits *hyaloïdiens*).

J'ai constaté ces faits sur les yeux de plusieurs embryons, et j'ai vu que lorsque l'humeur vitrée est encore peu abondante, le cristallin peu éloigné de la rétine et de la membrane hyaloïde, la plupart de ces subdivisions capillaires de l'*artère centrale* sont plongées ainsi dans cette humeur hyaline, dense, etc. L'épanouissement de l'artère, c'est-à-dire l'extrémité terminale de son tronc principal, ne touche plus immédiatement la face postérieure du cristallin ; il en est momentanément écarté par l'humeur vitrée, et il en est ainsi nécessairement de même de ses branches ; cet écartement par rapport au cristallin est du reste un peu exagéré par la légère pression qu'exige la préparation pour être placée sous le microscope.

On voit alors très-nettement que ces subdivisions capillaires sont çà et là reliées, en quelque sorte, entre elles par des trabécules représentées chacune par une ou deux fibres lamineuses encore à l'état de corps fibro-plastiques fusiformes ou étoilés, dont les filaments adhèrent par leurs extrémités à deux capillaires voisins. Ces fibres sont, du reste, trop rares, trop écartées, pour qu'on puisse les regarder comme formant une membrane dans laquelle ramperaient les subdivisions cristalliniennes de l'artère centrale. Ce sont sans doute ces corps fibro-plastiques-là qui ont été considérés par Virchow, Kölliker, etc., comme appartenant au corps vitré même, et qui ont conduit ces auteurs à faire de cette humeur une variété gélatiniforme du tissu lamineux.

Comme toutes les humeurs, surtout les humeurs demi-liquides, qui contiennent une substance organique coagulable, l'humeur vitrée peut, sous l'influence du contact des corps poreux, etc., subir une sorte de coagulation, ou perdre une certaine quantité d'eau et devenir finement striée, comme fibroïde. Le blanc d'œuf, le mucus nasal, celui de l'intestin, surtout quand il est blanchâtre, demi-solide, dans certaines maladies, offrent souvent cet aspect strié qui demande toujours des recherches spéciales pour s'assurer s'il ne s'agirait pas de quelque substance amorphe, peu granuleuse, traversée par des fibres lamineuses. L'humeur vitrée peut être troublée par des leucocytes du pus dans les cas de rétinite et de choroïdite intense, ou par des globules sanguins. Ces derniers se résorbent, du reste, en quinze à vingt jours après leur épanchement ou leur injection dans l'humeur vitrée. Il résulte d'expériences faites sur mes indications par M. Legros, que la substance azotée des globules se résorbe la première, en laissant des grains d'hématosine qui disparaissent les derniers. Sur les animaux morts, les globules restent intacts ou deviennent seulement un peu dentelés dans l'humeur vitrée tant qu'elle n'entre pas en putréfaction. Lorsque celle-ci commence, ils se liquéfient et teintent en rose ce liquide.

On rencontre parfois, dans l'humeur hyaloïde, des cristaux de cholestérine isolés ou réunis en amas ou paillettes déjà apercevables à l'œil nu ou à l'aide de l'ophthalmoscope (*synchisis étincelant*). Ils proviennent du cristalin cataracté dont la capsule s'est rompue et a laissé échapper son contenu, qui compte la cholestérine parmi les principes immédiats constitutifs (1).

L'humeur vitrée est susceptible de présenter des phénomènes de fluidification très-caractéristiques. De même que, quelquefois, dans certaines conditions morbides, on trouve le blanc d'œuf presque fluide, transparent, de même aussi, dans certaines conditions accidentelles, on peut voir le corps vitré passer de l'état demi-solide dont je parlais tout à l'heure à un état de fluidité presque comparable à celle de l'eau. C'est ce qu'on observe dans quelques cas de tumeurs qui partent de la choroïde ou de la rétine, pour s'avancer au sein de l'humeur vitrée, comme aussi dans plusieurs autres circonstances morbides. On trouve parfois alors dans le liquide des corpuscules flottants, composés de flocons de substances organiques coagulées, finement striées et grenues, et englobant ou non des leucocytes, qui souvent sont hypertrophiés et granuleux. Des flocons de ce genre peuvent exister à la suite de choroïdites et de rétinites, sans que l'humeur vitrée soit ainsi ramollie ou fluidifiée. L'ombre de ces corpuscules, en se peignant sur la rétine, peut troubler la vision quand ils sont nombreux.

Il est important de noter qu'à l'état normal, il existe constamment des leucocytes souvent creusés de vacuoles, en suspension dans l'humeur vitrée, surtout chez les jeunes sujets. Ces leucocytes se trouvent plus particulièrement vers la périphérie de la cavité, dans le voisinage de la membrane hyaloïde qui sépare l'humeur vitrée de la rétine.

On sait qu'il y a dans l'intérieur de l'humeur vitrée de petits corps en

(1) Voyez *Chimie anatomique*. Paris, 1853, t. III, p. 50 et suiv., article CHOLESTÉRINE.

suspension qui sont très-probablement des leucocytes disposées en séries ou en chapelets, ainsi que des filaments de substances organiques coagulées, dont l'ombre projetée sur la rétine cause une impression analogue à celle de taches vues dans le champ visuel ; on les a appelées *mouches volantes.* On les aperçoit sous la forme de filaments et de traînées ou rangées de taches circulaires mobiles, qui vont et viennent dans le champ visuel. On les voit lorsqu'on regarde au travers d'une carte trouée avec une aiguille, ou lorsqu'on observe au microscope, après avoir marché beaucoup ou déterminé par un moyen quelconque une congestion, du côté de l'œil. Du reste, ce sujet appartient plus à la physiologie et à l'étude des maladies des yeux qu'à ce cours, et il est traité longuement dans les dictionnaires de médecine et les autres ouvrages classiques que vous avez entre les mains (1).

DEUXIEME ESPÈCE. — HUMEUR AQUEUSE.

On donne ce nom à l'humeur fluide, incolore, transparente comme de l'eau, qui remplit la chambre antérieure de l'œil.

Elle n'est pas troublée par la chaleur, ni par les réactifs qui précipitent l'albumine. Elle contient cependant des traces de substances coagulables, mais trop peu pour que leur passage à l'état solide la troublent sensiblement.

Elle est faiblement alcaline, et sa densité varie, dit-on, entre 1003 et 1009 ; elle est en général de 1005. Son indice de réfraction est exactement le même que celui de la cornée et du corps vitré (1,339), tandis que celui de la cristalloïde et de la couche gommeuse du cristallin est de 1,350, celui de sa couche moyenne 1,380 et celui de son noyau 1,410.

Tout ce qu'on sait de plus précis sur la composition immédiate de ce fluide est résumé par ce tableau :

Humeur aqueuse du veau (Lohmeyer).

PRINCIPES DE LA PREMIÈRE CLASSE.

Eau.	986,870
Chlorure de sodium.	6,890
— de potassium.	0,113
Sulfate de potasse.	0,221
Phosphates et carbonates de chaux et de magnésie.	0,473

PRINCIPES DE LA DEUXIÈME CLASSE.

Principes indéterminés dits extractifs et urée. . . .	4,210
Glycose.	quantité non dosée

PRINCIPES DE LA TROISIÈME CLASSE.

Albumine sèche.	1,223

(1) Voyez aussi Ch. Robin, *Des mouches volantes,* dans *Du microscope et des injections.* Paris, 1849, in-8, 1re partie, p. 195.

Les opérations chirurgicales pratiquées sur l'œil avaient montré depuis longtemps que l'humeur aqueuse se reproduit en quelques heures après son évacuation par une plaie de la cornée, fait déjà noté par Plenck (*loc. cit.*, p. 45), qui dit aussi qu'elle se produit si vite, qu'il en a vu couler 24 grains en douze minutes, dans un cas de plaie pénétrante de la cornée. M. Cl. Bernard a fait voir que sa sécrétion est sous la dépendance du ganglion ophthalmique et des nerfs ciliaires, car après l'extirpation de ce ganglion l'œil devient flasque et l'humeur aqueuse évacuée ne se reproduit plus.

L'humeur aqueuse peut accidentellement être troublée par du sang venant de l'iris (*hypohéma*) ou par du pus iridien ou cornéen (*hypopyon*), qui se déposent à la partie la plus déclive de la chambre antérieure. Parfois elle peut contenir des lamelles de cholestérine provenant du cristallin dont la capsule antérieure est rompue. Mais je n'ai pas à faire ici l'histoire de ces altérations, dont l'étude appartient à la chirurgie.

TROISIÈME ESPÈCE. — DE LA SÉROSITÉ SOUS-ARACHNOÏDIENNE OU CÉPHALO-RACHIDIENNE.

J'arrive actuellement à la description des humeurs qui portent plus particulièrement le nom de *sérosités*, et auxquelles s'appliquaient plus spécialement les données générales que j'ai exposées au début de cette séance.

Le premier de ces liquides dont j'aurai à examiner la composition est le liquide *céphalo-rachidien*, de Cotugno et de Magendie, appelé parfois *sous-arachnoïdien*, alors qu'on ignorait la communication des espaces sous-arachnoïdiens avec les ventricules cérébelleux et cérébraux.

Cette humeur remplit les quatre ventricules cérébraux et l'étroit canal central de la moelle ; par le 4ᵉ ventricule, ce liquide est en communication avec celui qui remplit les espaces sous-arachnoïdiens crâniens et rachidiens. Cette communication a lieu par un étroit orifice triangulaire découvert par Magendie au niveau de l'angle inférieur du quatrième ventricule ou ventricule cérébelleux, c'est-à-dire sur la ligne médiane à l'angle de séparation des cordons postérieurs de la moelle. Il est limité de chaque côté par deux très-courts replis de la pie-mère, allant des bords du *calamus scriptorius* au lobule cérébelleux dit du bulbe rachidien, et au *vermis inferior* qui le limite en arrière.

Cet orifice s'abouche dans le *confluent postérieur du liquide céphalorachidien* de Magendie, ou espace *sous-arachnoïdien postérieur* de Cruveilhier, confluent qui lui-même se continue sur les côtés des pédoncules du cervelet avec l'espace *sous-arachnoïdien antérieur*. Celui-ci communique avec les petits espaces sous-arachnoïdiens correspondants à la partie antérieure du cerveau et des premières paires crâniennes. Sur les côtés ce liquide s'étend dans les espaces sous-arachnoïdiens bien plus étroits (sauf le cas d'atrophie des circonvolutions), existant sur la convexité du cerveau et du cervelet au niveau des sillons limités par les circonvolutions. En bas, par l'espace ou confluent sous-arachnoïdien postérieur, le liquide se continue avec celui qui remplit le grand espace sous-arachnoïdien spinal, qui est surtout large au niveau de la *queue-de-cheval*.

Ces espaces sont tous, comme vous le savez, limités par la pie-mère du côté de la substance cérébro-spinale, et extérieurement par le feuillet viscéral de l'arachnoïde, se confondant çà et là par adhérence intime et continuité de tissu avec la pie-mère. Des trabécules fibreuses, des filaments déliés de tissu lamineux, allant de l'une à l'autre de ces membranes, traversent ces espaces et l'humeur qui les remplit. C'est, en effet, par sa face externe, et non par sa surface séreuse proprement dite ou épithéliale, que l'arachnoïde viscérale sécrète ce fluide, à moins que là il ne soit produit par la pie-mère. Nous aurons à revenir sur ce fait à propos de la sérosité des œdèmes.

La quantité en poids de ce liquide s'élève à 62 grammes seulement à l'état normal d'après Magendie, et à 120, et même 150 grammes d'après Cotugno. Dans un cas d'atrophie cérébrale, Magendie en a recueilli 372. Cette quantité devient plus considérable encore dans les cas d'hydrocéphalie, d'hydrorachis et de *spina-bifida*.

J'ai trouvé sa densité égale à 1005 chez le cheval. Marcet l'a trouvée de 1006 dans le liquide du *spina-bifida*. Cette humeur est tout à fait incolore, transparente, mobile comme de l'eau, sans viscosité. Sa saveur est très-sensiblement salée, sa réaction alcaline; elle se conserve très-longtemps sans se putréfier. Elle ne coagule pas spontanément, ni par la chaleur, non plus que par les acides.

Les sérosités ventriculaire et sous arachnoïdienne, comme vous le voyez, sont très-fluides. Elles ont une légère saveur saline; cette saveur est même très-nette, parce que la saveur spéciale du chlorure de sodium n'est pas masquée par la présence d'autres principes cristallisables ou coagulables.

Composition immédiate du liquide céphalo-rachidien.

Les tableaux suivants résument les documents que j'ai pu recueillir touchant la composition de ce liquide, pris sous l'arachnoïde ou dans les ventricules.

	LIQUIDES	
	Sous-arachnoïdien.	Ventriculaire.
PRINCIPES DE LA PREMIÈRE CLASSE.		
Eau	985 à 981	990 à 985
Chlorures sodique et potassique.	6 à 8	5 à 7
Sulfate de soude	0 0	0,146
Carbonate de soude	0,60 0	0,057
Phosphates alcalins et terreux..	0,09 à 0,40	0,09 à 0,10
PRINCIPES DE LA DEUXIÈME CLASSE.		
Lactates de soude	} 4,74 à 11,04	2,30 à 3,21
Principes dits extractifs		
Urée	non cherchée.	traces notables.
Glycose	quantité non dosée.	
Cholestérine		0,24
Principes gras	non indiqués.	0,05 à 0,12
Albumine sèche	0,35 à 0,88	0,54 à 1,66

Hydrocéphale aiguë (d'après C. Schmidt et Mulder).

	I.	II.
PRINCIPES DE LA PREMIÈRE CLASSE.		
Eau	986,800	989,997
Chlorure de sodium	4,438	} 6,553
— de potassium	2,181	
Sulfate de potasse	0,096	000,000
— de soude	0,000	0,146
Phosphate de soude	0,613	000,000
Carbonate de soude	0,000	0,057
Chlorhydrate d'ammoniaque	1,842	000,000
Phosphate de chaux et de magnésie..	0,307	0,090
PRINCIPES DE LA DEUXIÈME CLASSE.		
Indéterminés dits extractifs mêlés d'albumine	} 3,740	000,000
Extrait alcoolique et lactate de soude.	0,000	2,538
Graisse et cholestérine	0,000	0,070
PRINCIPES DE LA TROISIÈME CLASSE.		
Albumine sèche	traces non dosées.	0,549

Je vous ai déjà dit que les documents qui existent sur la composition de bien des liquides de l'économie sont extrêmement imparfaits, faute de méthode dirigeant l'analyse de ces parties. Il y en a qu'on n'a même pas cru devoir examiner, parce qu'on se figure toujours que ce sont de simples exsudations, des transsudations au travers des capillaires, et que par conséquent ces liquides doivent être de nature semblable au plasma sanguin ; mais les faits les plus élémentaires que l'on connaît déjà, bien que recueillis très-empiriquement, sans méthode et le plus souvent en détruisant ce qu'on aurait dû chercher, ces faits, dis-je, prouvent que ces humeurs ne sont pas du tout semblables au liquide sanguin lui-même.

La quantité d'eau dans le liquide sous-arachnoïdien est de 985 à 981. Vous voyez, par conséquent, qu'il reste à peine 15 à 19 parties de principes solides en dissolution pour 1000 de ce liquide.

La sérosité sous-arachnoïdienne est donc une des plus pauvres en matières solides. Cette humeur diffère du plasma sanguin sous plus d'un rapport et en particulier en ce que dans celui-ci on ne trouve jamais plus de 3 à 5 parties de sel marin.

Or, il y a dans le liquide sous-arachnoïdien 5 à 8 de chlorure de sodium et des traces de chlorure de potassium. Il y en a de 5 à 7 dans le celui des ventricules. Ainsi ce n'est pas par une simple exsudation mécanique et physique qu'a lieu dans ce cas la sortie du liquide au dehors des capillaires. Il y a un *choix* même lorsqu'il s'agit des matières salines les plus simples, comme le chlorure de sodium et le chlorure de potassium.

Je vous ai dit que ce liquide était alcalin, et il doit cette réaction à la présence d'une certaine quantité de carbonate de soude et de phosphates alcalins et terreux qui existent en proportion très-petite.

Il y a dans cette humeur une certaine quantité de principes cristallisables d'origine organique, parmi lesquels on a signalé la présence du lactate de soude, de l'urée et de la glycose. Quant aux autres principes de cet ordre, ce sont peut-être de la créatine, de la créatinine, mais on ne les a pas recherchées.

Notons chemin faisant que Magendie a montré que les substances minérales ou organiques solubles injectées dans le sang, passent très-rapidement dans ce liquide. La glycose en particulier s'y retrouve abondamment chez les diabétiques.

Il y a aussi toujours de la cholestérine dans les principes considérés en masse, dans les analyses, comme étant des matières grasses. Il y en a surtout une proportion notable dans le cas d'hydrocéphalie.

Enfin, il contient une certaine quantité de principes gras. Quant à de l'albumine, il y en a à peine 1 millième. Aussi, en chauffant ce liquide ou en y versant de l'alcool, on n'y détermine jamais un trouble quelconque, parce que pour que l'albumine trouble le liquide en se coagulant, il faut qu'il y en ait au moins 2 millièmes, autrement la sérosité ne change pas de coloration d'une manière sensible.

Les usages que remplit cette humeur sont purement physiques et trop bien étudiés dans tous les traités de physiologie pour que j'aie besoin d'en parler ici. D'après ce que je vous ai dit au commencement de cette leçon, et plus haut (pages 16 et 265), de la propriété de sécréter que possèdent tous les tissus, vous reconnaîtrez facilement que cette humeur est un produit de sécrétion qui peut venir de la pie-mère, de l'arachnoïde viscérale et de l'épendyme cérébro-spinal.

Les conditions de pression influent notablement sur cette sécrétion, car dès que le liquide s'écoulant la pression à laquelle est soumise le reste de sa masse vient à diminuer, la quantité écoulée se reproduit aussitôt. On peut ainsi en recueillir beaucoup après avoir mis à découvert et incisé la dure-mère et le feuillet viscéral de l'arachnoïde.

Il importe de noter que l'analyse démontre que c'est ce liquide qui s'écoule par les fractures avec plaie de la voûte du crâne, par le nez dans les cas de fracture de la base du crâne, et bien plus souvent encore par l'oreille dans ceux de fracture du rocher. Il faut pour cela qu'un des fragments osseux après avoir déchiré la dure-mère perce le feuillet viscéral de l'arachnoïde de l'un des espaces sous-arachnoïdiens ou de l'un de leurs prolongements le long des racines des nerfs crâniens.

La sérosité coule alors d'une manière continue depuis une quantité de quelques grammes par vingt-quatre heures jusqu'à celle d'un litre et plus, pendant plusieurs jours de suite. Le liquide est parfois sanguinolent dans les premières heures, mais il devient bientôt limpide, comme l'humeur céphalo-rachidienne normale.

Dans les cas d'encéphalite, d'hydrocéphalie aiguë, la portion de cette humeur qui est dans les ventricules devient souvent opalescente ou puriforme, et même floconneuse par suite de la production plus ou moins abondante de leucocytes et de granulations très-fines, graisseuses et autres.

Les méningites produisent un effet analogue sur la sérosité sous-arachnoïdienne; souvent même celle-ci est entièrement remplacée par du pus, qui offre là cette particularité qu'il n'est pas fluide, mais bien demi-solide, concret. Du reste, c'est en parlant du pus envisagé dans les diverses régions de l'organisme où il se produit que je vous entretiendrai de ce fait.

QUATRIÈME ESPÈCE. — DE LA SÉROSITÉ PLEURALE OU DES PLÈVRES.

La plèvre est normalement humectée par une très-petite quantité d'une humeur séreuse transparente, incolore ou citrine, très-fluide en général, peu visqueuse, qui dans un assez grand nombre de circonstances accidentelles augmente considérablement. Cette quantité peut parfois s'élever à plusieurs litres.

Dans ces conditions, ce liquide peut être légèrement coloré par des globules sanguins ou devenus même tout à fait rouge, par suite de l'abondance de ces derniers. D'autres fois il est légèrement trouble et jaunâtre en raison de la présence de quelques leucocytes, ou même il devient tout à fait puriforme. Quand ceux-ci sont très-nombreux, il peut contenir des flocons fibrineux, rendus jaunâtres par les leucocytes, plus ou moins granuleux qu'ils ont englobés. Parfois enfin il est rendu plus ou moins brunâtre par le mélange de ces divers éléments anatomiques. Dans les cas d'ictère, il est jaunâtre ou verdâtre, plus ou moins foncé, parce qu'il renferme de la matière colorante de la bile.

Cette sérosité, formée sous l'influence d'une inflammation de la plèvre, se coagule, et parfois elle se prend en masse gélatineuse homogène. Dans ces conditions, la fibrine qui s'est produite alors par dédoublement de la plasmine que contenait le liquide, la fibrine, dis-je, se rétracte plus ou moins et forme un caillot assez consistant rendu rougeâtre ou jaunâtre par les hématies ou les leucocytes, si le liquide en contenait, et blanchâtre s'il n'en contenait pas en suspension.

La chaleur, l'alcool, l'acide azotique coagulent dans tous les cas cette humeur.

Contrairement à ce que font beaucoup d'auteurs, il ne faut pas confondre la sérosité, ordinairement limpide ou seulement un peu trouble qui, au sortir de la cavité de la plèvre forme un caillot peu consistant, donnant momentanément à toute la masse du fluide un état gélatiniforme avec le liquide jaunâtre ou puriforme produit dans les cas de pleurésie aiguë, accompagné de fausses membranes jaunâtres, plus ou moins fermes, adhérentes à la plèvre ou flottant librement dans cette humeur.

Les conditions qui amènent la production de ces liquides d'une part, et de l'autre leur constitution anatomique, diffèrent trop pour que l'analyse n'indique pas dans leur composition immédiate des dissemblances dignes d'être prises en considération.

Quand cette humeur est puriforme, produite pendant une pleurésie aiguë, elle est inodore ou a une odeur fade, sauf le cas de perforation du poumon ou de plaie extérieure avec pénétration de l'air dans la plèvre, cas dans lequel elle peut avoir l'odeur des liquides putréfiés.

Lorsque le liquide s'est produit sous l'influence d'une maladie à marche lente, il est plus généralement limpide, soit incolore, jaunâtre ou verdâtre, dans les cas du moins dits d'hydrothorax ; car il peut s'être produit lentement et être purulent, fait qui n'est pas rare, surtout dans les pleurésies circonscrites. Il est alors généralement d'une odeur fade ou alliacée, surtout si pendant son séjour il a été au contact de l'air. Il est inodore dans les cas de sérosité claire non visqueuse, caractérisant l'*hydrothorax*.

Cette sérosité n'est que très-rarement visqueuse, tandis que nous verrons tout à l'heure que dans la sérosité de l'ascite, quelquefois le liquide prend un certain degré de viscosité.

Elle est en général alcaline, mais faiblement et plus rarement neutre.

Sa densité varie de 1012 à 1022, tandis que je vous ai déjà dit que le sérum du sang avait une densité d'environ 1048.

Composition de la sérosité pleurale.

En l'absence d'analyse méthodique de ce liquide, je résumerai comme vous le voyez sur le tableau ci-contre les documents que possède la science sur sa composition immédiate :

Sérosité pleurale.

PRINCIPES DE LA PREMIÈRE CLASSE.

Eau.. 940 à 923
Sels minéraux .... 7 à 10

PRINCIPES DE LA DEUXIÈME CLASSE.

Lactates alcalins............................ 1 à 2
Principes cristallins organiques non déterminés.)
Urée et sucre en cas d'albuminurie et diabète.) 3 à 17
Cholestérine ....)
Séroline....................................) 1 à 3
Corps gras.................................)

PRINCIPES DE LA TROISIÈME CLASSE.

Albumine sèche............................. 20 à 35
Hydropisine sèche .... 15 à 25
Fibrine sèche............................... 0,60 à 3
Biliverdine en cas d'ictère.................. non dosée.

Les sels minéraux y sont dans la proportion de 7 à 10 pour 1000. C'est surtout le chlorure de sodium qui prédomine ; elle contient un peu de carbonate de soude et du phosphate de soude en petite proportion qui lui donnent une réaction alcaline. Les autres principes d'origine organique y existent en assez grande quantité. Ainsi on y a constaté approximativement la préférence de 2 pour 1000 de lactates alcalins, principalement du lactate de soude, et probablement un peu de lactate de potasse.

Il s'y trouve d'autres principes d'origine organique, dont les espèces n'ont pas été déterminées. Dans les cas d'albuminurie et de diabète, elle contient toujours un peu d'urée et de sucre. Il est possible qu'il en existe à l'état normal, mais on ne l'a pas recherché encore. Seulement dans les cas d'albuminurie, on y a rencontré constamment une petite quantité d'urée. Elle renferme des corps gras, de la cholestérine et de la séroline en quantité variable ; 1 à 3 parties environ pour 1000. L'albumine y existe avec une certaine quantité de la matière particulière dont j'ai déjà parlé longuement, l'*hydropisine*. On confond très-souvent dans les analyses cette substance avec l'albumine, parce qu'elle est coagulable par la chaleur. Mais je vous ai dit que le sulfate de magnésie coagule l'hydropisine et ne coagule pas l'albumine ; et à l'aide de ce réactif, M. le docteur F. Gannal a pu constater que cette sérosité renferme un peu plus d'albumine que d'hydropisine (1). Ainsi de ce que, dans les analyses, on appelle en masse albumine, il faut retrancher au moins le tiers que est représenté par une substance organique différente de l'albumine proprement dite. L'hydropisine semble être le même corps que celui qui a été décrit depuis par Scherer, sous le nom de *parafibrine* ou *parasyntonine*, dans le liquide pleural.

Enfin, parfois, et cela est assez commun, on y trouve de la fibrine ; ou mieux, à l'état normal, au moment où on retire le liquide, c'est la plasmine qui est dans cette sérosité, comme dans le plasma sanguin ; elle se dédouble après l'extraction du liquide par la thoracocentèse, et donne une certaine quantité de fibrine proprement dite, avec de la *fibrine dissoute* de Denis.

Ce fait s'observe aussi quelquefois dans l'ascite ; mais il est plus habituel encore dans le cas de la sérosité pleurale. Cette quantité de fibrine peut s'élever jusqu'à 3 parties pour 1000. Il y a ainsi parfois autant de fibrine après le dédoublement de la plasmine, dans la sérosité pleurale que dans le sang, et alors le liquide se prend en une masse gélatiniforme tremblotante qui se rétracte au bout d'un certain temps, comme le caillot sanguin, bien que d'une manière moins tranchée.

Cette humeur peut contenir dans les cas d'ictère une certaine quantité de matière colorante se rapprochant de celle de la bile.

Éléments anatomiques en suspension dans la sérosité pleurale.

Il y a dans la sérosité pleurale des éléments anatomiques en suspension en très-petite quantité. Toutes les fois qu'on laisse reposer un liquide sorti de la plèvre, il se forme un léger dépôt grisâtre, contenant quelques cellules épithéliales pavimenteuses, parfois devenues sphériques ; ces cellules épithéliales sont très-transparentes, et dans certains cas existent en assez grande quantité pour donner, avec les autres élé-

---

(1) Des analyses bien faites ont donné à M. F. Gannal les résultats suivants :

a. Sérosité de la plèvre d'un sujet mort de maladie du cœur, pour 1000 :

Hydropisine humide........	167,0	sèche..	57,0
Albumine humide..........	211,5	sèche..	69,5

b. Sérosité péritonéale du même sujet :

Hydropisine humide........	140,0	sèche..	48,0
Albumine humide..........	244,6	sèche..	74,5

Mémoire sur l'hydropisine, nouvelle matière albuminoïde confondue jusqu'à ce jour avec l'albumine (*Comptes rendus et Mémoires de la Société de biologie.* Paris, 1857. in-8. p. 199).

ments et des granulations moléculaires, un précipité trouble vers le fond du vase. Dans l'humeur des épanchements anciens, on voit des cellules épithéliales qui sont devenues granuleuses.

En même temps, il y a toujours des leucocytes qui, au contact de l'acide acétique, ne présentent pas tous des noyaux, ne subissent pas les modifications que j'ai décrites, lorsque j'ai fait connaître ces éléments. Les leucocytes sont principalement de la variété que M. Lebert a décrite le premier sous le nom de globules *pyoïdes*, qui, au contact de l'acide acétique, ne montrent qu'un noyau ou même n'en présentent pas du tout (1).

Il est très-commun de les voir un peu hypertrophiés, parce qu'ils ont séjourné longtemps dans le liquide, et en même temps qu'ils s'hypertrophient, ils prennent une légère teinte jaune ou même rosée, et ils peuvent être creusés de vacuoles.

Dans certains cas aussi, ils se remplissent de granulations graisseuses. Cela a lieu surtout dans les cas où il y a eu production de leucocytes en assez grande quantité pour que le liquide soit devenu purulent, particularité sur laquelle je reviendrai, lorsque je parlerai du pus.

Ce liquide, comme je l'ai déjà noté, peut être coloré seulement en rose, ou être tout à fait sanguinolent par suite de la présence d'une certaine quantité de sang épanché qui s'est surajouté à la sérosité. D'autres fois même, il est coloré en brun chocolat. On reconnaît toujours alors que la coloration est due à des hématies qui, par un séjour prolongé, ont acquis la teinte brunâtre qu'elles prennent toutes les fois qu'elles sont immobiles dans une cavité qui n'est pas au contact de l'oxygène ; c'est de la sorte qu'elles donnent au liquide cette coloration brune que j'ai déjà signalée d'une manière générale, en parlant du sang, dans les différentes régions de l'économie où il peut s'épancher.

Ces faits sont importants à connaître, parce qu'on est souvent étonné de voir qu'un liquide que l'on considérait comme devoir être ainsi qu'à l'ordinaire complétement citrin, sortir avec une coloration ou rosée, ou d'un brun chocolat plus ou moins foncé.

Je ne parle pas ici des cas dans lesquels il y a dans la plèvre des épanchements de sang pur vidés par la ponction. C'est là une circonstance différente des précédentes.

(1) Lebert, *Physiologie pathologique.* Paris, 1845 ; in-8, t. I, p. 46.

CINQUIÈME ESPÈCE. — SÉROSITÉ PÉRICARDIQUE.

La sérosité péricardique est généralement bien fluide, non filante, de teinte citrine, moins foncée que dans le liquide pleurétique ; cependant elle est parfois aussi de couleur verdâtre. La quantité de liquide peut, selon les conditions dans lesquelles il a été sécrété, s'élever de quelques grammes jusqu'à 2 et même 3 litres.

Marcet en a observé qui était d'un jaune foncé, transparente pourtant, un peu visqueuse, coagulée en masse par la chaleur et d'une densité égale à 1014. Sa réaction est toujours faiblement alcaline.

Cette humeur est souvent légèrement jaunâtre, soit transparente, soit un peu trouble ou opaline, d'une saveur un peu salée ; elle est mobile comme de l'eau ou un peu visqueuse.

Elle a déjà été bien décrite par Vieussens, qui cite un cas où on l'a trouvée avec une consistance gélatiniforme molle. Elle fournit en effet parfois de la fibrine qui, en se coagulant après la mort ou après l'extraction, donne à la masse liquide une consistance gélatineuse.

Elle peut être colorée en rose ou en rouge par du sang ou devenir plus ou moins puriforme par la production de leucocytes, à la surface de la séreuse, qui tombent dans le liquide, y restent en suspension et le troublent en lui communiquant la teinte jaunâtre qu'ils donnent à la lumière quand ils la réfléchissent. Dans ces circonstances-là et surtout quand le péricarde pariétal ou viscéral est tapissé de fausses membranes fibrineuses, jaunâtres, on trouve des flocons de même apparence, formés de fibrine striée ou granuleuse englobant des leucocytes et de fines granulations jaunâtres ; ces flocons flottent dans l'humeur et se déposent avec les leucocytes au fond du vase contenant celle-ci.

Il est des circonstances enfin où, dans le péricarde comme dans la plèvre, le liquide accidentellement formé est tout à fait semblable à du pus.

Lorsqu'elle tient en suspension des éléments du sang qui, la colorent, ou des leucocytes, ils se rassemblent au fond du vase par le repos et laissent surnager la sérosité jaunâtre limpide ou un peu trouble.

Les documents relatifs à la composition de la sérosité péricardique sont encore plus incomplets que ceux qui concernent les autres sérosités. Ainsi, jamais on n'a fait d'analyse de la sérosité purulente observée dans les cas de péricardite, comparativement à la sérosité limpide produite dans d'autres conditions morbides. Le tableau ci-joint contient les données que j'ai pu recueillir sur ce point :

Sérosité péricardique de l'homme (Gorup-Besanez).

	Homme.	Bœuf.
PRINCIPES DE LA PREMIÈRE CLASSE.		
Eau.....................	962,83 à 955,13	969,96
Sels minéraux...........	7,34 à 6,69	7,61
PRINCIPES DE LA DEUXIÈME CLASSE.		
Principes dits extractifs...	8,21 à 12,69	4,90
PRINCIPES DE LA TROISIÈME CLASSE.		
Albumine sèche..........	21,62 à 24,68	16,70
Fibrine.................	00,00 à 0,81	0,83

Divers observateurs ont constaté que dans les principes d'origine organique dits extractifs existent assez souvent de l'urée et d'autres fois du sucre de diabète.

Ce sont là les seuls documents que j'aie pu recueillir dans les livres ou d'après mes propres observations sur ce liquide. Ils vous montrent combien la science est encore peu avancée sur bien des points de l'étude de chaque humeur en particulier, et que nous ne devons négliger aucune des occasions qui peuvent nous conduire à en faire de meilleures analyses, à en mieux connaître la composition immédiate.

SIXIÈME ESPÈCE. — SÉROSITÉ PÉRITONÉALE.

A l'état normal, on rencontre fréquemment de la sérosité péritonéale dans des conditions telles que l'on ne peut dire qu'il y a maladie; mais il n'y en a guère alors que quelques grammes. On la trouve toujours avec une légère teinte citrine. Elle est fluide, non visqueuse. Ce n'est qu'après un séjour assez prolongé dans le péritoine qu'elle prend une certaine viscosité, qu'elle doit à la présence d'une petite quantité de matière coagulable (non par la chaleur mais par l'acide acétique) et qui se retrouve lorsqu'on a extrait du liquide les autres substances. Cette matière est analogue à la mucosine. Jusqu'à présent on s'est peu préoccupé d'étudier la quantité et les caractères de cette substance. Je vous ai déjà dit qu'il y a beaucoup de notions concernant ces principes, qui, malgré leur importance, manquent encore de précision; aussi ne devrait-on laisser échapper aucune occasion de faire de nouvelles analyses de ces humeurs, au point de vue surtout de la détermination des principes de la troisième et de la deuxième classe.

Dans un grand nombre de circonstances morbides, locales ou générales, la sérosité péritonéale est sécrétée en quantité considérable, et l'on en retire, par la paracentèse ou à l'autopsie, depuis 1 litre jusqu'à 30 litres et même plus. Ce liquide est ordinairement transparent, incolore ou légèrement ambré ou d'un jaune citron, parfois verdâtre, surtout chez les sujets qui ont été ou qui sont encore ictériques. Il est généralement un peu sirupeux, un peu visqueux même, rarement toutefois jusqu'à être filant. Presque toujours il devient mousseux par l'agitation ou en tombant dans le vase qui est destiné à le recevoir.

Quelquefois, ainsi que l'a déjà noté depuis longtemps M. Delaharpe, le liquide est légèrement opalin, comme du lait, sans être purulent ni produit par suite de péritonite. Il doit alors sa coloration à de très-fines et nombreuses granulations graisseuses.

Il est parfois aussi coloré en rose ou en rouge par du sang dont les globules s'amassent encore au fond du vase par le repos et laissent surnager la sérosité transparente jaunâtre. Il en est de même lorsqu'elle est troublée d'abord par des leucocytes ou par des flocons fibrineux.

Quand le liquide est rendu louche ou demi-transparent, ou même lactescent par de fines granulations, on le voit tantôt conserver cet état, tantôt s'éclaircir un peu, car alors les gouttelettes se rassemblent en partie à la surface de la masse où elles forment une mince couche grisâtre ou blanchâtre, à reflets irisés ou non.

Cette sérosité contient parfois de la plasmine ainsi que je vous le dirai tout à l'heure, et la fibrine que fournit cette dernière en se dédoublant se coagule et donne à la masse une consistance gélatineuse plus ou moins prononcée, selon qu'elle est plus ou moins abondante. J'y reviendrai tout à l'heure. La chaleur, l'acide azotique, l'alcool, etc., produisent dans le liquide un précipité albumineux blanc, floconneux et abondant.

Dans diverses circonstances analogues à celles dont je vous ai parlé dans la description du liquide pleurétique, l'humeur péritonéale peut être d'un brun plus ou moins foncé ou être jaunâtre, purulente avec des caillots ou flocons fibrineux de même teinte ou d'un gris blanchâtre, analogues à ceux qui tapissent alors le péritoine. Il est des conditions dans lesquelles enfin le contenu péritonéal est tout à fait puriforme. J'y reviendrai en décrivant le pus. Nous avons étudié ailleurs les modifications éprouvées par le sang dans les épanchements sanguins proprement dits, enkystés ou non, ayant lieu dans le péritoine, et auxquels peut s'ajouter de la sérosité dont leur présence amène la sécrétion. (Voyez plus haut, pages 188 à 190.)

Composition des sérosités péritonéales.

Le tableau ci-joint résume les documents encore très-incomplets que nous possédons sur la composition immédiate de cette sérosité :

Sérosités de l'ascite.

PRINCIPES DE LA PREMIÈRE CLASSE.

Eau	985,00 à	955,00
Chlorure de sodium	5,00 à	8,00
Carbonate de soude	1,00 à	2,00
Sulfates et phosphates alcalins	0,60 à	1,20
Phosphate de chaux		

PRINCIPES DE LA DEUXIÈME CLASSE.

Lactates alcalins	1,05 à	2,00
Principes dits extractifs	4,00 à	8,00
Cholestérine		
Séroline	0,22 à	3,00
Corps gras		
Urée	traces à	4,20
Glycose en cas de diabète	quantité non dosée.	

PRINCIPES DE LA TROISIÈME CLASSE.

Albumine sèche (1)	8,00 à	25,00
Substance précipitable par l'acide acétique	traces à	2,45
Hydropisine et plasmine	5,00 à	14,00
Fibrine parfois nulle ou	0,32 à	2,00
Biliverdine en cas d'ictère	non dosée.	

Liquide de la métro-péritonite (Scherer).

PRINCIPES DE LA PREMIÈRE CLASSE.

Eau	940,16 à	878,01
Sels minéraux	7,93 à	9,38
Chlorhydrate d'ammoniaque	traces à	9,30

PRINCIPES DE LA DEUXIÈME CLASSE.

Acide lactique libre	1,05 à	1,30
Principes dits extractifs	6,12 à	20,96
Graisse	1,35 à	6,91

PRINCIPES DE LA TROISIÈME CLASSE.

Albumine sèche	25,21 à	48,95
Substance coagulable par l'acide acétique	4,37 à	10,32
Éléments anatomiques du pus en suspension et secs	13,84 à	14,67

A l'exception des cas de péritonite, les sérosités péritonéales contiennent, en général, moins de principes solides que les sérosités pleurales. La densité de celles-ci, varie de 1012 à 1022, tandis que celles des humeurs du péritoine est seulement de 1005 à 1015.

Ce liquide est également alcalin ; mais dans certains cas, on l'a trouvé neutre. Le chlorure de sodium y existe en quantité considérable. Il y a une certaine quantité de carbonate de soude qui donne surtout au liquide sa réaction faiblement alcaline, et un peu de phosphate de soude qui concourt aussi un peu à lui donner cette réaction.

Je n'insiste pas sur la proportion des principes d'origine organique ;

(1) Voyez aussi la note ci-dessus, page 265.

ils sont à peu près les mêmes que dans le liquide pleural. Mais les données que nous possédons sur cet ordre de questions sont encore peu précises, malgré qu'après l'étude des substances coagulables, celle des principes cristallisables, d'origine organique soit la plus importante en ce qui concerne la détermination de la nature de ces humeurs.

Il y a souvent une certaine quantité de cholestérine et de principes gras. L'urée s'y rencontre d'une manière à peu près constante. Tantôt il y a seulement des traces, d'autres fois il y en a 4, et quelquefois près de 5, dans le cas d'hydropisie coexistant avec l'albuminurie. Il existe aussi de la glycose, et, à ce qu'il paraît, non-seulement durant le diabète, mais encore pendant certaines maladies du foie. Ce liquide, comme vous voyez, renferme beaucoup moins de substances coagulables que celui de·la plèvre. Il ne renferme que de 8 à 25 parties d'albumine, et 15 à 14 de plasmine et d'hydropisine réunies sous la même dénomination.

Je reviendrai tout à l'heure sur les variétés de cette sécrétion qui contiennent de la fibrine. J'ai déjà indiqué la présence dans certaines d'entre elles d'une substance analogue à la mucosine, coagulable par l'acide acétique, donnant au liquide sa viscosité. Enfin, il y a souvent un peu de matière colorante jaune verdâtre qui est probablement la même que celle de la bile, surtout dans les cas d'ictère.

Cette humeur peut présenter des éléments anatomiques en suspension qui sont les mêmes que ceux que j'ai indiqués à propos du liquide pleural. Ce sont des cellules épithéliales, des leucocytes. Mais il est important de signaler que ces éléments anatomiques sont plus nombreux que dans le liquide pleural.

Indépendamment des circonstances dans lesquelles le liquide est tout à fait purulent, il n'est pas rare qu'ils soient assez abondants pour le troubler légèrement, le rendre louche. J'ai déjà dit qu'on y voit aussi assez fréquemment des globules du sang dans les cas de péritonite hémorrhagique. Lorsque le liquide est brunâtre, cela est dû à des épanchements sanguins plus ou moins anciens dont les hématies, devenues légèrement sphériques, ont pris la teinte brune que j'ai déjà signalée souvent.

Je rappelle ces particularités, parce qu'on est toujours surpris de l'intensité de la coloration brune de certains liquides, qui cependant n'ont pas causé plus d'accidents que d'autres qui sont transparents.

Dans un certain nombre d'ascites consécutives à la néphrite aiguë ou à un léger état inflammatoire du péritoine, on voit, six à dix minutes après l'extraction du liquide, alors qu'il est encore peu refroidi, toute sa masse devenir moins mobile, et bientôt gélatiniforme, tremblotante. Puis il prend la consistance de l'empois, la masse se laisse déprimer sans que le doigt s'y enfonce et devient moins transparente, nuageuse. La sérosité se sépare et s'accumule dans les parties déprimées. La masse devenue gélatiniforme adhère aux parois du vase et s'en sépare facilement ; elle peut aussi se réduire en fragments. Le caillot, une fois formé, se rétracte, surtout s'il a été artificiellement séparé du vase ou brisé, et il nage dans la sérosité qu'il a exprimée de sa masse en se rétractant.

A l'aide d'un pinceau, d'une barbe de plume, etc., et même des doigts, on peut isoler et recueillir le caillot, qui, une fois un peu comprimé, donne une masse filamenteuse, blanche, tenace, élastique, offrant tous les caractères de la fibrine (1).

Il n'est pas nécessaire, je crois, d'insister beaucoup pour vous montrer qu'il importe de ne pas confondre le liquide des hydropisies fibrineuses signalé par Marchand, Magnus, Delaharpe, etc., et dont je viens de parler, avec la sérosité purulente tenant en suspension des caillots ou fausses membranes fibrineuses dans les cas de péritonites et de métropéritonites.

Dans ces conditions, la sérosité (dont la composition est indiquée dans ce tableau) est troublée, rendue puriforme par des leucocytes, des granulations graisseuses et de fines granulations moléculaires grisâtres trèsabondantes ; souvent aussi il y a quelques hématies. On y voit de plus des flocons fibrineux indépendamment des gros caillots de même nature, jaunâtres, englobant les éléments anatomiques précédents, qui flottent dans le liquide accumulé au fond des culs-de-sac péritonéaux du petit bassin, ou qui adhèrent au péritoine pariétal et viscéral sous forme de fausses membranes. Je n'ai pas à revenir sur ces dernier que je vous ai déjà fait connaître (2).

Le nom d'*hydropisie enkystée*, donné parfois aux kystes de l'ovaire, a conduit quelques médecins à décrire ensemble le liquide de ces kystes et les sérosités péritonéales ; c'est là une confusion qu'il importe encore plus d'éviter que la précédente, et cela d'autant plus qu'il est des circonstances dans lesquelles on trouve quelques-unes des variétés de sérosités péritonéales, que nous venons d'étudier, retenues dans des poches ou kystes péritonéaux, par suite d'adhérences survenues entre divers organes que tapisse cette séreuse.

(1) Voy. *Chimie anatomique*. Paris, 1853, in-8, t. III, p. 200 et suiv.
(2) *Ibid.*, page 239.

SEPTIÈME ESPÈCE. — SÉROSITÉS DE LA TUNIQUE VAGINALE
ET DE L'HYDROCÈLE.

Les actes moléculaires, qui ayant lieu dans les tissus, ont pour résultat la *sécrétion* d'un fluide, sont tellement subordonnés aux conditions de la texture et de la circulation du sang dans ces tissus, que les liquides sécrétés dans la tunique vaginale, qu'on pourrait croire semblables à la sérosité péritonéale, en diffèrent cependant notablement.

Il est commun de trouver quelques grammes de sérosité dans la tunique vaginale de sujets morts de maladies générales, et on en voit se produire aussi pendant la durée de l'épididymite et de l'orchite, soit idiopathique, soit symptomatique.

Cette sérosité est d'une teinte jaunâtre pâle, transparente, fluide, mobile, sans viscosité. Elle peut aussi être colorée en rose ou même en rouge par des globules du sang épanché, et ceux-ci, en tombant au fond du vase après quelques heures de repos, laissent à la sérosité qui surnage l'aspect que je viens de vous indiquer ; elle n'est jamais spontanément coagulable, comme l'est parfois la sérosité de l'ascite.

Dans un certain nombre d'hydrocèles proprement dites, on trouve jusqu'à plusieurs centaines de grammes de sérosité analogue à celle dont je viens de parler; mais parfois aussi elle est un peu filante, sirupeuse ou même visqueuse, et alors elle peut être trouble, et soit d'un jaune verdâtre, soit presque verte.

Souvent ce liquide contient des paillettes formées par des amas de cristaux de cholestérine, qui lui donnent un aspect micacé, et flottent dans sa masse, puis se rassemblent à sa surface avec quelques gouttelettes d'huile. Il n'est pas très-rare de voir ces paillettes assez abondantes pour rendre le liquide très-trouble, analogue à un bouillon épais.

Lorsqu'à la sérosité s'est ajouté du sang épanché, elle offre une coloration rouge brunâtre plus ou moins foncée et une consistance presque crémeuse, avec ou sans grumeaux, formés de fibrine ou d'hématies et de quelques leucocytes granuleux ou non.

Il n'est question ici, comme vous le voyez, que des sérosités qui se forment dans la tunique vaginale, après son isolement du péritoine, et non de celle de l'hydrocèle congénitale.

Composition des sérosités de la tunique vaginale.

On a signalé dans les liquides de l'hydrocèle les principes immédiats indiqués dans ce tableau :

Sérosités de l'hydrocèle.

PRINCIPES DE LA PREMIÈRE CLASSE.

Eau	934,00 à 860,00
Chlorures de sodium et potassium	5,00 à 7,00
Carbonate de soude. .... ⎫	
Sulfates de soude et de chaux........ ⎬	2,00 à 4,00
Phosphates de soude et de chaux..... ⎭	

PRINCIPES DE LA DEUXIÈME CLASSE.

Lactates et urates alcalins .... ⎫	
Principes cristallins organiques....... ⎬	1,00 à 3,00
Cholestérine parfois nulle ou........	traces à 8,00
Séroline...................	traces.
Corps gras, margarine, oléine.......	traces à 1,60
Urée parfois nulle ou traces.........	non dosées.

PRINCIPES DE LA TROISIÈME CLASSE.

Albumine...................... ⎫	
Hydropisine.............. ..... ⎬	48,00 à 60,00
Biliverdine en cas d'ictère..........	non dosées.

Ces humeurs sont plus denses que les liquides du péritoine, et leurs variations d'aspect et de composition sont bien plus nombreuses. Ainsi, on n'y trouve quelquefois seulement que 860 à 900 parties d'eau, et jusqu'à 100 et même au delà pour 1000 de principes solides. Elles contiennent une assez grande quantité de chlorure de sodium, presque autant que dans la sérosité de l'ascite, c'est-à-dire cinq à six parties. Le liquide est, du reste, alcalin, tandis que quelquefois dans l'ascite j'ai indiqué qu'il était neutre. Sa densité varie de 1020 à 1024. Dans le liquide de l'hydrocèle, on retrouve, dit-on, une assez forte proportion de lactates et d'urates, dont la présence n'a pas été signalée jusqu'à présent dans les liquides précédents. Ce qu'il y a de remarquable encore, c'est la quantité de cholestérine qui existe très-fréquemment dans cette sérosité. On en a retiré jusqu'à 8 pour 1000. Dans ce cas-là, elle est à l'état cristallin, et forme des paillettes très-abondantes qui, ainsi que je l'ai dit, troublent l'humeur et lui donnent l'aspect d'un bouillon louche. A la longue, par le repos, ces paillettes cristallines se portent vers la partie supérieure du liquide, parce qu'elles sont moins denses que lui, et forment une couche plus ou moins épaisse.

Les cristaux de cholestérine sont très-faciles à reconnaître. Les paillettes que l'on voit ne sont pas des cristaux isolés : ce sont des accumulations de cristaux imbriqués les uns sur les autres, et auxquels adhèrent presque toujours une ou plusieurs bulles de gaz empruntés à l'air lors de l'issue de la sérosité ou s'en dégageant après cette issue.

Dans le liquide de l'hydrocèle, on a aussi constaté la présence de la séroline. Mais il y en a très-peu, et il y a d'autres corps gras comme des savons à base d'acide oléique et margarique, et une certaine quantité de margarine et d'oléine. Celles-ci sont parfois à l'état de gouttelettes, mais jamais assez abondantes pour donner une coloration lactescente. Toutes les fois que la ponction d'une tumeur des bourses amène une humeur ainsi colorée, on peut constater qu'il s'agit alors du liquide de kystes spermatiques, appelés *hydrocèles spermatiques*. J'en parlerai plus tard, mais il est important de ne pas confondre cette humeur avec les sérosités dont je vous fais ici la description.

On a signalé aussi assez souvent la présence d'une petite quantité d'urée dans les liquides de la tunique vaginale, sans que la quantité fût suffisante pour pouvoir être dosée. Il y a toujours une proportion assez considérable d'albumine et d'hydropisine qu'on n'a pas séparées l'une de l'autre dans les analyses qui ont été faites jusqu'à présent.

Il y a de 40 à 60 parties de principes coagulables ; c'est plus par conséquent que dans le liquide de l'ascite, puisque ce dernier n'en renferme ordinairement que 35 à 40 parties.

On n'y a jamais trouvé de fibrine. On a retiré au contraire assez habituellement un peu de matière colorante analogue à celle de la bile. Il y a presque toujours aussi une petite quantité d'éléments anatomiques en suspension qui sont des cellules épithéliales, des leucocytes granuleux ou non et quelquefois aussi des globules du sang.

HUITIÈME ESPÈCE. — DE LA SYNOVIE.

La synovie est souvent considérée comme étant une sérosité proprement dite, d'après des analogies un peu exagérées que l'on établit d'une manière constante entre les séreuses péritonéale, péricardique ou pleurale et les synoviales.

Le liquide synovial se distingue pourtant des sérosités par une viscosité très-caractérisée, une coloration ordinairement jaunâtre, beaucoup plus prononcée chez les jeunes sujets ; elle peut aussi être citrine, pâle ou tout à fait incolore. En même temps la synovie est plus dense que les sérosités, elle coule difficilement et file, quand on la verse ou si on la prend entre les doigts.

Elle renferme seulement 920 à 930 parties d'eau, au lieu de 980 à 990 que nous avons signalées dans le liquide ventriculaire. Par conséquent la synovie renferme beaucoup plus de principes solides que les liquides que j'ai décrits tout à l'heure.

Dans la sérosité de la plèvre, la quantité d'eau est égale ou supérieure même à celle qui existe dans la synovie. Par conséquent ces humeurs n'ont pas une composition absolument semblable. La différence de composition porte principalement sur les substances organiques. En effet, dans la synovie il y a environ de 5 à 6 parties de sel marin, des traces de carbonate de soude qui lui donnent une réaction légèrement alcaline. Elle renferme une certaine quantité de phosphate de chaux, dans une proportion supérieure à celle qui existe dans les sérosités proprement dites du péritoine et du péricarde.

Ce liquide doit sa viscosité à une assez grande quantité d'une matière organique particulière, que pendant très-longtemps on a confondue avec l'albumine, mais qui s'en distingue sous plusieurs rapports. Extraite, puis mise dans l'eau, elle se gonfle et lui donne la viscosité particulière à la synovie. Cette viscosité n'est point donnée par l'albumine ni par la sérine, lorsqu'elles se mêlent à l'eau.

La synovie tient en suspension ordinairement quelques leucocytes et quelques cellules épithéliales pâles, de petites dimensions et irrégulières. Chez les sujets âgés, rhumatisants ou goutteux, on y trouve en outre assez communément des végétations fibro-cartilagineuses détachées du pourtour des cartilages articulaires et devenues libres dans la synovie (V. Programme du cours d'histologie, 1864, p. 228, n° 6).

Composition de la synovie chez l'homme.

PRINCIPES DE LA PREMIÈRE CLASSE.

Eau..	928,00
Chlorure de sodium............ .... }	
Carbonate de soude............................ }	6,00
Phosphate de chaux...............	1,50
Phosphate ammoniaco-magnésien...............	traces.

PRINCIPES DE LA DEUXIÈME CLASSE.

Principes d'origine organique............	non dosés.
Corps gras............	0,60

PRINCIPES DE LA TROISIÈME CLASSE.

Synovine (dite albumine)............	64,00
Fibrine (dans les arthrites)............ ...	quelq. flocons.

Les analyses de Frerichs ont démontré que la composition de la synovie diffère notablement chez le bœuf, selon que l'animal est resté long-temps à l'état de repos ou qu'il a marché. Les articulations des bœufs restés à l'étable et des veaux contiennent toujours une grande quantité de synovie incolore, peu visqueuse et pauvre en synovine, c'est-à-dire en donnant 2,4 pour 1000 au lieu de 5,6 qu'on trouve dans la synovie, de l'animal qui a marché beaucoup. Chez ce dernier, la quantité de synovie est moitié moindre environ; elle est plus épaisse, plus tenace, plus riche en leucocytes et en synovie, mais plus pauvre en sels inorga-niques (9,9 au lieu de 11,3). Elle renferme au contraire plus de sub-stances dites extractives; savoir 35,1 au lieu de 15,7. En somme, elle contient 51,5 de parties fixes contre 30,1 qu'en donne l'analyse de celle de l'animal qui est resté à l'étable.

Modifications accidentelles de la synovie.

Dans les cas d'inflammation, les synoviales sécrètent des matières coagulables qu'on n'y rencontre pas à l'état normal. Il s'y produit une exsudation de plasmine qui, en se dédoublant après la mort ou après les ponctions de la synoviale, donne de la fibrine, et dans les cas de rhumatisme il n'est pas rare de trouver des caillots fibrineux dans le liquide synovial, lors même qu'il n'y a pas de pus. Cette fibrine a les caractères que j'ai déjà décrits et qu'il est très-facile de reconnaître.

Dans les cas où il se produit des kystes sur les côtés des articulations, le liquide étant immobile dans ces conditions, renferme un assez grand nombre de leucocytes qui passent à l'état granuleux ; parfois aussi on y trouve une certaine quantité de gouttelettes graisseuses et des cellules épithéliales petites, irrégulières, pâles, finement granuleuses ou dépourvues de granulations creusées ou non de vacuoles qui les déforment.

Lorsque la synovie reste immobile pendant très-longtemps dans ces kystes synoviaux, elle finit souvent par prendre une consistance beaucoup plus considérable qu'avant. Parfois en même temps sa teinte citrine est remplacée par une légère coloration rosée ou orangée. D'autres fois elle devient tout à fait incolore, semblable à une gelée translucide susceptible d'englober des bulles d'air par l'agitation et de prendre alors un aspect opalin.

Dans ces circonstances la synovie cesse de constituer un liquide proprement dit. Elle forme une gelée hyaline, tenace, visqueuse, très-filante, difficile à réduire en gouttelettes et susceptible de se laisser couper avec des ciseaux, comme le mucus tenace du col de l'utérus et quelques mucus concrets. Ce n'est pourtant pas une substance coagulable analogue à la mucosine qui donne à la synovie sa viscosité, car l'acide acétique la gonfle, la ramollit, la rend transparente et non striée, fibrillaire, comme il le fait pour la substance coagulable propre du mucus. L'acide azotique ordinaire, non étendu, la ramollit en la rendant légèrement jaunâtre, mais ne la coagule pas ; la chaleur à 100 degrés non plus. Cette substance n'est donc pas de l'albumine (1).

Jusqu'à présent on ne connaît rien de plus sur les altérations que peut présenter la synovie, à l'exception des cas dans lesquels elle devient purulente à la suite d'arthrite et de rhumatisme aigu ou de fièvre puerpérale.

(1) Voyez *Chimie anatomique*, t. III, p. 452, SYNOVINE ou ARTHROHYDRINE.

Dans la prochaine séance, j'aurai à traiter de liquides qui apparaissent toujours dans des conditions accidentelles dont je ne peux aujourd'hui commencer la description.

ONZIÈME LEÇON

DES SÉROSITÉS DES OEDÈMES ET DU PUS.

NEUVIÈME ESPÈCE. — SÉROSITÉS DES OEDÈMES.

Avant d'aborder le sujet même de cette leçon, je dois vous rappeler quelques faits qui, bien qu'implicitement compris dans ce que je vous ai dit des plasmas et des sérosités (pages 246 à 248 et page 260), demandent à être spécifiés plus nettement, lorsqu'il s'agit d'étudier le pus et les sérosités qui siégent accidentellement dans les interstices des éléments anatomiques du tissu lamineux, et d'autres encore. En fait de liquide de l'économie, nul de ceux qui sont hors des capillaires n'est semblable au plasma ou contenu liquide de ces derniers, bien qu'il ait fourni les matériaux de leur formation, mais par exosmose dialytique.

Naturellement, et à plus forte raison encore que pour les sérosités, il en est ainsi des liquides intranucléaires et intracellulaires (voy. pages 75, 76 et la note de la page 229). Rien de plus impropre par conséquent à cet égard que les noms de *noyaux et de cellules plasmatiques* donnés aux noyaux embryo-plastiques et aux fibres lamineuses à l'état embryonnaire de corps fusiformes et étoilés ; rien aussi de plus impropre que le nom de *tubes plasmatiques*, attribué aux fibres du tissu cellulaire ou lamineux qui prolongent ces corps fibro-plastiques. En étudiant les éléments anatomiques, je vous ai fait voir, du reste, que nul des éléments anatomiques creux, comme les ostéoplates et leurs canalicules, etc., ne communique avec la cavité réellement plasmatique des capillaires ; je vous ai montré aussi que lorsqu'on parvient à rendre probable l'existence d'une cavité dans les noyaux embryo-plastiques (dits fibro-plastiques ou plasmatiques), on prouve facilement que l'intérieur de ces noyaux n'est pas en continuité canaliculaire avec l'intérieur des fibres rayonnant autour d'eux comme centre. Enfin, vous savez aussi que jamais on n'a pu démontrer l'existence d'une cavité non plus que d'un liquide dans ces fibres appelées arbitrairement *tubes plasmatiques*, et que l'on suppose, sans aucune preuve tirée de l'expérience ni de l'observation, être destinés à *charrier des sucs pour favoriser la nutrition.* La translation des sucs se comprend difficilement, du reste, dans l'état actuel de la physique au sein de filaments supposés creux, dont la largeur totale ne dépasse jamais un millième de millimètre, et sans continuité avec un organe quelconque de propulsion des liquides. Ces faits sont en rapport avec ce que nous a appris l'étude de la composition immédiate de ces éléments; dans les tendons, ils sont, en effet, avec les cartilages et le tissu jaune élastique, ceux qui de tous contiennent le moins d'eau et le plus de principes solides et fixes, l'émail, l'ivoire et l'os exceptés (1).

Mais revenons au sujet même de cette leçon.

Je dois aujourd'hui vous exposer les données encore peu nombreuses que nous possédons touchant la composition de la sérosité de l'œdème ; c'est la sérosité qui infiltre le tissu lamineux sous-cutané et les tissus profonds dans certains cas d'altération du sang ou quelquefois à la suite de troubles de la circulation capillaire, tantôt inflammatoires, tantôt de cause indirecte, comme lors de l'oblitération des veines.

Nous avons déjà vu que ce sont des conditions de ces derniers ordres qui, dans les séreuses, font passer la sécrétion d'un degré tel qu'elle suffit à peine à l'humectation de la membrane, jusqu'à la production de quantités considérables de liquides en un même espace de temps.

Il faut en excepter le liquide sous-arachnoïdien, qui est de toutes les sérosités proprement dites la plus abondante normalement et la seule qui, d'une manière constante, existe en quantité facilement pondérable. Ce liquide est placé au-dessous de la face profonde de la séreuse et non dans la cavité que limite sa surface tapissée d'épithélium ; il est traversé par des trabécules de tissu lamineux et par des capillaires allant d'une face à l'autre des espaces qu'il occupe. Vers la partie inférieure du quatrième ventricule, il communique et se mélange nécessairement avec la sérosité que sécrète la séreuse ventriculaire et qui est contenue dans sa cavité à surface épithéliale. C'est ce mélange qui m'a fait réunir dans une seule description la sérosité sous-arachnoïdienne et celle des ventricules, celle de l'hydrocéphalie et celle du *spina bifida*, bien qu'il soit possible qu'on reconnaisse un jour que leur composition n'est pas absolument identique.

La sérosité de l'œdème siége accidentellement dans les interstices des capillaires, des fibres et des faisceaux de fibres lamineuses, comme le fait normalement le liquide céphalo-rachidien dans les espaces sous-arachnoïdiens.

(1) Voy. Chevreul, *Annales de physique et de chimie,* Paris, 1821, in-8, page 37, et Robin et Verdeil, *Chimie anatomique,* Paris, 1853, t. II, page 115.

Cette sérosité n'est pas plus que les autres une simple transsudation du plasma sanguin tel qu'il est dans les vaisseaux. Elle est quelquefois composée par de l'eau presque pure, avec un peu de chlorure de sodium. Dans ce cas-là, sa densité est de 1002 ; elle ne s'élève jamais au delà de 1010 à 1012. Elle est par conséquent à peine aussi dense et même un peu moins que la sérosité de l'ascite. On y trouve parfois une grande quantité de chlorure de sodium, et toujours des phosphates et un peu de carbonate de soude qui lui donnent une légère réaction alcaline.

On y a signalé de l'urée et des urates dans le cas où l'œdème est dû à une affection du rein. Il y a aussi des corps gras, mais jamais au delà de 3 à 5 pour 1000, et ces corps paraissent avoir été entraînés pendant l'écoulement du liquide, après les ponctions, faites avec la lancette sur les membres. En faisant ces ponctions, on ouvre des vésicules adipeuses, et les matières grasses qu'on a recueillies semblent provenir des vésicules ainsi ouvertes.

Il n'y a que 5 à 7 pour 1000 d'albumine dans ce liquide, particularité qui montre bien qu'il ne s'agit pas là d'une simple exsudation du plasma sanguin même. Sous ce rapport, ces faits sont importants à signaler. Du reste, ils vous frapperont encore davantage lorsque vous aurez vu l'ensemble des détails relatifs à leur constitution comparativement à la composition du sérum du pus.

Le tableau ci-joint résume les données analytiques recueillies jusqu'à présent touchant la composition de cette sérosité :

Sérosités des œdèmes.

PRINCIPES DE LA PREMIÈRE CLASSE.

Eau..	993 à 976
Chlorure de sodium........................	1 à 7
Carbonate de soude...	
Phosphates de soude et de chaux..........	1 à 8

PRINCIPES DE LA DEUXIÈME CLASSE.

Lactates alcalins..........................	
Urée et urates.............................	2 à 3
Cholestérine (traces)......................	non dosée.
Séroline et corps gras...	traces à 5

PRINCIPES DE LA TROISIÈME CLASSE.

Albumine..................................	5 à 7
Matières colorantes parfois................	traces.

Bostock a trouvé la sérosité des vésicatoires d'une densité égale à 1023, d'un jaune citron, transparente, visqueuse et coagulant en masse par la chaleur. Denis l'a vue donner un léger caillot fibrineux peu de temps après sa sortie de l'ampoule. On sait qu'elle est toujours alcaline. Il en est de même de celle du pemphigus.

DIXIÈME ESPÈCE. — DU PUS.

Je vais commencer maintenant l'histoire du pus, étude qui sera beaucoup plus longue que celle des liquides précédents.

Le pus est un liquide de production accidentelle, hétérotopique, liquide ou demi-solide, dont la coloration varie depuis celle d'une sérosité trouble grisâtre, jusqu'au blanc jaunâtre crémeux opaque.

On constate dans le pus l'existence de deux parties distinctes; ce sont des éléments anatomiques, en suspension dans un liquide qu'on appelle le sérum du pus. Ce liquide-là ne renferme pas de substance spontanément coagulable. Je ne parle pas encore des sérosités purulentes sur lesquelles je reviendrai à la fin de l'étude du pus.

Le pus est un liquide troublé par des leucocytes qu'il tient en suspension. Il en renferme environ 290 grammes à 170 pour 1000 à l'état frais. Ainsi sur 1000 grammes de pus qu'on a filtré, on voit que le filtre a retenu de 290 à 170 grammes de substance solide, et l'examen de cette matière montre que ce sont surtout des leucocytes avec quelques gouttelettes graisseuses, mais en petite quantité, qui sont entraînées entre les leucocytes. Vous voyez qu'il y a là moins d'éléments anatomiques en suspension qu'il n'y en a dans le sang. Du reste, ces comparaisons que l'on établissait autrefois entre le pus et le sang n'ont pas toute l'importance qu'on leur attribuait lorsqu'on supposait que le pus était une transformation directe du sang qui aurait exsudé (liquides et solides dissous tout à la fois) : sang dont la fibrine ou les éléments anatomiques en suspension se seraient modifiés pour former directement et en substance les globules de pus. Je le répète, toutes ces comparaisons sont reconnues aujourd'hui comme complétement inexactes.

Avant d'étudier la constitution anatomique du pus, il importe de connaître d'une manière générale d'où vient le pus, puis ce qu'il devient dans l'économie, son origine et sa fin en un mot, ce qu'il représente à ces deux points de vue. Sous ce rapport, le pus n'est jamais un liquide absolument identique avec lui-même.

Remarques sur l'origine du pus.

Le sang fournit les matériaux de la production de cette humeur. Mais ces principes ne sont pas représentés par une simple exsudation ou transsudation du plasma sanguin; c'est ce que montrera particulièrement l'analyse du sérum du pus.

Une autre particularité importante à signaler, c'est que le pus diffère, quant à la composition du sérum, selon qu'il est recueilli dans les muscles, autour des os ou dans des parenchymes, par exemple. Nous retrouvons ici une particularité analogue à celle que je vous ai signalée pour les différentes espèces de sérosités que l'on a considérées longtemps comme étant identiques les unes avec les autres, tandis que l'analyse les a fait reconnaître comme étant essentiellement distinctes et variant d'une séreuse à l'autre, et même du péritoine à la tunique vaginale, alors que ces deux membranes semblent être de constitution semblable.

Il y a donc autant de variétés de pus à étudier, en quelque sorte, qu'il y a de tissus dans l'économie. Je ferai l'histoire de chacune de ces espèces de pus ; nous verrons même qu'il y a des liquides qu'on appelle du pus et qui sont constamment demi-solides. Ainsi, par exemple, le pus de l'iris et de la choroïde est toujours demi-solide ; il n'est jamais liquide ; il en est de même de celui de la pie-mère qui est toujours demi-solide. En outre, parmi les liquides qu'on appelle du pus, il y en a qui ne renferment que des quantités minimes de leucocytes. Tel est le pus des os en particulier, qui, au lieu de 170 parties de leucocytes, n'en renferme que de 25 à 30 pour 1000 ; 170 étant la proportion ordinairement trouvée dans le pus retiré d'abcès assez volumineux pour qu'on puisse filtrer le liquide. Je le répète, dans le pus qui s'écoule du voisinage des os cariés ou nécrosés, et dans d'autres conditions encore, il n'y a quelquefois que 25 à 30 pour 1000 de leucocytes. Le liquide est à peine trouble. c'est ce qu'on appelle le pus séreux ou de mauvaise nature.

Habituellement le pus se produit lorsqu'il y a nécessité de l'expulsion ou de l'élimination d'un corps étranger, soit introduit du dehors, soit résultant de la mortification préalable sur place d'une portion de tissu solide, comme une portion d'os, une portion de tissu élastique dans le cas du furoncle ou du panaris ; cas dans lesquels il y a mortification de parties solides avant la production du pus.

Là on observe l'exsudation d'un liquide qui n'est en quelque sorte qu'un blastème donnant naissance à des leucocytes plus ou moins abondants, et le sérum du pus n'est que le résidu du blastème qui n'a pas servi à la génération de ces leucocytes, ou mieux qui a été produit en quantité trop considérable pour qu'il servît en totalité à leur génération.

Dans ces circonstances, souvent le pus est ce qu'on appelle *phlegmoneux crémeux, de bonne nature*, c'est-à-dire que les leucocytes sont très-abondants par rapport à la quantité de liquide. Leur poids peut dépasser le chiffre qui est indiqué ici ; mais il est impossible de fixer d'une manière précise de combien, parce que la masse de liquide recueillie dans ces conditions n'est pas assez considérable pour qu'on puisse l'analyser très-rigoureusement.

Reprenons maintenant en détail chacune des questions rapidement posées dans les lignes qui précèdent.

Je vous ai dit que le pus est une humeur de production accidentelle, liquide ou demi-solide, grisâtre demi-transparente, ou opaque d'un blanc jaunâtre, ayant un peu l'aspect crémeux.

C'est un liquide de production accidentelle et hétérotopique, c'est-à-dire qu'il se produit dans des régions de l'économie où l'on ne rencontre pas d'humeur analogue. Mais les éléments anatomiques que tient en suspension ce liquide, existent à l'état normal dans certains fluides de l'économie. Seulement ils peuvent se produire hors de leur siége habituel, ils peuvent présenter un phénomène de génération hétérotopique, apparaître hors du lieu où on les rencontre habituellement.

Le pus, comme vous le voyez, résulte donc de la double production accidentelle et dans des régions où on ne les trouve pas habituellement, de leucocytes et d'une sérosité plus ou moins abondante.

Lorsqu'on suit pas à pas les phases de cette génération, on peut constater que la production du liquide précède la génération des leucocytes. Ce liquide, qu'on appelle le sérum du pus, est le résidu de celui dont les parties essentielles ont servi à la génération des éléments anatomiques appelés leucocytes.

Ce fait-là est important parce que nous verrons tout à l'heure qu'il se rattache à certaines particularités que présente le pus, selon qu'il est plus ou moins crémeux ou séreux, suivant qu'il est à l'état de pus phlegmoneux ou à l'état séro-purulent.

Ce liquide, comme vous le voyez, peut se produire indépendamment de la préexistence de toute espèce de membrane quelconque, chargée de le fabriquer, et ce qu'on a appelé membrane pyogénique n'est autre chose qu'une production consécutive à la génération du pus, production très-tardive relativement à celle-ci.

Cette membrane existe quelquefois réellement, mais dans les abcès anciens, qui datent de plusieurs semaines ou de plusieurs mois. Une fois que l'abcès est ouvert, cette surface continue à fournir du liquide qui donne naissance à des leucocytes, comme la surface d'une plaie d'amputation. Mais la membrane ne préexiste pas à la génération du pus, et ne mérite pas le nom de membrane pyogénique, puisque son développement est consécutif à la génération du pus.

Nous verrons tout à l'heure qu'un grand nombre de faits prouve que les leucocytes et les autres parties constituantes du pus ne sont nullement le résultat d'une modification évolutive quelconque d'une autre espèce d'élément anatomique préexistant.

Sur la cause de l'état puriforme de divers liquides.

La production du pus, résultat d'une double génération hétérotopique dans des régions de l'économie où l'on ne trouve ni le liquide, ni les éléments anatomiques solides qui le composent, doit être bien distinguée du fait dans lequel une sérosité normale ou accidentelle, comme celle du péritoine, du péricarde ou de la plèvre, ou bien certains mucus, comme celui des bronches, de l'urèthre ou du vagin prennent l'aspect purulent. Ici, en effet, les conditions sont toutes différentes. Dans le cas des muqueuses et des sérosités qui deviennent purulentes, il n'y a pas autre chose que l'hypergenèse des leucocytes qu'on trouve à l'état normal dans ces mêmes liquides, et cette hypergenèse est consécutive à un trouble survenu dans une sécrétion naturelle. C'est un mucus qui a changé de couleur par suite de la multiplication exagérée des leucocytes, multiplication qui est favorisée par le trouble survenu dans la circulation de la muqueuse, sans même qu'il y ait ulcération. Il en est de même pour les séreuses.

Or, ce fait ne doit en aucune manière être confondu avec le fait essentiel dans lequel il y a à la fois production simultanée, dans des régions où on ne les rencontre pas à l'état normal, d'un liquide et d'éléments anatomiques. Dans le cas des séreuses et des muqueuses, le liquide et les leucocytes sont produits normalement. Seulement, lorsque surviennent certains troubles de sécrétion et comme conséquence de ces troubles, on voit se multiplier outre mesure les leucocytes qui existent à l'état normal; le liquide est rendu par là plus ou moins opaque et jaunâtre, mais il n'en reste pas moins un mucus, une sérosité dont la couleur et la consistance ont seules été changées par la multiplication exagérée de ces éléments anatomiques qu'on trouve dans beaucoup de régions de l'économie et dans celles dont il s'agit en particulier, c'est-à-dire la cavité des muqueuses ou des séreuses.

Quelle que soit du reste la région dans laquelle a lieu cette génération hétérotopique de leucocytes, ces derniers restent toujours spécifiquement identiques avec eux-mêmes. C'est toujours le même élément anatomique qu'on a sous les yeux, mais seulement en quantité plus ou moins considérable, selon les tissus dont il s'agit.

Maintenant pourquoi voit-on ainsi la quantité des leucocytes du pus varier d'une région de l'économie à l'autre, dans le tissu lamineux, autour du tissu osseux, dans le tissu de la moelle des os ou dans quelques autres conditions? Parce que, de même que lors de la production des sérosités dont je vous parlais dans la dernière séance, les éléments anatomiques solides interposés aux capillaires ont une influence sur les phénomènes de production de ces liquides, à l'aide et aux dépens desquels naissent et se développent les leucocytes. De sorte que d'un tissu à l'autre, la quantité de liquide se trouve beaucoup plus considérable dans tel d'entre ceux-ci que dans tel autre par rapport à la quantité de leucocytes produits.

D'où résulte aussi que d'un tissu à l'autre le résidu de cette génération des leucocytes qui représente le sérum du pus, est plus ou moins considérable.

Sur les conditions de la pyogénie.

Voyons quelles sont les conditions médiates et immédiates de la production du liquide d'une part et des leucocytes d'autre part, de cette double production simultanée d'un blastème et d'éléments anatomiques qui naissent à l'aide et aux dépens de ce liquide.

Dans tous les cas, l'une des conditions essentielles est un trouble de la circulation capillaire ; ce trouble peut être celui que l'on appelle inflammation, ou bien ce peuvent être des troubles analogues survenant d'une manière beaucoup plus lente que ce qu'on appelle l'inflammation proprement dite, c'est-à-dire survenant dans les conditions dites d'inflammation chronique.

Il y a de réelles inflammations chroniques, de réelles conditions dans lesquelles on voit les capillaires se remplir de globules rouges plus lentement dans certaines circonstances que dans d'autres. Alors comme dans les cas d'inflammation proprement dite, les capillaires dilatés se gorgent de globules rouges. Pendant ce temps-là, certains des principes du plasma sanguin passent hors des parois des capillaires, plus ou moins vite et plus ou moins abondamment, selon les tissus dont il s'agit, selon qu'il s'agit du tissu musculaire, du tissu de la moelle des os ou du tissu lamineux ; c'est à l'aide et aux dépens de ce liquide qu'a lieu la génération des leucocytes. La condition médiate de la génération des leucocytes est toujours un trouble rapide ou lent de la circulation des vaisseaux capillaires, c'est-à-dire l'arrivée aux éléments anatomiques extravasculaires des principes nutritifs venant du plasma sanguin.

Maintenant la condition immédiate de cette génération est la production de ce blastème, peu exactement appelée exsudation, qui est consécutive au trouble de la circulation capillaire.

Je le répète, la condition médiate c'est un trouble de la circulation des capillaires, et la condition immédiate c'est la production du blastème ; car il peut y avoir aussi un trouble temporaire de la circulation, et ce trouble peut n'être pas assez prolongé pour qu'il y ait génération de leucocytes. C'est ainsi qu'on voit des phénomènes d'inflammation disparaître sans qu'il y ait génération de leucocytes, parce que ces troubles de la circulation n'ont pas été assez prolongés pour qu'il se soit produit une quantité de blastème suffisante à la génération des leucocytes, ou parce que celui-ci a disparu avant que cette genèse ait eu lieu, ou enfin parce qu'il s'est produit dans des conditions de composition du plasma sanguin, etc., telles que cette genèse n'a pu s'accomplir. Alors il n'y a pas ce qu'on nomme suppuration.

Cette analyse physiologique et en même temps anatomique du phénomène est indispensable pour se rendre compte de ce qu'on entend par suppuration.

Une autre particularité très-importante à prendre en considération dans cette étude de la production du pus, c'est que le plus souvent cette génération des leucocytes a lieu entre les capillaires et les éléments anatomiques contre lesquels rampent ces capillaires. Le blastème produit entoure d'une manière immédiate les capillaires et les éléments anatomiques interposés et imbibe également ceux-ci ; c'est dans l'épaisseur de ces tissus, entre ces éléments anatomiques, dans les interstices accidentels produits artificiellement par cette exsudation que naissent les leucocytes disposés d'abord en série ou en petits amas, au contact même des capillaires et des éléments anatomiques ambiants, fibres du tissu lamineux, cellules de la moelle, etc. Parfois même ils naissent en même temps dans l'épaisseur des grosses cellules épithéliales, des faisceaux musculaires striés, etc.

Maintenant que résulte-t-il de là ? Une compression des fibres lamineuses ou musculaires et une destruction soit de ces éléments, soit des parois des capillaires eux-mêmes ; alors le pus est mélangé de sang, ce qui est presque constant ; et la destruction des fibres musculaires, des cellules de la moelle, des fibres lamineuses, amène la production d'une cavité, de ce qu'on appelle un foyer. Voilà le cas le plus habituel.

Production de pus dans les tissus non vasculaires.

Mais la génération des leucocytes et la production d'un liquide interposé, ces deux phénomènes, dis-je, peuvent se manifester loin des capillaires, dans lesquels a lieu le trouble de la circulation. C'est ce qu'on voit en particulier lorsqu'il se produit des abcès dans la cornée. Ils sont formés par des leucocytes et par une matière demi-liquide, interposée, qui représente le sérum du pus ; ces leucocytes sont tout à fait semblables à ceux qui existent dans un pus phlegmoneux quelconque.

Ici, la production a lieu loin des capillaires.

Les principes que la cornée emprunte aux capillaires de la choroïde, de la conjonctive et de la sclérotique enflammées, n'étant plus ceux qui lui sont ordinairement donnés, les éléments anatomiques qui naissent dans la cornée ne sont également plus les mêmes que ceux qui normalement s'y nourrissent ou y sont engendrés, et ce sont des leucocytes qui apparaissent. Il y a une génération accidentelle de leucocytes, absolument comme il y en a dans les tissus vasculaires.

Il y a encore d'autres exemples de ce genre, c'est lorsqu'à la suite de certains troubles circulatoires de la peau, surviennent des pustules comme dans la vaccine ou la variole, ou des vésicules à contenu purulent à la suite de l'application des vésicatoires.

Ici, les leucocytes naissent séparés du réseau capillaire par une couche épithéliale et, soit dans le cas du vésicatoire, soit dans celui des pustules, ils occupent la place que je vais indiquer. La pustule est produite par le soulèvement de la couche cornée de l'épiderme, de sorte que le pus est dans une cavité séparée des capillaires du derme par toute l'épaisseur à peu près de la couche épithéliale dite *réseau muqueux de Malpighi*, c'est-à-dire par toute l'épaisseur de cette rangée de cellules épithéliales encore pourvues de noyaux. Le pus n'est pas au contact immédiat des papilles du derme ni des capillaires. Il en est séparé par une couche assez épaisse de cellules épithéliales.

Voilà quel est le siége de pus dans le cas de la production des vésicatoires et des pustules. C'est encore un cas analogue à celui que je citais tout à l'heure, en prenant la cornée pour exemple de la production des leucocytes et de la matière demi-solide dans laquelle ils sont plongés, s'accomplissant loin des conduits sanguins ; vous le voyez, ils naissent séparés des capillaires par une couche d'un tissu dépourvu de ces derniers.

Production du pus sans tissu lamineux.

Ces exemples vous montrent aussi qu'il n'est pas nécessaire du tout qu'il y ait du tissu lamineux, dans un organe pour qu'il s'y produise du pus. Or, quelques auteurs admettent encore, à tort, que le pus ne se produit que dans le tissu lamineux, et que partout l'apparition du pus prouve l'existence de ce tissu.

Ces faits montrent aussi que les leucocytes ne sont nullement une provenance d'une scission et d'une segmentation avec hypertrophie des noyaux embryoplastiques, comme on l'a admis dans l'hypothèse qui veut tout faire venir des noyaux embryoplastiques, sans dire d'où viennent originellement ces noyaux embryoplastiques eux-mêmes. Les leucocytes, en effet, existent dans le pus comme dans beaucoup d'autres humeurs normales, produites par des tubes ou des membranes où manquent les noyaux embryoplastiques.

Je pourrais citer encore le cas de la production du pus dans la substance cérébrale grise ou blanche, dans laquelle il n'y a pas de tissu lamineux, il n'y a pas de noyaux embryoplastiques. Vous savez en en effet que ce n'est pas du tissu lamineux qui est interposé aux cellules nerveuses de la matière grise, que les noyaux appelés myélocytes qui accompagnent celle-ci ne sont pas de même espèce que les *noyaux embryoplastiques* ou *corpuscules du tissu cellulaire;* vous savez enfin que les cloisons séparant les faisceaux des tubes de la substance blanche ne sont autre chose que de la substance grise sans cellules multipolaires qui est interposée à ces faisceaux blancs et qu'elles ne sont pas formées de tissu *cellulaire* ou *lamineux*. Dans le tissu nerveux central, cependant, se produisent de vrais abcès ou des leucocytes interposés aux éléments nerveux, donnant lieu à ce qu'on appelle l'infiltration purulente.

En effet, la production de pus peut se faire de telle manière qu'elle détermine la formation d'une cavité remplie par le liquide lui-même, ou bien elle peut survenir de telle sorte que les leucocytes sont interposés en séries, entre les fibres musculaires, les fibres élastiques, les fibres lamineuses, ou entre les éléments anatomiques du tissu nerveux. C'est ce qui arrive assez souvent dans les cas de ramollissements cérébraux, où il y a des leucocytes entre les éléments anatomiques du cerveau, et en particulier dans la substance blanche qui, alors, se trouve légèrement colorée en jaune, et presque toujours ramollie à ce niveau. On trouve là des leucocytes tels qu'on les voit dans les abcès, mais souvent ils sont devenus plus ou moins granuleux.

Ainsi donc, nous voyons que dans ces conditions morbides, comme dans l'état normal, les leucocytes apparaissent par genèse ou autogenèse, loin des régions où ils existent normalement, et même loin des capillaires, comme je viens de le montrer en parlant de la cornée et de la production des pustules de la variole, sans qu'il soit possible de rattacher ces cellules à aucune autre espèce d'éléments anatomiques antécédents. Ils naissent par autogenèse, comme on le dit quelquefois, très-exactement du reste.

J'ai indiqué, en parlant des leucocytes en général, les phases de cette génération.

J'ai montré, que lors de leur génération première, à la surface des plaies que l'on produit artificiellement, ces leucocytes sont plus petits que les segments en lesquels on voit parfois se diviser pour se reproduire eux-mêmes (et non pour engendrer une autre espèce de corps), les noyaux embryoplastiques, dont on prétend qu'ils sont une provehance directe. Je n'ai pas besoin de revenir sur ces faits, non plus que sur la description particulière de cette espèce d'éléments anatomiques. Je ne rappelle en ce moment que les données se rattachant de près à l'étude particulière du pus.

Signification physiologique de la suppuration.

Comme vous le voyez, la production du pus exprime, si l'on peut dire ainsi, une tendance à la génération d'éléments anatomiques, leucocytes et autres, mais dans des conditions accidentelles et relativement mauvaises par rapport à ceux entre lesquels elle a lieu ; car cette génération hétérotopique, et des leucocytes et du liquide qui les accompagne, a toujours pour conséquence une altération des éléments anatomiques entre lesquels on la voit survenir, c'est-à-dire des fibres du tissu lamineux, des éléments nerveux, des fibres musculaires, des cellules épithéliales elles-mêmes, etc. ; ou bien elle a pour conséquence un retard apporté à leur régénération dans le cas de plaie en voie de cicatrisation.

Sans que le produit soit malfaisant par lui-même, il est au moins inutile, en ce sens qu'il trouble la nutrition et le développement des éléments anatomiques ambiants qui sont doués de ces propriétés à un degré moindre que les leucocytes.

Il importe de signaler que toutes les fois que cette genèse des leucocytes a lieu, il y a aussi génération d'autres éléments anatomiques, principalement dans les parties où le trouble de la circulation est le moins prononcé. C'est ainsi que, autour des centres de suppuration, pendant que naissent des leucocytes, on voit apparaître des fibres lamineuses qu'on trouve à l'état de corps fibro-plastiques, et souvent mêlées de noyaux embryoplastiques, n'ayant pas encore servi de centre à la génération de ces éléments anatomiques, d'où l'induration qui entoure les abcès. Cette genèse continue après l'issue du pus, et concourt à la production de la cicatrice qui vient remplacer les éléments anatomiques détruits par envahissement pendant la formation du pus. A la surface des plaies, en même temps que naissent les premiers leucocytes, on constate aussi la génération des éléments dont l'ensemble constitue les *bourgeons charnus*, c'est-à-dire du tissu lamineux à l'état embryonnaire, très-vasculaire, riche en substance amorphe, dans lequel prédominent de plus en plus les éléments définitifs de la cicatrice ; car, dans ces conditions-là, c'est parce que cette régénération a lieu que naissent à titre égal les leucocytes du pus, et ce n'est pas parce qu'il y a suppuration que s'accomplit la genèse cicatrisante.

Les particularités précédentes, jointes à la distension des capillaires et à l'interposition d'une petite quantité de matière amorphe liquide ou

demi-solide entre chacun des éléments anatomiques de la région affectée nous rendent compte du gonflement, de l'augmentation de volume
de celle-ci autour des phlegmons. Mais ces éléments anatomiques sont
pénétrés, imbibés aussi chacun individuellement par les liquides exsu-
dant des capillaires et par suite ils sont gonflés, rendus rénitents ; ils
jouent ainsi un rôle important dans la turgescence qui se montre souvent énorme pour la minime quantité de pus produite.

Cet état si remarquable des éléments anatomiques porte aussi bien
sur les éléments nerveux du tissu affecté que sur les autres, et ceux-là
sont en même temps comprimés par ceux-ci. De là des sensations continues, pénibles, douloureuses, différentes de celles qui sont ressenties
lorsque les tubes nerveux sont régulièrement impressionnés, avec des
alternatives ou intermittences d'exercice et de repos; puis, lorsque pendant
la nuit les centres de perception ne sont plus maintenus en activité par
les impressions habituelles que causent dans le jour les objets extérieurs
avec l'intermédiaire des organes des sens, ces impressions anormales
transmises continûment par les nerfs de la vie animale sont perçues
plus vivement, d'une manière plus intense. De là vient que les douleurs
sont toujours indiquées comme plus vives pendant la nuit que durant
le jour qui suit, et toujours en même temps l'interprétation de la réalité
est faite inexactement ou d'une manière exagérée. De là aussi les rêves
et le malaise que suscitent ces impressions pendant le sommeil en
maintenant en activité une partie des organes cérébraux pendant qu'une
portion seulement reste à l'état de repos. Les idées suscitées de la sorte
n'étant plus coordonnées, reliées par un travail encéphalique d'ensemble, par l'examen de la réalité extérieure qui régularise les actes
cérébraux, les idées, dis-je, s'associent d'après les modes les plus
bizarres et les plus pénibles, en se rapportant presque toujours à l'in-
stinct de conservation, qui entraîne à son tour une influence par action
réflexe sur les mouvements respiratoires et même circulatoires.

Ces phénomènes qui vont en augmentant graduellement d'intensité et
de complication prennent un caractère assez nettement déterminé pour
marquer avec certitude, par le degré qu'ils atteignent, le moment de la
production de la sérosité et des leucocytes du pus et pour indiquer
l'opportunité de lui ouvrir une issue.

Nous savons que cette double production des éléments anatomiques
et de la sérosité peut être déterminée par un trouble primitif de la circulation, comme on le voit dans le cas de la variole, dans le cas de bubons
ou d'autres troubles circulatoires survenant dans la peau ou dans les
ganglions lymphatiques sous l'influence d'un état général.

Ce trouble de la circulation peut être suscité par la présence d'un corps étranger venu du dehors ou bien représenté par des éléments anatomiques mortifiés ; c'est ce qu'on voit fréquemment dans les cas de panaris et de furoncles qui sont presque toujours déterminés par la mortification de certaines parties du tissu élastique, précédant la suppuration. C'est alors un véritable corps étranger qui agit comme s'il était introduit du dehors. Il en est de même dans le cas de la nécrose de certaines portions du tissu osseux sous l'influence de la syphilis ou de la scrofule, ou de quelque autre état général.

Il peut se faire que ce trouble circulatoire soit déterminé uniquement par l'ablation d'une certaine portion de tissu comme dans le cas d'amputations ou de la production d'une plaie quelconque. Ici le pus produit représente, exprime comme je le disais tout à l'heure, la tendance à la génération d'éléments anatomiques, leucocytes ou autres à titre égal. Là on voit de la manière la plus nette que si, par suite de cela, cette génération des leucocytes et de la sérosité dont l'ensemble représente le pus n'est pas malfaisante, elle est au moins inutile, car les tissus divisés peuvent se réunir parfaitement sans qu'ait lieu cette suppuration, ainsi qu'on le voit dans les réunions par première intention, celle des os fracturés, des ligaments, etc.

Dans aucune circonstance on ne peut constater que la suppuration soit une chose bienfaisante, qu'elle soit, comme on le dit quelquefois, un acte dépurateur pour l'organisme. Cette croyance encore très-répandue est un reste de l'hypothèse qui a fait admettre longtemps que tout ce qui se produit dans l'économie se formait dans le sang ; que par suite les *sécrétions* étaient de simples *excrétions ;* que le pus, y compris les leucocytes, n'étaient que l'excrétion ou élimination dépuratrice de principes préexistant dans le sang, au même titre que pour l'urée, les urates, etc. Mais on sait aujourd'hui que le pus n'existe pas d'avance tout formé, ni en tant que sérum, ni en tant que leucocytes ; à part toutefois ce qui concerne les principes d'origine minérale communs au sérum du pus et à la plupart des autres humeurs. Ainsi, en elle-même, la suppuration est un fait au moins inutile et c'est dans tous les cas une cause d'épuisement ; car les principes à l'aide et aux dépens desquels naissent des leucocytes sont des matériaux qui devraient servir à la génération d'éléments anatomiques cicatriciels, destinés à remplacer le tissu osseux nécrosé, le tissu élastique mortifié dans le cas de panaris ou de furoncles, ou à produire des éléments anatomiques cicatriciels dans ceux où l'on a pratiqué une amputation ou enlevé une portion quelconque de la peau. Mais dans aucune condition il n'y a de suppuration qui soit par elle-même et primitivement bienfaisante.

Conditions de la production du pus dit de bonne et de mauvaise nature.

Lorsque les conditions générales de l'organisme sont favorables à la cicatrisation, à la génération d'éléments anatomiques, le pus est toujours de *bonne nature*, et, comme on le dit, il est phlegmoneux, il est abondant en leucocytes et par suite il est crémeux. Mais dès que ces conditions viennent à changer, le pus change de caractère, c'est-à-dire qu'il devient séreux et de *mauvaise nature*, suivant l'expression adoptée. En d'autres termes, le liquide produit devient inapte à la génération des leucocytes et, au même titre également, à celle des éléments anatomiques cicatriciels.

L'abondance des leucocytes qui donnent au pus cet aspect crémeux indique seulement que le sujet est dans de bonnes conditions ; si ces conditions deviennent mauvaises, la génération des leucocytes cesse et le pus devient séreux, contient beaucoup de granulations moléculaires et il prend l'aspect du pus dit de mauvaise nature.

Une autre particularité de ce genre qu'il est très-important de signaler, c'est que dans le cas où la plaie a été produite par une ulcération survenue comme conséquence d'un mauvais état général antécédent, comme on le voit dans les ulcères épidermiques, ou encore lors des ulcérations qui accompagnent certaines tumeurs, ou dans les ulcères variqueux chez les sujets âgés, l'ulcération dans ces conditions-là est due, à la mortification et à l'atrophie d'éléments anatomiques ; elle marche de la superficie vers la profondeur par destruction graduelle et lente des éléments anatomiques, atrophie qui gagne de plus en plus, tant que les conditions générales ou locales sont mauvaises.

Eh bien, comme vous le savez, dans ces ulcérations le pus est séreux, il est dit de mauvaise nature. Ce pus de mauvaise nature, en général, indique uniquement qu'il y a là une surface sur laquelle les éléments anatomiques ne peuvent se régénérer, et tant que cette destruction graduelle d'éléments anatomiques cause de l'ulcération continue, le pus reste sanieux, presque liquide ; car les conditions de la production des leucocytes qui donnent l'aspect crémeux au pus manquent aussi bien que celles des éléments cicatriciels.

Ces faits sont importants, et vous voyez combien il est nécessaire de se rendre compte des différentes circonstances qui président à la génération des éléments anatomiques, à cette double production d'un liquide et de leucocytes dans l'épaisseur des tissus ; production qui, ainsi que je le disais tout à l'heure, a pour résultat l'apparition d'une masse demi-liquide, formée par des éléments anatomiques et par un fluide.

Progression du pus dans les tissus.

Cette masse constitue une tumeur liquide ou abcès contenue dans une cavité qu'on appelle un foyer purulent. Cette tumeur se comporte à l'égard des éléments anatomiques ambiants, comme se comporte une tumeur quelconque ; c'est-à-dire que, au fur et à mesure que ces leucocytes se multiplient, ils compriment les éléments anatomiques voisins comme le feraient des éléments épithéliaux ou autres développés hétérotopiquement, et en les comprimant ils gênent la nutrition ; ils déterminent l'atrophie graduelle des autres éléments, ils se substituent à eux, ils prennent leur place.

C'est ainsi que au fur et à mesure que les leucocytes tendent à se multiplier, le foyer tend à augmenter et à détruire les éléments anatomiques voisins, musculaires, nerveux, etc. Il n'y a guère que les éléments élastiques qui résistent longtemps. Aussi ces derniers restent et constituent la trame de ce qu'on a appelé le bourbillon du phlegmon diffus et des furoncles. Ce bourbillon n'est pas du tout représenté par une production fibrineuse, comme on l'a admis ; il est entièrement constitué par des fibres élastiques retenant entre elles une certaine quantité de leucocytes et par une substance amorphe dans laquelle on retrouve quelques faisceaux, fibres lamineuses non encore résorbées. Mais tous les autres éléments anatomiques ambiants ont été détruits comme ils le seraient par les éléments d'une tumeur épithéliale quelconque. Je reviendrai, du reste, sur ce point. C'est ainsi que s'avancent les foyers purulents de la profondeur vers la surface, ou qu'ils progressent le long des tissus les plus résistants, lorsqu'ils rencontrent une aponévrose qui est moins vasculaire et formée de fibres très-intimement adhérentes. Alors le foyer purulent gagne le long des membres, dans les interstices musculaires ; c'est ainsi qu'on voit des abcès profonds envahir ceux de la cuisse ou du bras, en ménageant le tissu adipeux périphérique ; ou réciproquement toute la couche adipeuse est détruite par un phlegmon diffus, sans que les tissus sous-jacents aient souffert, séparés qu'ils sont par une aponévrose plus résistante. Il est très-important de connaître le mécanisme de cet envahissement graduel de tissus sains par cette production graduelle d'humeurs accidentelles.

Je le répète, il ne diffère pas de celui de l'envahissement et de l'érosion des mêmes tissus par une tumeur solide, épithéliale, glandulaire, fibreuse, cartilagineuse ou de toute autre nature.

Vous voyez, en résumé, que la pyogénie n'est autre chose qu'une production accidentelle et exagérée d'un liquide apte (mais plus ou moins selon les cas) à servir à la génération d'éléments anatomiques dans la profondeur des tissus aussi bien qu'à la surface des plaies. Ceux qui surtout naissent le plus facilement dans les humeurs, comme au sein des tissus, les leucocytes, sont également ceux qui apparaissent ici les premiers et le plus abondamment, et leur genèse entrave, sans l'empêcher absolument, la génération d'autres éléments ; souvent ils prennent même la place de ceux dans les interstices desquels ils naissent. Quant à l'excédant du liquide par rapport aux éléments qui sont nés, il constitue le sérum du pus.

Caractères extérieurs ou d'ordre physique du pus.

Le plus ordinairement le pus est un liquide de consistance crémeuse, d'un blanc jaunâtre ou verdâtre, d'une odeur fade, d'une saveur douceâtre, plus rarement un peu saline ; il est homogène et onctueux au toucher, mais sans viscosité. Ce sont là les caractères du pus dit louable ou de bonne nature.

Sa densité est de 1020 à 1040, et habituellement 1030 à 1033, quand il est tel qu'on peut le retirer en assez grande quantité d'un phlegmon.

Lorsqu'on l'abandonne à lui-même dans un vase approprié, il se sépare en deux parties au bout de quelques heures ; l'une qui gagne le fond est opaque, crémeuse, de la couleur même qu'avait le pus ; l'autre, transparente et légèrement jaunâtre, d'aspect séreux, reste au-dessus de la précédente.

Le pus louable a une odeur fade, qui par l'ébullition devient analogue à celle du lait bouilli, particularité qu'on a remarquée depuis longtemps. Elle tient à la présence d'une petite quantité de corps gras dans le pus, corps gras dont quelques-uns sont volatils et s'évaporent au moment de l'ébullition.

Exposé à l'air directement ou par l'intermédiaire d'une muqueuse, étendu à la surface d'une plaie ou imbibant une masse poreuse englobant de l'air comme la charpie, à la température du corps des mammifères, le pus prend en quelques heures une odeur fétide particulière se rapprochant de celle du gibier faisandé, mais pouvant aller jusqu'à présenter une odeur sulfurée ou phosphorée d'une fétidité extrême.

Ce liquide est presque toujours alcalin et l'ébullition ne fait pas disparaître cette réaction due à des carbonates et des phosphates basiques. Le sulfhydrate d'ammoniaque concourt à donner cette réaction au pus fétide. Plus rarement le pus est neutre. Il conserve longtemps à l'air la réaction qui lui est propre.

Parfois il est légèrement acide. Cette acidité est due à la présence d'une petite quantité d'un acide d'origine organique qui existe toujours dans le pus à l'état de sel neutre, mais qui peut être produit en plus grande quantité qu'à l'ordinaire et dont une partie, dans ce cas, reste à l'état libre. Il donne alors au pus la propriété de rougir le tournesol. Cet acide a été signalé pour la première fois par M. Delore, en 1854, sous le nom d'acide *pyique*, comme l'un des acides d'origine organique qui sont combinés à des bases dans le pus. Il a été retrouvé depuis par Bœdeker, qui lui a donné le nom d'*acide chlorrhodinique*, parce qu'il est coloré en rose par le chlore.

Quoi qu'il en soit, le pus est ordinairement alcalin, et il doit cette réaction aux sels basiques de soude qu'il renferme.

Composition anatomique du pus.

Il y a en général de 710 à 834 parties de sérum pour 290 à 170 de leucocytes humides dans 1000 parties de pus. Dans le cas particulier où il s'agit du pus des os ou du pus des abcès par congestion qui est très-fluide, il n'y a souvent que 100 à 110 parties de leucocytes, et par suite la quantité de sérum dépasse la moyenne.

Le sérum tient en suspension ces leucocytes, et par le repos ces éléments qui sont plus denses que le liquide se déposent au fond du vase.

J'ai noté, en décrivant le sang, que les leucocytes sont moins denses que les hématies; mais néanmoins ils sont plus denses que le sérum du pus et que le sérum du sang. Le chiffre de leur densité n'a pu être précisé encore avec une aussi grande netteté que pour les hématies; on sait seulement qu'il est compris entre 1050 et 1070, tandis que la densité des hématies est de 1088.

Je viens de vous dire que le pus, comme toutes les humeurs de l'économie qui ne sont pas limpides, se partage en deux portions, l'une liquide, l'autre solide ou demi-solide, bien distinctes par leur composition.

A. *Sérum du pus.* — L'une de ces portions du pus est liquide, séreuse ou aqueuse et porte le nom de *sérum*. Elle est homogène, susceptible d'être filtrée, de traverser tout entière des tissus assez serrés pour ne laisser passer aucune particule solide. Elle constitue en un mot un tout, un élément complet du pus, le plus abondant en poids et en volume, susceptible d'être soumis directement à l'analyse immédiate qui en sépare un certain nombre de principes constitutifs, tant par coagulation que par évaporation et cristallisation.

B. *Éléments anatomiques solides du pus.* — L'autre portion du pus est formée de particules demi-solides, ou solides, en suspension dans le sérum. Le pus est plus ou moins séreux ou plus ou moins épais ou crémeux, selon leur rareté ou leur abondance. Cette humeur leur doit aussi sa coloration habituelle. C'est en effet à la quantité variable de ces particules qu'est due la plus ou moins grande opacité du liquide, car sa couleur dépend de la nature des rayons de lumière réfléchis par les parties solides en suspension. Aussi dans diverses régions du corps, à l'état sain ou morbide, des humeurs qui diffèrent du pus, en offrent la couleur ou la consistance ; particularité qu'elles doivent à ce qu'elles tiennent en suspension des éléments anatomiques invisibles à l'œil nu comme ceux du pus, quoique d'espèce différente.

Les particules demi-solides ou solides en suspension dans le pus sont de plusieurs espèces ; ce sont :

1° Les leucocytes du pus, soit à noyaux, soit sans noyaux ou pyoïdes, et granuleux ou non ;

2° Des granulations graisseuses libres et quelques gouttes d'huile ;

3° De nombreuses granulations moléculaires grisâtres ;

4° Quelques globules de sang ;

5° Parfois des cristaux de margarine ou de stéarine ;

6° Quelquefois des cristaux de cholestérine.

7° Enfin plus rarement des vibrions ou des *Leptothrix*, ou ces deux sortes d'infusoires animaux et végétaux simultanément.

Le sérum du pus étant un tout homogène, un élément du pus facilement séparable doit être analysé à part et ne point être confondu dans cette opération avec les parties solides. Celles-ci à leur tour étant de plusieurs espèces aussi distinctes les unes des autres que le sérum est différent de l'ensemble des parties solides, elles devraient être séparées d'abord et analysées isolément ; mais jusqu'à présent il a été impossible de les séparer et leur analyse a dû être faite en masse. Ce sont les résultats de cette opération qui sont donnés sous la désignation de composition des cellules du pus. Le résultat obtenu en procédant ainsi ne doit pourtant pas être considéré comme entaché d'erreur d'une manière très-notable, car les éléments autres que les cellules de pus n'entrent guère que pour 1 millième dans la somme des parties solides. En outre, comme les corps gras que donne l'analyse viennent surtout : 1° des *globules de pus* arrivés à l'*état granuleux*, lesquels sont remplis de granules graisseux principalement, 2° de granulations graisseuses libres, on peut savoir d'avance que c'est particulièrement le chiffre des matières grasses qu'il faut diminuer pour avoir la composition exacte des leucocytes du pus.

Ainsi qu'on peut le voir d'après ce qui précède et en examinant expérimentalement la constitution physique du pus, ce n'est point là une humeur homogène devant l'analyse, pas plus que le sang. Aussi sa composition donnée en masse sans distinction du sérum et des cellules est complétement dépourvue de valeur pour la physiologie et inutile à la pratique de l'art ; son analyse ainsi faite est complétement insignifiante en soi, surtout lorsqu'on réfléchit aux variations de la quantité relative des globules et du sérum, selon les conditions de vascularité, etc., des tissus dans lesquels il s'est produit. Elle reste enfin sans application à la pathologie, car on sait que le sérum et les cellules ont des propriétés très-différentes, accomplissent des actions pathologiques essentiellement diverses, autant sinon plus que les globules sanguins comparés au plasma. Aussi faut-il agir par rapport au pus comme pour le sang dans l'examen de sa composition anatomique immédiate, sous peine d'en voir les résultats frappés de stérilité comme ceux de l'analyse du sang l'ont été tant qu'on n'a pas distingué la composition des globules de celles du sérum.

Composition immédiate moyenne du pus.

Cette composition est représentée par les nombres suivants pour 1000 parties de pus considéré tel qu'il sort d'un abcès ou tel qu'il est versé par une plaie en voie de suppuration :

> Sérum, 710 à 834, et en moyenne.............. 750,00
> Leucocytes, environ 290 à 170, et en moyenne... 250,00

Chacune de ces parties se compose elle-même des principes immédiats indiqués dans les tableaux ci-contre :

Composition des leucocytes humides du pus.

PRINCIPES DE LA PREMIÈRE CLASSE.

Eau, pour 1000 parties de cellules.............. 790,00
Sels solubles et insolubles, environ.............. 43,50
Fer faisant partie d'un principe encore indéterminé. des traces

PRINCIPES DE LA DEUXIÈME CLASSE.

Sels à acides d'origine organique............... non dosés
Cholestérine..................................... 3,50
Séroline (pyoline de Glénard)................... 3,45
Graisses ; au moins 19,55 : Graisse rouge unie à un peu de phosphate de chaux.................... 6,00
Lécithine (graisse phosphorée)..... 7,20
Oléine, margarine, stéarine........ non dosées

PRINCIPES DE LA TROISIÈME CLASSE.

Substance organique demi-solide, formant la masse de chaque cellule, et dite à tort fibrine des globules ; environ..................... 140,00
Albumine...................................... traces

Composition du sérum.

PRINCIPES DE LA PREMIÈRE CLASSE.

Eau..	947,86 à	870,55
Chlorure de sodium........................	3,11 à	4,66
Phosphate de soude........................	traces à	2,22
Phosphates de magnésie, de chaux et ammoniaco-magnésien................	0,50 à	2,20
Sulfates et carbonates de soude et de potasse................................	1,87 à	3,11
Sels de fer et silice........................	0,16 à	0,96
Sulfhydrate d'ammoniaque du pus fétide.	non dosé	

PRINCIPES DE LA DEUXIÈME CLASSE.

Sels de l'acide du pus ou *pyates*......	traces à	1,00
Leucine et principes analogues, dits extractifs non déterminés................	15,00 à	20,00
Séroline....................................	1,00 à	8,30
Cholestérine................................	3,50 à	10,00
Corps gras et savons......................	10,00 à	19,00
Graisse phosphorée cristallisée ou lécithine................................	6,00 à	10,00

PRINCIPES DE LA TROISIÈME CLASSE.

Albumine (et pyine)......................	11,00 à	48,00
Biliverdine (pyocyanine) du pus bleu...	non dosée	

Discussion de la composition immédiate du pus, sous le point de vue de la quantité relative du sérum et des leucocytes.

Sept analyses du pus ont donné à M. Delore les quantités relatives suivantes du sérum et des cellules sur 1000 parties :

1° 710,00 de sérum et............	290,00 de leucocytes.
2° 850,00.....................	150,00	—
3° 620,00.....................	380,00	—
4° 655,00.....................	345,00	—
5° 735,00.....................	265,00	—
6° 834,00.....................	166,00	—
7° 830,00.....................	170,00	—

On voit d'après ce qui précède que la moyenne de la quantité de sérum est de 750 pour 1000, soit 75 pour 100 (1). Jamais les leucocytes ne s'élèvent au delà du tiers de la proportion en poids du pus pris en masse et en général, ils en représentent le quart ou mieux le cinquième. Dans quelques cas même où le pus est très-séreux, leur poids ne s'est pas élevé au vingtième de celui du sérum.

Ces proportions sont importantes à noter, car c'est surtout à la quantité des cellules que le pus doit sa consistance crémeuse qui le fait dire pus de bonne nature, bien lié, etc.

(1) X. Delore, *Quelques recherches sur le pus.* Paris, 1854, in-4°. Thèse pour le doctorat, n° 310.

La prédominance plus tranchée encore du poids du sérum sur la quantité des leucocytes devient la cause de l'état du pus dit *séreux* ou *fluide*. Nous verrons plus tard que cependant une autre particularité qui concerne la composition du sérum peut faire que le pus soit moins fluide, les proportions des cellules et du liquide restant les mêmes. Alors aussi nous parlerons de l'influence des proportions du sérum et des éléments anatomiques sur la rapidité avec laquelle se déposent celles-ci dans le pus abandonné au repos.

Comme tous les liquides de sécrétion générale et surtout accidentelle, le pus n'est pas un liquide identique avec lui-même d'un individu à l'autre ni même chez un seul individu selon les conditions dans lesquelles il s'est produit. Quelquefois très-coulant au moment de l'ouverture de certains abcès ossifluents, il prend la consistance d'un crachat visqueux, tenace, d'un mucus plus ou moins glutineux quelques moments ou quelques heures après sa sortie. Cela est dû à la coagulation d'une *substance organique* spontanément coagulable qui était primitivement liquide dans le sérum, mais qui sous le microscope n'offre pas les caractères de la fibrine. D'autres fois très-épais au moment de l'ouverture d'un abcès, au commencement de la suppuration d'une plaie, il devient séreux au bout de quelques jours. Bien lié pendant les phases normales d'une cicatrisation, il devient fluide et séreux si le malade est pris de frisson par suite du début d'une phlébite, etc., d'une indigestion, ou par tout autre cause qui amène des troubles dans quelque appareil important. Or, comme dans l'un et l'autre cas les cellules conservent leurs caractères propres et n'offrent que des différences insignifiantes, cela seul pourrait suffire pour faire sentir : 1° la nécessité d'examiner séparément la composition des leucocytes et celle du sérum ; 2° l'inutilité des analyses dans lesquelles ces deux ordres de parties sont confondus comme s'il s'agissait là d'un liquide homogène.

Dans les sérosités purulentes de la plèvre, etc., les éléments anatomiques se séparent très-facilement du sérum et se déposent au fond du vase en assez peu de temps. Cette sérosité peut être séparée par décantation. Il serait important de la comparer à celle de la sérosité de l'ascite, etc., et du pus phlegmoneux d'une plaie, mais son analyse n'a pas encore été faite à ce point de vue. Les cellules qui se déposent dans ce cas, sont habituellement presque seules, accompagnées d'un petit nombre de gouttes de graisse. On peut, après décantation par le repos sur le filtre, les priver de la totalité du sérum interposé à elles et les isoler ainsi sans lavage. Bien que cette dernière opération d'analyse n'altère pas sensiblement les leucocytes du pus, il faut cependant noter qu'elle les gonfle un peu ; cela donne à penser que certains des chiffres qui indiquent la proportion d'eau dans les tableaux ci-dessus, sont un peu trop forts, et que ceux qui traitent des sels solubles sont trop faibles, l'action de l'eau ayant pour résultat de les enlever en partie. Toutefois ces différences ne sont pas assez grandes pour faire rejeter les résultats des analyses connues, une fois signalée cette légère cause d'erreur.

Principes immédiats de la première classe dans le pus.

Le sérum du pus renferme une quantité de chlorure de sodium qui n'est que fort peu supérieure à celle qu'on retire du plasma sanguin. Les autres sels d'origine minérale n'y existent plus dans les mêmes proportions.

La quantité de chlorure de sodium varie en général de 3 à 5 pour 1000, mais pourrait, dit-on, aller jusqu'à 12 pour 1000. Malgré cette proportion de chlorure de sodium, le pus a rarement une saveur salée; il a, comme je l'ai dit, presque toujours une saveur un peu fade. Cette particularité est due à la présence d'une grande quantité de savons, de sels à acides gras qui donnent une saveur fade et savonneuse aux liquides qui les contiennent. Et cependant certaines sérosités et en particulier la sérosité sous-arachnoïdienne a une saveur franchement saline, bien qu'elle ne renferme qu'un peu plus de chlorure de sodium; ici, en effet, la saveur de ce sel n'est pas masquée par celle d'autres principes.

Je vous ai déjà dit que le sérum du pus contient du carbonate et du sulfate de potasse et de soude, mais principalement des sels de soude basiques qui ordinairement donnent au pus une réaction alcaline. La quantité de ces sels varie entre 1,87 et 3,11.

Il y a aussi des traces de phosphate de soude, on en trouve jusqu'à 2 et 2,5. Il y a toujours du phosphate de chaux et de magnésie, et toujours aussi une certaine proportion de phosphate ammoniaco-magnésien. Lorsqu'on laisse un peu dessécher le pus, il se forme des cristaux de ce sel. Il y en a depuis un demi-millième jusqu'à un millième, et dans les abcès du voisinage des os malades la quantité s'élève souvent à 2 millièmes au lieu de 1,5 millièmes ou 1,20 millièmes.

Il y a toujours des sels de fer et un peu de silice.

Enfin on peut y trouver des traces d'hydrogène phosphoré et du sulfhydrate d'ammoniaque dont la quantité n'a pas été dosée. Ils concourent à donner au pus qui a séjourné longtemps dans une cavité exposée à l'air, l'odeur fétide qu'il présente.

Ce sulfhydrate d'ammoniaque vient probablement de la décomposition des sulfates qui passent à l'état de sulfures et de la décomposition ammoniacale des substances azotées.

Principes de la deuxième classe ou cristallisables d'origine organique.

Il y a dans le pus des principes de la deuxième classe en quantité considérable. Tous n'ont pas été très-exactement séparés; mais on sait que la proportion de ces corps est bien plus considérable dans le sérum du pus que dans les différents liquides contenus dans des cavités closes que j'ai étudiées jusqu'à présent ou que dans ceux de la sérosité, des œdèmes, par exemple. L'acide pyique existe *quelquefois* à l'état libre, mais est habituellement fixé à de la soude. On en trouve depuis des traces jusqu'à 1 pour 1000. On n'a jamais dosé la quantité dans le pus acide.

Il existe aussi une notable proportion de principes cristallins d'origine organique voisins des alcaloïdes, parmi lesquels on a signalé la leucine. Il y a d'autres principes que la leucine, mais on ne les a pas déterminés d'une manière très-nette comme espèces. On en retire de 10 à 20 pour 1000, c'est-à-dire une quantité plus considérable que celle qui existe dans le sang. M. Delore y a vainement cherché l'urée (1). On n'y rencontre pas de glycose.

La cholestérine est importante à signaler dans le pus, parce qu'elle cristallise très-facilement; on peut la voir parfois à l'état cristallin dans le pus de certains abcès et en particulier dans les abcès du bassin, de l'ovaire, du testicule et surtout lorsque le pus a séjourné longtemps dans l'économie. Il en est de même dans les abcès profonds du pli de l'aine et dans les abcès du psoas. Dans ces cas-là, on en trouve jusqu'à 8 et même, dit-on, jusqu'à 12 pour 1000. Il existe aussi de la lécithine, graisse phosphorée analogue à celle du sang. Il y en a beaucoup plus que dans le sang. Ainsi on en retire de 6 à 10 pour 1000.

Le pus semble être beaucoup moins riche en principes de la deuxième classe que la plupart des autres humeurs. Du reste, dans ces analyses, les procédés d'extraction n'ont pas toujours été mis en rapport, par leur précision, avec la délicatesse des réactions et le peu de stabilité de composition des acides d'origine organique et des sels qu'ils forment d'une part, des corps neutres ou alcaloïdes (urée, créatine, etc.) d'autre part.

Je renvoie au travail original de M. Delore ceux d'entre vous qui désireraient connaître les moyens à employer pour obtenir l'acide pyique. Voici les caractères de ce composé.

a. En faisant bouillir avec précaution le liquide qui le tient en dissolution et exposant dans sa vapeur un papier bleu de tournesol, il rougit;

(1) Delore, *loc. cit.*, 1854, p. 50, 51 et 54.

donc l'acide est volatil. En continuant l'ébullition, le liquide reste acide et incolore jusqu'à la dernière goutte.

b. Pas de précipité par les sels de baryte et de chaux.

c. Précipité léger par le bichlorure de mercure, soluble dans l'acide nitrique.

d. Précipité par le nitrate d'argent, soluble dans l'ammoniaque.

e. Rien par le tannin, les sels de plomb, de cuivre, le perchlorure de fer.

f. Supposant que j'avais affaire, dit M. Delore, à de l'acide lactique, je fis bouillir avec de l'acide azotique monohydraté, expérience inutile; je n'obtins point d'acide oxalique. Il me fut en même temps démontré qu'il n'y avait pas d'acide urique, car il n'y eut pas de coloration violacée; rien ne pouvait en effet me faire supposer sa présence puisque l'acide du pus est facilement soluble.

g. La liqueur concentrée, mêlée avec de l'acétate de magnésie, ne donne ni précipité ni dégagement d'acide acétique; autre preuve que ce n'est point de l'acide lactique.

h. Cet acide jouit de la propriété d'être dissout par l'alcool, l'éther et l'eau, à toutes les températures.

L'alcalinité ordinaire du pus rend certain que cet acide existe en général à l'état de sel ou de *pyates* et point à l'état libre. Depuis la publication de M. Delore, Bœdeker a décrit dans le pus sous le nom d'acide chlorrhodinique (écrit à tort *chlorrodinique*) un composé acide azoté, cristallisant en aiguilles microscopiques, coloré en rose par le chlore. Il a été trouvé dans le pus de la nécrose phosphorée, des abcès par congestion et dans le tissu cancéreux. Il paraît être, comme je l'ai déjà dit, le même corps que l'acide pyique.

Principes immédiats de la troisième classe dans le pus.

Le pus contient de 11 à 48 pour 1000 seulement de principes albuminoïdes. On n'en trouve que 11 à 12 pour 1000 dans le pus très-fluide, comme celui des abcès par congestion, tandis qu'il y en a davantage, jusqu'à 48 pour 1000, et même quelquefois 50 pour 1000, mais jamais au delà dans le pus phlegmoneux dont le sérum est dense.

C'est dans le sérum du pus qu'on a signalé la présence d'un principe immédiat particulier qu'on a appelé quelquefois du nom de *pyine*. Ce principe se rapproche beaucoup par certaines de ses propriétés de l'hydropisine dont je vous ai parlé comme existant dans la sérosité de la plèvre, du péricarde, etc.

Mais beaucoup d'auteurs considèrent ce produit comme n'étant qu'un résultat de l'altération des substances organiques naturelles, altération produite par les procédés d'extraction. Il reste donc, sous ce rapport, à déterminer d'une manière précise si dans le sérum du pus c'est bien de l'albumine seulement qui s'y trouve et qui serait représentée par 11 à 48 pour 1000, ou bien si c'est de l'albumine accompagnée d'hydropisine, ou peut-être d'un autre principe coagulable qui alors conserverait le nom de pyine. Celle-ci a la propriété d'être coagulée par l'acide acétique et se rapproche un peu de la caséine par certaines de ses propriétés.

Enfin souvent on en retire un peu de matière colorante analogue à celle de la bile. Cette matière s'observe presque constamment dans le pus phlegmoneux légèrement verdâtre. Elle peut exister en quantité assez considérable chez certains sujets pour donner une coloration bleuâtre ou verdâtre au sérum du pus.

Quelques auteurs l'ont considérée comme une substance colorante propre au pus ; ils lui ont donné le nom de *pyo-cyanine*, d'après son origine, parce qu'elle est d'un bleu verdâtre. Mais c'est une substance qui a tous les caractères de la matière colorante de la bile. Elle est d'un bleu verdâtre lorsqu'elle est isolée et renferme du fer, comme la biliverdine. Elle imbibe et colore aussi les leucocytes, particularité assez importante et sur laquelle je reviendrai lorsque je décrirai la sécrétion biliaire.

La matière colorante de la bile a la propriété de se fixer aux matières azotées, non-seulement aux leucocytes, mais encore aux cellules épithéliales, et elle a la propriété de les teindre énergiquement. Néanmoins on peut la séparer par l'alcool, l'éther et quelques autres réactifs qui la dissolvent (1).

C'est cette substance-là qui colore le pus en bleu, dans ce qu'on appelle les suppurations bleues. Il ne faut pas confondre ces suppurations bleues avec certaines taches d'un bleu verdâtre que présentent quelquefois les appareils à pansements. En effet, sur les pièces des pansements renouvelés à de longs intervalles, il y a parfois de grandes traînées ou de grandes taches d'un bleu verdâtre, et lorsqu'on les examine on les trouve composées par des algues microscopiques, voisines des *Protococcus*, section des *palmellées*. Ces algues unicellulaires présentent des spores de 0^{mm}005 à 0^{mm}006 de large, et quelques granulations dans leur intérieur ; elles sont colorées en bleu verdâtre et faciles à reconnaître au microscope. On peut ainsi distinguer facilement cette variété de coloration des cas dans lesquels les pièces du pansement ou le pus sont colorés par une matière en dissolution qui n'a fait que les teindre.

(1) Voyez *Chimie anatomique*. Paris, 1853, t. III, p. 492, article MATIÈRE COLORANTE DE LA SUPPURATION BLEUE.

En résumé, vous voyez, d'après les faits que je viens d'indiquer, que les proportions de substance qui existent dans le sérum du pus diffèrent de celles qu'on retire du plasma sanguin. Il est impossible de considérer le sérum du pus comme une simple exsudation du plasma sanguin au travers des capillaires, sans influence de la part des éléments anatomiques ambiants. Les différences qui sont indiquées ici dans les chiffres qui représentent la composition du sérum du pus tiennent à ce que ces analyses sont faites d'après des pus d'origines diverses. De telle manière que lorsqu'on prend par exemple, comme je vous l'ai déjà dit, le pus qui vient des os, on ne trouve que 11 pour 1000 de substance azotée, tandis que lorsqu'on prend du pus phlegmoneux tel que celui qui existe dans les larges phlegmons diffus de la cuisse ou du dos on retire jusqu'à 48 pour 1000 de cette substance.

Il y a donc une grande différence entre la constitution de ce liquide et celle du plasma sanguin, et même celle des sérosités des œdèmes. En effet, le sérum du pus est plus dense et bien plus riche en principes solides que la sérosité des œdèmes, et les proportions des principes constitutifs montrent très-vite les différences qui séparent ces deux sortes d'humeurs. Il en est de même pour les autres sérosités, même lorsqu'elles renferment des leucocytes.

Nous avons étudié jusqu'à présent les caractères qui sont communs au plus grand nombre des variétés de pus. Nous avons examiné ce liquide au point de vue de son mode de production, qui tend à montrer quelle est exactement sa nature ; nous avons reconnu qu'il n'est pas comme l'urine un produit de dépuration de l'économie, et enfin qu'il n'est pas sécrété comme cette dernière ni comme les autres sérosités par un organe préexistant spécial, pyogénique, membraneux ou non.

Nous avons vu, au contraire, que le pus est un produit de *sécrétion générale* de tous les tissus (voy. p. 16 et 17), produit de nature *séreuse* plutôt que *muqueuse*, etc., dont la composition varie avec celle des tissus qui deviennent le siége de cette sécrétion ; sécrétion toujours compliquée par la génération de leucocytes en quantité variable qui rendent opaque cette sérosité comme ils le font pour les mucosités et d'autres humeurs auxquelles ils viennent s'ajouter. Les changements circulatoires qui amènent la sécrétion séreuse sont les mêmes que ceux qui, simultanément, favorisent la génération des leucocytes ; comme avec la supersécrétion des sérosités pleurale, péritonéale, etc., nous voyons toujours une hypergenèse plus ou moins prononcée de ces globules. Bien des fois déjà j'ai attiré votre attention sur cette naissance des leucocytes à la surface des couches épithéliales des membranes, aussi bien que dans l'épaisseur des tissus, survenant toujours en même temps que la production d'un liquide en ce lieu est amenée par un trouble circulatoire ; enfin vous savez que les leucocytes non-seulement existent normalement dans des humeurs les plus diverses, mais y naissent en quantité exagérée sous l'influence des changements très-légers de la composition de celles-ci (voy. p. 52 et 211).

Dans la prochaine séance, je décrirai les différentes variétés de pus.

DOUZIÈME LEÇON

DU PUS (SUITE ET FIN).

Dans la dernière leçon, j'ai indiqué les conditions générales qui déterminaient l'apparition d'un liquide qui n'existe pas dans l'économie, qui est caractérisé au point de vue physiologique par une double apparition simultanée d'une substance fluide qu'on appelle sérum, et de leucocytes qui naissent hétérotopiquement. Cette humeur est le pus.

J'ai montré comment la production du fluide était influencée par la nature des éléments anatomiques au sein desquels elle avait lieu, selon qu'il s'agissait des fibres musculaires, du tissu lamineux, des cellules du tissu adipeux, des cellules de la moelle des os, etc. J'ai dit que comme dans cette production ces éléments anatomiques solides jouaient un rôle, avaient une influence sur la nature de l'exsudation qui a lieu au travers des capillaires, on observait une différence sensible dans le sérum du pus d'une région du corps à l'autre ; que, de plus, on pouvait non-seulement constater ces légères dissemblances dans la constitution du fluide, mais encore des différences quant à la quantité des leucocytes, dans certaines conditions et dans certains tissus.

J'ai aujourd'hui à vous parler du pus considéré dans les divers tissus au sein desquels il se produit.

Pus des phlegmons des tissus lamineux, dermique, etc.

J'ai d'abord à examiner le pus du derme, du tissu lamineux, du tissu adipeux, soit superficiel, soit profond. Il a en général les caractères du liquide qu'on appelle pus phlegmoneux, qui est jaunâtre, crémeux, duquel on dit quelquefois qu'il est bien lié, qu'il est de bonne nature.

C'est ce qu'on voit dans les cas de furoncles, c'est ce qu'on voit aussi à la suite de l'introduction d'un corps étranger, à la suite d'une contusion, par exemple, lorsqu'il y a eu un trouble de la circulation tel, qu'il y a eu exsudation d'une sérsosité et production de leucocytes chez certains sujets bien portants. C'est particulièrement dans ces circonstances que le liquide produit présente cet aspect crémeux, jaunâtre, qui fait dire que le pus est bien lié, de bonne nature.

Ici je n'ai rien de particulier à ajouter à ce que j'ai dit dans la dernière séance, si ce n'est que le pus est crémeux, bien lié, parce qu'il y a prédominance des leucocytes sur la substance liquide, par rapport aux autres pus. C'est là ce qui donne au pus son état crémeux et son opacité.

Cette abondance des leucocytes coïncide avec un bon état général du sujet, c'est-à-dire avec une tendance, si l'on peut dire ainsi, à la production d'éléments anatomiques cicatriciels (d'éléments anatomiques destinés à remplacer ceux qui ont été lésés par le corps étranger, s'il s'agit de la pénétration d'une balle dans les tissus) d'éléments destinés à remplacer les fibres élastiques ou les ligaments dans le cas de la mortification de ces tissus, lorsqu'il se produit un furoncle ou un panaris, et ainsi des autres. Les conditions générales étant bonnes, il y a tendance à la génération d'éléments anatomiques solides.

Maintenant, lorsque dans certaines conditions accidentelles le pus aura séjourné très-longtemps dans des cavités, vous pourrez trouver, indépendamment des leucocytes ayant les caractères normaux que j'ai indiqués, un plus ou moins grand nombre de ces éléments devenus granuleux ; ils offrent les caractères de ce qu'on a appelé autrefois les *globules granuleux de l'inflammation* ou de l'*exsudation*, qui ne sont autre chose que des leucocytes remplis de granulations graisseuses et hypertrophiées. Deux à trois jours suffisent dans l'épaisseur des tissus pour qu'ils arrivent à cet état; mais il faut un temps plus long dans la sérosité purulente de la plèvre, dans le pus phlegmoneux, etc.

J'ai indiqué les conditions qui favorisent cette hypertrophie et ce passage à l'état granuleux. Dans tous ces cas-là, la constitution de ce liquide est telle que vous y rencontrerez toujours des leucocytes granuleux. Mais ils sont plus ou moins nombreux, selon que le pus a séjourné plus ou moins longtemps avant l'ouverture de l'abcès.

Il contient en outre des granulations moléculaires, les unes grisâtres, les autres graisseuses et quelques hématies d'une manière constante; celles-ci proviennent de la rupture des capillaires pendant la destruction des éléments anatomiques qui entourent la masse de sérum et de leucocytes qui s'est produite. Au fur et à mesure que les leucocytes augmentent de quantité, les éléments anatomiques voisins se détruisent, y compris les capillaires, d'où le mélange à peu près constant d'un certain nombre d'hématies aux leucocytes de production hétérotopique. Il peut s'y

trouver en outre des stries sanguines qui proviennent soit du sang épanché, soit de l'ouverture des vaisseaux sanguins pendant l'incision de
l'abcès. Mais cela se comprend de soi. Le pus qui sort du pourtour des
bourbillons en voie de s'isoler par mortification de quelque portion de
tissu fibreux est souvent granuleux, en flocons presque pâteux ou pulpeux et d'un gris brunâtre. Cette coloration n'a aucune signification
fâcheuse. Elle est due à des globules sanguins entiers, mais noirâtres,
désoxygénés, en voie d'altération ou même dissociés en fines granulations
roussâtres. Ils viennent des capillaires rompus du tissu mortifié entre les
éléments duquel ou dans le voisinage duquel se sont formés les leucocytes.

Il est commun de rencontrer dans le pus des gouttes d'huile, apercevables parfois à l'œil nu ; elles viennent de cellules adipeuses ouvertes
lors de l'incision de l'abcès.

Il faut savoir que ce liquide peut différer un peu d'aspect sous le
microscope, selon qu'il est observé aussitôt après sa sortie ou vingt-
quatre heures plus tard. De même, le pus pris sur un abcès qui vient de
se former depuis quelques heures différera beaucoup du pus pris sur
un abcès fluctuant depuis trois à quatre jours.

En vingt-quatre heures les leucocytes se gonflent. Lorsque le pus a
séjourné longtemps dans les abcès, ou bien lorsqu'il y a un jour et
plus qu'il est sorti du foyer, les leucocytes qui étaient uniformément
granuleux, présentent après cette issue de deux à trois noyaux. Ainsi
que je l'ai indiqué en décrivant ces éléments, leur production est le
résultat de modifications moléculaires chimiques ou cadavériques qui
indiquent que le leucocyte est mort, ne se nourrit plus, etc.

Je vous ai dit quelles étaient les conditions physico-chimiques dans
lesquelles on pouvait à volonté faire apparaître ou non ces noyaux dans
les leucocytes de toutes provenances.

Ces derniers faits ont une certaine importance, parce que faute d'avoir
été connus ils ont été regardés comme pouvant servir à différencier les
leucocytes du pus de ceux du sang.

En effet, lorsqu'on examine du sang obtenu par une piqûre, ses leucocytes n'offrent pas alors de noyaux, tandis que dans le pus d'un abcès
fluctuant depuis vingt-quatre heures au plus les leucocytes ont toujours
de un à trois noyaux. En même temps il y a un plus grand nombre de
granulations dans le corps de ces globules. On considérait ce caractère
comme distinctif ; aujourd'hui, on sait que lorsque du pus vient de se
former immédiatement, ces éléments sont tout à fait semblables à ceux
du sang. On sait, de plus, que lorsqu'ils sont frais, ils présentent des
expansions sarcodiques, comme les leucocytes du sang, tandis que dans

le pus d'un abcès fluctuant depuis un ou plusieurs jours, déjà les leuco-cytes sont morts en quelque sorte et n'émettent plus ces expansions amibiformes ; à plus forte raison cela a-t-il lieu lorsqu'il est extrait depuis vingt-quatre heures et plus.

Le pus des furoncles, des phlegmons proprement dits et des phleg-mons diffus peut contenir des corps en flocons filamenteux, tenaces s'ils sont volumineux, qui sont des débris de *bourbillon* autour duquel s'est produit le pus. Ces débris, comme le bourbillon lui-même, sont formés par les fibres du tissu élastique des tissus lamineux, fibreux ou dermiques qui se sont mortifiées sans se détruire, en raison de leur grande résis-tance physique à la plupart des agents destructeurs. Entre ces fibres élastiques se trouvent quelques faisceaux de fibres lamineuses encore reconnaissables, une substance amorphe très-granuleuse, provenant de ces fibres et d'autres éléments anatomiques en voie de destruction et enfin des leucocytes en quantité beaucoup moindre que ne portent à le croire la couleur et la provenance du bourbillon.

L'observation infirme complétement l'hypothèse d'après laquelle le bourbillon aurait été de nature fibrineuse et produit par exsudation dans le tissu enflammé.

Pus des abcès mammaires et lymphatiques.

La deuxième variété de pus dont j'ai actuellement à signaler l'exis-tence, c'est le pus des abcès mammaires et lymphatiques. Il ne se dis-tingue pas essentiellement du précédent. Mais on peut y rencontrer des épithéliums, soit des cellules épithéliales pavimenteuses, soit des épi-théliums nucléaires sphériques, venant des ganglions lymphatiques et ressemblant assez aux leucocytes, soit des épithéliums nucléaires ovoïdes de la mamelle. Ils sont toujours en petite quantité, toutefois il est bon de pouvoir se rendre compte de la cause de leur présence dans ce liquide.

Dans le pus des abcès de la mamelle, il n'est pas rare, si la femme était en état de lactation, de trouver des globules de lait mêlés au pus.

Pus de la surface des plaies, et flocons rougeâtres qu'il renferme parfois.

Une troisième variété de pus offrant des particularités assez intéres-santes, est la variété représentée par le pus qu'on observe à la surface des plaies d'amputation, par exemple, ou des brûlures.

Ce pus est crémeux, bien lié, ce qui est dû, comme dans les cas pré-cédents, à la prédominance des leucocytes produits dans de bonnes con-ditions générales. Ces conditions sont celles de la régénération des élé-ments anatomiques cicatriciels ; celle-ci a lieu en même temps que s'accomplit la génération des éléments anatomiques du pus et malgré elle, si l'on peut ainsi dire, les uns et les autres naissant au même titre dans ces conditions-là. Cette régénération à la surface des plaies récentes a pour résultat la formation de la couche des *bourgeons charnus* qui continuent à se développer en même temps que le pus qui les recouvre jusque dans leurs plus petites anfractuosités ; couche qui, soit dit en passant, n'est pas essentiellement *pyogénique*, comme le prouvent les faits précédents et autres encore.

Dans ce pus, on trouve presque toujours des cellules épithéliales, surtout lorsque ce sont des plaies qui datent déjà d'un certain temps, qui sont sur le point de se cicatriser d'une manière définitive ; plaies dans lesquelles la surface cicatricielle, la réparation du derme est en partie produite et tend déjà à donner naissance à de l'épithélium.

Si ce sont des plaies causées par une brûlure, naturellement on observe des épithéliums qui viennent des parties de la peau qui sont brûlées superficiellement. Encore est-il qu'il importe de connaître l'origine de ces éléments qui sont surajoutés aux granules moléculaires, aux leucocytes et aux quelques gouttelettes d'huile qu'on y voit d'une manière presque constante.

Il est commun de rencontrer à la suite des amputations, des plaies par armes à feu ou des plaies par écrasement, dans le pus, un ou plusieurs petits filaments ou flocons qui sont couleur d'ocre, couleur de rouille, que quelques auteurs ont même considérés comme étant un signe d'un bon pronostic pour la suite de la cicatrisation. C'était une vue purement empirique.

Ces productions-là, dont on m'a apporté des spécimens pour me demander si ce n'étaient pas des champignons, sont entièrement formées par des détritus d'éléments anatomiques, fibres musculaires, fibres élastiques, éléments du tissu adipeux ; parfois tous ces éléments sont mélangés ensemble. On y rencontre de plus des hématies en voie d'altération, et la couleur rouge ou ocracée est due à la présence d'une grande quantité d'hématosine et de cristaux d'hématoïdine provenant de celles-là.

C'est chose remarquable de voir en deux ou trois jours, à la suite des amputations et des plaies par écrasements, les hématies présenter cette destruction qui fait passer leur hématosine ou matière colorante à l'état d'hématoïdine cristallisée en cristaux rhomboédriques très-faciles à reconnaître.

M. Zeis semble être le premier qui ait décrit ces filaments, dont la présence n'est pourtant pas très-rare.

Dans certaines plaies, dit-il, à l'époque où la suppuration commence à s'établir, on observe quelquefois ces filaments de couleur orangée brillante, de la consistance du pus bon et louable. Jamais une plaie n'en est entièrement couverte. Ce phénomène ne paraît jamais avant le quatrième jour, et il persiste pendant quatre, six et huit jours au plus.

Quand on veut enlever cette substance à l'aide d'une éponge ou d'une spatule, il en reste toujours au fond de la blessure une petite quantité adhérente au tissu cellulaire, et qui doit se mortifier avant que la plaie devienne pure et nette. Quand on l'a enlevée autant que possible, on la retrouve le lendemain, même si aucune goutte de sang ne s'est mêlée de nouveau avec le pus; mais une fois disparue par elle-même, c'est-à-dire quand la suppuration est parfaitement établie et abondante, et quand les granulations charnues recouvrent la surface de la blessure, elle ne revient pas (1).

Chacun des filaments, larges de 1 à 4 millimètres, longs de 10 à 20 millimètres, dans les cas que j'ai observés, était composé de fibres du tissu lamineux, peu nombreuses, accompagnées quelquefois de fibres élastiques flexueuses, contournées; le tout formait une sorte de trame lâche remplie d'une matière amorphe, molle, se gonflant par l'eau et parsemée de fines granulations moléculaires très-nombreuses. Cette matière amorphe était généralement teintée en jaune rougeâtre ou d'une couleur orangée pâle. Souvent on trouvait dans le centre ou sur les bords de ces filaments floconneux, soit des vésicules adipeuses accompagnées de gouttes huileuses libres provenant sans doute du contenu de celles qui étaient rompues, soit seulement de gouttes huileuses plus ou moins grandes, soit enfin quelquefois des globules du sang intacts ou devenus irréguliers. Ces particularités indiquent bien que la substance même des filaments est formée de portions des tissus lamineux aponévrotiques et adipeux qui se sont détachées, par mortification éliminatrice lors du travail inflammatoire qui précède et accompagne la suppuration des plaies.

La teinte orangée des filaments, vus à l'œil nu, est le résultat : 1° de la présence des cristaux en aiguille ou rhomboédriques rouge-pourpre ou rouge-orange vif, qui sont manifestement de l'hématoïdine; 2° de la présence de la matière colorante amorphe ou liquide qui teinte en jaune rouge pâle la substance amorphe granuleuse des flocons vus au microscope. Cette dernière matière colorante paraît être l'*hématosine* séparée des globules rouges détruits pendant le travail éliminateur qui a lieu à la surface de quelques plaies ou après de petites hémorrhagies des capillaires; hématosine naturellement demi-liquide et coagulable, qui

____

(1) Zeis, *Note sur des filaments floconneux de couleur orange, qui se produisent dans certaines plaies récentes (Mémoires et Comptes rendus de la Société de biologie.* Paris, 1855, in-8, p. 149).

n'a pas encore subi la modification chimique particulière, qui la fait passer à l'état d'*hématoïdine*, corps solide, peu soluble et cristallisable. Ce qui tend à appuyer cette interprétation, c'est que quelquefois on trouve des filaments floconneux orangés qui, examinés de suite, ne présentent pas de cristaux colorés, mais seulement la matière colorante liquide qui les teinte et les imbibe en quelque sorte uniformément; puis au bout de plusieurs heures après la chute et le premier examen de ces filaments, des cristaux se forment. Cependant jamais la matière colorante ne passe tout entière à l'état d'hématoïdine cristallisée; car la substance amorphe granuleuse des filaments reste toujours un peu teintée en jaune ou orangé pâle.

Pus des abcès froids.

Une quatrième variété est représentée par le pus des abcès froids, des abcès par congestion qui ont séjourné longtemps dans l'économie et qui sont produits en général par une altération des os ou parfois des cartilages.

Ce pus est généralement fluide, moins lié que le précédent, d'une coloration plus grisâtre, ce qui est dû à ce qu'il contient moins de leucocytes et au contraire plus de sérum. Ce sérum est plus abondant, et moins riche en substances coagulables ou albumine et en principes analogues; car, ainsi que je l'ai dit dans la dernière séance, il n'y a pas que de l'albumine dans ce fluide, il est probable qu'il s'y trouve un principe analogue à l'hydropisine ou à l'albuminose. Il reste encore des recherches à faire à cet égard.

Dans ce pus, on rencontre les mêmes éléments anatomiques que j'ai indiqués tout à l'heure, mais des leucocytes plus pâles, moins granuleux que les précédents, moins granuleux même que les leucocytes du sang, ce qui n'empêche pas qu'à côté de ces leucocytes très-pâles, il y en a quelques-uns qui sont chargés de globules graisseux et ont pris l'état de globules dits *globules granuleux de l'inflammation*. Souvent ces leucocytes pâles, comme gonflés, peu grenus, manquent de noyaux ou n'en produisent pas au contact de l'acide acétique. Ces éléments sont toujours accompagnés de granulations moléculaires grisâtres, pâles, en suspension dans le sérum, de telle manière que malgré la filtration le sérum est toujours trouble, en raison de la présence de ces petites granulations moléculaires, larges au plus de $0^{\text{mm}},004$, qui existent en quantité considérable dans ce cas.

Il n'est pas très-rare d'y voir des cristaux de carbonate et de phosphate de chaux, irréguliers, réfractant fortement la lumière, qui ne sont pas attaqués par l'eau, mais que les acides attaquent et dont on détermine la nature à l'aide des réactifs chimiques appropriés. Parfois encore il s'y trouve des cristaux de cholestérine. Mais ainsi que je l'ai dit dans la dernière séance, les cristaux de cholestérine se rencontrent plus souvent encore dans les abcès qui viennent du bassin, comme ceux des ligaments larges. Presque toujours aussi le pus des testicules et de l'ovaire renferme des cristaux de cholestérine. J'indiquerai une particularité analogue pour le pus des abcès du foie.

Pus des os.

Le pus qui vient du pourtour des os enflammés et cariés forme une cinquième variété qu'il faut distinguer de celui des abcès froids, non pas qu'il y ait des différences capitales, mais parce qu'on est appelé à le distinguer anatomiquement. Ce pus est séreux, grisâtre, encore plus fluide et plus transparent que celui des abcès dits *abcès froids* et par congestion. Il est moins lié encore que le précédent. Il est demi-transparent et n'a presque pas l'aspect purulent. Le sérum est très-peu albumineux. Ce qui fait qu'il est demi-transparent c'est qu'il contient très-peu de leucocytes. Le sérum produit dans ces conditions est de telle nature que les leucocytes y naissent en très-petite quantité, d'où la demi-transparence, l'aspect grisâtre de cette variété de pus. Ces leucocytes sont quelquefois très-pâles, comme ceux que j'ai signalés dans les abcès par congestion. Il n'est pas rare d'y trouver des grains calcaires et même des détritus osseux pulvérulents qui se sentent quelquefois même au toucher. Mais lorsqu'ils sont très-petits on ne les voit que sous le microscope. Il est très-commun d'y trouver des gouttes d'huile qui viennent du tissu adipeux ou de la moelle des os, s'il s'agit d'une carie du tissu spongieux.

Pus des abcès du foie.

Une sixième variété de pus à signaler, quant à son origine, c'est le pus qui vient du foie. Le pus provenant des abcès du foie peut présenter des caractères variables : dans la majorité des cas, il est blanc, phlegmoneux, bien lié, quelquefois il est séreux, d'autres fois verdâtre ou jaunâtre, parce qu'il est coloré par la bile ; enfin il peut offrir une coloration rouge lie de vin ou brun-chocolat, à cause de son mélange avec du sang et avec le détritus de la substance du foie. Dans ces derniers cas, le liquide ressemble davantage à de la lavure de chair.

Lorsque ce pus est brunâtre, parfois même de couleur chocolat, cette coloration est due à la présence, au milieu des globules de pus, du détritus des cellules épithéliales du foie et même de cellules hépatiques entières. Il renferme toujours une grande quantité de globules du sang, ce qui tient à la richesse des lobules hépatiques en capillaires de la veine porte.

Le pus du foie est fluide, mal lié quand il se forme lentement, et souvent alors on trouve la cavité qui le renferme tapissée d'une membrane d'enkystement, mince, dite à tort *pyogénique*.

Il est remarquable de voir que dans le foie les leucocytes sont toujours très-petits, remplis de granulations grisâtres ou qui ont une teinte rougeâtre. Cette coloration rougeâtre des granulations semble due à la destruction d'une certaine quantité de globules du sang, dont l'hématosine a imbibé les leucocytes.

J'aurai des particularités analogues à vous signaler, en parlant des abcès métastatiques du poumon, et quand j'en serai arrivé là je ne ferai que vous renvoyer à ce que je dis en ce moment. J'ai indiqué qu'on voit assez fréquemment des cristaux de cholestérine dans ce pus et qu'on y trouve aussi des gouttelettes de graisse en grande quantité qui viennent certainement des gouttes huileuses que renferment très-ordinairement les cellules hépatiques.

Pus des abcès pulmonaires.

Une septième variété de pus que je signalerai de suite, est celui qui infiltre le poumon dans les pneumonies, la morve, etc.

Il est infiltré dans la trame pulmonaire, et lors même qu'il se trouve dans de très-petites bronches il reste demi-liquide. Le sérum ou a été absorbé par les vaisseaux ambiants et entraîné dans le courant circulatoire, ou ne s'est pas produit. C'est ce qu'on ne peut pas déterminer d'une manière absolue.

Presque toujours les leucocytes sont très-granuleux. Dans les abcès dits *métastatiques*, ces derniers ont fréquemment cette teinte brunâtre que j'ai signalée tout à l'heure à propos du pus des abcès du foie ; cette coloration est due à la destruction des globules sanguins dont l'hématosine a imprégné par un phénomène de teinture les éléments ambiants. Entre ces leucocytes il n'y a qu'une substance amorphe finement granuleuse, demi-liquide. Elle est même presque solide dans les infiltrations purulentes du poumon pendant la morve, et souvent forme une masse plus considérable que les leucocytes, surtout chez le cheval.

Presque toujours on entraîne accidentellement avec ce pus des cellules épithéliales du poumon plus ou moins granuleuses, devenues sphéroïdales, etc. Je n'insiste pas sur ce fait. Il est facile de le comprendre, mais toujours est-il qu'il faut le signaler.

Pus des ulcères.

Il y a une huitième variété de pus assez importante à décrire, c'est le pus des ulcères variqueux ou non variqueux des vieillards, des tumeurs épithéliales, des cancroïdes, des ulcères phagédéniques et des chancres. Dans toutes ces conditions-là, le pus offre des analogies extérieures, et dans sa constitution physique, bien que les propriétés physiologiques sur lesquelles je reviendrai tout à l'heure soient très-différentes.

Cette analogie de constitution consiste en ce que le pus est toujours séreux, mal lié en ce qu'il est sanieux, comme on dit quelquefois, tantôt grisâtre, parfois légèrement coloré en rouge. Dans ce dernier cas, malgré sa teinte demi-transparente, il contient des hématies qui se sont épanchées. Les leucocytes y sont très-peu abondants, tandis que la sérosité prédomine, et c'est une sérosité peu albumineuse.

Maintenant pourquoi n'est-il pas riche en leucocytes? Cela est dû à ce que je disais dans la dernière séance, que dans toutes ces circonstances-là le pus se produit à la surface des plaies dans lesquelles les éléments anatomiques sont en voie d'atrophie, de résorption, et dans lesquelles il n'y a nullement tendance à la génération d'éléments anatomiques cicatriciels. Alors le pus est produit sous l'influence des éléments anatomiques voisins et sans tendance à la génération d'éléments anatomiques, leucocytes ou autres; d'où la prédominance du fluide sur les éléments anatomiques solides, d'où l'état grisâtre, demi-transparent, d'où l'absence d'état crémeux et d'état bien lié du pus de bonne nature. Sous ce rapport, l'expression de pus de bonne nature a sa valeur, comme aussi celle de pus de mauvaise nature, parce qu'en disant pus de mauvaise nature, on indique qu'il s'agit d'une plaie dans laquelle il n'y a pas tendance à la génération d'éléments anatomiques cicatriciels. L'humeur conserve cet état séreux, mal lié, etc., tant qu'il y a tendance à l'atrophie des éléments du tissu et par suite à l'agrandissement de l'ulcère; mais lorsque les conditions générales ou locales deviennent bonnes, on voit le pus prendre les caractères de la première variété que j'ai décrite, parce que les leucocytes se multiplient en même temps que tendent à naître les éléments permanents ou cicatriciels.

Ce pus renferme habituellement des vibrions en plus ou moins grande quantité, comme toutes les humeurs qui s'altèrent à l'air; mais leur présence ne donne aucune indication sur la nature virulente ou non, etc., du pus. Ils se développent là comme dans toute infusion placée à une température convenable et entrant en putréfaction. Du reste, toutes les autres variétés de pus exposé à l'air et fétide, servent aussi de milieu favorable au développement de ces infusoires et peuvent en renfermer plus ou moins.

Je n'ai pas besoin de répéter ici qu'à côté des leucocytes il y a toujours quelques hématies, une grande quantité de granulations grisâtres et des cellules épithéliales avec ou sans noyaux libres, qui viennent de la surface de l'ulcère ou de la circonférence de la plaie. Je rappelle ces faits, bien qu'ils se comprennent d'eux-mêmes, parce qu'il faut savoir quels sont les éléments anatomiques qu'on peut trouver dans chaque variété de pus.

De l'ichor et de la sanie.

C'est de la variété de pus que je viens de décrire plus peut-être que des mucus que doivent être rapprochés les liquides connus sous les noms d'*ichor* et de *sanie* ou de pus *sanieux*.

Ils sont produits surtout à la surface des ulcères cutanés et des muqueuses, par la superficie des tumeurs ulcérées d'origine épithéliale ou glandulaire dites cancer.

Ces humeurs se présentent souvent sous l'aspect d'un liquide séro-purulent, demi-transparent, trouble, grisâtre ou roussâtre, plus ou moins fétide, peu visqueux, coulant comme par suintement ou exsudation en quantité parfois considérable. A la superficie des ulcérations de l'intestin, du poumon, etc., il offre le même aspect avec un teinte plus foncée, moins de transparence et une viscosité plus grande ou du moins un état presque crémeux. Ici la viscosité est due au mélange de mucus, avec le liquide produit à la surface de l'ulcération ; mucus qui du reste peut être sécrété par celle-ci, même lorsqu'elle a dépassé en profondeur l'épaisseur de la membrane muqueuse ou de la masse morbide épithéliale.

Ces variétés de pus sont très-fluides, d'autres fois un peu visqueuses par suite de ce mélange avec du mucus, liquide tenant en suspension un petit nombre de leucocytes avec des noyaux et des cellules d'épithélium. Il sert en outre de véhicule à des hématies en quantité variable et surtout à une grande abondance de fines granulations moléculaires grisâtres. D'un sujet à l'autre, on y voit plus ou moins de granulations ou de gouttelettes graisseuses et des vibrions. C'est plus encore aux granulations moléculaires qu'aux éléments anatomiques en suspension que les ichors doivent leur opacité et leur état crémeux. A la surface des tumeurs ulcérées, de celles qui siègent dans les cavités digestives particulièrement, on observe des différences très-notables de fétidité et de viscosité ou de leur propriété de faciliter le glissement, entre les ichors examinés sur le vivant ou de quelques heures à plusieurs jours après la mort. Ils subissent en effet des modifications cadavériques, arrivant bientôt à la putréfaction, plus vite que les autres variétés de pus, et ces altérations changent davantage leurs caractères extérieurs qu'elles ne le font sur ces derniers.

Pus de l'œil, de l'iris, de la choroïde, du corps vitré, de la pie-mère,
et pus sous-arachnoïdien.

J'ai constaté avec M. Desmarres que le pus des abcès interstitiels et profonds de la cornée renferme des leucocytes des mieux caractérisés ; que ces globules offrent tous les caractères et les réactions propres à ces éléments ; qu'ils possèdent la plupart deux ou trois noyaux, quelquefois un seul, et que quelques- uns, peu nombreux, sont de la variété pyoïde. Ce pus ne se produit qu'autant que les tissus vasculaires qui entourent la cornée sont enflammés. Comme c'est à ces tissus vasculaires que la cornée emprunte de proche en proche ses matériaux nutritifs dans l'état normal, elle leur emprunte aussi ceux à l'aide desquels naissent les productions morbides dont elle est le siège, fait qui n'a lieu, en général, qu'autant que ces tissus vasculaires sont eux-mêmes malades.

Le pus produit dans ces divers organes est primitivement concret. Ces tissus-là, en raison de conditions qui ne sont pas encore déterminées parce qu'on ne les a pas étudiées, produisent un pus qui n'est pas fluide, c'est-à-dire que la substance appelée sérum dans les autres pus, est ici demi-solide, facile à réduire en pulpe, facile même à dissocier dans l'eau, de manière à former une sorte d'émulsion ; mais elle est primitivement demi-solide, comme vous avez pu le voir dans toutes les autopsies de méningites, quelle qu'en soit la cause, où ce pus est alors sous la forme d'infiltration le long des sillons des circonvolutions cérébrales ou des sillons de la moelle épinière, etc.

Ce pus doit sa consistance et cet état particulier à la substance interposée qui représente le sérum dans les autres pus. Il faut noter que cette matière amorphe est remplie de granulations grisâtres et de granulations jaunâtres attaquées par l'acide acétique. Ces granulations y sont très-abondantes.

Quant aux leucocytes, ils sont en général moins nombreux que dans le pus phlegmoneux ; mais ils sont plus souvent hypertrophiés et remplis de granulations graisseuses, comme les leucocytes qui ont séjourné longtemps immobiles dans l'économie.

Du pus concret.

Une dixième variété de pus est celle qu'on a appelée pus concret ou concrété, c'est-à-dire qui a été limpide et qui est devenu solide, particulièrement dans la moelle des os, dans le canal médullaire ou dans le tissu spongieux des extrémités osseuses.

Dans les os on rencontre assez fréquemment des cavités remplies d'une matière pulpeuse ou friable demi-solide, parfois comparable au tubercule, et dans ces conditions on trouve trois à quatre fois sur huit du pus; les autres produits morbides qui reçoivent comme ceux-ci le nom de tubercule, proviennent de la moelle des os. Dans une moitié des cas environ, ce sont, je le répète, des productions purulentes dans lesquelles le pus n'a pu s'échapper. Il a séjourné plus ou moins longtemps dans les os, et il a perdu sa sérosité très-probablement, car on ne la rencontre plus. La matière y est demi-solide, friable; elle détermine la mortification du tissu osseux ambiant et parfois même le tissu périphérique est devenu plus ou moins compacte, lorsqu'il s'agit d'une de ces masses développées au sein d'une extrémité spongieuse des os.

Dans ce cas-là, on trouve des leucocytes, mais devenus irréguliers, polyédriques, offrant cette irrégularité que l'on a donnée comme caractéristique des éléments du tubercule.

Lorsqu'on vient à traiter ces leucocytes par l'acide acétique, la forme polyédrique, irrégulière qu'ils avaient d'abord change peu à peu ; ils repassent assez vite à leur forme sphérique primitive et sous l'influence de cet agent on voit apparaître les deux ou trois noyaux qui se montrent aussi sous l'influence de l'eau et de l'acide acétique dans les leucocytes ordinaires. A l'aide de l'action de l'eau et de l'acide acétique on peut aussi reconnaître si l'on a affaire à des productions morbides dérivant d'une ostéite ou d'un abcès intra-osseux, passé de l'état liquide à l'état concrété, ou si l'on a sous les yeux des tumeurs dérivant de la moelle des os.

En effet, lorsqu'il s'agit de productions dérivant de la moelle des os, les noyaux des méduliocèles qui, lorsqu'ils sont irréguliers, ressemblent beaucoup à ces leucocytes altérés, ces noyaux des médullocèles, dis-je, reprennent leur forme sphérique, mais ils ne se gonflent pas sous l'influence de l'acide acétique et ils ne présentent pas les deux à trois petits noyaux tels que ceux des leucocytes dont j'ai parlé.

On peut donc distinguer à l'aide des réactifs, ces deux sortes de productions morbides, et je le répète, si l'on se borne au seul examen direct sans l'emploi des réactifs, il peut y avoir de la difficulté pour établir cette distinction. Je vous ai déjà assez souvent répété que ce n'était jamais exclusivement à l'aide des caractères de forme et de volume que la distinction entre les éléments anatomiques devait être faite, qu'il fallait aussi tenir compte des caractères physiques, des réactions et des caractères chimiques surtout, puis enfin plus encore des caractères d'ordre organique ou de structure que les réactions chimiques tendent à mettre en évidence.

Telles sont les principales variétés que peut présenter le pus d'une région du corps à l'autre. Vous verrez par la suite combien il importe de connaître ces particularités-là.

Des conditions générales de l'économie qui influent sur les caractères du pus.

Je vais maintenant examiner les circonstances qui influent sur la production du pus, parce que dans les différents tissus au sein desquels elle a lieu, elle peut offrir des différences selon les conditions générales dans lesquelles se trouve le malade. C'est ce que vous comprendrez facilement si vous vous reportez à ce que j'ai dit dans la dernière séance.

Il y a d'abord à indiquer les modifications de sa constitution et de son aspect extérieur que vient à présenter rapidement le pus lorsque se manifeste l'état général dit de l'*infection purulente*. Il devient aussitôt grisâtre, parfois sanieux, moins lié, et toujours il diminue de quantité comparativement aux jours précédents. Constamment aussi il devient plus facilement altérable à l'air, il passe plus rapidement à l'état putride.

On peut constater alors par un examen physiologique convenable, que ces modifications qui surviennent dans le pus ont été précédées par un changement dans l'état général du malade, et que cette diminution de la quantité du pus, de son état crémeux, etc., ne sont pas la cause mais l'effet des accidents généraux. Ils indiquent l'existence d'une altération du sang en particulier, qui est devenu moins apte à la génération des éléments anatomiques quelconques, y compris d'abord les leucocytes du pus. Aussi voit-on lorsqu'une réunion par première intention avait commencé, les parties cicatricielles récemment formées se détruire graduellement, se liquéfier, et les bords rapprochés de la plaie s'écarter l'un de l'autre. Ici l'altération du pus est consécutive à l'altération générale du sang ; elle n'est pas primitive. Je ne veux pas revenir sur ce que j'ai déjà traité assez longuement en étudiant les altérations du sang. Je ne parle ici que des causes qui font que dans ces conditions le pus devient sanieux, demi-transparent et d'une facile altération putride. Les leucocytes sont moins nombreux et par suite le liquide est demi-transparent, grisâtre, et très-souvent aussi il devient légèrement rougeâtre parce que les capillaires se détruisent dans les *bourgeons charnus* qui avaient commencé à se former ; car alors ces parties ne se nourrissent plus, ne trouvent plus à emprunter à un sang qui n'est plus normal les matériaux convenables à leur rénovation moléculaire. Ces capillaires se brisent avec la plus grande facilité, et la plaie devient le siége de petites hémorrhagies; celles-ci quelquefois peuvent être constatées sous la forme de petites ecchymoses dans l'épaisseur de la couche des *bourgeons*, lorsqu'on les examine avec soin au moment de l'autopsie. Quand survient cet état général, quelle que soit la nature de la plaie, qu'elle soit le résultat d'une amputation ou d'une autre cause, partout le pus présente cet aspect général. Et lorsque c'est un érysipèle qui survient, dans une région éloignée ou non de la plaie, on voit se produire ces mêmes modifications.

Je n'ai pas besoin d'insister plus longuement sur ces particularités.

Toujours est-il que dans ces conditions-là le pus change d'aspect, devient grisâtre, moins lié; il cesse d'être crémeux, très-souvent aussi il est mélangé d'hématies.

Ce que je viens de dire vous fait comprendre déjà pourquoi dans les abcès dits métastatiques qui, pendant la durée de ces symptômes généraux, se produisent dans les poumons, le foie, la rate, les muscles, etc., pourquoi, dis-je, dans ce cas, le pus de ces abcès offre une autre coloration, un autre aspect que le pus phlegmoneux. En effet, dans les abcès métastatiques, le pus est presque toujours de teinte lie de vin, souvent mal lié, quelquefois même brunâtre. Dans d'autres circonstances, sans qu'on sache exactement pourquoi, il est presque séreux.

Dans ces conditions, le pus s'est produit sous l'influence d'un état général mauvais, il y a eu naissance d'un petit nombre de leucocytes seulement par rapport à la quantité de matière séreuse sécrétée. Alors le pus est grisâtre, séreux, mal lié; il n'est plus crémeux. De plus, il a une coloration lie de vin, parce qu'il y a, comme je l'ai dit, des capillaires rompus en grande quantité qui ont laissé échapper des hématies, qui se sont mélangées aux éléments anatomiques du pus qui au contraire sont peu nombreux, d'où la coloration grisâtre et brunâtre. Là aussi, ces hématies s'altèrent fréquemment très-vite, leur hématosine vient teinter les globules du pus et concourir ainsi à la production de cette coloration grisâtre ou lie de vin.

Voilà quelles sont les particularités les plus importantes qui se rapportent aux modifications de constitution et d'aspect extérieur que peut présenter le pus lorsqu'il est produit sous certaines influences générales. Il y en a d'autres; il suffit, par exemple, qu'un malade ait un accès de fièvre intermittente pendant la durée d'une cicatrisation pour voir le pus devenir plus séreux ou moins abondant. Je n'insiste pas plus longtemps sur cette question qui, à proprement parler, ne rentre pas dans le sujet de cette leçon.

Du pus bleu ou vert.

Il est un autre ordre de particularités que peut présenter le pus que je dois examiner actuellement ; je veux parler des conditions qui modifient son aspect, indépendamment d'un mauvais état général de l'économie.

Comme premier exemple, je signalerai la coloration bleuâtre ou tout à fait bleue, ou souvent encore seulement d'une teinte verdâtre plus ou moins prononcée que le sérum du pus et des vésicatoires offre dans quelques circonstances.

Je vous ai signalé, dans la dernière séance (page 303) quelles étaient les conditions dans lesquelles on observait plus fréquemment cette coloration. Elle est quelquefois assez intense pour que le pus, pris en masse, présente une teinte bleue ; parfois le sérum lui-même a cette teinte lorsqu'il est séparé des globules par le repos.

Dans d'autres circonstances, les linges à pansement, la charpie, sont seuls bleuâtres ou verdâtres, parce qu'il y a eu là un phénomène de teinture, une accumulation de la biliverdine.

Il importe de noter que c'est sur le pus qui se produit en nappe à la surface d'une plaie, d'un vésicatoire ou de la cavité d'un foyer ouvert antérieurement, qu'on observe cette teinte bleue ou verdâtre du pus, et qu'on ne la rencontre pas sur le pus d'un abcès au moment où il s'écoule, lors de l'ouverture de celui-ci.

Je vous ai dit qu'il ne fallait pas confondre ces phénomènes de coloration propre du pus avec la production sur les pièces à pansement d'algues de la famille des *Palmellées*, voisines du genre *Protococcus*, et qui sont vertes naturellement. Ces cas sont accidentels en quelque sorte, la coloration étant étrangère **au** pus ; ils s'observent surtout lorsque ce liquide séjourne longtemps sous des pièces à pansement, et ils doivent être séparés de ceux dans lesquels on le voit, au fur et à mesure qu'il est produit, présenter une teinte bleue.

Ici la coloration est due à la présence de la biliverdine qui, comme celle de la bile, est soluble dans l'eau, dans l'éther encore davantage, et dans le chloroforme. Lorsqu'on la traite par l'eau, on entraîne toujours des sels en dissolution. On la sépare de l'eau et des sels, en agitant le liquide avec de l'éther. La biliverdine se sépare de l'eau et se fixe sur l'éther. On peut alors faire évaporer le liquide et obtenir la matière colorante sous la forme d'un précipité pulvérulent d'un bleu foncé (1).

(1) Voy. Ch. Robin et Verdeil, *Chimie anatomique*. Paris, 1853, t. III, p. 492.

Cette biliverdine a été considérée comme une substance colorante propre, sous les noms de *pyocyanine*, etc., par quelques auteurs qui considèrent le pus comme une sécrétion comparable à celle du lait, de la salive, du liquide pancréatique, etc... Mais je vous ai indiqué que cette assimilation ne peut être établie.

Cependant, jusqu'à ce qu'on ait pu obtenir une quantité suffisante de cette matière colorante pour en faire l'analyse élémentaire, on ne pourra jamais être absolument fixé sur sa nature réelle comparée à celle de la biliverdine.

Mais, je le répète, comme la substance colorante de la bile, elle renferme du fer, elle prend une teinte bleue lorsqu'elle est en dissolution dans l'eau et dans le chloroforme ; et au contraire, elle a une teinte verte lorsqu'elle est en dissolution dans l'éther.

Je vous ai déjà signalé ce fait propre à beaucoup de matières colorantes de l'économie, et même au pigment de l'œil qui prend des teintes diverses, depuis le brun jaunâtre jusqu'au noir le plus intense, selon qu'il est en dissolution dans tel ou tel agent. Des faits de même ordre s'observent sur d'autres corps.

En résumé, nous voyons que parfois les plaies en suppuration ou la surface mise à nu par un vésicatoire fournissent un pus séreux coloré en blanc clair ou en vert clair tirant sur le bleu. Il donne aux linges à pansement une teinte plus intense que celle du liquide purulent même, parce que le liquide qui vient s'ajouter peu à peu au linge lui abandonne sa matière colorante. Lorsqu'il s'agit d'un vésicatoire, la pseudo-membrane fibrineuse qui est la surface du derme est colorée en bleu aussi intense que le linge.

La matière colorante peut être enlevée par l'alcool ; elle est soluble aussi dans l'eau ; elle présente alors toutes les propriétés de la biliverdine, et renferme du fer comme elle ; mais elle n'est point une matière végétale, ni un sel de fer, comme on l'a supposé. Quant au passage de la biliverdine dans le pus, il n'offre rien de particulier, puisqu'on sait qu'il en existe dans le sérum du sang à l'état normal, qu'elle peut y augmenter sous de faibles influences, et qu'elle passe alors dans la sérosité des liquides exsudés et d'un certain nombre de sécrétions. Le fait montre simplement que le pus n'est pas une exception à cet égard. Les variétés de teinte de la biliverdine passant dans le pus s'observent aussi sur la bile et sur les autres substances colorantes, qui, ainsi qu'on le sait, sans changer de composition, peuvent offrir des variétés nombreuses de teintes, selon les principes qui les accompagnent dans les diverses humeurs.

Dans le cas où le pus présente sur toute sa masse une coloration d'un jaune safrané qui tend à la couleur d'ocre, on pourrait croire que c'est de la matière colorante de la bile. Cependant, dans ce cas, le pus traité par l'acide azotique ne présente pas cette succession de teintes rougeâtre, violacée et verte, que prennent les liquides chargés de cette matière *bilieuse*.

Ce pus peut se rencontrer chez les individus qui sont atteints d'infection dite purulente. Il se rencontre aussi quelquefois avant l'apparition de ce phénomène, et c'est presque toujours sous l'influence des conditions générales mauvaises que cette coloration d'un jaune safrané se manifeste.

Il est très-probable, d'après l'état des hématies en voie de destruction qui se trouvent toujours dans ce pus, que cette coloration est due à l'hématosine de ces globules qui se détruisent, hématosine qui est en quantité telle que, mélangée au liquide, elle lui donne cette teinte jaunâtre safranée.

Il y a aussi parfois du pus qui prend une coloration noire, surtout dans le cas de carie des os. Cette coloration noire est due principalement à l'altération des hématies qui sont mêlées au pus, altération qui se manifeste sous l'influence de la production du sulfhydrate d'ammoniaque, production dont j'aurai à parler tout à l'heure à propos des causes de la fétidité du pus.

Ici, je parle du pus primitivement noirâtre, et non du pus coloré en noir par de l'eau blanche que l'on verse quelquefois sur la charpie, cas dans lequel les sulfhydrates forment du sulfure de plomb par décomposition du sous-acétate de ce métal.

Cette coloration noire du pus s'observe en général sur celui qui vient des caries osseuses, auquel se trouvent presque toujours mélangées des hématies. Alors leur hématosine, sous l'influence de l'hydrogène sulfuré, prend toujours une coloration noire ou d'un brun très-foncé, qui teint le pus de cette manière.

De la fétidité du pus.

Voyons maintenant quelles sont les conditions qui amènent la fétidité du pus.

Il y a plusieurs variétés de fétidité du pus, selon les conditions dans lesquelles il se produit. Ainsi le pus des abcès profonds qui a séjourné longtemps au voisinage des os, par exemple, offre une fétidité particulière très-prononcée.

Il y a un autre ordre de fétidité qui se manifeste dans le pus avoisinant la cavité de l'intestin, comme au voisinage du rectum, du cæcum, de la cavité buccale.

Les abcès urineux donnent une autre variété de pus dont la mauvaise odeur est due principalement au carbonate d'ammoniaque résultant de la décomposition de l'urée.

Par lui-même, le pus n'est pas fétide. C'est là un point très-important à connaître. Il est même très-peu altérable. On peut conserver du pus au contact de l'air pendant huit et quinze jours à une température de 30 degrés, sans le voir s'altérer, sans que la réaction change, et sans qu'il prenne une odeur de putréfaction.

Je parle du pus franchement phlegmoneux, comme celui d'un furoncle. Mais il paraît que la dissolution des gaz qui arrivent ainsi, molécule à molécule, dans des foyers purulents, est une condition favorable à l'altération des principes constitutifs du pus. Cette altération se manifeste non-seulement dans les circonstances que je viens de signaler, mais aussi dans les cas où l'abcès étant ouvert, le foyer se trouve en communication avec l'air extérieur. C'est ce qu'on voit souvent dans les abcès par congestion. Au moment de l'ouverture, le pus n'est pas fétide, mais il le devient quelques heures après. Et dans ces abcès, la fétidité se manifeste bien plus vite que dans le cas de pus phlegmoneux tenu au contact de l'air à 30 degrés. Je le répète, les conditions particulières de dissolution dans lesquelles se trouvent les gaz qui arrivent molécule à molécule au contact des foyers purulents, favorisent considérablement cette altération. Elle porte d'abord sur les substances albuminoïdes du sérum du pus, et celle-ci entraîne le passage des sulfates à l'état de sulfures. Il se forme probablement alors certains composés odorants encore mal étudiés.

En général, lorsque le pus devient fétide, il dégage une certaine quantité d'hydrogène sulfuré. En même temps, par décomposition des substances albuminoïdes, il se produit de l'ammoniaque et de l'acide carbonique, de sorte que là on trouve principalement du sulfhydrate et du carbonate d'ammoniaque. Comme les substances albuminoïdes renferment du phosphore, il est probable qu'il se forme aussi de l'hydrogène phosphoré, dont il faut seulement des traces à peine saisissables aux réactifs chimiques, pour donner une odeur très-fétide aux gaz avec lesquels on le mélange.

Il y a aussi dans ces liquides des corps gras volatils qui concourent à donner de la fétidité. Les espèces mêmes de ces corps gras n'ont pas encore été déterminées.

Voilà donc quelles sont les causes essentielles de cette fétidité qu'on observe dans le pus, et qui peut présenter des différences d'un sujet à l'autre, et en particulier d'une région du corps à l'autre.

De l'action du pus fétide sur l'économie.

Nous devons indiquer les effets sur l'économie de cette altération du pus, effets bien étudiés depuis longtemps par les chirurgiens.

Pour bien comprendre ces effets, il faut se rappeler qu'ils sont essentiellement différents de ceux de l'infection purulente.

Dans les cas dont je parle en ce moment, il s'agit d'un véritable empoisonnement, c'est-à-dire de l'introduction dans le sang de certains principes immédiats accidentels. Que ces principes aient été ingérés, ou qu'ils se soient formés dans une cavité du corps, cela revient au même, c'est toujours un phénomène d'empoisonnement par certains composés définis, par certains principes immédiats accidentels ; tandis que dans le cas dit de l'infection purulente, il s'agit d'une altération sur place, primitive, si l'on peut dire ainsi, des substances organiques ou coagulables du sang. C'est là un ordre d'altérations essentiellement différent. Aussi l'infection dite putride peut guérir ; elle peut présenter des variations pendant la cicatrisation d'un abcès, d'un jour à l'autre, selon qu'on a laissé séjourner ou non le pus, tandis qu'il n'en est pas de même dans l'infection purulente. Dans cette infection, ce n'est pas le pus qui infecte l'économie, c'est le sang lui-même, altéré primitivement. Le mot *infection purulente* est donc une mauvaise expression, mais que j'emploie cependant, les autres étant aussi mauvaises que celle-là.

Il faut être bien prévenu de la différence qu'il y a entre ces deux ordres d'altérations, et ne pas appeler empoisonnement, septicémie, l'infection purulente, qui n'est pas un empoisonnement, mais bien une altération sur place, primitive, moléculaire, isomérique des substances coagulables du sang.

L'*infection putride*, au contraire, est due à l'introduction de toutes pièces de certains principes immédiats nouveaux, accidentels.

Comment agissent-ils ? Il y a, sous ce rapport, un grand intérêt à connaître les données physiologiques que je vais vous rappeler.

Vous savez que l'hydrogène sulfuré tue très-vite quand il est respiré, et que la même quantité ou une quantité double, triple et même quadruple d'hydrogène sulfuré, que l'on boit en dissolution, ne tue pas du tout. Il en est de même si on l'injecte en solution dans les veines ; il ne tue pas, non plus que si on l'injecte dans le rectum.

La condition nécessaire pour qu'une substance toxique exerce une action délétère sur l'économie, c'est que cette substance arrive dans le système artériel qui la porte dans la profondeur des tissus, où se passent, en définitive, toutes les actions physiologiques et toxiques.

Si la substance s'élimine avant d'arriver dans le système artériel, tant qu'elle est encore dans le système veineux, on n'observe aucun phénomène d'empoisonnement, quel qu'ait été d'ailleurs le lieu d'absorption.

Si le gaz hydrogène sulfuré est introduit dans les poumons, soit par voie d'inspiration, soit injecté sous forme de dissolution, il passe directement dans le sang artérialisé des veines pulmonaires, et l'action toxique se manifeste. S'il est introduit dans l'estomac, ou par le rectum dans l'intestin, il est absorbé par les radicules de la veine porte, passe de là dans la veine cave, puis dans le cœur droit, dans l'artère pulmonaire qui le conduit aux poumons, où il s'exhale, en totalité ou en très-grande partie, sans qu'il puisse pénétrer dans le sang rouge; alors il n'y a pas d'empoisonnement.

De l'eau saturée d'hydrogène sulfuré ayant été introduite dans le gros intestin d'un chien à l'aide d'une seringue, au bout de quelques instants, M. Cl. Bernard plaçait devant les narines du chien un papier imbibé d'une solution d'acétate de plomb, et l'on voyait ce papier noircir. Il se formait du sulfure de plomb par le contact de l'air expiré par l'animal et de l'acétate de plomb. Le chien exhalait donc par les poumons l'hydrogène sulfuré injecté dans le gros intestin, et il ne manifestait aucun signe de malaise (1).

Ces particularités tiennent à ce que l'hydrogène sulfuré ne se fixe pas aux globules du sang avec la même énergie que l'oxyde de carbone. Pourvu qu'il ne soit pas en trop grande quantité lorsqu'il arrive au poumon, il s'échappe là en entier ou à peu près. Il en est de même du sulfhydrate d'ammoniaque lorsque sa quantité dans le sang ne dépasse pas une certaine limite.

Si, au contraire, on l'introduit par le poumon, il passe du poumon dans le cœur, du cœur dans les artères et de là dans les tissus, dans les éléments anatomiques directement actifs de l'économie, tels que les éléments nerveux et musculaires, alors il tue. Mais si on l'injecte dans les veines, pourvu qu'il ne soit pas en quantité telle qu'il puisse détruire les hématies, il s'échappe par le poumon et ne tue pas. Il en est de même du sulfhydrate d'ammoniaque et des corps analogues qui se trouvent dans le pus devenu fétide; ils s'échappent par le poumon et ne tuent pas.

Dans certains des cas où le pus des abcès devient fétide, l'état général du malade est mauvais, celui-ci éprouve du malaise lorsqu'il a son foyer purulent plein. Il éprouve au contraire du bien-être dès que l'abcès est vidé, et cela non-seulement en raison de la sensation de tension

____

(1) Cl Bernard, *Comptes rendus et Mémoires de la Société de biologie.* Paris, 1856, in-8, p. 135.

douloureuse qui existait et qui cesse alors, mais parce que la quantité de principes accidentels nuisibles absorbés dans le foyer dépassait ce que peut exhaler le poumon ; alors il en entrait toujours dans le sang artériel, pas assez pour tuer, mais suffisamment au moins pour causer un malaise plus ou moins prononcé et pour maintenir en quelque sorte le malade sous la menace d'un empoisonnement. Dans ce cas, chez tous les individus qui présentent cette fétidité du pus on trouve des traces de sulfhydrate d'ammoniaque dans l'urine, tandis qu'il n'en existe pas à l'état normal.

Le pus putride présente toujours des leucocytes gonflés, devenus très-pâles. S'il s'agit d'un foyer ou d'une surface suppurante directement au contact de l'air, il y a presque toujours des vibrions qui se développent en plus ou moins grande quantité, comme ils se seraient développés dans une matière quelconque qu'on aurait laissée pourrir à l'air sous l'influence d'une température voisine de celle du corps humain. Mais la présence de ces animalcules n'a aucune signification spéciale, quant à la nature du pus. Parfois l'altération du pus va à ce point que tous les leucocytes sont détruits. Alors l'humeur doit sa coloration grisâtre, sa demi-opacité aux détritus des leucocytes disparus en totalité ou en très-grande partie. Il n'est pas rare d'avoir à examiner certains liquides fétides dans lesquels on est tout étonné de ne pas trouver de leucocytes. Cela tient à ce qu'ils ont été détruits de la sorte, et ce qui trouble le liquide, ce sont les granulations qui résultant de leur destruction, restent en suspension dans ce liquide.

Du pus virulent.

Ce que je vous ai dit tout à l'heure (page 224) vous fait comprendre quelles sont les causes d'une autre propriété que peut présenter le pus ; je veux parler de sa virulence.

Les causes de la virulence du pus ne sont pas la présence de tel ou tel corps solide en suspension visible et pondérable, tels que des vibrions, comme on l'a cru, ou les globules du pus. Ces causes sont les mêmes que celles de la virulence du sang, de la salive ou des mucus dont je vous ai parlé lorsque j'ai traité du sang (page 197). Elles sont dues à des altérations particulières des substances coagulables qui prennent part à la constitution du sérum du pus.

Que le pus soit riche ou pauvre en leucocytes, ce qui est si fréquent lorsqu'on vient à comparer le pus de la variole à celui de la vaccine ou de la morve, il n'en est pas moins virulent, car les causes de sa virulence sont dues à des modifications isomériques particulières des substances coagulables qui prennent part à la constitution du sérum du pus.

Et ici ce liquide est virulent, en tant que fluide, contenant des substances coagulables et au même titre que le sang ou d'autres liquides de l'économie peuvent également devenir virulents. (Voy. page 197.)

Le pus est virulent en tant qu'humeur ayant pour principe immédiat constitutif important des substances coagulables.

Vous voyez, d'après ce que je viens dire, que le pus n'a pas par lui-même de qualité mauvaise, seulement il peut en acquérir par suite des modifications que j'ai signalées. Mais, bien que n'étant pas malfaisant par lui-même, il est au moins inutile, et sa production est généralement nuisible. Il peut devenir malfaisant en tant que corps étranger. Il détermine alors des douleurs, non pas parce qu'il jouit de propriétés spéciales comme la bile ou la salive, mais par suite d'actions que nous connaissons déjà (voy. page 290). Il peut acquérir des propriétés malfaisantes par sa destruction, par ses produits de décomposition contenant des sulfhydrates, ou bien parce qu'il a subi un autre ordre d'altération, parce qu'il est devenu virulent au même titre que la salive et le sang; mais ces effets ne sont pas dus à des principes qui lui soient spécialement propres.

De quelques humeurs qui sont décrites comme du pus et qui n'en sont pas.

En premier lieu, je signalerai sous ce titre des liquides qui se trouvent mélangés accidentellement de leucocytes. Ainsi, la sérosité du péritoine, du péricarde, de la plèvre, lorsqu'elles se produisent sous certaines influences inflammatoires, se mélangent de leucocytes et alors elles deviennent troubles. Ce sont des sérosités purulentes. C'est ce qu'on voit dans certaines formes de pleurésie et de péritonites.

Ici, en même temps, il y a une particularité qu'on n'observe pas dans le pus et qu'il importe de signaler, c'est que la plasmine dont je vous ai signalé l'existence dans la sérosité de la plèvre et du péritoine se produit en quantité plus grande que dans les cas où le liquide reste transparent.

Aussi, après la mort du malade, mais seulement alors, on trouve dans la plèvre, le péritoine, etc., des caillots fibrineux qui résultent du dédoublement de la plasmine, laquelle en se coagulant forme ces caillots floconneux, plus ou moins adhérents au péritoine ou au péricarde, qui ont englobé du pus et qui sont jaunâtres. Voilà des caractères qui appartiennent en propre à la sérosité et qu'il ne faut pas attribuer au pus, parce que dans aucune circonstance vous ne trouverez dans l'épaisseur des tissus du pus qui soit fibrineux. Je l'ai déjà dit, le pus n'est jamais fibrineux.

Ainsi donc, dans la péritonite, dans la pleurésie, etc., on a sous les yeux des sérosités devenues troubles par l'hypergenèse des leucocytes, et ce n'est pas un liquide absolument comparable au pus.

Je n'ai pas à distinguer ici ces caillots produits sur le cadavre après la mort du sujet, des néo-membranes qui se développent à la face interne de la plèvre. C'est en décrivant les séreuses et les productions solides qui en dérivent que je m'occuperai de ces faits.

Parlons actuellement du *muco-pus*. Là il s'agit de sécrétions normales, naturelles, mais exagérées, qui sont devenues troubles par suite de l'hypergenèse des leucocytes normaux, à la surface des muqueuses, dans la trachée, les bronches, les fosses nasales, l'urèthre et d'autres régions du corps.

Jusqu'à présent on ne sait nullement si un liquide semblable ou analogue à la sérosité du pus, est surajouté aux mucus. La seule chose que l'on sache, c'est qu'il y a supersécrétion du mucus et de plus hypergenèse des leucocytes, à ce point que le liquide normal en est troublé et en devient jaunâtre, puriforme.

Mais, je le répète, pour savoir s'il y a là réellement du pus, il faudrait voir si des liquides composés d'une manière analogue au sérum du pus se trouvent surajoutés au mucus, ce qu'on n'a pas encore recherché et ce que dans l'état actuel de la science il serait difficile de reconnaître.

Voilà donc deux cas très-distincts. Il y en a un troisième que j'ai déjà noté et que je rappelle parce qu'il doit être mentionné ici, c'est le cas dans lequel l'hypergenèse des leucocytes donne au sang un aspect puriforme, lie de vin, ce qu'on a signalé depuis très-longtemps sans en connaître la cause, dans la veine porte en particulier, parce qu'on le recherchait là plutôt qu'ailleurs, mais que l'on retrouve dans différentes veines dans les cas de leucocythémie.

Ici comme dans le muco-pus et dans la sérosité purulente, il y a eu hypergenèse des leucocytes normaux, mais il ne s'agit nullement d'un liquide produit de toutes pièces comparable au pus et ajouté au sang. C'est le liquide normal troublé par l'hypergenèse de certains éléments anatomiques qui sont grisâtres ou jaunâtres lorsqu'ils sont vus réunis et accumulés en très-grande quantité. (Voy. pages 211 et 212.)

Je n'ai plus qu'un mot à dire sur ces liquides que l'on a comparés au pus, mais qui n'en sont pas.

On voit très-souvent dans les autopsies indiqué comme étant formé par du pus le liquide des bassinets, parce qu'il a en effet la couleur et la consistance du pus. Or, l'examen microscopique montre que c'est de l'urine tenant en suspension de l'épithélium desquamé des tubes uripares.

Il y aussi à signaler comme ayant souvent été pris pour du pus le liquide prostatique. C'est une condition analogue qui lui donne l'aspect purulent. Il est mélangé de cellules épithéliales qu'on a exprimées des conduits prostatiques lors de l'autopsie. Il est d'autant plus puriforme que le sujet est mort depuis plus longtemps. Nous y reviendrons en étudiant le sperme.

Le liquide du thymus, celui des amygdales et des ganglions lymphatiques hypertrophiés, en raison de leur aspect puriforme, ont été quelquefois pris pour du pus; ils ne sont composés que d'une sérosité tenant en suspension les épithéliums nucléaires, des amygdales, du thymus, des ganglions lymphatiques, etc., qu'il est facile de reconnaître sous le microscope.

Enfin je vous ai déjà décrit le pseudo-pus fibrineux résultant de l'altération des caillots, soit des artères, soit du cœur.

Pour compléter cette énumération je signalerai la substance pâteuse qu'on trouve assez souvent dans le psoas, sur les côtés de la colonne vertébrale, en disséquant des sujets qui ont des maladies anciennes de la colonne vertébrale. Cette matière pâteuse, comparable par sa couleur, soit au pus, soit au tubercule, est composée principalement par une substance amorphe finement grenue, très-molle, parsemée de granulations calcaires et de gouttes de graisse, avec ou sans cristaux de cholestérine. Son analyse n'est pas encore exactement faite.

Voilà les différentes substances qui ne sont pas du pus, qui peuvent avoir l'apparence de cette humeur et qu'il importe de savoir en distinguer.

Résumé de l'étude du pus.

En résumé, nous voyons que le pus est une humeur de production accidentelle hétérotopique, mais non hétéromorphe, liquide ou demi-solide, variant du grisâtre séreux au jaunâtre crémeux.

Ce liquide est le résultat de la double production simultanée : 1° d'une humeur séreuse ou demi-liquide, demi-solide, hétérotopique et accidentelle comme la sérosité des œdèmes, quoique d'une composition différente, et 2° de la génération hétérotopique, par genèse, de leucocytes dans cette sécrétion, à son aide et à ses dépens, au fur et à mesure qu'a lieu sa production. Le pus est caractérisé physiologiquement par cette double production qui en montre la nature.

Ces faits fixant et dominant la question de la nature du pus, n'ont pu être déterminés qu'après la connaissance de ce que sont les sérosités œdémateuses d'une part et les leucocytes d'autre part, au point de vue de leur propriété d'autogenèse, de leur développement et de leur nutrition, de leur indépendance par rapport aux hématies, etc., et aussi par rapport à toute membrane sécrétante ou pyogénique. La production d'une membrane à la face interne des abcès anciens et dite pyogénique, est postérieure à la génération des leucocytes et du sérum ; elle ne s'oppose pas à cette génération, qui là a lieu alors comme à la surface d'une muqueuse, etc.; mais cette membrane n'est pas la condition, surtout la condition première de cette génération.

Ces faits de production d'un liquide nouveau dont la composition est en rapport avec la constitution du tissu, séparent cette double génération hétérotopique et accidentelle de sérum et de leucocytes ou du pus proprement dit, de ceux dans lesquels des sécrétions, soit séreuses, soit muqueuses des cavités naturelles, sont rendues *purulentes* par la production outre mesure ou *hypergenèse* de leucocytes qui s'y trouvent du reste normalement.

Dans ces dernières circonstances ce n'est pas la présence des leucocytes qui change les propriétés des humeurs, sauf la couleur, mais au contraire il naît alors des leucocytes, parce que la composition des sécrétions naturelles est modifiée, et l'aptitude à la naissance des leucocytes dans le liquide survient par suite de ce changement même.

Ces notions d'hypergenèse et d'hétérotopie nous montrent pourquoi : 1° les leucocytes restent toujours eux-mêmes, conservent partout leur spécificité anatomique et physiologique, ne varient essentiellement que de quantité d'un tissu ou d'une condition physiologique à l'autre, et ne donnent au pus que sa couleur physique, mais non sa nature dynamique et chimique; 2° pourquoi, au contraire, l'humeur liquide ou demi-solide produite molécule à molécule à l'aide et aux dépens du plasma sanguin (avec influence des éléments anatomiques solides interposés aux capillaires), varie d'un tissu à l'autre, tant en nature (au point de vue de la composition immédiate) que sous le rapport de sa quantité absolue et relative aux leucocytes.

La *condition médiate* de la génération du pus est un trouble de la circulation capillaire, soit inflammatoire, soit analogue à l'inflammation, mais de marche plus lente (comme lors des abcès froids), trouble déterminant la production du fluide (condition immédiate) dans lequel bientôt naissent les leucocytes, et l'*excès forme le sérum* coloré, rendu purulent par les leucocytes et plus ou moins selon la quantité de ceux-ci.

Cette production peut avoir lieu immédiatement entre les capillaires et les éléments propres du tissu vasculaire, comme c'est le cas ordinaire, et celle des leucocytes peut même s'accomplir dans l'épaisseur des éléments anatomiques (1) ; elle est toujours compliquée de rupture de capillaires distendus, étirés, ramollis, ainsi que de celle des éléments propres du tissu au sein duquel se passent ces phénomènes.

Mais elle peut s'accomplir loin des capillaires, dans les tissus non vasculaires, où les matériaux du sérum arrivent de proche en proche. C'est ce qu'on voit lors de la production du pus des abcès de la cornée, dans la sérosité purulente des vésicatoires, dans le pus des pustules varioliques, etc., logés entre la couche cornée ou à cellules sans noyau de l'épiderme et la couche à noyau dite de Malpighi. Donc le pus n'est pas une provenance des noyaux embryoplastiques hypertrophiés et segmentés, ni des hématies *exsudées*, etc.

Les leucocytes non plus que la sérosité du pus n'ont besoin, pour naître, de la présence de tel ou tel tissu spécialement, tel que le tissu lamineux, comme on l'a admis. C'est ce que montre la génération de ce liquide dans la substance blanche et grise encéphalique et entre deux lames épidermiques ou entre l'ongle et la couche de Malpighi sous-onguéale, etc. Seulement la vascularité et la mollesse du tissu lamineux s'y prêtent mieux que dans les autres tissus.

Cette double production accidentelle exprime en fait une tendance à la génération d'éléments anatomiques, avec excès dans la quantité de blastème produit dans des conditions accidentelles et relativement mauvaises pour le tissu dont il s'agit ; liquide dans lequel naissent d'abord hétérotopiquement et abondamment les éléments qu'on voit partout naître le plus facilement, c'est-à-dire les leucocytes, sans qu'en soi le produit soit malfaisant.

En même temps autour, puis ensuite à la même place, naissent les éléments dont la genèse a lieu le plus facilement après les précédents, c'est-à-dire ceux du tissu lamineux, les capillaires, etc., d'où, suivant les circonstances, la formation de la *couche granuleuse ou des bourgeons charnus*, ou bien l'induration autour d'un phlegmon, puis la cicatrice ; cicatrisation qui survient bien mieux si le trouble circulatoire n'ayant pas lieu, ne cause pas la génération de leucocytes, etc.

Aussi, dans les derniers temps de la cicatrisation d'une plaie ou de la cavité d'un abcès, c'est parce que la quantité des éléments anatomiques cicatriciels naissant l'emporte sur celle des leucocytes, que le pus exprimé alors devient grisâtre, demi-transparent, presque séreux, et perd l'aspect crémeux que lui donnaient les globules tant qu'ils étaient abondants. Là est la cause du petit nombre de leucocytes existant dans ce pus, dont l'aspect particulier indique au chirurgien le rapide achève-

____

(1) Voy. Ch. Robin, *Journal de la physiologie*. Paris, 1859 ; in-8, pages 46 et 54.

ment de la régénération des parties détruites et la prochaine cicatrisation définitive. La production du pus entrave la régénération des éléments anatomiques des tissus lésés, sans l'empêcher entièrement, et son aspect extérieur comme sa constitution se modifient quant à la quantité des leucocytes et à la composition du sérum, à mesure que la génération des autres éléments anatomiques prend le dessus par rapport à celle des leucocytes; et le retour du pus à l'un des états qu'il a offerts auparavant est un signe d'une entrave à la cicatrisation.

La production du pus peut être suscitée :

1° Par un trouble circulatoire primitif ou de cause moléculaire et générale, comme dans la variole, les bubons, l'infection purulente, la fièvre puerpérale, etc. ;

2° Par un trouble circulatoire amené par un corps étranger venu du dehors, ou par une portion de tissu mortifié, écrasé mécaniquement, etc., qui doivent être éliminés et remplacés; aussi y a-t-il alors génération de beaucoup de leucocytes et le pus est phlegmoneux ;

3° Par un trouble circulatoire dû à une lésion d'un tissu enlevé qu'il s'agit de remplacer, comme à la surface des plaies. Là il exprime la tendance à la génération d'éléments anatomiques avec blastème en excès (trop considérable pour que les lymphatiques puissent emporter le surplus) et dans des conditions accidentelles amenant la génération de leucocytes en même temps que celle d'autres éléments, ceux de cicatrice étant seuls nécessaires au fond.

Aussi, lorsque les conditions générales de la production d'un blastème favorable à la génération des éléments cessent, la génération des leucocytes cesse également à la surface des plaies. A la vérité il s'en produit, mais peu, dans la profondeur des tissus mal nourris dont les éléments s'altèrent avec troubles circulatoires locaux et épanchements sanguins (abcès métastatiques), mais cela n'est que le signe d'un mauvais état général.

Aussi, dans les ulcères, dans les plaies survenant par mortification ou résorption de certains éléments, la sérosité est produite sans génération abondante de leucocytes, d'où un pus non crémeux, mais séreux ou d'aspect sanieux par suite du peu de leucocytes qu'il renferme et par le mélange de granulations moléculaires, d'hématies et d'épithélium.

Comme pour les sérosités normales, les principes immédiats de la première et de la seconde classe arrivent tout formés du sang dans le pus; pour eux, par conséquent, l'acte de sécrétion est borné à un fait d'exosmose dialytique, quant à la proportion des principes qui abandonnent le plasma sanguin pour constituer le sérum. Il n'y a de formées, en tant que principes immédiats nouveaux se rencontrant dans l'humeur sécrétée et n'existant pas dans le sang, que les substances telles que l'hydropisine (et peut-être la pyine ?), produites par simples modifications isomériques des principes de la troisième classe du sang.

Cependant si l'existence des sels de l'acide pyique vient à être reconnue comme réelle et constante, il faudra joindre à cette formation de principes nouveaux celle de ces composés de la deuxième classe.

Quant à la cholestérine qui existe parfois à l'état cristallin, on ne sait pas plus ici, que pour la sérosité de la tunique vaginale, si elle est formée pendant l'acte sécréteur par dédoublement de quelques-uns des principes du plasma sanguin qui en contiennent (voy. 90), ou si le dédoublement de ces principes, arrivés du sang dans le pus ou dans la sérosité vaginale, a lieu pendant le séjour ultérieur de l'humeur dans la cavité qui la renferme.

Bien que le pus ne soit pas malfaisant par lui-même, sa production n'indique pourtant rien de bon et n'est pas une *épuration* salutaire ; elle doit être évitée toutes les fois qu'on peut le faire sans compromettre une autre série de phénomènes importants, etc.

Dans l'épaisseur des tissus, cette double production a pour résultat l'apparition hétérotopique d'une tumeur liquide, qui se comporte comme les produits solides, en ce qu'elle progresse et envahit en déterminant l'atrophie et la disparition des éléments ambiants doués de propriétés végétatives moins énergiques que celles des leucocytes qui naissent et se développent plus vite, qui se nourrissent plus énergiquement.

A la surface des plaies, cette double production pyogénique a pour résultat un liquide inutile en fait, bien que non nuisible par lui-même, mais qui ralentit la génération des autres éléments, de ceux qui doivent être cicatriciels. Aussi l'on peut se passer de cette pyogénie, comme le montre la réunion par première intention.

La production du pus, abondante ou non, n'indique pas une altération préalable des humeurs, ni un besoin de dépuration du sang, etc., comme le croient encore quelques médecins avec le vulgaire.

Injectées dans les vaisseaux, ses substances organiques, déjà altérées, altèrent celles du sang et amènent un état analogue à celui dit de l'infection purulente ou pyohémique primitive. Mais pour causer ces accidents avec du pus frais, il faut en injecter des quantités énormes, plus que n'en peut produire une plaie d'amputation pendant le temps que les accidents mettent à se développer. Sa virulence est due, comme pour le sang, les mucus, la salive, à une modification moléculaire, *totius substantiæ*, mais portant principalement sur les substances coagulables ; elle n'est pas due à l'introduction de solides dissous ou en suspension, visibles, isolables et pondérables.

C'est comme fluide contenant des substances organiques ou coagulables et non spécialement comme pus que cette humeur est virulente.

Qu'il soit clair, séreux, etc., ou non, ses qualités sous ce rapport restent les mêmes ; car elles proviennent du sérum, partie fondamentale, et non des leucocytes en suspension, qui sont accessoires ici.

Il est des circonstances dans lesquelles le pus formant abcès disparaît en peu de jours, par résorption de son sérum d'abord et des leucocytes ensuite, ou même par résorption de ces deux parties constituantes simultanément. Les conditions qui font que ce phénomène a lieu ne sont pas connues comparativement à celles dans lesquelles il ne s'accomplit pas, mais il n'est pas contestable. La résorption du sérum n'a pas lieu autrement que celle de toutes les autres sérosités. Celle des leucocytes se signale par la diminution de volume, le passage à un état moins granuleux, de plus grande transparence et de moins de régularité de ces éléments. Lorsque la résorption est lente, ils finissent par former une masse pâteuse, dans laquelle un petit nombre seulement des leucocytes est à l'état granuleux. Les autres, devenus plus petits, irréguliers, ne se gonflent plus au contact de l'eau, montrent, au contact de l'acide acide acétique, deux ou trois noyaux larges seulement de 1 à 2 millièmes de millimètre, et entre ces éléments existent des granulations moléculaires, les unes grisâtres, les autres graisseuses.

Dans quelques cas, sans qu'on puisse savoir encore exactement pourquoi, les leucocytes deviennent un peu plus petits et plus irréguliers qu'ils n'étaient, et, en même temps plus grenus, plus foncés, sans passer à l'état de *globules granuleux*. La masse pâteuse ou friable qu'ils forment constitue alors le *pus concret*, dont j'ai déjà parlé, dont la fin reste encore inconnue.

On sait que le pus qu'on fait avaler aux animaux ou dégluti par l'homme, dans certains cas d'abcès s'ouvrant dans l'arrière-gorge, est digéré sans causer d'accidents. Au contraire, s'il n'a pas subi l'action digestive de l'estomac, il est rejeté, soit seul, soit mêlé de bile, de sang, de mucus intestinal ou de matières fécales, ainsi qu'on le voit lorsque des abcès du foie ou sous-hépatiques et autres, s'ouvrent dans le duodénum ou dans les autres portions de l'intestin. On y constate la présence de leucocytes et des autres parties solides en suspension au sein du sérum, comme dans le pus de toute provenance.

Tels sont les faits que j'avais à vous exposer sur l'ensemble des sérosités et spécialement sur le pus.

TREIZIÈME LEÇON

DES HUMEURS RÉCRÉMENTITIELLES TRANSITOIRES EN GÉNÉRAL, DE L'OVARINE ET DU SPERME EN PARTICULIER.

2. Humeurs récrémentitielles transitoires ou de génération.

Je vous ai déjà dit dans notre première leçon (page 30), que les humeurs qui rentrent dans cette subdivision sont remarquables par leur composition et par le rôle physiologique qu'elles jouent ; elles doivent la possibilité de remplir les usages dont je parlerai, à ce que dans leur constitution entrent de l'eau, des sels et des principes cristallisables d'origine organique spéciaux, réassimilables, comme les principes gras et sucrés, et une substance organique coagulable abondante, assimilable.

Leur composition immédiate offre peu de rapports avec celle de la paroi formative.

Ces humeurs jouent le rôle de milieu par rapport à des éléments spéciaux en suspension (ovule, spermatozoïdes), ou un rôle, soit physique de protection, soit chimique ou nutritif, dû à la présence de principes assimilables (lait, liquide de la vésicule ombilicale).

PREMIÈRE ESPÈCE. — LIQUIDE DES VÉSICULES DE DE GRAAF.

De Blainville appelle *ovarine* le liquide à peine visqueux, d'un blanc jaunâtre albumineux, qui remplit les vésicules de de Graaf, fluide peu abondant à l'état normal, qui augmente beaucoup de masse accidentellement, et cause alors l'hydropisie enkystée de l'ovaire. L'ovarine a pour usage de déterminer par une action toute mécanique (en augmentant de quantité), la rupture de la vésicule qui la renferme, afin de donner issue au germe suspendu dans l'humeur et introduire ce petit corps dans la trompe. (De Blainville, *Cours de physiologie*. Paris, 1833, in-8°, t. I, p. 178.)

J'ai toujours trouvé ce liquide légèrement alcalin, ayant l'aspect extérieur du sérum sanguin, d'une teinte légèrement jaunâtre, transparent. A l'état normal, il n'est pas filant et visqueux, il est fluide, et se réduit assez facilement en très-petites gouttelettes. Ces données ont une assez grande importance au point de vue physiologique.

Il renferme une petite proportion d'une matière coagulable par l'alcool, par les acides et par la chaleur.

Voilà les seules particularités que l'on connaisse sur la constitution de ce liquide considéré dans les vésicules de de Graaf à l'état normal.

L'étude de cette humeur a été très-peu faite, en raison de la très-petite quantité qu'on peut en recueillir. Cependant on pourrait, sur les grands mammifères, comme la vache et la truie, qui ont des ovisacs volumineux, en obtenir assez pour en faire des analyses plus complètes que celles que l'on possède jusqu'à présent.

Il importe de signaler que ce liquide tient en suspension un épithélium nucléaire sphérique, et des cellules épithéliales complètes, également de forme sphérique, qui se sont détachées de la couche qui tapisse la face interne de l'ovisac, et qui forment ce qu'on appelait autrefois la couche granuleuse de l'ovisac. Je dis des noyaux et des cellules sphériques, parce qu'il en est ainsi chez l'homme. Mais dans certaines espèces animales, ce sont des cellules prismatiques qui tapissent cet ovisac, et qui flottent dans ce liquide.

Il y a même quelques animaux, comme les rongeurs, sur qui l'on trouve de ces cellules qui ont des cils vibratiles, qui tapissent pourtant la face interne de ces vésicules closes. Du reste, les cils ne se trouvent que sur un petit nombre de cellules.

Chez la femme, il arrive quelquefois que, même à l'état normal, ces cellules sont devenues granuleuses; on les voit remplies de granulations graisseuses, et alors elles sont beaucoup plus foncées que les cellules ambiantes en suspension dans le liquide.

Sur les usages du liquide de l'ovisac.

Vous vous rappelez que je vous ai indiqué quel était le mode de génération de l'ovule dans l'ovaire, quel était son mode de développement. Je vous ai dit qu'il naissait avant le liquide. Je vous renvoie ici à ce que j'ai noté en décrivant l'ovule en général, sur les relations de temps observées entre le moment de son apparition et celui de l'apparition de l'humeur dont je parle actuellement.

Dans les ovisacs il y a une partie essentielle et fondamentale, c'est l'ovule, qui naît par genèse avant le liquide, par un phénomène essentiellement différent des phénomènes de sécrétion, et plus tard il y a un liquide qui a été sécrété par les parois de l'ovisac (1). Il ne faut pas con-

(1) D'après Vieussens, *on doit regarder la semence de l'homme comme un véritable extrait de la partie rouge et de la partie blanche du sang* (p. 371). « Tous les anciens anatomistes, ajoute-t-il, ont cru que les femmes avaient une semence semblable à celle des hommes, qui coulait dans la matrice lors des embrassements amoureux. Cette opinion a été rejetée, dans le siècle passé, par les grands anatomistes qui ont découvert que les testicules des femmes, cachés

fondre le phénomène de la génération de l'ovule avec celui de la sécrétion du liquide qui lui est surajouté, et qui lui sert de milieu dans lequel il continue à vivre, à se développer jusqu'à la période de maturité.

J'insiste sur ce fait parce que beaucoup de traités de physiologie parlent de la sécrétion de l'ovule par l'ovaire ; ils comparent sa genèse aux phénomènes de sécrétion, en même temps qu'ils regardent inexactement aussi l'ovaire comme une glande.

Or, il y a là deux choses essentiellement distinctes ; il y a, d'une part, la génération de l'ovule, élément anatomique jouant un rôle déterminé, phénomène de genèse qui n'a rien de comparable avec ceux de sécrétion. Confondre ces deux ordres d'actions, serait commettre une erreur physiologique des plus grossières.

Consécutivement donc à cette génération de l'ovule, je le répète, il y a sécrétion d'un liquide dans lequel l'ovule continue à vivre et à se développer jusqu'à la période de maturité. Cette humeur sert de milieu à l'ovule, comme l'eau sert de milieu à divers êtres, comme l'air forme le milieu complexe dans lequel nous vivons.

Ce liquide n'est pas organisé comme le plasma sanguin ou comme celui de la lymphe, pas plus que l'air et l'eau ne sont organisés ; mais il peut servir de milieu pour fournir des matériaux d'assimilation et pour recevoir des principes de désassimilation, empruntés ou rejetés par l'ovule, pendant la durée de son développement jusqu'à sa maturité.

Ce sont là des particularités sur lesquelles il importe d'être très-nettement fixé pour se rendre compte des phénomènes qui se passent dans l'ovaire, avant et après la rupture de l'ovisac.

Selon toute probabilité, ce fluide tombe dans le péritoine, et sa quantité est telle qu'il ne peut guère faire autre chose que mouiller les plis que présente le pavillon de la trompe. Il n'y en a pas assez pour qu'il soit rejeté par la trompe elle-même. C'est donc un liquide qui humecte le pavillon de la trompe ou qui, s'il tombe dans le péritoine, y

---

au dedans de leur corps, sont de véritables ovaires qui contiennent des œufs, dans lesquels la semence de la femme se trouve naturellement renfermée » (p. 373). « A l'égard des œufs, continue-t-il, je ne saurais entrer dans l'opinion de ceux qui veulent que les œufs de toutes les femmes qui ont été jusqu'ici et seront à l'avenir fussent contenus dans les ovaires d'Ève. Je croirais plutôt que chaque fille qui vient au monde porte dans ses ovaires des moules où se forment les œufs. Un grain de froment n'en contient pas en soi formellement plusieurs, mais il a un germe, et ce germe contient en soi une tige, et cette tige se forme de manière qu'elle a plusieurs cellules où se forment plusieurs grains de froment ; pourquoi est-ce que la génération de l'homme ne se ferait pas à peu près de la même manière ? » (*Nouveau traité des liqueurs du corps humain.* Toulouse, 1715, in-4°, n° 374.)

est résorbé, et se trouve en trop petite quantité pour causer un accident quelconque, au moins à l'état normal.

Des produits liquides accidentels des ovisacs.

Les parties constituantes de l'ovaire peuvent devenir le point de départ de la formation de cavités accidentelles qui contiennent des humeurs diverses rattachées à trois groupes principaux, selon qu'elles se rapprochent par leur couleur et leur fluidité de l'humeur normale des ovisacs, qu'elles sont plus ou moins filantes, mais toujours fluides, jaunâtres, blanchâtres, modifiées ou non par des épanchements sanguins anciens, ou enfin selon qu'elles offrent une consistance et une viscosité qui les rapprochent des mucus.

Les premiers de ces liquides ont été plus ou moins vaguement comparés quant à leur aspect extérieur et à leur quantité à la sérosité des hydropisies, d'où le nom d'*hydropisie enkystée de l'ovaire*, sous lequel on désigne parfois les cas morbides dans lesquels on les trouve. Ceux du dernier groupe appartiennent aux affections dites *tumeurs ou kystes multiloculaires*, ou aréolaires et *colloïdes* de l'ovaire.

La composition immédiate de ces humeurs exige encore, pour être bien connue, des analyses mieux faites que la plupart de celles que nous possédons.

1° Liquides ovariens accidentels très-fluides.

Ces humeurs, plus fluides encore que celles des séreuses, sont en général contenues dans des kystes uniloculaires à face interne lisse, tapissée d'une rangée discontinue de cellules d'épithélium pavimenteux, quand celui-ci n'a pas disparu par suite d'hémorrhagies ou de la production de saillies ou végétations grenues, rougeâtres, etc.

Ces kystes eux-mêmes semblent être une dilatation des ovisacs avec hypertrophie de leur paroi, dont la structure s'est en même temps plus ou moins modifiée. L'humeur des kystes extra-ovariens, attenants soit à l'une des franges du pavillon, soit à l'organe de Rosenmuller, dans le ligament large, cette humeur, dis-je, est également un fluide séreux analogue à celui dont nous venons de parler.

Ces liquides, séparés pour la première fois des suivants, par M. Papillon, sont les plus rares de tous. Ils sont remarquables par la petite quantité des substances coagulables qu'ils renferment, et par celle des principes en dissolution dans l'eau. Ces liquides sont mobiles, sans aucun état filant ni viscosité. Ils sont clairs, incolores, ou à peine citrins, d'une densité de 1006 ou environ.

Ils peuvent cependant parfois être troublés par des cellules épithéliales en suspension. Ils sont inodores, neutres, ou légèrement alcalins.

M. Papillon, qui en a analysé plusieurs, leur a trouvé la composition suivante :

```
Eau.............................................  982,5
Sels d'origine minérale (sulfates, phosphates et chlorures).   12,0
Sels d'origine organique (lactates)..................    4,0
Cholestérine......................................  traces
Albuminose.......................................    1,5
```

Ces liquides sont entièrement dépourvus de graisse et d'albumine. Aussi la chaleur et l'acide azotique n'y déterminent pas de précipité ; ils les troublent à peine.

Dans quelques petits kystes des ligaments larges pleins d'un liquide clair, filant, on trouve parfois des sympexions, soit isolés, soit agglomérés en petites masses flottant dans l'humeur ou restant collées à la face interne des kystes. Ces sympexions ont depuis 3 à 4 millièmes de millimètre jusqu'à 5 ou 6 centièmes. Ils sont polyédriques à angles arrondis, à facettes convexes ou un peu déprimées, concaves. Leur contour est net, assez foncé, bien qu'ils soient incolores et ne réfractent pas fortement la lumière. Quand ils sont très-nombreux dans des kystes du volume d'un pois, ils donnent au liquide une teinte opaline ou grisâtre. Au milieu de ces amas de sympexions s'en trouvent d'autres qui atteignent jusqu'à 8 ou 10 centièmes de millimètre et qui sont assez régulièrement sphériques. Ils ont un contour net et foncé, leur masse est transparente, finement granuleuse, avec un petit amas arrondi ou irrégulier de granulations graisseuses vers le centre. Tous ces corps ont une consistance cireuse, s'écrasent facilement en s'élargissant ou éclatent d'espace en espace sur leur périphérie.

2° Liquides ovariens accidentels fluides mais filants.

Dans un autre groupe se rangent des kystes dont les liquides sont plus ou moins filants, de consistance oléagineuse ou sirupeuse, mais coulant encore facilement, moussant parfois quand on les agite.

Ces humeurs sont claires, de teinte ambrée ou citrine, ou rosée, comme la sérosité péritonéale. Il en est qui, après avoir eu l'une ou l'autre de ces teintes, lors de la première ponction, sont rougeâtres à la seconde ; mais, par le repos, les hématies qui les coloraient se déposent et le liquide transparent surnage avec la couleur qui lui est propre.

Ces liquides sont souvent rendus troubles et en même temps grisâtres, jaune verdâtre ou blanchâtre, par des éléments anatomiques ou des gouttelettes graisseuses qu'ils tiennent en suspension.

Il n'est pas rare d'y voir des flocons grisâtres, formés d'éléments anatomiques et de gouttes graisseuses, retenues par une petite quantité de matière amorphe finement granuleuse.

Ils ont quelquefois une odeur fade plus ou moins marquée. Leur réaction est alcaline. Leur densité varie entre les chiffres 1009 et 1018. Au point de vue de la composition du liquide, ces kystes sont très-différents de ceux qui ne contiennent qu'un fluide séreux, pauvre en principes immédiats.

Cette humeur coagule par l'action de la chaleur, de l'alcool ou de l'acide azotique, comme le sang ou la sérosité de l'ascite ; aussi on ne peut pas, à l'aide de ce moyen, déterminer sa provenance péritonéale ou ovarique, comme on le peut faire quand par la ponction l'on a retiré un liquide tel que les précédents.

Bœdeker a trouvé de la leucine dans le contenu des kystes de ce genre.

Dans une de ces humeurs, limpide, un peu mucilagineuse, alcaline, d'une densité de 1018, Bright a trouvé :

Eau	940,10
Chlorure de sodium	3,76
Carbonate de soude	1,70
Sulfate de soude	traces
Phosphate de chaux	traces
Graisse	traces
Albumine	47,75
Albumine dissoute	6,69

La substance désignée par Bright sous le nom d'albumine dissoute, et nommée albumine incoagulable par d'autres, est probablement la même que celle que Scherer a appelée métalbumine en 1852, et qu'il a rencontrée à côté de l'albumine dans le liquide non visqueux retiré par ponction d'un kyste ovarien. J'y reviendrai plus loin (page 344).

Dans un autre liquide, ovarien, jaune, lactescent, filant, MM. Béchamp et Saint-Pierre ont rencontré :

Eau	955,0
Principes minéraux	7,0
Graisse et cholestérine	4,0
Matière extractive	0,6
Albumine	30,2
Albumine incoagulable	3,2

Dans cette humeur, on trouve ordinairement un certain nombre de cellules épithéliales, presque toujours pavimenteuses, comme celles qui tapissent la paroi du kyste. Elles ne troublent pas le liquide ; elles lui donnent seulement une légère teinte brunâtre. Parfois elles sont assez abondantes pour former un dépôt grisâtre au fond du vase, lorsqu'on a laissé reposer le fluide pendant quelques heures. Ces cellules épithéliales sont très-fréquemment creusées de vacuoles, de ces excavations que je vous ai décrites en parlant des épithéliums en général. Ces vacuoles donnent un aspect remarquable à ces cellules, non pas seulement en raison du grand nombre de ces petites cavités, mais surtout en raison de la déformation que leur présence détermine dans les premières.

Ce fait n'a aucune signification pathologique, mais il a de l'intérêt pour la physiologie, au point de vue de l'étude des modifications particulières que présentent les épithéliums en suspension dans un liquide duquel ils ne peuvent s'échapper.

Indépendamment de ces cellules épithéliales, on y trouve presque toujours des leucocytes, d'aspect normal ou devenus granuleux, et souvent hypertrophiés et creusés ou non eux-mêmes de vacuoles.

Assez fréquemment, il y a aussi des hématies qui viennent de capillaires qui se sont rompus à la surface interne du kyste de l'ovaire.

La présence de ces hématies est importante à signaler, parce qu'il arrive fréquemment que ce liquide, tout en conservant sa fluidité, prend une teinte brune, quelquefois comparable à la teinte chocolat ou brun foncé. Ces hématies, n'étant pas au contact de l'oxygène, beaucoup d'entre elles prennent une forme sphérique et une teinte foncée brunâtre, sur laquelle j'ai insisté lorsque j'ai décrit ces éléments. Cette teinte, d'un brun chocolat, que présentent assez souvent ces humeurs, est due essentiellement à ces hématies ainsi altérées.

Lorsque les kystes sont très-anciens, le liquide devient plus épais, parfois boueux, d'une consistance et d'une couleur qui l'ont fait comparer au café moulu délayé dans l'eau. Alors on y trouve, en outre, des granulations d'hématosine, à l'état de grains sphéroïdaux, irréguliers, provenant de globules du sang qui se sont décomposés. La matière colorante se détruisant plus lentement que la matière azotée des globules ou globuline, l'hématosine se réunit en amas, ce qui arrive fréquemment, ainsi que je vous l'ai déjà répété bien des fois.

Dans ce liquide brun, on voit beaucoup de leucocytes devenus granuleux, hypertrophiés, chargés de granulations graisseuses.

Toutes les fois que l'humeur a une coloration brunâtre, il y a toujours une grande quantité de ces leucocytes devenus granuleux, avec des cellules épithéliales qui sont dans le même cas. On n'y retrouve pas de la fibrine.

Presque toujours la face interne de ces kystes est rugueuse, brunâtre, chargée de petites éminences vasculaires plus ou moins dures, ayant la structure du reste de la paroi, mais contenant plus de matière amorphe.

Dans un liquide épais, alcalin, couleur de café moulu, d'odeur fade, de saveur douceâtre et tiré d'un kyste de l'ovaire, Julia-Fontenelle a trouvé la composition suivante :

Eau	983,00
Chlorure de sodium	0,24
Phosphate de soude	0,43
Albumine	12,10
Gélatine	4,72
Résidu boueux resté sur le filtre et séché	0,80

L'auteur de cette analyse a recherché l'urée dans cette humeur sans pouvoir la trouver. Le produit appelé par lui gélatine est sans doute le corps appelé métalbumine par Scherer, et dont je vais vous parler dans un instant (voy. page 344).

3° Contenu visqueux et filant des kystes ovariens.

Le mode de production des tumeurs kysteuses dites *aréolaires* ou *multiloculaires*, à contenu ordinairement visqueux, filant, tenace, presque muqueux, est aujourd'hui très-nettement connu. On sait, depuis les recherches de Valentin (1838), confirmées et étendues plus récemment par Pflüger, que les ovules se développent en série et s'entourent d'épithélium et d'une paroi représentant des tubes ressemblant à ceux du testicule ; tubes qui se resserrent entre chaque ovule pour l'entourer en forme de vésicule ou ovisac.

Or, il est bien démontré aussi, par les recherches de Fox, que la paroi des vésicules déjà devenues kysteuses peut produire un ou plusieurs prolongements tubuleux gagnant dans la substance de l'ovaire et se resserrant au point de continuité première avec le kyste ou la vésicule originels, pour s'accroître ensuite individuellement et isolément, en produisant aussi de nouveaux prolongements. Ceux-ci, quand ils sont longs, peuvent présenter eux-mêmes une série d'étranglements, de manière à former une suite de cavités closes.

Ces kystes ou prolongements, à paroi très-mince, sont d'abord tapissés d'une couche d'épithélium nucléaire, qui représente au début la partie la plus épaisse de cette paroi. Cet épithélium conserve parfois cet état pendant toute la durée du kyste, pendant que la paroi propre de celui-ci s'épaissit ; mais, le plus souvent, il passe à l'état d'épithélium prismatique ou polyédrique, parfois même sphérique.

Telle est l'origine et la nature de la paroi qui sécrète ce liquide ; paroi dans laquelle prédominent bientôt les faisceaux de fibres lamineuses et les capillaires. La couche épithéliale est formée au début d'une à trois rangées d'épithélium nucléaire ovoïde ; époque à laquelle déjà le liquide visqueux commence à être sécrété.

Le contenu de ces kystes est généralement clair, incolore ou grisâtre, demi-transparent. Il est visqueux, tenace, comme l'humeur vitrée ou certains mucus demi-concrets, ou encore s'étire en longs filaments glutineux. Aussi s'écoule-t-il difficilement par le trocart, lorsqu'on vient à faire la ponction de la poche, et ces caractères le font distinguer sans peine des sérosités péritonéales.

Il est sans odeur ou d'une faible odeur fade. Sa densité varie de 1010 à 1015 et sa réaction est alcaline.

On peut, à côté de kystes renfermant cette matière, en rencontrer dont le contenu est fluide ou coulant et seulement filant, comme les humeurs décrites précédemment. Parfois, dans un même kyste, on trouve une humeur pareille à côté de la matière demi-liquide dont il est question ici.

Le contenu visqueux et tenace de ces kystes est remarquable en ce qu'il se coagule par la chaleur, comme le fait le blanc d'œuf, dont il a parfois un peu l'aspect extérieur. Il a quelquefois l'apparence du mucus ordinaire; comme lui alors, il est filant, tenace ou se laisse étirer en longs prolongements glutineux. Sous le microscope, il a souvent l'état strié, etc., que présentent les mucus demi-solides, et dont je vous décrirai la disposition dans une des leçons suivantes.

Ce qu'il importe de signaler, c'est que parfois cette matière d'aspect muqueux offre par places ou dans toute son étendue des plaques ou traînées grisâtres, blanchâtres ou jaunâtres dues à de très-nombreuses granulations contenues dans cette masse, demi-liquide ou plutôt demi-solide. De plus, on y voit des cellules épithéliales, tantôt prismatiques, d'autres fois polygonales ou pavimenteuses; très-fréquemment elles sont chargées de granulations graisseuses et souvent creusées d'excavations, de vacuoles analogues à celles que j'ai signalées tout à l'heure; elles sont ou non accompagnées de noyaux libres d'épithéliums et de leucocytes petits, irréguliers, plus ou moins grenus.

Ces particularités donnent à la préparation un aspect remarquable qu'il importe de noter.

Il manque encore une analyse convenable de ces humeurs, une analyse consistant à déterminer, d'une part, la quantité de leurs sels d'origine minérale, d'autre part, la quantité de leurs principes cristallisables d'origine organique, soit graisseux, soit à l'état salin, soit à l'état de corps voisins des alcaloïdes, comme l'urée, la créatine, la leucine, la créatinine, etc. Il faudrait étudier en troisième lieu les quantités de substances coagulables non cristallisables qu'elles renferment, et quelle est l'espèce de ces substances qui existe dans tel ou tel de ces liquides. Ce fait serait important non-seulement au point de vue physiologique, mais peut-être aussi au point de vue du traitement de ces kystes.

Scherer a donné le nom de *paralbumine* (1852) à une matière azotée assez différente de l'albumine qu'il a trouvée dans la matière visqueuse d'un kyste de l'ovaire de l'ordre de ceux dont il est question ici. Ce corps est complétement coagulé par la coction ou par l'addition d'acide acétique. En ajoutant de l'alcool à la solution aqueuse, il se précipite en flocons granuleux, et, après avoir laissé deux jours le coagulum en présence de ce liquide, et filtrant, les flocons obtenus ont été complétement dissous par l'eau à 35 degrés centigrades au bout de deux heures de contact. La paralbumine est précipitée par le carbonate de soude, l'acide chromique, etc. Ce corps renferme du soufre. Il se distingue de la caséine, parce qu'il n'est pas coagulé par l'acide acétique froid. A part cela, il se comporte comme elle, ce qui le distingue de l'albumine.

Dans un liquide non visqueux obtenu par ponction d'un kyste ovarien, Scherer (1852) a trouvé, en même temps que de l'albumine, une substance qu'il a nommée *métalbumine*. Elle offre les caractères de la paralbumine, mais en diffère en ce qu'elle n'est pas précipitée par le carbonate de soude et l'acide acétique; en outre, la solution chauffée après addition d'acide acétique ne donne pas de précipité, comme le fait la paralbumine, mais se trouble seulement.

Plusieurs auteurs admettent que ces substances sont des modifications de l'albumine; mais rien n'est prouvé à cet égard.

DEUXIÈME ESPÈCE. — DU SPERME.

Le sperme est un liquide complexe, opalin, blanchâtre, visqueux, filant, d'odeur particulière, produit par les organes génitaux mâles et projeté dans le vagin pour servir à la fécondation de l'ovule.

Il est nécesssaire de l'envisager d'abord analytiquement au point de vue anatomique, pour pouvoir se rendre compte des faits relatifs à l'ensemble de sa composition.

Avant de l'observer tel qu'il est au moment de l'éjaculation, il faut l'examiner au point de vue de l'origine de chacune de ses parties constituantes. L'étude du sperme paraît très-souvent difficile, parce qu'on ne s'est pas préoccupé de suivre cette voie, qui est la seule régulière et indiquée par l'examen des choses mêmes.

Du reste, nous verrons que beaucoup d'autres liquides de l'économie, au moment où ils sont appelés à remplir leurs usages, sont déjà un mélange d'humeurs dont la production préalable a été successivement la condition déterminante de la sécrétion de celui dont l'action est effective. Je vous signalerai particulièrement des phénomènes de cet ordre, lorsque nous arriverons à l'étude de la salive, du suc intestinal, etc.

Aucun de ces liquides n'agit tel qu'il a été produit. C'est ainsi qu'il y a trois espèces de salive ; il y en a trois qui n'agissent jamais que mélangées les unes aux autres. Prises individuellement, aucune d'elles n'a la propriété qu'elles ont lorsqu'elles sont mélangées au moment de leur action sur les aliments, et le suc gastrique n'est bien sécrété qu'autant que ces derniers sont très-imprégnés de la première lors de leur arrivée au contact de la muqueuse stomacale. Les sécrétions biliaire et pancréatique à leur tour sont subordonnées l'une à l'autre et particulièrement aux actes de même ordre qui ont eu lieu préalablement dans l'estomac. Or, vous allez retrouver des faits de cet ordre dans l'étude du liquide spermatique.

Des éléments caractéristiques du sperme.

Il y a dans la description du sperme, envisagé au point de vue où je me place en ce moment, à considérer d'abord la partie essentiellement caractéristique du fluide séminal quant au rôle physiologique qu'il a à remplir ; ce sont les spermatozoïdes.

Je ne vais faire ici que rappeler ce que j'ai déjà dit antérieurement sur ces éléments anatomiques.

Les spermatozoïdes, considérés longtemps comme des animaux, ont été appelés *animalcules spermatiques*, *larves* ou *embryons* des mammifères, etc., par Leeuwenhoeck ; *Trematoda pseudopolygastrica*, Ehrenberg ; *Macrocercus*, Hill, de la famille des *Cercozoa ; infusoires céphaloïdes* (poissons), *uroïdes* (oiseaux et reptiles), *céphaluroïdes* (mammifères), par Czermak. Ils ont été appelés aussi *filaments spermatiques*, *spermatozoaires* ou *spermatozoïdes*. Quelques auteurs écrivent par abréviation *spermazoaires* et *spermazoïdes*.

Ce sont des corps filiformes, mobiles, qui fourmillent dans le sperme de presque tous les animaux connus et qui le caractérisent essentiellement. Ceux de l'homme se composent d'une partie plus large et un peu aplatie, qu'on nomme *tête*, *corps* ou *disque*, et d'un appendice cylindroïde appelé *queue*, plus étroit que la tête ; la queue va en s'amincissant toujours, et se termine par une pointe extrêmement fine. Leur longueur totale est de 5 centièmes de millimètre ; la tête a $0^{mm},005$ de long, $0^{mm},003$ de large, et $0^{mm},001$ à $0^{mm},002$ d'épaisseur. Ces corpuscules exécutent des mouvements assez vifs, à l'aide de leur queue, qu'ils font onduler. Leur force est assez considérable, car ils écartent aisément de leur chemin des cristaux calcaires dix fois plus gros qu'eux. Henle, qui a mesuré leur vitesse, a reconnu que ceux qui, abstraction faite des excursions en zigzag, se portaient directement d'un point à un autre, ne parcouraient qu'un espace de 0,18 de millimètre en trois secondes, de sorte qu'il aurait leur fallu sept minutes et demie pour parcourir 27 millimètres. Ce sont les agents essentiels de la fécondation.

Nature des spermatozoïdes. — La naissance et le développement des spermatozoïdes montrent quelle est la nature de ces corps. Dans les organes génitaux mâles des plantes et des animaux se produit un *ovule mâle* de la même manière que naît l'ovule femelle dans l'ovaire ; leur structure est analogue ; il n'y a de différence que dans le volume, dans la coloration et dans l'épaisseur de la membrane vitelline. Arrivé à un certain degré de maturité, le vitellus de l'ovule mâle se segmente spontanément, comme le fait après la fécondation le vitellus de l'ovule femelle. Les sphères de fractionnement deviennent des *cellules embryonnaires mâles* de la même manière que se développent les cellules qui doivent constituer l'embryon dans l'ovule femelle. Seulement les cellules embryonnaires mâles, une fois nées, au lieu de se souder ensemble et de devenir cohérentes comme les cellules embryonnaires femelles qui constituent ainsi l'embryon, restent distinctes les unes des autres : de plus, on voit leur forme changer peu à peu, et un point saillant qui s'allonge vient constituer leur cil ou queue chez les animaux, pendant que la masse de la cellule, diminuant de volume, en constitue la tête. On ne sait pas encore bien comment naissent les cils dans les spermatozoïdes des cryptogames. Chez la plupart des végétaux et des animaux, ce n'est pas toute la cellule embryonnaire mâle qui devient un spermatozoïde ; c'est dans sa cavité que se produit celui-ci aux dépens du contenu et parfois du noyau ; il en sort par rupture de la paroi de la cellule.

On voit, d'après ce qui précède, qu'on doit définir les spermatozoïdes : des éléments anatomiques spéciaux, isolés, dérivant directement d'une portion de la substance des cellules embryonnaires mâles par une succession de modifications évolutives de celles-ci.

Quant à la queue ou aux cils vibratiles de ces éléments anatomiques mâles et à la motilité dont ils sont doués, ils ne sont pas plus étonnants ici que les cils et les mouvements analogues qu'on obtient sur les cellules d'épithélium de beaucoup de muqueuses. Ces mouvements ne suffisent pas pour faire dire que les spermatozoïdes sont des animaux, pas plus qu'on ne peut dire qu'une cellule d'épithélium vibratile, entraînée pendant des heures par les cils qu'elle porte, est un animal. Les uns et les autres sont des parties constituantes spéciales ou éléments anatomiques des animaux. Ainsi les spermatozoïdes ne sont pas des animaux, pas plus que les cellules épithéliales à cils vibratiles, ou que toute autre espèce d'élément anatomique, contractile ou non, faisant partie des tissus ou des humeurs d'un organisme quelconque.

Les grains de pollen se produisent d'une manière analogue aux spermatozoïdes ; toute la sphère de segmentation devient grain de pollen par une métamorphose qui consiste en la production d'une enveloppe extérieure de cellulose ; ils sont les analogues des spermatozoïdes. Les grains de pollen transmettent par endosmose à l'ovule femelle une partie de leur liquide par l'intermédiaire du boyau pollinique ; les spermatozoïdes sont aussi la seule partie fécondante du sperme et des organes mâles des algues, mais seulement par liquéfaction dans le vitellus après leur pénétration dans l'ovule femelle. C'est là ce qui caractérise la fécondation ; et alors commence ou se continue dans le vitellus femelle le phénomène de la segmentation qui avait été entièrement spontané dans le vitellus de l'*ovule mâle*. L'ovule mâle est ce qu'on a appelé longtemps *cellule* ou *vésicule mère des spermatozoïdes ou des grains de pollen*.

Composition du contenu des canaux déférents.

En fait, les testicules donnent naissance aux spermatozoïdes, partie essentielle du sperme, mais non au liquide éjaculé. Une fois ces éléments produits les canaux déférents viennent les verser dans les vésicules séminales ou les mélanger aux liquides que nous étudierons tout à l'heure, qui sont le *milieu* dans lequel ils vivent.

Le testicule ne donne pas le sperme tel qu'il est éjaculé ; il ne fournit que les spermatozoïdes, et lorsqu'on prend la substance venant du testicule dans le canal déférent, on ne la trouve pas liquide, c'est une matière pâteuse, demi-liquide, d'un blanc mat. Elle est constituée pour les neuf dixièmes au moins par des spermatozoïdes. On y voit, en outre, un peu de sérum et des cellules sphériques larges d'un centième de millimètre environ, sans noyaux, peu granuleuses : ce sont probablement des cellules de segmentation, *cellules embryonnaires mâles*, provenant des *ovules mâles* ou *vésicules mères des spermatozoïdes*, et restées stériles par accident au lieu d'avoir donné naissance à un spermatozoïde comme à l'ordinaire.

Il n'est pas rare de trouver dans chaque goutte du sperme du canal déférent et même dans celui qui est éjaculé quatre ou cinq spermatozoïdes qui entraînent la *cellule embryonnaire mâle* dont ils dérivent et dont ils ne sont pas entièrement sortis. Leur tête est parfois encore plongée en totalité dans la cellule, et le plus souvent elle est ou à moitié ou tout à fait saillante hors de la cellule pendant que la queue la traverse. Ces cellules sont larges de 7 à 10 millièmes de millimètre, ordinairement ovoïdes, parfois sphériques, un peu aplaties, finement granuleuses, sans noyau. D'autres spermatozoïdes, faciles à distinguer des précédents, traînent derrière leur tête, à la base de leur queue, un lambeau irrégulier ou circulaire, provenant probablement de cette cellule embryonnaire mâle.

On voit aussi dans le sperme du canal déférent des granulations moléculaires, les unes très-fines, azotées, et les autres jaunâtres, graisseuses.

Enfin il renferme quelques rares épithéliums nucléaires principalement sphériques, très-petits, larges de $0^{mm},005$ à $0^{mm},006$, quelquefois seulement de $0^{mm},004$, venant de l'épithélium de l'épididyme très-probablement, sans avoir servi de centre à la génération de cellules épithéliales. On retrouve également ces noyaux, mais en très-petit nombre, dans le sperme éjaculé.

Je n'ai pu parvenir jusqu'à présent à déterminer d'une manière précise l'origine et la nature de ces petits noyaux, dont j'aurai à vous parler plusieurs fois dans la prochaine leçon. Avant la puberté, l'épithélium des conduits épididymaires n'est pas encore prismatique. Il est formé de noyaux ovoïdes, semblables à ceux des cellules prismatiques de ces conduits chez l'adulte ; une petite quantité de matière amorphe existe entre ces noyaux, mais elle n'est pas segmentée en cellules. Parmi ces noyaux ovoïdes, il en est beaucoup qui sont sphériques, du volume de ceux que je viens de décrire dans le sperme ; mais ils sont plus foncés, leur contour aussi bien que leur centre, qui est bien plus granuleux.

Avant la puberté aussi, l'épithélium remplissant les tubes testiculaires (dont la paroi propre est alors très-mince), cet épithélium, dis-je, est exclusivement nucléaire et non polyédrique comme chez l'adulte. Ses noyaux sont sphériques, pâles, à contour net, à contenu homogène ou à peine grenu, ordinairement sans nucléole ou avec un petit nucléole clair. Sous ces divers rapports, les noyaux du sperme décrits plus haut leur ressemblent assez d'une manière générale, mais ils sont de moitié plus petits environ ; car les épithéliums nucléaires du testicule, avant la puberté, sont larges de 7 à 8 millièmes de millimètre. Ils sont très-analogues aux épithéliums nucléaires sphériques des ovisacs des fœtus femelles, alors que ces noyaux ne sont pas encore devenus un centre de segmentation pour leur passage à l'état d'épithélium cellulaire à cellules polyédriques.

Sur la nature des actes de l'accomplissement desquels résulte la production
du sperme.

Ici nous voyons ce que nous avons déjà observé dans les ovisacs, c'est que dans le testicule naissent par genèse des ovules mâles, dans l'intérieur desquels, lorsqu'ils sont arrivés à maturité, s'accomplit la segmentation qui conduit à la production des cellules embryonnaires mâles d'où résultent les spermatozoïdes.

Il n'y a là rien qui soit comparable aux phénomènes de sécrétion.

Notez qu'il y a des animaux chez lesquels le sperme est introduit dans l'ovaire ou dans les canaux où s'opère la fécondation sans addition de liquide quelconque aux spermatozoïdes. Le sperme est porté dans la femelle à l'état de matière demi-solide qui s'est enroulée chemin faisant sous la forme de corps appelés *spermatophores*. Il est porté là dans l'état où on le trouve chez l'homme dans les canaux déférents seulement.

Il se passe quelque chose d'analogue pour les ovules qui sont accompagnés d'un liquide surajouté dans les ovisacs, liquide dû à un phénomène de sécrétion ayant lieu postérieurement à la génération des ovules. Ainsi il y a des animaux chez lesquels les ovisacs ne renferment que l'ovule sans suraddition de ce produit sécrété qui vient compliquer ici la constitution de l'ovisac.

Ce fait-là, je le répète, est important, et il a un très-grand intérêt lorsqu'on vient à comparer le sperme dans la série des êtres.

Voilà donc ce qu'il était important de signaler, c'est que le produit du testicule n'est pas un produit de sécrétion ; le testicule sert seulement à la génération d'éléments anatomiques qui conduisent à la génération des spermatozoïdes, phénomènes qui n'ont rien d'analogue avec les phénomènes de sécrétion se passant dans d'autres organes de cet appareil.

Aussi rien n'est erroné comme d'appeler le testicule une glande ou l'ovaire une glande. Cela est erroné au point de vue anatomique et plus encore au point de vue physiologique. L'un et l'autre appartiennent, en effet, au groupe des *parenchymes non-glandulaires*, et diffèrent autant des *parenchymes glandulaires* que ceux-ci diffèrent des *tissus proprement dits* (1). J'insiste sur ce fait parce que, à chaque instant, on voit encore répéter ces expressions : *sécrétion du sperme, sécrétion des spermatozoïdes, sécrétion des épithéliums.* C'est indiquer qu'on ignore à la fois ce que sont les spermatozoïdes et les phénomènes de sécrétion. (Voy. page 16.)

Maintenant à ce produit du testicule se trouvent surajoutés plusieurs humeurs. Ces liquides surajoutés servent de milieu dans lequel continuent à vivre pendant des mois et même des années, les spermatozoïdes qui empruntent des matériaux à ce milieu, et dans lequel ils en rejettent ; car ce sont des éléments doués d'une individualité propre, d'une vie propre. Cette vie, ils la manifestent dans un milieu déterminé, et ce milieu déterminé est fourni par une série de glandes annexées à l'appa-

(1) Voy. Littré et Robin, *Dictionnaire de médecine.* Paris, in-8, 10ᵉ édition, 1855, et 12ᵉ édition, 1865, art. PARENCHYME ; et Ch. Robin, *Programme du cours d'histologie.* Paris, 1865 ; in-8, page 251.

reil générateur, au delà du parenchyme non glandulaire du testicule, dont je vais actuellement décrire les produits.

TROISIÈME ESPÈCE. — SÉCRÉTION DES FOLLICULES DU CANAL DÉFÉRENT.

Je dois rappeler ici que le sperme pur, c'est-à-dire le produit du testicule pris dans le canal déférent, a une coloration blanche, lactescente, et une consistance crémeuse, épaisse.

J'insiste sur ce fait, car au bas de ce canal le sperme reçoit le *liquide fourni par les follicules*, qui déterminent une légère augmentation de volume du canal déférent près des vésicules séminales. Ce liquide est brunâtre ou gris jaunâtre, plus ou moins foncé, contenant : 1° un sérum, 2° des cellules épithéliales prismatiques et des épithéliums nucléaires ovoïdes, 3° des granulations arrondies ou polyédriques, irrégulières, réfractant fortement la lumière, à centre brillant et à contour brunâtre foncé. Cette humeur se surajoute aux spermatozoïdes et pénètre avec eux dans les vésicules séminales. Et dès le moment où ce liquide s'est surajouté à la substance crémeuse qui remplissait les canaux déférents, cette matière perd sa coloration crémeuse et devient d'un gris brunâtre. De telle manière que jamais, ni dans les vésicules séminales, ni dans les canaux déférents, il n'a la coloration qu'il possède au moment de l'éjaculation. Ce fait est important dans le cas où l'on est appelé à faire des autopsies. Son omission a pu être la source d'interprétations erronées.

Il y a donc là une humeur servant simplement de milieu aux spermatozoïdes, qui se trouve surajoutée au sperme proprement dit ; arrivé vers la fin des canaux déférents, ce liquide doit sa coloration brune à des granulations réfractant fortement la lumière en lui donnant une teinte foncée.

Dans cette humeur brunâtre qui doit sa coloration à ces granules foncés réfractant fortement la lumière, il y a, en outre, comme je l'ai dit, un certain nombre de noyaux ovoïdes qui sont de l'épithélium nucléaire venant du canal déférent ou des follicules eux-mêmes. Toutes ces particules sont en suspension dans un liquide peu filant, peu visqueux, qui est la partie essentielle de l'humeur.

QUATRIÈME ESPÈCE. — SÉCRÉTION DES VÉSICULES SÉMINALES.

Dans les vésicules séminales se surajoute au sperme un second liquide qui est fourni par les parois propres de ces vésicules mêmes, par la muqueuse de ce conduit replié. Cette humeur est relativement abondante, d'une teinte légèrement grisâtre, mais sans coloration brune. C'est de tous les liquides dont je viens de parler le plus abondant, et dans le cas de coïts très-rapprochés, le sperme des dernières éjaculations est composé surtout par lui et par l'humeur prostatique; il ne renferme que très-peu de spermatozoïdes. Sa composition immédiate n'est pas connue.

Ce liquide est assez complexe, surtout lorsqu'il a séjourné assez longtemps dans les vésicules séminales. En effet, on y rencontre en premier lieu des cellules épithéliales prismatiques et des épithéliums nucléaires en très-petite quantité, qui viennent des parois des vésicules. Après quatre ou cinq jours environ de non-éjaculation, il se produit dans cette humeur de petites concrétions incolores, transparentes, tantôt arrondies, tantôt cylindroïdes, et dans ce cas-là contiguës les unes aux autres et se soudant aux points de contact. Ce sont des concrétions analogues à celles dont je vous ai parlé (voy. page 235) en traitant de la sécrétion des glandes à vésicules closes. Ces concrétions sont formées essentiellement par des substances azotées qui jaunissent par la teinture d'iode et sont appelées *sympexions*, d'une manière générale, pour les distinguer des concrétions calcaires (du mot grec σύμπεξις, qui veut dire concrétion).

Il est très-important de connaître leur existence dans les vésicules séminales.

Lorsqu'elles se produisent, elles englobent dans leur épaisseur les spermatozoïdes, qui restent immobiles et pris comme dans la glace. Ces concrétions englobent en même temps les autres éléments anatomiques, les noyaux et les granules graisseux dont j'ai parlé tout à l'heure et qui se trouvaient mélangés à ces corps.

L'acide acétique gonfle, rend très-transparents et dissout rapidement les sympexions des vésicules séminales; il met en évidence alors les spermatozoïdes, les leucocytes, etc., qu'ils avaient englobés. Cette dissolution montre que ces concrétions sont formées par une substance autre que la mucosine, car nous verrons que celle-ci n'est pas dissoute par l'acide acétique. Du reste, ces concrétions n'ont pas toujours un aspect cylindroïde avec des anastomoses les unes avec les autres qui donnent à l'ensemble un aspect aréolaire. Quelquefois on les voit former de petites masses, ou véritables calculs polyédriques à arêtes mousses, larges de 1/2 à 1 millimètre, et quelquefois atteignant 2 à 3 millimètres de large, surtout chez les vieillards ; dans ces cas-là il n'est pas rare de les trouver brunâtres ou rosés. Cette coloration rosée est due à ce que, lorsqu'il y a séjour très-prolongé du sperme dans les vésicules séminales, de petites hémorrhagies ont lieu dans celles-ci. On trouve alors quelques hématies mélangées au sperme, qu'elles teintent en rose ou en rouge.

Ce fait a son importance, parce qu'il vous arrivera d'être consulté par des hommes qui, ayant eu occasion de voir leur sperme ainsi coloré, en sont très-préoccupés. Cela indique ordinairement qu'il n'y a pas eu coït depuis longtemps (sauf le cas d'hémorrhagie uréthrale), bien que en général les patients se vantent du contraire.

Indépendamment des sympexions, on rencontre parfois dans ces réservoirs des concrétions calcaires ou de véritables calculs, soit friables, soit durs, compactes, blancs ou gris. Un de ces *calculs des vésicules séminales*, analysé par Peschier, lui a donné :

Phosphate de chaux........................ 86
Carbonate de chaux........................... 2
Matière animale............................ 12

Il n'est pas dit si le phosphate de magnésie y a été recherché ; mais la présence de ce sel dans ces calculs est probable, à en juger par ce fait que son existence est habituelle dans le sperme.

En résumé, ce troisième liquide, le *liquide des vésicules séminales* est brunâtre ou grisâtre, quelquefois presque opaque, d'autres fois gélatiniforme ou un peu grenu au toucher, et contient tous les éléments anatomiques des liquides précédents ; il renferme de plus des *sympexions* arrondis ou réunis en masses aréolaires, englobant ou non des spermatozoïdes plus ou moins abondants et des flocons de mucosine. On y voit toujours des leucocytes normaux ou hypertrophiés, quelquefois granuleux, ainsi que des granulations jaunâtres graisseuses ou brunâtres, réfractant assez fortement la lumière. Souvent il s'y trouve de l'hématoïdine en grains amorphes, ou quelques amas d'hématies.

Les spermatozoïdes disparaissent par atrophie et résorption dans les vésicules séminales, pendant certaines maladies de longue durée, telles que les fièvres typhoïdes, la phthisie chronique, etc. On n'en trouve point alors dans les vésicules séminales, qui renferment néanmoins un liquide de même aspect que celui qu'elles contiennent lorsque les spermatozoïdes existent. Ceux-ci reparaissent lors de la convalescence, et en même temps reviennent les érections, qui avaient cessé antérieurement.

Les humeurs concourant à former le sperme éjaculé et qu'il nous reste à examiner, ne sont pas aussi abondantes dans ce liquide que celle qui est fournie par les vésicules séminales. Ce sur quoi je dois insister, c'est que dans les vésicules séminales, le sperme n'a jamais la coloration blanche qu'il a au moment de l'éjaculation, ni la coloration qu'il avait avant d'y arriver. Toutes les fois que vous ouvrirez ces réservoirs, vous trouverez leur contenu d'une coloration brunâtre et quelquefois presque opaque, ou bien d'un gris à peine blanchâtre, plus ou moins transparent. Ces conditions varient d'un sujet à l'autre sans qu'on sache exactement pourquoi.

CINQUIÈME ESPÈCE. — HUMEUR PROSTATIQUE.

Il y a d'autres humeurs encore qui peuvent s'ajouter au sperme, mais lors de l'éjaculation seulement. Tel est le liquide prostatique qui n'est excrété qu'au moment de l'éjaculation. Il n'a point de réservoir. Il y a toujours de cette humeur dans les conduits prostatiques, mais elle est fournie en plus grande quantité au moment de l'éjaculation et excrétée en raison de la présence de fibres musculaires de la vie végétative qui existent en nombre considérable dans la trame de la prostate. Vous savez que la masse de la prostate est représentée par un tiers environ de fibres-cellules (1), le reste étant constitué par le tissu propre de la glande, des fibres lamineuses, des vaisseaux, des nerfs. Ces fibres musculaires compriment énergiquement les acini de la glande et déterminent l'excrétion du liquide, au moment de l'éjaculation à laquelle cet acte prend part.

Ce liquide est alcalin, de consistance analogue à celle du lait épais, non visqueux; il est d'un blanc crémeux, un peu jaunâtre, plus ou moins foncé, selon les sujets. C'est lui qui restitue au sperme, au moment de l'éjaculation, sa coloration blanche, lactescente, opaline, qu'il n'avait plus dans les vésicules séminales. Comme cette sécrétion prostatique n'est pas très-rapide, lorsqu'il y a plusieurs coïts très-rapprochés, les dernières éjaculations donnent un liquide plus grisâtre, plus clair, moins lactescent; la coloration opaline que l'on décrit habituellement au sperme ne se rencontre guère que dans les deux premiers coïts. Elle ne s'observe bien qu'à la condition qu'il y aura eu ensuite un intervalle de quelques heures entre les rapprochements sexuels.

L'humeur prostatique ne contient jamais des leucocytes; elle doit surtout sa coloration à la présence de granules moléculaires qui y sont en suspension. Il s'y trouve aussi une grande quantité de fines granulations grisâtres. Voilà les deux parties principales qui lui donnent sa coloration blanche.

Enfin on y peut rencontrer des cellules épithéliales prismatiques; mai elles ne sont jamais qu'en très-petit nombre dans le liquide éjaculé. Si, au contraire, on fait suinter l'humeur en pressant la prostate, on expulse

(1) Voy. Ch. Robin, dans Gellie, *De l'hypertrophie de la prostate.* Paris, 1854, in-4, thèse, p. 26 ; et Littré et Robin, *Dictionnaire de médecine.* Paris, 1855, 10e édition, et 12e édition, 1865 : art. PROSTATE.

une grande quantité de ces cellules à cils vibratiles qui tapissent ses canaux excréteurs.

Ce fait-là doit être connu, car quelquefois, bien que rarement, quelques-unes de ces cellules sont expulsées dans l'éjaculation avec le liquide prostatique et on les retrouve dans le sperme.

Dans l'humeur obtenue sur le cadavre par la pression, on trouve en outre des concrétions particulières qui ont été décrites depuis très-longtemps et dont nous allons nous occuper ; elles sont surtout abondantes chez les sujets âgés, lorsque la prostate ne fonctionne plus au point de vue de la génération.

En résumé, ce quatrième liquide n'est pas transparent, hyalin et filant comme le décrit Huschke. Il se mêle au liquide des vésicules séminales au moment de l'éjaculation seulement. Il se compose : *a.* d'un sérum ou mucus ; *b.* de nombreuses granulations d'aspect graisseux, à centre brillant jaunâtre, à contour foncé, auxquelles il doit en grande partie sa couleur blanche ; *c.* de granulations moléculaires grisâtres ; *d.* de cellules d'épithélium prismatique à cils vibratiles, régulières ou irrégulières, plus ou moins nombreuses, contenant souvent des granulations graisseuses autour de leurs noyaux ; *e.* quelquefois de petites concrétions ou calculs prostatiques à lignes concentriques.

C'est au liquide de la prostate que le sperme éjaculé doit principalement la couleur blanche qu'il n'a pas dans les vésicules. Ce liquide n'est excrété qu'au moment de l'éjaculation et jamais dans ses intervalles. Son expulsion est due à la contraction des fibres-cellules nombreuses qui entrent dans la composition de la trame de la prostate.

Jamais, jusqu'à présent, on n'a constaté les caractères propres au liquide prostatique dans un écoulement quelconque de l'urèthre. Toutes les humeurs qui en sortent, dans les affections décrites sous les noms de *prostatite chronique*, de *prostatorrhée, écoulements uréthro-prostatiques*, ont, ou bien les caractères du mucus uréthral devenu purulent, ou ceux du liquide des glandes de Méry, purulent ou non. C'est donc arbitrairement et sans preuves que plusieurs auteurs donnent à ces liquides le nom d'*écoulements prostatiques* dans les descriptions des maladies de la prostate, et regardent leur apparition au méat comme un symptôme de celles-ci. Aucun fait jusqu'à présent ne prouve cette supersécrétion prostatique, ni cette émission continue d'une humeur qui, normalement, n'est excrétée que par une contraction de la trame musculaire de l'organe.

Lorsqu'on vient à prendre sur le cadavre les vésicules séminales et la prostate, et qu'on les comprime de manière à faire sortir du sperme par les canaux déférents et du liquide prostatique par les canaux correspondants, on distingue tout de suite ces deux liquides. Le sperme se fait remarquer par sa coloration d'un gris brunâtre, et le liquide prostatique par sa coloration et sa consistance crémeuses, ou une teinte légèrement jaunâtre, analogue à celle du pus. Cette dernière particularité est assez importante, car j'ai vu des cas dans lesquels on a pris ce liquide sortant normalement de la prostate après la compression pendant l'autopsie, pour du pus dû à une inflammation de la prostate, sur des sujets morts pendant la durée d'une épididymite, autopsie faite par des personnes ne connaissant pas la couleur normale du liquide prostatique. Or, cette coloration n'est produite que par des granulations principalement graisseuses et par des cellules épithéliales en suspension et non par des leucocytes.

Calculs provenant du liquide prostatique.

L'humeur prostatique peut devenir le point de départ de la formation de deux variétés principales de calculs. Dans la première variété (*gravelle prostatique*) se rangent des concrétions de nature azotée, qui existent abondamment chez presque tous les sujets, à compter de l'âge adulte confirmé. La seconde variété comprend les calculs proprement dits, bien plus rares, qui sont principalement formés de phosphate de chaux, avec une gangue de substances albuminoïdes.

Sous le nom de *calculs prostatiques*, on a décrit et analysé des grains durs retirés des canaux excréteurs de cette glande, qui étaient entièrement formés d'oxalate de chaux ; mais il y a lieu de croire que c'étaient des graviers urinaires engagés dans ces conduits.

Beaucoup d'auteurs décrivent aussi, au point de vue chirurgical, sous le nom de *calculs prostatiques*, des graviers d'origine vésicale qui, s'étant introduits dans les conduits précédents, y ont grossi plus ou moins, en continuant à servir de centre au dépôt des urates, oxalates ou autres principes peu solubles de l'urine, puis ont formé là une tumeur dure distendant et lésant le tissu de la prostate dans laquelle ils se sont graduellement creusé une loge. Mais nous n'avons pas à étudier ici ces calculs, qui sont de nature urinaire, au point de vue de l'origine de leurs principes constitutifs, et qui ne diffèrent des calculs urinaires que nous aurons à décrire plus tard que par leur siége insolite. La lenteur avec laquelle ils augmentent de volume fait qu'ils arrivent à offrir des dispositions très-curieuses sous ce rapport et à entraîner de remarquables altérations dans le tissu prostatique, la muqueuse uréthrale, etc.

Il ne faut pas confondre non plus avec les calculs prostatiques les *phlébolithes* ou concrétions calcaires intra-veineuses, qui sont assez communes dans les veines variqueuses du bassin et du périnée, autour de la prostate particulièrement (1).

De toutes les glandes sans exception, la plus communément affectée de calculs est, sans aucun doute, la prostate. Sur trois sujets ayant dépassé l'âge de trente-cinq ans, il en est généralement deux dont les conduits prostatiques renferment un certain nombre, et quelquefois beaucoup des calculs que nous allons décrire.

Première variété des calculs prostatiques.

Ces concrétions existent, soit dans les prostates qui ont le volume normal, soit dans celles qui dépassent les dimensions ordinaires. Il est exceptionnel de trouver une prostate hypertrophiée dans laquelle ces calculs, invisibles à l'œil nu, ou à peine perceptibles, ne soient très-abondants. Ils offrent un diamètre qui varie depuis un centième de millimètre jusqu'à celui d'une tête d'épingle. Notons que ces derniers ne se rencontrent guère que chez les individus ayant atteint ou dépassé l'âge de cinquante ans, ou chez ceux qui ont une hypertrophie de la prostate. Cependant j'en ai vu chez un supplicié, âgé de quarante-cinq ans, dont la prostate, un peu volumineuse, mais nullement malade, avait ses conduits tellement remplis par ces concrétions, que celles-ci y formaient de petites masses d'un jaune d'ambre demi-transparent, facile à apercevoir sur la coupe de l'organe. Or, en dissociant ces petites masses dans une goutte d'eau, on y voyait des calculs d'un millimètre et d'un millimètre et demi de diamètre. Sur des sujets destinés aux dissections, vous pourrez également observer des cas analogues, et même y rencontrer des calculs larges de 2 à 3 millimètres.

Malgré leur nombre, leur fréquence et le petit volume de beaucoup d'entre eux, jamais jusqu'à présent on n'a signalé leur présence dans le sperme éjaculé.

Voyons maintenant quelle est la structure intime de ces calculs qui, non-seulement concourent à augmenter le volume de la prostate, mais encore dont la présence complique diverses maladies de cette glande. Nous étudierons ensuite les concrétions calcaires auxquelles eux-mêmes servent parfois de noyau.

La forme de ces petits graviers est très-variable, quel qu'en soit le volume ; on peut les voir quelquefois ovoïdes, arrondis ou prismatiques triangulaires. Ils sont plus souvent un peu aplatis, quadrilatères ou polyédriques à angles arrondis, soit cuboïdes, soit de forme pyramidale, à faces légèrement concaves, surtout lorsqu'ils atteignent une largeur d'un

(1) Voyez, sur ces questions, B. Béraud, *Des maladies de la prostate*. Paris, 1857, in-8, p. 95 et 2 planches.

dixième de millimètre ou d'un millimètre. Leur coloration est presque nulle lorsqu'ils sont très-petits ; elle est d'un jaune d'ambre, tantôt pâle, tantôt foncé lorsqu'ils sont visibles à l'œil nu. Dans certains cas, ces calculs offrent, à l'œil nu, une coloration noirâtre qui les a fait comparer à des grains de tabac à priser ou de café moulu, tandis que sous le microscope, vus par transparence, ils offrent une coloration rougeâtre, analogue à celle de l'hématosine.

Ces concrétions se composent presque toujours d'un petit *noyau* central, souvent granuleux, plus foncé que le reste de la masse. Dans les cas où elles sont de coloration noirâtre ou rougeâtre, ce noyau, granuleux ou non, offre particulièrement la coloration pourpre foncée ou d'un rouge brun que nous venons d'indiquer, et semble être formé par de l'hématosine provenant de quelque épanchement sanguin. On trouve quelquefois dans l'épaisseur de ce noyau, auprès de sa surface, soit des cellules épithéliales, soit des noyaux de l'épithélium prostatique englobés dans son épaisseur.

Il est une particularité de structure qui donne à ces calculs un aspect d'une élégance toute spéciale, et dont aucune autre concrétion n'offre d'exemples aussi tranchés. Autour du noyau, leur masse est en effet composée d'un nombre plus ou moins considérable de couches concentriques régulièrement disposées ; les plus minces sont les plus extérieures, ou par zones alternant avec des couches plus épaisses.

Ces dispositions ont fait comparer parfois leur aspect à celui des grains de fécule, mais on a beaucoup exagéré cette ressemblance qui est purement extérieure et qui ne conduit à rien, au point de vue de la détermination de leur nature intime, de leur signification, de leur mode de formation, etc.

De l'épaisseur et de la régularité de ces couches concentriques peuvent résulter des variétés d'aspect sous le microscope presque infinies, nous ne chercherons pas à les décrire, car les exemples que je vous ai signalés suffisent pour en donner une idée. Notons toutefois que plus les calculs sont volumineux, plus sont épaisses ces couches concentriques. Dans ces cas-là également, la substance de ces couches est finement granuleuse, au lieu d'être tout à fait homogène comme dans les calculs invisibles à l'œil nu. Lorsqu'on vient à comprimer ces calculs entre deux lames de verre, ils se brisent, éclatent en quelque sorte, de la surface jusqu'au noyau, qui tantôt résiste, tantôt est déprimé lui-même. Il est commun dans ces conditions de voir les couches concentriques se séparer les unes des autres et s'exfolier.

Quel que soit le volume de ces calculs, tant qu'ils sont encore transparents ou demi-transparents sous le microscope, traités par l'acide chlorhydrique ou par l'acide acétique, ils ne font que devenir un peu plus pâles sans qu'il y ait dégagement de gaz. Ce dernier acide les gonfle et les ramollit. Ce n'est que lorsqu'ils sont devenus opaques que l'emploi de ces réactifs produit un dégagement gazeux et les attaque comme ils le font lorsqu'il s'agit de concrétions de phosphate et de carbonate de chaux ou de magnésie, sels dont ils s'incrustent parfois un peu. L'emploi de la teinture d'iode, avant comme après l'action des acides, détermine l'apparition dans ces calculs d'une teinte d'un brun jaunâtre ou rougeâtre, semblable à celle dont ce réactif détermine l'apparition sur toutes les substances azotées. Chauffés, ils se charbonnent, se boursouflent et brûlent sans laisser de résidu bien appréciable. De ces faits nous sommes donc autorisé à conclure que les calculs transparents ou demi-transparents, de couleur ambrée ou rougeâtre, que nous venons de décrire, sont essentiellement des concrétions de nature azotée.

Depuis longtemps, comme vous le savez, les calculs de ce genre ont été signalés par Morgagni, qui, dans plusieurs de ses lettres, les a comparés à des grains de tabac à priser.

Il signale de ces grains semblables à du tabac, qui étaient situés sur les côtés de la caroncule séminale, et qui paraissaient être collés avec cette caroncule elle-même. « Alors, ayant disséqué la prostate, dit-il, je trouvai dans son épaisseur, de quelque côté que je la coupasse, des grains semblables, soit dans la partie gauche, soit dans presque toute la moitié droite. »

Enfin Morgagni dit encore : « Je ne passerai pas sous silence, savoir : qu'on voyait de petits grains semblables à du tabac sur les côtés de la caroncule séminale. »

Deuxième variété des calculs prostatiques.

Les calculs de cette variété, comme je vous l'ai dit, ne doivent pas être confondus avec les précédents. Ils sont, du reste, bien plus rares.

Ils sont d'un gris brun ou blanchâtres, d'aspect calcaire, durs ou friables, à surface parfois rugueuse, surtout quand il n'y en a qu'un, et lisses s'ils sont accumulés.

Un calcul prostatique de cette variété, analysé par Lassaigne, lui a donné :

        Phosphate de chaux......................... 845
        Carbonate de chaux.......................... 5
        Matière animale (mucus)..................... 150

M. Raoul Leroy (d'Étiolles) a montré à la Société anatomique un petit calcul prostatique en forme de cornemuse, d'aspect brillant et poli, comme vitrifié à la surface, composé de phosphate de chaux, qui fut extrait par l'opération de la boutonnière, par le professeur A. Bérard.

On trouve au musée Dupuytren (au n° 145) quatre petits calculs à facettes, retirés de la prostate d'un malade âgé de quarante et un ans. Ils sont composés de :

    Phosphate de chaux.................... 60 pour 100.
    Phosphate ammoniaco-magnésien........ 20   —
    Carbonate de chaux.................... 20   —

Au n° 166 du même musée sont de petits calculs trouvés dans un trajet fistuleux à travers la prostate ; ils sont d'un gris brun à l'intérieur et entourés d'une couche blanche.

Leur composition chimique est :

    1° Partie centrale :

    Oxalate de chaux........... .... 75 pour 100.
    Carbonate de chaux................... 20   —

    2° Couche blanche, phosphate de chaux.

Dupuytren a publié une observation de taille pour un cas de pierre de la prostate. Ces concrétions prostatiques adhéraient en forme de chapelet et avaient le volume d'une petite noix. L'analyse qui en a été faite y a démontré 6 parties de phosphate de chaux et 13 d'une matière animale.

Tous les faits précédents vous montrent que les calculs prostatiques peuvent offrir de fréquentes variétés, tant sous le rapport de leurs propriétés physiques que sous celui de leurs propriétés chimiques.

Les auteurs indiquent leur nombre comme infiniment variable ; cela est vrai, surtout pour ceux de la première variété. Quant aux autres, on en trouve un seul, d'autres fois deux, trois et même davantage. Il faut rapporter aux calculs de la première variété les cas dans lesquels on en a compté jusqu'à cent. M. Cruveilhier dit avoir observé un sujet sur lequel on ne put les compter, tant ils étaient nombreux.

Leur volume offre les mêmes particularités. C'est ainsi que les uns sont gros comme des petits grains de gravier, tandis que d'autres égalent le volume d'une tête d'épingle ; ceux-là sont des concrétions de la première variété, tandis qu'il faut ranger dans la seconde ceux qui ont le volume d'un noyau de cerise, ou même d'un œuf de poule ; toutefois on peut en voir qui, formés de sels calcaires, sont encore à peine visibles à l'œil nu. Leur couleur a été trouvée noire par Morgagni ; d'autres fois elle est bistre ou jaune. Fichte en a vu cent de couleur rouge ; le plus souvent ils sont d'un brun marron, quelquefois blanchâtres. Ces derniers sont en général calcaires.

Leur forme est tantôt arrondie, tantôt triangulaire, d'autres fois on remarque que les calculs de la prostate offrent une irrégularité très-grande ; placés dans les conduits de la glande, ils en dessinent les ramifications, ce qui leur donne une forme arborescente. Leur surface est en général lisse, luisante, et taillée à facettes si leur nombre est considérable. Parfois enfin, ils sont plus ou moins irrégulièrement ovoïdes ; ce sont principalement ceux de la seconde variété qui sont dans ce cas.

SIXIÈME ESPÈCE. — HUMEUR DES GLANDES BULBO-URÉTHRALES.

Nous avons encore à étudier un dernier liquide qui est sécrété au moment de l'éjaculation ou plutôt un peu avant : c'est le liquide qui est fourni par les glandes bulbo-uréthrales. Ces glandes sont également connues sous les noms de glandes *vulvo-vaginales* ou *de Bartholin* chez la femme, glandes *de Méry* ou *de Cooper* sur l'homme. Elles fournissent une humeur qui est excrétée pendant la durée de l'érection, dans les deux sexes.

Ce liquide est complétement hyalin, extrêmement filant et visqueux. C'est lui qui donne au sperme éjaculé son état filant, gélatiniforme, car de tous les fluides que j'ai décrits jusqu'à présent comme prenant part à la constitution du sperme, aucun n'est visqueux, aucun n'a l'aspect de gelée qu'a le sperme au moment de l'éjaculation. Ce liquide est dépourvu de toute espèce d'éléments anatomiques. Il ne renferme ni granulations, ni épithélium nucléaire, comme les humeurs décrites jusqu'à présent. Ce fait doit être retenu, parce que fréquemment il est pris pour du sperme, soit par les malades, les hypochondriaques surtout, soit même par des médecins.

Il importe d'être bien fixé sur ce que signifie son excrétion, tant pour rassurer les nosophobes, que pour se débarrasser de ceux qui, rendus hypochondriaques par abstinence sexuelle, sont conduits à se préoccuper incessamment de leurs organes sexuels, et qui considèrent comme un accident ce qui est dû à l'inactivité anormale de l'appareil génital. J'aurai donc à revenir sur la production de ce liquide en traitant des modifications pathologiques du sperme.

Il y a en outre, au moment de l'éjaculation, une très-petite quantité de liquide versée par les glandes qui tapissent la muqueuse uréthrale. C'est une cinquième humeur surajoutée aux spermatozoïdes dans leur trajet à partir du testicule. Il se rapporte plutôt aux voies urinaires qu'aux voies spermatiques. Enfin il y a quelques cellules épithéliales pavimenteuses ou polyédriques du canal de l'urèthre qui sont entraînées lors de l'éjaculation.

Ce *mucus du canal de l'urèthre* ou *des glandes de Littre*, que, lors de l'éjaculation, les liquides précédents entraînent, se rencontre parfois dans le sperme éjaculé, sous forme de filaments finement striés, se gonflant lentement dans l'eau sans s'y dissoudre. Ces flocons ou filaments de mucosine ont quelquefois été décrits à tort sous le nom de *fibrine* dans le sperme.

Du sperme éjaculé ou d'émission.

Nous pouvons actuellement nous rendre compte de la valeur des caractères et de la constitution offerts par le sperme, au moment où ce liquide est éjaculé.

Le sperme d'émission offre une odeur spéciale, *sui generis ;* il est opalin, grisâtre ou blanchâtre, demi-transparent, surtout à la deuxième ou troisième éjaculation se suivant à peu d'heures d'intervalle, car alors il y a peu de liquide prostatique surajouté. Ainsi que je vous l'ai dit, le sperme est constitué par le mélange de toutes les humeurs que je viens de vous décrire, à compter du produit des testicules qui n'est composé que de spermatozoïdes. Tous les éléments existant dans ces liquides se retrouvent naturellement dans le sperme d'émission, à l'exception des petits calculs prostatiques formés de couches concentriques, et souvent à l'exception également des sympexions des vésicules séminales. Vous comprenez d'avance aussi que vous n'y trouverez pas les noyaux et les cellules de l'épithélium prismatique du canal déférent que l'on trouve mêlés aux spermatozoïdes, quand sur le cadavre on en fait sourdre une goutte par la pression de ce conduit coupé en travers.

Aucune des humeurs précédentes n'a l'odeur propre que présente le sperme après l'éjaculation ; elle ne se développe qu'au moment ou à l'approche de ce dernier phénomène.

Ce liquide est plus lourd que l'eau, légèrement mucilagineux, peu filant, et cette légère viscosité est due en grande partie à la suraddition de l'humeur des glandes bulbo-uréthrales. Il est mucilagineux plutôt que visqueux ou tenace, à la manière des mucus.

Du reste, tous ces caractères extérieurs n'ont qu'une importance secondaire à côté de la composition de l'humeur, à laquelle ils sont subordonnés, dont ils sont une résultante et qui varie moins qu'eux.

Lorsque le sperme est éjaculé depuis un certain temps, il se prend en gelée, puis il se dessèche et forme des taches qui empèsent le linge. Cette particularité a été considérée comme caractéristique pour les taches spermatiques ; mais je montrerai qu'elle ne l'est pas du tout, et qu'il y a une quantité d'autres liquides qui peuvent donner des taches

ayant la même couleur, d'un gris jaunâtre, à bords ondulés, irréguliers, etc. Ces caractères-là sont très-superficiels et ont peu de valeur.
On a beaucoup insisté sur eux à une époque où l'on n'en connaissait pas
d'autres, et l'on confondait ainsi souvent des taches de sperme et réciproquement. Ajoutons enfin que ce liquide ne coagule pas par la chaleur
et ne contient pas de substance analogue à l'albumine.

Après qu'il a été desséché, il peut se réhumecter, se gonfler et
reprendre son aspect primitif. Il peut se conserver à l'état de taches et
se gonfler de nouveau cinq ou six ans après sa production et même plus.
Ces données sont importantes pour la médecine légale.

Mais il faut bien être prévenu d'un fait : c'est que la propriété de
devenir mucilagineux, qu'il avait au moment de l'éjaculation, il l'a
perdue pendant la dessiccation. Je le répète, le sperme desséché forme
de petites taches ou croûtes jaunâtres. Ces petites taches, une fois produites, peuvent reprendre toute l'eau qu'elles avaient perdue par la
dessiccation, se gonfler, recouvrer leur épaisseur et même la teinte
opaline ou grisâtre qu'elles avaient au moment de l'éjaculation ; seulement la matière qui les compose n'est plus filante. L'absence de cette
qualité ne doit donc pas être considérée comme un signe de la non-existence de taches spermatiques. Du reste, la recherche de la nature des
taches appartient entièrement aux médecins et nullement aux chimistes,
car ce qui caractérise les taches spermatiques, c'est la présence des
spermatozoïdes.

Jusqu'à présent, on s'est toujours adressé aux chimistes dans les cas
de médecine légale, parce qu'il est nécessaire d'employer des procédés
chimiques pour déterminer la présence des corps coagulables, et surtout
pour extraire les corps cristallisables ou les métaux. Mais toutes les fois
qu'il s'agit d'éléments anatomiques, ce n'est plus aux chimistes qu'il
faut recourir, mais bien aux physiologistes. Qu'il s'agisse de taches, de
mucus, de sang ou de sperme, les procédés chimiques sont trompeurs,
parce qu'ils détruisent la chose qu'il s'agit précisément de retrouver :
les globules du sang, les éléments du mucus, les spermatozoïdes, etc.

Il n'y a qu'un bon procédé pour retrouver les spermatozoïdes. Il consiste à tremper un des bouts du linge sur lequel se trouve la tache, dans
l'eau et de laisser celle-ci monter graduellement. Elle vient imbiber la
matière de la tache, qui se gonfle. On peut alors recueillir cette matière
comme si c'était du sperme frais, et l'examiner. Il est vrai qu'après
la dessiccation, le liquide n'est plus filant ; mais cela ne signifie rien, dès
l'instant où les spermatozoïdes existent entiers ou non, mais toujours
faciles à reconnaître.

Sur quelques particularités de la constitution anatomique du sperme.

Il importe de signaler que, quelquefois, au moment de l'éjaculation, le sperme est granuleux à la vue et au toucher, c'est-à-dire qu'il semble rempli de grumeaux.

Ces grumeaux sont très-réels et ils sont formés par les concrétions de matière azotée, par ces sympexions dont je vous ai décrit la formation comme ayant lieu pendant le séjour du sperme dans les vésicules séminales. Ils ne se produisent que lorsqu'il n'y a pas eu de coït depuis cinq ou six jours, et ils sont d'autant plus abondants que le coït antérieur est plus éloigné. Quelquefois on reconnaît ces grumeaux dans les taches de sperme. Voilà à quoi est dû l'état grumeleux de cette humeur, qui a plus d'une fois étonné les observateurs. Vous voyez par là combien il importe d'avoir étudié successivement des liquides sécrétés, qui se surajoutent aux spermatozoïdes, matière essentielle du sperme qui, elle, n'a pas été sécrétée.

Quant à la coloration rougeâtre que présente parfois cette humeur, au moment de l'éjaculation, elle tient à la production de petits épanchements sanguins qui se sont faits dans les vésicules séminales et qui ont coloré la totalité du liquide ; de là l'existence de quelques hématies en suspension, ou même les hématies ont fini par se détruire et la matière colorante imbibe les sympexions ou colore uniformément le liquide.

Dans le sperme, on rencontre également des leucocytes plus ou moins abondants d'un sujet à l'autre, venant des vésicules séminales. Ils sont plus nombreux chez les individus qui ont eu une blennorrhagie ou une cystite ; mais, néanmoins, leur existence est constante dans le sperme éjaculé. Ils n'ont pas tous le même volume, mais ils réagissent tous de la même manière au contact de l'acide acétique. Il en est qui sont pâles et peu grenus ; parmi ceux-là on en voit qui sont un peu gonflés et qui atteignent une largeur de 12 à 15 millièmes de millimètre.

Dans chaque goutte de sperme éjaculé, on trouve ordinairement aussi de quatre à six des petits noyaux que j'ai décrits plus haut ; ils sont ordinairement un peu plus grenus que les noyaux semblables, mais un peu plus pâles, qu'on observe dans le sperme stérile des cryptorchides, etc., et dont j'aurai à parler plus tard.

Enfin, il importe de rappeler ici l'existence non constante, dans le sperme éjaculé, de gouttelettes visqueuses, hyalines, d'une teinte parfois légèrement rosée, larges de 10 à 40 millièmes de millimètre, qui, lorsqu'elles rencontrent un corps étranger sous le microscope, s'allongent, se déforment, puis reprennent leur figure régulière, quand une fois elles ne sont plus au contact de ce corps étranger.

On ne les trouve pas toujours dans le liquide des vésicules séminales, bien qu'elles s'y rencontrent parfois ; elles résultent probablement d'une influence réciproque des liquides qui se mélangent entre eux. Je ne mentionne leur présence que pour ne rien omettre de ce qui se trouve dans le liquide séminal, car elles ne semblent pas avoir une grande importance au point de vue de la physiologie.

Presque toujours, dans le sperme éjaculé et refroidi, il y a des cristaux de teinte ambrée qui sont des prismes obliques à base rhomboïdale, soit isolés, soit réunis en croix, en étoile, etc. ; à base bien déterminée ou remplacée par des biseaux allongés donnant au cristal la forme de fuseau, etc. Ils offrent les caractères des cristaux de phosphate de magnésie.

Ces cristaux sont des dérivés du prisme oblique à base rhomboïdale. Quelquefois il y a de vrais prismes rhomboïdaux obliques avec des bases très-nettement dessinées. Ils peuvent être d'un volume très-considérable, et ils se brisent avec assez de facilité. Il faut en connaître l'existence, parce qu'il est très-ordinaire d'en trouver même dans les taches anciennes, en exécutant des recherches médico-légales.

Ils sont accompagnés aussi parfois de phosphate ammoniaco-magnésien, mais le fait est rare.

Enfin, dans le liquide spermatique éjaculé, on constate une odeur très-caractéristique ; elle offre ceci de remarquable qu'on ne la rencontre dans aucun des liquides constitutifs du sperme pris isolément, ni dans le sperme pris dans les canaux déférents où il est formé exclusivement de spermatozoïdes, ni dans les vésicules séminales, ni dans la prostate, ni dans les glandes de Cooper. Cette odeur se développe au moment de l'éjaculation. Elle est ou le résultat du mélange de ces différents liquides, ou de quelques-uns d'entre eux, ou le résultat de la production de quelque principe immédiat au moment du coït. Cette odeur n'est pas due aux spermatozoïdes, car on la retrouve dans le liquide éjaculé par les individus qui ont eu une épididymite double ou qui ont les testicules dans l'abdomen et qui émettent une humeur qui ne contient pas de spermatozoïdes ; et cependant le pollen de diverses plantes a une odeur analogue à celle du sperme.

Le temps me force de renvoyer à la prochaine leçon l'étude de la composition immédiate du sperme et de ses modifications accidentelles.

QUATORZIÈME LEÇON

SPERME (FIN).

J'ai terminé, dans la dernière séance, l'examen du sperme tel qu'il est constitué au moment de l'éjaculation. J'ai montré quelle était l'importance de la connaissance des différents liquides qui viennent s'ajouter successivement au produit testiculaire durant son trajet jusqu'au moment de l'éjaculation, produit testiculaire qui est la partie fondamentale et représentée presque uniquement par des spermatozoïdes. J'ai insisté sur ce fait, que ceux-ci naissent dans le testicule par un phénomène complétement distinct de ceux de sécrétion, par un phénomène de génération, s'accomplissant d'une manière continue, lente, graduelle. Les produits de sécrétion qui sont surajoutés à la partie fécondante servent de milieu dans lequel vivent plus ou moins longtemps les spermatozoïdes. Parmi ces liquides-là, deux, celui de la prostate et celui des glandes bulbo-uréthrales, sont versés au moment de l'éjaculation.

J'ai maintenant à vous parler de la composition immédiate de cette humeur complexe.

De la composition immédiate du sperme.

Les analyses du sperme qui ont été faites sont très-incomplètes, parce que la quantité de ce liquide qu'on peut obtenir est toujours peu considérable, même lorsqu'on prend le sperme des taureaux ou des chevaux.

Par l'analyse, on retire du sperme une matière analogue aux substances albuminoïdes en général. Cette matière a été appelée quelquefois fibrine par certains auteurs, bien qu'elle n'ait aucune analogie avec la fibrine ; d'autres fois elle a été appelée albumine, bien qu'elle n'ait pas non plus d'analogie avec cette substance.

Le nom qui lui est le plus généralement appliqué est celui de *spermatine* qui lui a été donné par Hünefeld, en 1827.

Cette spermatine semble se produire essentiellement dans les vésicules séminales. Elle est plutôt comparable à la substance que je décrirai dans une des prochaines leçons sous le nom de *mucosine*, ou substance fondamentale des mucus. Elle ne lui est pourtant pas identique. Quoi qu'il en soit, ce qu'il importe de connaître en ce moment, c'est que cette substance est distincte de l'albumine et de la fibrine, que, d'autre part, elle se produit principalement dans les vésicules séminales. Je vous ai déjà dit que ce sont les vésicules séminales qui fournissent la plus grande partie du liquide qui est rejeté à chaque éjaculation.

D'après Berzelius la spermatine est une substance qui se trouve seulement gonflée dans le sperme, comme du mucus, dont elle diffère par la propriété qu'elle possède, quelque temps après l'émission du liquide, de pouvoir, en vertu de causes encore inconnues, se dissoudre dans l'eau, qui n'avait fait jusque-là que la gonfler, et de produire ainsi un liquide clair qui ne se coagule plus par l'ébullition. L'acide acétique concentré la rend gélatineuse, translucide, puis la dissout, tandis qu'il durcit ou coagule la mucosine sans la dissoudre.

Lorsque le sperme a été desséché il se gonfle de nouveau au contact de l'eau ajoutée lentement, reprend sa teinte, devient grumeleux, mou, facile à dissocier, mais non visqueux et filant. Vous savez qu'on utilise ce fait pour l'examen médico-légal des taches spermatiques et autres (1). L'étoffe qui les porte doit être coupée en bandes dont un bout rapprochée de la tache trempe seul dans l'eau, et ce liquide vient humecter la tache en montant par capillarité. Il peut n'en mouiller que le pourtour sans l'imbiber ni la gonfler si la tache est ancienne. Alors on la trempe en entier ou partiellement dans l'eau. La substance gonflée est alors examinée comme on le ferait pour le sperme frais ou pour toute autre humeur analogue.

Ainsi la spermatine se modifie pendant la dessiccation. Cette particularité se rencontre dans un certain nombre de substances azotées et mérite d'être signalée à propos de celle-ci, puisqu'il y a quelquefois lieu d'en tenir compte dans les analyses médico-légales.

Le sperme humain est alcalin ; il renferme de 100 à 120 pour 1000 de matières solides, d'une manière générale, y compris la spermatine, les spermatozoïdes, les leucocytes, quelques cellules épithéliales, les granules graisseux et les granulations moléculaires en suspension.

Chez certains animaux, comme les taureaux et les étalons, la quantité de matières solides s'élève jusqu'à 150 et 200 pour 1000 au lieu de 100 à 120 comme chez l'homme.

Ce sont les gouttelettes graisseuses qui sont en suspension dans le liquide prostatique principalement et un peu aussi dans le liquide des vésicules séminales, qui forment les 20 à 30 parties pour 1000 de matières grasses qu'on extrait du sperme.

Il y a 30 environ pour 1000 de phosphate de magnésie et de chaux, 10 pour 1000 de phosphate de soude, avec des traces de phosphate ammoniaco-magnésien.

(1) Voy. Briand et Chaudé, *Médecine légale*. Paris, 1864, in-8, p. 755 ; et Robin et Tardieu, *Annales d'hygiène et de médecine légale*, 1859.

Mais le sel qui prédomine est le phosphate de magnésie. C'est lui qui cristallise, ainsi que je l'ai indiqué dans la dernière séance, toutes les fois que le sperme se refroidit et surtout lorsqu'il se dessèche (fig. 1).

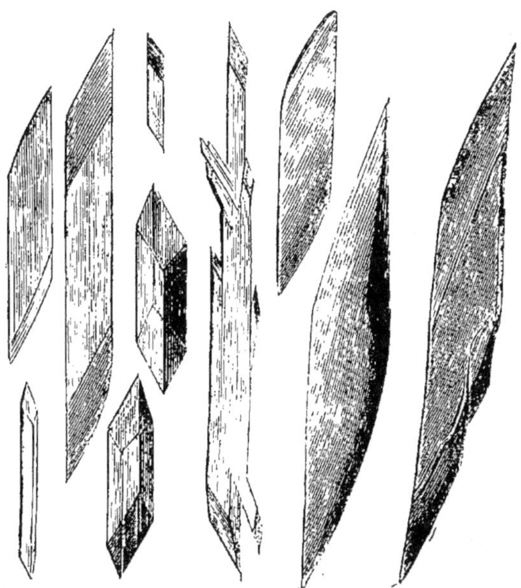

Fig. 1. — Phosphate de magnésie.

Vous voyez par ce que je viens de dire, que le sperme est de tous les liquides de l'économie, surtout parmi les humeurs sécrétées, celui qui abandonne à l'évaporation le plus de parties fixes. Mais il importe de remarquer qu'une grande portion d'entre elles appartient aux spermatozoïdes en suspension dans le fluide qui leur sert de milieu, et l'on n'a pu encore séparer de ces éléments anatomiques pour faire à part l'analyse immédiate de chacun d'eux. Il en résulte qu'on ne peut encore établir de comparaison entre cette humeur et les autres, telles que les humeurs constituantes d'une part, et les autres humeurs récrémentitielles, telle que le lait par exemple.

La présence du phosphate de magnésie est à signaler, parce qu'il n'y a pas de mucus ni d'autre humeur pendant la dessiccation desquels on voie se produire de ces cristaux comme dans le sperme. Or, souvent on a à comparer des taches de mucus à des taches spermatiques.

Il est vrai que dans le cas du sperme il faut nécessairement arriver à déterminer la présence ou l'absence des spermatozoïdes. Lorsqu'il n'y a pas de spermatozoïdes on ne peut jamais dire qu'on a affaire à du sperme, parce qu'il n'y a pas de caractère physique ou chimique des taches de celui-ci qui ne puisse se retrouver sur celles de quelque autre humeur, car l'odeur spermatique manque sur les taches anciennes. L'odeur du sperme sur les taches anciennes se perd et ne peut être régénérée par l'action de la chaleur, ou du moins elle l'est d'une manière tellement fugace qu'elle ne peut servir de caractère utile en médecine légale. Il n'y a qu'un seul caractère sur lequel on puisse s'appuyer réellement et logiquement, c'est sur la présence ou l'absence des spermatozoïdes.

Ce fait est important à noter pour les cas où le médecin légiste peut être appelé à constater la présence ou l'absence du liquide séminal, non-seulement sur la peau ou des étoffes, mais encore dans le rectum ou même dans le vagin. On sait que lorsque celui-ci n'a pas été soumis à des ablutions ou des irrigations après le coït, on retrouve encore des *spermatozoïdes* dans son mucus vingt-quatre heures et plus après le dernier rapprochement sexuel.

Les cristaux de phosphate ammoniaco-magnésien (fig. 2) ont des

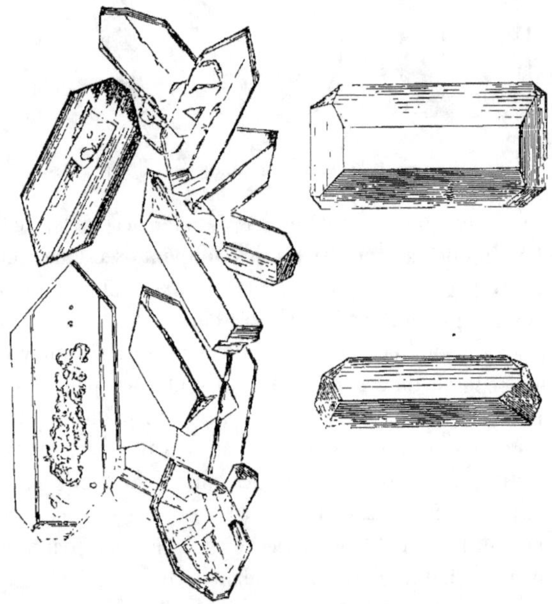

Fig. 2. — Phosphate ammoniaco-magnésien.

caractères très-distincts de ceux des cristaux de phosphate de magnésie.

L'analyse n'a pas montré la présence de l'oxalate de chaux dans le sperme. Il n'en contient jamais non plus à l'état cristallin, tandis qu'il est assez commun de trouver des cristaux de ce sel dans l'urine. M. Donné a montré depuis longtemps que l'oxalate de chaux coexiste assez fréquemment avec la spermatorrhée. Ainsi, lorsqu'on trouve dans l'urine des cristaux d'oxalate de chaux, il est bon de chercher s'il n'y a pas spermatorrhée en même temps, parce qu'il est rare qu'il y ait perte

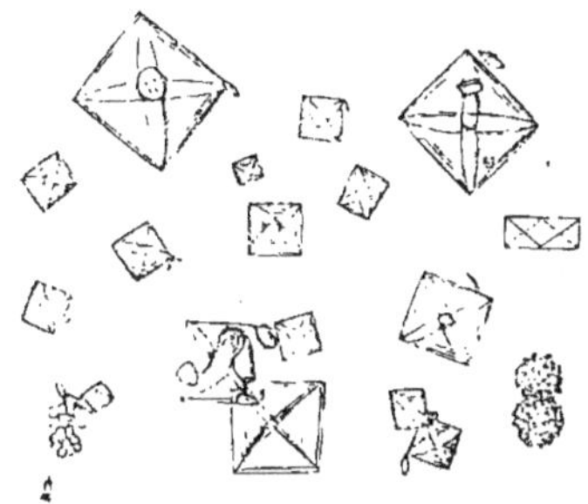

Fig. 3. — Oxalate de chaux.

séminale sans oxalate de chaux (fig. 3) ; mais ce dernier existe assez souvent dans l'urine sans qu'il y ait spermatorrhée.

Tels sont les faits les plus importants que j'avais à noter relativement à la constitution du sperme.

Sur le rôle physiologique du sperme.

Pour tous les liquides de l'économie j'ai indiqué quelle était leur origine, quelle était leur fin, j'ai montré ce que devenaient les produits de chacun des groupes de parenchymes glandulaires ou non glandulaires.

Je vous ai dit que le produit essentiel de l'ovaire c'était l'ovule, et que le liquide qui s'épanche à la surface du pavillon et peut-être un peu dans les trompes ne se rend pas au dehors, il ne s'en perd rien. Théoriquement, il devrait en être de même du sperme ; mais il n'en est pas ainsi, car lorsqu'il est normalement éjaculé sur le col de l'utérus, il n'y a guère qu'un petit nombre des spermatozoïdes qui pénètrent dans sa cavité. Les autres parties, comme les leucocytes, les noyaux, les granules graisseux, qui prennent part à la constitution du sperme, et beaucoup de spermatozoïdes, restent dans le vagin, sur le col de l'utérus et s'y perdent.

Lorsque sur des animaux on vient à suivre les spermatozoïdes dans les cornes utérines ou dans les trompes, comme on l'a fait souvent depuis Leeuwenhoeck sur les chiennes et les lapines, on n'y trouve que les spermatozoïdes ; on n'y voit plus les autres éléments du sperme.

Les spermatozoïdes seuls sur le col de l'utérus ont changé de milieu. Ils ont quitté le milieu qui leur était fourni par le mâle, c'est-à-dire le liquide des vésicules séminales et celui de la prostate sous l'influence duquel ils étaient devenus très-mobiles, tandis que dans les vésicules séminales ils l'étaient moins. Or, une fois sur le col de l'utérus, ils abandonnent ce milieu pour passer dans le mucus utérin, qui leur fournit alors un nouveau milieu. Dans le milieu femelle, ils sont bien plus énergiquement mobiles que dans le liquide spermatique même ; aussi les spermatozoïdes qu'on prend sur le col de l'utérus et dans le mucus vaginal, dans le mucus du col ou dans le mucus du corps utérin, soit chez la femme, soit sur les animaux, ces spermatozoïdes, dis-je, sont doués de mouvements beaucoup plus rapides que ceux qu'ils présentent dans le liquide spermatique, soit au moment de l'éjaculation, soit quelques instants après. Je parle ici du mucus ordinaire et non du mucus dense, gélatiniforme, tenace, qui remplit le col utérin pendant la grossesse et qui assez souvent est supersécrété accidentellement. Sa consistance est en effet telle qu'il gêne les mouvements des spermatozoïdes. M. Donné dit avoir vu des femmes dont le mucus utérin tuait les spermatozoïdes en peu de temps. Ces faits, que je n'ai pas observés, mériteraient d'être étudiés encore au point de vue des causes de la stérilité chez la femme.

Ainsi voilà ce que devient le sperme théoriquement, et en fait, lorsqu'on observe les phénomènes s'accomplissant d'une manière régulière.

Du sperme dans les cas de cryptorchidie.

Sans insister plus longuement sur les détails de cet ordre qui appartiennent surtout à la physiologie, mais qui reconnaissent pour base d'interprétation essentielle les faits que je viens de signaler, je dois cépendant à cet ensemble de notions ajouter quelques données qui concernent la constitution du sperme envisagé dans certaines conditions pathologiques. Il faut, dis-je, examiner successivement et comparativement quelle est la constitution du sperme dans le cas où il y a oblitération des conduits épididymaires ; quelle est cette constitution sur les individus atteints de cryptorchidisme simple ou double, condition assez analogue, quant au fond, mais non quant aux résultats, à celle que représente l'oblitération morbide des canaux déférents. Je dis plus ou moins analogue quant à la constitution du sperme, mais non quant à l'influence sur l'individu, parce que les hommes qui ont les conduits déférents ou épididymaires oblitérés, conservent leur barbe, continuent à avoir la voix mâle ; ils ne présentent pas l'absence de barbe et la complexion féminine des cryptorchides doubles, qui ont toujours quelque chose se rapprochant des eunuques, mais sans l'être complétement, parce qu'ils sont puissants, bien qu'ils soient stériles.

Dans ses *Études sur la monorchidie et la cryptorchidie chez l'homme* (Paris, 1856 et 1857; in-8), Ernest Godard a insisté sur ce fait que, si l'un des testicules subit un arrêt dans sa migration vers le scrotum, il y a monorchidie. L'anomalie siége-t-elle des deux côtés, il y a cryptorchidie. Dans les deux cas, les testicules qui semblent manquer existent soit dans l'abdomen, le canal inguinal, le canal crural, soit encore dans le pli cruro-scrotal ; aussi cet état anormal ne devra pas être confondu avec l'anorchidie congénitale ou absence congénitale du testicule, vice de conformation dont il rapporte un certain nombre d'exemples. (Voy. pages 7 à 9 du travail de Godard.)

Après avoir rappelé les cas de monorchidie cités par les auteurs anciens et modernes, Godard a démontré que cette anomalie peut être héréditaire ou coïncider avec un arrêt de développement de la moitié correspondante du corps. D'autres fois elle résulte de l'inflammation du testicule (voy. p. 17) ou d'une mauvaise position de cet organe qui s'est placé en travers de l'orifice abdominal du canal inguinal.

Plus souvent qu'on ne le croit généralement, les lésions ou les dispositions anormales du *gubernaculum testis* sont la cause première de l'ectopie testiculaire. (Voy. page 19.)

Godard a montré aussi que le testicule non complétement descendu, n'est pas fibreux, ni graisseux, ni resté à l'état fœtal comme on l'a imprimé. Tout au contraire, ses canalicules s'effilent parfaitement ; seulement il est moins volumineux que celui qui est placé dans le scrotum. Le testicule arrêté dans sa migration ne produit pas d'animalcules ; cela paraît tenir à ce que, dans le lieu qu'il occupe, il n'y a pas la mobilité qui lui est propre et dont il jouit dans le scrotum, où à chaque instant il est soumis aux contractions du crémaster (voy. page 72). On savait déjà, comme l'avaient montré Van Haelst en 1846, M. Goubaux en 1847, puis MM. Goubaux et Follin en 1856, que, chez les chevaux monorchides, la vésicule séminale, du côté où le testicule n'est pas descendu, contient un liquide dépourvu de spermatozoïdes.

L'homme monorchide, dont le testicule descendu est sain, éjacule cependant un liquide renfermant des spermatozoïdes (voy. page 72) et il est apte à procréer des enfants des deux sexes, parce que le testicule du côté opposé fournit les corpuscules fécondateurs au sperme (voy. page 75). Rien ne doit être négligé pour amener dans le scrotum un testicule arrêté dans sa migration, et, à ce sujet, Godard a indiqué la conduite à tenir dans toutes les variétés de l'anomalie. (Voy. pages 76 à 84 de son travail.)

Godard a démontré en outre que, si le testicule descendu offre un état pathologique, aigu ou chronique, ou n'est pas normalement développé, il ne produit pas de spermatozoïdes. Si le testicule du côté opposé est arrêté dans sa migration, il n'en donne pas non plus, bien qu'il soit sain. Les hommes atteints de cette variété de monorchidie, éjaculent un liquide privé de spermatozoaires. Le testicule arrêté dans sa migration ne donne pas de spermatozoïdes, et l'homme monorchide, dont le testicule descendu est à l'état pathologique, est puissant, mais inapte à se reproduire. (Voy. page 109.)

La cryptorchidie est une anomalie caractérisée par l'absence apparente des deux testicules qui se sont arrêtés dans un des points qu'ils avaient à parcourir pour arriver dans les bourses. La cryptorchidie, qui est un vice de conformation chez l'homme, constitue l'état normal du plus grand nombre des animaux, chez qui elle ne gêne en rien la génération des spermatozoïdes.

Ayant à traiter de l'influence de la cryptorchidie sur l'habitude extérieure, le moral, la voix, les forces physiques, Godard a démontré que les hommes offrant cette anomalie sont de taille moyenne, blonds, glabres, peu vigoureux ; ils ont la voix d'un timbre élevé, ils paraissent plus jeunes que leur âge ne le ferait supposer, ils sont timides et craintifs. (Voy. pages 134 à 136.) Les hommes dont les deux testicules, quoique développés, sont incomplétement descendus, sont puissants, mais éjaculent du sperme privé d'animalcules et, par suite, ne peuvent féconder ; ils restent stériles. Dans deux autopsies de cryptorchides, Godard a constaté que le liquide des vésicules séminales et des canaux déférents ne contenait pas de spermatozoaires. (Voy. page 145 du travail de Godard.)

Le liquide éjaculé dans les conditions dont je viens de parler, est semblable à celui qu'on observe dans les cas où les deux canaux déférents sont oblitérés, cas dont je parlerai plus loin ; celui qui est contenu dans les vésicules séminales est semblable extérieurement au liquide de ces vésicules que j'ai décrit plus haut, seulement il manque des spermatozoïdes.

Du sperme dans les cas d'oblitérations des voies spermatiques.

M. Gosselin a prouvé, au moyen de dissections minutieuses et d'injections fines du testicule, que le canal déférent et la queue de l'épididyme s'oblitèrent quelquefois d'une manière définitive ou temporairement, à la suite des maladies de ces organes. Il insiste sur ce fait curieux, que les oblitérations n'entraînent pas l'atrophie du testicule, et il pense que la production spermatique continue d'avoir lieu ; seulement il admet que l'absorption débarrasse les canaux spermatiques engorgés (1). Tout porte à croire, au contraire, que les spermatozoïdes cessent de naître dans ces conditions, mais que les spermatozoïdes déjà nés lors de cette oblitération persistent sans s'atrophier jusqu'à résorption, comme le font les autres éléments anatomiques du parenchyme testiculaire.

M. Gosselin a prouvé catégoriquement aussi que certains malades, qui, à la suite de l'orchite double ou bilatérale, conservent une induration au bas des épididymes, fournissent un sperme dépourvu de spermatozoïdes, quoiqu'il n'y ait rien de changé dans les autres caractères de ce liquide (2), non plus que dans les fonctions génératrices et dans le volume des testicules, et que cette absence des spermatozoïdes est due à une oblitération des canaux déférents près de leur origine. Il a établi que le traitement des orchites doit être dirigé en vue de prévenir cette lésion, jusque-là inconnue et ignorée des chirurgiens. Il a montré également que le sperme doit presque tous ses caractères physiques et chimiques à la sécrétion des vésicules séminales, et que, sous le rapport de la quantité, les matériaux fournis par les testicules eux-mêmes se réduisent à de très-faibles proportions (3).

M. Gosselin a aussi fixé l'attention des anatomistes sur de petites tumeurs placées au niveau et dans le voisinage de l'épididyme, que Morgagni avait désignées sous le nom d'*hydatides*. Ce sont non point des hydatides, mais de petits kystes qui se forment par les progrès de l'âge, et quelquefois à la suite des oblitérations précédemment indiquées ; ils sont comparables aux kystes de l'ovaire. En outre, M. Gosselin a décrit des kystes beaucoup plus volumineux, qui intéressent surtout les chirurgiens, parce qu'ils peuvent être et ont été plusieurs fois confondus avec l'hydrocèle. Ces grands kystes, indiqués d'une manière incomplète par les auteurs anglais, ont leur point de départ entre la tête de l'épididyme et le testicule ; ils renferment habituellement des spermatozoïdes, parce qu'ils ont sans doute eu pour point de départ la rupture de l'un des conduits efférents du testicule. Il pense que les hydrocèles contenant des spermatozoïdes ne sont autre chose que des kystes de ce genre.

Ainsi vous voyez que les individus qui ont eu accidentellement une

---

(1) Gosselin, *Mémoire sur les oblitérations des voies spermatiques* (*Archives générales de médecine*, Paris, 1847, in-8, t. XIV, p. 405 et suiv.).

(2) *Nouvelles études sur l'oblitération des voies spermatiques et sur la stérilité consécutive à l'épididymite bilatérale* (*Archives générales de médecine*, Paris, 1853, t. II, p 257).

(3) *Recherches sur les kystes de l'épididyme, du testicule et de l'appendice testiculaire* (*Archives générales de médecine*, 1848, 4ᵉ série, t. XVI, p. 24 et 153).

oblitération des canaux déférents continuent à être puissants, mais ils sont stériles. La quantité du liquide qu'ils éjaculent est aussi grande qu'avant. Ils ne s'aperçoivent d'aucune différence quant à l'aspect de matière éjaculée ; mais ils sont stériles, parce que les spermatozoïdes ne peuvent plus passer des testicules dans les vésicules séminales.

Ce fluide, à vrai dire, n'est plus du sperme, parce qu'il n'est représenté que par le liquide des glandes de la portion terminale du canal déférent, par celui des vésicules séminales, de la prostate et des glandes bulbo-uréthrales ; il renferme tous les éléments que j'ai indiqués dans le sperme, moins les spermatozoïdes. Habituellement on y trouve une quantité considérable de petits noyaux sphériques, dont j'ai signalé accessoirement l'existence dans la dernière séance, parce que ces noyaux ne se rencontrent qu'en très-petite quantité dans le sperme normal, dans le sperme à spermatozoïdes ou fertile. Mais, chose remarquable, ces noyaux sont nombreux dans certains cas d'oblitération des conduits épididymaires et de cryptochidisme. Ils viennent probablement de l'épithélium des canaux déférents ; leur origine pourtant n'est pas très-nettement déterminée. Ces noyaux ont de $0^{mm},004$ à $0^{mm},005$ de large ; ils sont régulièrement sphériques avec un contour net ; leur substance est translucide, et pour les bien étudier, il faut se servir d'un grossissement de 500 à 550 diamètres, parce qu'avec un plus faible grossissement, ils ressemblent à de petits anneaux auxquels on ne fait d'abord pas attention, tellement ils sont pâles et translucides. Ils sont presque toujours pourvus de quelques granulations grisâtres, très-pâles elles-mêmes, principalement disposées vers la périphérie de ces éléments anatomiques ; mais ils ne renferment ni nucléole, ni granulations graisseuses dans leur intérieur.

Je le répète, ces corps-là sont très-nombreux dans bien des cas d'oblitération des canaux déférents, et constituent souvent l'élément anatomique le plus abondant de ceux qui sont en suspension dans le liquide.

Je suis revenu plusieurs fois sur eux, parce qu'ils ne sont mentionnés nulle part ; pourtant ce sont peut-être eux que Lallemand avait sous les yeux dans les cas où il a dit avoir vu le sperme ne contenant que des spermatozoïdes *mal développés*, réduits à des corpuscules sans prolongements.

En insistant sur la présence de ces petits noyaux lors des oblitérations épididymaires et sur l'importance qu'il faut attacher à leur recherche, je n'entends pas vous dire qu'ils caractérisent le liquide éjaculé en pareilles circonstances, car il est des cas de ce genre dans lesquels ils manquent ou sont fort peu nombreux, sans qu'il me soit encore possible de vous dire quelles sont les conditions qui déterminent leur présence ou leur absence. Ce liquide dépourvu de spermatozoïdes, renferme des sympexions comme le sperme normal toutes les fois qu'il est éjaculé après une abstinence sexuelle d'une ou plusieurs semaines. En outre, quand il se refroidit, il s'y produit, comme dans le sperme normal, des cristaux souvent volumineux de phosphate de magnésie.

Enfin, comme le sperme normal également, il se conserve plusieurs jours sans putréfaction, et comme lui aussi au bout de trente à soixante heures de repos, les éléments anatomiques tenus à l'état de suspension se déposent au fond du vase en formant une couche d'un gris blanchâtre, opaque, nettement limitée.

Le liquide qui surnage devient clair, tout en restant légèrement opalescent. Il doit cet état à ce que de fines gouttelettes ou granulations graisseuses restent en suspension dans ce liquide.

Quant au dépôt, il est formé par des cristaux de phospate de magnésie, des leucocytes, des épithéliums, des sympexions et des petits noyaux sphériques quand il y en a, comme cela est fréquent. Au bout de ce temps-là, les petits noyaux déposés sont devenus un peu plus granuleux qu'ils n'étaient dans le liquide encore chaud et ont pris un contour un peu plus net, plus foncé.

Dans ces conditions, de même qu'à l'état normal, les cristaux de phosphate de magnésie se produisent longtemps avant que le sperme entre en putréfaction. Lorsque celle-ci commence, des cristaux de phosphate ammoniaco-magnésien s'ajoutent aux précédents, puis il s'y dépose des granules jaunâtres, foncés, de carbonate de chaux. Des vibrions s'y développent comme dans tous les liquides contenant des substances coagulables azotées qui entrent en putréfaction. Le sperme répand alors une odeur très-fétide, analogue à celle de certains composés phosphorés.

Résumé des faits concernant le sperme des cryptorchides.

En résumé nous voyons que dans les cas que je viens d'indiquer, de double cryptorchidie ou de double induration épididymaire, le liquide éjaculé existe en quantité normale, parce que la quantité de substance apportée par les testicules dans les vésicules séminales est très-peu de chose par rapport à celle des liquides fournie à chaque éjaculation par les vésicules séminales, la prostate, les glandes bulbo-uréthrale. Aussi les individus qui n'ont pas de spermatozoïdes dans leurs testicules ne sont jamais avertis de cette absence par une éjaculation moins abondante. La quantité de matière qu'ils éjaculent est toujours aussi considérable que celle qu'éjaculent les personnes qui ont des spermatozoïde dans leur sperme. Et, fait important, le liquide séminal éjaculé dépourvu de spermatozoïdes est encore légèrement filant, mucilagineux, et a tous l es caractères extérieurs du liquide fertile. Il a toutefois un peu plus de transparence et il est un peu moins opalescent, fait qui pour être saisi exige que les observations de cet ordre aient été plusieurs fois répétées.

Cette humeur a donc les caractères extérieurs principaux du liquide fertile. Il ne lui manque qu'une chose, la partie essentielle au point de vue physiologique, les spermatozoïdes. Mais tous les autres caractères, la quantité, la couleur, l'odeur même, fait important, et les granulations graisseuses qui lui donnent sa teinte opaline, tout cela s'y rencontre ; mais les spermatozoïdes ne s'y trouvent pas.

Lorsque les épididymes sont oblitérés à la suite d'épididymites doubles, il y a des spermatozoïdes dans le testicule et on n'en voit point dans les vésicules séminales. Dans ce cas les spermatozoïdes qui existaient dans le testicule persistent ; mais il cesse de s'en produire de nouveaux. Ainsi il se passe là un ordre de phénomènes essentiellement distinct de celui des sécrétions. En effet, lorsqu'un canal sécréteur est oblitéré, la sécrétion continue à se produire, qu'il s'agisse du foie ou des glandes salivaires, et cela jusqu'au point de déterminer la production de kystes, de dilatations, etc.

Dans le testicule, il n'en est rien, parce qu'il s'agit là de deux ordres de phénomènes complétement différents, celui des sécrétions et celui de la génération d'éléments anatomiques ; et ce dernier est soumis à certaines conditions déterminées tout autres que celles des sécrétions.

C'est là un fait important que de voir, lorsque les canaux déférents sont oblitérés, ou lorsque les vésicules séminales ne se vident pas une fois qu'elles sont pleines, les spermatozoïdes cesser de se produire dans le testicule. Ils cessent d'être engendrés, le testicule cesse de fonctionner ; mais il n'y a pas accumulation des spermatozoïdes dans les conduits épididymaires, ni distension des canaux dans le testicule, parce qu'il y a cessation de la génération de cet élément anatomique essentiel, propre au testicule. J'ai déjà dit que dans ces conditions les spermatozoïdes ne se résorbent pas, non plus que lorsqu'il y a abstinence de relations sexuelles.

Un phénomène analogue se rencontre dans l'ovaire, et il était important de le signaler à côté de ceux que j'ai indiqués dans la dernière séance pour montrer que le phénomène de la génération des spermatozoïdes est essentiellement différent du phénomène de sécrétion. Aussi est-ce bien à tort qu'on range le testicule et l'ovaire parmi les parenchymes glandulaires, la constitution et la manière dont s'accomplissent les actes essentiels dont ces organes sont le siége étant complétement différentes.

Du liquide des kystes spermatiques, ou de l'hydrocèle enkystée spermatique
ou mieux épididymaire.

La connaissance des kystes spermatiques ne date que de quelques
années. C'est aux recherches cliniques et cadavériques de M. Gosselin
qu'on la doit principalement. Depuis que l'attention des observateurs a
été appelée sur cette espèce particulière d'hydrocèle, bien que les
exemples n'en soient pas très-fréquents, il en a été recueilli cependant
un assez grand nombre d'observations. Marcé, qui les a bien étudiés, distingue deux périodes dans la marche et le développement de ces kystes.

Au début ils se présentent sous la forme d'une tumeur arrondie,
fluctuante, sans changement de couleur à la peau, indolente à la pression, dont le volume égale celui d'une noisette ou d'une petite pomme,
et qui survient presque toujours à la suite de violent effort. Elle siége
au niveau de la partie supérieure du testicule, qu'elle coiffe pour ainsi
dire, et avec lequel elle est toujours adhérente, car on ne peut lui im-
primer le moindre mouvement sans les entraîner tous les deux. L'épididyme, séparée du testicule par la tumeur, peut parfois encore être
nettement distinguée ; dans d'autres cas il est perdu au milieu des tissus,
de manière à ne pouvoir être senti distinctement. Le canal déférent est
quelquefois accolé à la tumeur. Rarement, à cette période, les malades
accusent-ils de la couleur ou même de la gêne.

Au bout de plusieurs années la tumeur acquiert un plus grand développement. Non-seulement elle gêne alors par son poids et par son
volume, mais elle peut encore altérer mécaniquement les organes voisins.

M. Gosselin a prouvé que les kystes sous-épididymaires, au lieu de se
déjeter à droite ou à gauche, comme cela se voit d'ordinaire, pouvaient
rester sous la tête de l'épididyme, la refouler en haut, allonger et aplatir,
en les déroulant, tous les vaisseaux afférents, bien plus, les déchirer et
les faire disparaître.

Dans quelques cas, la tumeur, sans cause bien appréciable, devient
tout à coup douloureuse, comme si elle subissait une véritable distension ; plus souvent encore elle se développe sans amener ni réaction ni
douleur, écarte les enveloppes du scrotum, entoure plus complétement
les testicules et tend à revêtir l'aspect extérieur des hydrocèles de la
tunique vaginale.

La quantité du liquide varie beaucoup, depuis quelques cuillerées
jusqu'à plusieurs verres. Vu en mince filet, il semble d'abord parfaitement clair ; mais examiné en masse, à travers un récipient transparent, il offre une teinte laiteuse et opaline manifeste. Cette teinte n'a
manqué dans aucune des observations recueillies par Marcé, ainsi que

dans celles que mentionnent les auteurs, ce qui en fait un caractère important. Parfois ce fluide est tout à fait opaque, laiteux, presque toujours il est un peu filant.

Une goutte de cette humeur placée sous le microscope laisse voir souvent une quantité considérable de spermatozoïdes, tantôt morts, tantôt encore vivants et mobiles.

Lorsqu'on jette sur un filtre en papier le contenu laiteux de l'hydrocèle spermatique, après avoir bien constaté au microscope la présence de spermatozoïdes, on le voit passer limpide et clair comme de l'eau de roche. Si plus tard, dans ce liquide ainsi privé de sa teinte opaline, on recherche les animalcules, on n'en trouve plus la moindre trace, mais on les rencontre en quantité innombrable dans le dépôt resté sur le filtre.

Ainsi, pour faire reparaître la transparence de l'humeur, il suffit de faire disparaître les spermatozoaires.

Ce fait a été regardé comme donnant une valeur considérable à la couleur laiteuse du contenu pour le diagnostic des hydrocèles, et cette couleur laiteuse a été considérée comme le signe pathognomonique de l'hydrocèle spermatique.

Divers auteurs admettent encore qu'entre l'état opalin du liquide et la présence des spermatozoïdes il existe une relation intime et constante; mais cette relation n'est pas absolue. J'ai vu plusieurs fois du fluide venant de ces hydrocèles dites spermatiques, ayant tous les caractères extérieurs signalés plus haut, et qui pourtant manquaient entièrement de spermatozoïdes. Ils devaient leur couleur lactescente à de fins granules graisseux et à de nombreux noyaux sphériques très-petits, tels que ceux sur lesquels je suis revenu déjà si souvent. Sauf plus de fluidité et un peu plus de transparence, ces liquides étaient à ceux d'origine analogue, pourvus de spermatozoïdes, ce que l'humeur stérile éjaculée après une double oblitération épididymaire, est au sperme proprement dit.

La présence de ces petits noyaux dans le liquide des hydrocèles dites spermatiques montre qu'ils viennent de l'épididyme et non des organes qui, dans le sperme, ajoutent diverses humeurs aux spermatozoïdes.

Leur existence dans l'humeur éjaculée par quelques-uns des sujets atteints d'oblitération épididymaire double montre d'autre part qu'ils ne viennent pas du testicule.

Leur absence dans le liquide dépourvu de spermatozoïdes éjaculé par d'autres sujets ayant eu des épididymites doubles, montre aussi que cette humeur stérile diffère anatomiquement, selon que l'oblitération siège plus ou moins haut le long de l'épididyme ou du canal déférent.

Dans le sperme, les spermatozoïdes nagent au sein d'un liquide qui leur a été surajouté au delà de l'épididyme. Quant aux kystes dont je vous parle ici, le liquide dans lequel nagent les spermatozoïdes a une tout autre origine. Il est certainement sécrété par la paroi du kyste, paroi dont la texture et l'épithélium demandent encore à être mieux étudiés qu'ils ne l'ont été jusqu'à présent.

Il n'existe encore aucune analyse de cette humeur qui puisse mériter de vous être signalée. On sait seulement que sa densité est de 1010 ou environ (celle du sperme n'est pas encore fixée numériquement), qu'il est coagulé par la chaleur, par les acides nitrique, sulfurique et chlorhydrique, ainsi que par les sels de plomb et par le sublimé corrosif.

En résumé, vous voyez que ces kystes fournissent un liquide lactescent qui a la teinte générale du sperme, mais qui est beaucoup plus fluide que le sperme.

On a comparé ces humeurs, quant à l'aspect extérieur, au sérum lactescent du chyle ou au lait. On a même été jusqu'à nommer *galactocèles* les kystes qui les renferment et à prétendre y retrouver les principes immédiats caractéristiques du lait, tels que le sucre, la caséine, le beurre, etc., prétention qui ne mérite plus discussion.

Dans ces liquides il y a en général des spermatozoïdes, mais ce qu'on n'a pas signalé, c'est qu'on n'y trouve quelquefois point de spermatozoïdes, malgré l'apparence spermatique du contenu. Mais alors on y rencontre les petits noyaux que je vous ai décrits, comme dans le cas du sperme des cryptorchides ou des individus qui ont une oblitération des canaux déférents.

L'existence de ces noyaux doit être notée, puisque leur présence montre que l'humeur qu'on obtient par la ponction de la tunique vaginale ou d'un kyste qui fait saillie dans cette tunique, est d'origine épididymaire, lors même qu'il n'y a pas de spermatozoïdes.

Il y a donc deux variétés d'hydrocèles spermatiques, au point de vue de la composition du contenu (car le mode de traitement est toujours le même) ; 1° celles dans lesquelles il y a des spermatozoïdes souvent encore mobiles dans le liquide au moment de la ponction ou quelques heures après ; 2° celles dans lesquelles le kyste se produit sur quelque partie de l'épididyme, sans rester en communication avec des tubes épididymaires, sans recevoir des spermatozoïdes au fur et à mesure qu'il en naît. Dans ce cas, le fluide a encore une coloration lactescente, mais elle est due à des granulations graisseuses en suspension ; comme il n'est pas en communication avec les tubes qui arrivent du corps d'Highmore et apportent des spermatozoïdes, il s'y produit uniquement de ces petits noyaux sphériques, dont l'origine probable est l'épithélium nucléaire de l'épididyme non passé à l'état cellulaire.

Je ne donne cette provenance que comme probable, parce qu'il y a encore des observations à poursuivre à cet égard. Mais quant aux autres faits que j'ai indiqués, ils sont parfaitement déterminés et ils ont de l'importance.

En effet, j'ai vu considérer, comme n'ayant pas une origine épididymaire, certains de ces liquides qui ont l'apparence lactescente du contenu des hydrocèles spermatiques, parce qu'on n'y avait pas trouvé de spermatozoïdes. Or cela n'était pas exact, parce que si l'on avait comparé ces fluides au produit éjaculé par les individus qui ont les canaux déférents oblitérés, on aurait vu que la constitution de ces humeurs est la même, seulement le kyste s'est produit dans une portion telle de l'épididyme que les spermatozoïdes n'y ont pas été amenés.

Des liquides de la spermatorrhée et de leur examen.

Il est des conditions dans lesquelles le médecin est appelé à constater la composition d'humeurs rendues par les voies génito-urinaires, qui peuvent être du sperme, ou bien qui sont considérées comme du sperme, sans avoir absolument tous les caractères que présente ce fluide au moment de l'éjaculation. Je veux parler de la constitution des liquides de la spermatorrhée d'une part, et des cas pris pour des spermatorrhées d'autre part.

Ces faits-là ont une grande importance au point de vue de l'interprétation de certains phénomènes qui se passent du côté des organes génito-urinaires, et qui réagissent singulièrement sur les fonctions du cerveau.

Ces faits ont presque toujours été mal interprétés, faute de connaissances suffisantes sur la série des notions que je viens d'exposer, touchant la constitution du sperme et des différentes humeurs concourant à sa composition.

Notons d'abord que lorsqu'on arrive à rester quatre à cinq semaines environ sans rapprochements sexuels, ni pollution spontanée ou autre, il y a chez quelques personnes un peu de spermatorrhée normale. Ce fait, en particulier, n'est pas rare chez ceux qu'une blennorrhagie oblige à l'abstinence sexuelle, et il est assez fréquent chez les vieillards.

Il y a alors déversement normal de sperme en petite quantité, et les minces filaments de mucus qui se concrètent dans les plis de l'urèthre, et qui sont rendus avec l'urine, renferment toujours quelques spermatozoïdes. Vous savez que ces filaments se forment dans la portion membraneuse du canal de l'urèthre, dans ce qu'on appelle le *golfe de l'urèthre* ou *golfe de Lecat*, portion de l'urèthre qui est un peu plus large que le reste. Or, il se produit là des plis de la muqueuse assez nombreux dans lesquels s'arrête du mucus qui est presque toujours demi-solide, et qui est rendu en petits filaments flottant dans l'urine. Il sont surtout nombreux chez les vieillards, et lorsqu'il y a eu antérieurement un peu de blennorrhagie, ce qui amène aussi la formation de leucocytes restant dans ces filaments en quantité un peu plus considérable qu'à l'ordinaire. Ces leucocytes peuvent rendre blanchâtres ces filaments, ce qui inquiète beaucoup les hypochondriaques, qui regardent leur urine à chaque instant, comme on le voit assez communément.

Lorsqu'on vient à examiner ces filaments, on peut connaître la durée de l'abstinence d'après la présence ou l'absence de spermatozoïdes dans leur intérieur; car les spermatozoïdes qui s'écoulent petit à petit à cette époque, non par l'éjaculation, mais par le trop plein des vésicules séminales, et qui sont versés vers la partie antérieure de la portion prostatique de l'urèthre, s'accumulent dans ce mucus; ils se trouvent alors englobés dans les petits filaments qu'il forme, et qui se déposent petit à petit dans l'urine après son émission. Dans ces conditions-là, ils ont été indiqués comme étant des moules de mucus des tubes séminifères ; mais seulement par des auteurs qui ne connaissaient pas leur provenance, et qui ne savaient pas que les tubes séminifères ne produisent rien qui ait une analogie quelconque avec les mucus. Il y a là une erreur d'interprétation qu'il importe d'éviter.

Lorsque l'abstinence se prolonge, sans qu'il y ait de pollutions nocturnes spontanées, ce qui arrive chez quelques personnes, il y a écoulement de sperme en plus grande quantité, surtout à la fin de la miction, vers les derniers moments de l'expulsion de l'urine, et quelquefois au commencement. Cette quantité de sperme peut être assez considérable, chez ceux qui sont atteints de blennorrhagie, pour rendre les dernières gouttes d'urine un peu grisâtres, pour les rendre légèrement troubles, au lieu de leur laisser la limpidité que présente l'urine. Ces phénomènes ne s'accompagnent d'aucun accident, d'aucune diminution des forces physiques ou intellectuelles, ni des symptômes décrits comme propres à la spermatorrhée.

Ce fait est encore important, parce que méconnu, il devient la source d'interprétations inexactes de la part de ceux qui voient là un signe de spermatorrhée proprement dite.

Ces données vous montrent l'importance qu'il y a à bien connaître les particularités anatomiques qui concernent la constitution de chaque espèce de liquide de l'économie. Dans le cas particulier dont je parle en ce moment, ces gouttelettes d'urine teintées en grisâtre par le sperme des vésicules séminales, ces gouttelettes, dis-je, n'ont pas l'état filant du sperme, parce que le liquide bulbo-uréthral manque; elles ne sont pas blanches comme le sperme, parce que le liquide prostatique manque également ; elles ne sont que troublées par la présence des spermatozoïdes en grande quantité, et généralement immobiles, parce que l'urine tue les spermatozoïdes presque immédiatement.

Les médecins sont consultés parfois pour des faits de cet ordre ; lorsque l'abstinence se prolonge au delà de certaines limites, les sujets deviennent réellement malades, ils deviennent hypochondriaques, et leur maladie est essentiellement caractérisée par une nosophobie génito-urinaire, par la crainte d'être atteints de pertes séminales qui sont alors réelles, mais normales, et ensuite souvent ils se croient atteints de ramollissement cérébral.

Ils sont toujours préoccupés de toutes espèces d'accidents qui pourront se produire du côté des voies génito-urinaires, et ils ne cessent de questionner leur médecin à cet égard, s'il ne sait interpréter exactement la série des faits dont il s'agit.

Certains médecins prennent cette sorte d'écoulement pour des pertes séminales morbides, et cautérisent le canal de l'urèthre. Or, il faut bien savoir que la cautérisation ne guérit guère que les pertes séminales de l'ordre de celles que je viens de décrire, lorsqu'elle ne donne pas une blennorrhagie, qui pour être accidentelle n'en est pas moins grave. Ces faits, je le répète, sont assez importants, parce qu'on en a abusé sous toutes les formes.

En dehors de ces circonstances particulières, l'urine ne contient jamais de spermatozoïdes, à l'exception de celle qui est rejetée par la première miction qui lave le canal de l'urèthre après le coït ou une pollution.

Examinons maintenant les véritables spermatorrhées.

Du liquide des spermatorrhées proprement dites.

Les véritables spermatorrhées se distinguent par l'écoulement du sperme qui a lieu pendant presque toutes les mictions, et sinon pendant celles du jour au moins, avec celles de la nuit.

En général, l'urine n'en est pas troublée ou elle l'est très-peu, et l'on ne s'aperçoit du dépôt spermatique que par la production d'une couche blanchâtre plus ou moins nuageuse, vers le fond du vase qui contient l'urine ; car les spermatozoïdes et les différents produits que j'ai indiqués comme existant dans le sperme, sont plus lourds que l'urine, et forment au fond du vase une couche qui est d'un blanc grisâtre, et nettement limitée quand l'urine ne contient pas de mucus.

Le dépôt spermatique peut également être parfois léger, nuageux, facile à mélanger à l'urine, quoiqu'il soit riche en spermatozoïdes et en leucocytes et dépourvu pourtant d'oxalate de chaux.

Mais on ne peut s'assurer de l'existence réelle de la spermatorrhée, qu'en examinant au microscope le dépôt urinaire de plusieurs mictions différentes.

En général, ces spermatorrhées sont consécutives à des accidents réels du côté de la moelle. Il y a des symptômes antécédents autres que ceux des différentes variétés d'hypochondrie dont je vous ai parlé.

Il est des cas dans lesquels le sperme est non-seulement rejeté avec l'urine, mais s'écoule sous forme de liquide grisâtre, peu visqueux, soit au début, soit à la fin de la défécation, ou pendant l'exercice de l'équitation, et enfin pendant la nuit, sans érection. Quelques gouttes de liquide seulement sont rendues de la sorte, et le microscope seul encore peut permettre d'en déterminer la nature, et de le distinguer par la présence des spermatozoïdes, des écoulements d'aspect extérieur analogue et bien plus communs, qui sont souvent pris pour du sperme. Je vous en parlerai plus loin.

Pour rechercher les spermatozoïdes il suffit de laisser reposer l'urine pendant six à douze heures dans une éprouvette étroite ou dans un verre à pied. Les spermatozoïdes, plus denses que le liquide, se déposent seuls ou avec un peu de mucus et quelques-uns des principes de l'urine dont je parlerai. On va ensuite puiser quelques gouttes du liquide au fond du vase, soit après avoir décanté, soit simplement avec un tube sur l'extrémité supérieure duquel on tient le doigt. Lorsque l'autre bout est descendu assez profondément, on soulève légèrement le doigt de manière à laisser monter quelques gouttes du liquide, qu'on retire ainsi, et on le dépose sur le porte-objet destiné à l'examen microscopique.

On voit alors les spermatozoïdes toujours morts et immobiles, droits ou incurvés, car on sait que l'urine les tue rapidement.

Ce procédé est très-sûr, car les expériences de M. Donné, expériences que j'ai plusieurs fois vérifiées, montrent qu'on retrouve ainsi des spermatozoïdes dans un demi-litre d'urine pure auquel on a ajouté une seule goutte de sperme éjaculé ou pris dans les vésicules séminales d'un cadavre.

Avec les spermatozoïdes on observe très-souvent, mais non toujours, des cristaux d'oxalate de chaux, dans les cas de spermatorrhée vraie, ainsi que l'a remarqué M. Donné. Je vous ai déjà parlé de ce fait, dont la signification n'est pas encore bien connue au point de vue de ses relations comme cause ou effet avec l'issue spontanée des spermatozoïdes. On peut rencontrer en outre, soit des leucocytes et des cellules épithéliales, soit encore des granules d'urates de soude et d'ammoniaque, des cristaux d'acide urique ou de phosphate ammoniaco-magnésien. La recherche des spermatozoïdes est alors rendue un peu plus longue, mais ne conduit pas à des résultats moins certains pour cela que lorsque manquent ces dépôts accidentels.

En étudiant l'urine nous verrons quelles sont les variétés d'urate de soude qui se déposent en couche d'une coloration blanchâtre analogue à celle des amas de spermatozoïdes, mais que l'examen microscopique fait distinguer facilement de ces derniers.

Dans les cas de spermatorrhée par abstinence, il n'y a pas d'oxalate de chaux ou il n'y en a qu'accidentellement, selon la nature de l'alimentation. De plus, cette quantité de sperme qui n'est rendue qu'avec les dernières gouttes d'urine, n'est pas assez considérable pour former une couche nuageuse au fond du vase. Sous ce rapport on arrive, en se renseignant d'autre part et à l'aide des symptômes présentés par le malade, à déterminer exactement l'ordre d'affection auquel on a affaire ; car les véritables spermatorrhées ne sont jamais primitives, elles sont consécutives à des accidents du côté de la moelle, du cerveau, de la vessie, et sont bien plus rares qu'on ne l'a dit.

Des humeurs considérées comme du sperme et qui n'en sont pas.

Signalons actuellement l'écoulement de liquides différents de ceux dont j'ai parlé jusqu'à présent et qui ne sont nullement spermatorrhéiques, mais qui sont fréquemment pris pour des spermatorrhées.

Il y a d'abord le liquide des glandes bulbo-uréthrales, ce liquide filant, visqueux, qui est complément hyalin et transparent, qui se produit en plus ou moins grande quantité après des érections prolongées. Ce liquide est pris fréquemment pour du sperme, d'abord par les hypochondriaques et quelquefois par des médecins, parce qu'il est filant comme le sperme. Mais il n'en a pas l'odeur, et ainsi que je vous l'ai dit, ce liquide bulbo-uréthral ne renferme rien du tout; il est absolument hyalin. En le recueillant on entraîne quelquefois des cellules épithéliales pavimenteuses, mais par lui-même il ne renferme absolument rien. Il est encore une particularité qu'il importe de connaître et qui peut tromper les médecins, c'est que chez les individus qui ont eu des blennorrhagies il n'est pas rare de voir ce liquide sortir des glandes bulbo-uréthrales de temps à autre, pendant un certain temps après la blennorrhagie, deux ou trois mois environ. Il sort soit spontanément, soit après l'équitation, ou après que le malade est resté longtemps assis, soit enfin après une marche forcée ou une érection de quelques minutes. Il sort après avoir déterminé une sensation plus ou moins vive de piqûre au périnée; au boude quelques instants vient cette goutte de mucus assez tenace, filant, etc. Seulement dans les cas dont je parle il est très-communément grisâtre, surtout vers le centre de la goutte qu'il forme, parce que, à la suite des blennorrhagies, il renferme un certain nombre de leucocytes qui le colorent en gris. C'est lorsqu'il prend cette légère coloration opalescente et cette viscosité (qui est plus grande toutefois que celle qu'on retrouve habituellement dans le sperme) qu'on l'a pris pour du liquide séminal. Mais le microscope n'y montre point de spermatozoïdes et le diagnostic est facile à porter en s'aidant de la connaissance des antécédents. Le malade alors n'a rien à faire, ou lorsque ce petit accident s'accompagne de l'écoulement purulent dit *goutte militaire*, on prescrit l'injection de sulfate de zinc une fois chaque soir au moment du coucher. Il ne s'agit là que d'une modification accidentelle du liquide des glandes bulbo-uréthrales. Ce fait est très-commun et il n'est pas rare de voir des malades qui ont été cautérisés, par des spécialistes ou des charlatans, pour cet accident comme s'ils avaient de véritables pertes séminales.

Il y a une seconde espèce de liquide rendu par le méat urinaire et qui est pris assez souvent (surtout par les malades, moins souvent par les médecins) pour du sperme; c'est l'humeur qui résulte de l'exagération de la sécrétion des glandes de la muqueuse uréthrale, dites glandes de Littre. Ces glandes-là habituellement ne fournissent qu'une quantité extrêmement petite de liquide entraîné par l'urine. A la suite de blennorrhagies anciennes, ou quelquefois dans les cas de coïts trop répétés, ou pratiqués pendant l'ivresse, on voit survenir, sans même qu'il y ait de blennorrhagie du côté de la femme, une légère inflammation de l'urèthre, non contagieuse, dans laquelle il y a expulsion petit à petit de gouttes de ce liquide, soit spontanément après une sensation de picotement, ou seulement lorsque le malade presse sur le canal de l'urèthre.

Cet écoulement peut quelquefois durer assez longtemps, surtout chez les buveurs de bière. Ce liquide se distingue déjà facilement du précédent, d'abord par son aspect extérieur, en ce sens qu'il ne file pas entre les doigts, qu'il n'est pas tenace ni visqueux comme celui des glandes bulbo-uréthrales. Enfin il se distingue du précédent au microscope, parce qu'il renferme une assez grande quantité de cellules épithéliales, en général petites, qui viennent du canal de l'urèthre; il contient aussi des leucocytes, qui ne sont pas cependant pas assez nombreux pour lui donner la coloration du pus, mais qui le sont assez pour lui communiquer une teinte grisâtre. Ce liquide ne renferme pas de spermatozoïdes, ce qui permet de le distinguer facilement du sperme.

Voilà quels sont les liquides qui n'ont pas la constitution du sperme et qu'il importe de distinguer du véritable sperme, et cette distinction se base sur la comparaison de la composition de ces fluides à celle des différents produits de sécrétions qui s'ajoutent au liquide spermatique pendant son trajet dans les voies génito-urinaires.

Sur les corpuscules considérés comme des spermatozoïdes mal développés.

En parlant de la constitution du sperme, des taches spermatiques ou des liquides qui sont pris pour du sperme, quelques auteurs signalent la présence dans ces humeurs de spermatozoïdes *mal développés*.

Il est très-important que vous sachiez que jusqu'à présent on n'a jamais constaté l'existence de spermatozoïdes ayant subi un arrêt quelconque de développement. Ils se produisent ou ne se produisent pas. Le sperme renferme des spermatozoïdes ou n'en renferme point. Tout corps qui n'a pas les caractères des spermatozoïdes que je vous ai décrits (voy. page 345), ce corps n'est pas un spermatozoïde.

Leur queue peut être brisée accidentellement, comme on le voit quelquefois dans les taches spermatiques anciennes, parce que le linge a été froissé, ce qui a déterminé la rupture de certains d'entre eux. Mais lorsque ce fait se présente on reconnaît très-facilement, d'une manière constante, l'existence d'une tête pyriforme et d'un prolongement caudal ou cil qui, au lieu d'avoir la longueur habituelle, n'a qu'une partie de cette longueur. Ces corps-là existent à côté de spermatozoïdes qui ont conservé intacte leur queue. Ce n'est pas là une difficulté ; quelques observations suffisent pour s'assurer du fait. Il n'y a pas là un arrêt de développement, ni une aberration dans la structure des spermatozoïdes.

En aucune circonstance, je le répète, on n'a rencontré de corps quelconques représentés par des spermatozoïdes offrant un arrêt de développement ou une anomalie dans ce développement.

Cette expression de spermatozoïdes mal développés, a été introduite dans les écrits dont je viens de parler, par des personnes qui évidemment n'avaient jamais suivi les phases de l'évolution des spermatozoïdes. Rencontrant des corps dont ils n'avaient pu déterminer la nature, comme de petits noyaux d'épithélium, tels que ceux que je vous ai décrits (voy. page 374), des granules de graisse en particulier, ne sachant à quoi les rattacher, ils se sont servi au hasard de l'expression de *spermatozoïdes mal développés*.

Il faut vous garder de suivre cet exemple, surtout si vous êtes appelés à faire des rapports de médecine légale, parce que là ces expressions peuvent avoir de graves conséquences.

Dans tous les cas, il est bon pour le médecin de savoir que jusqu'à présent, dans quelque liquide que ce soit, on ne rencontre des sper-

matozoïdes offrant quelque anomalie d'évolution autre qu'une double
tête ou une tête plus ou moins grosse. Il n'y en a pas qui présentent
un arrêt de développement de leur tête ni de leur queue.

Il y a des spermatozoïdes ou il n'y en a pas. Il y en a dans le cas de la
communication de l'épididyme avec le testicule. Il n'y en a pas dans le
cas d'oblitération de l'épididyme ou des canaux déférents par une induration, suite d'une épididymite double, par exemple.

De même, dans les kystes appelés hydrocèles spermatiques, on voit
des spermatozoïdes, ou bien on trouve de ces petits noyaux sphériques
dont j'ai parlé précédemment, qui se rencontrent aussi dans le liquide
séminal des individus cryptorchides et dans celui des hommes qui ont le
canal déférent oblitéré.

On sait que ces noyaux ne représentent pas des spermatozoïdes mal
développés. Ils n'ont avec eux aucune analogie, car pendant leur développement les spermatozoïdes ne passent pas par un état évolutif correspondant aux caractères offerts par ces noyaux.

———

QUINZIÈME LEÇON

DU LAIT ET DU LIQUIDE DE LA VÉSICULE OMBILICALE.

SEPTIÈME ESPÈCE. — DU LAIT.

Le lait est un liquide d'un blanc mat, avec un léger reflet soit jaunâtre, soit bleuâtre, opaque, plus opaque même que toutes les autres
humeurs, le sang excepté, mais pourtant bien fluide, coulant sans filer,
d'une odeur particulière à peine sensible, d'une saveur douce et sucrée.
Il a une densité moyenne de 1032 chez la femme, mais pouvant descendre à 1025 et s'élever à 1046.

Chez tous les animaux observés, il est franchement alcalin et ramène
au bleu le papier de tournesol rougi, tant au moment de sa sortie du
mamelon que pendant plusieurs heures après, ainsi que l'a bien démontré M. Donné. Mais au bout de peu de jours en hiver et quelques
heures en été il devient successivement plus faiblement alcalin, puis
neutre et même légèrement acide, par suite du dédoublement du sucre
de lait en deux équivalents d'acide lactique.

Le lait ne se coagule pas par la chaleur ; pourtant une petite partie
de ses principes albuminoïdes est coagulée et se réunit à la surface du

liquide sous forme de pellicule avec des globules de lait. Cette pellicule, bientôt soulevée par les bulles de la vapeur d'eau du lait bouillant, fait déborder celui-ci en se reformant rapidement à cette température. En chauffant le lait, son odeur propre se développe un peu, surtout s'il s'agit du lait de chèvre et de brebis.

Cette pellicule, du reste, n'a pas été analysée, et il est possible qu'elle soit formée non par l'albumine, mais par la caséine modifiée au contact de l'air, car elle ne se forme pas si le lait est chauffé au contact de l'hydrogène, de l'acide carbonique ou dans le vide.

Les alcalis et les sels neutres ne coagulent pas le lait, tandis que les acides, l'alcool, le tannin et certaines substances d'origine animale le coagulent; mais comme, en fait, la caséine seule se coagule en entraînant les globules en suspension dans la partie aqueuse du lait, c'est en parlant de la constitution même du lait que nous aurons à nous occuper de cette question.

Constitution physique du lait.

Si vous exceptez le *colostrum*, que nous étudierons vers la fin de cette leçon, on peut dire que le lait est un des liquides sécrétés qui entraînent et tiennent en suspension le moins d'éléments anatomiques. Dans le lait proprement dit, en effet, on ne voit pas des cellules épithéliales glandulaires ni de celles des canaux galactophores; mais on y rencontre normalement quelques rares leucocytes, ordinairement devenus déjà plus ou moins granuleux, sans toutefois être tous à cet état. Tant dans le lait de femme que dans celui de vache, ce n'est que sur trois à quatre gouttes que l'on en trouve une qui renferme un ou deux leucocytes, sauf, je le répète, le cas du colostrum sur lequel je reviendrai.

Le lait cependant ne doit pas sa couleur, comme la bile, à une matière colorante propre, liquide, répandue d'une manière homogène dans un fluide ou sérum; il la doit à ce qu'il est physiquement hétérogène. Il renferme, en effet, des corpuscules solides ou mieux demi-solides en suspension dans un fluide incolore et qui réfléchissent la lumière sans l'absorber sensiblement ni la décomposer; de là cette couleur blanche. Mais ces corps microscopiques colorant le liquide et appelés *globules du lait*, ne sont pas des éléments anatomiques, comme dans le sperme, le sang ou le pus. Ce sont des globules formés par un mélange de principes immédiats appartenant en fait au sérum (quant à leur origine ou mode de formation sécrétoire et physiologique), mais qui, en raison de leur nature chimique, se trouvent être insolubles dans cette portion de l'humeur. Ils se réunissent par suite en corpuscules sphériques tenus en suspension émulsive au fur et à mesure qu'a lieu leur production.

Physiquement plus légers que le sérum, ils tendent par suite à s'élever et à se rassembler à la surface de ce dernier. De là cette séparation du lait abandonné à lui-même en deux parties ou substances, dont l'une forme une couche superficielle d'un blanc jaunâtre, onctueuse, appelée *crème*, dans la proportion de 14 à 16 pour 100 de lait de vache.

L'autre portion, bien plus abondante et plus aqueuse, reste au-dessous. Elle prend le nom de *lait écrémé*, lorsqu'on a enlevé la crème qui surnage. Celui-ci est plus clair, plus bleuâtre que le lait proprement dit, parce que les globules réfléchissant la lumière en blanc ont diminué de quantité dans sa masse en s'élevant vers sa surface, et par suite rendent au sérum dans lequel il flotte une partie de sa translucidité. C'est la même cause, c'est-à-dire l'existence d'un moindre nombre de ces globules graisseux qu'à l'ordinaire, qui fait que le lait a naturellement une teinte bleuâtre. Si au contraire ils sont nombreux, ils ne laissent pas traverser celle-ci, la masse devient tout à fait opaque, avec une légère teinte jaunâtre, qui est encore bien plus prononcée dans la crème, parce qu'elle est plus exclusivement formée de corpuscules butyreux.

Le lait écrémé a une densité de 1033 à 1034 environ, celle du lait pur qui l'a fourni étant 1032. Il tient encore en suspension 2 1/2 pour 100 de globules butyreux. Si on l'abandonne à lui-même, surtout à une température de 25 à 30 degrés, jusqu'à décomposition spontanée de ses principes constitutifs, il devient acide, prend une saveur aigre et il se forme un caillot ou coagulum caséeux blanc ; celui-ci se sépare peu à peu et se dépose dans un liquide jaune verdâtre clair qu'on nomme *sérum du lait* ou *petit-lait*.

La crème a une densité de 1024 environ ; elle est formée d'un mélange de la partie aqueuse et des corpuscules du lait dans la proportion de 22 environ pour 100 en poids.

Par l'agitation ou le barattage de la crème, ses globules s'agglutinent ensemble, en une masse graisseuse demi-solide, qui est le *beurre frais*, obtenu dans la proportion de 20 à 21 pour 100 du poids de la crème employée, et de 3 à 3 1/3 de celui du lait employé.

Il reste un liquide lactescent ressemblant au lait écrémé, bien que plus clair et appelé *lait de beurre*. Sa densité est de 1031. Il doit encore son aspect à des globules du lait ou butyreux en suspension, dans la proportion de 1/4 à 1 1/2 pour 100 de liquide séreux.

L'agglutination des globules est facile à une température basse, parce qu'alors ils sont demi-solides et non liquides, comme à la température du corps ou à une température voisine.

Le beurre frais retient dans sa masse une quantité de lait de beurre qui s'élève de 16 à 20 pour 100 de son poids, ainsi que l'a vu M. Chevreul.

On sépare ce liquide du beurre en tenant la masse en fusion pendant un temps suffisant pour que le sérum du *lait de beurre* se dépose au fond du vase, et le beurre séparé constitue le beurre fondu. Si pendant cette fusion on porte la température à 100 degrés, la vapeur de l'eau de ce sérum déposé au fond soulève le beurre fondu en montant à sa surface et le fait déborder hors des vases employés.

Le beurre de vache se ramollit et devient onctueux à 18 degrés, et fond vers 35 degrés; fondu il ne durcit qu'à 26 degrés et demi, et au moment de sa solidification sa température s'élève à 32 degrés. Il faut 29 parties d'alcool à 82 degrés pour dissoudre 1 partie de beurre. Il est plus léger que l'eau.

Globules du lait.

Revenons maintenant sur quelques points encore de la constitution physique du lait, concernant en particulier les corpuscules qu'il tient en suspension. J'ai déjà dit que ce ne sont pas des éléments anatomiques vivant dans le sérum auxquels celui-ci servirait de *milieu*, et comparables par exemple aux globules du sang nés dans le plasma, ni aux spermatozoïdes nés dans le testicule qui ont pour véhicule et milieu le liquide des vésicules séminales ; ni comparables enfin aux épithéliums détachés des muqueuses ou aux leucocytes nés à leur surface et qu'on trouve en suspension dans quelques humeurs, etc.

Les globules du lait appartiennent au liquide mammaire lui-même, à la sécrétion (1).

En d'autres termes, le lait est un *produit* récrémentitiel qui renferme des principes graisseux mélangés ensemble, se réunissant sous forme de gouttelettes ou de globules. On a donné une grande importance à l'étude de ces globules, par suite de la facilité avec laquelle on a pu les observer avec toutes sortes de microscopes en raison de la netteté de leurs contours. Les *globules du lait* que forment par leur union les principes graisseux de cette humeur varient de volume depuis $0^{mm},001$ et même moins, jusqu'à celui de $0^{mm},020$ (*Chimie anatomique*, pl. XLV, fig. 4, *c*, *d*, *e*, *f*). Ces variations de volume éloignent déjà toute idée d'assimilation de ces globules à des *éléments anatomiques*, lesquels présentent toujours quelque chose de constant dans leurs dimensions, et une *structure* propre différant un peu de l'un à l'autre, mais dont on ne trouve pas trace dans les globules *du beurre en émulsion naturelle*. Les plus gros sont proportionnellement plus nombreux dans le lait de femme que dans celui de vache

(1) Voyez *Chimie anatomique*. Paris, 1853, t. III, p. 8 et suiv.

et de chienne, et plus dans le *colostrum* de femme, etc., que dans le lait proprement dit. On en trouve toujours des groupes formés par des globules adhérents les uns aux autres; ces amas sont surtout plus nombreux dans le colostrum que dans le lait proprement dit. Les plus petits, jusqu'à ceux qui ont un volume de $0^{mm},005$ ou environ, sont toujours doués d'un mouvement brownien, mouvement très-énergique dans ceux du moindre volume surtout. On arrête aussitôt ce mouvement en ajoutant de l'acide acétique qui coagule la caséine, laquelle englobe alors les corpuscules graisseux dans une trame ou masse demi-solide qui ne permet plus les mouvements comme le faisait le liquide. Ces globules sont parfaitement sphériques chez les animaux dont le lait donne un beurre mou, comme celui de femme. Ils sont au contraire la plupart un peu polyédriques dans le lait de vache dont le beurre est plus ferme. Cela s'observe lors même et surtout lorsqu'ils flottent librement dans le sérum du lait, et on le voit facilement lorsqu'ils roulent dans le liquide, principalement quand on emploie un pouvoir amplifiant de 550 à 600 diamètres. Ils deviennent régulièrement sphériques quand on chauffe un peu ce fluide.

Ces globules du lait sont de coloration jaune pâle, à contours nets et foncés, noirâtres, à centre brillant, parce qu'ils réfractent fortement la lumière en lui donnant la teinte jaune signalée plus haut.

Ces globules sont demi-solides ou même presque solides dans le lait de vache ; ce fait se comprend lorsqu'on songe qu'ils renferment 68 pour 100 de margarine, corps solide, sur 30 pour 100 d'oléine et 2 pour 100 de butyrine qui en sont les principes liquides, avec des traces de caprine, de caproïne, de capriline et même d'hyrcine dans le lait de chèvre. Ils sont un peu plus mous dans le lait de femme et dans le colostrum, ce qui est dû à la présence d'une plus grande quantité d'oléine, etc., d'où résulte qu'après avoir été comprimés, ils reprennent mieux la forme sphérique, tandis que dans le lait de vache ils conservent la forme polyédrique résultant de leur pression réciproque. Cette consistance demi-solide doit faire conserver à ces corps le nom de globules *de lait* plutôt que celui de gouttes graisseuses ou huileuses; en un mot, les globules de lait ont chacun individuellement la consistance du beurre, et le beurre n'est formé que par la réunion mécanique des globules les uns avec les autres. C'est à cette consistance qu'ils doivent la propriété de ne pas se souder les uns avec les autres quand ils se touchent. Du reste, on en trouve souvent même dans le lait de vache qui sont soudés l'un avec l'autre dans une moitié de leur épaisseur. Il suffit en outre de faire glisser l'une sur l'autre les deux lames de verre qui contiennent le lait entre elles, pour fondre ensemble un grand nombre de globules et les rouler en forme de cylindres plus ou moins contournés et de volume très-variable. Enfin ce qui montre encore l'absence de cette enveloppe, c'est que dans le lait de vache bouillant, les globules rendus liquides par la chaleur, reprennent leur sphéricité comme des gouttes de liquide, et de plus se réunissent en grandes gouttes avec la plus grande facilité spontanément pendant l'ébullition ; ces gouttes peuvent atteindre un diamètre de $0^{mm},030$ jusqu'à $0^{mm},200$.

Ce qu'on a pris pour une enveloppe qu'on séparerait du contenu en pressant sur les plaques de verre de la préparation destinée au microscope, n'est autre chose que la tache d'apparence plissée (d'autant plus évidente que le grossissement est plus grand) laissée par tout corps gras que l'on presse sur une plaque de verre, en le faisant glisser de manière à le déplacer dans une étendue d'une ou deux fois son diamètre.

Ces gouttes ou globules de beurre dits globules de lait ne sont donc pas des éléments anatomiques, des corps doués d'organisation, et ils diffèrent de ceux-ci tant par leur mode de formation que par leur constitution propre. Toutefois il est probable que comme toutes les gouttes des corps gras en émulsion dans un liquide alcalin albumineux et salin, ils s'enveloppent d'une couche mince formée par la combinaison savonneuse des corps gras avec les sels basiques entraînant des traces de substances albuminoïdes. De là vient que la teinture d'iode jaunit légèrement la surface, mais la superficie seulement, des globules du lait.

Sur quelques points de la constitution des globules du lait.

Quand on filtre le lait les globules traversent d'abord le papier, et les premières portions qui passent sont blanches et opaques, puis les premiers globules qu'arrête le filtre retiennent de plus en plus les autres, aussi le liquide filtré devient de plus en plus clair, avec une teinte jaune verdâtre très-pâle analogue à celle du petit-lait; il est plus clair dans les dernières parties filtrées que dans les premières. A la fin il est tout à fait transparent. Le dernier liquide obtenu ne contient rien ou ne renferme que de rares globules des plus petits. La portion opaline du fluide doit sa couleur à ce qu'elle contient encore beaucoup de ces globules butyreux des plus petits, larges de 1 à 3 millièmes de millimètre. Ces sont ces globules les plus petits qui ont été considérés autrefois par quelques auteurs comme étant formés de caséine, dont ils auraient représenté la portion non dissoute et en suspension. Mais on sait aujourd'hui qu'il n'y a pas une caséine insoluble et une caséine soluble, que ce principe est naturellement liquide et tout à cet état dans le lait (1). Les globules restent à la

____

(1) Voy. *Chimie anatomique*. Paris, 1853. in-8, t. III, p. 121 et 336.

longue sur le filtre à mesure que les plus gros retiennent les plus petits.

Il existe beaucoup de divergence entre les chimistes touchant l'action de l'éther sur les globules butyreux en émulsion dans le lait ou globules de lait. Presque toutes tiennent à la fois à ce que leurs expériences ont été imparfaitement suivies et à ce qu'ils agissaient sous l'influence d'une idée préconçue. C'était l'idée de démontrer que les *globules de lait* devaient être organisés, devaient être des cellules composées d'une paroi ou capsule albuminoïde et d'un contenu graisseux qui de la sorte n'était pas libre dans le sérum. Les auteurs dont je parle se fondaient sur ce que le lait agité avec environ son volume d'éther rectifié reste opaque, tandis qu'il devient ensuite clair si l'on surajoute quelques gouttes de solution de potasse pour agiter de nouveau, tandis qu'il devient clair également si la potasse a été versée avant l'addition et l'agitation avec l'éther sulfurique.

Ce réactif ne dissolvant pas les substances azotées, la persistance de l'opacité du lait démontrait pour eux l'existence d'une pellicule azotée protectrice, entourant les globules graisseux. L'addition de quelques gouttes de potasse étant suivie de la disparition de l'opacité du lait après son agitation avec l'éther, ils en concluaient que la potasse avait dissous cette enveloppe, puis permis l'action de l'éther sur la graisse devenue libre, et que par conséquent la pellicule ou paroi de cellule existait réellement.

Or aucun anatomiste n'ignore que dans les expériences de ce genre il faut suivre pas à pas, à l'aide du microscope, les effets des agents chimiques sur les substances étudiées, soit coagulables, soit cristallisables, ce que nul des auteurs dont je parle ne semble avoir fait.

Lors donc qu'on agite du lait avec son volume d'éther, sans addition de potasse, il reste en effet parfaitement opaque; si l'agitation a été peu prolongée, une portion de l'éther tout à fait limpide se sépare et vient surnager le reste du liquide. Cette séparation est nulle ou très-lente si l'agitation a été prolongée plus de deux à trois minutes, et toute la masse du liquide reste opaque; celui-ci, il est vrai, a une teinte d'un blanc pur comme le lait, il a pris un ton légèrement jaunâtre, mais il est tout à fait opaque. En comparant alors ce liquide au lait pur sous le microscope, on voit que l'éther en a parfaitement dissous directement les globules et ne les a pas laissés intacts, comme l'a fait croire à tort l'aspect général du liquide. Seulement l'éther n'ayant pas modifié le sérum qui les tenait en suspension, la dissolution éthérée du beurre a été replacée à l'état d'émulsion par l'agitation à mesure même que se faisait la dissolution. Toutefois la graisse est à un autre état émulsif.

En effet, tandis que les globules du lait pur ont le volume indiqué plus haut avec le contour foncé, noirâtre et le centre jaune brillant propre aux corps gras sans mélange, les gouttes du beurre dissous par l'éther agité avec le lait et remises ainsi aussitôt en émulsion sont au contraire pâles, réfractent moins fortement la lumière, ont un contour très-net, mais peu foncé. Elles sont surtout la plupart plus larges que les globules du lait pur, et un grand nombre pourraient presque être vues à l'œil nu, si elle sn'étaient aussi transparentes. Il est certain que ces gouttes-là sont un mélange d'éther et de corps gras et ne sont pas du beurre pur comme le sont les globules du lait.

Entre ces gouttelettes flottent de petits grumeaux irréguliers, finement grenus, semblables à ceux que donnent les substances azotées coagulées, et qui là sont probablement formés de caséine ou de lacto-protéine coagulée par l'éther. Quelques-uns englobent dans leur épaisseur une ou plusieurs des plus petites des gouttes dont je viens de parler. Par le repos ces grumeaux se rassemblent au fond du tube en une couche un peu plus opaque que le reste du liquide.

Que la potasse ait été ajoutée avant ou après l'éther, le lait· cesse d'être blanc et opaque dès qu'on l'agite, mais il ne faut pas croire qu'il devienne absolument transparent. Il devient grisâtre ou jaunâtre, plus ou moins louche à l'exception de la couche d'éther en excès qui peu à peu se rassemble et surnage limpide le reste du liquide. La masse est devenue un peu épaisse, comme mucilagineuse, non filante, mais légèrement grumeleuse, ce qui sans doute empêche ici l'émulsion de la solution éthérée de beurre qui se reproduit si vite lors de l'agitation du lait avec l'éther seul. Le liquide demeure seulement demi-transparent et non tout à fait hyalin, parce qu'une petite portion de la solution éthérée et potassique des globules butyreux est retournée à l'état émulsif, sous forme de gouttes pâles, pareilles à celles que j'ai décrites tout à l'heure en parlant du mélange d'éther et de lait seulement. Ce sont elles qui continuent à troubler un peu le liquide, sans être assez abondantes pour le rendre opaque, et il est d'autant plus trouble, d'autant moins transparent que le lait était plus riche en globules graisseux.

Le microscope montre en outre, dans quelques laits, des leucocytes parfois assez nombreux qu'on ne voyait pas avant que l'éther et la potasse eussent rendus l'humeur demi-transparente. Ces leucocytes sont seulement devenus pâles sous l'influence de la potasse, qui les dissout même tout à fait en une heure ou environ si sa quantité est un peu trop grande.

Au bout de quelques heures, la portion de la masse qui est demi-transparente, d'aspect mucilagineux, devient un peu plus claire sans être absolument transparente et se trouve interposée à deux couches hyalines : l'une incolore, qui surnage et qui est formée d'éther ; l'autre jaunâtre, qui occupe le fond du tube et qui est formée d'une solution éthérée de beurre.

La solution de potasse suffisamment concentrée, agitée avec le lait, à volume égal ou environ, attaque et saponifie directement les globules graisseux. Le liquide brunit un peu, et par le repos le savon se sépare en une couche nette formée en partie d'aiguilles cristallines microscopiques et en partie de substance non cristallisée.

De la composition immédiate du lait.

Examinons maintenant la composition immédiate du lait.

Le tableau synoptique ci-contre résume les données analytiques que j'ai pu recueillir sur ce sujet.

Composition du lait de femme.

PRINCIPES DE LA PREMIÈRE CLASSE.

Eau	902,717 à 861,799	
Chlorure de sodium	0,240 à 0,340	
— de potassium	1,440 à 1,830	
Sulfate de potasse	traces	
— de soude	0,074 à 0,075	
Carbonate de soude	0,053 à 0,056	4,863 à 6,751
— de chaux	0,069 à 0,070	
Phosphate de chaux des os	2,310 à 3,440	
— de magnésie	0,420 à 0,640	
— de soude	0,225 à 0,230	
— de fer ?	0,032 à 0,070	

PRINCIPES DE LA DEUXIÈME CLASSE.

Lactate de soude ?	0,420 à 0,450	
Beurre, 25 à 38, chez la femme, et 26 à 50, chez la vache — Margarine	17,000 à 25,840	
Oléine	7,500 à 11,400	
Butyrine, caprine, caproïne, capriline	0,500 à 0,760	62,420 à 87,450
Sels acides gras ou savonneux	certains, mais non cherchés	
Lactine ou lactose	37,000 à 49,000	
Urée (chez la vache)	quelq. milligramm.	

PRINCIPES DE LA TROISIÈME CLASSE.

Caséine sèche	29,000 à 39,000	30,000 à 43,000
Lacto-protéine	1,000 à 2,770	
Albumine	traces à 0,880	

Le lait tient en outre en dissolution environ 30 centimètres cubes de gaz par litre, formés de 16^{cc},55 d'acide carbonique, 12^{cc},16 d'azote et 1^{cc},29 d'oxygène d'après Hoppe.

Il ne renferme aucune matière colorante propre, telle que celles de la bile, etc. Il ne contient également pas de cholestérine ni de la séroline, qui pourtant existent dans le sang.

Le lait est essentiellement constitué par la dissolution réciproque de ces principes immédiats les uns par les autres, et par la combinaison de ceux qui sont insolubles à ceux qui sont liquides. C'est ainsi que les sels de chaux et de magnésie restent en partie fixés à la caséine (2,14 pour 100) et sont entraînés par elle lorsqu'on la coagule, en sorte qu'il n'en reste que des traces dans le petit-lait. Il résulte de là qu'ils sont absorbés dans l'intestin en même temps que la caséine, lorsque, après avoir été coagulée, celle-ci a été liquéfiée par la succession des actes digestifs. C'est aux carbonates et phosphates alcalins que le lait doit sa réaction alcaline.

D'une manière générale, en dehors de ce qui concerne le phosphate de chaux, la quantité et la nature des sels prenant part à la constitution du lait n'offrent rien de particulier à noter. Mais vous remarquerez qu'il n'en est pas de même des principes immédiats de la deuxième classe. Aucune humeur n'en contient en aussi grande proportion, même en ne tenant pas compte des corps gras, qui au lieu d'être dissous sont en suspension dans le liquide.

Vous remarquerez, de plus, que ces principes n'appartiennent pas aux composés salins et alcaloïdes azotés, formés par désassimilation et excrémentitiels. Ils appartiennent aux principes graisseux et sucrés ou des deux dernières tribus (voyez plus haut le tableau de la page 79), qui tous, en général, séjournent dans l'économie, où ils se sont formés et s'y décomposent ultérieurement en remplissant un rôle déterminé (1). De là les qualités récrémentitielles qu'ils partagent avec les principes non cristallisables, tels que la caséine, etc., bien qu'à un moindre degré.

Les principes graisseux en particulier, naturellement insolubles dans les liquides aqueux, y sont en outre tellement abondants qu'ils s'y trouvent à l'état physique de suspension émulsive et non à celui de dissolution ou de mélange, bien qu'ils y arrivent molécule à molécule et soient en fait à l'état liquide; car le mélange des principes graisseux qui constitue le beurre, est fondu par une température un peu inférieure à celle du corps animal (voy. p. 390).

Parmi ces principes graisseux, la butyrine, la caprine, la caproïne, la capriline et l'hircine dans le lait de brebis et de chèvre doivent être notées spécialement comme appartenant en propre à l'humeur que nous étudions ici, comme étant, avec la lactose, des principes propres au lait. Ce sont eux, en outre, qui lui donnent son odeur caractéristique et dont la

(1) Voy. *Chimie anatomique.* Paris, 1853, t. II, p. 349 et suiv. Pour les variations de quantité des corps gras dans le lait, voy. tome III, p. 6 et 7.

décomposition devient le point de départ de la formation des acides gras, dont la mise en liberté caractérise le phénomène du *rancissement* du beurre et du lait. Mais j'ai déjà développé suffisamment ce sujet en vous parlant des principes immédiats, pour qu'il soit inutile que j'en parle ici de nouveau (1). Je rappelle seulement que le lait constituerait une humeur entièrement limpide et homogène, si certains de ses principes immédiats de la deuxième classe n'étant pas tout à fait insolubles ne passaient à l'état de gouttelettes aussitôt produits; car ils ne se fixent même pas aux corps coagulables, comme le font les sels terreux qui, insolubles dans l'eau, sont fluides dans le lait, par suite de leur fixation à la caséine.

Les principes savonneux ou salins à acides gras, qui certainement prennent part en petite quantité à la constitution de cette humeur, y sont seuls à l'état de dissolution, mais ne semblent pas encore avoir été recherchés.

La lactine (2) donne au lait sa saveur légèrement sucrée. Elle est, comme les corps précédents, un principe récrémentitiel plutôt qu'alibile, c'est-à-dire un principe cristallin remplissant un rôle dans l'économie, en y passant par dédoublement ou autrement à l'état de principes d'espèces différentes, plutôt qu'elle n'est une substance s'assimilant aux principes fondamentaux de la matière organisée, comme le font les composés albuminoïdes. Ce principe est essentiellement propre au lait; il est formé dans la mamelle et ne se rencontre ni dans le sang artériel, ni dans le sang veineux. Notons, en outre, que comme l'a montré M. Poggiale, il se retrouve toujours dans le lait, quelque prolongée que soit l'alimentation purement animale à laquelle on peut soumettre les mammifères. Seulement dans ces conditions sa quantité diminue un peu. Je vous ai indiqué déjà, en vous parlant des principes immédiats, les conditions dans lesquelles il se dédouble en acide lactique, hors de l'économie (3).

Des principes immédiats de la troisième classe dans le lait.

C'est à la réunion de ces composés des deux premières classes et de la caséine, principe essentiellement alibile, que le lait doit principalement ses qualités récrémentitielles portées au point qu'il peut être absorbé en totalité dans les voies digestives.

Le lait ne renferme que cette substance azotée, coagulable, à l'exception d'une petite quantité du principe albuminoïde appelé lacto-protéine, par MM. Millon et Commaille, avec des traces d'albumine

(1) Voy. *Chimie anatomique.* Paris, 1853, in-8, t. III, p. 40, 190, 438 et suiv.

(2) Voy. *Chimie anatomique*, t. II, p. 573, et pour la CASÉINE, tome III, p. 334 et suiv.

(3) *Chimie anatomique.* Paris, 1853, t. I, p. 543.

proprement dite. Le lait de vache et d'ânesse en renferme un peu plus ; mais le lait contient plus de ces principes de la troisième classe qu'on n'en voit dans les autres humeurs sécrétées. Le sang et la lymphe nous en ont seuls offert davantage. C'est là ce qui concourt à faire du lait le liquide récrémentitiel par excellence.

La caséine concourt donc pour une part notable à la constitution du lait, fait qui repose particulièrement sur son état naturellement liquide. Elle prend à la constitution de ce liquide une moindre part que celle prise par l'albumine à la constitution du sérum sanguin. Il se sépare, en effet, du lait une quantité d'eau considérable après coagulation de la caséine ; cette eau n'en faisait point partie comme eau de constitution, et était simplement mélangée à la caséine lorsqu'elle était encore liquide. Ce fait est des plus importants dans l'étude des principes coagulables et dans celle des humeurs, car il ne s'observe ni dans le sang, humeur constituante, ni dans le blanc d'œuf, humeur sécrétée.

La caséine tire très-probablement ses matériaux de formation de la sérine du sang, ou peut-être de l'albuminose. On ne peut, du reste, faire jusqu'à présent que des hypothèses sur les conditions de formation de ce principe. La caséine sort de l'économie par expulsion du lait, et passe à un autre état spécifique dans le tube digestif, ou par putréfaction au dehors de l'organisme.

Nous venons de voir qu'en se coagulant la caséine laisse tout le liquide salin et sucré qui ne faisait pas partie d'elle-même comme *eau de constitution*. De là résulte la séparation d'un résidu liquide appelé *petit-lait*, qui ne s'observe pas lors de la coagulation de l'albumine du blanc d'œuf, ni lors de celle de la plasmine et de la sérine du sang et de la lymphe.

Ce fait montre combien il importe, comme je vous l'ai déjà fait remarquer, de ne pas considérer comme étant à l'état libre toute l'eau qu'on peut chasser d'une humeur évaporée en masse. En effet, ainsi que nous l'avons déjà vu (pages 5, 80, 97 et 200), les substances organiques retiennent comme eau de constitution dans le sang, etc., toute celle qui est considérée comme libre ; elles se séparent, au contraire, dans plusieurs liquides d'une portion d'eau qui garde en dissolution les sels à base alcaline et divers principes cristallisables d'origine organique.

On voit enfin, d'après ce qui précède, qu'il n'est pas impossible qu'un jour on reconnaisse dans la caséine des modifications morbides de sa constitution moléculaire telles, qu'elle puisse fixer plus ou moins d'eau qu'à l'état normal ; particularités qui doivent certainement entraîner des différences dans ses qualités alibiles et qui pourraient influer par suite sur celles du lait au point de vue de sa valeur nutritive.

On s'est demandé, mais à tort, si la caséine doit son état liquide dans le lait à une base avec laquelle cette substance se trouverait combinée, formant ainsi un véritable sel. On se fondait sur ce que si l'on ajoute à du lait quelques gouttes d'un acide quelconque, aussitôt le liquide perd sa fluidité, et une masse solide, blanche, se sépare du liquide qu'on peut filtrer et qui passe incolore au travers d'un linge. Le précipité est le fromage, c'est-à-dire de la caséine coagulée, mélangée avec les globules du lait; la caséine, sous cet état, est légèrement acide, acidité qui ne disparaît que très-difficilement par les lavages à l'eau.

Cette caséine se redissout très-facilement à chaud, dans une dissolution étendue de carbonate de soude, et le lait ainsi reformé, ne présente pas la réaction alcaline qui apparaîtrait si du carbonate de soude était resté libre dans la liqueur.

Mais ce ne sont pas seulement les acides qui déterminent la coagulation de la caséine. Il suffit, comme nous venons de le voir, de laisser digérer de la présure du lait à une température de 30 à 40 degrés; au contact de cette présure, la caséine se coagule complétement et passe à l'état solide. Il n'y a là aucun acide qui puisse se combiner avec la soude du lait et mettre ainsi la caséine en liberté, et voilà cependant un résultat parfaitement identique, la coagulation de la caséine, obtenu par l'action d'une membrane, ne présentant aucun caractère d'acidité et ne pouvant exercer qu'une action de contact.

Les 86 à 85 parties de liquide salin et sucré qui restent lorsqu'on a enlevé de 15 à 16 parties de crème sur 100 parties en poids de *lait pur* de vache, donnent 8 à 9 parties du coagulum humide appelé *fromage blanc*, qui flotte dans 76 à 75 parties de ce petit-lait. Ce caillot retient les 2 parties environ de globules butyreux que renfermait encore le lait écrémé, et l'on peut les dissoudre et les retirer à l'aide de l'éther. La caséine humide pure se réduit des trois quarts de son poids par la dessiccation dans le vide sec et contient par conséquent les trois quarts de son poids d'eau de constitution.

De la coagulation du lait.

Nous venons de voir que ce qu'on dit de la coagulation du lait, ou en d'autres termes du lait caillé, doit être essentiellement rapporté à la coagulation de la caséine.

M. Selmi a montré le premier que le lait peut, ayant une réaction alcaline, se cailler sans être neutralisé. Du lait récent à réaction franchement alcaline, chauffé à 50 ou 60 degrés au bain-marie et additionné d'un peu d'infusion de la muqueuse stomacale du veau, se coagule au bout de cinq à dix minutes, et le sérum jaunâtre conserve sa réaction alcaline. La coagulation s'obtient même après addition de soude caustique ou carbonatée. Il faut employer deux parties de lait pour une partie d'infusion d'estomac de veau et porter le liquide à 55 ou 60 degrés ; la coagulation, dans ce cas, se fait attendre de dix minutes à trente minutes au plus ; le lait reste alcalin, comme dans le premier cas. Du caséum précipité par les acides oxalique ou acétique et redissous par un excès de l'acide est coagulé de nouveau par l'infusion de présure. La présure employée était une muqueuse de veau desséchée, taillée en petits morceaux, lavée soigneusement à l'eau tiède, digérée dans d'autre eau légèrement tiède pendant plusieurs heures et laissée plusieurs jours ensuite en macération, après lesquels seulement son action est énergique. Elle n'était pas acide au tournesol (1).

La caséine jouit de la propriété d'être coagulée par la simple action de contact de certains corps d'origine animale.

Ce sont : 1° la *présure solide*, corps neutre, préparé en extrayant le lait caillé de la caillette du veau ; on le lave, l'essuye, le sale au sel marin, le remet dans la caillette elle-même, et l'on fait sécher le tout. Il suffit ensuite de réduire en poudre un peu de la masse sèche et de la jeter dans le lait, en dix minutes la caséine est coagulée.

2° La *caillette* elle-même, lavée et séchée, produit le même effet quand on la plonge dans le lait dont on veut coaguler la caséine, ou quand on en jette la poudre ou des fragments dans ce liquide.

3° La *présure liquide* ou infusion de présure, liquide acide obtenu en mettant tremper la caillette pendant quelques minutes dans de l'eau bouillante. De cette présure liquide on peut retirer une matière non cristallisable qui, employée en très-minime quantité, peut coaguler la caséine, comme la présure solide ; elle est du genre de ces produits artificiels qu'on a nommés *pepsine*, *chymosine* ou *gastérase*.

Lorsque sur du lait alcalin on emploie la présure solide ou la caillette, on peut constater que, après la coagulation, le liquide est encore alcalin. Ce fait est important à noter ; car, de ce que l'acide lactique qui se forme dans le lait à l'aide du sucre, coagule la caséine, on a prétendu que la caillette ou la présure n'agissait qu'en faisant passer le sucre à l'état d'acide lactique ; fait qui n'est pas, puisque le lait peut être alcalin après coagulation, et en dix minutes environ l'acide lactique ne peut être formé.

Le lait mélangé à une quantité suffisante de sulfate de magnésie cristallisé pour en former une pâte et filtré, laisse couler un liquide inco-

_____

(1) Selmi, *Recherches sur l'action de la présure dans la coagulation du lait* (*Journ. de pharm. et de chim.*, 1846, t. IX, p. 265).

lore qui ne renferme plus de caséine, car ce principe a été coagulé et retenu par le sel précédent.

Le lait se coagule spontanément lorsque la température de l'atmosphère est élevée, sous des influences les plus diverses. Ainsi un orage, la nature du vase dans lequel le lait est renfermé, la présence de quelques débris animaux en putréfaction, peuvent occasionner la coagulation de la caséine. Le lait *tourné* spontanément est toujours franchement acide, et il suffit de la présence d'un peu de carbonate de soude pour lui rendre pour un moment sa fluidité, ce qui indique assez que dans ce cas de l'acide lactique s'est formé aux dépens du sucre de lait.

La caséine présente, comme toutes les autres substances organiques, une constitution chimique qui offre des conditions favorables à la putréfaction. Ces phénomènes ont été bien étudiés, ainsi que les produits qui en résultent, par Proust (1) et Braconnot (2). C'est de cet ordre d'actions qu'on tire parti pour la confection des fromages, en les faisant s'accomplir dans tel ou tel ordre de conditions, avec plus ou moins de rapidité, en les arrêtant à telle ou telle phase de leur production ; mais nous n'avons pas à nous occuper de ce point de technologie, dans lequel il y a aussi à tenir compte des faits de décomposition présentés par les globules gras du lait qu'entraîne la caséine en se coagulant. Comme toutes les autres substances coagulables, la caséine ainsi altérée est devenue un corps catalytique ou ferment, susceptible de déterminer par simple contact sur les autres principes des phénomènes analogues à ceux qu'elle a présentés. Il est probable même que c'est en agissant de la sorte sur les aliments azotés gonflés par le suc gastrique et en déterminant leur liquéfaction, que le fromage, pris à la fin du repas, favorise la digestion.

Je ne reviendrai pas ici sur ce que j'ai déjà dit ailleurs sur les variations de la quantité de la caséine, dans diverses conditions normales et accidentelles (3).

Origine et production du lait.

La production du lait est due à une sécrétion temporairement continue, c'est-à-dire qu'elle ne se manifeste que dans certaines conditions

(1) Proust, *Recherches sur les principes qui assaisonnent les fromages* (*Ann. de phys. et de chim.*, 1819, t. X, p. 29).

(2) Braconnot, *Mémoire sur le caséum et sur le lait ; nouvelles ressources qu'ils peuvent offrir à la société* (*Ann. de phys. et de chim.*, 1830, t. XLIII, p. 33).

(3) *Chimie anatomique*, t. III, p. 335 à 336.

déterminées temporaires, mais tant que ces conditions existent elle a lieu constamment.

Ces conditions sont essentiellement le développement de la mamelle et des vaisseaux mammaires sous l'influence de la grossesse (et parfois sous d'autres influences encore), puis surtout des modifications utérines consécutives à l'accouchement, fait sur lequel les physiologistes n'insistent pas suffisamment, car par elle-même la grossesse nuit à la sécrétion lactée plutôt qu'elle ne la suscite. Elle se continue ensuite pendant des mois et quelquefois des années, sous l'influence de l'évacuation répétée des canaux galactophores par succion ou par pression.

Vous voyez par ce qui précède que c'est par erreur que quelques écrivains disent de la lactation qu'elle est une sécrétion périodique.

La sécrétion de cette humeur n'a lieu ordinairement que chez la femme ; mais on peut citer des cas assez fréquents où des hommes ayant des glandes mammaires assez volumineuses, ont produit du lait, sous l'influence de succions répétées du mamelon venant congestionner le parenchyme sécréteur.

Les enfants nouveau-nés, tant mâles que femelles, sécrètent presque tous un peu de lait quelques jours après la naissance, fait qui avait frappé les anciens (Morgagni).

Chez la femme, cette sécrétion n'a lieu en général abondamment que pendant les huit à vingt mois qui suivent l'accouchement. Mais on a vu des filles et plus souvent des femmes à une époque éloignée de la grossesse, parfois même après la ménopause, produire du lait assez abondamment pour pouvoir nourrir ; phénomène dû à l'influence des modifications circulatoires qu'entraînent la succion du mamelon, ou encore l'action convenablement dirigée des courants électriques.

C'est par les modifications de cet ordre apportées dans la circulation viscérale et mammaire surtout, qu'influent, par action réflexe, sur la lactation, les douleurs physiques et les émotions.

On calcule approximativement que chez la femme pendant la période de lactation active, la quantité de lait produite en vingt-quatre heures par les deux mamelles, varie entre 1 et 3 litres. Toutes conditions égales d'ailleurs, cette quantité est, d'une femme à l'autre, proportionnelle au volume de la glande, c'est-à-dire au nombre des *acini;* nombre qu'il ne faut pas confondre avec la masse donnée à l'organe par la plus ou moins grande quantité de tissu adipeux interposé aux lobes et aux lobules du parenchyme.

Chez la vache, la quantité de lait sécrété en un jour est en moyenne de 11 litres; le maximum observé a été de 24 litres.

Les influences morales chez la femme et chez tous les animaux, l'état de fatigue ou de malaise, sont des causes de modifications dans la proportion des principes constituants du lait : le lait devient alors plus aqueux, et en même temps plus riche en beurre.

L'âge de la mère amène d'insensibles modifications dans la composition du lait ; mais ce n'est qu'aux points extrêmes de l'échelle qu'on trouve une différence réelle. MM. Becquerel et Vernois (1) disent que le lait des nourrices de quinze à vingt ans contient plus de parties solides que celui des nourrices de trente à quarante ans, et que la période de vingt à trente ans est celle dans laquelle se rencontrent ordinairement les proportions des principes constitutifs les plus favorables pour la nutrition de l'enfant. Chez les femmes à cheveux bruns le lait est plus dense, les principes augmentent, excepté le beurre qui descend d'une unité.

Le retour des règles pendant la lactation semble quelquefois n'avoir aucune action sur les qualités du lait. La santé de l'enfant n'est nullement altérée par cette circonstance ; mais le plus souvent la quantité du lait diminue et il présente, quoiqu'à un moindre degré, les modifications qu'il offre lors du retour de la grossesse.

Le plus souvent, dès que la nourrice est enceinte, le lait diminue, perd de ses qualités nutritives, devient épais, parfois cailleboté. Becquerel a montré qu'il y avait diminution dans la proportion de l'eau et du caséum, et augmentation de sucre, de sels et surtout du beurre.

Les affections aiguës diminuent ordinairement la sécrétion laiteuse et la font souvent cesser ; elles en altèrent en même temps la composition, mais moins, suivant Becquerel, que les maladies chroniques. D'après ses analyses, on peut dire d'une manière générale que, dans les maladies, quelle que soit leur nature, la proportion des matériaux solides augmente. Cette augmentation des principes solides du lait prédispose, dit-on, l'enfant à de fréquentes indigestions et à des entérites consécutives. Les maladies virulentes et diathésiques amènent une altération du lait, que l'analyse ne permet pas de reconnaître ; c'est l'examen de la mère, l'état de santé de l'enfant, l'état de son corps qui font juger des modifications du lait.

De l'origine des principes immédiats constitutifs du lait.

Nous venons de voir quelles sont les conditions générales qui amènent la production du lait et qui influent sur elle. Il importe actuellement d'étudier d'une manière plus précise l'origine des principes immédiats qui prennent part à sa constitution, et les conditions de formation de ces principes.

(1) *Annales d'hygiène*, 1853.

Ceux de la première classe arrivent tout formés du plasma sanguin dans la cavité des culs-de-sac sécréteurs. Les parois de ceux-ci n'exercent à leur égard, comme dans tous les autres actes sécrétoires, qu'une action élective (voyez page 16) touchant la nature et la quantité de ceux qui passent dans le lait.

Il est probable qu'il en est de même pour la margarine et l'oléine, parties constituantes principales des globules butyreux, principes qui arrivent normalement dans le sang par le chyle.

Quant au sucre de lait, c'est un principe dont la formation a lieu dans le parenchyme mammaire lui-même; il n'existe en effet ni dans le sang artériel, ni dans le sang veineux, et ne se rencontre que dans le lait. On ne sait pas encore quels sont ceux des principes du plasma qui servent de matériaux pour la formation de ce composé. Mais comme le sucre du foie, la galactose continue à se produire et à exister dans le lait chez les carnivores soumis à un régime exclusivement animal; sa quantité diminue pourtant un peu, comparativement à ce qu'elle est pendant la durée d'un régime végétal ou mixte (Bensch, Poggiale), mais cette diminution s'arrête au bout de quelques jours et alors la quantité de sucre reste la même.

Cette action formatrice ou glycogénique spéciale et non purement éliminatrice de la mamelle est démontrée du reste par les expériences de M. Cl. Bernard, dans lesquelles il a vu qu'en injectant du sucre de raisin ou du sucre de canne dans le sang des chiennes ou des lapines, c'est toujours du sucre de lait qu'on retrouve dans la sécrétion lactée et jamais le sucre injecté.

Il n'est pas impossible que l'apparition de la butyrine, de la caprine et des autres principes analogues dans le lait, soit, comme pour la lactose, la conséquence de modifications chimiques de quelques-uns des principes du plasma, s'accomplissant dans la mamelle, plutôt que due au simple passage dans le lait de ces principes qui préexisteraient dans le sang; car leur préexistence dans cette humeur n'est pas démontrée comme elle l'est pour les autres corps gras : pourtant elle est possible (1).

Quant à la caséine elle n'existe pas dans le plasma, et sa formation dans la mamelle par une modification isomérique de quelqu'une des substances coagulables du sang est certaine, sans pourtant qu'il soit possible de déterminer quelle est de l'albuminose, de la sérine ou de la plasmine, etc., celle qui fournit ainsi les matériaux pour la production de cette substance.

(1) Voy. *Chimie anatomique*. Paris, 1853. t. III, p. 90 et suiv.

La formation de la galactose, celle de la caséine (et peut-être celle de la butyrine et des corps gras analogues) caractérisent essentiellement la sécrétion lactée au point de vue physiologique, car ces principes n'existent ni dans le sang artériel, ni dans le sang veineux, et sont absolument de formation mammaire.

Les divers aliments influent d'ailleurs sensiblement sur la nature des principes constituants du lait, et par suite sur ses propriétés. Les plantes alliacées (les poireaux, les oignons) et les crucifères (moutarde, choux, navet) lui communiquent leur odeur et leur saveur. Cependant, en général, la nature des aliments influe sur la quantité de lait produite, plutôt qu'elle ne détermine un changement bien notable dans la proportion de ses principes.

On sait, de plus, que les principes immédiats accidentels d'origine minérale, tels que les alcaloïdes de l'opium et autres, les sels de mercure, les iodures, etc., passent rapidement du sang dans le lait, fait qui a même été utilisé pour l'administration aux enfants des médicaments de cet ordre.

Rees dit avoir trouvé de l'urée dans le lait d'une femme atteinte de maladie de Bright, et Marchand de l'hématosine chez une chienne malade dont le lait ne contenait pourtant pas de globules sanguins.

J'ai assez indiqué plus haut les conditions qui amènent la production des globules du lait, qui déterminent le passage des principes graisseux à l'état émulsif au fur et à mesure qu'ils arrivent dans les culs-de-sac, pour que je n'aie pas besoin de revenir sur ce point (voy. page 17, etc.). Il me suffit aussi de faire appel à vos connaissances en chimie pour que je sois exempté de l'obligation de discuter devant vous l'hypothèse d'après laquelle ces globules auraient été le produit d'une métamorphose directe des noyaux azotés de l'épithélium mammaire en gouttes butyreuses.

Nous verrons en étudiant la matière sébacée qu'elle est le résultat de la formation graduelle des gouttes graisseuses dans les cellules épithéliales tapissant les glandes pileuses, jusqu'à réplétion, distension et rupture des cellules, dont le contenu huileux s'échappe. Quelques auteurs, généralisant ce fait par hypothèse, ont considéré toutes les sécrétions, et celles des globules du lait comme ayant lieu ainsi; quelques-uns même, ne tenant compte ni des différences dans le mode de génération et de développement, ni de celles de structure, de fonctionnement et d'altération qui séparent si radicalement les glandes pileuses et la mamelle, n'ont pas craint de considérer celle-ci comme n'étant qu'une glande sébacée, telle que celles qui sont sous l'auréole du mamelon, ayant acquis un volume énorme. Une pareille vue de l'imagination s'éloigne trop des données les plus élémentaires fournies par l'observation anatomique, par la physiologie et par l'étude des produits que versent ces deux sortes de glandes, pour que je sois obligé de la discuter devant vous. Je veux seulement noter que l'examen de la mamelle, tant pendant la grossesse qu'au début et durant la période active de la lactation, ne montre jamais la formation des globules de lait dans l'épithélium mammaire. (Voyez aussi page 410.)

Du rôle fonctionnel rempli par le lait.

Sous le rapport de ses usages, de sa fin, si l'on peut dire ainsi, le lait constitue l'une des humeurs les plus intéressantes de l'économie. C'est en effet la seule des humeurs non permanentes qui soit entièrement et absolument récrémentitielle, et cela en raison de la nature de ses principes immédiats constitutifs des trois classes; ce fait est remarquable surtout au point de vue de la nature chimique des principes de la deuxième classe qu'elle contient. Seule, en effet, elle en renferme en quantité plus considérable qu'elle ne donne des autres principes. Tous sont réassimilables et susceptibles de se dédoubler dans l'économie, d'y remplir ainsi un rôle utile aussi bien que les sels d'origine minérale et que la caséine ; ils ne sont pas formés par désassimilation excrémentitielle de la substance des éléments anatomiques dans tel ou tel tissu, comme le sont, au contraire, la plupart des principes de la deuxième classe dans le sang, la lymphe et d'autres humeurs encore, les sérosités exceptées, car elles n'en contiennent presque pas.

Il en résulte, je le répète, que les principes immédiats des trois classes prennent part semblablement aux actes accomplis par le lait au point de vue de son rôle d'humeur récrémentitielle.

Les principes immédiats de la deuxième classe prennent une part importante à la composition du sang, mais avec cette particularité, que ceux d'entre eux qui prédominent sont des principes immédiats excrémentitiels de désassimilation qui ne font que le traverser, qu'il reçoit et rejette tout formés ; ceux du lait, au contraire, sont presque tous de formation mammaire et aucun n'est un produit de désassimilation.

Dans le plus grand nombre des humeurs dont il nous reste à parler, le rôle qu'elles remplissent est surtout d'ordre physique dans les unes, d'ordre chimique dans les autres, et subordonné aux propriétés des substances coagulables qu'elles renferment et qui se décomposent au moment où elles agissent. Ce fait est en rapport avec cette particularité que le rôle de ces liquides est en quelque sorte extérieur à l'économie, car il ne concerne pas les actes intimes d'assimilation, comme lorsqu'il s'agit du lait qui est digéré et absorbé en entier ou à peu près ; d'autre part, il ne concerne pas à la fois les actes d'assimilation et de désassimilation, comme cela est pour le sang et la lymphe.

Je vous ai dit (page 344) que la plupart des humeurs sécrétées ne remplissent leur rôle dans l'économie qu'après s'être mélangées successivement à une ou plusieurs autres sécrétions, et que ce n'est qu'en changeant de nature chimique ou moléculaire que leurs principes immédiats caractéristiques accomplissent les actes essentiels relatifs à ce rôle.

Bien qu'entièrement ou presque entièrement récrémentitiel, le lait ne fait pas exception à cette loi remarquable. Comme les autres humeurs, ce n'est pas en abandonnant l'économie qu'il remplit ses usages. Comme le sperme il n'agit qu'en quittant un organisme pour entrer directement dans un autre, sans être mis au contact de l'air, sans être versé au dehors, sauf les cas d'applications industrielles et sociales d'invention humaine. Il ne quitte les canaux galactophores et le mamelon que pour entrer dans la cavité buccale où il se mélange à la salive, et de là passer dans l'estomac et au delà, où il trouve les sucs gastrique, pancréatique et biliaire, qui amènent la *digestion* nécessaire à sa résorption récrémentitielle ou alimentaire. C'est là un fait des plus intéressants dans l'étude des humeurs et qu'il importe d'avoir présent à l'esprit dans un grand nombre de recherches physiologiques.

De ce que le lait doit, comme le sang, sa couleur à des globules tenus en suspension dans un liquide coagulable ; de ce que, d'autre part, en raison de sa composition immédiate, il remplit un rôle relatif à la nutrition, beaucoup d'auteurs ont été portés à comparer ce liquide au sang. Mais nous avons vu que la constitution, le mode de formation et le rôle des globules butyreux, la composition et les propriétés de cette humeur, ne justifient en rien cette comparaison.

Du colostrum.

Pendant que l'utérus se développe les seins se gonflent et sécrètent un liquide lactescent appelé *colostrum*, qui devient plus abondant à mesure qu'on s'approche du terme de la gestation.

Le colostrum se présente sous la forme d'un fluide visqueux ou mucilagineux, filant, jaunâtre, assez consistant, de réaction alcaline, et plus abondant chez les femmes multipares et de bonne constitution que chez les autres. Par le repos il se sépare en deux parties, l'une séreuse, renfermant des principes différents, la caséine, la galactose ou sucre de lait, et des sels inorganiques ; l'autre, épaisse, nageant à la surface, d'un jaune plus ou moins foncé, est de la crème, contenant une assez grande quantité de beurre. Au microscope on y trouve des globules laiteux, le plus souvent irréguliers, les uns libres, les autres agglomérés entre eux par une matière visqueuse; il contient de plus des corpuscules d'une nature particulière, nommés *corps granuleux* ou *globules du colostrum*, bien étudiés par M. Donné (1). Ces corpuscules, d'un volume de 1 à 5 centièmes de millimètre, sont jaunâtres, plus ou moins régulièrement sphériques et muriformes. Ils diminuent peu à peu pour disparaître complétement vers le huitième ou le dixième jour après l'accouchement. Traité par l'ammoniaque, le colostrum devient filant, parfois même il se prend en une sorte de gelée glutineuse.

L'analyse chimique a montré à Lehmann et Becquerel une augmentation par rapport à l'état normal du lait, des substances butyreuse et caséeuse, ce qui est contraire au résultat obtenu par Simon, qui prétend que l'élévation porte sur le sucre. Il possède, dit-on, des propriétés purgatives, propres à débarrasser l'intestin du nouveau-né du méconium qu'il renferme.

L'abondance et les qualités du colostrum sont variables. D'après M. Donné, il existe une relation à peu près constante entre la nature de ce liquide sécrété pendant la grossesse et le lait tel qu'il sera fourni après l'accouchement; on peut reconnaître d'avance, par son examen, ce que sera la sécrétion laiteuse et quelles seront ses qualités essentielles, en un mot, dire si une mère sera capable de nourrir son enfant. Il a sous ce rapport rangé les femmes en trois catégories : 1° lorsqu'à la fin de la grossesse, par la pression la mieux faite, on peut à peine faire sortir une goutte de colostrum, qu'on y trouve très-peu de globules laiteux, petits, et une faible quantité de *corps granuleux*, il est presque certain que le lait sera pauvre et insuffisant; 2° si le colostrum s'écoule aqueux, clair, avec facilité et abondance, s'il est reconnu pauvre en globules et en *corps granuleux*, les femmes pourront avoir un lait plus ou moins abondant, mais pauvre et peu substantiel; 3° enfin, lorsque le colostrum s'obtient facilement, tache le linge de la mère en jaune, et séché sur une cuiller, présente des stries jaunâtres; lorsqu'il contient des globules laiteux bien fournis et un assez grand nombre de *corps granuleux*, on pourra regarder le lait comme riche et abondant.

La densité du colostrum est plus considérable que celle du lait et varie de 1040 à 1060; elle est d'autant plus grande qu'on prend le liquide à une époque plus éloignée du jour de l'accouchement. Il offre cette particularité qu'il se putréfie plus vite que le lait et se coagule par la chaleur. Cela tient à ce que, comme l'ont vu Van Stiprian et Bondt, puis Parmentier, etc., il contient de l'albumine. Il n'en contient pas

(1) *Cours de microscopie*, p. 400. Paris, 1844, in-8.

seulement des traces comme le lait produit après le part, mais une quantité relativement considérable. Lassaigne a même constaté l'absence complète de caséine dans le colostrum de vache. Il résulte aussi des analyses du colostrum de femme par Clemm, que ce lait ne contient que de l'albumine ordinaire et pas de caséine jusqu'à l'accouchement, puis dès le second jour qui le suit, la caséine s'y rencontre dans la proportion de 21 à 22 pour 100, et il n'y a plus que des traces d'albumine.

Il s'y trouve aussi de petites quantités de mucosine apercevables quelquefois sous le microscope en petits flocons ou filaments striés. Le colostrum contient plus de sels et de lactose que le lait ordinaire; il contient même en moyenne plus de beurre ou du moins autant, c'est-à-dire environ 33 pour 100.

Composition du colostrum de femme (Clemm).

PRINCIPES DE LA PREMIÈRE CLASSE.

Eau	945,24 à 851,97	
Chlorure de sodium	0,51	
— de potassium	1,25	
Phosphates et sulfates de potasse, de		4,41 à 5,44
chaux et de magnésie.........	2,96	
Phosphate de fer..............	0,01	

PRINCIPES DE LA DEUXIÈME CLASSE.

Beurre	7,07 à	41,30
Lactose	17,27 à	43,69

PRINCIPES DE LA TROISIÈME CLASSE.

Albumine	29,81 à	80,73

Ainsi le colostrum est une variété de lait sécrétée lentement pendant l'état de grossesse, dans lequel les principes autres que l'eau l'emportent comparativement au lait sécrété après l'accouchement. En outre, son séjour prolongé dans les canaux galactophores fait qu'il renferme parmi ses principes coagulables une petite quantité de mucosine sécrétée par les parois de ces conduits et des leucocytes nés à la superficie de ces derniers. Toutes les fois que les leucocytes ont séjourné longtemps immobiles, ils passent à l'état granuleux en devenant jusqu'à trois à quatre fois plus gros qu'à l'état normal et se déformant ou non. Ceux du colostrum présentent ces mêmes particularités. Pourtant il en est toujours quelques-uns qui offrent encore l'état normal.

On en trouve depuis le degré où ils ne renferment encore que quelques petites granulations graisseuses, jusqu'à celui où ils offrent l'état granuleux le plus avancé et sont devenus opaques, jaunâtres, d'apparence mamelonnée. C'est à cet état en particulier qu'ils ont reçu le nom de *corpuscules* ou *globules du colostrum*. On sait qu'arrivés à ce degré d'hypertrophie et d'état granuleux les leucocytes cessent de présenter des expansions sarcodiques ou amibiformes.

On sait que ces expansions en se rétractant entraînent parfois des granules, même volumineux, dans l'épaisseur des leucocytes, granules qui étaient d'abord extérieurs à ces éléments. C'est ainsi également et par pénétration proprement dite que se remplissent de granules de noir de fumée, etc., les leucocytes du larynx, de la trachée, etc. (1). Or, dans les conduits mammaires il est des leucocytes qui englobent de la sorte des globules de lait ayant parfois une largeur de 6 à 8 millièmes de millimètre, qui tranchent à côté des granules grisâtres propres de ces éléments anatomiques. Les leucocytes contenant ainsi un ou deux globules butyreux deviennent granuleux et s'hypertrophient comme les autres. Par leur volume, leur centre large, clair, d'aspect homogène, leur contour net, ces globules de lait tranchent sur la teinte jaunâtre foncée des granules graisseux plus petits, à contour moins régulier, produits dans les leucocytes hypertrophiés ou non.

Tantôt ces globules de lait sont placés vers le centre du leucocyte devenu ou non granuleux, tantôt ils en touchent la superficie, d'autres fois ils sont manifestement en partie saillants hors de la cellule, et en partie enclavés dans son épaisseur.

Lorsque les granulations graisseuses des leucocytes granuleux sont grosses, il n'est pas toujours facile de les différencier des globules laiteux qu'elles entourent, surtout lorsque ceux-ci ont un petit volume. Pourtant on s'habitue assez vite à reconnaître que les globules de lait sont plus pâles, ont, par rapport à leur diamètre, un centre plus large, plus clair, un contour plus net et moins foncé que les granulations graisseuses de production accidentelle.

Dans l'étude des parties constituantes de l'économie dont chacune remplit un rôle qui lui est propre et qui est en rapport avec sa constitution, il faut se garder, comme je vous l'ai dit souvent, d'oublier de voir les choses telles qu'elles sont, sous le prétexte de tout ramener à l'unité pour plus de facilité et de simplification. Cette manière de procéder dont je ne nie pas le côté séduisant et même les avantages lorsqu'on se préoccupe plus d'entraîner que d'enseigner; cette manière de procéder, dis-je, est malheureusement des plus trompeuses, et en conduisant à ne pas observer attentivement, mène inévitablement aux erreurs les plus criantes. Comme exemple à l'appui de cette remarque, je vous citerai l'hypothèse d'après laquelle, pour faire de la sécrétion du

______

(1) Voy. Ch. Robin, *Sur quelques points de l'anatomie et de la physiologie des leucocytes* (*Journal de la physiologie*, Paris, 1859, in-8, p. 56).

sérum et du lait une seule et même chose, on est allé jusqu'à écrire que les leucocytes ou corpuscules du *colostrum* (semblables aux autres leucocytes, si différents pourtant des épithéliums nucléaires et cellulaires de la mamelle) *résultaient de la dégénérescence graisseuse d'une cellule épithéliale ;* que cette dégénérescence *entraînait la destruction de la cellule qui laisse comme seul résidu ces gouttelettes de graisse, et que celles-ci sont les corpuscules du lait.* Transformer ainsi l'accident et l'accessoire en règle, contre tous les résultats de l'observation, pour édifier l'unité et l'absolu d'une hypothèse. c'est là se mettre à plaisir trop en dehors de la réalité pour que j'aie besoin de discuter devant vous de telles manières de voir.

Du lait des nouveau-nés.

On sait, depuis Morgagni, que les jeunes enfants des deux sexes ont les mamelles pleines de lait, soit au moment de la naissance, soit plus ordinairement à partir de deux ou trois jours plus tard. Cette sécrétion lactée se prolonge parfois pendant deux à trois semaines.

Ce lait qui gonfle les mamelles peut être exprimé par une légère pression ; on en retire ainsi de un à quelques grammes et parfois seulement quelques gouttes.

Un fait analogue a été observé aussi par les médecins vétérinaires sur des animaux domestiques au moment du part et un peu après.

Du lait de jeunes enfants, recueilli par M. Gubler (1) et analysé par Quevenne, a donné la composition suivante :

PRINCIPES DE LA PREMIÈRE CLASSE.

Eau	894,00
Phosphates terreux	1,20
Sels solubles	2,20

PRINCIPES DE LA DEUXIÈME CLASSE.

Beurre	14,00
Lactine et matières extractives	62,20

PRINCIPES DE LA TROISIÈME CLASSE.

Caséum	22,00

Ainsi qu'on le voit, la composition de ce lait ne diffère pas de celle du lait ordinaire, dont il a également l'aspect extérieur et la réaction alcaline.

J'ai constaté de plus, comme l'ont fait, du reste, d'autres observateurs,

(1) Gubler, *Sur la sécrétion et la composition du lait sur les enfants nouveau-nés des deux sexes* (*Comptes rendus et Mémoires de la Société de biologie*, Paris, 1855, in-8, p. 283).

qu'il renferme un certain nombre de leucocytes, plus ou moins granuleux, quoique rarement au même degré que ceux du colostrum.

Chez les femmes surtout, mais aussi chez les hommes, dans les cas d'hypertrophie mammaire, les canaux galactophores se remplissent d'un mucus lactescent ou d'un lait mucilagineux, ayant parfois l'aspect de l'eau de savon. Chez quelques femmes, cette humeur s'écoule indépendamment de toute pression. Ce liquide est alcalin ; il est formé d'un fluide muqueux, tenant en suspension des globules de lait proprement dit, isolés ou agglutinés en amas irréguliers par le mucus ; il contient de plus des leucocytes à divers degrés de leur passage à l'état granuleux, et des cellules épithéliales polyédriques, plus ou moins granuleuses elles-mêmes.

Il n'est pas rare de trouver un liquide semblable aux précédents ou seulement un mucus lactescent dans les canaux galactophores des femmes très-âgées. Ce fluide contient des globules de lait, des leucocytes presque tous granuleux et des cellules épithéliales.

Du contenu des canaux galactophores et des tumeurs appelées galactocèles.

Dans les **affections** de la mamelle dites *cancers squirrheux*, en disséquant les canaux galactophores, on les trouve souvent pleins d'une matière blanche, crémeuse ou butyreuse ; parfois elle est blanchâtre, demi-solide ou même solide, crétacée, friable. En suivant les galactophores dans l'épaisseur du tissu morbide, on en voit quelques-uns qui sont dilatés sous forme de petits kystes, du volume d'un grain de millet ou un peu au delà, et remplis de la même substance blanchâtre que je viens de décrire.

Les portions dures de ce contenu des conduits sont formées de granules calcaires, accompagnés de granulations graisseuses. Les portions crémeuses ou butyreuses sont composées de globules de lait ordinairement un peu irréguliers et d'un très grand nombre de très-fines granulations grisâtres et jaunes. Il n'est pas rare d'y rencontrer, en outre, des cristaux de cholestérine plus ou moins nombreux.

Il faut rapprocher de la description de ces productions accidentelles de lait celle du liquide butyreux contenu dans certains kystes, dus à la dilatation des conduits excréteurs, ou des culs-de-sac sécréteurs de la mamelle. Ces kystes restent souvent entourés d'acini à culs-de-sac bien visibles, quoique plus petits de moitié environ qu'à l'état normal, et tapissés d'une couche d'épithélium nucléaire, ou de très-petites cellules polyédriques : leur canal central est plein de petits globules laiteux. Quant au contenu des kystes, il est tantôt crémeux, épais, jaunâtre, tantôt de consistance presque butyreuse. Il est constitué par de nombreux globules de lait, dont quelques-uns sont plus gros que dans le lait normal, et forment de véritables gouttes d'huile; d'autres sont agglutinés en groupes irréguliers. Ils sont accompagnés d'un grand nombre de leucocytes presque tous larges de 2 à 4 centièmes de millimètres et très-granuleux.

Dans un cas de kyste butyreux de ce genre, observé par M. Velpeau, la dissection démontra à M. Lebert l'abouchement d'un conduit galactophore dans la cavité, qui était formée elle-même par la dilatation de l'un de ces canaux excréteurs. Il reconnut aussi les globules butyreux, et l'analyse de Quevenne montra que cette substance avait la composition du beurre.

Parfois le contenu de ces kystes est du lait proprement dit, ou un liquide crémeux, jaune; avec les globules de lait, il contient des leucocytes granuleux en quantité variable; d'autres fois le liquide est comme séreux ou muqueux, mais seulement rendu louche, trouble, par ces mêmes parties constituantes, moins nombreuses, mêlées de cellules épithéliales polyédriques ou sphériques, généralement très-granuleuses, avec ou sans globules du sang.

Ces kystes de la mamelle sont appelés *kystes butyreux* et *galactocèles*, selon l'aspect de leur contenu. Il n'est pas rare d'en trouver dont le contenu est tout à fait pâteux, comme du mastic, ou même solide et friable, d'un blanc jaunâtre ou grisâtre; mais jusqu'à présent leur constitution anatomique et leur composition immédiate sont inconnues.

Certains kystes des canaux galactophores ne contiennent que du mucus filant ou concret, grisâtre ou transparent, dans lequel sont des épithéliums polyédriques et des leucocytes granuleux ou non, accompagnés parfois de quelques hématies.

Le liquide de ces dilatations kysteuses des galactophores peut être simplement de consistance séreuse avec quelques leucocytes et des épithéliums en suspension. Alors il y a presque toujours des globules sanguins qui peuvent être assez abondants pour colorer en rose ou en rouge brun ces humeurs, dont l'analyse immédiate n'a malheureusement pas encore été faite.

Il est enfin des kystes de la mamelle existant seuls ou compliquant des tumeurs de cet organe qui renferment un liquide coulant, non visqueux, alcalin, remarquable par sa teinte verdâtre. Il en est même dont la couleur est verte comme de la bile et tache le linge à la manière du sérum du pus bleu. On y trouve toujours quelques globules butyreux et des leucocytes, soit tout à fait granuleux, soit à divers degrés de leur passage à cet état, et d'hypertrophie. Il y a, en outre, des hématies, soit encore sans modifications, soit à divers degrés de décoloration, ou même tout à fait décolorées, bien que non déformées. Quelques-unes de celles-ci contiennent de fines granulations graisseuses et sont telles que celles que je vous ai décrites en parlant de ces éléments anatomiques (1). Enfin on y rencontre des cellules épithéliales presque toutes sphéroïdales et arrivées à un degré considérable d'hypertrophie et de passage à l'état granuleux. Quelques-unes de ces dernières cellules ont une teinte jaunâtre, uniformément répandue dans toute leur masse ; mais, à part cela, on ne trouve aucune matière colorante en suspension. La teinte verte de l'humeur est due à une substance en dissolution ou liquide elle-même.

De quelques modifications morbides du lait proprement dit.

M. Donné a constaté que dans les cas d'engorgement, d'inflammation et d'abcès de la mamelle chez les nourrices, le lait reste alcalin, mais il prend les caractères du colostrum, c'est-à-dire qu'il renferme des leucocytes, les uns granuleux, les autres non granuleux, plus abondants que dans le colostrum. Ce lait se prend en gelée par l'addition d'ammoniaque, et beaucoup de ses globules sont agglomérés comme dans le colostrum, tandis que le lait normal ne présente pas ces modifications au contact de l'ammoniaque.

Il a constaté aussi que cette persistance du lait à l'état de colostrum s'observe dans des cas où rien ne la fait soupçonner à l'extérieur, sauf l'amaigrissement des enfants. Cet amaigrissement a lieu comme s'ils ne recevaient qu'une nourriture insuffisante. Le lait, chez ces femmes, est cependant sécrété en quantité aussi considérable qu'à l'état normal, et il a l'aspect extérieur du lait ordinaire, sauf un peu plus de viscosité.

On n'a pas encore recherché si, comme le colostrum, il contient de l'albumine au lieu de caséine.

Dans l'affection générale éruptive, épidémique et contagieuse, appelée *fièvre aphtheuse* (*stomatite aphtheuse, cocotte*), dans laquelle souvent surviennent des pustules sur le pis des vaches qui en sont atteintes, M. Donné a constaté que le lait prend plusieurs des caractères qu'il a chez les femmes dont les mamelles sont engorgées. Beaucoup de ses globules laiteux sont agglomérés ; il renferme des leucocytes non granuleux et d'autres à divers degrés de l'état granuleux et hypertrophique ; en outre il a acquis la propriété de devenir visqueux par l'ammoniaque. Le lait ne présente ces caractères que dans les *trayons* engorgés ; dans ces der-

<hr>

(1) Ch. Robin, *Sur quelques points de l'anatomie et de la physiologie des globules rouges du sang* (*Journal de la physiologie*, Paris, 1858, in-8, p. 292).

niers, le liquide peut devenir tout à fait puriforme, et alors il est acide, d'une odeur sulfurée fétide qui participe de celle des acides du beurre et dec elle des acides développés par la putréfaction des matières azotées.

M. Robiquet a, de plus, remarqué que l'acide acétique ne produit dans le lait des vaches atteintes de la fièvre aphtheuse, qu'un trouble à peine sensible, au lieu de le précipiter par coagulation du caséum. Ce lait reste alcalin, plus même que le lait normal. Il a vu aussi qu'il a perdu la propriété de devenir visqueux par l'ammoniaque quand il a été filtré; la matière qui lui donne cette propriété reste sur le filtre.

Ce travail de M. Donné a été, de la part de M. Chevreul, l'objet d'un rapport des plus remarquables qu'il soit possible de lire, tant au point de vue de l'étude des principes immédiats constituant des corps organisés, que sous celui de la méthode à suivre dans les applications de ces connaissances à l'histoire des altérations des liquides et des solides (1). M. Chevreul a rencontré trois échantillons de lait de vaches atteintes de *cocotte*, dans lequel existait une matière floconneuse (dite fibrineuse par Lassaigne qui l'a observée dans le lait de vaches atteintes d'autres maladies), et ce lait manquant d'homogénéité et de mobilité ou de fluidité, s'épaississant par l'ammoniaque, riche en leucocytes granuleux, ne coagulait pas par la chaleur.

Vous verrez décrite sous le nom de *lait bleu* une altération de ce liquide qui se produit à sa surface et dans sa profondeur sous forme de taches d'un bleu foncé ou violacé, à contours diffus, se réunissant bientôt les unes aux autres. Elle se montre de nouveau avec persistance dans les mêmes vases quand elle y est apparue une première fois. Un peu de ce lait altéré placé dans du lait d'une vache ou d'une laiterie qui ne se gâtait pas y détermine l'apparition de ces taches. Ce lait n'est plus alcalin, mais devenu plus ou moins fortement acide. Fuchs attribue cette altération du lait au développement d'une grande quantité de vibrions (*Vibrio cyanogenus*, Fuchs). Des vibrions, courts, très-nombreux, existent, en effet, dans toute tache du lait bleu; mais ils sont incolores, tandis qu'ils sont interposés à des filaments et à des amas de spores d'algues du genre *Leptomitus* ou d'un genre voisin, ainsi que je l'ai constaté. Or, ces filaments et ces spores sont d'un bleu violet plus ou moins foncé sous le microscope lorsqu'ils sont bien développés, et soit isolés, soit surtout accumulés. Ils sont incolores tant qu'ils sont encore jeunes. Déjà, du

(1) Chevreul, *Rapport sur des observations concernant le lait des vaches affectées de la maladie vulgairement appelée la cocotte* (*Comptes rendus des séances de l'Académie des sciences*, Paris, 1839. in-4, t. VIII. p. 357 et 380).

reste, Bailleul avait vu que cette altération de la couleur du lait est due au développement d'un *byssus*.

HUITIÈME ESPÈCE. — LIQUIDE DE LA VÉSICULE OMBILICALE.

Vous savez que chez l'homme la vésicule ombilicale est ovoïde, longue de 5 millimètres sur 3 millimètres et demi de large environ. D'un blanc grisâtre, demi-transparente, un peu rosée par suite de la présence des vaisseaux ramifiés dans son épaisseur, elle est d'abord appendue à une anse de l'intestin grêle qui fait hors de l'ombilic une saillie de 1 à plusieurs millimètres ; cette anse est contenue alors dans un cordon ombical un peu plus long qu'elle, épais de 3 millimètres, un peu renflé en fuseau, et dont les enveloppes sont très-transparentes. Le pédicule de la vésicule ombilicale se détache de la convexité de l'anse intestinale ; il est à cette époque épais de 1 millimètre et long de près de 4 millimètres ; son extrémité sort du cordon au niveau de son adhérence au chorion et laisse plonger la vésicule dans le *magma réticulé* (1).

Le pédicule de la vésicule ombilicale est canaliculé dans toute sa longueur ; peu à peu il s'oblitère à partir de son insertion sur l'anse intestinale. Le contenu de cette vésicule est transparent, à peine opalescent chez les jeunes embryons. Sur les œufs plus avancés, il est tantôt tout à fait jaune ou d'un gris jaunâtre presque opaque, tantôt demi-transparent, rendu jaunâtre ou blanchâtre par des grumeaux opaques qui ont cette couleur.

Il est possible de constater que le pédicule offre la même structure

(1) Ce dernier (aussi appelé *liquide extra-amniotique, corps réticulé, corps vitriforme*) est composé par des fibres lamineuses très-minces, entrecroisées en tous sens, libres ou fasciculées, entre lesquelles existe une substance demi-liquide parsemée de fines granulations grisâtres. Outre les fibres lamineuses complétement développées, on en trouve en voie d'évolution, à l'état de corps fibro-plastiques, tant fusiformes qu'étoilés. Entre ces éléments se voient, dans les œufs encore très-petits, quelques cellules sphéroïdales larges de 25 à 35 millièmes de millimètre, pourvues d'un noyau ovoïde généralement nucléolé. Ces cellules sont parsemées de granulations grisâtres et renferment aussi de petites granulations graisseuses en quantité variable de l'une à l'autre. Elles ressemblent à des cellules épithéliales devenues sphériques et granuleuses, et paraissent être des cellules épithéliales de l'amnios détachées de cette membrane. Le *magma réticulé* diminue de masse, s'amincit à mesure que l'amnios grandit et tend à s'appliquer plus intimement au chorion. En même temps, les fibres du tissu lamineux qu'il contenait augmentent de quantité et forment à la fin la couche de tissu lamineux grisâtre, de consistance presque muqueuse, qu'on trouve sur le délivre, entre l'amnios et le chorion (*membrana media* ou *membrane intermédiaire* de Bischoff, qui a très-exactement décrit cette disposition, *Histoire du développement*, Paris, 1843, in-8, p. 157), couche qui correspond à *l'endochorion* de quelques auteurs.

que les parois de la vésicule avec lesquelles il est en continuité de substance. Le tissu de l'anse intestinale sur laquelle il s'insère n'offre pas une structure semblable à la sienne. Ce fait montre qu'on ne saurait considérer les diverticules de l'intestin grêle qu'on trouve chez certains sujets après la naissance, comme un reste de pédicule ayant persisté et ayant continué à se développer ; car on sait que ces diverticules ont la même structure que l'intestin duquel ils dépendent. Les parois de l'anse intestinale sont formées alors de noyaux embryo-plastiques, réunis par une petite quantité de matière amorphe finement granuleuse, et ne contiennent pas encore des fibres-cellules.

Sur les œufs de cinquante jours et environ, lecordon, longde 3 à 4 centimètres, laisse voir encore dans son épaisseur l'artère et la veine omphalo-mésentériques, soit seules, soit accompagnées encore du reste du pédicule de la vésicule sous la forme d'un petit filament grisâtre, large de 1 à 2 dixièmes de millimètre. On peut suivre ces vaisseaux au travers de l'ombilic jusque dans la cavité abdominale, et on les voit se détacher du bord concave d'une anse de l'iléum, comme branche des vaisseaux mésentériques correspondants. Au point où le cordon ombilical joint le chorion, en s'épanouissant en quelque sorte à sa face interne, on retrouve le reste du pédicule de la vésicule ombilicale sous forme d'un petit filament grisâtre ; il rampe entre l'amnios et le chorion sur une longueur qui, d'un sujet à l'autre, varie de 2 à 4 centimètres. Les vaisseaux omphalo-mésentériques l'accompagnent jusqu'à son extrémité où ils s'épanouissent sur la vésicule ombilicale qui est généralement ovoïde, plus ou moins aplatie, longue de 3 à 5 millimètres.

La surface extérieure de la vésicule ombilicale est lisse, assez brillante ; sa face interne est, au contraire, molle, comme pulpeuse, mais ne présente pas de saillies sous forme de plis ou d'une autre apparence.

Il n'est pas difficile de diviser sa paroi en trois tuniques : 1° l'une extérieure, mince, lisse, formée de tissu lamineux ; 2° la seconde ou moyenne très-mince, transparente, assez résistante, formée de cellules polyédriques ; 3° la plus interne est plus épaisse, presque opaque, mais plus molle que la précédente ; elle est composée aussi de cellules, mais dont la forme est sphéroïdale.

Entre ces deux tuniques constituées par des cellules rampent les vaisseaux de la vésicule, qui sont visibles par transparence au travers des deux minces tuniques extérieures.

Tunique extérieure de la vésicule ombilicale.

Dès que, en s'agrandissant, l'amnios s'est appliqué à la face interne du chorion, et a fixé entre eux deux la vésicule ombilicale, on trouve qu'à la surface extérieure de celle-ci s'est ajoutée une mince tunique; elle est située par conséquent en dehors de la paroi formée d'une rangée unique de cellules précédemment décrites, et séparée des vaisseaux par cette dernière.

Cette mince paroi extérieure se développe ainsi après les autres, pendant que le tissu lamineux normalement *colloïde*, dit *magma réticulé*, se trouve repoussé, puis comprimé entre l'amnios et le chorion. Elle est composée de fibres lamineuses fines, disposées en nappes plus ou moins écartées les unes des autres, entrecroisées en toutes directions et accompagnées de matière amorphe transparente non granuleuse qui leur est interposée.

Cette mince paroi, de formation tardive par rapport aux autres, adhère cependant plus intimement à la tunique externe de la vésicule qu'au tissu lamineux, mou, grisâtre, presque gélatiniforme, reste du *magma réticulé* qui se trouve interposé au chorion et à l'amnios. Elle est très-transparente et n'empêche nullement d'apercevoir les capillaires de la vésicule, qui ne sont pas dans son épaisseur, mais plus profondément entre les deux tuniques formées de cellules. Une fois la vésicule appliquée contre le chorion ou à peu près, cette tunique nouvelle persiste aussi longtemps que dure encore la vésicule ombilicale.

Le tissu mou, gélatiniforme, dit *magma réticulé*, interposé à l'amnios et au chorion lorsque le premier ne tapisse pas encore la face interne du second, et dans lequel plonge la vésicule ombilicale (qui est dès cette époque appliquée à l'amnios et n'arrive que plus tard au contact du chorion), ce tissu, dis-je, n'est pas une production nouvelle et spéciale, ni le contenu de l'allantoïde dont la cavité chez l'homme ne s'étend pas au delà de l'ombilic. C'est un reste de l'allantoïde qui d'abord s'est étendue dans l'étroit intervalle qui existe alors entre l'amnios et le chorion, et qui, s'appliquant de plus en plus intimement à la face interne de ce dernier, s'écarte de l'autre enveloppe pendant que le chorion grandit, en ne conservant avec sa face externe que les relations médiates; elles ont lieu par l'intermédiaire de fibres lamineuses, entrecroisées, réticulées, dont les intervalles sont remplis par une matière amorphe transparente, demi-liquide. Ce tissu lamineux et cette matière ne diffèrent pas des éléments de même apparence qui entrent dans la composition du cordon ombilical, encore court et épais à cette époque, éléments qui sont aussi les restes du tissu de l'allantoïde. J'ai pu m'assurer de ces faits sur des œufs humains entiers, dont la largeur totale était de 7, 13, 22 millimètres et au delà. Ce tissu ou magma, interposé au chorion et à l'amnios, subit la même augmentation de consistance que la *gélatine de Warthon*, lorsqu'il diminue d'épaisseur pendant que ces deux membranes se rapprochent ; le tissu mou du cordon ne diffère pas non plus de la couche inter-chorio-amniotique (*membrana media* de Bischoff, voyez la note ci-dessus de la page 306) avec laquelle il se continue au niveau de l'adhérence du cordon au placenta (1). Dans le cordon, dans le *magma réticulé*, ainsi que contre la face interne même du chorion, bien qu'il ne soit pas parcouru par des capillaires, il est composé comme le tissu lamineux interposé aux vaisseaux allantoïdiens et qui s'enfonce avec eux dans les villosités choriales. Partout c'est d'abord une trame formée de corps fibro-plastiques fusiformes ou étoilés, ces derniers assez grands, dont les prolongements s'entrecroisent en diverses directions. Plus tard, lorsque peu à peu ces filaments se multiplient et forment des faisceaux ou nappes de fibres lamineuses, le tissu devient moins mou et la matière amorphe gélatiniforme interposée à celle-ci devient plus dense ; mais on y retrouve toujours une assez grande quantité de corps fibro-plastiques, surtout dans le cordon (2).

Tunique moyenne de la vésicule ombilicale.

La vésicule ombilicale conserve ses vaisseaux longtemps encore après que son pédicule s'est interrompu dans la longueur du cordon, après qu'il a cessé d'avoir toute communication avec l'intestin, c'est-à-dire jusqu'à la fin du deuxième ou au milieu du troisième mois.

Il est assez facile de constater que les vaisseaux de la vésicule ombilicale rampent entre la tunique celluleuse décrite ici et la tunique interne dont il vient d'être question. Par sa minceur et sa transparence, la première laisse apercevoir les mailles polygonales à angles arrondis que forment les capillaires en s'épanouissant sur un plan uniforme, sans qu'on en puisse voir pénétrer dans aucun repli de la tunique interne.

Les plus fins de ces capillaires sont larges de 15 à 20 millièmes de millimètre. Ils offrent du reste déjà la même structure que les capillaires dans les tissus de l'adulte. Ces vaisseaux proviennent, comme on le sait depuis longtemps, de l'*area vasculosa*, et, par suite, appartiennent à la membrane intermédiaire ou feuillet vasculaire du blastoderme ; mais ils

(1) Cette couche, reste de l'allantoïde, qui tapisse la face interne du chorion, a été appelée *endochorion* par quelques auteurs, mot employé d'abord par Dutrochet (1827). Ce qu'il désignait ainsi chez les carnassiers est l'*allantoïde*.

(2) Bischoff, qui a vu des fibres de tissu cellulaire dans le *magma réticulé*, ne le considère ni comme le contenu de l'allantoïde, contrairement à M. Velpeau et autres, ni même comme un reste de l'allantoïde, parce qu'il n'y a pas trouvé des vaisseaux. Il ne s'explique pas sur sa nature ; il l'appelle incidemment matière albumineuse interposée au chorion et à l'amnios (*Hist. du développement*. Paris, trad. fr., 1845, in-8, p. 143 et 144) ; mais l'alcool n'agit pas sur ce tissu de la même manière que sur l'albumine.

ne constituent pas, à proprement parler, une couche ou membrane, et surtout ne représentent pas la couche extérieure de la vésicule. En dehors d'eux se trouve, en effet, une rangée unique de cellules assez intimement adhérentes les unes aux autres, dont je vais vous donner la description.

Chez l'homme, ces cellules sont polyédriques par pression réciproque, avec des angles aigus qui s'arrondissent ou au moins deviennent mousses lorsqu'elles sont détachées et libres. Leur épaisseur est à peu près la même en tous sens; elles ne sont pas aplaties. Leur diamètre varie de 17 à 28 millièmes de millimètre. Elles sont généralement incolores et transparentes, les unes un peu plus que les autres. Elles sont très-molles, faciles à écraser et à déchirer. Leurs bords sont très-pâles, un peu irréguliers, quelquefois finement dentelés, d'une manière difficile à rendre exactement par le dessin. L'acide acétique les gonfle et les dissout assez rapidement.

Chaque cellule se compose d'une masse finement granuleuse et d'un noyau clair, peu ou pas granuleux. On trouve en outre entre les cellules ou adhérents à leur face profonde, des noyaux libres. Le corps ou masse des cellules est rempli, dans la plupart, de très-fines granulations grisâtres nombreuses et contiguës. On en rencontre pourtant parmi elles quelques-unes dans lesquelles les granulations sont rares, écartées les unes des autres. Celles-ci sont bien plus transparentes que les premières. On en voit quelquefois qui contiennent, en outre, des granulations graisseuses jaunâtres, peu nombreuses, éparses, à centre brillant, à contour foncé.

Chaque cellule renferme un et quelquefois deux noyaux. Ces noyaux sont presque tous de forme sphérique, quelquefois pourtant ovoïde. Leur diamètre varie de $0^{mm},007$, à $0^{mm},011$. Ils sont clairs, pâles, à contour très-net et étroit. L'acide acétique les contracte un peu, rend le bord et la masse du noyau plus foncés.

La plupart des noyaux renferment un nucléole brillant à contour foncé sphérique et large d'un demi-millième de millimètre ou un peu plus. Entre le nucléole et le contour du noyau, ou dans toute son étendue si le nucléole manque, se voient de très-fines granulations moléculaires peu abondantes.

Outre les cellules constituées comme il vient d'être décrit, on trouve parmi elles, dans leurs interstices, ou adhérents à celle de leurs faces qui est la plus profonde, des noyaux libres, assez nombreux, semblables à ceux que renferment les cellules, mais souvent sans fines granulations intérieures, homogènes par conséquent. Il faut noter de plus que les cellules, bien que n'ayant pas une cavité distincte de la paroi, se déchirent avec facilité. On met ainsi en liberté quelques noyaux, et l'on trouve des cellules rompues par le milieu ou à peu près, qui retiennent encore après elles leur noyau à moitié mis à nu.

Ces cellules sont, comme on le voit, très-différentes de celles qui forment la tunique interne, tant sous le rapport de leur aspect général que sous celui de la constitution de leur noyau. Par leur forme, leurs dimensions, leur aspect général, elles ressemblent beaucoup aux cellules du feuillet extérieur séreux ou amniotique du blastoderme. Elles sont seulement un peu plus faciles à rompre ou à écraser, et parsemées d'un plus grand nombre de fines granulations moléculaires grisâtres.

On ne sait pas encore si ces cellules appartiennent au feuillet vasculaire ou membrane intermédiaire du blastoderme, ou si du feuillet extérieur ou séreux du blastoderme s'est détachée une couche de cellules pour tapisser, en quelque sorte, le réseau du feuillet vasculaire. Quoi qu'il en soit, ce réseau ne se trouve pas situé immédiatement à la surface de la vésicule ombilicale.

Membrane interne de la vésicule ombilicale.

Sur toutes les vésicules ombilicales des œufs humains qui n'ont pas dépassé le deuxième ou le troisième mois de leur évolution, la tunique interne de la vésicule ombilicale est trois ou quatre fois au moins plus épaisse que la tunique extérieure.

On ne voit pas chez l'homme que cette paroi soit plissée à sa face interne, ni pourvue de prolongements villiformes ou autres, saillants dans sa cavité.

Elle est grisâtre, molle, friable, facile à écraser et à dissocier. Elle est formée par la juxtaposition immédiate d'assez grosses cellules qui ne sont pas très-adhérentes entre elles. Mais ces cellules sont différentes de celles de la paroi moyenne, et sont disposées sur plusieurs rangées, de manière à former une membrane assez épaisse. Celles qui se trouvent d'une manière immédiate à la face interne de cette paroi, qui sont au contact même du liquide de la vésicule, se détachent surtout avec une grande facilité ; elles sont réellement saillantes dans la cavité et ne forment pas une couche de cellules serrées et aplaties comme le serait une couche d'épithélium.

On trouve ces cellules dans toute l'étendue de la vésicule ombilicale et aussi de son pédicule, dans les premiers temps de son existence, avant son atrophie. Elles y forment une couche constituée par deux ou trois rangées de cellules accumulées et se comprimant réciproquement, mais peu adhérentes entre elles et s'isolant avec une grande facilité, soit les unes des autres, soit de la couche que forment les cellules ombilicales externes.

Dans l'œuf humain, ces cellules sont remarquables par leur forme arrondie partout où elles ne se compriment pas réciproquement : là elles deviennent élégamment et régulièrement polyédriques. Mais la portion de leur surface qui est libre, et toute la cellule, lorsqu'elle est détachée des autres, ont une forme sphérique régulière. Leur diamètre varie de 0^{mm},017 à 0^{mm},029. Elles ont un contour pâle, mais très-net ; leur masse est grisâtre, transparente, plus ou moins cependant, selon la quantité de granulations qu'elles renferment.

L'eau les gonfle un peu, mais ni avant ni après son action elles n'offrent de mouvement brownien dans leur épaisseur. L'acide acétique agit sur elles comme sur les précédentes.

Chaque cellule se compose d'une masse sphérique, transparente et d'un noyau qui manque cependant sur le quart ou le tiers environ des cellules. Des granulations sont éparses dans la masse : les unes sont très-fines, très-pâles, à peu près uniformément répandues ; pourtant il est ordinaire de trouver quelques cellules dans lesquelles un cinquième environ de la masse manque de ces granulations et de celles dont il va bientôt être question : il en résulte pour elles une grande transparence et un aspect tout particulier sous le microscope. La plupart des cellules, mais non toutes, renferment, outre les granulations grisâtres, une assez grande quantité de granulations jaunâtres à centre brillant et à contour foncé. Presque toujours elles sont accumulées dans une portion de la cellule, et l'autre en manque complétement ou presque entièrement. D'autres fois pourtant elles sont uniformément répandues dans la masse. Elles donnent aux parties qu'elles occupent une opacité qui contraste avec la transparence du reste de la cellule ou de tout le corps des cellules qui manquent de ces granulations.

Dans les cellules où existe un noyau, celui-ci est ovoïde huit fois sur dix environ. Il est très-transparent, à contour pâle, mais net, long de 6 à 9 millièmes de millimètre au plus, large de 5 à 6, à peine granuleux, sans nucléole ; l'acide acétique le resserre et le contracte. Il est fort rare de trouver de ces cellules ayant deux noyaux.

Ces cellules sont manifestement celles de la portion du feuillet muqueux blastodermique qui est extérieure à la circonférence de la tache embryonnaire, et l'on sait que la vésicule ombilicale se forme essentiellement à l'aide et aux dépens de cette portion du feuillet muqueux.

Composition du contenu de la vésicule ombilicale.

Le contenu de la vésicule ombilicale est, chez certains sujets, jaunâtre, opaque ou presque opaque, friable ou pulpeux. Sur d'autres, il est opalin ou demi-transparent. Il est formé d'un liquide qui tient en suspension des granulations jaunes, libres, et les cellules que je vais décrire en quantité d'autant plus considérable qu'il est plus opaque.

Les cellules composent dans la vésicule la partie solide du contenu en suspension avec une grande quantité de granulations libres, jaunâtres, semblables à celles que contiennent les cellules les plus foncées. Ces cellules sont généralement polyédriques, peu régulières, quelquefois juxtaposées en nombre variable, en plaques plus ou moins grandes. Il en est de sphéroïdales. Leur diamètre est de $0^{mm},014$ à $0^{mm},035$; elles ont en moyenne $0^{mm},020$ à $0^{mm},025$. On en voit aussi de grisâtres, plus pâles que les autres, finement granuleuses, plus ou moins nombreuses que les suivantes d'un sujet à l'autre. Il est de ces cellules qui sont noirâtres en raison du grand nombre de granulations à centre jaunâtre, à contour foncé qu'elles renferment. Tous ces éléments sont friables, faciles à écraser, de manière à mettre en liberté leur noyau quelquefois, et constamment une partie de leurs granulations. L'acide acétique dissout complétement ces granulations jaunâtres, tant intercellulaires que libres, qui par conséquent, malgré leur aspect, ne sont pas graisseuses. Il pâlit les cellules sans les dissoudre, les rend transparentes et très-finement granuleuses, mais les gonfle et les rend sphéroïdales. Quelques cellules sont en partie finement granuleuses, en partie pourvues de granulations jaunâtres, à contour foncé, disposées en amas ou éparses. La plupart de ces cellules sont dépourvues de noyaux. Sur celles qui en ont, il est sphérique, large de 5 à 6 millièmes de millimètre, finement granuleux, sans nucléole ; quelques cellules ont deux noyaux. L'acide acétique ne les dissout pas, mais les pâlit un peu.

On rencontre aussi des noyaux semblables à ceux que renferment les cellules, mais libres, existant dans toutes les vésicules ombilicales, entre celles de ces cellules précédentes qui adhèrent à la face interne de la paroi de la vésicule. Leur quantité, souvent très-considérable, est du reste variable d'un embryon humain à l'autre.

Les éléments des deux couches de cellules qu'on trouve dans la vésicule ombilicale diffèrent de l'une à l'autre, ainsi que nous venons de le voir ; mais les uns et les autres de ces éléments diffèrent encore plus de ceux qui composent les feuillets de la tache embryonnaire, qui composent en un mot cette portion du blastoderme dont l'embryon proprement dit provient directement. Celles-ci se ressemblent au contraire beaucoup dans toute l'épaisseur de la tache embryonnaire, ainsi que dans les divers organes du corps de l'embryon les premiers apparus, qu'elles concourent à former (1).

J'ai constaté sur des embryons de porc, longs de 5 à 7 centimètres, que le contenu de la vésicule ombilicale est mobile, non visqueux, jaunâtre, trouble, légèrement alcalin. Il doit cet état trouble à la présence de cellules granuleuses peu régulières, de noyaux libres et de granulations jaunâtres irrégulièrement polyédriques analogues à celles que je vous ai décrites d'après le contenu de la vésicule ombilicale de l'homme. Ce contenu mériterait d'être étudié plus qu'il ne l'a été jusqu'à présent chez les carnassiers et les solipèdes particulièrement.

Nature et usages du liquide de la vésicule ombilicale.

« Comme l'analogue de la vésicule ombilicale enveloppe le jaune chez l'oiseau, comme les matériaux du jaune passent réellement dans son système vasculaire chez cet animal, comme enfin la vésicule ombilicale des œufs humains renferme parfois un contenu un peu jaunâtre, on a presque généralement enseigné qu'elle contient également l'embryotrophe primaire ou le jaune, chez les mammifères et l'homme, et que ses vaisseaux servent de même à le transmettre à l'embryon. Tout cela est radicalement faux. La vésicule ombilicale ne renferme plus aucune trace du jaune primitif.

»... Si chez les mammifères la vésicule ombilicale contient réellement des matériaux plastiques à l'usage de l'embryon, c'est de ces matériaux provenant secondairement de la mère, que se développent, soit par suite de leur passage dans le système vasculaire, soit par l'effet d'une assimilation immédiate, les cellules destinées à former les organes de l'embryon. La manière si diverse dont se comporte la vésicule ombilicale, sa disparition précoce chez certains mammifères et sa longue persistance chez d'autres ajoutent encore à la difficulté de lui assigner positivement un rôle par rapport aux phénomènes de la formation et de la nutrition de l'embryon (2). »

Bien que le liquide de la vésicule ombilicale soit sécrété par une membrane qui, comme les séreuses, n'est pas glandulaire, les faits qui précèdent et les remarques si justes de Bischoff que je viens de vous lire vous démontrent que cette humeur rentre dans le groupe des sécrétions récrémentitielles temporaires proprement dites, telles que le lait, l'ova-

(1) Ch. Robin, *Sur la structure intime de la vésicule ombilicale et de l'allantoïde chez l'embryon humain* (*Journal de la physiologie*, Paris, 1861, in-8, p. 315).

(2) Bischoff, *loc. cit.*, p. 490.

rine, etc. Mais en raison même des conditions dans lesquelles elle est
produite puis résorbée, elle reste de plus en plus réduite aux éléments
anatomiques qui, détachés de la face interne des parois qui la produisent, flottent dans sa masse.

SEIZIÈME LEÇON

DES HUMEURS EXCRÉMENTO-RÉCRÉMENTITIELLES EN GÉNÉRAL
ET DES MUCUS EN PARTICULIER.

b. HUMEURS EXCRÉMENTO-RÉCRÉMENTITIELLES.

Vous vous rappelez que dans la première leçon nous avons étudié longuement les caractères communs à toutes les humeurs qui rentrent dans
ce groupe (pages 31 à 32); je n'ai donc qu'à vous renvoyer à cet égard
à ce que je vous ai dit alors sur ce sujet.

J'ai déjà eu aussi occasion de vous signaler (page 242) cette particularité que ces liquides ne sont pas réabsorbés de toutes pièces, tels qui
sont sécrétés, et j'ai pris la salive pour exemple, soit en parlant des
humeurs en général, soit en commençant l'étude des sécrétions. Dans
la salive, en effet, on voit le liquide sécrété, au moment où il commence
à remplir son action propre en tant que salive, on le voit, dis-je, se
décomposer de telle manière que quelques-uns de ses principes, comme
la ptyaline, se fixent sur certains aliments tels que les fécules et même
les substances azotées, et concourent à les gonfler considérablement, à
les modifier, à les rendre aptes à fixer une très-grande quantité d'eau.
Eh bien, pendant que la salive remplit ces actes, elle se décompose en
tant que salive ; mais une portion de ces principes se retrouve fixée
aux matières féculentes ou azotées, et une partie de ces principes
ainsi fixés est réabsorbée avec ces matières une fois qu'elles sont liquéfiées.

Il est très-important de savoir que dans ces humeurs excrémento-
récrémentitielles il n'y a qu'une portion de leurs principes, il n'y a que
certains d'entre eux qui soient réabsorbés. Les autres sont expulsés en
tant qu'excréments ou résidu. Sous ce rapport, l'expression de liquides
excrémento-récrémentitiels est exacte. Il est important, je le répète,
d'être bien fixé sur le rôle rempli par ces liquides qui ne sont pas
réabsorbés en masse, qui n'ont qu'un certain nombre de leurs prin-

cipes qui soient récrémentitiels et qui n'agissent qu'à la condition de se décomposer en tant que suc gastrique, salive, liquide pancréatique, bile, etc. Du reste, j'aurai à revenir sur ces faits dans la prochaine séance, en parlant de la bile qui est une des humeurs les plus caractéristiques à cet égard.

Sur la formation des principes caractéristiques des humeurs excrémento-récrémentitielles.

Je rappellerai ce que j'ai dit déjà, que dans chacun de ces liquides excrémento-récrémentitiels il y a une substance organique coagulable par tel ou tel réactif, à la présence de laquelle l'humeur doit ses propriétés physico-chimiques fondamentales. Cette substance est habituellement comparée ou assimilée aux ferments au point de vue de sa manière d'agir, mais nous avons vu ailleurs que cette assimilation n'est pas absolument exacte (1). On retrouve cette substance comme principe constitutif des épithéliums qui tapissent la membrane des culs-de-sac glandulaires, et des épithéliums de la membrane muqueuse elle-même, lorsqu'il s'agit d'une muqueuse qui fournit un mucus sans avoir de glandes propres. C'est ce que j'ai indiqué dans la séance où j'ai traité des humeurs en général, en signalant ce fait qu'il y a des sécrétions qui offrent cette particularité, que, lorsqu'on vient à les analyser, on trouve une analogie marquée entre leur composition et celle des parois qui versent le liquide. C'est qu'en effet le rôle élaborateur de ces parois est dévolu principalement à l'épithélium qui tapisse les culs-de-sac glandulaires, pancréatiques, salivaires, bronchiques ou les follicules gastriques, etc. Ici, ce sont les épithéliums qui élaborent principalement les matériaux fournis par le sang, qui leur font subir des modifications, et ces épithéliums restent en quelque sorte gonflés et remplis par les principes caractéristiques des humeurs biliaire, salivaire, pancréatique, jusqu'au moment où il y a une surabondance de sang dans les capillaires de la glande ou de la muqueuse. Alors, par suite de cette surabondance de sang il y a une plus grande quantité de liquide qui passe des capillaires dans le tube de la glande ou à la surface de la muqueuse ; à ce moment, les principes caractéristiques de l'humeur, dont les épithéliums étaient chargés, se trouvent entraînés dans la cavité même des tubes glandulaires ou à la superficie de la muqueuse. Ainsi, il ne faut pas croire qu'au moment où la salive est versée surabondamment dans la bouche, les principes caractéristiques contenus dans ce liquide soient formés instantanément. Ils existaient dans les cellules épithéliales, ils y étaient accumulés, et ils

____

(1) Voyez *Chimie anatomique*. Paris, 1852, t. I, p. 478 et suiv.

sont, à un moment donné, entraînés dans ce tube glandulaire et versés à la surface de la bouche. Il en est de même pour les humeurs pancréatique, biliaire, etc.

Ce fait-là est important, parce que, je le répète, il ne faut pas croire que ce soit au moment où il y a un déversement surabondant de liquide dans une cavité naturelle qu'est fabriquée toute la masse des principes *caractéristiques* de ce liquide. Ils sont produits petit à petit dans les épithéliums, et c'est là un acte de leur assimilation nutritive propre, qui dure jusqu'au moment où ces épithéliums se trouvent traversés par une grande quantité de fluide qui les entraîne; ce fait a lieu avant, en quelque sorte, que par dédoublement désassimilateur ces substances soient arrivées à l'état de principes cristallisables azotés, d'origine organique.

Cet acte ne s'observe pas seulement sur les épithéliums glandulaires; il a lieu dans tous les épithéliums sans exception, mais avec des différences d'énergie d'une variété à l'autre et selon qu'il offre tel ou tel mode dans l'arrangement de ses noyaux ou de ses cellules. C'est là ce qui fait que les muqueuses dépourvues de glandes, comme celles de la vessie et du vagin, sécrètent des humeurs dites *mucus*, ayant certains caractères communs, tandis que les glandes sécrètent de leur côté des liquides spéciaux, se signalant à côté des premières par des propriétés caractéristiques plus tranchées, dues à des principes immédiats, spéciaux également, qui se forment dans ces glandes, comme je viens de le dire.

C'est là ce qui fait que la peau des poissons chez qui la couche dite cornée de l'épiderme est très-mince ou même nulle, fournit rapidement sans glandes spéciales une quantité de mucus si considérable sur toute sa surface.

C'est là, d'autre part, ce qui fait que la peau humaine, privée de sa couche épidermique à cellules sans noyaux, soit expérimentalement, soit dans certaines conditions morbides, fournit par toute sa surface, un liquide différent de la sueur, qui ne vient pas des follicules enroulés et qui est alcalin comme les mucus. Je ne parle pas ici seulement des sérosités du vésicatoire, des pemphigus, etc., mais des liquides visqueux plus ou moins rapidement solidifiables, dits de consistance mielleuse, empesant le linge, etc., qui suintent si abondamment de la peau dans un grand nombre d'affections cutanées; humeurs qui agglutinent les cellules épithéliales en voie de desquamation, les leucocytes, des granulations graisseuses, et concourent ainsi à la formation des croûtes.

La connaissance de ces données est indispensable pour arriver à se rendre compte des circonstances dans lesquelles on voit des mucus surtout, et quelques autres humeurs aussi, qui habituellement sont versés à l'état liquide, filants et translucides, être produits par moment à l'état de membranes ou de couches demi-solides, ce dont je vais citer tout à l'heure des exemples très-nets.

J'insiste sur ces particularités en ce moment, parce qu'elles sont les mêmes pour tous les autres liquides dont j'ai à parler, et pour tous les autres tissus qui les produisent ; qu'il s'agisse des glandes nasales ou des follicules de l'intestin, c'est toujours le même ordre de phénomènes.

Ainsi donc, dans ces épithéliums glandulaires ou dans ceux qui tapissent les muqueuses, les matériaux qui les traversent subissent certains phénomènes d'élaboration qui sont tels, que ces cellules épithéliales sont toujours chargées des principes caractéristiques du liquide versé par suintement exosmotique à leur surface.

Maintenant, selon que plus ou moins d'eau, accompagnée d'une plus ou moins grande quantité de sels, traverse ces cellules lorsque survient un afflux sanguin, vous trouverez le liquide caractéristique plus ou moins fluide, et quelquefois si peu, qu'il est dit concret ou demi-solide. C'est ce qu'on voit à chaque instant pour les mucus nasal et bronchique, et c'est ce qui se voit plus fréquemment encore lorsqu'il s'agit du mucus intestinal, etc.

C'est ce qui fait que, par moment, je le répète, il y a des mucus extrêmement fluides, et quelques heures ou quelques jours après, des mucus concrets au même endroit. Ces mucus concrets ont pourtant la même composition que les mucus fluides, sauf la proportion d'eau, avec de légères différences dans le chiffre des sels en dissolution. De là vient aussi que généralement au début de la reprise d'une sécrétion intermittente, le liquide versé contient beaucoup plus de principes divers, et surtout de la substance coagulable qui lui est propre, qu'il n'en renferme à la fin.

Sur la lithogénie animale.

C'est à l'hygrologie que se rattache la lithogénie animale, c'est-à-dire cette partie de l'étude des humeurs qui comprend l'examen de la manière dont certains de leurs principes passent, à l'exclusion de certains autres, de l'état liquide par dissolution à l'état solide. Ils prennent la forme cristalline ou se déposent à l'état amorphe, selon la nature de ces principes ou suivant les conditions dans lesquelles ils passent de l'état fluide à l'état solide.

Bien que déjà nous ayons eu à étudier (pages 355) plusieurs sortes de parties dures formées dans les humeurs à l'aide et aux dépens de principes sécrétés, il fallait réserver l'examen des généralités qui se rattachent à cet ordre de questions hygrologiques pour le moment où nous

arriverions à l'étude des liquides dans lesquels se forment le plus fréquemment ces produits ; telles sont celles qui nous occupent actuellement.

Le mot *concrétion* désigne d'une manière générale toute sorte de produit résultant du passage de l'état liquide à l'état solide dans l'organisme de quelques-uns des principes concourant à constituer la substance organisée.

Les concrétions prennent le nom d'*incrustation*, quand des principes
passant de l'état liquide à l'état solide englobent dans leur masse les éléments anatomiques d'un tissu au lieu de les écarter. Elles conservent, au
contraire, le nom générique précédent sans désignation spécifique particulière, quand elles siégent au sein d'un tissu dont elles repoussent et
écartent les éléments anatomiques en déterminant ou non leur atrophie,
comme on le voit pour les concrétions calcaires de la glande pinéale, de
la pie-mère, etc. Les concrétions prennent le nom de *sable* ou de *gravelle* dans toutes les humeurs, mais surtout quand il s'agit de l'urine,
depuis le degré où elles ne sont apercevables qu'à l'aide du microscope
dans les conduits excréteurs, les réservoirs naturels, ou, sous forme de
dépôt pulvérulent, dans les vases qui contiennent ces humeurs, jusqu'au
point où elles atteignent les dimensions d'un grain de sable.

Quand les concrétions ont plus de volume, sans cependant excéder les
limites du diamètre ou de la dilatabilité normale des canaux excréteurs
ou de l'urèthre, elles prennent le nom de *graviers*, sans que cependant
il soit possible ni nécessaire d'établir des différences tranchées entre
celles-ci et les précédentes. Les concrétions prennent le nom de *calculs*,
dès qu'elles sont assez grosses pour ne pouvoir sortir des réservoirs
naturels dans lesquels elles se sont formées, comme les bassinets, la
vessie, la vésicule du fiel ou les cavités, soit naturelles comme les fosses
nasales, soit accidentelles, dont, en grossissant, elles ont amené la formation par dilatation de conduits sécréteurs ou excréteurs quelconques.

Souvent, dans le langage courant, on donne au mot *calcul* une valeur
générique pour désigner des concrétions, quel qu'en soit le volume,
formées dans un réservoir, un canal excréteur ou sécréteur, ou toute
autre cavité naturelle.

Différences entre les incrustations et les concrétions calculeuses.

Du reste, le passage de principes de l'état liquide a l'état solide s'observe
aussi dans les tissus, soit entre les éléments anatomiques, soit dans leur
épaisseur. Mais tandis que pour les humeurs ce passage a lieu lors de
leur formation, ou de leur expulsion par les parois sécrétantes, dans les
tissus il s'accomplit lors de leur désassimilation, c'est-à-dire alors que

leurs éléments anatomiques abandonnent certains des principes constituant leur substance même, comme les sels calcaires, ou lorsqu'il s'en forme molécule à molécule, à l'aide et aux dépens de leur propre matière, par dédoublement désassimilateur de leurs substances coagulables, comme pour les urates des concrétions des ligaments chez les goutteux, etc.

Il importe, en effet, de remarquer, à propos de ces tissus en particulier, que les productions dites incrustations qui s'y trouvent ne s'observent pas pendant le jeune âge, c'est-à-dire pendant la durée de l'accroissement, pendant que l'assimilation l'emporte sur la désassimilation ou même lorsqu'elle lui demeure égale, mais alors que l'inverse se manifeste. Ces productions morbides ne sont par suite pas dues à la suraddition de matières étrangères à la substance des éléments de ces tissus, mais bien à la non-élimination de principes qui ont fait partie de cette substance s'ils sont d'origine minérale, ou s'y sont formés, s'ils sont d'origine organique, comme les urates, certains corps gras, etc. Il résulte de là ce fait remarquable, que les principes immédiats qui produisent les incrustations des tissus après avoir momentanément fait partie de la substance de leurs éléments, il en résulte, dis-je, que ces principes restent là sans entrer dans le plasma sanguin et s'accumulent sans avoir passé par ce liquide. Au contraire, tous les principes immédiats des calculs qu'on trouve dans les humeurs ont passé par le sang avant d'arriver dans celles-ci et de s'y déposer, et cela, soit qu'ils proviennent des aliments, comme les carbonates et les phosphates calcaires, soit qu'ils aient été formés par désassimilation de certains tissus, comme les urates, l'acide urique, la cystine, etc.

Notons enfin que si l'on voit des *incrustations* telles que les concrétions uriques des goutteux, qui sont composées par les principes immédiats formés dans les tissus mêmes où elles siégent, jamais les *calculs* ne sont constitués par des principes immédiats de formation glandulaire, c'est-à-dire par quelqu'un des principes caractéristiques d'une humeur, comme le sucre dans le lait, les taurocholates dans la bile, etc. Ils sont composés au contraire par des principes d'origine minérale et accessoires dans ces humeurs, comme les carbonates et les phosphates calcaires dans la salive, le suc pancréatique, les glandes sébacées, etc., toutes les fois qu'il s'agit de calculs formés dans les sécrétions proprement dites; quand ils se produisent dans les liquides excrétés par des parenchymes non glandulaires, comme l'urine, ils sont au contraire composés de principes qui se sont formés dans les tissus et qui de là sont tombés dans le sang avant d'arriver dans le liquide où ils se déposent quand ils sont en excès. Il en est ainsi le plus souvent du moins, car les principes d'origine minérale qui ne font que traverser l'économie et que rejette l'urine peuvent également y former des calculs ou des graviers.

Dans les humeurs, du reste, c'est aussi avec les progrès de l'âge, alors que l'emportent les phénomènes de désassimilation sur ceux d'assimilation, que se produisent les calculs composés de principes immédiats de la deuxième classe ou de désassimilation, ainsi qu'on le voit pour les calculs biliaires et urinaires.

Sur la nature et de l'origine des principes immédiats susceptibles de se réunir sous forme de calculs.

Tous les calculs sont formés, comme on le comprend facilement, par les principes immédiats les moins solubles de tous ceux qui prennent part à la constitution de la substance organisée; mais il importe beaucoup de distinguer les dépôts de ce genre qui sont composés par des principes immédiats de la première classe, de ceux qui sont constitués par des principes de la deuxième classe. Les premiers sont des principes d'origine minérale, venus du dehors, qui ne font que traverser l'économie; aussi les calculs que forment les moins solubles et aussi les moins facilement cristallisables d'entre eux se trouvent-ils dans les humeurs excrémento-récrémentitielles particulièrement, comme les mucus, les salives, etc.

Quant aux principes cristallisables d'origine organique, formés par désassimilation dans l'économie elle-même et n'y séjournant que temporairement, c'est dans les humeurs excrémentitielles qu'on les voit, ainsi que nous le montrent l'urine et la bile (celle-ci étant considérée comme excrémentitielle en ce qui regarde la cholestérine et la biliverdine).

Sous ce rapport, il importe de distinguer nettement les calculs composés par des principes de la première classe de ceux qui sont formés par des sels, des acides ou autres corps de la deuxième classe, peu solubles et facilement cristallisables, comme l'oxalate de chaux, l'acide urique, la cystine, la cholestérine, etc.

La présence des premiers indique en effet seulement l'introduction en trop grande quantité dans l'économie des principes immédiats de la première classe; elle indique plus souvent encore que, sans que ces derniers aient cessé d'exister en quantité normale dans telle ou telle humeur, quelque altération est survenue dans les principes de la troisième classe qui leur servaient de dissolvant.

La présence dans les calculs de principes de la deuxième classe indique, au contraire, un trouble dans les actes d'assimilation entraînant la formation en excès de ces principes peu solubles et habituellement très-peu abondants; troubles auxquels il faut savoir remonter, en partant de l'examen de la nature du dépôt solide pour arriver jusqu'à celui des tissus d'où normalement viennent les principes constitutifs de ce dépôt et qui, en ce moment, les produisent accidentellement en excès.

Quant aux principes immédiats de la troisième classe, ils ne constituent jamais des calculs proprement dits, lorsqu'ils passent de l'état liquide à l'état *concret*, dont nous aurons bientôt à nous occuper en dehors des phénomènes de coagulation que nous avons étudiés ailleurs. Certains de ces principes peuvent cependant se réunir en concrétions, soit dans l'épaisseur des tissus, soit dans quelques cavités glandulaires. Je vous en ai parlé assez longuement pour ne pas avoir à y revenir (voy. pages 235, 351 et 355). Ajoutons que la *biliverdine* peut passer à l'état concret et former sinon des calculs à elle seule, au moins des concrétions dont il sera question plus loin.

Nous avons déjà vu que nul des principes constituant les graviers ou les calculs n'appartient aux principes caractéristiques d'une humeur, qui se forment dans la glande même où on les trouve lorsqu'ils se déposent dans le liquide sécrété, comme la salive, le suc pancréatique, etc. Nul des principes de ces calculs ne se forme dans le parenchyme glandulaire, ni même dans l'humeur une fois qu'elle est sécrétée. Ces principes caractéristiques de chaque sécrétion, du reste, sont ou naturellement liquides quand ils sont non cristallisables, comme la pancréatine, la caséine, etc., ou très-solubles quand ils sont cristallisables, comme la lactine, le taurocholate de soude, etc. Ainsi, lors de la réunion en calculs des principes les moins solubles d'une humeur récrémentitielle, aussi bien que lorsqu'il s'agit des liquides excrétés sans formation de principes spéciaux, comme l'urine, ces principes viennent du sang. Pour la question que nous traitons ici il importe peu qu'ils tirent leur origine première du dehors par les aliments, ou du dedans en se formant par dédoublement désassimilateur des substances coagulables azotées des tissus. Ce qu'il faut savoir, c'est que les principes qui se réunissent en masses calculeuses ou graviers ne sont pas formés où on les trouve, ne sont pas de formation glandulaire, mais qu'ils préexistaient dans le sang.

Ajoutons, en terminant, quelques détails aux données générales qui précèdent. En ce qui concerne l'oxalate de chaux d'abord, le plus insoluble des principes immédiats qui existent dans l'économie animale et végétale, il peut se produire comme l'indique en ces termes M. Chevreul :

« Un oxalate soluble de potasse, de soude et même d'ammoniaque, en solution dans la séve ou tout autre liquide végétal, en traversant très-lentement la paroi d'une cellule ou d'un vaisseau, arrive dans une cavité où il trouve un suc tenant un sel calcaire en solution ; alors il se fait de l'oxalate de chaux, et comme cette production est très-lente, les molécules insolubles peuvent prendre la forme régulière qui leur est propre. Cette interprétation me paraît applicable à la formation d'un grand nombre de sels insolubles que l'on a signalés dans les tissus ou les cavités des êtres vivants (1). »

Ces données, comme on le voit, sont très-nettement applicables aux cas dans lesquels se produisent des cristaux isolés d'oxalate chaux ou des calculs de cette nature dans l'urine; car celle-ci contient des phosphates calcaires plus solubles que l'oxalate de chaux, se prêtant à des doubles décompositions de cet ordre, dès que des oxalates à base alcaline passent du sang dans les conduits urinaires.

Ces faits nous montrent aussi comment il arrive que le phosphate de chaux, par exemple, l'emporte dans certains calculs sur le carbonate de cette base, alors que dans l'humeur qui fournit ces principes, comme la salive, il y a plus de carbonates calcaires que de phosphates. La prédominance du phosphate insoluble dans le dépôt n'indique pas nécessairement que le trouble sécrétoire a consisté en une augmentation de la quantité de phosphate de chaux éliminée par la salive; il suffit que la proportion des phosphates à base alcaline ait augmenté, pour qu'il y ait eu double décomposition de ces principes et du carbonate de chaux, d'où la formation du phosphate calcaire et sa prédominance sur les carbonates dans les concrétions.

Des conditions qui amènent le passage de l'état liquide à l'état solide
des principes composant les calculs.

Nous avons vu, en étudiant le sang (pages 102 à 104), quelles sont les conditions de la dissolution dans les humeurs des phosphates, des carbonates, des oxalates, des urates et des autres principes immédiats qui sont insolubles dans l'eau. Nous avons vu là et nous verrons encore plus loin (page 443) le rôle que jouent à cet égard les substances coagulables; elles en retiennent et en fixent toujours de 1 à 3 parties pour 100 de leur poids qu'elles rendent ainsi liquides comme elles-mêmes, et qu'on ne peut leur enlever que par les acides puissants ou en détruisant le dissolvant par l'incinération.

C'est de la sorte que ces substances remplissent le rôle de dissolvant, en même temps que le font aussi de leur côté les sels alcalins. Or, quand par les actes d'exosmose dialytique, ces principes passent du sang qui les tient en dissolution jusque dans un autre liquide, et cela en

____

(1) Chevreul, *Mémoire sur des phénomènes d'affinité capillaire* (*Comptes rendus des séances de l'Académie des sciences.* Paris, 1866, in-4°, t. LXIII, p. 69).

quantité absolue ou relative plus grande que ne passent en même temps ceux qui leur servent de dissolvants, ils reprennent inévitablement l'état solide. Ils reviennent ainsi de l'état liquide à l'état solide quelles que soient les conditions d'alimentation, de circulation, ou relatives à l'état du parenchyme qui ont amené le passage en excès du principe peu soluble qui se dépose, ou le passage en moindre proportion qu'à l'ordinaire de ceux qui jouent le rôle de dissolvants.

Dissous par les substances coagulables liquides, en raison d'une véritable combinaison chimique avec elles, ils en retiennent une partie qui leur reste fixée chimiquement lorsqu'ils passent de l'état liquide à l'état solide. De là l'existence constante dans les concrétions, depuis les plus petites de celles que montre le microscope jusqu'aux plus gros calculs, d'une substance organique, restant sous forme de gangue demi-solide qui reproduit la forme du dépôt lorsqu'on a dissous les sels qui le composaient principalement. Ces substances coagulables ainsi fixées, et dont nous nous sommes déjà occupés, en traitant des principes immédiats (1), peuvent, suivant les humeurs dans lesquelles a lieu le dépôt, être aussi bien des matières colorantes que des matières albuminoïdes, telles que la mucosine, etc.

On ne les retrouve pas seulement dans les concrétions dites amorphes, mais bien jusque dans celles qui sont pulvérulentes, formées de cristaux isolés, ou de groupes cristallins, ce dont je vous ai cité des exemples (2).

Cette fixation de la matière coagulable par les sels entrave cependant leur régulière cristallisation. Indépendamment de ce qui, à cet égard, se rattache à leur nature chimique, ces derniers sont d'autant plus régulièrement cristallisés qu'ils se déposent dans un liquide moins riche en substances coagulables comme l'urine, ou qu'ils sont moins doués de la propriété d'en fixer, comme la cholestérine, l'hématoïdine, l'acide urique, et quelques principes non calcaires d'origine organique.

Dans chaque calcul, la matière albuminoïde combinée aux sels est un peu différente. Elle a l'aspect de l'albumine dans les calculs d'acide urique et d'urate d'ammoniaque. Les phosphates terreux ont une gangue qui a l'apparence gélatineuse. Dans les calculs mûraux, elle est spongieuse, plus dense, plus abondante et colorée; car toutes les fois qu'un sel calcaire se dépose, il entraîne les substances colorantes

---

(1) *Chimie anatomique.* Paris, 1853, t. III, p. 488, chapitre MATIÈRE ANIMALE DES CALCULS.

(2) *Chimie anatomique.* Paris, 1853, t. II, p. 241, pl. 3 et 4.

qui l'accompagnent, en formant avec elles une *laque* de la même manière qu'il fixe et entraîne les substances organiques non colorantes.

Sur les causes de l'adhésion des parties constituantes des calculs.

Les principes composant les graviers et les calculs passent de l'état liquide par dissolution à l'état solide, de la même manière que dans toute solution quelconque.

Ils forment un dépôt pulvérulent ou pâteux, lorsque chacune des parcelles amorphes ou cristallines reste distincte de celles qui se sont formées en même temps ou auparavant. Ils forment, selon leur volume, du sable, des graviers, ou un calcul lorsqu'ils s'agglutinent ; la dureté de la masse est proportionnelle à la cohésion naturelle du composé, sauf le cas d'interposition de matières peu résistantes qui rendent hétérogène et par suite friable cet amas complexe.

Les choses ne se passent pas autrement ici sous tous ces divers points de vue que lors de la production des parties pierreuses quelconques dans le règne minéral, aussi bien en ce qui touche leur passage de l'état liquide à l'état solide, cristallin ou non, qu'en ce qui regarde le mécanisme moléculaire de leur cohésion.

Les principes immédiats se déposent sur les corps étrangers ou sur les premiers cristaux formés, jouant le rôle de noyau comme le font les cristaux sur les baguettes ou autres solides que l'on plonge dans un liquide saturé d'un sel donné. Or, presque toutes les humeurs sécrétées sont constamment à cet état de saturation à l'égard des sels calcaires, tous peu solubles, comme l'urine à l'égard des urates et de l'acide urique, dès qu'il y en a de mis en liberté, bien qu'ils soient peu abondants.

Les nouvelles portions des sels ou autres principes cristallisés ou non, se déposant molécule à molécule sur les précédentes, de la même manière que celles-ci sont arrivées à l'état solide, elles se trouvent nécessairement en continuité de substance avec elles, et les unes et les autres ne font qu'un, ne constituent qu'une masse de chacun des cristaux microscopiques successivement accumulés.

Depuis l'époque où Fourcroy regarda la substance organique des calculs comme un *mucilage collant, ou glutineux, qui rapproche, réunit et resserre les particules acides ou salines dont la partie concrète des calculs est principalement formée* (1), cette idée a toujours été reproduite par les médecins, surtout par ceux qui ont étudié l'action des

(1) Fourcroy, *Système des connaissances chimiques*. Paris, an IX, in-8, t. X, p. 232.

eaux minérales sur la gravelle. On regardait cette substance comme servant de ciment au sel, et l'on supposait qu'une fois le ciment dissous par les eaux minérales, il pouvait laisser se désagréger le calcul. Mais l'idée de Fourcroy n'est pas entièrement exacte. Cette matière n'est aucunement interposée aux grains de phosphates terreux ou aux cristaux d'oxalate de chaux, comme l'est le ciment des mosaïques par rapport aux fragments qui les composent. S'il en était ainsi, on comprendrait qu'il pût être dissous par l'imbibition physique d'un liquide pénétrant graduellement des interstices superficiels pleins de la matière en question, jusqu'à ceux de la profondeur. Mais ici il y a union molécule à molécule de la substance organique avec les sels, elle ne fait qu'un avec eux ; elle est combinée avec eux lors même qu'il s'agit d'un solide cristallin, comme nous en avons vu des exemples en parlant du carbonate de chaux (1), etc. Le sel se combine à cette substance molécule à molécule, au fur et à mesure qu'a lieu son passage à l'état solide, cristallin ou non. Aussi n'y a-t-il que les agents assez puissants pour attaquer le sel, le dissoudre ou le décomposer chimiquement, qui puissent le séparer de la substance à laquelle il est uni ; laquelle même, en raison de sa petite quantité, est plus difficile à atteindre que les sels ou l'acide urique, par les réactifs susceptibles de les attaquer.

Il est très-intéressant d'étudier à ce point de vue les fragments de calculs formés de cristaux, et surtout les graviers constitués de la même manière, et dans lesquels on peut distinguer facilement chacun des cristaux composants. On voit très-nettement que l'adhésion mutuelle de ces derniers est le résultat du fait physique de leur juxtaposition immédiate par contact réciproque, les inégalités d'une couche correspondant exactement aux inégalités inverses de l'autre qu'elles comblent.

Il n'y a jamais d'inégalité de l'une par rapport à l'autre, puisque chaque partie saillante répond à une dépression exactement correspondante de la partie voisine, qui s'est moulée sur elle en se déposant molécule à molécule. Ce n'est que lorsqu'une substance plus molle comme le mucus a enduit la première avant la formation de la seconde, que ce contact immédiat n'existant plus mathématiquement, la masse offre une résistance moindre que ne l'indique la dureté propre à chaque cristal ou à chaque particule composante cristallisée ou non ; c'est alors que les diverses couches des calculs se séparent plus ou moins facilement, et qu'elles-mêmes sont plus ou moins friables.

Ainsi, je vous le répète en terminant, il y a formation d'une masse calculeuse par suite de l'union des nouvelles particules aux précédentes,

______

(1) *Chimie anatomique*, t. II, p. 241.

union due au contact immédiat qui résulte du passage molécule à molécule des principes de l'état solide à l'état liquide. De là vient qu'en général le calcul est doué d'une dureté correspondant à la résistance propre à
chaque cristal originel; de là vient qu'il est dur lorsqu'il est formé de
cristaux durs comme ceux de l'acide urique, de l'oxalate de chaux, etc.,
qu'il est fragile quand il est constitué par des cristaux d'une rupture
facile, comme ceux du phosphate ammoniaco-magnésien, chacun
d'eux ne faisant qu'un avec celui qui s'est formé avant lui. Et la masse
est d'autant plus dure qu'elle renferme moins de la substance organique
coagulable, autrefois dite agglutinative.

Etude des diverses espèces d'humeurs excrémento-récrémentitielles.

Les données que je vous ai exposées plus haut (page 426), vous montrent que les humeurs excrémento-recrémentitielles se subdivisent en
deux sections, comprenant : 1° les mucus, et 2° les humeurs ou sécrétions excrémento-recrémentitielles proprement dites.

Les humeurs qui viennent se ranger dans ce dernier groupe sont
toutes des espèces bien déterminées quant à leur origine glandulaire et
à leur composition. Celles qui sont réunies dans la première subdivision
sous le nom de *mucus* sont au contraire, pour la plupart, un mélange,
non encore séparé, d'une sécrétion produite par la muqueuse même et
par son épithélium, et d'un liquide sécrété par les follicules ou les
glandes en grappe simple annexées à cette muqueuse.

1. Des mucus.

On donne le nom collectif de mucus à toutes les sécrétions qui proviennent du tissu même des membranes muqueuses et des glandes
ouvertes à leur surface, tant que le produit de ces dernières n'a pas de
caractères spéciaux qui lui mérite un nom particulier.

On réunit souvent sous cette dénomination : 1° les débris de la desquamation continuelle de l'épithélium qui revêt les membranes muqueuses, les canalicules respirateurs, certains tubes glandulaires, etc.,
bien qu'ils soient formés presque exclusivement de cellules épithéliales,
humectées seulement par le mucus même, la transparence de ces dernières donnant à la masse l'aspect grisâtre demi-translucide du mucus ; 2° le pus qui se forme dans les inflammations superficielles
des membranes muqueuses, comme l'écoulement qui a lieu dans le
coryza, le catarrhe pulmonaire, la blennorrhagie, les flueurs blanches,
et certaines diarrhées dites muqueuses et aqueuses ; 3° la sécrétion
liquide des glandes intra ou sous-muqueuses.

Le *mucus proprement dit* est produit par la portion interglandulaire des muqueuses, ou par toute la surface des muqueuses dépourvues de glandes, comme la vessie et l'uretère, qui donnent du mucus, malgré l'absence de celles-ci et plus ou moins, selon les conditions d'afflux sanguin dans lesquelles elles se trouvent. Il y a donc en réalité autant de variétés de mucus qu'il y a de muqueuses qui les sécrètent.

Pour vous rendre compte de ces données, reportez-vous à ce que je vous ai dit dans la première leçon (page 16) sur ce fait, que tous les tissus mis à nu, et surtout disposés en membrane, ont la propriété de *sécréter*. Or, de même que les séreuses, par exemple, produisent de la *sérosité*, les muqueuses sécrètent des *mucosités*. Il est vrai que, sauf le cas de la vessie, des uretères, de la muqueuse vaginale, de la conjonctive, nous n'avons en fait entre les mains que le mélange du mucus aux produits sécrétés par les glandes intra ou sous-muqueuses ; mais dans plus d'un cas, nous les observons séparément, parce que la sécrétion du *mucus pur* ou *produit de la muqueuse*, continue précisément pendant que les follicules intra-muqueux ne sécrètent pas, soit normalement, soit d'une manière accidentelle ; et cela parce que la sécrétion des glandes est généralement temporaire avec des intermittences de repos, tandis que celle de la surface muqueuse est continue.

C'est ainsi, par exemple, que sur les chiens pourvus d'une fistule à l'estomac, on peut étudier le mucus alcalin qu'on voit se produire sous forme de couche grisâtre à la surface de la muqueuse dans l'intervalle des digestions, puis le suc gastrique acide versé abondamment par les follicules et entraînant le mucus, au début de l'ingestion alimentaire. C'est encore ainsi que se produisent des couches de mucus concret à la face interne du gros intestin, parce que ces follicules de la muqueuse cessent accidentellement de sécréter pendant longtemps.

Le mécanisme moléculaire de la production des *mucosités* par les muqueuses est du reste le même que celui de la sécrétion des salives, du liquide pancréatique ou autres par les glandes. Il consiste essentiellement en un excès dans les épithéliums de l'acte d'assimilation d'abord, et de désassimilation ensuite, ayant pour conséquence la formation de la mucosine surtout et son rejet au dehors lorsqu'il y a afflux sanguin dans les réseaux capillaires. Et selon la nature et la quantité des matériaux qui affluent, puis selon l'état des épithéliums, la mucosine peut être plus ou moins tenace, plus ou moins concrète ou fluide, ou fixer une plus ou moins grande quantité d'eau et de sels ; elle varie naturellement aussi selon la texture de la trame de la muqueuse, et surtout selon que les épithéliums sont prismatiques ou pavimenteux.

C'est naturellement par suite de différences anatomiques plus grandes encore, mais analogues au fond, que les follicules ou les culs-de-sac des glandes en grappe tapissés par un épithélium diffèrent, produisent là des salives distinctes, ailleurs le suc gastrique, la bile, le liquide pancréatique, etc., d'après un mode commun d'actions moléculaires dont je vous ai déjà parlé dans notre première leçon (page 16).

C'est en raison encore de cette formation continue d'une substance coagulable propre dans les épithéliums, par emprunt énergique de principes immédiats aux réseaux capillaires, avec excès dans la tendance à la désassimilation que les muqueuses jouent un rôle d'organe protecteur à l'égard des tissus sous-jacents; qu'elles (et même le mucus déjà produit qui les couvre) s'opposent à la pénétration endosmotique, et à l'absorption de certaines matières, pendant que d'autres, d'une nature chimique différente, peuvent les traverser.

Sur le rôle rempli par les mucus.

On sait, expérimentalement, que le mucus et l'épithélium, soit dur, soit mou, mais stratifié ou prismatique cilié, s'opposent à l'absorption des substances organiques jouant le rôle de *ferments*, et nous avons ainsi l'explication de faits dont on n'avait donné jusqu'ici que des explications hypothétiques.

Les muqueuses sont souvent en contact avec des venins et même avec des humeurs virulentes; ce qui les empêche d'absorber ces matières, c'est uniquement le mucus. Démontrons ce fait. On garnit un endosmomètre d'une membrane animale pourvue de son épithélium et de son mucus; dans l'endosmomètre on introduit de l'eau sucrée, tandis qu'on le maintient au dehors en contact avec ces humeurs : l'eau montera dans le tube, mais elle ne contiendra pas ces dernières, grâce à la présence du mucus et de l'épithélium. Mais, enlevez avec l'ongle cet épiderme, aussitôt elles pénétreront dans l'endosmomètre, et l'on pourra, avec le liquide qu'il contient, tuer un animal.

C'est grâce à cette propriété que nous devons de pouvoir avaler impunément du venin de serpent. Cette propriété persiste tant que le mucus et l'épithélium ne sont pas détruits ou altérés. Ce mucus s'altère rapidement, surtout au contact des acides ; de là cette destruction de la muqueuse stomacale après la mort, que le suc gastrique n'attaquait pas tant que le mucus se renouvelant restait ainsi toujours intact.

On avait dit d'abord que la muqueuse stomacale résistait au suc gastrique par une *action vitale ;* mais une expérience ingénieuse de M. Cl. Bernard vient réduire à néant une pareille explication. Une fistule gastrique est faite à un chien, on introduit dans l'estomac la partie postérieure d'une grenouille vivante, dont le mucus et l'épithélium cutanés sont facilement attaqués par les acides faibles. On la retire au bout d'une heure et demie ; elle est encore vivante, et le train postérieur a été digéré ; elle a donc été digérée toute vivante dès que son épiderme a été détaché sous l'influence de l'acide du suc gastrique ; par conséquent, ce n'est pas la vie qui résiste à la pepsine.

L'épiderme qui produit le mucus, et que par suite on ne peut séparer du mucus sous ce rapport, est aussi protecteur. Qu'on introduise dans le tube digestif d'un animal une graine revêtue de son épiderme, elle le parcourt entièrement, sans avoir éprouvé d'autres modifications qu'un gonflement, et pourtant elle a trouvé sur son passage tout ce qui était nécessaire pour qu'elle fût digérée ; mais elle était protégée par son épiderme. Si on lui enlève ce dernier, elle est digérée par la même raison. Il y a des animaux qui vivent dans le tube digestif d'un autre animal, protégés par leur épiderme : tels sont les œstres, larves de diptères qui vivent et se développent dans l'estomac du cheval.

L'épithélium et les mucus donnent encore aux muqueuses des propriétés physiques de glissement facile qui viennent en aide au rôle d'organe de protection, au point de vue moléculaire ou chimique, dont je viens de parler. Mais il ne faut pas croire que les muqueuses favorisent essentiellement l'absorption. Celle-ci n'a lieu que lorsque se rencontrent certaines dispositions anatomiques déterminées qui facilitent l'enlèvement immédiat des matériaux empruntés au dehors par l'intermédiaire des épithéliums ; organisation qui ne se rencontre guère ailleurs que dans l'estomac et dans l'intestin grêle.

Dans bien des conditions la couche de mucus qui recouvre la surface de l'épithélium des muqueuses joue certainement un rôle dans les phénomènes d'entrée ou de sortie de certains principes immédiats à l'exclusion de certains autres qui sont subordonnés à la propriété si remarquable de perméabilité endosmotique de la substance organisée.

On sait que des phénomènes endosmotiques sont obtenus à l'aide d'endosmomètres formés de corps poreux tels que des poteries non vernies, des argiles et des ardoises cuites et même avec des vases de verre ou des vases vernis offrant des fissures sans écartement sensible. Le liquide qui pénètre dans les fissures et les porosités réelles de ces corps et les remplit, devenant immobile et stable mécaniquement en raison des lois de l'adhérence des liquides aux solides dans les espaces capillaires, ce liquide, dis-je, forme ainsi une véritable membrane tendue dans le cadre d'une infinité d'orifices invisibles à l'œil nu. C'est au travers de ce liquide sans écoulement, formant couche ou cloison, que s'opèrent les transmissions endosmotiques, molécule à molécule, de la même manière qu'elles ont lieu au travers des membranes homogènes formées de substances non cristallisables dans les endosmomètres ordinaires. C'est ce liquide qui constitue la membrane endosmométrique dans chacun des intervalles dits capillaires, quelle qu'en soit la forme, qu'il remplit, et ce n'est pas d'après les lois du mouvement des liquides dans les espaces capillaires que s'accomplit le choix dialytique, avec ascension du fluide d'un côté plus que de l'autre, observé dans ces conditions.

La couche de mucus demi-liquide, temporairement immobile, qui forme membrane à la surface de l'épithélium même, remplit, par un mécanisme analogue, un rôle important dans les actes de choix par dialyse exosmotique ou endosmotique dont je parlais tout à l'heure ; et une fois enlevée, bien que l'épithélium reste, ces phénomènes ne s'accomplissent plus de la même manière. Ainsi, par son immobilité, le mucus forme une membrane endosmométrique, et par sa nature demi-liquide elle est temporaire, renouvelable et comparable aux précédentes par le mécanisme moléculaire d'après lequel s'accomplit la transmission, au travers d'elle, de certains principes à l'exclusion des autres.

Caractères anatomiques communs aux mucus.

Les mucus sont des humeurs dont les caractères communs sont :

1° Une certaine viscosité, un état plus ou moins fluant ou filant ou presque demi-solide.

2° Une teinte grisâtre, transparente ou demi-transparente.

3° D'être composés essentiellement d'un liquide constitué par : *a*, une ou plusieurs espèces de *substances organiques* naturellement liquides (*mucosines*), coagulables plutôt par l'action de divers réactifs que par la chaleur, et à laquelle ou auxquelles l'humeur doit principalement ses caractères fondamentaux de viscosité, etc. ; jamais en se coagulant elles n'abandonnent une certaine quantité d'eau comme le fait la caséine dans le lait ; *b*, par des sels d'origine minérale en dissolution dans la mucosine ; *c*, par des traces de principes cristallisables d'origine organique.

4° Ils ont enfin pour caractère de tenir généralement en suspension des cellules de l'épithélium de la muqueuse dont ils proviennent. Suivant que cet épithélium est pavimenteux, nucléaire ou prismatique, il fera reconnaître de quelle muqueuse vient le liquide muqueux étudié.

5° Les leucocytes se produisant avec grande facilité à la surface des membranes, il est fréquent d'en trouver en suspension dans les mucus (buccal, nasal et vésical surtout) : ce sont ces éléments produits dans ces circonstances dont on avait voulu faire une espèce à part sous le nom de *globules muqueux*.

6° Souvent les mucus tiennent aussi en suspension des gouttes d'huile,

des granulations moléculaires, des algues, des vibrions ou autres infusoires, lorsque ces humeurs, n'étant pas activement renouvelées, s'altèrent et deviennent convenables au développement de ces êtres.

7° Dans le tube digestif, ils renferment souvent des résidus alimentaires.

Les espèces de mucus se distinguent les unes des autres par leur
plus ou moins de viscosité, de transparence, et surtout par le mode de
coagulation de leurs substances organiques.

Composition immédiate des mucus.

Les mucus renferment une substance organique fondamentale, une
matière coagulable, qui existe en assez grande quantité. Il y en a moins
qu'il n'y a d'albumine dans le sang pour mille parties, mais enfin on en
trouve une proportion notable.

Cette substance organique coagulable offre plusieurs variétés ; car elle
est certainement un peu différente sous certains rapports, d'une muqueuse à l'autre, de la conjonctive à la muqueuse nasale, de la muqueuse
nasale à la muqueuse intestinale et à la muqueuse vésicale.

C'est pour cela que je vous disais tout à l'heure qu'un jour viendra
où l'on décrira à part le mucus proprement dit de chacune de ces régions. Mais jusqu'à présent ces différences ont été peu étudiées.

Cette substance a été appelée *mucus*, matière ou substance muqueuse
propre, matière ou substance spéciale des mucus, *mucosine*, par de
Blainville (1), *mucus animal* (2), *oxyde animal*, par Pearson (3).

Dans beaucoup d'écrits, au lieu de mucosine, vous trouverez le mot
mucine ; mais c'est là une erreur, parce que l'expression *mucine* a été
employée déjà dans le siècle dernier, et est encore employée aujour-
d'hui par les chimistes, pour désigner une substance particulière que
l'on obtient par le dédoublement du gluten de la farine. C'est faute
d'avoir connu cette particularité, qui est cependant indiquée dans un
grand nombre de traités, que quelques physiologistes, chimistes et
anatomistes, se servent de l'expression *mucine*, au lieu de celle de
mucosine (4).

Je vous ai dit que la propriété de fixer des sels calcaires (phosphates et carbonates) était un caractère commun à toutes les substances

---

(1) De Blainville, *Cours de physiologie générale et comparée*, 1829, t. I,
in-8, p. 325.
(2) Fourcroy et Vauquelin, *Mémoire sur le mucus animal* (*Annales de physique
et de chim.*, 1808, t. LXVII, p. 26).
(3) Pearson, *On expectorated matter* (*Philosophic. Transactions*), 1809 ; et
dans John, *Chemische Untersuchungen*. Berlin, 1810, t. II, p. 124.
(4) Voy. *Chimie anatomique*. Paris, 1853, in-8, t. III, p. 349.

organiques. Ce caractère, les substances coagulables sécrétées le partagent. La mucosine retient même plus de sels d'origine minérale que la caséine (2,14), la sérine (2,33), et que la fibrine (2,63 pour 100). En effet, les mucosines que l'on a analysées jusqu'à présent en retiennent de deux à quatre centièmes, ce qui est une proportion relativement considérable.

Les principes cristallisables d'origine organique n'ont pas été déterminés exactement dans les mucus. Il y en a de 1 à 2 millièmes. Il y a des corps gras et accidentellement de la cholestérine en petite quantité. Cependant quelquefois cette proportion s'élève d'une manière brusque et va jusqu'à 5 millièmes.

A diverses reprises, on a cherché à côté de la mucosine l'existence de l'albumine ou de substances analogues à l'albumine. On en a trouvé parfois, dans des cas morbides, il est vrai, mais jamais une grande quantité.

Ce qu'il y a d'important à prendre en considération dans ces liquides, c'est la mucosine, qui en est la substance organique fondamentale. C'est à elle en effet que le liquide doit ses qualités de viscosité plus ou moins prononcées. C'est à cette mucosine de telle ou telle variété, selon qu'il s'agit de la conjonctive ou de la vessie que le liquide doit la propriété de fixer une plus ou moins grande quantité d'eau, et de se gonfler plus ou moins lorsqu'on le jette dans l'eau.

Sur les caractères anatomiques propres de la mucosine.

La mucosine présente une particularité qui ne se rencontre nulle part ailleurs, si ce n'est dans le blanc d'œuf qui, du reste, n'est pas autre chose qu'un mucus.

On peut y trouver sans aucune espèce de coagulation un état strié perceptible au microscope. Ce sont des stries parallèles parfois un peu onduleuses et non entrecroisées, si ce n'est lorsqu'il y a des couches différentes de cette substance superposées accidentellement. Cet état strié est très-caractéristique. Je dis très-caractéristique, parce qu'on l'observe de prime abord, avant l'action de quelque réactif que ce soit. En prenant le mucus à la surface de la trachée, des fosses nasales, de la vessie, on voit que la matière grisâtre, demi-liquide, filante, visqueuse qui tapisse ces membranes, tient en suspension les éléments et les granulations dont j'ai parlé plus haut. Elle est, à part cela, homogène sous le microscope ; mais en y ajoutant de l'acide acétique, elle prend par coagulation l'état strié dont je viens de parler. Si elle est à demi concrète ou concrète, tenace, glutineuse, elle offre ces stries parallèles ou un peu onduleuses, qu'on aperçoit çà et là par places, sous forme de nappes ou de bandes, et on les voit avant l'action de l'acide acétique ou de tout autre réactif.

C'est la mucosine qui est le principe coagulable de ces humeurs, et c'est à elles que doivent être rapportées ces particularités, comme on rattache la coagulation du sang à la fibrine. Elle est susceptible de donner de la viscosité à une assez grande quantité d'eau qu'elle fixe et retient sans perdre complétement cet aspect strié. Seulement les stries deviennent plus pâles, de sorte que, lorsque cette mucosine est gonflée par beaucoup de liquide, comme on le voit dans la vessie, on retrouve parfois difficilement ces striations dans le mucus gonflé de l'urine, lorsqu'on l'a laissé se déposer petit à petit.

J'ai dit que cet état strié était très-caractéristique, bien qu'analogue à celui de la fibrine ou du tissu lamineux, car l'acide acétique gonfle la fibrine et le tissu lamineux, les rend gélatiniformes, fait disparaître l'aspect fibrillaire. Ici, au contraire, l'acide acétique rend l'état strié bien plus prononcé qu'il n'était d'abord, et si à un mucus qui ne présente pas ou presque pas de stries très-pâles, on ajoute de l'acide acétique, on fait apparaître l'état strié caractéristique ou l'on exagère celui qui existait ; c'est-à-dire qu'on obtient ici des effets contraires à ceux qu'on produit sur la fibrine ou sur le tissu lamineux.

J'insiste sur ces particularités-là, parce qu'il y a lieu très-souvent d'appliquer ces notions à l'étude des membranes du croup ou des pseudo-membranes analogues lorsqu'on les compare par exemple à des mucus concrets dont je parlais tout à l'heure.

Lorsqu'on vient à isoler un mucus des autres corps qui l'accompagnent souvent, on peut le voir se gonfler considérablement par l'eau ; en filtrant ensuite, on a ainsi la mucosine presque pure et on la précipite de l'eau en y ajoutant beaucoup d'alcool. Alors la matière se dépose à l'état de flocons ; ainsi déposée, elle reprend son aspect gélatiniforme visqueux, demi-transparent au contact de l'eau, tandis que lorsqu'il s'agit d'une substance comme la sérine du sang qui a été coagulée par l'alcool ou par la chaleur, on peut la jeter dans l'eau, sans qu'elle reprenne l'aspect qu'elle avait primitivement.

C'est là encore un fait important qui distingue ce principe des autres substances coagulables.

J'ai indiqué quelles étaient les particularités, les conditions physiologiques en quelque sorte qui amènent quelquefois cette substance à présenter l'état demi-solide observé dans les *mucus concrets.*

Je le répète, cet état de demi-solidité de la mucosine survient durant certains troubles de la circulation des muqueuses et ces troubles entraînent une modification de l'élaboration opérée par les épithéliums ;

modification telle que la substance, au lieu d'être versée à la surface de la membrane à l'état fluide demi-transparent, est produite immédiatement à l'état demi-solide, au point de former une véritable membrane, une couche membraneuse non organisée, qui est grisâtre ou blanche, ou au moins opaline. C'est ce qui se voit fréquemment dans l'intestin, parfois dans la vessie. Il est très-important de connaître l'existence de ces productions, parce qu'il ne faut pas les confondre avec les membranes diphthéritiques, et les réactions que j'ai indiquées tout à l'heure servent à établir cette distinction.

C'est lorsqu'elle offre l'état dont je viens de parler que la mucosine reste sur le papier quand on filtre le liquide qui la contient ; autrement et surtout dans les humeurs dont elle est le principe coagulable prédominant, elle ne se dépose pas par le repos ou au moins elle traverse les filtres. L'addition d'eau dans les mucosités les rend plus fluides et plus faciles à filtrer en raison de la manière dont la mucosine fixe l'eau en se gonflant et se diluant. L'acide acétique la coagule et la précipite en un dépôt floconneux, insoluble dans un excès d'acide froid ou chaud L'acide azotique la précipite abondamment et la redissout par addition d'un excès d'acide. Il en est de même des acides sulfurique et chlorhydrique. L'alcool la coagule en un caillot d'aspect fibrineux qui même, après un contact prolongé, reste soluble dans l'eau, soit à froid, soit à chaud.

Sur quelques données qui concernent les caractères des principes coagulables.

Je vous ai parlé de cette particularité importante que présentent les mucus d'être très-glissants ou d'offrir au contraire une *ténacité*, une *viscosité* remarquables, une faculté singulière d'agglutination aux corps qu'ils touchent, particularités qui ne s'observent pas sur les matières d'origine minérale. Vous savez que ces différences peuvent être constatées sur un même mucus, selon qu'il a fixé une grande quantité d'eau, ou qu'il a été sécrété à demi-concret, ou selon qu'il a perdu peu à peu une partie de cette eau de constitution.

A ce propos permettez-moi de rappeler ici une omission assez importante que j'ai faite dans la première leçon et dans plusieurs des suivantes en vous parlant des auteurs qui se sont occupés des principes immédiats de la troisième classe, principes non cristallisables ou *substances organiques*. J'ai omis en effet de vous signaler que, dès 1826, M. Stéphane Robinet, classant les principes immédiats végétaux et animaux dans un travail très-remarquable, les a divisés en principes *immédiats incristallisables ou amorphes* et en *principes immédiats cristallisables*. Il subdivise les premiers en ternaires ou *non azotés* et en quaternaires ou *azotés*, parmi lesquels sont rangés le *mucus*, la *fibrine*, l'*albumine*, le *gluten*, etc. Il place aussi avec ces derniers l'osmazôme, mais avec doute parce qu'il lui paraît qu'elle *résulte de l'action des agents employés à son extraction*. Il montre que ces composés incristallisables ne se combinent pas entre eux, qu'ils sont essentiellement nutritifs, communs aux végétaux et aux animaux, fixes et infusibles ; que ce sont eux qui composent essentiellement les tissus animaux et végétaux, et leurs *humeurs nutritives ;* que la *perméabilité* sans fissures ni orifices ou pores capillaires et la *viscosité* ne se rencontrent que dans les principes non cristallisables ou dans les matières qui en sont formées.

M. Robinet a fait voir, de plus, que dans les *principes immédiats cristallisables* seuls, on en trouve qui sont fusibles ou volatils sans décomposition chimique ; qu'ils se combinent entre eux, que l'*imperméabilité* est la conséquence de leur passage à l'état de cristallisation ; qu'ils composent les excrétions et se distinguent essentiellement par ces caractères de ceux qui constituent les organes et les humeurs nutritives.

Il montre que si les principes immédiats amorphes ne forment point entre eux de combinaisons chimiques, ceux qui sont cristallisables peuvent s'unir aux premiers, et que ces combinaisons peuvent être de nature à troubler la nutrition, *nutrition dont la chaleur animale est un résultat*. Il distingue très-nettement à cet égard les composés qui deviennent des poisons corrosifs, etc., en prenant de l'eau et se combinant avec les matières animales de différentes manières, des *principes immédiats cristallisables qui produisent des désordres en s'assimilant* (1).

Ainsi vous voyez à quel point à cette époque les questions scientifiques générales d'ordre élevé préoccupaient les chimistes aussi bien que les physiologistes. Les notions spéciales, autant que les inductions philosophiques, concernant les principes immédiats, la substance organisée et ses propriétés, étaient alors familières plus qu'elles ne le sont devenues depuis. Alors, bien plus qu'à présent on cherchait, d'après ces notions, à se rendre compte de la constitution de la substance organisée et de la nature des phénomènes observés en elle, direction qui a conduit cette partie de la biologie à des applications plus réelles, que la prétendue direction pratique qu'on cherche à donner à l'art par des moyens autres que ceux que fournit la science.

Étudions maintenant les différentes espèces de mucus en particulier.

(1) S. Robinet, *Essai sur l'affinité organique*. Paris, 1826, in-8, p. 13 à 77.

PREMIÈRE ESPÈCE. — MUCUS CONJONCTIVAL.

En premier lieu, je vous signalerai le mucus conjonctival. C'est un mucus mixte. Je ne parle pas des larmes qui sont versées incessamment par les conduits excréteurs des glandes lacrymales, mais du liquide qui est sécrété par la muqueuse conjonctivale et qui est, du reste, toujours mélangé au liquide produit par les petites glandes en grappes simples qui se trouvent vers l'angle interne de l'œil, dans le repli oculo-palpébral. Il y a là un petit groupe de glandes en grappes simples qui versent un liquide toujours mélangé à celui qui est sécrété par la surface même de la conjonctive.

Quoi qu'il en soit, ce liquide qu'on recueille à la surface de la conjonctive est grisâtre, transparent et habituellement, au moment où on le retire, il est complétement incolore. Il offre cette particularité qu'il est coagulé par l'eau. Au contact de l'eau, il devient demi-solide et blanc, comme l'albumine coagulée, mais moins consistant cependant.

Lorsqu'on vient à faire passer un courant d'eau sur la conjonctive, pendant la conjonctivite blennorrhagique en particulier, mais dans toutes les autres aussi, cette eau coagule le mucus qui est supersécrété dans ces conditions, et détermine la production d'une membrane opaque ou opalescente à la surface de l'œil. Cette membrane n'est pas comparable aux membranes diphthéritiques qui se produisent dans le croup et les autres variétés de diphthérie. Elle est produite artificiellement par l'action de l'eau sur cette variété de mucosine, et on l'a décrit parfois comme diphthéritique, faute d'avoir connu préalablement les caractères normaux du mucus conjonctival.

Il y a des conjonctivites diphthéritiques, de même qu'il se produit des exsudations diphthéritiques à la surface des surfaces dénudées par un vésicatoire et des plaies sur les individus atteints de diphthérite. Mais, en général, toutes les membranes de la conjonctive qu'on m'a apportées comme étant diphthéritiques n'étaient autre chose que du mucus coagulé par l'eau, et l'on obtient le même effet sur des personnes qui n'ont pas de conjonctivite, et qui ont une simple supersécrétion de ce mucus qui est naturellement coagulable dans l'eau.

Cette humeur tient en suspension quelques cellules épithéliales qui sont détachées de la face interne de la conjonctive. C'est de l'épithélium pavimenteux qui n'offre rien de spécial. Dans le cas particulier des conjonctivites dont j'ai parlé, il y a des leucocytes qui sont englobés par le coagulum finement granuleux et strié que produit le contact de l'eau avec la mucosine de ce mucus.

Il y a presque toujours dans cette substance coagulée devenue fibrillaire des granulations graisseuses, soit en amas, soit disposées en série. Ces globules de graisse viennent très-probablement des glandes de Meibomius, qui versent une certaine quantité de sébum.

Le mucus palpébral est supersécrété dans un grand nombre de circonstances, soit en restant demi-transparent, soit en devenant puriforme par production, dans le même temps, d'une grande quantité de leucocytes. Ces derniers englobent souvent alors des gouttes ou granulations graisseuses jaunes, régulières ou non, demi-solides, venant des glandes de Meibomius ; ils les englobent de la même manière que le font les leucocytes dans le colostrum (voy. page 410). Avec ces éléments, ce mucus entraîne des cellules épithéliales pavimenteuses de la conjonctive, souvent à noyau volumineux, entouré de quelques granulations moléculaires assez régulièrement rangées.

Ce mucus devient virulent dans un grand nombre de circonstances qui en amènent la supersécrétion, soit qu'il devienne puriforme par addition de leucocytes, comme dans les diverses variétés de conjonctivites purulentes des adultes ou des nouveau-nés, soit qu'il reste demi-transparent comme dans les cas de *blépharite granuleuse*. Constamment alors son inoculation détermine une affection conjonctivale de même espèce que celle qui a causé sa supersécrétion et l'a rendu virulent.

L'heure étant trop avancée, nous ne pourrons étudier les autres espèces de mucosités que dans la prochaine séance.

DIX-SEPTIÈME LEÇON

DES MUCUS (FIN).

DEUXIÈME ESPÈCE. — MUCUS NASAL OU PITUITAIRE.

Nous examinerons aujourd'hui, en premier lieu, le mucus nasal ou pituitaire.

Dans ce mucus on voit fréquemment des exemples d'un fait général sur lequel j'ai insisté longuement déjà et sur lequel je n'insisterai pas ici, mais auquel je ferai souvent allusion. On trouve souvent, dis-je, ce mucus tantôt très-fluide, filant, et d'autres fois en flocons demi-solides, conservant sous cet état une viscosité plus ou moins prononcée, parfois même une certaine ténacité, une certaine résistance à la dilacération. Il est presque toujours grisâtre, demi-transparent. Lorsqu'il est très-clair, très-fluide, il est tout à fait transparent. Mais lorsqu'il devient demi-solide, en grumeaux ou flocons plus ou moins gros, il est presque toujours coloré en gris et même en jaune puriforme. Dans ce cas là, on peut constater que cette coloration est due principalement à l'existence d'un grand nombre de leucocytes dont la production a été augmentée. Il y a là ce qu'on appelle un muco-pus, c'est-à-dire un mucus ayant pris la coloration du pus.

Outre ces leucocytes, on rencontre toujours des cellules épithéliales en plus ou moins grande quantité. Ce sont des cellules d'épithélium prismatique. Il y a aussi des granulations graisseuses et beaucoup de granulations moléculaires. L'origine de ces granulations moléculaires n'a pas été nettement déterminée. C'est peut-être un des états de la substance fondamentale elle-même qui, en se coagulant, prend partiellement l'état granuleux, partiellement l'état fibrillaire strié dont je parlais tout à l'heure.

Cet état strié est exagéré par l'action de l'acide acétique qui le rend très-caractéristique. Ces faits sont importants à connaître en médecine légale, parce qu'on a souvent à examiner des mucosités, à les comparer au liquide spermatique. Or, vous savez déjà qu'il n'y a pas dans le sperme de substance qui devienne striée sous l'influence de l'acide acétique. La spermatine qui se gonfle dans l'eau comme les mucosités n'est pas rendue striée par l'acide acétique. Et de plus, ici, on voit dans les mucosités quelques cellules épithéliales et l'on n'y trouve pas des spermatozoïdes, sans lesquels il n'y a pas de taches de sperme pour le médecin légiste.

Le mucus nasal est alcalin. Peu de liquides sont aussi nettement alcalins, que ne l'est le mucus puriforme fourni par les fosses nasales, dans les cas de coryza. Dans les bronchites, la matière expectorée présente, assez souvent réunies, les deux sortes de réactions acide et alcaline : les portions de cette matière restées transparentes sont acides; celles qui sont devenues opaques sont alcalines, et l'on voit ces deux réactions rester parfaitement distinctes l'une à côté de l'autre (Andral 1848).

Le mucus concret ou demi-solide des fosses nasales peut être accidentellement teinté de rose par des hématies ou même être coloré en rouge plus ou moins foncé. Il forme parfois des amas ou grumeaux de consistance et d'aspect de chair lavée. Il se dilacère alors en petits fragments et en pellicules très-minces, les uns finement striés, les autres homogènes ou plus ou moins grenus. L'acide acétique les rend plus transparents, mais aussi les rend plissés ou striés d'une manière remarquable. Il permet en même temps de mieux voir les leucocytes de diverses dimensions et les noyaux sphériques, plus petits que la majorité des éléments précédents venant de l'épithélium des glandes pituitaires.

Ces leucocytes sont, soit épars, soit en séries, ou en amas plus ou moins allongés et rarement granuleux.

Dans les kystes provenant de la dilatation des glandes pituitaires de la muqueuse nasale proprement dite, et plus souvent de celle du sinus d'Highmore ou même des autres sinus, on trouve une humeur semblable à celle que je viens de décrire. Elle est tantôt filante, assez fluide, incolore ou un peu grisâtre, tantôt de consistance presque gélatiniforme, tremblotante, s'écoulant difficilement de la cavité incisée dont elle s'enlève tout d'une pièce ; elle est alors visqueuse, s'agglutine aux corps qu'elle touche, et file quand on l'étire. Elle est parfois grisâtre, plus souvent jaunâtre, demi-transparente, ou même presque opaque, puriforme. Ce plus ou moins d'opacité est dû à la plus ou moins grande quantité des granulations grisâtres et graisseuses, des noyaux et des cellules d'épithélium, et surtout des leucocytes en suspension dans le mucus. Dans les kystes dont le liquide est tout à fait jaune et opaque, il y a quelquefois aussi un petit nombre de cristaux de cholestérine.

Composition du mucus nasal.

PRINCIPES DE LA PREMIÈRE CLASSE.

Eau..........................	933	à 947
Chlorures de sodium et de potassium...	5,60 à	5,09
Phosphates calcaires et alcalins........	3,50 à	2
Sulfate et carbonate de soude.........	0,90	non dosés.

PRINCIPES DE LA DEUXIÈME CLASSE.

Lactate de soude ?.................	1,00 à	5,00
Principes cristallins organiques........	2,00 à	1,05
Corps gras et cholestérine...........	non dosés	5,01

PRINCIPES DE LA TROISIÈME CLASSE.

Mucosine....	53,30 à	34,80
Albumine?.....................	traces.	traces.

Berzelius (1) a vu que la matière propre du mucus nasal plongé dans l'eau fixe une grande quantité d'eau, devient transparente à l'exception de quelques particules qui restent opaques. Elle peut alors être séparée par le filtre du reste de l'eau et être séchée. Elle reprend son eau si on la plonge dans ce liquide et devient transparente de nouveau. Cinq parties de mucus récent prennent quatre-vingt-quinze parties d'eau et produisent une masse glaireuse que l'on ne peut vider hors du vase. Bouilli dans l'eau le mucus ne se racornit pas et ne se coagule pas ; il se

____

(1) Berzelius, *Mémoire sur la composition des fluides animaux* (*Annales de chimie*. Paris, 1813, in-8, t. LXXXVIII, p. 113).

rassemble par le repos au fond du vase, tel qu'il était avant. L'acide sulfurique ordinaire le dissout. L'acide azotique le coagule puis le dissout
en lui donnant une teinte jaune. Le tannin le coagule. L'acide acétique
le durcit, le coagule, sans le dissoudre comme il le fait pour l'albumine.
Il se dissout dans les alcalis.

On voit parfois le mucus nasal abandonner des sels et donner lieu à
la production de concrétions ou calculs retenus dans le cornet supérieur
ou dans les sinus d'Highmore, ethmoïdaux, etc. Ils se forment, soit
autour de quelque corps étranger comme *noyau*, soit en l'absence de
tout noyau. Des calculs de cette sorte, analysés le premier par Geiger
et le deuxième par Brandes, ont donné la composition suivante :

Eau..........................	0,0	8,93
Phosphate de chaux	46,7	79,56
Carbonate de chaux................	21,7	6,41
— de magnésie.............	8,3	0,00
Chlorure de sodium et sels solubles....	traces.	0,58
Matière animale..................	23,3	8,93

Ce sont ces calculs qui, en raison de leur origine et de leur siége,
ont reçu le nom de *rhinolithes*.

TROISIÈME ESPÈCE. — MUCUS LARYNGO-BRONCHIQUE.

Sous ce nom on décrit un liquide mixte que constituent l'humeur qui
est sécrétée par les glandes qui se trouvent à la face profonde des
muqueuses laryngienne et trachéo-bronchique, et le mucus proprement dit, sécrété par la muqueuse même. Les glandes bronchiques, ou
trachéales, comme on le sait, existent tant que les bronches présentent
des cartilages ; mais dès que l'on passe du tissu bronchique au parenchyme pulmonaire ou respirateur, les glandes dont je parle disparaissent
et avec elles le mucus que je décris en ce moment. Il n'y a pas à l'état
normal de mucus pulmonaire, il n'y a que de la vapeur d'eau sortant
avec des gaz expirés et entraînant les traces de substances azotées en
suspension dont j'ai parlé.

Ainsi, je le répète, le mucus bronchique est sécrété par les glandes
placées à la face profonde de la muqueuse trachéo-bronchique, et se
mélange à celui que sécrète la portion de sa superficie interposée aux
orifices glandulaires. Ce mucus, comme le précédent, est donc mixte ;
car je n'ai cité comme mucus absolument pur que celui de la vessie, du
vagin et de la conjonctive.

Lorsqu'on arrive au poumon, dans les canalicules respirateurs proprement dits, il n'y a pas de mucus à l'état normal. Chez un animal
sain, les nouveau-nés, les suppliciés, vous ne trouverez pas de mucus
dans les canalicules pulmonaires.

Mais il s'y produit des exsudations diverses dans certains états pathologiques, pendant la congestion par exemple, soit temporaire, comme dans un accès d'asthme, soit permanente, comme dans la pneumonie, ou lorsqu'il y a des congestions locales déterminées par ce qu'on appelle des tubercules soit à l'état de granulations grises, soit à l'état de masses jaunes. Dans ces cas-là, il y a une exsudation sécrétoire d'une matière plus ou moins filante, produite par la superficie des réseaux capillaires qui tapissent les canalicules pulmonaires. Mais tout cela est accidentel et n'existe pas à l'état normal. La surface est simplement humide, légèrement humectée, sans qu'il y ait là un mucus susceptible d'être extrait comme on le peut faire, à la face interne de toutes les bronches pourvues encore de cartilages et de glandes.

Ce fait a une certaine importance au point de vue anatomo-pathologique, parce que, dans le mucus bronchique, on ne voit jamais les cellules pavimenteuses qui tapissent les canalicules respirateurs. Dans le mucus laryngo-bronchique, dont je parle en ce moment, on ne trouve que des cellules épithéliales pavimenteuses qui viennent de la bouche et du larynx, et qui sont entraînées accidentellement ou des cellules épithéliales prismatiques. Mais les cellules pulmonaires ne sont entraînées que pathologiquement. Ces cellules qui tapissent les canalicules respirateurs sont, ainsi que je l'ai dit, des cellules pavimenteuses à gros noyaux et elles sont très-distinctes des cellules prismatiques de la trachée et des bronches.

On sait, en effet, que l'épithélium des canalicules pulmonaires ou respirateurs ressemble beaucoup plus à celui des séreuses qu'à celui de quelque muqueuse que ce soit ; car il est constitué de larges cellules, épaisses de 2 à 3 millièmes de millimètre seulement, ayant un noyau assez large et mince. Elles sont, chez les jeunes sujets, dépourvues de granulations, et, chez tous, deviennent vésiculeuses et se gonflent lorsqu'elles s'altèrent cadavériquement. Elles ne sont pas stratifiées, mais toujours disposées sur une seule rangée, formant par suite une couche très-mince et par cela même assez difficile à voir.

Caractères du mucus laryngo-bronchique.

Ce mucus est grisâtre demi-transparent. Il est médiocrement filant. Il offre bien une certaine viscosité, mais il n'est pas très-filant à l'état normal. Il peut le devenir et acquérir une assez grande ténacité dans certains troubles sécrétoires, dans certaines formes de bronchite, mais il ne l'est pas normalement.

Sa densité, d'après Wright, est de 1009.

Ce mucus est presque toujours mélangé d'air, parce qu'il est rejeté à la suite de mouvements d'inspiration et d'expiration répétés, déterminés par la toux. Je décrirai tout à l'heure quelques-unes des variétés d'aspect qu'il présente dans certaines conditions pathologiques.

Ce mucus est alcalin dans les bronches tandis que le parenchyme pulmonaire a une réaction faiblement acide. De là vient que les crachats pulmonaires ont été trouvés acides par M. Andral, ainsi que je l'ai noté plus haut (page 449) et leur peu de fluidité fait qu'ils peuvent entourer la portion de mucus alcalin venue des bronches sans se mélanger ni se saturer promptement.

On s'étonne de ne pas voir mentionnée la présence de sels calcaires dans ce mucus; car tous les autres en renferment, et plusieurs faits accidentels portent à penser que celui-ci n'en est pas dépourvu plus que les autres.

Composition du mucus trachéo-bronchique (Nasse).

PRINCIPES DE LA PREMIÈRE CLASSE.

Eau...	955,5
Chlorure de sodium.............................	5,8
Sulfate de soude................................	0,4
Carbonate de soude.............................	0,2
Phosphate de soude.............................	0,1
— de potasse.............................	1,0
Carbonate de potasse..........................	0,3
Sulfate de potasse et silice...................	0,2

PRINCIPES DE LA DEUXIÈME CLASSE.

Corps gras......................................	2,9
Principes extractifs d'origine organique.........	9,8

PRINCIPES DE LA TROISIÈME CLASSE.

Mucosine..	23,7

Ce liquide doit sa viscosité à la mucosine qui est d'aspect homogène ou faiblement striée sous le microscope. Il est transparent par lui-même et il tient en suspension un petit nombre de cellules épithéliales, principalement prismatiques à l'état normal et quelques leucocytes peu nombreux en dehors des conditions morbides.

Même chez les enfants morts asphyxiés, comme on le voit aussi, lorsque les poumons n'ont pas encore été parcourus par des courants d'air on trouve quelques leucocytes dans ce mucus; mais toujours en moindre quantité que chez l'adulte.

Ces deux éléments anatomiques s'y rencontrent constamment en plus ou moins grande proportion dans des conditions qui sans être morbides, sont accidentelles. Puis il s'y ajoute lors de son passage dans le larynx et dans la bouche, des cellules épithéliales pavimenteuses en quantité ordinairement peu considérable et que l'on trouve en suspension dans le mucus qui constitue les crachats trachéo-pulmonaires.

A cet égard, il importe de ne pas oublier que, d'une manière générale, l'épithélium pavimenteux se rencontre surtout sur les membranes remplissant des usages mécaniques ou relatifs aux fonctions de la vie animale. C'est ainsi que, dans les voies aériennes, l'épiglotte, les cordes vocales supérieures, les ventricules du larynx et les cordes vocales inférieures, jusqu'à leur bord inférieur, sont tapissées par de l'épithélium pavimenteux. L'épithélium prismatique et cilié trachéal, ne commence qu'au niveau du bord inférieur même des cordes vocales inférieures.

Il y a des circonstances dans lesquelles, à ce mucus, viennent s'ajouter des leucocytes en assez grand nombre, pour lui donner l'aspect purulent. Mais je vais y revenir tout à l'heure, en parlant des expectorations morbides, cas en dehors desquels ce mucus est trop peu abondant pour former des crachats.

Différences entre le mucus bronchique concret et les fausses membranes
diphthéritiques.

J'ai dit à plusieurs reprises, et il est important de le rappeler ici, que ce mucus cesse d'être sécrété dans la diphthérite, alors il y a exsudation de couches fibrineuses qu'il ne faut pas confondre avec le mucus concret. Les pseudo-membranes diphthéritiques sont formées par une exsudation de plasmine qui se dédouble en une partie liquide qui s'écoule, et en une autre partie qui se coagule sous forme de fibrine et qui forme ces membranes. Aussi voit-on sur les coupes qui portent à la fois sur la muqueuse et sur la pseudo-membrane encore adhérente, qu'il y a une apparente continuité entre ces deux parties. Les traînées ou fascicules de fibrine s'étendent du chorion de la muqueuse entre les noyaux de la portion profonde de l'épithélium et entre ses cellules, qu'elles englobent aussi, en augmentant de masse jusqu'à la portion entièrement fibrineuse de la pseudo-membrane. Dans la trachée, des cellules épithéliales prismatiques englobées ainsi dans l'épaisseur de cette fibrine n'ont plus de cils vibratiles; elles sont devenues aréolaires, creusées d'excavations, réduites parfois à un ou plusieurs filaments irréguliers appendus à leur noyau; car celui-ci résiste beaucoup plus à cette atrophie que le corps des cellules. Sur les cordes vocales et l'épiglotte, les cellules pavimenteuses subissent des modifications analogues et de plus se creusent d'excavations, ce qui leur donne un aspect alvéolaire remarquable.

Ces pseudo-membranes diffèrent essentiellement des mucus concrets dont j'aurai à parler tout à l'heure et auxquels j'ai déjà fait allusion dans la dernière séance.

Cette fibrine, lorsque les fausses membranes sont formées depuis peu de temps, présente un aspect aussi nettement fibrillaire que le caillot d'une saignée, caractère que j'ai décrit en parlant de la fibrine du sang en général.

Puis si cette pseudo-membrane a séjourné à la face interne de la muqueuse pendant très-longtemps, elle passe graduellement à l'état granuleux et devient de plus en plus homogène. L'aspect fibrillaire, en d'autres termes, tend à disparaître de plus en plus, comme dans toute fibrine coagulée depuis longtemps.

Aussi, lorsque les pseudo-membranes fibrineuses ont séjourné sur les amygdales dans la trachée ou dans les fosses nasales (car vous savez qu'il s'en produit dans cette région), lorsqu'elles ont, dis-je, séjourné pendant quatre ou cinq jours, l'état fibrillaire ne se retrouve que très-imparfaitement ou sur des points très-limités. La fibrine a pris l'état finement grenu. Mais l'action de l'acide acétique, dont je parlais dans la dernière séance, permet toujours de rester fixé sur la question de savoir s'il s'agit de mucus concret ou d'une pseudo-membrane fibrineuse. En effet, comme je vous l'ai déjà dit il durcit ces pseudo-membranes de mucus concret, ne fait pas disparaître leur état strié s'il préexistait et le fait apparaître s'il ne préexistait pas ; au contraire les pseudo-membranes diphthéritiques, de même que la fibrine du caillot d'une saignée, deviennent homogènes au contact de l'acide acétique qui les gonfle, les rend gélatiniformes et homogènes et permet alors d'apercevoir les leucocytes, les noyaux d'épithélium, les cellules épithéliales englobées par la fibrine au fur et à mesure qu'avait eu lieu sa coagulation. Il est donc toujours possible de distinguer très-nettement ces deux ordres de productions.

Je n'ai pas besoin de rappeler que très-souvent ont lieu, pendant cette exsudation de la fibrine à la face interne de certaines muqueuses, de petites hémorrhagies qui colorent les pseudo-membranes diphthéritiques. Presque toujours elles ont l'aspect de stries sanguines, de traînées et quelquefois de petites plaques étoilées parsemées dans la fausse membrane. J'insiste sur ce fait, parce que beaucoup d'auteurs ont considéré ces taches comme un commencement d'organisation, sans se préoccuper de savoir s'il y avait là des parois de capillaires, dont, si elles existaient, il serait facile de déterminer les caractères anatomiques.

Mais l'examen le plus élémentaire montre qu'il n'y a point de vaisseaux capillaires, que ce sont de petites hémorrhagies produites à la face interne de ces muqueuses, comme cela arrive si souvent, et que les hématies ont été englobées par la fibrine lors de sa coagulation, d'où les traînées et les stries rougeâtres que l'on observe assez fréquemment dans ces circonstances.

Je n'insiste pas plus longtemps sur la description de ces fausses membranes, les caractères que je viens d'indiquer étant suffisants pour permettre de les distinguer de toute espèce de mucus concret.

Des crachats laryngo-bronchiques.

Le mucus laryngo-bronchique peut présenter un assez grand nombre de variétés, selon les conditions morbides dans lesquelles il se produit. Je n'en signalerai pas ici, bien entendu, la signification symptomatologique qui est indiquée empiriquement, sinon scientifiquement dans tous les traités de médecine. Je veux seulement noter les particularités de leur constitution que l'on découvre en examinant les principales variétés accidentelles de ces crachats.

Dans les sputations habituelles qui renferment ce mucus mélangé de salive, on voit les éléments que j'ai indiqués dans le premier (p. 441), et rien de plus, si ce n'est des bulles d'air plus ou moins grosses.

Crachats muqueux.

Plus consistants que les précédents, ces crachats sont formés par du mucus souvent strié et par les éléments dont je viens de rappeler la présence. Les leucocytes seulement y sont plus nombreux. Ces crachats sont transparents, tantôt liquides, filants comme une solution de gomme arabique, tantôt plus épais, roulant dans le crachoir : *crachats roulants;* d'autres fois ils sont visqueux, collants, ils affectent la forme d'étoiles, de rubans, ou bien encore à la suite de violents efforts de toux, ils sont battus avec l'air et offrent l'aspect qui les fait appeler *crachats spumeux.* Il n'est pas rare d'observer dans la pneumonie des crachats formés d'un mucus visqueux avec quelques leucocytes, et semblables à une solution concentrée de gomme arabique, sans offrir aucune trace de coloration sanguine, et, d'un autre côté, dans la bronchite aiguë, pendant certains paroxysmes, les crachats deviennent quelquefois très-visqueux, comme gélatiniformes; mais cette grande viscosité disparaît en même temps que la fièvre, et l'expectoration reprend ses caractères primitifs.

Toutes ces différences d'aspect tiennent surtout à des modifications survenues dans la mucosine même, ou à l'addition de mucus nouveau venant des canalicules respirateurs qui n'en fournissent pas à l'état normal; mais ils donnent accidentellement une quantité variable de mucosités différentes de celle des bronches qui se mêlent à celle-ci.

Crachats séreux.

Des *crachats séreux,* peu abondants, composés anatomiquement comme les précédents, existent dans la laryngite aiguë; ils n'offrent

aucun caractère particulier, et sont expulsés après les secousses de la
toux. Les phénomènes concomitants, l'enrouement, la douleur au larynx,
feront connaître leur origine. Les leucocytes n'y sont qu'en petit nombre.

Les crachats séreux, venant des bronches, se présentent dans la
bronchite aiguë, la coqueluche, la pleurésie, l'œdème des poumons, la
bronchorrhée, la phthisie, etc. Dans la bronchite aiguë, l'expectoration,
d'abord nulle, paraît vers le deuxième ou troisième jour de la maladie,
et sa quantité augmente à mesure que l'inflammation fait des progrès;
puis le liquide expectoré devient plus trouble ou plus consistant, et
prend davantage les caractères ordinaires du mucus. Les crachats séreux
caractérisent cette période de la bronchite, désignée par les anciens
sous le nom de *période de crudité*.

Il n'est pas rare de voir des crachats séreux et abondants vers la
dernière période de la bronchite aiguë. Leur apparition indique une
nouvelle poussée inflammatoire. Dans la coqueluche, la matière expectorée est filante, glaireuse, abondante, transparente, peu ou point aérée,
et diffère un peu de celle de la bronchite ordinaire; dans la dernière
période de cette maladie, les leucocytes la rendent opaline et même
entièrement opaque. L'évacuation de ces crachats annonce la fin de
l'accès; ils ne renferment souvent pas ou presque pas des éléments
anatomiques dont je vous ai indiqué l'existence (p. 441 et p. 443).

Dans la bronchorrhée aiguë, un *flux pituiteux*, très-abondant, continue
pendant un jour ou plusieurs jours, accompagné de dyspnée et de suf-
focation; il disparaît ensuite pour longtemps ou pour toujours. La
quantité de liquide rejetée est ordinairement considérable; il est incolore,
filant, légèrement spumeux; quelquefois opalin et troublé par des leucocytes; on dit alors qu'il contient des *crachats cuits*, comme ceux du
catarrhe muqueux chronique. La formation d'une très-grande quantité
de liquide dans les bronches peut être une cause d'asthme, et son évacuation annonce ordinairement la fin de l'accès.

Crachats perlés.

Il arrive fréquemment que, lorsqu'il y a un peu de congestion
laryngienne, il s'accumule dans les ventricules du larynx, et parfois
même au-dessus, à la face interne du larynx, une certaine quantité de
mucus qui est demi-solide. Il y a là, sous l'influence de ces légères congestions laryngiennes produites par un refroidissement, ou parce qu'on
a parlé trop longtemps, une modification de la sécrétion qui se présente
alors sous la forme de matière demi-liquide. La substance fondamentale
de ce mucus devient visqueuse et demi-liquide; elle a la consistance de
l'empois, un aspect gélatiniforme. Sa présence rend pendant quelques

instants la voix voilée. Dans ces conditions, ce mucus est rejeté en masse comme une petite boule bleuâtre (*crachats perlés*) qui, assez souvent, effraye les malades.

Cette substance d'aspect gélatiniforme est parfois légèrement colorée en rouge ou d'une teinte de rouille, parce qu'il y a eu de très-légères hémorrhagies superficielles, comme il y a de très-légères épistaxis de temps à autre dans les fosses nasales.

Le plus souvent ces crachats qui présentent l'apect glutineux et la consistance d'empois sont noirâtres, bleuâtres, ou même tout à fait noirs.

Ces crachats ont reçu quelquefois le nom de *hem* par onomatopée, du nom de la toux particulière qu'on est obligé de produire pour les expulser de temps à autre. Ils doivent leur couleur à des particules de poussière ou de *noir de fumée englobées par le mucus*, ou même contenues dans les cellules épithéliales et les leucocytes que celui-ci entraîne. Les crachats rejetés par le *hem* se composent : 1° de mucus tenace, visqueux, offrant sous le microscope des stries ordinairement rectilignes, généralement parallèles, rarement entrecroisées, comme en présentent habituellement les mucus de cette consistance. Dans l'épaisseur de ce mucus se trouvent englobés : 2° des granulations graisseuses, ou plus souvent disposées en chapelet parallèlement aux stries, mais dont l'existence n'est pas constante ; 3° quelquefois des noyaux libres d'épithélium, avec ou sans nucléole, et toujours une quantité variable de cellules épithéliales, régulières ou non, isolées ou réunies en lamelles, pavimenteuses ou sphériques, contenant des granulations graisseuses ou bien les granulations de noir de fumée mentionnées plus haut ; 4° des leucocytes plus ou moins nombreux, selon la cause du *hem*. Ils sont eux-mêmes plus ou moins granuleux, et, suivant les cas, peuvent contenir des granules de charbon. L'acide sulfurique gonfle les cellules épithéliales, les rend pâles, dissout toutes leurs granulations, même graisseuses, à l'exception des fins granules de noir de fumée qui sont plus ou moins nombreux. On peut s'assurer que c'est du noir de fumée et non une matière colorante organique, parce qu'en traitant ces cellules par l'acide sulfurique, tout est dissous, excepté les grains charbonneux du noir de fumée. Les différentes matières colorantes de l'économie se dissolvent au contraire dans l'acide sulfurique.

Cette coloration noire ou bleuâtre que présentent souvent ces crachats est d'autant plus prononcée qu'on est resté exposé plus longtemps à la lumière d'une lampe, et surtout d'une lampe fumeuse ou dans une atmosphère chargée de poussière.

Ces crachats sont donc constitués par cette substance muqueuse devenue plus dense qu'à l'ordinaire, renfermant une certaine quantité de cellules épithéliales qui offrent cette particularité que presque toutes ont perdu leur aspect prismatique ; elles sont distendues, gonflées, devenues granuleuses, hypertrophiées. La plupart, du reste, venant de la partie supérieure du larynx et de ses ventricules, sont des cellules polyédriques et pavimenteuses. Les granulations de ces cellules ne sont pas toujours graisseuses ; parfois ce sont des granulations qui pâlissent beaucoup sous l'influence de l'acide acétique, malgré qu'elles réfractent très-fortement la lumière et la teintent en jaune.

Vous trouverez donc dans cette forme de crachats des leucocytes granuleux ou non, des cellules épithéliales presque toutes pavimenteuses, et dont beaucoup sont devenues sphéroïdales, plus granuleuses qu'à l'ordinaire. Ce sont là des modifications que l'on trouve habituellement aussi sur les autres épithéliums cellulaires dès qu'il y a un peu de congestion ou d'inflammation de la muqueuse qu'ils tapissent.

Crachats de la pneumonie.

Il y a des variétés de sputation nombreuses, telles que les crachats de la pneumonie, qui ont une coloration rouge ou rouillée. Là il est facile de reconnaître que cette coloration est due à une plus ou moins grande quantité d'hématies. Ce sont des hématies qui s'ajoutent aux différentes variétés d'éléments anatomiques en suspension que j'ai indiquées déjà (p. 441 et ci-contre, p. 458).

Les crachats de la pneumonie se distinguent surtout des autres crachats sanguinolents, par leur transparence et leur viscosité. Ils résultent du mélange du mucus *d'origine pulmonaire*, de celui des bronches et du sang ; ils sont, ainsi que je l'ai déjà dit, couleur de *rouille*, de safran, *jus de pruneaux, de réglisse*, et même d'un rouge vif. Toutes ces colorations ont été reproduites par M. Andral, en mélangeant du mucus à des quantités variables de sang ; il a même reproduit ainsi les teintes des crachats verdâtres qu'on avait cru pendant longtemps colorés par la bile. Les crachats peuvent passer par toutes ces colorations dans la même journée ; aussi la viscosité et la transparence sont-elles des caractères plus importants et plus stables. Cette coloration est plus ou moins rouillée, selon qu'à côté des hématies il y a plus ou moins de leucocytes, parce que ces derniers tendent à donner une coloration jaunâtre, puriforme, lorsqu'ils sont assez nombreux dans ce mucus. Lorsqu'à ces crachats de teinte jaunâtre s'ajoutent des hématies, ils prennent la couleur de rouille ou légèrement orangée.

Les crachats visqueux, transparents, mêlés intimement à de petites bulles d'air, *rouillés* ou *safranés*, adhérents au vase que l'on peut renverser sans qu'ils se détachent, sont caractérisques de la pneumonie ;

mais ils n'ont pas toujours des caractères aussi tranchés. Ils doivent ces caractères de viscosité, etc., aux particularités que je vous ai signalées à la fin de l'étude des *crachats muqueux* (p. 456). Dans l'hémoptysie, les crachats n'ont qu'une ressemblance éloignée avec ceux de la pneumonie; ils présentent des stries, des points sanguinolents, mais le sang n'est pas aussi mélangé avec le mucus. Les crachats jus de réglisse, qui appartiennent à la pneumonie, ont été observés dans la pneumorrhagie; si, dans ce dernier cas, on trouvait en même temps, dans une partie du poumon, de la matité, du souffle, du râle crépitant, l'erreur ne serait pas encore possible, car la marche de la maladie, et surtout l'absence de fièvre, ne permettraient pas de prendre l'apoplexie pour une inflammation du poumon. Je vous ai déjà indiqué (page 192) les cas dans lesquels ils contiennent de petits caillots.

Crachats purulents.

Ce que je viens d'indiquer ici suffit pour vous faire comprendre à quoi est due cette coloration jaune que présentent souvent les crachats vers la dernière période de la bronchite et de la pneumonie. Elle est due uniquement à l'existence des éléments anatomiques dont je vous ai parlé, aux leucocytes plus ou moins nombreux.

Il y a des circonstances dans lesquelles les crachats ont absolument l'air de pus. C'est ce qu'on voit dans certaines périodes des différentes formes de la phthisie, lorsqu'il y a des cavernes dont la face interne fournit du pus, absolument comme un ulcère. Alors il se produit ce qu'on appelle des crachats nummulaires, dont je vous reparlerai, lesquels se dissocient généralement assez facilement dans l'eau, parce qu'ils sont représentés presque uniquement par des leucocytes avec une certaine quantité de granulations moléculaires interposées à ces éléments.

Les *crachats purulents* se présentent le plus souvent sous formes de masses verdâtres, blanchâtres, épaisses, à bords déchiquetés, adhérentes au vase ou nageant dans un liquide plus ou moins alcalin. Leur couleur, leur consistance, dépendent de la proportion variable du pus et du mucus qui les constituent. Les crachats formés de pus presque pur sont d'un blanc mat ou jaunâtre, s'étendent, s'aplatissent dans le vase comme de la purée; d'autres fois déchiquetés ils nagent dans de la sérosité. Il est très-utile d'établir un parallèle entre les crachats purulents et les crachats muqueux; ces derniers sont plus consistants, plus tenaces, plus réguliers; les crachats purulents sont plus diffluents, irréguliers, mal liés; mais, lorsque ces deux produits sont mélangés dans un même crachat, la distinction donnée par leur inspection devient le plus souvent impossible. Il a donc fallu chercher d'autres caractères différentiels. Une expérience des plus simples consiste à mettre la matière expectorée en contact avec de l'eau ordinaire ou de l'eau salée. Si le crachat est formé de mucus, il surnage le liquide ; si c'est du pus, celui-ci trouble l'eau et se précipite ensuite au fond du vase. Si le mucus domine, le pus est souvent retenu avec lui à la surface du liquide ; ils constituent alors les crachats dits *muqueux puriformes*. Ces derniers sont opaques, ils se présentent sous forme de masses épaisses, d'un blanc mat jaunâtre ou grisâtre et ressemblant au pus ; pourtant ils sont plus homogènes, non déchiquetés, mieux liés que les crachats purulents ; toutefois il arrive souvent que cette distinction est impossible.

Dans la pneumonie arrivée au troisième degré, les leucocytes rendent les crachats sanieux, grisâtres ; ils s'écoulent en nappe et simulent beaucoup ceux de la phthisie ; ces crachats, lorsqu'ils se présentent, annoncent la terminaison de la maladie par suppuration.

Les matières expectorées dans la phthisie offrent des caractères différents dans le cours de la maladie. Ces divers changements ont été décrits avec beaucoup de soin par M. Louis. C'est dans la deuxième période que les crachats deviennent purulents. D'abord opaques, verdâtres, privés d'air, striés de lignes jaunes plus ou moins nombreuses, plus tard homogènes, nummulaires, ou bien encore lacérés au pourtour, ils sont lourds, plus ou moins consistants, ne gagnant pas toujours le fond de l'eau, flottant quelquefois sur un liquide clair, visqueux, que les malades expectorent en même temps. Après avoir été longtemps d'un jaune verdâtre, ils prennent une teinte grisâtre, un aspect sale, analogue à la matière plus muqueuse et moins purulente contenue dans les excavations tuberculeuses. Ils perdent une partie de leur consistance ; ils sont quelquefois mêlés de sang ou entourés d'une auréole rouge ; dans ce cas, les hématies leur donnent l'aspect strié qui les a fait appeler *crachats panachés*.

On donne le nom de *vomiques* à des abcès qui s'ouvrent dans les bronches et déterminent l'expectoration d'une grande quantité de matières puriformes. Le pus peut provenir des poumons, de la plèvre, des ganglions bronchiques, du foie, des reins, etc. Il arrive quelquefois, dit-on, que des matières puriformes formées rapidement en quantité considérable dans les bronches sont rejetées et simulent l'ouverture d'une vomique.

La fétidité urineuse caractérise les crachats purulents, dont la source est un abcès des reins communiquant avec les bronches.

Crachats nummulaires.

Ils se présentent sous la forme de mucosités puriformes épaisses en masses, à bords arrondis, exactement circulaires, toutes d'égal diamètre, demeurant isolées les unes des autres, surmontant un mucus plus ou moins clair, assez semblable à une solution de gomme. Si on les examine à la loupe, on reconnaît qu'ils sont composés par la réunion d'une foule de petits points formés par des amas de leucocytes plus ou moins granuleux. Ces petits amas sont réunis par un mucus, tantôt rendu jaune ou verdâtre par des leucocytes épars avec ou sans globules rouges du sang, tantôt transparent (*crachats composés*). Ces crachats ont été considérés comme un signe certain de phthisie. C'est en effet dans les cavernes tuberculeuses qu'ils se forment le plus souvent.

Leur viscosité est plus ou moins grande, selon que, chemin faisant, au travers des bronches, ces crachats se sont mêlés à une plus ou moins grande quantité des mucosités bronchiques qui sont toujours super-sécrétées dans ces conditions-là.

Dans certains des crachats dont je parle en ce moment et dans ceux qui sont principalement puriformes, il n'est pas très-rare de trouver des débris de fibres élastiques recourbées sur elles-mêmes qui viennent du parenchyme pulmonaire en voie de destruction, au fur et à mesure que les parois des cavernes s'agrandissent. Dans ces conditions, leurs parois abandonnent un certain nombre d'éléments anatomiques, qui résistent à la résorption, se mortifient et se détachent. Ce sont les fibres élastiques. Les autres éléments, les fibres lamineuses, les noyaux embryoplastiques, s'atrophient, se résorbent ou disparaissent graduellement à l'état de masses amorphes et de granulations moléculaires grisâtres. Mais les fibres élastiques résistent, c'est lorsqu'elles sont tout à fait mortifiées qu'elles se détachent, qu'on en trouve dans les crachats. Il faut pour cela que les cavernes soient déjà assez avancées.

Je n'ai pas besoin de dire que lorsqu'on fait ces observations, il faut connaître les caractères principaux des cellules et des trachées végétales, des fibres musculaires et des autres éléments anatomiques provenant des aliments, parce qu'il en reste toujours quelques fragments dans les plis de la muqueuse buccale, dans le voisinage de l'épiglotte, ou entre les dents, qui se trouvent rejetés avec les crachats.

Des crachats fétides.

Les *crachats fétides* sont le signe le plus caractéristique de la gangrène du poumon. D'après Laennec, leur odeur au début n'est pas encore celle de la gangrène; ils exhalent une odeur fade, presque aussi insupportable. Leur couleur est d'abord d'un blanc laiteux, presque opaque, elle est due à des leucocytes et à des gouttes ou à des granulations graisseuses; leur consistance est muqueuse alors. Ils deviennent ensuite puriformes, d'un jaune verdâtre, brunâtre, cendré et sanieux par l'addition aux leucocytes de détritus du tissu pulmonaire dont on retrouve parfois les éléments à l'aide du microscope. Ils contiennent souvent une certaine quantité de sang, dont les globules plus ou moins altérés leur donnent la couleur de l'acajou ou celle du chocolat ; quelquefois ils renferment des lambeaux de tissu pulmonaire ; ils exhalent une odeur de matières animales en putréfaction. Leur passage détermine dans le pharynx et la bouche une saveur désagréable, piquante, nauséabonde, et provoque quelquefois le vomissement.

Concrétions du mucus bronchique ou pulmonaire (calculs pulmonaires).

Ces concrétions grises ou blanches, dures, d'aspect calcaire, se forment dans le mucus des bronches oblitérées ou dans les dilatations de celles-ci, et elles sont parfois rejetées à la suite d'accès de toux.

M. Lhéritier en a analysé qui contenaient :

Phosphate de chaux	449
Carbonate de chaux	324
— de magnésie	115
Oxyde de fer	traces
Mucus et eau	112

Dans quatre calculs de cette sorte, Sgarzi a trouvé :

Phosphate de chaux	156
Carbonate de chaux	39
— de magnésie	6
Oxyde de fer	9
Silice	8
Matière grasse soluble dans l'éther	6
Cholestérine	66
Mucus	9
Albumine altérée jaune brun	3
Perte	5

QUATRIÈME ESPÈCE. — MUCUS BUCCAL.

J'ai maintenant à parler du mucus buccal proprement dit, et de celui des amygdales. Car la superficie des amygdales verse une certaine quantité de mucosités.

Les amygdales sont des glandes à vésicules closes ; mais il y a des glandules analogues aux glandes salivaires, vers leur face qui regarde la base de la langue.

Leur muqueuse, proprement dite, même celle qui s'enfonce dans les cavités ou lacunes de l'amygdale, est lisse et ne présente pas de glandes particulières. Néanmoins, elle laisse exsuder, comme la muqueuse de la vessie, une quantité assez considérable de mucus.

Le mucus formé dans le pharynx est clair, tenace, filant, difficile à détacher ; les crachats contiennent quelquefois des parcelles caséiformes provenant des amygdales et dont nous reparlerons.

Le mucus buccal, proprement dit, est alcalin. C'est en étudiant la salive que nous examinerons les circonstances qui le rendent acide, et qui donnent à la muqueuse buccale des alternatives de réactions acide et alcaline. Ce liquide pur ou mêlé de salive tient en suspension quelques cellules épithéliales pavimenteuses et des leucocytes.

Ces leucocytes sont presque toujours un peu gonflés, transparents. Ils sont gonflés par la salive mixte en particulier qui a la propriété de les rendre translucides et d'y faire apparaître des noyaux comme si on y avait ajouté un peu d'eau. En même temps les granulations moléculaires qui sont dans leur intérieur offrent un mouvement brownien assez énergique, et ils cessent de présenter toute trace d'expansions sarcodiques ou amibiformes.

Presque toujours, lorsque le mucus est acide en particulier, on trouve dans ce liquide des vibrions ou de petits filaments qui appartiennent à un végétal microscopique du genre *Leptothrix*.

Ce sont de petits filaments qui se développent à la superficie des cellules épithéliales du soir au matin. On les trouve surtout abondants, lorsque la bouche n'a pas encore été balayée, si l'on peut dire ainsi, par la salive.

Du dépôt gengivo-dentaire.

C'est à l'étude du mucus buccal et non à celle de la salive que se rattache l'examen de la constitution de l'enduit pulpeux, blanchâtre, qui se forme en peu de temps entre les dents, à la surface des gencives, et entre les papilles linguales auxquelles il communique une réaction acide, souvent attribuée à la muqueuse ou au mucus de la bouche.

Ce n'est pas par des principes de la salive, en effet, qu'il est composé, mais par du mucus demi-solide, passé à l'état grenu, retenant des détritus alimentaires qui bientôt entrent en voie de putréfaction, et donnant lieu ainsi à la production d'acides qui communiquent d'une manière constante leur réaction à ce dépôt. Ces phénomènes ont été très-bien étudiés par M. le docteur Magitot, et il a insisté sur l'influence qu'ils ont dans la production de la carie dentaire (1).

Ce dépôt est formé principalement par une matière amorphe finement grenue, provenant à la fois du mucus et des aliments ; elle est facile à dissocier, et tient englobé d'autres parties constituantes dont je vais parler longuement, parce qu'elles peuvent se retrouver dans la salive

(1) E. Magitot, *Études et expériences sur la salive considérée comme agent de la carie dentaire* (*Gazette médicale*. Paris, 1865, in-4°, p. 380 et suiv.).

expuée lorsque les mouvements de la langue et des joues détachent des parcelles de ce dépôt.

Cette substance grenue, blanche, pulpeuse, contient des Vibrions, des *Spirillum*, des cellules épidermiques, des leucocytes (globules muqueux) et des granules moléculaires ; mais les cellules épithéliales, les leucocytes, les granulations moléculaires et les *Leptothrix* s'y trouvent en bien plus grande quantité que les Vibrions. Les Leptothrix y prennent une longueur considérable lorsqu'on laisse la matière blanche s'accumuler pendant plusieurs jours sans l'enlever. Ces filaments atteignent et dépassent quelquefois un dixième à un vingtième de millimètre en conservant le même diamètre ; ils traversent le champ du microscope dans toute ou seulement dans une partie de sa largeur, sous forme de faisceaux serrés, feutrés et quelquefois ondulés ; il n'est pas rare d'en voir qui sont isolés dans toute leur longueur. Ordinairement ces faisceaux sont simplement courbés en demi - cercles, ou décrivent de nombreuses flexuosités entre les amas d'épithélium. On parvient souvent à isoler de longs filaments et à constater leur implantation dans les masses granuleuses qui leur servent de sol.

C'est là leur développement normal ; ailleurs ils ont l'aspect de petites baguettes rigides, droites ou coudées, qui ne sont que la première période du développement de ces végétaux, et souvent ils sont détachés par les mouvements de la langue ou de la mastication avant qu'ils aient pu atteindre toute leur croissance. De là ils sont entraînés dans l'estomac ou dans le tube digestif, où peut-être ils continuent à se développer.

On trouuve toujours ces baguettes ou filaments dans le mucus buccal, mélangés à des cellules épithéliales, aux leucocytes, à une grande quantité de très-petits Vibrions (*Bacterium termo*, Duj. ; *Vibrio lincola*, Müll. ; *Vibrio baccillus*, Müll., etc.), et à des granules moléculaires ; on les observe chez tous les individus, bien portants ou malades.

Pour voir l'implantation de ces algues filiformes dans les masses finement granuleuses sur lesquelles elles croissent, il faut racler fortement la langue avec le dos d'un scalpel aussi loin en arrière que possible ; car le dépôt pulpeux dont je parle se retrouve en fines couches à la surface de la langue, même à l'état normal, surtout le matin. C'est M. Lebert qui, le premier, m'a fait remarquer que les *baguettes* qui flottent dans la salive sont les filaments des algues arrachés du sol dans lequel ils croissent, et qui a été indiqué plus haut ; c'est lui aussi qui m'a signalé leur mode d'implantation, et depuis je l'ai observé très-souvent. Il suffit, pour voir ces filaments dans les liquides intestinaux, d'en mettre une goutte sous le microscope après l'avoir recouvert d'une mince lamelle de verre. Leur transparence fait qu'il faut les rechercher avec soin au milieu des granulations moléculaires et des épithéliums, etc., qui les accompagnent.

Le pouvoir amplifiant doit être de 5 à 600 diamètres réels.

Comme beaucoup de plantes du genre *Leptothrix*, cette espèce croît dans un milieu humide. Ici il est particulièrement chargé de matières animales, fait souvent observé dans les lieux où croissent les espèces voisines. La gangue amorphe granuleuse sur laquelle les filaments sont fixés par leur base, paraît formée soit de substances alimentaires déjà en voie de putréfaction commençante, maintenues réunies par suite de leur propre mollesse et par la salive ; soit de détritus de cellules d'épithélium, ou de mucus desséché à la surface de la langue et également en voie d'altération. Ce degré d'altération semble prouvé par la présence des Vibrions, qui ne se rencontrent que là où a lieu la putréfaction des substances azotées ; il est prouvé aussi par ce fait que le développement du végétal est d'autant plus grand que les substances sont plus altérées et plus fétides (1).

Nous verrons, en étudiant la salive, comment l'acidité de ce dépôt a été considérée comme appartenant à cette dernière humeur, soit à l'état normal, soit pathologiquement. Nous verrons en même temps que ce produit n'a aucun rapport avec le *tartre dentaire*, qui est un véritable dépôt salivaire.

La composition anatomique de ce dépôt se retrouve identique à peu de chose près dans les petites masses blanches que l'on voit assez fréquemment dans les lacunes des amygdales. Il faut connaître ce fait, parce que les malades, hypochondriaques ou non, sont très-préoccupés lorsqu'ils ont rejeté à la suite d'accès de toux quelqu'une de ces petites concrétions blanchâtres qui se forment dans les cavités des amygdales.

Je n'ai pas besoin d'insister ici sur les différences qu'il y a entre ces concrétions et les plaques de muguet qui sont essentiellement formées par des végétaux qui se sont développés à la superficie des cellules épithéliales sur la langue, sur la face interne des joues, et qui parfois se produisent en petite quantité à la surface des aphthes.

Du reste, la matière blanche des aphthes renferme les éléments anatomiques que je viens de signaler tout à l'heure, des cellules épithéliales et des leucocytes, et de plus, des végétaux qui appartiennent au genre *Oidium*.

Ces membranes qui constituent le muguet ne doivent pas être rapprochées, comme vous le voyez, des concrétions qui se produisent dans

____

(1) Ch. Robin, *Histoire naturelle des végétaux parasites*. Paris, 1853, in-8, p. 347, et pl. I, fig. 1 et 2.

les interstices des dents ni des pseudo-membranes diphthéritiques dont elles diffèrent essentiellement. Il est facile de les distinguer les unes des autres.

Le mucus buccal et tonsillaire, mélangé à la salive mixte, concourt à constituer les sputations *buccales*, qu'il ne faut pas confondre avec les crachats *laryngo-bronchiques*. Ces deux sortes de produits sont souvent mêlés ensemble, mais il importe de distinguer les humeurs qui les composent.

Concrétions des amygdales.

Il se produit parfois dans les lacunes ou cavités de la surface des amygdales des concrétions ou calculs, soit durs et à cassure nette, soit assez résistants au toucher, mais friables sous l'influence de frottements un peu forts. Ils sont d'un blanc grisâtre, à surface verruqueuse ou poreuse, tandis que le centre est plus homogène, plus compacte. Une concrétion de ce genre a donné, à l'analyse faite par Laugier :

```
Eau...........................  .............  25,0
Phosphate de chaux.........................  50,0
Carbonate de chaux .  .....................  12,5
Mucus.....................................  12,5
```

J'ai constaté sur de petits calculs pisiformes de ce genre que la substance indiquée ici sous le nom de *mucus* n'est pas entièrement formée de mucus proprement dit ; elle contient, entre quelques cellules épithéliales, une assez grande quantité de *Leptothrix* disposée en touffes, comme dans la gangue mise à nu par la dissolution des sels du *tartre dentaire*. Pour ne pas en répéter la description, je vous en parlerai quand nous arriverons à l'étude de ce dernier ordre de dépôts.

CINQUIÈME ESPÈCE. — MUCUS STOMACAL.

Lorsque l'estomac est vide, dans les intervalles des moments où il ne sécrète pas de suc gastrique, il se couvre d'une mince couche grisâtre de mucus demi-liquide, que soulève le suc gastrique lorsqu'il vient à être sécrété. Ces deux humeurs se mêlent alors ensemble, et la première cesse d'être produite tant que dure la sécrétion de la seconde ; en sorte que l'un est sécrété quand les organes qui produisent l'autre n'agissent pas, et *vice versâ*.

Mais en fait, au moment où agit le suc gastrique, il est formé du mélange de cette petite quantité de mucus stomacal sécrété par la surface de la muqueuse avec le produit de la sécrétion des follicules placés au-dessous, dans l'épaisseur de la trame de cette membrane.

Nous verrons qu'il en est ainsi dans plusieurs appareils au moment où ils accomplissent leur fonction.

Le mucus stomacal est faiblement alcalin, mais n'est jamais acide comme le produit de la sécrétion des follicules gastriques, sauf le cas de mélange avec cette dernière sécrétion. Lorsque nous parlerons du suc gastrique et des liquides des vomissements dits *pituiteux*, nous aurons à revenir sur ce fait et sur celui de la supersécrétion du mucus, supersécrétion qui coexiste souvent avec l'absence de sécrétion des follicules de la muqueuse stomacale.

C'est ce mucus alcalin et non le suc gastrique qui constitue le liquide filant, transparent, jaunâtre ou un peu grisâtre, qu'on trouve dans l'estomac des fœtus humains et des animaux domestiques, et qui est parfois vomi par le nouveau-né peu après l'accouchement.

Les particularités précédentes montrent de la manière la plus nette combien diffèrent les mucus sécrétés par la trame des muqueuses et par leur épithélium d'une part, puis d'autre part, les sécrétions spéciales, produites par les glandes annexées à cette trame, soit dans son épaisseur, soit au-dessous d'elle, sécrétions qui entraînent les mucus lorsqu'elles affluent. Tandis que tous les mucus (sauf celui du vagin) sont alcalins, nous avons ici un produit acide spécial sécrété par les glandes annexées à la muqueuse qui a fourni ce mucus même.

Nous verrons aussi que les mucus, remplissant le rôle dont je vous ai déjà longuement parlé à plusieurs reprises, ne sont réabsorbables qu'après l'accomplissement de l'action dite digestive des sécrétions spéciales gastrique, biliaire, etc., qui entraîne leur décomposition propre.

C'est ce mucus que l'on croit être produit à l'exclusion du suc gastrique dans les diverses formes d'*embarras gastrique*, et concourir à la constitution des *saburres stomacales*, dont l'état de la langue indiquerait la nature et la quantité. Jusqu'à présent, aucune observation n'a bien établi les relations réelles de coexistence entre ces états de la langue et la supersécrétion du mucus que nous étudions ; car la production de celui qui est rejeté après l'ingestion des vomitifs peut, dans ces cas-là, avoir été suscitée par ces médicaments eux-mêmes. On sait seulement que leur administration est généralement suivie d'une amélioration digestive.

SIXIÈME ESPÈCE. — MUCUS DE L'INTESTIN GRÊLE.

Je me bornerai en ce moment à vous signaler l'existence de ce mucus, qui tapisse la superficie de l'intestin grêle, me réservant de vous le décrire dans une des prochaines séances, lorsque nous étudierons le suc

intestinal produit par les glandes de Brunner et les glandes de Lieberkuhn, comme le suc gastrique est sécrété par les follicules de la muqueuse stomacale.

SEPTIÈME ESPÈCE. — MUCUS DU GROS INTESTIN.

Le mucus du gros intestin est grisâtre, demi-transparent, assez tenace et
filant. Il forme à la face interne de la muqueuse une couche demi-liquide
douée d'une certaine ténacité. Lorsqu'on enlève cette couche, on voit
que ce mucus est naturellement visqueux, avec des flocons finement
striés sous le microscope. Entre les stries se trouvent des granulation
graisseuses, des leucocytes en petite quantité et des cellules épithéliales
desquamées dont les agglomérations sont disposées en séries, en traînées.

Les granulations graisseuses qu'il tient en suspension sont souvent
accompagnées de quelques granules de biliverdine qui sont restés lors
du passage des matières fécales.

Ce liquide est alcalin dans le cæcum ainsi que dans le reste du gros
intestin. Sa réaction peut parfois varier dans quelques conditions qui
tiennent à la nature des aliments dont certaines parties se modifient
uniquement par suite de leur séjour dans un lieu chaud et humide, et qui
deviennent acides en se décomposant par fermentation, etc. Ces variations de réaction doivent être indiquées en physiologie, en tenant compte
des périodes de la digestion dans lesquelles elles se produisent.

Ce mucus est très-fréquemment supersécrété en quantité considérable et il peut présenter lors de son expulsion des aspects très-variés.

Ainsi, dans la diarrhée, dans la dysenterie, il est rejeté sous la forme
de flocons plus ou moins volumineux. Lorsqu'on vient à examiner ces
flocons, on voit qu'ils sont formés de cette matière fondamentale du
mucus naturellement striée et qui le devient davantage au contact de
l'acide acétique.

Dans ces flocons se trouve une plus ou moins grande quantité de leucocytes, puis des cellules épithéliales qui, je le répète, sont plus ou moins
isolées, d'autres fois groupées en série et forment en quelque sorte des
cylindres agglutinés par ce mucus demi-liquide.

Les leucocytes qui sont dans ces flocons sont presque toujours gonflés
et présentent de prime abord, avant l'action de l'eau, de un à deux
noyaux, comme s'ils avaient été traités par des réactifs, le mucus représentant par rapport à ces leucocytes un véritable réactif qui les modifie
déjà.

Quant aux granulations graisseuses, elles sont plus ou moins abondantes selon la nature de l'alimentation. Et il importe d'en connaître

l'existence parce qu'elles peuvent être assez abondantes pour constituer de petites plaques blanches dans l'épaisseur de ces flocons de mucus.

D'autres fois ces corps gras forment des globules qui ont jusqu'à un ou deux dixièmes de millimètre d'épaisseur et qui sont composés par des aiguilles d'acides stéarique et margarique. Ils proviennent des corps gras dédoublés pendant une mauvaise digestion. Ils sont apercevables à l'œil nu, et ont été pris, par des personnes qui n'en connaissaient pas l'existence presque normale, pour des productions cryptogamiques ayant telle ou telle signification pathologique dans les cas de dysenterie et de choléra. Leur existence est donc importante à signaler. Ce sont simplement de petites masses formées par une intrication des cristaux aciculaires de ces corps gras autour d'une goutte d'huile comme centre.

Un liquide assez mobile, un peu filant, transparent, surtout après le repos, ou grisâtre demi-transparent, d'autres fois trouble jaunâtre, coule assez souvent par l'anus, ou est rejeté par déjection chez les personnes atteintes d'ulcère du rectum, avec ou sans rétrécissement. La quantité rejetée est plus ou moins abondante selon les circonstances. Ce liquide est un peu filant, comme du mucus qui a été délayé dans l'eau. Tantôt il a l'odeur fade ordinaire et sans fétidité du mucus de tout le gros intestin, plus rarement il est presque inodore.

Il tient habituellement en suspension des flocons blanchâtres, grisâtres ou jaunâtres, quelquefois bruns. Dans ce dernier cas ils sont formés de débris de matières fécales. Les autres sont composés de mucosine striée englobant des leucocytes à peine granuleux, des épithéliums nucléaires avec ou sans cellules prismatiques, et souvent quelques restes d'aliments, tels que des fibres musculaires, des cellules végétales, etc., des gouttes graisseuses seules ou avec des groupes de petites aiguilles graisseuses.

Ces flocons sont plus ou moins jaunâtres selon qu'ils contiennent plus ou moins de leucocytes. Si tout le fluide est trouble, cela est dû tant à ces flocons qu'au nombre des leucocytes flottant librement ou en amas.

Il y a enfin dans ce liquide des amas finement grenus de forme et de grandeur variables, sphériques, ovoïdes ou sans configurations déterminées, qui sont libres ou englobés dans des flocons de mucus strié. Ce sont des amas de substances azotées, mucosine ou autres, en voie d'altération.

Mucus concret de l'intestin.

Les conditions les plus habituelles dans lesquelles le médecin est appelé à étudier le mucus, sont celles où il a pris l'aspect absolument concret que l'on voit assez fréquemment chez les individus âgés, ou chez les dyspeptiques qui présentent des alternatives de diarrhée et de constipation avec *coliques sèches*. Chez ces malades, car cela constitue bien un des symptômes d'une véritable maladie, les selles sont parfois en partie formées par de longs filaments d'une matière muqueuse, blanchâtre, ressemblant un peu, quant à l'aspect extérieur, aux pseudo-membranes diphthéritiques pour lesquelles on les a vu prendre. Ces longs filaments sont doués d'une certaine ténacité. Tantôt ils forment de véritables membranes qui sont même parfois cylindriques, tubuleuses, parce que c'est un tube de mucus concret tapissant tout l'intestin qui a été rejeté d'un seul morceau ou en plusieurs fragments.

Sous cette forme, il a été quelquefois décrit sous le nom de *rejet de la muqueuse intestinale* entière. J'en ai vu qu'on me donnait comme étant des lambeaux de l'intestin mortifié qui aurait été rejeté en entier.

Le plus souvent, on les prend pour des vers intestinaux, parce que ces masses de mucus s'accumulent et se moulent en bandelettes dans les plis de la muqueuse du gros intestin. Tantôt ils sont simples ; tantôt ils sont au contraire subdivisés, bifurqués, trifurqués, parce que ces plis se réunissent les uns avec les autres et que les filaments de mucus se sont moulés sur ces plis. Leur ténacité est très-remarquable. Leur coloration grise ou blanchâtre est une des causes qui ont amené à les prendre pour des vers tænioïdes. L'examen de ces filaments à l'aide du microscope fait reconnaître facilement ce dont il s'agit (1).

Ils sont composés d'une masse homogène, striée, qui devient encore plus striée par l'action de l'acide acétique. Ainsi, loin de passer à l'état homogène comme la fibrine sous l'influence de ce réactif, elle prend au contraire un aspect strié plus caractéristique encore.

Cette substance est demi-transparente ; elle réfléchit la lumière en

(1) On trouve des exemples de *matière mucoso-gélatiniforme expulsée par l'intestin pendant la défécation*, cités dans les *Bulletins de la Société anatomique*, Paris, 1857, in-8, p. 163 : 1° par M. Potain, sous forme de bandes blanchâtres, molles, longues de 30 à 40 centimètres, ne se dissociant pas dans l'eau. On n'y trouvait que des globules de mucus et des cellules épithéliales plus ou moins déformées. Il les considère comme du mucus concret qui se coagule le long des bandelettes longitudinales de l'intestin ; il était expulsé par une jeune fille de dix-sept ans, après des attaques d'hystérie.

2° Par MM. Dufour et Axenfeld, dans des cas de constipation opiniâtre.

3° Par M. Barth, qui regarde ces matières comme une sécrétion morbide de la muqueuse, avec disposition de ce mucus à se concréter.

4° Par M. Blondeau, chez une femme dyspeptique ; les fragments ressemblaient à des débris de vers. Il cite Morgagni, qui pense qu'on a pris parfois pour des déjections de graisse des matières muqueuses plus ou moins concrètes, blanchâtres, que sécrètent les glandes intestinales, sous forme de lambeaux plus ou moins épais, plus ou moins longs et plus ou moins larges. Van Swieten, Bontius, Sylvius, Benevoli, en ont signalé sous le nom de *pituite concrète*, et Sennert sous celui de *mucus concret*. Voyez aussi Cruveilhier, *Anatomie pathologique*. Paris, 1862, t. IV, p. 452.

gris lorsqu'elle est arrivée à l'état solide par suite de troubles de sécrétion dont j'ai signalé les causes principales dans la dernière séance (page 428). Cette opacité est due aussi à ce qu'il y a dans cette substance une certaine quantité d'éléments anatomiques en suspension qui tendent à la rendre plus opaque encore. Ces éléments anatomiques sont des cellules d'épithélium prismatique presque toujours mal développées, c'est-à-dire n'ayant pas une forme prismatique bien nette, elles sont même souvent ovoïdes et mélangées d'épithéliums nucléaires libres et de leucocytes en plus ou moins grande quantité. Elles englobent aussi des granulations graisseuses soit isolées, soit en séries, et enfin des fragments de matières fécales, surtout des corpuscules de la matière colorante de la bile devenue solide et qui sont plongés dans cette substance demi-concrète. Il n'est pas rare également d'y voir, chez certains sujets, des hématies.

Une particularité assez importante à signaler, c'est que les épithéliums forment parfois des traînées assez longues cylindriques, qui ont été prises pour des glandes de l'intestin, par des personnes qui certainement n'avaient pas encore vu ses follicules et qui étaient persuadées que ces lambeaux venaient de la muqueuse intestinale mortifiée et expulsée. Il est très-facile de voir, en comparant l'aspect de ces cylindres d'épithélium aux glandes mêmes de l'intestin, que la disposition de celles-ci ne se rapproche en rien de celle des traînées de cellules épithéliales qui se sont agglomérées en amas cylindriques sous l'influence des contractions péristaltiques de l'intestin. Elles n'ont pas non plus la forme des gaînes épithéliales qui tapissent les villosités de l'intestin grêle.

Ces diverses couches de *mucus concret* ont aussi été appelées *fausses membranes gélatiniformes*. Elles blanchissent un peu dans l'alcool qui les racornit et les durcit beaucoup. Elles se conservent longtemps dans l'eau sans s'y gonfler, ni s'y dissocier, et elles se putréfient lentement. En dehors des conditions dans lesquelles elles sont mélangées à des matières fécales, elles n'ont que l'odeur particulière fade propre au mucus du gros intestin.

On voit quelquefois, mais rarement, du mucus concret de l'intestin grêle rendu comme les filaments dont je viens de parler et offrant les mêmes caractères. Ces bandelettes ou filaments se distinguent cependant des précédents, parce qu'ils sont plus souvent subdivisés et même anastomosés. Cette dernière particularité est due à ce que concrété dans les sillons qui séparent les valvules conniventes de l'intestin grêle, ce mucus demi-solide reproduit la forme de ces interstices ; par suite le lieu de la formation de ces concrétions peut facilement être déterminé.

HUITIÈME ESPÈCE. — MUCUS CHOLOCYSTIQUE.

Le mucus de la vésicule du fiel doit être rangé au nombre des mucus types et des plus purs qu'on puisse obtenir en quantité notable. Il est en effet sécrété par la muqueuse de la vésicule biliaire qui, chez l'homme, est dépourvue de glandes et de villosités. Il se mêle habituellement à la bile dont il n'est guère isolable et à laquelle il donne une certaine viscosité qui n'est pas naturelle à cette humeur, tant qu'elle est encore dans le canal hépatique ; fait noté depuis longtemps (1795) par Bernard (de Leyde), d'après l'examen de ce liquide dans un cas d'oblitération du canal cystique. Mais il n'est pas rare de trouver ce mucus tout à fait pur remplissant simplement la vésicule du fiel ou même la distendant considérablement. Ce fait s'observe dans toutes les lésions du foie qui font cesser la sécrétion biliaire, comme la cirrhose, l'*ictère grave* et quelques-unes des autres affections qui amènent ce qu'on a appelé l'*acholie.*

On rencontre aussi ce mucus pur quand un calcul ou une tumeur des voies biliaires ou de l'intestin amène l'oblitération du canal cystique ou du conduit hépatique.

Dans ces conditions la sécrétion du mucus continue comme à l'état normal, on voit nettement alors qu'elle n'a rien à faire avec celle de la bile et que ce mucus constitue une humeur surajoutée à celle-ci, et encore seulement lorsqu'elle séjourne dans la vésicule. Ce mucus manque par conséquent chez les animaux qui, comme les solipèdes, n'ont pas de vésicule biliaire.

Ce mucus est tantôt très-coulant, comme séreux, bien que filant, ou d'aspect analogue à celui du blanc d'œuf et filant comme lui ou comme de la synovie ; tantôt il a la consistance, la viscosité et l'état filant du mucus nasal, ou même il est presque gélatiniforme, tremblotant.

Il est tout à fait incolore ou jaunâtre à la manière du sérum sanguin, ou un peu grisâtre, troublé par des granulations moléculaires, des flocons de mucosine concrète striée, des cellules épithéliales prismatiques, plus ou moins granuleuses, déformées ou non ; parfois cependant il est rendu légèrement verdâtre, sans doute par un peu de biliverdine restée dans la vésicule.

Il est d'une saveur fade sans trace d'amertume, ou tout à fait insipide, ce qui montre l'absence des principes de la bile. Il est alcalin. L'acide acétique le rend visqueux, épais, comme coagulé et d'aspect strié sous le microscope, sans le rendre blanc à la manière de l'albumine coagulée. La chaleur ne le coagule pas, mais rassemble en couches et sépare du reste du mucus les portions floconneuses de mucosine, et celles-ci entraînent les particules en suspension. L'alcool ne le coagule pas non plus et sépare aussi en flocons la mucosine sans la blanchir. Ce n'est par conséquent pas une humeur albumineuse. Il se mêle à l'eau et la rend muqueuse, susceptible de mousser par l'agitation. La soude et la potasse n'en changent pas sensiblement l'aspect.

Gorup-Besanez a vu ce mucus former une masse jaunâtre, présentant la plus grande analogie avec le mucus nasal. Desséché et pulvérisé, il était insoluble dans l'eau, l'alcool et l'éther.

L'analyse de cette substance lui a donné les nombres suivants, ce qui le rapproche des autres mucus :

Carbone	51,68
Hydrogène	7,06
Oxygène	28,04
Azote	13,22

Quevenne a fait l'analyse d'un mucus de ce genre recueilli par M. Gubler (1) dans une vésicule biliaire dont le col était entièrement oblitéré par un calcul de cholestérine gros comme une aveline ; un autre calcul semblable était libre dans la vésicule dont la membrane interne était lisse et polie comme une séreuse. Elle contenait environ 200 grammes d'un liquide jaune-paille, un peu plus pâle que le sérum du sang, limpide, de consistance sirupeuse, filante, d'odeur cadavéreuse, d'une saveur légèrement salée, nullement amère. Densité, 1007 à 16 degrés centigrades ; réaction légèrement alcaline. Une portion versée par le filtre passait limpide en conservant sa propriété d'être filante.

L'ébullition ne coagulait pas ce liquide et ne faisait que le rendre nébuleux. L'acide acétique y produisait des flocons glaireux, lesquels étaient fortement rétractés mais non redissous par un excès d'acide. L'acide azotique y causait un précipité *albuminoïde* que dissolvait un excès du réactif. Toutes ces réactions se rapportent, comme vous le voyez, à celles qui ont été reconnues comme propres à la mucosine prise sur les muqueuses, dans certains kystes des glandes de ces membranes, etc. (voy. pages 444 et 445).

Le principe albuminoïde de ce mucus a fourni par la calcination des phosphates terreux presque en même proportion que le fait la caséine (2,14 pour 100).

(1) Gubler, *Comptes rendus et Mémoires de la Société de biologie*. Paris, 1850, in-8, p. 145.

L'analyse du liquide a donné à Quevenne les résultats suivants :

    Eau.. 985,00
    Chlorure de sodium (en forte proportion)......⎫
        —   de potassium (des traces)...........⎬   3,66
    Carbonate de soude........ ....⎭
    Phosphates de chaux et de magnésie............ 0,25
    Matières extractives.......................... 5,44
    Matière protéique coagulée (mucosine).......... 6,25

En admettant que la bile existe encore dans la vésicule du fiel au moment de l'oblitération du canal cystique, les faits qui précèdent montrent qu'elle disparaît complétement par un long séjour dans ce réservoir,
et que c'est bien une humeur ayant la composition des mucus, produite
par une membrane dépourvue de glandes qui la remplace.

Ainsi que l'a fait remarquer M. Cruveilhier, ce n'est pas aux calculs
biliaires qu'appartiennent les concrétions purement calcaires, blanches,
et les matières de même nature et de même couleur, pulvérulentes ou
pâteuses, qu'on rencontre parfois dans la vésicule du fiel. On ne les
trouve en effet que dans celles qui sont pleines de mucus et ne renferment plus de bile, parce que depuis longtemps elles ont cessé d'être en
communication avec le canal hépatique.

Un calcul de ce genre, observé par Bailly et analysé par M. O. Henry,
a offert la composition suivante :

    Carbonate de chaux........................ 72,70
        —   de magnésie .... traces
    Phosphate de chaux........................ 13,51
    Oxyde de fer..............................   2,98
    Mucus avec un peu d'oxyde de fer et de matière
        colorante biliaire.................... 10,81

M. Cruveilhier a rencontré la vésicule pleine de mucus et de matières
calcaires pulvérulentes ou pâteuses dans certains cas d'oblitération du
canal cystique, analogues à ceux dont nous venons de nous occuper.

NEUVIÈME ESPÈCE. — MUCUS VÉSICAL.

Je dois vous décrire actuellement une autre importante variété de
mucus : c'est le mucus vésical.

Il est produit principalement par la muqueuse vésicale et par la muqueuse de l'uretère sans mélange de liquide glandulaire.

D'abord il n'est pas perceptible. Mais au bout de quelques instants
d'immobilité du liquide, il se dépose sous la forme de flocons plus ou
moins nuageux, et au bout d'un certain temps, lorsque les urines sont
chargées d'urate de soude, on voit se produire un dépôt de ce sel à
la superficie du mucus floconneux.

Il existe dans l'urine à l'état de mélange et en suspension plutôt qu'à l'état de dissolution ; car invisible après la miction, il se dépose en flocons. Ces derniers sont légers, transparents quand la substance est peu abondante ; ils sont plus gros, plus grisâtres, moins hyalins lorsqu'il y a beaucoup de cette matière, fait qui accompagne le catarrhe vésical ou quelque autre affection de l'organe. Leur moins de transparence est, du reste, proportionnelle à la quantité des éléments anatomiques de l'épithélium et du pus qu'entraîne la substance en se déposant. Ce qui prouve que même dans l'état normal, il y a mélange et non dissolution, c'est qu'en recevant, comme l'a fait Berzelius, dans trois verres différents l'urine rendue après être longtemps resté assis, la première portion est celle qui renferme le plus de cette substance ; il y en a moins dans la deuxième et pas ou presque pas dans la troisième. Ces flocons recueillis sur le filtre, se dessèchent en formant un enduit brillant, et reprennent leur aspect premier si on les plonge dans l'eau, mais ne s'y dissolvent pas.

Cette substance en s'altérant à l'air devient le ferment qui entraîne la décomposition de l'urée.

Chez les individus qui ont eu autrefois une cystite, il y a, d'une manière constante, production assez abondante de ce mucus, et sa supersécrétion est très-caractérisée dans certaines affections de la vessie, dans ce qu'on appelle le catarrhe vésical, dont c'est là un des symptômes. Le dépôt dans ce cas est plus ou moins coloré, rendu plus ou moins opalescent par la présence des leucocytes, et le liquide devient quelquefois puriforme.

En se déposant, il entraîne toujours les éléments anatomiques en suspension dans l'urine, c'est-à-dire des cellules épithéliales pavimenteuses ou prismatiques irrégulières qui se détachent de la face interne de la muqueuse vésicale. Il y a aussi assez souvent des cellules épithéliales qui viennent des tubes urinifères et qui parfois conservent la disposition en gaînes qu'ils ont dans ces tubes.

Vers la fin de certaines maladies, dans ce mucus se rencontrent des cylindres granuleux qu'on a appelés *cylindres fibrineux*, bien qu'il n'y ait pas trace de fibrine dans ces filaments qui sont sortis des tubes uripares qu'ils remplissaient. C'est ce qu'on observe en particulier lorsqu'il y a eu suspension de la sécrétion urinaire pendant quelque temps, lorsqu'il y a eu un mouvement fébrile avec diminution de la quantité d'urine produite ; ensuite au moment où l'état général redevient bon et qu'il y a sécrétion abondante d'urine, il y a un certain nombre de ces cylindres qui entraînés se retrouvent dans les flocons de mucus.

Ce mucus peut être mélangé de lambeaux de pseudo-membranes réel-

lement fibrineuses. C'est dans les cas où l'on a appliqué de larges vésicatoires, lorsqu'il survient en même temps une cystite cantharidienne.
Il y a alors une véritable exsudation de fibrine sous forme de pellicules
que l'on trouve du reste chez les individus morts dans des conditions de
ce genre à la face interne de la vessie et en particulier à la face interne
des uretères. Parfois, dans ces conditions, il y a de ces lambeaux qui
sont rejetés et qui se déposent en même temps que le mucus vésical
dont je parle en ce moment. Dans d'autres circonstances, ce mucus
peut être mélangé de véritable fibrine qui provient des reins, lorsqu'il
y a hématurie ; on voit alors des flocons de la fibrine qui s'est coagulée
dans l'urine. Ils ont la forme de cylindres quand la coagulation a eu lieu
dans l'uretère ; ils ont celle de masses globuleuses ou irrégulières,
floconneuses, de configurations diverses, lorsqu'elle s'est accomplie
dans la vessie. Il est toujours facile, par les réactions que j'ai indiquées
(page 455), de distinguer ces véritables caillots des flocons de mucus qui
ont des caractères essentiellement différents.

DIXIÈME ESPÈCE. — MUCUS URÉTHRAL.

En fendant le canal de l'urèthre et comprimant sa muqueuse d'arrière en avant, on fait suinter par l'orifice des glandes de Littre un
liquide muqueux assez tenace, demi-transparent, grisâtre, se délayant
assez difficilement dans l'eau. Il tient toujours en suspension quelques
leucocytes peu nombreux et quelques cellules épithéliales polyédriques
venant des glandes, ou des cellules pavimenteuses venant de la muqueuse uréthrale.

Ce mucus est supersécrété dans un grand nombre de conditions, et
cette supersécrétion caractérise les diverses variétés de blennorrhagies.
Tantôt il reste grisâtre, demi-transparent, teinté de cette manière par
quelques leucocytes et quelques cellules épithéliales; tantôt il est rendu
puriforme par le grand nombre des premiers. Dans ces dernières circonstances, les leucocytes se chargent rapidement de granulations, les
unes grisâtres, les autres graisseuses, et ils donnent au liquide une
coloration d'un jaune verdâtre.

Dans presque toutes ces conditions, l'humeur devient virulente en
même temps qu'elle est supersécrétée, et son contact détermine dans les
muqueuses conjonctivale ou vaginale, une supersécrétion analogue d'un
mucus semblablement virulent.

ONZIÈME ESPÈCE. — MUCUS DU COL UTÉRIN.

On donne ce nom au produit de la sécrétion des glandes du col de l'utérus, glandes larges et volumineuses qui versent constamment une très-petite quantité de cette humeur et qui la produisent surtout pendant la grossesse.

Ce mucus est gélatiniforme, tenace, visqueux, toujours alcalin. Au contact de l'eau il est très-long à se gonfler. Il conserve pendant longtemps la configuration qu'il avait au moment où on l'a placé dans le liquide. La plupart des autres mucus se gonflent dans l'eau et lui communiquent de leur viscosité. Il n'en est pas de même de l'humeur dont je parle en ce moment.

C'est ce mucus qui, supersécrété dans certaines affections du col de l'utérus, forme cette masse gélatiniforme tenace qui se rencontre à l'orifice du col utérin ; il est quelquefois rejeté comme une masse assez volumineuse pendant la durée des injections que l'on recommande dans ces conditions-là.

C'est un mucus incolore et tout à fait translucide. Il ne tient en suspension que quelques cellules épithéliales prismatiques en très-petit nombre, qui manquent même parfois tout à fait chez des femmes qui pourtant ont eu des enfants ou des métrites. Il contient en outre un certain nombre de leucocytes. Sa substance est tout à fait homogène ou à peine striée.

Il forme, pendant la grossesse, cette masse tenace qui remplit le col de l'utérus, qu'on appelle le *bouchon gélatineux* (1) ; car, à cette époque, il est normalement sécrété en quantité plus grande que pendant l'état de vacuité de cet organe, et il forme alors une masse assez considérable.

Dans les cas morbides dont j'ai parlé, il est très-souvent troublé ou rendu puriforme par la présence d'un certain nombre de leucocytes.

Les glandes du col qui produisent ce liquide sont fréquemment le siége de dilatations kysteuses qui portent le nom d'*œufs de Naboth*, lorsque les kystes sont petits et siégent dans la muqueuse de la cavité même du col, au lieu d'être placés sur les lèvres du museau de tanche. Le contenu de ces kystes est tantôt semblable au mucus versé hors des glandes, tantôt un peu moins consistant et plus filant. Il tient en suspension assez souvent, mais non toujours, des cellules épithéliales plus ou moins granuleuses et des leucocytes, qui le rendent moins transparent, grisâtre ou blanchâtre, uniformément ou çà et là.

Il n'est pas rare d'y rencontrer des sympexions tels que ceux dont je parlerai un peu plus loin (page 485).

(1) Burdach, *Traité de physiologie.* Paris, 1837, in-8, t. IV, p. 72, etc.

DOUZIÈME ESPÈCE. — MUCUS DU CORPS DE L'UTÉRUS.

Ce mucus est tout différent de celui qui est sécrété par le col de l'utérus.

Le mucus du corps de l'utérus et des trompes est toujours alcalin, grisâtre, très-peu visqueux, demi-liquide. Il vient évidemment des glandes de la muqueuse du corps de l'utérus; car on y trouve des gaînes épithéliales semblables à celles qui tapissent ces glandes, c'est-à-dire des gaînes formées par des épithéliums nucléaires rapprochés les uns des autres. Il contient aussi beaucoup d'épithéliums nucléaires libres et des cellules d'épithélium prismatique détachées de la face interne de l'utérus.

Ce mucus est supersécrété dans un certain nombre de circonstances qu'il importe de passer en revue, parce que dans ces cas-là, son aspect et sa composition sont notablement modifiés.

La matière demi-liquide, lactescente, visqueuse, qui suinte par l'orifice des follicules utérins, sous forme de petites taches blanches lorsqu'on presse la muqueuse chez les femmes mortes pendant leurs règles ou dans les premiers mois de la grossesse, offre la constitution suivante. Elle se compose d'un fluide visqueux, tenant en suspension une quantité considérable de fines granulations en grande partie graisseuses; mais elle doit surtout sa couleur et son état demi-liquide à la présence d'un nombre plus grand encore de cellules épithéliales, polyédriques, granuleuses, semblables à celles qui remplissent le tube glandulaire lui-même. La masse de celle-ci l'emporte de beaucoup sur celle du liquide même et des granulations. Les cellules sont la plupart parsemées de granulations graisseuses; quelques-unes en sont remplies, et sont devenues sphériques ou sont restées polyédriques.

Ainsi, ce liquide ou plutôt cette matière est principalement composée des cellules épithéliales glandulaires en voie de desquamation, simplement humectées en quelque sorte par une petite quantité de mucus visqueux. C'est là également la composition de la substance blanchâtre, plus ou moins liquide, qu'on trouve entre l'utérus et les cotylédons placentaires chez les ruminants.

Il ne renferme ni principe immédiat, ni élément anatomique spécial qui puisse permettre de le comparer au lait, contrairement à ce qu'ont pensé pouvoir faire plusieurs auteurs anciens, qui le considéraient ainsi comme destiné à être absorbé et assimilé par l'embryon dans les premiers temps de la vie intra-utérine.

Il n'est pas très-rare de trouver des calculs ou concrétions dans la cavité du corps de l'utérus des femmes âgées. Ils sont parfois assez durs, mais le plus souvent friables, et ont quelquefois, bien que rarement, un corps étranger comme noyau. Ils sont formés principalement de phosphate de chaux, puis de carbonate de chaux et de phosphate ammoniaco-magnésien, avec une gangue flottant en nuages floconneux dans le liquide qui a servi à dissoudre les sels.

Du mucus utérin pendant la menstruation.

Pendant toute la durée de la menstruation, ce mucus est sécrété abondamment, et il devient plus filant que dans les circonstances dont nous venons de parler. Il s'y ajoute une certaine quantité de mucus du col et de mucus vaginal, mais en moindre proportion que ne semblent l'indiquer beaucoup de descriptions.

La veille ou l'avant-veille du jour où les règles vont sé manifester, le mucus sécrété par l'appareil sexuel contracte une odeur *sui generis*. A l'époque du rut, les organes génitaux des mammifères femelles produisent des émanations qui correspondent à ce que nous venons de signaler chez la femme. L'invasion de la menstruation s'annonce ordinairement par le changement de coloration que subit le mucus utéro-vaginal ; de grisâtre qu'il était, il devient brunâtre, et tache le linge en cette couleur. La durée de cette période est ordinairement de un ou deux jours ; quelquefois, après une durée de douze ou vingt-quatre heures, ces signes s'effacent, et le mucus devient normal ; puis, après un intervalle d'un jour, apparaît subitement un écoulement de sang presque pur.

Aux éléments anatomiques en suspension dans le mucus ordinaire, et que nous avons étudiés plus haut, il faut joindre dans ces conditions nouvelles un plus grand nombre de leucocytes, quelques hématies venant des capillaires rompus à la superficie de la muqueuse utérine, et des cellules épithéliales pavimenteuses en assez grand nombre, venant de la surface du vagin et de la vulve.

Lorsque l'hémorrhagie utérine se manifeste avec la plus grande intensité, en observant cette sécrétion trois jours après l'invasion, on y découvre : 1° une énorme quantité de globules de sang à l'état normal ; 2° quelques leucocytes ; 3° des cellules d'épithélium pavimenteux, surtout du vagin, des cellules prismatiques et des épithéliums nucléaires de l'utérus. Le tout nage dans un liquide assez abondant, provenant du mélange de la sérosité du sang et du fluide muqueux sécrété par les parois des organes génitaux. La cessation des règles est caractérisée par la diminution de l'écoulement menstruel et par la disparition du sang, qui, précédemment, abondait dans le mucus utéro-vaginal. Le dernier jour, il a beaucoup d'analogie avec la sécrétion de la première période. On voit, après l'écoulement sanguin, assez souvent revenir un mucus blanchâtre, un peu purulent.

Le sang qui s'ajoute au mucus supersécrété lors des phénomènes congestifs qui annoncent la maturation de l'ovule et amènent la rupture de l'ovisac, ce sang, dis-je, versé par le réseau capillaire sous-épithélial de la muqueuse utérine, ne diffère pas de tout autre sang épanché à la surface d'une membrane quelconque. Il n'était pas besoin des analyses du sang menstruel pour prouver ce fait, analyses qui n'indiquent pas la présence du mucus et des épithéliums qui pourtant l'accompagnent toujours. Aussi n'ai-je pas eu à vous parler du sang menstruel comme s'il constituait une variété particulière de sang, contrairement à ce que croient devoir faire encore divers auteurs.

Notons enfin qu'à l'époque du rut, la face interne de l'utérus et du vagin de beaucoup de mammifères sécrète un mucus semblable à celui que nous venons d'étudier. Ce mucus renferme même habituellement des hématies, mais en trop petit nombre pour colorer le liquide. Cependant, lors de la première manifestation du rut, chez les femelles des carnassiers, etc., il est parfois sanguinolent et même assez fortement. Souvent aussi il est assez abondant pour couler hors des voies génitales.

Du mucus produit par la muqueuse utérine pendant sa régénération,
ou des lochies.

Le sang qui s'écoule de l'utérus après la délivrance est riche en leucocytes chez la plupart des femmes; ce fait est en rapport avec celui que j'ai signalé plus haut, c'est-à-dire avec la présence de nombreux leucocytes dans les capillaires de la muqueuse utéro-placentaire et de la mince muqueuse en voie de génération. On en trouve généralement environ de un à cinq, pour cent globules rouges, quelquefois même leur quantité va jusqu'au double de la précédente. Cette proportion est celle qu'on observe dans le sang des lochies du premier jour, à partir de trois à six heures après la délivrance, sans qu'il soit possible de savoir exactement s'ils viennent uniquement du sang, ou si, comme il est probable, un certain nombre ne s'est pas déjà produit à la surface interne de l'utérus. Quoi qu'il en soit, ce fait est constant, mais il n'a aucunement l'importance qui a pu lui être attribuée d'après les vues inexactes qui règnent encore sur la nature du pus.

A compter de la *fin du premier jour*, le liquide qui s'écoule par le vagin ne contient plus qu'un tiers environ de globules rouges ou hématies à côté des autres éléments en suspension dans le fluide séro-muqueux des lochies. Les autres éléments sont des leucocytes en nombre un peu moindre que les hématies ; ils sont isolés ou agglutinés les uns aux autres et forment ainsi des amas plus ou moins volumineux ; ce sont enfin des cellules épithéliales pavimenteuses du vagin, isolées ou imbriquées, plus ou moins abondantes, d'un sujet à l'autre. Parmi ces cellules, il en est qui sont sphéroïdales ou à peine polyédriques par pression réciproque, réunies en groupes, rarement isolées, semblables à celles de la profondeur de l'épithélium du vagin ou des lèvres du col de l'utérus. Ces dernières, bien plus étroites que les autres, et plus épaisses, renferment un noyau sphérique, parfois nucléolé, large de 7 à 8 millièmes de millimètre. Les autres ont un noyau ovoïde, sans nucléole, et quelques-unes d'entre elles manquent de noyau.

Le liquide plus ou moins visqueux et odorant qui tient ces éléments en suspension est parsemé de granulations moléculaires grisâtres, très-nombreuses et d'un certain nombre de petits granules graisseux.

A partir du *deuxième jour*, les leucocytes augmentent de nombre, tandis que les globules rouges diminuent ; ils l'emportent en quantité sur les hématies, et les lochies prennent peu à peu une teinte roussâtre ou d'un gris roussâtre, qui passe au blanc grisâtre ou jaunâtre, à compter du troisième ou du quatrième jour, plus rarement du cinquième jour. Pendant cette période, on ne trouve presque plus de globules rouges dans les lochies, et même plus du tout du cinquième au septième jour. Les leucocytes sont, au contraire, l'élément anatomique prédominant, et parmi eux il en est qui sont devenus volumineux, pleins de granules graisseux, qui, en un mot, ont pris les caractères qui les font appeler *globules granuleux*.

Avec ces éléments il existe encore des cellules pavimenteuses de l'épithélium du vagin, mais en moindre nombre que pendant les jours précédents, elles sont généralement réunies par imbrication en lamelles plus ou moins larges, auxquelles adhèrent souvent quelques-uns des éléments précédents. On trouve encore quelques cellules polyédriques, ou presque sphéroïdales, semblables à celles des couches profondes de l'épithélium vaginal ou du col de l'utérus.

Les granulations moléculaires grisâtres en suspension dans le liquide devenu plus visqueux, sont beaucoup plus abondantes qu'aux époques antérieures, et les granules graisseux ont diminué de quantité (1).

---

(1) Voy. Ch. Robin, *De la muqueuse utérine pendant et après la grossesse* (*Mémoires de l'Académie impériale de médecine*, Paris, 1861, in-4, t. XXV, p. 153 et suiv.). Les observations précédentes concordent avec celles faites déjà par M. Rombeau, soit seul, soit avec moi, et dont il a résumé les résultats dans sa thèse (Rombeau, *Études faites à l'Hôtel-Dieu sur les femmes en couches*. Paris 1856. in-4°, p. 23).

Cette composition des lochies reste la même jusqu'à leur cessation, seulement, dans les derniers jours, les leucocytes qui ont pris l'état granuleux deviennent plus nombreux.

Composition du mucus de la cavité du corps de l'utérus pendant sa régénération.

La substance rougeâtre, demi-liquide, presque pulpeuse, ayant à peu près la viscosité d'un mucus, qui tapisse la cavité de l'utérus chez les femmes mortes dans les premiers jours qui suivent l'accouchement, offre la constitution suivante :

Elle se compose : 1° d'un fluide visqueux tenant en suspension :

2° Un grand nombre de granulations grisâtres très-fines, attaquables par l'acide acétique ;

3° Une quantité plus grande encore de granulations ou gouttes graisseuses ayant de 1 à 6 millièmes de millimètre environ.

4° On y voit aussi beaucoup d'hématies, mais en proportion variable d'un sujet à l'autre.

5° Après ces particules, les éléments qu'il importe de noter sont les leucocytes, les uns très-petits, finement granuleux ; les autres offrant les dimensions et la structure qui leur sont habituelles ; mais la plupart sont hypertrophiés et surtout granuleux ; on en trouve à toutes les phases de ce dernier état, et parfois qui contiennent des granulations graisseuses larges de 5 à 6 millièmes de millimètre. Ces particularités leur donnent des aspects assez variés de l'un à l'autre.

6° A compter du huitième ou dixième jour environ qui suit l'accouchement, on y voit aussi des cellules épithéliales sphériques, pavimenteuses ou irrégulièrement prismatiques et pyramidales, plus grosses du double que celles de cette forme qui tapissent cette muqueuse hors de l'état de grossesse. Indépendamment de ces variétés de forme, ces cellules sont en outre presque toutes parsemées de granulations graisseuses qui les remplissent, les rendent opaques et les distendent en quelque sorte, comme sur la muqueuse utérine pendant la grossesse. Des noyaux libres d'épithélium semblables à ceux qui sont dans les cellules existent aussi au milieu de ces éléments. Les cellules non granuleuses sont de toutes les moins nombreuses. Dans le col de l'utérus les cellules sont du double plus grosses qu'à l'état normal, un peu moins régulières, presque toutes dépourvues de cils vibratiles et souvent granuleuses.

7° On y trouve aussi des corps fusiformes fibro-plastiques, étroits, courts, parfois sans noyaux. Tous sont pâles, transparents, excepté toutefois ceux qui sont parsemés de granulations graisseuses souvent disposées en chapelet. Ces corps sont, du reste, moins nombreux que les leucocytes et que les cellules épithéliales.

8° Ces éléments sont accompagnés encore de noyaux embryoplastiques, pâles, peu granuleux, sans nucléole, plus étroits que dans la muqueuse même.

Ce mucus persiste très-longtemps dans la cavité utérine après l'accouchement. Il existe encore lorsque l'utérus est revenu sur lui-même au point de n'avoir plus que 9 à 10 centimètres de longueur totale. Il forme à cette époque une mince couche peu visqueuse, d'un rouge grisâtre assez foncé, qui est constituée de la manière suivante. On y voit :

1° Un fluide visqueux tenant en suspension beaucoup de granulations, les unes azotées, grisâtres, les autres graisseuses, jaunâtres, à contour foncé, à centre brillant ; 2° des hématies en assez grande quantité ; 3° quelques leucocytes, la plupart non granuleux ; 4° un très-grand nombre de cellules épithéliales prismatiques, les unes isolées, les autres juxtaposées en lambeaux d'étendue variable ; parmi les cellules de cette forme, il en est quelques-unes qui sont plus ou moins remplies de granulations graisseuses. Il existe en outre beaucoup de cellules qui sont polyédriques plus ou moins irrégulières, sphéroïdales ou tout à fait sphériques, les unes très-chargées de granulations grisâtres foncées, les autres remplies de granules graisseux formant parfois de véritables gouttes, tellement ils sont gros. Des noyaux libres, semblables à ceux de ces cellules, dont quelques-uns sont granuleux, accompagnent ces éléments et sont assez nombreux. L'aspect de ces derniers diffère alors notablement de celui des noyaux contenus dans les cellules.

Ce sont surtout les cellules très-granuleuses qui donnent à la préparation dans laquelle elles flottent un aspect remarquable, et leurs déformations diverses, par le dépôt de granules graisseux, rend difficile, au premier abord, la détermination de leur nature épithéliale. Dans le mucus on trouve aussi de ces cellules qui contiennent des granulations d'hématosine amorphe, seules ou accompagnées de granules graisseux. Il existe en outre des granulations libres d'hématosine flottant dans la préparation.

5° On voit enfin, parmi ces éléments, quelques corps fusiformes fibroplastiques libres, et flottant dans le mucus.

Dans la cavité du col le mucus est plus visqueux que dans le corps ; il est gris, à peine rougeâtre.

Mucus des kystes de la cavité du corps de l'utérus.

Le contenu des kystes formés par une dilatation des follicules du corps de l'utérus, est généralement assez transparent, incolore ou grisâtre, quelquefois légèrement brunâtre ; il se compose principalement d'un mucus visqueux, moins filant que celui des glandes du col de l'utérus.

Dans ce liquide, se trouvent en suspension les éléments anatomiques suivants :

1° Quelques globules sanguins isolés, tantôt de forme parfaitement déterminée, tantôt un peu dentelés, quelquefois présentant déjà un commencement de décoloration, comme dans le sang épanché depuis longtemps, et alors renfermant quelques granulations moléculaires brillantes ; on observe aussi, dans ce cas-là, un certain nombre de corps mamelonnés formés par des globules sanguins cohérents.

2° Il existe quelques cellules pavimenteuses, libres, offrant les mêmes caractères extérieurs que ceux de la couche d'épithélium des kystes ; on y voit en même temps quelques éléments d'épithélium nucléaire.

3° On y rencontre constamment quelques corps granuleux, tels que ceux qui existent dans beaucoup de kystes.

4° On y observe en outre un certain nombre de *sympexions*. Ce sont des corps incolores, réfractant très-faiblement la lumière, à bord net, mais très-pâle. La plupart sont complétement homogènes, transparents ; quelques-uns pourtant sont finement granulés au centre. Leur volume varie de 20 à 75 millièmes de millimètre, et la plupart ont 30 ou 40 millièmes ; leur forme est ou régulièrement sphérique, ou ovoïdale, o même un peu polyédrique, à angles arrondis. Ils sont généralement libres et isolés, cependant on en trouve qui sont accumulés en amas visibles à l'œil nu. Ils offrent une certaine résistance, et par l'écrasement ils se brisent, comme le feraient des corps demi-solides, de consistance *cireuse*. Ces corps sont, du reste, moins abondants ici que dans les kystes ou œufs de Naboth du col utérin, où je les ai d'abord décrits en 1848. On sait, du reste, que des corps analogues, mais plus gros et souvent plus réguliers, se rencontrent dans diverses sortes de kyste, principalement dans ceux de la thyréoïde et même dans toutes les vésicules de cette glande dès qu'elles sont un peu hypertrophiées. (Voy. p. 235.)

5° Enfin, il existe dans ce liquide une petite proportion de granulations moléculaires, les unes de nature azotée, les autres graisseuses.

TREIZIÈME ESPÈCE. — MUCUS DE LA CAVITÉ DES TROMPES.

Chez la plupart des femmes mortes en couches avec ou sans péritonite, ainsi que chez celles qui sont mortes enceintes, on trouve la cavité des trompes pleine d'un liquide blanchâtre ou jaunâtre, semblable à du pus pour la couleur et la consistance. Il est commun de voir donner le nom de pus à ce liquide que la pression fait sortir de l'un ou de l'autre orifice des trompes. Cependant il ne renferme pas trace de leucocytes, ou n'en contient pas 1 pour 100 à côté des éléments dont suit l'indication.

Ce mucus se compose d'un fluide un peu visqueux, tenant en suspension une grande quantité de fines granulations graisseuses et surtout des épithéliums, qui donnent au liquide son opacité, sa couleur, son aspect émulsif et purulent. Ces épithéliums sont des noyaux libres, et des cellules en proportion variable d'un sujet à l'autre.

Les épithéliums nucléaires sont ovoïdes allongés, quelquefois un peu courbés en quart de cercle. Leur longueur est de 10 à 14 millièmes de millimètre sur une épaisseur qui est de plus de moitié moindre; ils sont finement granuleux sans nucléole.

Les cellules d'épithélium sont ordinairement irrégulières, parfois le corps de la cellule n'entoure qu'imparfaitement le noyau; d'autres sont ovoïdes un peu allongées; quelques-unes, enfin, sont plus ou moins régulièrement prismatiques, mais sans cils vibratiles. Ces cellules ont un noyau plus court et plus large que ne sont les noyaux libres; il est parfois presque tout à fait sphérique, mais il est rarement pourvu de nucléole.

Chez une femme morte subitement au cinquantième jour de la grossesse et dont l'utérus entier m'a été apporté par M. le docteur Topinard, le 12 février 1858, les deux trompes étaient pleines d'un liquide puriforme semblable à celui dont il est ici question; sa composition était telle que je viens de la décrire d'après des observations faites sur des utérus de femmes mortes en couches. Toutefois les cellules épithéliales complètes, qui entraient pour les deux tiers dans la composition du liquide à côté des noyaux libres, ovoïdes allongés, étaient presque toutes pourvues de cils vibratiles. Ces cellules étaient régulièrement prismatiques, longues de 14 à 18 millièmes de millimètre, et leur largeur était de 7 à 8 millièmes de millimètre. Leurs cils étaient longs de 6 à 8 millièmes de millimètre; ils étaient fins, très-nets, très-rapprochés les uns des autres. Aucun leucocyte ne les accompagnait.

QUATORZIÈME ESPÈCE. — MUCUS VAGINAL.

Le mucus vaginal est nettement acide, normalement peu abondant, presque sans viscosité. Le produit liquide que fournit la muqueuse de cet organe serait presque nul s'il n'était accompagné de nombreuses cellules épithéliales pavimenteuses qui se desquament incessamment, qu'il humecte et tient faiblement unies ensemble plutôt qu'en suspension ; car la masse de ce que produit la muqueuse vaginale est surtout représentée par ces cellules pavimenteuses desquamées et un petit nombre de noyaux libres. A l'état normal les leucocytes y manquent au contraire tout à fait ou presque entièrement.

Ce sont ces particularités qui font que le mucus vaginal est normalement blanc crémeux, non filant. Il n'est pas rare d'y trouver en dehors de tout état morbide des filaments courts et plus ou moins nombreux de *Leptothrix*, soit rectilignes, soit coudés. Il s'y joint des leucocytes et des vibrions dans les cas de vaginite ou de leucorrhée, lorsque le mucus séjourne dans le vagin ou à la vulve sans être entraîné par des injections. C'est dans ces conditions que se rencontre l'infusoire monadien découvert par M. Donné et qu'il a appelé *Thrichomonas vaginale*, qui nage au milieu des leucocytes et des cellules épithéliales. Dans les cas de blennorrhagie vaginale, le mucus devient puriforme, jaunâtre, fluide, coulant, souvent il est abondamment sécrété. Il empèse le linge et le tache en jaune. Il est formé alors d'une plus grande quantité de fluide ou de mucus proprement dit, presque sans viscosité, tenant en suspension beaucoup de granulations moléculaires, des leucocytes et des épithéliums pavimenteux et nucléaires. Il est acide, tandis que le mucus du col reste alcalin, presque transparent ou seulement grisâtre, tenace, et prend plus de consistance au contact de l'acide acétique sans être rendu opaque ni dissocié par cet agent.

Comme les mucus conjonctival et uréthral, celui-ci devient facilement et rapidement virulent dès qu'il est supersécrété, qu'il prenne ou non l'état puriforme.

DIX-HUITIÈME LEÇON

DES SÉCRÉTIONS EXCRÉMENTO-RÉCRÉMENTITIELLES DIFFÉRENTES DES MUCUS, ET EN PARTICULIER DES LARMES ET DES SALIVES.

2. Des sécrétions excrémento-récrémentitielles proprement dites.

La subdivision des humeurs excrémento-récrémentitielles, dont nous allons commencer l'étude dans cette leçon, comprend un ensemble de liquides sécrétés d'une manière intermittente par des organes bien délimités ; humeurs dont chacune est douée de caractères physiques, et d'une composition immédiate bien distincte. De là des propriétés physiques spéciales pour chacune d'elles, et qui n'ont rien de ce que le mucus nous ont offert de commun, sous ces divers rapports, d'une région des corps à l'autre.

Des venins.

Avant d'aborder l'étude de ces liquides en particulier, permettez-moi de dire quelques mots sur ce qu'on appelle les *venins*.

Les humeurs qu'on nomme des venins chez les animaux dit venimeux, tels que divers serpents, certains insectes, certaines arachnides, sont produites par des glandes spéciales. Ce sont des humeurs qui, sous ce rapport, se rapprochent des salives, du suc pancréatique, etc. Il est très-important que le médecin soit nettement fixé sur la constitution de ces liquides, comparativement à ce qu'on a appelé autrefois les *virus*, nommés aujourd'hui les *liquides virulents*, comparativement aussi à ce qu'on appelle les *poisons*. Car vous savez que dans la plupart des traités, les expressions de venins, de virus, de poisons, sont très-souvent employées l'une pour l'autre, tandis qu'elles ont une signification radicalement distincte, et que chacune d'elles désigne des composés essentiellement différents.

J'ai déjà indiqué bien des fois ce qu'étaient les virus. Ce ne sont pas des substances isolables, à la manière de certains poisons, comme l'strychnine ou l'arsenic. Ce sont des états d'altérations isomériques portant sur la totalité d'une humeur, soit du sang, soit de la lymphe, soit des sérosités, soit du pus, soit des mucus, soit de la salive, etc. Ce sont ces divers liquides même, arrivés à un certain degré d'altération *totius substantiæ*. Mais on ne peut pas en isoler une matière pondérable particulière et jouissant de la propriété essentielle qui fait dire de l'humeur qu'elle est virulente. Il faut, pour retrouver la virulence, prendre l'humeur de toutes pièces, fluide ou desséchée, mais sans modification caractéristique dans sa composition, sauf la quantité d'eau, et surtout sans décomposition de quelqu'un de ses principes coagulables.

Lorsqu'il s'agit des poisons, comme l'arsenic, certains sels de mercure, de plomb, de fer, de cuivre, de la strychnine ou de la morphine, c'est un cas essentiellement différent. Il y a là un composé cristallisable ou volatil sans décomposition, d'origine minérale ou d'origine organique, ou fabriqué de toutes pièces, comme l'acide cyanhydrique qui, introduit dans l'économie, peut en être retiré tel qu'il y est entré, sauf quelques sels, etc., qui se décomposent dans le sang. Ces corps-là sont des principes immédiats accidentels ; ils vont se fixer à tel ou tel élément anatomique en particulier, les sels de cuivre et de plomb dans le foie, d'autres dans le rein, d'autres dans le cerveau, etc. Quelques-uns, comme la strychnine, se fixent particulièrement sur le système nerveux, d'autres sur les fibres musculaires, selon leur affinité propre, en tant que corps cristallisables susceptibles de se combiner à tel ou tel des principes natu- rels de la substance organisée.

Voilà ce qui caractérise les poisons. Et la portion du poison qui ne s'est pas fixée, lorsqu'une fois les principes qui sont capables de se combiner à eux sont saturés, cette portion, dis-je, s'élimine telle qu'elle était entrée, si la mort ne s'ensuit pas trop vite. Ces faits-là sont essentiellement caractéristiques des poisons.

Il ne faut donc pas confondre les poisons avec les virus, qui ne sont pas des objets pondérables, mais des altérations moléculaires *totius substantiæ* de telle ou telle partie liquide ou solide de l'économie. Un de ces mots pris pour l'autre indique l'incertitude des connaissances, pour ne pas dire plus, de la part de celui qui en confond la signification.

Les venins, à leur tour, ne sont assimilables ni aux virus, ni aux poisons. En effet, ce sont des humeurs sécrétées par une glande spéciale de tel ou tel animal. Elles sont venimeuses même pour l'animal qui les sécrète, selon la partie dans laquelle on les introduit, parce que ces humeurs renferment chacune des principes qui n'existent pas dans le sang; et ces principes sont fabriqués par les culs-de-sac glandulaires des glandes à venin, comme la pancréatine et la caséine sont fabriquées par les culs-de-sac du pancréas et de la mamelle. Ils n'existent pas dans le sang, et on les retrouve de l'autre côté de la paroi glandulaire. Ces principes sont caractéristiques des venins, au même titre, je le répète, que la caséine et la pancréatine le sont pour le lait et le suc du pancréas. De même que ces substances coagulables, une fois extraites et isolées sans décomposition, conservent leurs propriétés, de même aussi les substances coagulables caractérisques des venins une fois iso- lées, conservent leurs propriétés décomposantes à l'égard des principes non cristallisables du sang, etc.

On a pu isoler du venin des vipères une substance que l'on appelle *échidnine*, du mot ἔχιδνη, qui veut dire vipère. C'est un principe coagulable qui se rapproche, sous certains rapports, de la pan- créatine, en tant que matière coagulable, et une fois isolée, tant qu'elle n'entre pas en putréfaction, elle conserve indéfiniment les propriétés du venin de serpent. C'est un corps coagulable; ce fait la sépare immédiatement des poisons, ceux-ci étant des composés cristallisables et volatils sans décomposition.

C'est un corps qui, en tant que coagulable, est susceptible d'impré- gner, en quelque sorte, toutes les substances organiques analogues de l'économie, appartenant soit aux fibres musculaires, soit aux éléments nerveux, etc., tandis que les poisons vont se fixer à telle ou telle espèce d'élément anatomique en particulier. La matière des venins, une fois qu'elle est introduite dans l'économie, n'est jamais éliminée telle quelle, comme le sont les poisons, et elle agit en particulier sur les substances coagulables du sang.

Les poisons, lorsqu'ils ne sont pas introduits en quantité suffisante pour coaguler le sang des veines, circulent avec les principes du sang et vont se fixer au rein, au foie, au cerveau, etc. Au contraire, lorsqu'il s'agit des venins, le sang est imprégné, il est modifié tout entier, et par suite l'action des premiers s'exerce sur la totalité des éléments anatomiques. C'est pour cela que cette action est si rapide par rapport à l'ensemble de l'économie ; car elle s'exerce sur la totalité des éléments anatomiques, une fois que le sang en est imprégné.

Il résulte de ce que j'indique, et c'est un fait d'expérience, que l'action des venins est proportionnelle à la quantité de cette humeur qui est introduite, comme lorsqu'il s'agit d'un poison. C'est ainsi que deux morsures de vipère sont plus dangereuses qu'une seule, de même qu'un gramme de strychnine est plus dangereux qu'un demi-gramme de la même substance. Au contraire si vous introduisez un gramme ou un milligramme d'une humeur virulente, l'action sera toujours la même. C'est ce qui différencie au point de vue dynamique, au point de vue de leur action, les venins des virus ; pourvu qu'il y ait d'une matière virulente une quantité appréciable introduite, sa dose importe peu ; et cela en raison du mode particulier d'action des matières virulentes, mode sur lequel j'ai suffisamment insisté ailleurs pour ne pas être obligé d'y revenir aujourd'hui malgré toute son importance (1).

Toutes les humeurs de l'économie peuvent devenir virulentes, y compris certainement les venins eux-mêmes, mais toutes les humeurs ne peuvent pas prendre les caractères des venins.

Il n'y a de venins que là où il y a des glandes à venins qui les fabriquent, comme il n'y a de lait que là où il y a des mamelles qui le sécrètent. Ce qui donne aux venins leur qualité propre, ce sont des substances coagulables d'une espèce particulière fabriquées par chaque espèce de glande à venin. Car, vous savez que les serpents venimeux ont à côté de leurs glandes à venin des glandes salivaires, comme en ont les serpents non venimeux. Ce sont ces glandes surajoutées à l'organisme qui fabriquent ces liquides spéciaux, récrémentitiels toutefois et inoffensifs tant qu'ils ne sont pas introduits de toute pièce dans le sang.

Les venins sont donc des humeurs naturelles sécrétées par des

____

(1) *Sur les états de virulence et de putridité de la substance organisée* (*Comptes rendus et Mémoires de la Société de biologie*, Paris, 1863, in-8, p. 95).

organes existant dans l'économie de tel ou tel animal, à l'exclusion de tel ou tel autre, même d'une organisation voisine. C'est ainsi qu'il y a des fourmis qui sont venimeuses et d'autres qui ne le sont pas. C'est ainsi qu'il y a des araignées qui ont des glandes à venin et d'autres qui n'en ont pas, comme il y a des serpents, tels que la vipère, qui ont des glandes à venin, tandis que la *couleuvre vipérine* (*Tropidonotus vipe-rinus*, Dum.) qui lui ressemble, n'en a pas.

Il est très-important pour le médecin d'être bien fixé sur la significa-tion de ces termes qui indiquent trois choses essentiellement distinctes, les liquides virulents, les venins et les poisons. C'est une erreur gros-sière, anatomique, physiologique, mais surtout pathologique, que de prendre un de ces termes pour l'autre, comme on le voit faire assez habituellement.

En résumé, nous voyons que les venins entrent dans la classe des produits sécrétés que nous étudions ici. Ce sont en effet des humeurs excrémento-récrémentitielles qui ne sont nuisibles que lorsqu'elles sont introduites directement dans le sang, c'est-à-dire placées hors de la surface des muqueuses qui sont leur siége normal.

Les venins sont des humeurs devant leurs propriétés à des substances organiques naturelles produites par certaines glandes, et dont il existe autant d'espèces que de groupes d'animaux venimeux. Les virus, au contraire, se produisent par modification accidentelle et morbide ou cadavérique des substances organiques appartenant aux humeurs et aux tissus en général. La substance organique de chaque venin peut être extraite et reconnue différente de celle des autres humeurs; au con-traire, on n'a pas encore pu constater de différence entre les sub-stances organiques normales et celles qui sont accidentellement devenues virulentes, leur altération étant alors purement isomérique. Le venin peut tuer ou déterminer seulement des accidents plus ou moins graves; mais il ne transmet pas aux humeurs de l'animal blessé les propriétés des venins; le liquide virulent, au contraire, rend virulents plusieurs des produits de l'organisme auquel il a été inoculé.

Bien que l'action moléculaire des venins sur les substances organiques de l'économie semble être de l'ordre de celles dites de contact, elle est décomposante par dédoublement avec coagulation ou, au contraire, liqué-faction des substances albuminoïdes, selon les espèces de venins; aussi la quantité introduite est tout dans leur action, comme lorsqu'il s'agit des poisons que représentent certains composés chimiques cristallisables. Pour les humeurs virulentes, la proportion n'est rien, ou est peu, et les traces agissent comme une grande quantité. Leur action n'est pas immé-diate comme celle des poisons et des venins, mais, au contraire, lente, graduelle, progressive, comme les modifications relatives aux actes assimilateurs et désassimilateurs. Les venins s'usent dans l'économie, mais ne s'éliminent pas. Les poisons sont des corps cristallisables ou volatils sans décomposition. Ils agissent en s'unissant molécule à molécule aux principes immédiats des éléments anatomiques, dont ils modifient la constitution et qu'ils rendent inaptes à la rénovation moléculaire. Selon leurs affinités chimiques, ils se fixent et agissent plutôt sur tel tissu que sur tel autre et s'éliminent plus ou moins facilement tels quels.

Étudions maintenant chacune des espèces d'humeurs qui rentrent dans la subdivision des *sécrétions proprement dites*

PREMIÈRE ESPÈCE. — DES LARMES.

Les larmes sont l'humeur sécrétée par les glandes lacrymales.

Elles constituent un liquide clair, incolore, alcalin, de saveur légèrement salée, dont la densité n'est pas connue. Elles sont sécrétées d'une manière régulière et constante, en quantité qui ne peut être déterminée, mais qui augmente sous un certain nombre d'influences, les unes directes, les autres produites par actions réflexes à la suite d'impressions diverses sur la conjonctive, sur la muqueuse nasale même et sur le nerf sus-orbitaire. Leur quantité augmente aussi dans un grand nombre d'altérations de la conjonctive et de la cornée, mais alors plus encore que dans l'état normal, elles se mélangent avec le mucus conjonctival dont je vous ai parlé dans une des dernières leçons.

L'étude du cours des larmes et de leurs usages est subordonnée à celle des mouvements et des usages des paupières ; c'est là un sujet qui a trop peu de rapports avec l'examen de la composition de cette humeur pour que j'empiète ici sur la description que vous en trouvez dans tous les traités de physiologie.

Composition des larmes (d'après Lerch).

PRINCIPES DE LA PREMIÈRE CLASSE.

Eau... 982,0
Chlorure de sodium.. 13,0
Sels minéraux indéterminés................................. 0,2

PRINCIPES DE LA DEUXIÈME CLASSE.

Non indiqués.

PRINCIPES DE LA TROISIÈME CLASSE.

Dacryoline (1) ou albumine, suivant la plupart des
auteurs... 5,0

(1) Voy. *Chimie anatomique*, t. III, p. 452.

Calculs lacrymaux ou dacryolithes.

En passant à l'état concret les mucus des conduits lacrymaux, du sac lacrymal et du canal nasal forment des concrétions qui s'incrustent de quelques-uns des sels des larmes et donnent lieu ainsi à la formation de vrais calculs bien étudiés par M. Desmarres.

Leur volume peut varier depuis celui d'une petite tête d'épingle jusqu'à celui d'un gros pois et plus.

Leur consistance peut offrir tous les degrés intermédiaires entre celle de la cire et d'une petite masse calcaire plus ou moins friable. Leur couleur est jaunâtre, grise ou blanchâtre.

Un calcul du conduit lacrymal inférieur extrait par M. Desmarres et analysé par M. Bouchardat, après un séjour de près de deux ans dans l'alcool a donné la composition suivante :

PRINCIPES DE LA PREMIÈRE CLASSE.

Carbonate de chaux	48
Phosphates de chaux et de magnésie	9
Chlorure de sodium	traces

PRINCIPES DE LA DEUXIÈME CLASSE.

Graisse	traces

PRINCIPES DE LA TROISIÈME CLASSE.

Matière albumineuse concrète (dacryoline)	25
Matière muqueuse	18

Un dacryolithe analysé par Wurzer lui a donné la composition suivante :

PRINCIPES DE LA PREMIÈRE CLASSE.

Eau	30
Phosphate de chaux	473
Carbonate de chaux	84
— de magnésie	11
Oxyde de fer	9
Chlorure de sodium et traces de matière animale	59

PRINCIPES DE LA DEUXIÈME CLASSE.

Graisse	119

PRINCIPES DE LA TROISIÈME CLASSE.

Mucus	203
Perte	12

Les calculs formés dans le sac et les conduits lacrymaux portent le nom de *dacryolithes*, et ceux qui se sont produits dans le canal nasal sont appelés *rhinolithes*. On en a vu là de gros comme une noisette, ayant pour centre un corps étranger, tel qu'un noyau de fruit. Ils sont alors d'aspect et de consistance calcaires.

M. Desmarres m'a envoyé des concrétions blanchâtres, de la consistance d'une pâte demi-sèche, friables, extraites du sac lacrymal et qui étaient composées autrement que les précédentes. Elles étaient formées d'une substance finement grenue, se gonflant un peu dans l'eau comme du mucus concret et se dissociant en partie sous forme de fines granulations. Elles renfermaient en outre quelques granulations et gouttelettes huileuses, avec des traces de carbonates, car l'acide acétique y faisait apparaître des bulles de gaz. Mais elles contenaient particulièrement une quantité considérable de filaments rigides plus ou moins longs, coudés ou non, isolés ou fasciculés, tels que ceux des *Leptothrix* qui se développent dans les matières concrétées des interstices dentaires et des cavités de la surface des amygdales.

C'était là par conséquent des concrétions formées non pas à proprement parler par des principes immédiats salins des larmes, mais davantage par le mucus du sac lacrymal, concrété, à divers degrés d'altération avec développement de filaments de cette algue, qui se produit presque partout où des mucus séjournent et s'altèrent.

DEUXIÈME ESPÈCE. — DES SALIVES.

On donne le nom de *salive* au liquide fourni par les glandes parotides, sous-maxillaires, sublinguales, et des glandes sous-muqueuses bucco-labiales. M. Bernard a le premier distingué la salive (1) d'après son origine en : 1° *salive parotidienne*, 2° *salive sous-maxillaire*, 3° *salive sublinguale* et *bucco-labiale*, puis enfin en *salive mixte* résultant du mélange des premières dans la cavité buccale, tant entre elles qu'avec le mucus proprement dit de la muqueuse tapissant cette cavité. Toutes sont sans odeur et sans saveur, ou du moins ne donnent qu'une faible sensation analogue à celle de l'eau gommée.

Nous allons passer en revue les faits qui concernent la constitution de chacune de ces variétés de salives.

1° Salive parotidienne.

La salive parotidienne pure est sans saveur ni odeur ; dépourvue de viscosité, elle est alcaline, fluide et limpide comme de l'eau au moment où elle est sécrétée ; mais par le refroidissement, cette salive devient après quelques heures ou le lendemain, un peu opaline par la précipitation de carbonate de chaux, dépôt dû probablement au dégagement

(1) *Archives générales de médecine*, 1847. — *Mémoires de la Société de biologie*, 1852. — *Leçons de physiologie*, 1856, t. II, p. 64, et *Leçons sur les liquides de l'organisme*, 1859, t. II, p. 240.

d'acide carbonique dissous dans le fluide qui tenait lui-même en dissolution le carbonate insoluble.

Sa *densité*, un peu variable, est de 1006 sur l'homme, et va de 1003 à 1004 chez le chien, de 1005 à 1007 sur le cheval.

Son *alcalinité* est un fait constant, d'après tous les observateurs. Si Mitscherlich a constaté chez l'homme que les bords d'une fistule parotidienne étaient acides pendant l'abstinence, cela était dû à de la sueur ou à quelque altération des liquides naturels, car dès que la salive coulait, l'alcalinité reparaissait. Elle est toujours plus alcaline que la salive mixte, et elle l'est d'autant plus qu'il y a plus longtemps qu'elle coule.

Les premières gouttes de liquide que sécrètent la parotide ou toute autre glande donnant une humeur hyaline, sont troublées par des parcelles de mucus grisâtre et quelques cellules épithéliales des canaux excréteurs. Par le repos, ce mucus forme dépôt au fond du vase, tandis que le carbonate de chaux produit d'abord une pellicule à la surface du liquide, puis se précipite quand on agite celui-ci. Ce dépôt de carbonate de chaux ne se forme pas dans les salives mixte, sous-maxillaire et sublinguale, et distingue déjà la première de celles-ci.

Le carbonate de chaux de la salive parotidienne est assez abondant pour donner lieu à une effervescence quand on ajoute un acide puissant à cette humeur au moment de sa sortie.

Le carbonate de chaux se dépose en cristaux et en groupes cristallins de configurations variées et qu'il importe beaucoup de connaître pour se rendre compte du mécanisme de la formation des concrétions et des calculs, non-seulement dans la salive et sur les dents, mais encore dans les autres régions de l'économie. J'ai déjà figuré et décrit longuement ailleurs ces formes cristallines du carbonate de chaux salivaire, en traitant des principes immédiats (1) ; aussi n'y reviendrai-je pas ici. J'ai insisté là sur ce que les carbonates, comme beaucoup d'autres principes immédiats, se fixent à une substance coagulable qu'ils entraînent en se déposant dans les humeurs (2) ; j'ai montré en même temps l'importance qu'a ce fait dans l'étude du mode de production des calculs ; comment, par suite, l'histoire de ceux-ci se rattache directement à celle de l'humeur qui en fournit les principes immédiats; comment, en un mot, d'une manière générale, la lithologie animale est un chapitre de l'hygrologie.

Comme la plupart des parenchymes glandulaires, les parotides ne sécrètent que d'une manière intermittente; seules, elles entrent par moment en action dans l'intervalle des repas ; ce qu'il y a de curieux,

(1) *Chimie anatomique*, 1852, t. II. p. 230, et pl. IV et V.
(2) *Ibid.*, page 240.

c'est que la sécrétion est alternative, c'est-à-dire que lorsque la glande du côté gauche sécrète et verse de la salive, l'autre est en repos. La quantité de cette espèce de salive est augmentée par la présence dans la bouche d'un aliment sec, et diminuée, suspendue même quand la substance ingérée est humide, à moins qu'elle ne soit très-sapide.

Ajoutons enfin qu'au point de vue de sa fluidité, la salive fournie par les glandules labiales doit être rapprochée de celle des parotides. La composition immédiate de la salive parotidienne est encore mal connue, bien que ce soit la plus facile de toutes à recueillir chez les animaux, et qu'on puisse en obtenir d'assez grandes quantités. C'est ainsi que nulle analyse n'y indique la présence du carbonate de chaux, bien que son existence y soit des plus manifestes. L'absence de méthode qui règne encore dans cet ordre d'études fait qu'on n'a pas recherché si, en dehors de quelques traces de graisse, il y existe ou non des principes immédiats de la deuxième classe.

On sait seulement qu'elle renferme de 980 à 985 parties d'eau pour 1000 chez l'homme; de 970 à 995 chez le chien ; de 980 à 992 chez le cheval, et 980 chez la brebis.

Les 5 à 20 parties de matières solides sont formées pour les deux tiers au moins de cendres minérales, et le reste est représenté par des substances organiques à l'état sec.

Les sels sont des bicarbonates de potasse et de soude, des chlorures de sodium et de potassium, du carbonate et du phosphate de chaux, et enfin des traces de sulfocyanure de potassium, selon quelques auteurs, dans celle du chien du moins. Les carbonates alcalins y sont plus abondants que dans la salive mixte, ce qui est, sans doute, la cause de la plus grande alcalinité de la première. Le carbonate de chaux y est en plus grande quantité aussi que dans les autres salives.

Quant à la substance coagulable ou aux substances coagulables de la salive parotidienne, la nature en est encore mal déterminée, et l'on ne sait pas la quantité d'eau de constitution qu'elle fixe. On sait seulement qu'on peut retirer de cette matière jusqu'à 5 pour 1000 à l'état sec chez l'homme, et de 1 à 2 chez les autres animaux. C'est elle surtout qui a reçu le nom de *ptyaline ;* elle été comparée, soit à la *caséine*, soit à l'*albumine* d'œuf, sans pourtant qu'elle soit semblable à ces substances (1). Voici quels sont les caractères les plus nets qu'on lui connaisse, tels qu'ils ont été déterminés par M. Cl. Bernard.

Cette substance organique est coagulée par la chaleur et par l'acide azotique comme la sérine et l'albumine ; mais elle est coagulée par le

(1) Voy. *Chimie anatomique.* Paris, 1853, in-8, t. III, p. 351.

sulfate de magnésie qui ne coagule pas ces dernières, quoiqu'il coagule la caséine. Elle filtre sur le sulfate de soude sans être retenue par celui-ci. Elle est plus abondante dans la salive du cheval que dans celle de l'homme et du chien.

Cette substance change de caractères, en se modifiant d'une manière indéterminée, quand la salive parotidienne se mélange aux autres salives dans la bouche.

2° Salive sous-maxillaire.

La salive fournie par le canal de Warthon est limpide, filante, visqueuse et beaucoup moins fluide que la salive parotidienne. Elle est sans odeur, et sa saveur est celle de l'eau faiblement gommée ; elle devient parfois un peu gélatineuse à l'air, et ne laisse pas déposer des cristaux de carbonate de chaux, quoiqu'elle contienne une certaine quantité de ce sel en dissolution, puisqu'elle fait effervescence avec l'acide azotique. Elle ne tient aucun élément anatomique en suspension. Elle est alcaline et paraît l'être au moins autant que la salive parotidienne.

La chaleur et l'acide azotique n'y produisent aucun coagulum ; à chaud, le liquide se boursoufle sans cesser d'être filant. Le bichlorure de mercure en augmente la viscosité naturelle, la rend gluante, gélatineuse, sans la troubler. Elle perd ce caractère ainsi que sa viscosité en s'altérant à l'air. Elle est moins dense que la salive parotidienne, car elle ne pèse que 1002 à 1003.

M. Cl. Bernard a montré que c'est particulièrement sous l'influence des impressions causées par des substances sapides que la sécrétion de cette salive se fait abondamment. Elle a lieu simultanément des deux côtés en même temps, très-activement pendant le repas, et elle est presque nulle pendant l'abstinence. Un chien en a fourni 44 centimètres cubes en une heure et un quart ; pendant ce temps une parotide en a donné 2⅓ centimètres cubes, et les sublinguales 5 centimètres cubes.

Il y a, de plus, une relation entre sa production et celle du suc gastrique. Tout ce qui active sa sécrétion augmente aussi celle du suc gastrique, et en excitant le bout supérieur du pneumogastrique coupé, sa production augmente en même temps que celle du suc gastrique, ce qui est dû à une action réflexe par l'intermédiaire du grand sympathique. Ce sont, au contraire, les impressions qui suscitent par action réflexe des mouvements des muscles masticateurs qui excitent la sécrétion parotidienne.

Les remarques que je vous ai faites plus haut sur les lacunes que laissent encore à combler les analyses connues de la salive parotidienne s'appliquent aussi à la salive sous-maxillaire.

Bidder et Schmidt en ont retiré chez le chien :

Eau.........................	991,45	à 996,04
Chlorures de calcium et de sodium...	4,50 ⎫	
Carbonates et phosphates de chaux et de magnésie..................	1,16 ⎬	à 2,45
Matière organique................	2,89	à 1,51

Comme pour la salive parotidienne, les dernières portions de salive recueillies contiennent moins de principes fixes que les premières.

On n'a pas pu y déceler la présence du sulfocyanure de potassium.

Elle présente chez le chien et les autres animaux les mêmes caractères de viscosité, de transparence, etc., que chez l'homme.

3° Salive sublinguale.

Les *glandes sublinguales*, les *glandules palatines*, la *glande accessoire de la parotide* et la *glande de Nuck*, sécrètent un liquide plus épais et plus visqueux encore que celui de la sous-maxillaire. M. Cl. Bernard a prouvé qu'elles n'entrent en action que pendant la déglutition. Le liquide que fournissent ces glandes est déversé dans la cavité buccale, soit par les canaux de Rivinus et des canaux qui vont dans le canal de Wharton, soit par le canal de Sténon pour la glande accessoire de la parotide, soit enfin par des conduits particuliers à chaque glandule. Tous ces conduits possèdent une contractilité très-prononcée.

Ces salives sont tellement filantes qu'elles ne s'écoulent qu'avec une grande difficulté ; elles s'attachent comme de la glu aux différentes parties qu'elles touchent et l'on n'en peut prendre la densité. Elles sont transparentes et ne laissent pas déposer de sels par leur exposition à l'air. Elles sont alcalines, mais ne font pas sensiblement effervescence par les acides. Elles donnent une sensation sur la langue analogue à celle de l'eau de gomme, mais n'ont pas d'odeur. Elles épaississent et deviennent gélatineuses quand on leur ajoute la moitié de leur volume environ d'alcool. Mais elles ne s'épaississent pas par leur simple refroidissement, tandis que nous avons vu la salive sous-maxillaire assez fluide, mais filante, devenir plus visqueuse et se prendre en gelée par le refroidissement.

Les glandes palatines dites *mucipares* sécrètent un liquide semblable à celui de la sublinguale proprement dite ; ou mieux encore celle-ci sécrète un liquide qui a les caractères extérieurs des mucus en général. Il en est de même de la glande de Nuck.

Bidder et Schmidt ont trouvé la composition suivante au mélange du liquide des glandules buccales et de la glande de Nuck sur le chien :

Eau 990,02
Chlorures de potassium et de sodium 5,20
Phosphates (et carbonates?) de soude, de chaux et
    de magnésie 0,84
Matière organique soluble dans l'alcool 1,67
Ptyaline insoluble dans l'alcool 2,18
                                                      1000,00

Les différentes sortes de salives que nous venons de décrire doivent leur propriété d'humectation et d'inviscation des aliments avec facilitement du glissement du bol alimentaire à leur eau et à la manière dont celle-ci est fixée par la variété de *ptyaline* qu'elles renferment. C'est, en effet, à la propriété qu'a chaque variété de cette substance organique de fixer une quantité d'eau de constitution plus ou moins grande que l'une doit de laisser très-fluide la salive parotidienne, de rendre filante la sous-maxillaire et de rendre très-visqueuse la salive sublinguale. Mais, contrairement à ce que semblent admettre presque tous les auteurs, le degré de viscosité de chaque salive n'indique pas la proportion de la substance coagulable qu'elle renferme. C'est ce que prouvent les analyses qui nous montrent plus de substance coagulable dans le liquide parotidien, qui est le plus fluide, que dans les salives sous-maxillaires et sublinguales qui sont les plus visqueuses. La viscosité tient, sans doute, au mode d'association de l'eau avec cette substance coagulable et à la quantité de ce liquide que fixe cette dernière.

De l'origine des principes immédiats des salives.

La *salive mixte* ou *totale* étant simplement le mélange des précédentes n'a pas d'origine propre ; aussi est-ce avant d'aborder son étude que nous devons étudier la provenance des principes immédiats constitutifs des salives pour examiner leur rôle et leur fin en parlant de la salive mixte, l'état de mélange en proportions diverses, selon les cas, étant la forme sous laquelle ces humeurs d'origine et de propriétés différentes remplissent habituellement leurs usages.

Les principes d'origine minérale sont manifestement empruntés, tout formés, au sang artériel.

Quant à la substance coagulable propre à chacune d'elles, elle n'existe ni dans le sang artériel, ni dans le sang veineux, et se produit dans les cellules épithéliales glandulaires, ainsi que le montrent les expériences suivantes de M. Cl. Bernard.

En broyant des glandes salivaires et ajoutant ensuite de l'eau, puis

filtrant au bout de vingt-quatre heures, après avoir agité le tout de temps
en temps, M. Bernard a obtenu les résultats suivants avec les glandes
parotides.

Le liquide était fluide comme de l'eau, sans viscosité, sans odeur ni
saveur. Il ne précipitait pas par la chaleur, était troublé par l'infusion
de noix de galle, et le sublimé y causait un précipité blanchâtre assez
abondant, sans devenir visqueux ni gélatineux.

Le liquide ainsi obtenu avec les glandes sous-maxillaires, est limpide,
visqueux, légèrement rosé, filant, neutre, sans odeur ni saveur proprement dites ; mais il donne sur la langue la sensation que produit l'eau
fortement gommée. L'alcool y cause un précipité blanc abondant, la
chaleur aussi, mais une goutte de potasse dissout ce dernier. L'acide
chlorhydrique lui enlève sa viscosité en déterminant un précipité qui se
dissout dans un excès d'acide. Il en est de même avec l'acide acétique,
seulement le précipité est grisâtre, membraneux, gluant, très-abondant.
La teinture de noix de galle y produit un précipité abondant et floconneux. Le sublimé le rend gluant, adhérent au vase et sous forme de
masse gélatineuse, mais sans le troubler.

L'infusion fournie par les glandes sublinguales réduites en pulpe,
donne un liquide très-visqueux, coulant à peine, offrant les réactions
propres à la salive que donnent isolément ces organes.

Il se passe dans cette formation des substances coagulables propres à
chaque variété de salive, au sein même des cellules épithéliales glandulaires, des actions autres que des faits de pure endosmo-exosmose physique ; il se passe là, comme dans tous les autres actes caractéristiques des
sécrétions (1), des actes moléculaires s'accomplissant avec toute l'énergie
physique et chimique des actes de ce genre, et indépendamment de toute
influence nerveuse, dès que les principes à l'aide et aux dépens desquels
a lieu cette formation se trouvent réunis. De là vient que, ainsi que l'a
vu M. Cl. Bernard, les actes sécréteurs des salives continuent encore
quelque temps dans la tête d'un animal décapité, et que l'excrétion a
lieu abondamment lorsqu'on excite les nerfs qui se rendent à chacune
de ces glandes. De là vient aussi, comme l'a vu Ludwig, que la pression
exercée sur le kymographion est plus grande dans le conduit de Sténon
que dans les artères apportant le sang à la parotide, ce qui n'aurait pas
lieu si le fait de la sécrétion était un simple fait de filtration, par suite de
la pression du sang artériel. Du reste, le cours du sang dans les capil-

____

(1) Voy. Béraud, *Éléments de physiologie*. Paris, 2ᵉ édition, 1856, t. I,
p. 100, et Littré et Robin, *Dictionnaire de médecine*, 10ᵉ édition, 1855, et
12ᵉ édition, 1865, article SÉCRÉTION, et ci-dessus, p. 16.

sécrétoires des glandes aussi bien que des autres organes, ne permet pas de comprendre que cette hypothèse ait été mise en avant.

C'est aussi parce que ces actes de formation sécrétoire sont de nature iatrochimique, sont des actes de combinaison ou autres analogues, en rapport avec la composition immédiate des cellules et des parois glandulaires, que de l'iodure de potassium injecté dans le canal d'une parotide en voie de sécrétion, traverse les parois des tubes glandulaires comme il traverse les muqueuses dans les cas d'absorption digestive, etc., et se retrouve au bout de quelques secondes dans la salive qui coule par le conduit de Sténon du côté opposé.

C'est pour la même raison aussi qu'on voit des glandes ne pas être traversées par les substances injectées dans le sang. C'est ainsi que l'iodure de potassium, poussé dans les vaisseaux, qui sort par la salive, ne s'échappe pas par le rein, comme l'a montré encore M. Cl. Bernard. C'est par la même raison enfin que le prussiate de potasse injecté dans le sang, au contraire, s'échappe par le rein et non par les glandes salivaires. Injecté dans un canal de Sténon, il est absorbé par les tubes glandulaires, pénètre dans le sang, s'échappe avec l'urine sans que la salive du canal parotidien du côté opposé en renferme, sans que même la parotide, par laquelle il a été introduit, en fournisse, lorsqu'on la fait sécréter de nouveau après l'injection.

L'interprétation de ces faits, comme vous le voyez, se rattache intimement à la connaissance de la composition immédiate des humeurs; ils montrent l'importance de l'étude méthodique de cette composition, en même temps que celle des éléments anatomiques qui concourent à sécrétion.

C'est encore à des causes de l'ordre de celles que je viens de rappeler en peu de mots que sont dues les modifications de la composition de la salive par le passage dans cette sécrétion de principes immédiats accidentels du sang, à l'exclusion de certains autres, quand la constitution du plasma vient à être modifiée. Ainsi, le prussiate jaune de potasse, les sels de fer à acide organique injectés dans le sang, ne passent pas dans la salive. L'iodure de fer et les autres iodures, au contraire, entrent dans la composition de ce liquide, quand le sang en contient, et ne sortent pas par l'urine, en sorte qu'ils séjournent longtemps dans l'économie, parce qu'ils sont réabsorbés incessamment dans l'estomac après y être arrivés avec le bol alimentaire. Le sucre qui s'échappe facilement par le rein ne passe pas du sang dans les salives, qui le dissolvent pourtant assez vite; aussi ne trouve-t-on pas ce principe dans la salive des diabétiques.

4° Salive mixte.

La salive mixte est le fluide qui est dans la bouche, celui qui sert à la mastication et à l'*insalivation*. C'est un liquide qui résulte du mélange des différentes salives sécrétées par les parotides, les glandes sous-maxillaires, sublinguales, molaires, labiales, buccales, palatines; de plus, il s'y ajoute du mucus provenant de la muqueuse bucco-linguale.

Lorsqu'on détermine une supersécrétion salivaire par la titillation du voile du palais ou quelque autre moyen qui n'entraîne pas le mélange de solides ou de liquides étrangers à la salive, on peut recueillir en peu de temps une quantité assez considérable de cette humeur.

Lorsqu'elle est épurée chez l'homme, elle constitue les crachats salivaires, liquides, écumeux, filants, peu visqueux, qu'il ne faut pas confondre avec les crachats bronchiques dont j'ai parlé ailleurs. Cette salive a l'aspect d'un liquide spumeux, d'abord trouble, qui par le dépôt dans un verre à pied se sépare en trois portions. L'une qui surnage, d'épaisseur variable d'une expérience à l'autre, est formée par un liquide écumeux et filant. La portion moyenne, la plus considérable, est claire, liquide et moins visqueuse que l'autre. La portion inférieure est un dépôt gris blanchâtre, composé de cellules de l'épithélium buccal en grande quantité, de leucocytes peu nombreux, de gouttelettes ou de granulations graisseuses avec d'autres détritus alimentaires venant de l'interstice des dents, tels que fragments de cellules végétales, de fibres musculaires, grains de fécule, etc. On y voit aussi parfois quelques vibrions avec de petits amas de substance amorphe, quelques tubes de l'algue filiforme de la bouche (*Leptothrix buccalis*, Ch. R.) et des granulations calcaires; le tout venant du dépôt formé entre les dents, détaché par les mouvements d'expuition.

On peut isoler la partie moyenne par décantation avec une pipette, ou filtrer la totalité du liquide. Les parties supérieures et inférieures restent sur le filtre et il passe un liquide limpide, un peu visqueux, moussant légèrement si on l'agite.

Sa densité peut varier entre 1004 et 1008.

On a dit que la salive mixte est faiblement alcaline, quelquefois neutre (Tiedemann et Gmelin). Schultz l'a vue acide chez l'homme, quand elle avait séjourné longtemps dans la bouche, et toujours alcaline chez les enfants. Mitscherlich l'a trouvée alcaline pendant le boire et le manger, déjà même après la première bouchée; en tout autre temps elle était acide. Garrod et Marshall ont trouvé chez un homme atteint de fistule salivaire la salive acide avant le repas, pendant lequel elle devenait d'abord neutre, puis alcaline, différences qu'ils attribuent à celle des proportions respectives de la salive et du mucus. Budge dit la salive mixte toujours alcaline dans l'état de santé, mais sujette à varier très-facilement et très-promptement, même à devenir acide. Elle est également alcaline chez les chiens, les chats et les lapins.

Il est certain que le liquide obtenu par expuition et décrit plus haut est constamment alcalin, comme l'a bien démontré M. Cl. Bernard.

Il est alcalin comme les diverses variétés de salive dont il est le mélange, et comme elle, il doit sa réaction alcaline au carbonate et au phosphate de soude basiques qu'y montre l'analyse.

Sur les réactions des liquides de la cavité buccale.

La muqueuse buccale rougit le papier de tournesol lorsque la salive n'a pas coulé depuis longtemps, le matin à jeun aussi bien que dans un grand nombre d'affections pendant lesquelles le malade est à la diète. Ce fait a lieu dans l'état de santé de même que pendant les maladies et n'offre rien de caractéristique à cet égard. Elle provient réellement, comme le pense M. Cl. Bernard, de la fermentation acide, lactique et butyrique, des parcelles alimentaires qui séjournent entre les dents et entre les papilles linguales. Elles trouvent là les conditions de température et d'humidité favorables à cette décomposition, et les acides produits donnent leur réaction à la petite quantité de liquide qui humecte la muqueuse.

Depuis longtemps du reste, ainsi que vous le savez, M. Andral s'était exprimé ainsi sur ce point :

« L'acidité de la bouche n'est point un fait pathologique. On l'observe chez les personnes les mieux portantes, chez celles qui digèrent le plus normalement, et on peut la retrouver dans les maladies les plus diverses : elle disparaît dès qu'on fait affluer dans la bouche une certaine quantité de salive ; on la retrouve d'autant plus prononcée qu'on la recherche à une époque plus éloignée de celle où des aliments ont été pris, et dès lors on comprend facilement comment elle sera plus forte et plus persistante dans les maladies où depuis un certain temps une diète rigoureuse a dû être observée.

» On a prétendu que, dans certains états de maladie, la salive pouvait perdre de son alcalinité qui constitue son état normal, et devenir acide. Je crois devoir conclure de mes recherches sur ce point qu'il n'en est jamais ainsi, et qu'il n'est donné à aucune maladie de transformer la salive en un liquide acide. J'ai dit plus haut que chez beaucoup de personnes, soit bien portantes, soit malades, la bouche présente une réaction acide des plus nettes. Cette sorte de réaction a été, à tort, attribuée à la salive. On peut facilement démontrer qu'elle ne lui appartient pas, en introduisant dans la bouche un corps sapide quelconque ; sous son influence, une certaine quantité de salive arrive rapidement dans la bouche, et dès ce moment on trouve dans la cavité buccale une réaction alcaline très-prononcée ; ce n'est donc point, dans ce cas, la salive qui est acide, c'est le liquide qui est fourni par la membrane muqueuse de la bouche. On s'est donc évidemment trompé lorsqu'on a dit que dans les inflammations d'estomac la salive devenait acide. On a également commis une erreur lorsqu'on a avancé que chez les diabétiques, la salive acquérait des propriétés acides. Souvent, sans doute, chez les diabétiques, on trouve dans toute la bouche une réaction acide ; mais cela n'a rien de propre au diabète, et, dans cette maladie pas plus que dans les autres, la réaction acide de la bouche ne dépend de la salive. Pour m'en assurer, j'ai fait mâcher à des diabétiques qui présentaient cette réaction un peu de racine de pyrèthre ; j'ai déterminé ainsi, en quelques instants, un flux abondant de salive, et j'ai bien constaté que ce liquide avait conservé son alcalinité ordinaire. Ainsi tombe un des principaux arguments qu'on avait fait valoir pour étayer la théorie d'après laquelle on regarde le développement de la glycosurie comme le produit de l'acidification soit du sang, soit d'autres humeurs de l'économie (1). »

M. le docteur Magitot, qui a fait des recherches très-étendues et d'importantes expériences sur ce point, a obtenu des résultats analogues à ceux que je viens d'exposer et d'autres encore qui ne rentrent pas assez dans le sujet de cette leçon pour que je m'y arrête (2).

M. Cl. Bernard a montré que chez les animaux sur lesquels ces conditions ne se rencontrent pas, la muqueuse n'a pas cette réaction acide sur le papier bleu de tournesol, lors même qu'on empêche l'arrivée de la salive dans la bouche par la division des conduits parotidiens, sous-maxillaires, sublinguaux et de la glande de Nuck.

La faible exsudation que laisse se produire à la surface de la muqueuse buccale l'épaisse couche de cellules épithéliales qui la tapisse ne fait pas exception à cet égard, comparativement à ce qu'on observe sur toutes les autres muqueuses, si ce n'est l'estomac pendant la durée de la sécrétion du liquide fourni par les glandes propres de sa muqueuse. Un fait expérimental dû aussi à M. Cl. Bernard vient confirmer ce qui précède sur les causes de l'acidité de la salive ou mieux des résidus alimentaires et des dépôts qui s'accumulent entre les dents, dont ils déterminent à la longue la carie.

(1) Andral, *Comptes rendus des séances de l'Académie des sciences.* Paris, 1848.
(2) E. Magitot, *Études et expériences sur la salive considérée comme agent de la carie dentaire* (*Gazette médicale*, Paris, 1866, in-4, p. 380 et suiv.).

M. Cl. Bernard a vu que dans les cas fréquents où, à la suite d'opérations pratiquées sur l'intestin ou l'estomac des chiens, il survient des dérangements digestifs, leur muqueuse buccale s'enflamme. Il en est de même lorsque, sur des chiens porteurs d'une fistule gastrique qui ne les rendait pas malades, on vient à mal boucher la canule de manière à laisser pénétrer l'air dans l'estomac et couler au dehors une partie du suc gastrique, ce qui épuise l'animal. La salive mixte des chiens qui ne contenait pas de cellules épithéliales ni des globules de pus, en présente alors plus ou moins. En même temps les dents s'entourent d'un dépôt noirâtre et parfois de tartre à leur base, se carient et la salive devient acide. Elle reprend son état normal et les dents redeviennent blanches si l'on a soin de boucher hermétiquement la canule et quand l'animal revient à la santé.

En fait, dans toutes ces conditions ce ne sont ni la salive ni la muqueuse qui deviennent acides, ce sont les détritus alimentaires et épithéliaux en voie de fermentation qui adhèrent à la muqueuse et aux dents.

Sur la composition immédiate de la salive mixte.

Les principes immédiats qui entrent dans la composition de la salive mixte de l'homme sont les suivants :

PRINCIPES DE LA PREMIÈRE CLASSE.

	Salive mixte normale.		Salive du ptyalisme mercuriel.	
Eau............................	988	à 995,16	974,12 à	991,0
Chlorures de sodium et de potassium.		0,84		
Sulfate de soude.................	0,02 ou traces			
Phosphate de soude tribasique......		0,94		
Phosphates de chaux, de magnésie et de fer.....................	0,60 ou traces		7,55 à	2,4
Carbonate de chaux et alcalins......		0,03		
— de magnésie...........		0,01		

PRINCIPES DE LA DEUXIÈME CLASSE.

Sulfocyanure de potassium.........	traces	à 0,06		
Lactates de potasse et de soude.....	0,70 ou traces			
Graisse phosphorée..............	0,32 ou traces			
Corps gras.....................	0,00	à 0,00	6,74	à 0,4

PRINCIPES DE LA TROISIÈME CLASSE.

Ptyaline.....................	4	à 1,34	3,65	à 1,9
Matière muqueuse et épithélium....	2,13	à 1,62		à 3,8
Albumine.....................	0,00	à 0,00	7,77	à 0,6

La substance organique ou les substances organiques de la salive sont un mélange de celles que nous avons étudiées dans chaque espèce de salive séparément. Le principe coagulable qu'on a pris pour de l'*albu-*

mine dans la salive buccale de l'homme, du cheval, etc., est en particulier celui qui est propre à la salive parotidienne. C'est lui qui fait que la salive mixte traitée par la chaleur, par l'acide azotique, etc., donne un précipité plus ou moins abondant, floconneux, insoluble dans l'eau et dans l'alcool. Mais ce principe diffère de l'albumine en ce qu'il est coagulé par le sulfate de magnésie qui laisse, au contraire, passer l'albumine sans la modifier.

Ces divers principes sont dissous les uns par les autres, et ceux qui sont insolubles dans l'eau, tels que les carbonates et phosphates calcaires, sont particulièrement dissous par les substances coagulables auxquelles ils sont fixés ; à ces substances naturellement liquides est fixée également comme eau de constitution, une partie de celle qu'on obtient par évaporation en chauffant la salive. Ce fait important n'a pas été pris en considération par les auteurs qui ont étudié les variations de la quantité d'eau dans la salive pendant la durée de divers états morbides. Envisageant ce fait d'une manière absolue, comme si toute cette eau était libre en quelque sorte, les résultats qu'ils ont obtenus n'ont aucune signification réelle.

Le phosphate tribasique de soude forme à lui seul la moitié des principes salins qu'on trouve dans la salive mixte, et c'est à lui qu'elle doit sa réaction alcaline, sa propriété de ramener au bleu le papier de tournesol rougi. Il est possible que les carbonates alcalins concourent à cette réaction, mais ils sont trop peu abondants pour qu'ils y prennent une part notable. Aucune analyse ne signale dans la salive, non plus que dans les larmes, la présence du chlorhydrate d'ammoniaque, dont on voit pourtant les cristaux dans le résidu solide que donnent ces humeurs soumises à l'évaporation.

La salive mixte contient moins de carbonates que la salive parotidienne. Elle donne peu ou pas d'effervescence par les acides, et n'est pas sensiblement précipitée par les eaux de chaux et de baryte, contrairement à ce qui a lieu avec celle-ci. Ce fait tient en partie à ce qu'elle est un mélange de salive parotidienne et des salives sous-maxillaire et sublinguale, moins riches en carbonates que la première. Mais ce fait tient aussi à ce que, comme est porté à l'admettre M. Cl. Bernard, la salive parotidienne laisse déposer ses carbonates calcaires en arrivant au contact de l'air et de la muqueuse buccale, comme elle le fait par le repos à l'air libre dans les expériences.

Il n'y a que des traces difficilement pondérables de phosphates calcaires dans la salive, mais il y en a toujours. Ce principe, comme tous les autres de la première classe, venant tout formé du sang, peut augmenter ou diminuer facilement de quantité sous diverses influences. Le

peu de solubilité des phosphates et des carbonates de chaux et de magnésie fait qu'ils se déposent sous forme de calculs ou de concrétions
dès qu'ils deviennent trop abondants ; ce fait a lieu encore lorsque, sans
qu'ils augmentent de proportion, les principes qui tiennent en dissolution
tel ou tel d'entre eux viennent à diminuer. La ptyaline étant sécrétée
en moindre quantité dans quelques cas morbides, peut être une cause
de leur dépôt, faute d'être là pour les tenir en dissolution.

De là vient que, dans les calculs en général, on trouve leurs principes constituants associés dans des proportions autres que celles qu'ils
offrent dans les humeurs qui fournissent ces principes ; c'est pour cela
que, dans les calculs salivaires en particulier, et même dans le tartre, il
y a souvent plus de phosphates calcaires que de carbonates, et d'autres
fois c'est l'inverse.

Quant aux hypothèses d'après lesquelles ces concrétions seraient
produites par des glandes gingivales particulières ou par les gencives
mêmes et le périoste alvéolo-dentaire altérés, elles ne méritent plus discussion dans l'état actuel de nos connaissances sur la constitution de
ces organes et des humeurs.

On s'est beaucoup préoccupé de la cause de la légère coloration rouge
que la salive prend après l'addition de quelques gouttes de perchlorure
de fer. Cette coloration ne s'obtient pas toujours à l'aide de la salive
fraîche ; mais on l'observe après avoir évaporé celle-ci ou après l'avoir
traitée par l'alcool sans la faire évaporer. Cette coloration est attribuée
au sulfocyanure de potassium qui donne cette même réaction, et dont
plusieurs chimistes ont retiré des traces de la salive qu'ils ont analysée
dans ce but. M. Longet, en particulier, a bien étudié et discuté les
causes qui ont conduit à nier l'existence de ce corps dans la salive.

Il est néanmoins des personnes bien portantes chez lesquelles la
salive fraîche donne toujours la réaction propre au sulfocyanure de
potassium, tandis que chez d'autres elle ne s'observe que dans les conditions indiquées plus haut. Du reste, la quantité de ce composé est
trop peu considérable pour qu'il puisse jouer un rôle nuisible ou utile
quelconque dans la salive. On ne connaît pas encore les conditions qui
en amènent la production.

Sur les principes coagulables des salives.

La *substance* ou les substances non cristallisables propres aux salives
diffèrent d'une glande salivaire à l'autre, soit par la quantité d'eau dont
elle est susceptible de s'emparer après dessiccation, soit par le degré de
viscosité qu'elle a la propriété de donner à celle-ci, soit par d'autres
particularités relatives à leur coagulabilité. Cette substance organique

ou ces variétés de *substances organiques* sont naturellement liquides et non dissoutes; elles fixent et dissolvent des principes salins insolubles dans l'eau, comme le font leurs analogues et les laissent se déposer quand elles s'altèrent (*tartre des dents*). Peu étudiées isolément, elles sont désignées sous le nom de *ptyaline*. Cette matière ne se coagule pas par la chaleur ni par les acides. Elle n'est précipitée par aucun sel métallique ni par le tannin; desséchée, elle reprend l'eau qu'elle a perdue en lui rendant la viscosité caractéristique de celle des variétés de ptyaline observée. L'eau qui est chargée ainsi de cette substance dissout plus lentement les sels solubles que l'eau pure.

C'est lorsque ces substances se sont altérées au contact de l'air dans la bouche après mélange des salives (*salive mixte*), qu'elles acquièrent la propriété de jouer le rôle de ferment à l'égard de l'amidon; mais lorsqu'elles ne sont pas ainsi altérées, elles ne jouissent nullement de cette propriété. Aussi, nous allons voir que c'est en se plaçant dans des conditions spéciales, hors de l'économie, qu'on a pu dire que ces substances jouaient le rôle d'un ferment pour la digestion et la transformation des fécules; tandis que dans les conditions naturelles et en expérimentant d'une manière directe sur les animaux vivants, en prenant, soit les salives isolément, soit leur mélange, on reconnaît que le rôle des salives n'est point tel. Ce fait est aussi montré par leur étude chez les carnassiers-carnivores qui ne mangent jamais de féculents. C'est le produit résultant de l'altération des *ptyalines* dans la salive mixte qui a été étudié sous le nom de *diastase salivaire*, après avoir été coagulé. Il a été considéré, à tort, comme le principe coagulable *normal* de salives. M. Cl. Bernard a montré qu'il n'existait pas dans la salive parotidienne non altérée (1).

Sur les usages de la salive mixte.

M. G. Colin, en recueillant par une plaie œsophagienne les bols imprégnés de salive après avoir pesé l'aliment avant l'insalivation, a trouvé que le cheval donne 6000 grammes de liquide buccal par heure; M. G. Colin calcule ensuite que pendant vingt-quatre heures le même cheval sécrète 40 000 grammes de liquide buccal. Chez les ruminants, elle serait de 56 000 grammes. On admet que sur l'homme, *une seule* parotide fournit en vingt-quatre heures environ 100 grammes de salive;

---

(1) *Archives générales de médecine*, 1847; et dans Robin et Verdeil, *Chimie anatomique*, t. III, p. 554. Vieussens définissait la salive : « Une liqueur grasse et transparente destinée à délayer les aliments dans la bouche et leur communiquer un levain propre à aider leur coction dans l'estomac. » Il ajoute que : « La salive est un véritable ferment qui est destiné à commencer la digestion des aliments dans la bouche et à l'aider dans l'estomac. » (*Traité nouveau des liqueurs du corps humain*. Toulouse, 1715, in-4, p. 158 et 164.)

celle qui provient des autres glandes salivaires serait à peu près dix fois plus grande : on pourrait penser, en conséquence, que 1000 grammes représentent la quantité de liquide buccal sécrété par l'homme en vingt-quatre heures. Mais ces nombres calculés pour vingt-quatre heures sont fort arbitraires; car ces glandes ne sécrètent pas d'une manière continue, et chacune sécrète plus ou moins, selon la nature des aliments soumis à la mastication et à la déglutition. C'est pourquoi je ne vous ai pas parlé, en commençant cette leçon, de la quantité moyenne des liquides salivaires.

La salive favorise la *mastication*. Aussi, pendant que cet acte s'accomplit, on la voit pleuvoir au voisinage des dents les plus employées, tandis qu'elle manque chez les animaux qui prennent leurs aliments dans l'eau. Sa viscosité favorise la formation du bol alimentaire ; c'est de la sorte qu'elle est utile à la *déglutition*. Le gosier sec ne peut avaler, et quand un aliment solide n'a pas été convenablement humecté, il ne coule pas facilement dans la gorge. Des expériences nombreuses ont été faites dans ces derniers temps par Lassaigne, M. Cl. Bernard, et par une commission de l'Institut, pour prouver l'influence de la salive sur la mastication et la déglutition. Ces expérimentateurs ont montré que la quantité de salive sécrétée et employée est en raison de la sécheresse de la matière alimentaire, et qu'une même substance en absorbe des proportions différentes, suivant qu'elle est humide ou sèche.

M. Cl. Bernard pense que les glandes parotides, labiales et buccales qui sécrètent une humeur plus fluide, sont plus spécialement auxiliaires de la mastication; tandis que les glandes maxillaires, sublinguales et palatines fournissent la matière muqueuse plus épaisse qui entoure le bol alimentaire et facilite son glissement dans l'acte de la déglutition.

Il a démontré aussi par de nombreuses expériences faites sur les chiens, l'âne, le mouton, etc., que la salive n'a pas d'action chimique sur les aliments féculents tant qu'elle n'est pas encore modifiée par le contact de l'air.

La salive parotidienne de l'homme ne lui donna non plus aucun résultat. Après avoir bâillonné un chien, si on lui présente de la viande, on obtient une salive mixte qui, il est vrai, transforme l'amidon en sucre ; mais cette transformation ne se fait guère qu'une heure après le contact ; tandis que chez l'homme la conversion de la fécule cuite en sucre se fait en traversant la bouche. Il croit que dans cette circonstance l'action chimique de la salive n'est qu'accidentelle et de peu d'importance : d'abord parce que la salive du chien, comme celle du cheval, agit lentement et qu'on trouve la fécule crue dans l'estomac de ces animaux à l'état de fécule ; ensuite parce que dans certains cas morbides, dans la stomatite, dans la salivation mercurielle, la salive a bien plus de puissance saccharifiante que dans l'état de santé, ce qui peut donner à penser que la salive n'agit que si elle est altérée. Il faut, de plus, remarquer que, dans tous ces cas, on emploie de la fécule hydratée à chaud, qui permet une transformation facile, puisque la fécule hydratée sans aucun mélange et dans un temps orageux, par exemple, se convertit spontanément en sucre; si alors on y ajoute de la salive, qui s'altère aussi très-facilement, on conçoit que sa conversion puisse se faire rapidement. De la salive prise au sortir du conduit excréteur et mise immédiatement avec de la fécule, est sans action; mais si on l'expose un certain temps à la chaleur, vers 40 degrés, elle se putréfie et agit alors avec une grande rapidité ; de plus, tous les liquides normaux de l'économie et tous les fluides pathologiques transforment la fécule en glycose.

Pour montrer la différence qu'il y avait entre la salive altérée de l'homme et la salive pure des animaux, et combien peu il fallait tenir compte de son action sur les féculents, M. Cl. Bernard a fait les expériences suivantes : il a mêlé à de la fécule, d'un côté, de la salive altérée d'homme ; de l'autre, de la salive pure de chien. Dans le premier cas, l'eau iodée ne décélait plus la présence de l'amidon et la liqueur de Frommerhz donnait, au contraire, une réaction glycosique très-évidente ; dans le second cas, c'était l'opposé ; ce qui prouve bien le peu d'action de la salive des animaux sur la fécule. Il a ensuite expérimenté sur de la fécule hydratée qu'un chien à fistule gastrique avait prise une demi-heure auparavant; l'eau iodée la bleuissait immédiatement, tandis que la liqueur de Frommerhz ne donnait absolument rien.

Des liquides pharyngo-œsophagiens.

Indépendamment des liquides salivaires, l'estomac reçoit encore à chaque mouvement de déglutition une certaine quantité de liquide venant des glandes de la base de la langue, du pharynx et de l'œsophage.

Ce liquide est abondant sur le cheval qui en chasse 15 grammes à chaque déglutition. Il n'a encore été bien observé que chez cet animal, par M. Riquet, sans que toutefois son analyse immédiate ait été faite.

Il est limpide, très-visqueux, et communique cette viscosité à une grande quantité d'eau ; il la perd lorsqu'on l'abandonne à lui-même pendant plusieurs jours et il devient fluide. L'ébullition au contraire ne la lui enlève pas et ne modifie pas non plus ses autres caractères.

L'acide azotique et le sublimé le troublent sans le rendre plus fluide. Quand on l'agite avec la salive parotidienne qui est très-fluide il se mélange d'abord, mais il s'en sépare au bout d'une heure de repos.

Altérations de la salive.

Toutes les recherches tentées jusqu'à présent sur ce sujet n'ont conduit à aucun résultat méritant d'être noté, en dehors des questions de quantité de cette humeur et de sa viscosité plus ou moins grande. Ces variations tiennent à l'excès de la sécrétion des glandes sous-maxillaires sur les autres, et cela sous l'influence d'actions réflexes suscitées par des impressions diverses qu'étudient la physiologie et la pathologie. Dans le tableau ci dessus (page 505) j'ai rapporté, d'après Simon et Wright, la composition qu'ils indiquent comme appartenant à la salive du ptyalisme mercuriel; mais les différences existant dans les résultats de ces analyses sont trop grandes pour qu'il soit possible d'en tenir compte. Tous deux pourtant signalent l'existence de l'albumine dans ce liquide.

On dit généralement que la salive prend une odeur plus ou moins fétide dans les cas de fluxions et de caries dentaires, dans ceux de la gingivite, dans les diverses variétés de stomatites, le scorbut, les diphthérites pharyngiennes, etc. Mais il est facile de constater sur les produits de l'expulsion que dans ces cas-là l'odeur n'appartient pas à la salive même, qu'il n'est pas survenu dans sa sécrétion un trouble tel que la formation d'un principe nouveau et odorant ait eu lieu. On constate que ce sont les gaz et les vapeurs qui s'échappent de la cavité buccale qui sont fétides, et les crachats ne prennent cette odeur que proportionnellement à la quantité de ces gaz qu'ils dissolvent (1).

Ces produits fétides se forment dans la cavité buccale même, tant par la putréfaction des substances alimentaires, de l'épithélium, du mucus buccal proprement dit, que par celle de la salive et du pus. Cette putréfaction est en effet favorisée dans ces conditions accidentelles par la salive dont la sécrétion est devenue permanente, par la stagnation des matières précédentes qui se prolonge parce que la mastication ne les entraîne plus comme à l'ordinaire, ou parce que les soins donnés à la bouche sont interrompus. Les produits de la putréfaction varient à leur tour avec les espèces de substances qui se décomposent, et selon les conditions spéciales à chaque cas dans lesquelles a lieu la décomposition.

Crachats salivaires dits séreux.

Les crachats salivaires dits *séreux* sont formés par un liquide clair, stransparent, dont la fluidité égale presque celle de l'eau ; souvent ils sont mélangés à de l'air qui s'y présente sous forme de bulles fines et nom-

(1) Voyez *Chimie anatomique*, t. III, p. 481, art. Principes odorants.

breuses ; on leur donne alors le nom de crachats salivaires proprement dits ou spumeux. Leur quantité varie, selon les circonstances, de quelques grammes à plusieurs litres ; ils sont formés de salive parotidienne et d'un peu des salives filantes. En dehors des sputations salivaires normales, on observe celles dont je vous parle dans les cas d'aphthes, de salivation mercurielle, dans quelques cas d'hystérie, lors de la super-sécrétion parotidienne survenant à la vue de certaines substances inspirant le dégoût, un peu avant le vomissement, après la syncope, etc.

Dépôts salivaires.

Nous devons étudier actuellement les produits accidentels véritablement formés par des principes immédiats de la salive passés de l'état liquide par dissolution à l'état solide, en fixant et retenant une petite quantité de substance organique coagulable avec lesquels ils forment une sorte de laque, comme je vous l'ai déjà indiqué plus haut (page 495).

Le premier de ces dépôts dont nous ayons à nous occuper est celui qui se présente à la surface des dents sous l'aspect de petites taches ou de plaques minces, soit noires, soit d'un noir verdâtre ou vertes, très-minces, très-adhérentes, difficiles à enlever autrement qu'avec la rugine. Le microscope montre que leur substance n'est pas cristalline ; elle est sous forme de corpuscules irréguliers, réfractant fortement la lumière à la manière des sels de chaux, mais en lui donnant ici une teinte d'un jaune verdâtre.

L'acide chlorhydrique étendu les dissout avec dégagement de quelques bulles de gaz et laisse à leur place une légère trame d'aspect muqueux, incolore, retenant quelques granules noirâtres ou verts, surtout chez les herbivores sur qui ces plaques se rencontrent fréquemment. Ces granules sont formés par de la chlorophylle qui, soit encore granuleuse, soit à l'état homogène, colore les carbonates et les phosphates auxquels elle se fixe chimiquement dans la substance de ces dépôts ; elle les retient de la même manière que diverses substances colorantes sont fixées par l'alumine et divers sels métalliques, dans ce qu'on appelle les *laques*.

Du tartre dentaire.

On donne ce nom à une matière dure comme du plâtre sec, dont elle a un peu l'aspect, qui se dépose entre les dents ou à leur surface, autour de leur collet particulièrement, mais pouvant parfois s'élever jusqu'au niveau de leur surface triturante ou coupante.

Le tartre dentaire est blanc grisâtre ou un peu jaunâtre, assez dur, mais se laissant écraser et réduire en poudre par la pression avec un corps dur. La cassure est un peu grenue, et laisse voir à la loupe de petites facettes brillantes; sa surface libre, examinée ainsi, est chargée de très-petits mamelons arrondis, atteignant au plus une épaisseur d'un dixième de millimètre, disposés presque par couches, interrompues d'espace en espace.

Réduit en poudre et vu sous le microscope, il montre surtout des corpuscules irréguliers, réfractant assez fortement la lumière, et une certaine quantité de globules sphéroïdaux ou à surface mamelonnée, grenus ou homogènes à l'intérieur. Quelques-uns, en très-petit nombre, sont pourvus de lignes ou stries pâles irradiées à partir de leur centre, mais toujours difficilement apercevables.

On y rencontre un certain nombre de fragments de cristaux lamelleux, soit isolés, soit encore imbriqués, analogues à ceux qui forment des groupes fasciculés dans la salive parotidienne abandonnée à l'air, et dont j'ai déjà parlé (1). Il est des sujets chez lesquels ces fragments nettement cristallins, non grenus à leur intérieur comme les autres, sont assez nombreux.

Leur présence montre que c'est bien par suite d'un phénomène analogue à celui que l'on observe dans la salive recueillie expérimentalement, que les sels dissous dans la salive passent à l'état solide accidentellement dans la cavité buccale, pour s'agglutiner en concrétions en s'associant au phosphate de chaux et aux substances coagulables de la salive et du mucus buccal.

Outre ces grains et ces amas calcaires cristallins ou non, agglutinés ensemble, le microscope montre des touffes de *Leptothrix buccalis*, et de la matière amorphe finement grenue, telle que celle que j'ai décrite dans l'enduit inter dentaire du mucus buccal (page 465). Souvent ces touffes sont adhérentes à la surface des grains calcaires dont je viens de parler; les filaments végétaux sont tantôt longs de 4 à 5 centièmes de millimètre seulement, tantôt deux à trois fois plus longs. On reconnaît assez facilement ainsi comment cet enduit buccal, encore en couche mince, commençant à se former, a été recouvert incessamment par le dépôt des sels calcaires de la salive. On voit un bien plus grand nombre encore de ces touffes après qu'on a dissous les sels du tartre à l'aide de l'acide chlorydrique étendu. Ces filaments donnent par places un aspect finement strié à la gangue qui reste après l'action des acides. Il est rare d'y voir quelques cellules épithéliales pavimenteuses. On n'y rencontre pas de leucocytes.

L'acide acétique attaque lentement le tartre dentaire en dégageant quelques bulles de gaz. L'acide chlorhydrique en dissout les sels rapi-

<hr>

(1) Voyez plus haut, page 495, et *Chimie anatomique*, atlas, pl. IV.

dement, et produit un abondant dégagement de gaz. Après son action il reste une gangue de substance amorphe finement grenue, transparente, aussi volumineuse que chaque grain dont elle provient, et conservant d'abord la forme arrondie ou irrégulière de ceux-ci, puis se gonflant et prenant l'aspect de magmas floconneux ou nuageux. Dans l'épaisseur de ceux-ci ou entre eux, les filaments isolés ou fasciculés de *Leptothrix buccalis* restent intacts ou deviennent seulement un peu plus pâles.

Ce sont ces magmas floconneux insolubles· qui, dans les analyses, représentent ce qu'on y désigne sous le nom de mucus; désignation exacte, en faisant abstraction toutefois des filaments végétaux qui accompagnent cette substance organique.

La composition du tartre dentaire est la suivante, d'après Vauquelin et Laugier :

Eau	70
Phosphate de chaux et traces de phosphate de magnésie	660
Carbonate de chaux	90
Mucus insoluble dans l'eau et les acides	130
Matière organique soluble (ptyaline)	50

On trouve dans les auteurs l'indication d'analyses du tartre dentaire, comme celle de Berzelius, dans lesquelles la présence du carbonate de chaux n'est pas signalée : c'est là certainement une omission ; car constamment les acides produisent un dégagement de gaz lorsqu'on les met au contact de cette concrétion.

Denis a recueilli l'enduit saburral de la langue, raclé et enlevé chaque matin avec un couteau d'ivoire. Il a obtenu de la sorte une masse qui, desséchée, était ferme, d'un gris jaunâtre, ne montrant pas de cristaux, et composée ainsi qu'il suit :

Phosphate de chaux	347
Carbonate de chaux	87
Mucus	500
Perte	66

Le tartre du même sujet a donné à l'analyse une composition analogue.

Des calculs salivaires.

Les calculs salivaires sont, les uns microscopiques, plongés dans l'épaisseur des acini de ces glandes ou des tumeurs dont elles proviennent, les autres sont les calculs salivaires proprement dits, ordinairement observés dans les canaux excréteurs de la parotide, de la sousmaxillaire ou de la sublinguale.

Sable salivaire.

Les premiers de ces calculs qui peuvent recevoir le nom de *sable* ou de *gravelle* salivaire se trouvent soit dans la cavité des culs-de-sac des tumeurs adénoïdes salivaires, soit même dans leurs interstices et dans la trame fibreuse de la tumeur. Ils présentent deux variétés répandues à peu près en égale quantité dans le produit morbide.

a. La première variété est représentée par des corpuscules de configurations variées et remarquables par la disposition mamelonnée de leur surface, les uns disposés en masses arrondies, d'autres allongés, contournés sur eux-mêmes, sinueux. Leur volume varie de 2 à 8 centièmes de millimètre ; ceux qui sont allongés dépassent même quelquefois ces dimensions. Outre l'aspect particulier que leur donne leur disposition mamelonnée, ces calculs se distinguent de ceux dont la description suit par une assez grande transparence, sans coloration spéciale. Sur un certain nombre d'entre eux. les mamelons offrent des stries s'irradiant du centre à la circonférence.

b. La seconde variété de calculs microscopiques existant dans ce tissu glandulaire est composée de grains généralement arrondis ou ovoïdes ; mais souvent des calculs de configurations variées et plus volumineux résultent de la soudure de plusieurs des grains précédents. Ces petits calculs, considérés isolément, offrent une longueur ou une largeur qui varie entre 4 et 12 centièmes de millimètre. Tous sont remarquables par la teinte jaunâtre, propre, comme on sait, aux granulations calcaires, dont ils offrent du reste les réactions ; leur contour est foncé, leur centre brillant.

Beaucoup de ces calculs présentent un point central plus foncé, et quelquefois même un petit noyau, en prenant ce mot dans le sens de *noyau de calcul.* Quelques-uns de ces calculs sont homogènes, mais beaucoup d'entre eux sont striés à partir de leur centre, et ces stries, assez analogues à celles qui séparent de petites aiguilles entassées, se rendent vers la périphérie, sans l'atteindre toutefois pour le plus grand nombre. Quelques calculs sont réellement composés d'aiguilles très-fines soudées entre elles et comme imbriquées par couches ; ils sont remarquables par leur teinte noirâtre ; en outre, leur surface, au lieu d'être lisse comme celle des autres calculs, est hérissée par les petites pointes des aiguilles, et il en résulte un aspect spécial très-remarquable et souvent très-élégant. D'autres calculs, et ce sont surtout les plus gros, sont entourés d'une coque fibreuse, à couches concentriques, qui leur forme une enveloppe épaisse d'environ 1 à 4 centièmes de millimètre, enveloppe analogue, par la disposition de ses fibres, à celles que présentent les granulations calcaires que l'on voit souvent dans la pie-mère. J'ai rencontré ces calculs dans plus de la moitié des tumeurs d'origine salivaire que j'ai pu examiner, et particulièrement sur celles du voile du palais, de la face interne des joues, des lèvres et de la région sous-maxillaire.

Leur nombre est plus ou moins considérable d'une tumeur à l'autre ; leur fréquence montre qu'il est utile d'en signaler l'existence et de les décrire, surtout lorsqu'on se reporte à ce que l'on sait de la présence du carbonate de chaux dans la salive et des cristaux qu'il peut y former (1).

On rencontre quelquefois, sur des glandes prises pour la démonstration de l'état normal, de petits calculs analogues à ceux que nous venons de décrire ; tantôt ils sont plus petits ; tantôt ils sont, au contraire, plus volumineux. Dans certaines circonstances ils sont assez gros ou assez nombreux pour donner une coloration blanche aux petites glandes du voile du palais, qu'ils distendent et rendent saillantes. Dans d'autres cas, ils sont microscopiques; polyédriques, avec des facettes se correspondant assez exactement pour leur donner l'aspect de cristaux. Ces gravelles se trouvent à l'état normal soit dans une seule des glandules, soit dans plusieurs ; plus rarement enfin, on les observe dans la presque totalité de ces petits organes (2).

On rencontre assez souvent, dans les glandules du voile du palais, des calculs à l'état plus ou moins pulvérulent ; il est beaucoup plus rare de les voir durs, volumineux, formant une seule masse, sans hypertrophie des glandules qui ne sont que dilatées.

M. Anselmier a publié (3) deux observations de ce genre.

Ces calculs étant composés surtout de carbonate de chaux, le docteur Anselmier les a dissous par l'acide sulfurique étendu de son volume d'eau. Sur un sujet, deux applications de cet acide suffirent pour expulser tout le calcul sous forme de bouillie blanchâtre, que l'analyse démontra être composée de sulfate de chaux. Le malade fut complétement guéri en vingt-quatre heures, et la guérison a persisté.

M. Gueneau de Mussy a signalé un exemple de gravelle pharyngienne. Les glandules du pharynx présentaient, à leur sommet, un point blanchâtre qui devenait saillant, et donnait ensuite issue à des matières concrètes, puis s'affaissait. Les concrétions expulsées étaient composées de

<hr>

(1) Ch. Robin et Verdeil, *Chimie anatomique, ou Traité des principes immédiats qui constituent le corps de l'homme et des mammifères*, 1852, t. II, p. 230, 236, et atlas, pl. IV et V.

(2) Ch. Robin, *Moniteur des hôpitaux*. Paris, 1856, in-4°, p. 443.

(3) Anselmier, *Union médicale* du 23 octobre 1856.

phosphate, de carbonate et d'urate de chaux? M. R. de Gusmao (1)
a trouvé à la partie postérieure du pharynx, sur la ligne médiane et à la
hauteur de la luette, un corps étranger qui fut extrait sans peine.
C'était un calcul de forme à peu près sphérique, à la surface rugueuse,
poreux, mesurant 1 centimètre en long et 5 millimètres en large, et
pesant 1 décigramme.

En examinant la cavité dans laquelle il avait séjourné, on la vit recouverte d'une couche amorphe d'une matière analogue à de l'argile, et
qu'on trouva, après l'avoir détachée, être de la même nature que la
substance du calcul. L'analyse chimique ne fut pas faite.

Des calculs salivaires proprement dits.

Les *calculs salivaires* proprement dits, assez gros pour être facilement
examinés à l'œil nu, sont ronds ou allongés, à surface lisse ou rugueuse,
sillonnée, tantôt d'un blanc pur, d'autrefois d'un blanc sale ou jaunâtre.
Leur consistance est assez variable, ils se réduisent parfois facilement en
poudre blanche comme de la farine, ou bien ils sont aussi durs que
le tartre dentaire, et cela soit qu'ils se trouvent constitués de couches
concentriques, soit que leur masse présente partout la même homogénéité. En général leur centre est plus dur que la périphérie, et ils peuvent avoir pour noyau un corps étranger tel qu'un fragment de bois ou
d'arête de poisson. Leur cassure est d'un grain plus fin que celle du
tartre dentaire, et ne présente pas à la loupe l'aspect comme irrégulier
ou poreux que j'ai indiqué plus haut dans ce dernier ; elle n'offre pas
non plus des portions brillantes d'aspect micacé quand on les examine
ainsi.

Sous le microscope, leur poussière est composée surtout de grains
irréguliers, allongés comme des fragments de cristaux, et d'un très-petit
nombre seulement de globules arrondis, tels que ceux dont j'ai parlé
plus haut à propos du tartre et des concrétions existant dans les tumeurs
d'origine salivaire. Les fragments de cristaux ne sont pas lamelleux pour
la plupart comme dans le tartre, mais prismatiques, et plusieurs offrent
encore une base rhomboïdale à arêtes nettes facilement reconnaissables.

Les acides attaquent plus rapidement les fragments de calculs salivaires que ceux du tartre, et avec un dégagement de gaz qui paraît plus
considérable. Après cette dissolution il reste aussi une gangue amorphe,
de même volume que les grains pulvérulents eux-mêmes ; mais cette
gangue est plus finement grenue, plus homogène et plus transparente
que celle du tartre dentaire ; de plus elle est totalement dépourvue des

(1) *Gazette médicale de Lisbonne*, 1859, t. V, p. 317.

nombreuses touffes de *Leptothrix* dont j'ai parlé plus haut, en sorte qu'il est facile de la distinguer, d'après cela seul, de celle qui provient du tartre dentaire. On n'y aperçoit ni cellules épithéliales, ni leucocytes.

Borreli a vu un calcul salivaire du volume d'une noix, et un autre un peu plus gros : ces deux calculs et celui du docteur Bassow, de Moscou, qui pesait 18 grammes 60 centigrammes, sont les plus volumineux qu'on ait rencontrés. Les calculs qui pesaient, comme ceux trouvés par M. Husbnad, 4 grammes 40 centigrammes, par M. Fleury (de Clermont), 3 grammes 50 centigrammes, par Forget, 2 grammes 90 centigrammes, dépassent encore la moyenne ordinaire. En général leur poids ne s'élève pas au-dessus de 1,50 à 2 grammes.

Dans la plupart des cas, on n'a constaté la présence que d'un seul calcul : cependant Drelincourt en rencontra 7, M. Ribes 10, M. Jarjavay 2, M. Jobert 6 dans la glande sous-maxillaire ; enfin, en 1859, Arrachard (de Lille) en a vu tout un chapelet dans le canal de Wharton. Ces faits sont exceptionnels.

La plupart des glandes salivaires peuvent être le siége de calculs ; mais ils ne se rencontrent pas également dans toutes. La glande sous-maxillaire ou plutôt le canal de Wharton est leur siége de prédilection. Les calculs trouvés dans la parotide et dans le canal excréteur de cette glande ne comptent que pour un dixième environ dans le nombre total des observations. On en a vu aussi, mais rarement, dans les glandes sublinguales. M. Dourlen (1865) en a vu un cas et en a rassemblé deux autres dans sa thèse.

Composition chimique des calculs salivaires.

Le tableau ci-contre vous indiquera les analyses de calculs les plus complètes, éparses dans les publications médicales et scientifiques :

1837. Calcul extrait par Dourlen, analysé par M. Poggiale :

Phosphate neutre de chaux.................... 0,94
Matière animale.............................. 0,04
Eau.. 0,02

1847. Le calcul de Forget, de Strasbourg, a donné à l'analyse :

Phosphate de chaux........................... 14
Carbonate de chaux........................... 5
Matière organique............................ 5

1859. Arrachard (de Lille), analyse de M. Garreau :

Le calcul était composé en grande partie de carbonate et de phosphate de chaux, d'un peu d'*urate de chaux*, et de matière animale équivalant à 1 dixième.

1861. Analyse faite par M. Darbel (1) :

De l'*oxalate de chaux*,
Du mucus en quantité notable,
Des traces de carbonate de chaux,
De l'eau.

1857. Calcul de M. Demorey, analyse faite par le docteur Humbert :

Phosphate de chaux......................	66,70
Carbonate de chaux......................	11,30
Matière animale........................	20,00
Magnésie...............................	
Oxyde de fer...........................	
Chlorure de sodium.....................	
Sulfates...............................	2,00
Sulfocyanure de sodium.................	
Pertes.................................	
	100,00

1857. Calcul extrait par M. Jobert, analysé par M. Grassi :

Phosphate de chaux......................	80
Carbonate de chaux	15
Matière animale	5
	100

	Wright.			Bibra.
Eau et perte	1,3	2,3	1,7	6,3
Carbonate de chaux......	81,3	79,4	80,7	13,9
Phosphate de chaux	4,1	5,0	4,2	38,2
— de magnésie...	0,0	0,0	0,0	5,1
Sels solubles	6,2	4,8	5,1	38,1
Matière animale........	7,1	8,5	8,3	

Dans un calcul du canal de Stenon, Lassaigne a constaté la présence des principes suivants :

Eau et oxyde de fer.....................	2
Phosphate de chaux......................	55
Phosphate de magnésie	1
Carbonate de chaux	15
Matière animale........................	25
Perte...................................	2

On dit ces calculs plus fréquents chez l'homme que chez les femmes; ils sont très-rares chez les enfants. Ils siégent ordinairement dans les conduits excréteurs, mais parfois aussi dans la glande même.

On n'a pas recherché avec soin, jusqu'à présent, si en dehors des phosphates et carbonates de chaux dont l'existence est constante, il n'y aurait pas d'autres sels encore dans ces calculs, tels que l'urate et l'oxalate de chaux indiqués dans quelques-unes des analyses précédentes.

(1) Thèse de M. Lancelot.

DIX-NEUVIÈME LEÇON

DES SUCS GASTRIQUE ET PANCRÉATIQUE.

TROISIÈME ESPÈCE. — DU SUC GASTRIQUE.

Avant de décrire le suc gastrique, je vous rappellerai que normalement l'estomac est le siége de deux sécrétions distinctes, soit alternatives, soit simultanées, avec prédominance de l'une ou de l'autre. L'une de ces sécrétions est celle d'un *mucus alcalin* que je vous ai déjà fait connaître d'une manière spéciale. M. Cl. Bernard a bien montré que sa production est tout à fait indépendante de la sécrétion du suc gastrique. L'alcalinité du liquide stomacal après la section du pneumogastrique et dans diverses circonstances, soit normales, soit accidentelles, tient à la prédominance de la sécrétion du mucus sur celle du suc gastrique acide dont la production diminue ou cesse. Mais il n'y a pas eu là une altération ni un changement de propriétés de ce liquide même. Lorsque des aliménts, ou même d'autres corps arrivent dans l'estomac, il devient le siége de la sécrétion du liquide acide ; puis sa muqueuse reprend plus tard la réaction alcaline lorsqu'il s'est vidé, parce que le mucus, proprement dit, est seul sécrété; il en est de même toutes les fois que les actes digestifs sont suspendus.

En irritant le bout supérieur du pneumogastrique coupé, et en faisant arriver dans l'estomac des matières légèrement alcalines, la quantité de suc gastrique acide qui est sécrétée est considérable, et dépasse celle qu'il faudrait pour saturer ces derniers. La salive, par exemple, est dans ce cas, et déterminer ainsi la sécrétion du suc gastrique constitue l'un de ses usages importants.

On peut constater, sur les animaux auxquels une fistule gastrique a été pratiquée, que ce mucus alcalin forme pendant l'abstinence une couche grisâtre à la surface de la muqueuse de l'estomac vide ; celle-ci est pâle et exsangue. Quand les aliments arrivent dans cet organe, des mouvements s'y manifestent et la muqueuse devient turgescente. La couche de mucus grisâtre alcalin est alors soulevée par une grande quantité de gouttelettes incolores comme celles de la sueur, se réunissant en une couche transparente qui laisse voir au-dessous la muqueuse vascularisée et rouge.

Si on le recueille dans ces conditions, il est grisâtre, un peu trouble, filant et muqueux, presque neutre ou encore alcalin.

Caractères du suc gastrique.

Lorsque le suc gastrique n'est pas mélangé au mucus, c'est un liquide clair, transparent, incolore, ou à peine citrin s'il est observé en masse un peu considérable; il est inodore, de saveur un peu salée et acidule, se conservant des mois sans s'altérer; sa densité varie entre 1001 et 1010.

Il se mélange facilement avec la salive et devient alors écumeux; il se mélange aussi à l'eau, à l'alcool et au vin. Dans l'estomac comme au dehors, les viandes déjà arrivées à un commencement de putridité perdent leur odeur en peu de temps au contact du suc gastrique. Les parties qui ne se dissolvent pas dans cette humeur s'y conservent longtemps sans altération, tandis qu'elles se putréfient en peu de jours dans la salive.

La réaction du suc gastrique est toujours nettement acide; mais cette acidité n'est pas assez prononcée pour qu'il fasse effervescence avec les carbonates alcalins, tant qu'il n'a pas été très-concentré par évaporation.

L'acidité du suc gastrique est bien une de ses propriétés essentielles, surtout au point de vue du pouvoir qu'a cette humeur de gonfler les substances albuminoïdes, en leur donnant la possibilité de fixer une plus grande quantité d'eau, à la manière de ce que font plusieurs acides, soit minéraux, soit d'origine organique, dilués. Mais, à cet égard, ce liquide offre cette particularité que son acidité ne se manifeste que lorsqu'il arrive par déversement à la superficie même de la muqueuse stomacale. Toutes les propriétés caractéristiques des autres humeurs sécrétées se retrouvent, au contraire, dans l'épaisseur même des glandes qui les produisent, ainsi que le montrent les liquides artificiels obtenus en faisant macérer dans l'eau ces parenchymes réduits en pulpe. Du fait précédant résulte qu'on ne peut pas faire un suc gastrique artificiel avec la muqueuse stomacale seule, dont les glandes ne donnent que l'un des principes essentiels du suc gastrique, celui qui est coagulable. Mais on l'obtient si l'on ajoute à la muqueuse 3 à 4 millièmes d'acide lactique ou d'acide chlorhydrique. Ce liquide possède alors les propriétés digestives du suc gastrique naturel, quel que soit l'acide qui lui donne sa réaction; la nature de ce dernier agent a été reconnue indifférente, bien que ce soit l'acide lactique qui existe dans l'humeur stomacale naturelle. Il faut toutefois que la muqueuse soit celle d'un animal tué bien portant, ou d'un homme mort subitement hors de l'état de maladie.

Les expériences de M. Cl. Bernard prouvent que les follicules de la muqueuse gastrique éliminent très-promptement un certain nombre de sels solubles introduits dans le sang qui ne se décomposent pas dans cette humeur. Le cyanure jaune de potassium et le lactate de fer, par exemple, injectés dans le sang, se retrouvent au bout de peu de minutes dans le suc gastrique et dans l'urine, mais dans ces seuls liquides seulement, et ils ne sortent pas par les autres sécrétions. Ce n'est, du reste, que lorsque ces deux composés viennent à passer du sang dans un liquide acide, qu'ils trouvent les conditions nécessaires à leur double décomposition, et que leur réaction donne du bleu de Prusse.

En injectant du prussiate de potasse dans une veine, et du lactate de fer dans une autre, M. Cl. Bernard a trouvé, au bout de trois quarts d'heure, une coloration bleue à la surface de la muqueuse de l'estomac, et particulièrement de la portion qui correspond à la petite courbure, qui est celle qui est la plus riche en follicules et qui fournit le plus de suc gastrique. Mais cette coloration était toute superficielle, et ni l'œil nu, ni le microscope, n'ont montré des parcelles de bleu de Prusse dans les glandules au sein de la muqueuse.

Si le suc gastrique était déjà doué de sa réaction acide dans les follicules, on aurait, dans leur épaisseur, la combinaison donnant le prussiate de fer. Celle-ci ne s'opérant qu'à la surface même de la muqueuse, le suc gastrique n'acquiert donc sa réaction acide qu'en dehors des glandes; mais on ne sait pas encore si c'est par suite de son mélange avec quelque exsudation venant du réseau capillaire superficiel, ou par suite d'une action réciproque de quelques-uns de ses principes immédiats au moment où ils abandonnent les épithéliums glandulaires, au sein desquels plusieurs se forment ou qui les empruntent au sang.

Sur la composition immédiate du suc gastrique.

Ayant déterminé le point précis où se manifeste l'acidité de cette humeur, lors de sa production, examinons maintenant les principes immédiats qui la constituent, les principes à la présence et à l'association desquels elle doit son action digestive propre, qui est un gonflement préparant une liquéfaction, sans l'opérer encore.

Composition du suc gastrique du chien (Otto).

	1° Sans salive.	2° Mêlé de salive
Eau	973,062	971,171
Chlorure de sodium	2,507	3,147
— de potassium	1,125	1,073
— de calcium	0,624	1,166
Chlorhydrate d'ammoniaque	0,468	0,537
Phosphate de chaux	1,729	2,294
— de magnésie	0,226	0,323
— de fer	0,082	0,121
Acide lactique (chlorhydrique)	3,050	2,337
Substance organique propre	17,127	17,336

On voit d'abord, comme le remarque M. Cl. Bernard, que le mélange de la salive au suc gastrique, dont elle suscite la sécrétion en arrivant dans l'estomac, n'apporte que d'assez légères différences dans la composition du suc gastrique.

Néanmoins, ces analyses laissent certainement encore plus d'une lacune à remplir. On comprend bien l'absence des carbonates dans le suc gastrique qui est acide, alors qu'ils existent dans la salive qui est alcaline; mais on ne comprend pas l'absence des phosphates alcalins dans le suc gastrique mêlé de salive, alors que cette dernière en contient des quantités notables. En outre, aucune analyse n'y signale la présence des lactates, même dans le suc gastrique mêlé de salive, alors que les expériences de MM. Cl. Bernard et Barreswil montrent que c'est l'acide lactique et non l'acide chlorhydrique qui donne à cette humeur son acidité ; ces expériences montrent aussi que l'acide chlorhydrique retiré des produits de la distillation du suc gastrique, provient de la distillation de l'acide lactique dans la liqueur arrivée à un certain degré de concentration.

Ces faits confirment, du reste, ceux qu'avaient autrefois observés MM. Chevreul, Leuret et Lassaigne, qui avaient signalé l'acide lactique et non l'acide chlorhydrique dans le suc gastrique. D'autre part, on sait par expérience que l'acide chlorhydrique ne peut rester à l'état libre en présence d'un phosphate existant en assez grande quantité pour que sa base puisse saturer l'acide.

La substance organique coagulable, propre au suc gastrique, et qui, pure ou mélangée à d'autres substances analogues, a reçu le nom de *pepsine* (1), est différente de la substance coagulable des salives et de celle des mucus; elle est coagulable vers 100 degrés. Son activité digestive est subordonnée à la présence de l'acide lactique dans le suc stomacal. L'un et l'autre de ces corps sont indispensables, et leur activité résulte de leur action simultanée; sa cause ne réside ni dans l'un ni dans l'autre. M. Cl. Bernard a montré en effet que si l'on neutralise le suc gastrique avec du carbonate de soude, il perd immédiatement ses propriétés digestives, et il les recouvre lorsqu'on le rend acide de nouveau. Si on le fait bouillir, il perd ces propriétés sans cesser d'être acide, mais parce que la substance organique a été coagulée. Celle-ci est coagulée par l'alcool, mais le précipité peut être redissous dans l'eau.

Sur les propriétés du suc gastrique.

Le suc gastrique ramollit les grains de fécule et fait qu'ils se gonflent

____

(1) Voyez *Chimie anatomique.* Paris, 1853, t. III, p. 555.

aussi en s'hydratant ; mais la teinture d'iode continue à les bleuir. Il en est de même lorsqu'on fait bouillir l'amidon avec l'acide lactique, tandis qu'avec l'acide chlorhydrique les grains de fécule perdent bientôt la propriété de bleuir par l'iode.

Le suc gastrique est sans action sur les corps gras en dehors de celle qui se rapporte à la température du liquide. Ce n'est que par une action prolongée qu'il fait passer le sucre de canne à l'état de glycose, puis à la longue celle-ci à l'état d'acide lactique.

Il dissout la substance azotée des cellules végétales. Il gonfle, ramollit, puis liquéfie les fibres du tissu lamineux et dissocie de la sorte les éléments musculaires, nerveux, glandulaires, etc., sans les dissoudre. De là vient qu'il réduit les aliments en pâte molle ou *chyme*, sans qu'il les dissolve ou les liquéfie. C'est cette dissociation avec gonflement des éléments anatomiques qui fixent une certaine quantité d'eau, qui amène les aliments à former une pâte ou chyme. Cette dissociation a pour résultat de favoriser la mise au contact de chacun des éléments individuellement avec les sucs pancréatique et biliaire qui sont les agents essentiels de la liquéfaction digestive, préparée seulement jusque-là par l'estomac.

M. Cl. Bernard a vu que cette dissociation des fibres musculaires est bien plus rapide pour la viande cuite que pour la viande crue, et par suite les aliments cuits séjournent moins longtemps dans l'estomac que les autres. L'estomac des chiens est vide trois heures après un repas de viande cuite, et quatre heures seulement après un repas de viande crue. Le suc gastrique gonfle et ramollit beaucoup le caséum et l'albumine coagulée.

Le suc gastrique est sans action sur l'épiderme des animaux et des plantes ; ces épidermes ne sont pas endosmotiques à l'égard de la pepsine. De là vient que l'estomac est protégé contre l'action liquéfiante du suc gastrique. Mais quand, après la mort des animaux tués en pleine digestion, l'épithélium stomacal se détache sans se renouveler incessamment, la muqueuse est attaquée par le suc gastrique de la même manière que les aliments. De là vient aussi que les animaux et les graines dont l'épiderme est intact traversent le tube digestif sans subir d'altérations. Si l'épithélium se détache facilement, surtout sous l'influence des acides, comme chez les grenouilles, les anguilles, etc., le tissu lamineux du derme et des organes sous-jacents est liquéfié sur l'animal vivant aussi vite que sur un individu mort de la même espèce.

Notons enfin avec M. Cl. Bernard que le suc gastrique acide, chez les lapins comme chez les chiens, mis en contact avec la viande crue, la décolore, la crispe, mais ne la ramollit pas avec la même énergie que le fait le suc gastrique des chiens, et il ne cause pas la disparition des stries transversales des faisceaux musculaires. M. Cl. Bernard a vu en outre que le suc gastrique artificiel du chien et de l'homme se ressemblent sous ce rapport, tandis que le suc gastrique artificiel du lapin et du cheval agissent comme le suc gastrique naturel de ces animaux, et avec les différences que nous venons de noter comparativement aux carnivores.

Des modifications pathologiques des liquides gastriques.

Lorsque, après la mort, on applique un morceau de papier de tournesol sur la membrane muqueuse de l'estomac, on voit le plus ordinairement ce papier rougir d'une manière très-prononcée ; quelquefois il reste bleu, mais jamais la membrane muqueuse gastrique n'a offert à M. Andral de réaction alcaline après la mort. Quant à sa réaction acide, il l'a rencontrée dans les cas où l'estomac contenait des débris de matière alimentaire, et dans ceux où depuis longtemps aucune digestion ne pouvait avoir lieu. M. Andral note que ces faits ne sont pas d'accord avec d'autres faits fournis par la physiologie expérimentale, et desquels il résulterait que l'estomac ne manifesterait de réaction acide que lorsqu'il serait stimulé par la présence d'aliments ou de divers corps étrangers, tandis que, lorsqu'il est vide, il aurait une réaction alcaline. Mais il est facile de voir qu'il n'y a aucune contradiction entre ces données. En effet, les liquides sucrés ou alcalins surtout suscitent la sécrétion du suc gastrique aussi bien que le font les aliments solides. Or, on sait que les malades sont laissés moins longtemps à jeun de tisanes et de potions que les hommes valides même aux approches de la mort. Une fois sécrété, ce suc acide n'étant plus entraîné par de nouveaux aliments liquides ou solides, reste naturellement dans l'estomac, et ne peut pas ne pas se retrouver après la mort, ou du moins sa réaction se retrouve dans le mucus et les épithéliums qu'il a imbibés dans ces conditions. Il est facile de comprendre aussi, d'après cela, comment les conditions morbides variées, au milieu desquelles succombaient les malades observés par M. Andral, n'ont pas apporté de modifications dans la nature de la réaction de l'estomac. Elle était également acide dans les affections les plus diverses, dans la fièvre typhoïde, dans les inflammations aiguës du poumon, dans la phthisie pulmonaire, dans l'albuminurie, dans le diabète sucré. Cette même réaction acide existe d'ailleurs, d'une manière à peu près constante, dans les matières rejetées de l'estomac par l'acte du vomissement. Il y a, entre autres, peu de substances qui rougissent aussi fortement le papier de tournesol que ne le rougit la matière noire, constituée par du sang, que vomissent si souvent les malades atteints des affections dites cancéreuses de l'estomac. Ce fait se comprend aisément ; le sang légèrement alcalin étant un des stimulants les plus énergiques de la sécrétion du suc gastrique, ne peut, quand il est versé dans l'estomac, qu'y susciter la sécrétion de ce liquide acide.

Il est encore assez fréquent de constater chez l'homme, après la mort, une réaction acide sur la membrane muqueuse du duodénum et sur celle de la partie supérieure de l'intestin grêle. Cependant, comme dans cette portion du tube digestif affluent, du pancréas et du foie, des liquides de nature alcaline, il n'est pas très-rare de rencontrer cette sorte de réaction dans le duodénum et même au-dessous de lui. Quant au gros intestin, M. Andral y a toujours constaté une action alcaline très-prononcée (1).

Des matières du vomissement en général.

Les substances qui, fournies par l'estomac, se rencontrent dans les déjections du vomissement, ne sont pas toutes du suc gastrique. On voit souvent des matières vomies qui sont formées exclusivement par le mucus gastrique alcalin, dont je vous ai parlé dans une précédente leçon (page 468), rejeté après avoir été accidentellement sécrété en quantité bien plus considérable qu'à l'ordinaire. Cette supersécrétion caractérise la gastrorrhée lorsqu'elle est suivie de vomissements. D'autres fois on observe un mélange de deux humeurs, l'une acide, l'autre alcaline, qui, supersécrétées toutes les deux, composent un liquide neutre ou à peine acide. Dans d'autres circonstances le suc gastrique l'emporte, mais ordinairement alors il se trouve mêlé dans les matières vomies à des aliments ou à diverses substances accidentellement introduites dans l'estomac.

Je n'ai pas à vous parler des causes qui déterminent la sécrétion de l'une de ces humeurs plutôt que d'une autre; mais il vous importe de connaître les caractères des principales variétés des liquides provenant des sécrétions gastriques. Quant aux vomissements de matières alimentaires, je n'ai pas à vous en entretenir.

Des vomissements muqueux ou pituitaires.

La matière de cette variété de vomissements est surtout rejetée dans certaines formes de gastralgies, après des accès d'hystérie ou par les individus qui font abus des alcooliques pris à jeun, et enfin au début de certains cas d'ulcères simples ou de tumeurs faisant saillie dans l'estomac sans être encore ulcérées.

Le liquide vomi dans ces conditions est un mucus glaireux, filant, assez fluide, incolore ou à peine grisâtre quand il est abondant, sans

(1) Andral, *Comptes rendus de l'Académie des sciences.* Paris, 1848, in-4°.

saveur ou fade. Il est parfois mélangé de flocons d'un blanc grisâtre, demi-transparents, plus consistants, et filant entre les doigts. Tout le liquide peut offrir cet aspect, surtout quand il est rendu en petite quantité.

Ce mucus est alcalin, il mousse par l'agitation au contact de l'air ; il est plus dense que l'eau, se mêle à elle et s'y gonfle sans s'y dissoudre ; car par le repos il s'en sépare et se dépose au fond du vase comme le fait le mucus vésical dans l'urine. De même que la plupart des mucus que nous avons étudiés jusqu'à présent, il est précipité par l'acétate de plomb, par l'acide acétique qui l'amène à l'état strié, demi-solide, sans le rendre blanc comme l'albumine coagulée. Il ne coagule pas par la chaleur ni par l'acide azotique. Ce dernier acide y décèle parfois des traces de bile, qui dans d'autres circonstances forme quelques stries verdâtres dans la masse du liquide.

Sous le microscope, on observe des filaments ou flocons de mucus, striés ou finement grenus, de petits amas de granulations moléculaires grisâtres, et des cellules épithéliales prismatiques peu nombreuses.

Vomissements bilieux.

Les vomissements décrits sous ce nom sont constitués comme ceux dont nous venons de nous occuper, mais avec cette particularité qu'ils sont mélangés de bile amenée dans l'estomac par les contractions anti-péristaltiques du duodénum.

Il n'est pas impossible qu'à ce liquide se soit surajouté aussi, et de la même manière, du suc pancréatique ; jusqu'à présent on n'a pas recher-ché si ces matières vomies contiennent la pancréatine, facile à reconnaître par sa propriété de rougir par le chlore.

Quoi qu'il en soit, la bile colore ce mucus en vert ou en jaune, soit uniformément, soit par masses, par flocons ou sous la forme de stries. Elle donne une saveur d'une amertume extrême aux substances reje-tées. L'analyse y fait reconnaître la biliverdine et les réactions du tauro-cholate de soude, qui est, comme on le sait, le *principe amer* de la bile humaine.

En général ces déjections restent alcalines. Pourtant, comme plusieurs des autres variétés de vomissements symptomatiques, elles sont acides lorsque des boissons sucrées ou autres, ingérées avant qu'elles aient eu lieu, ont suscité la sécrétion du suc gastrique.

Dans les vomissements bilieux verdâtres ou safranés, on rencontre parfois des cristaux de *taurine*, plus ou moins abondants, provenant du dédoublement de l'acide taurocholique du taurocholate de soude.

Ces vomissements et les vomissements muqueux et mucoso-purulents contiennent aussi quelquefois des spores de l'algue du ferment (*Crypto-coccus cerevisiæ*, Kützing) qui peuvent s'y rencontrer, soit en petit nombre, soit en quantité considérable (1).

Vomissements mucoso-purulents.

Je n'ai pas à vous parler ici du pus proprement dit, qui, provenant d'abcès ouverts dans l'estomac ou l'œsophage, est rejeté par le vomissement, mais du mucus gastrique devenu puriforme par addition de leucocytes. Ce dernier fait s'observe dans certains cas de tumeurs de l'estomac ulcérées, dans diverses sortes d'ulcères proprement dits de l'estomac et du pylore, et parfois aussi dans quelques cas de gastrites aiguës ou chroniques.

Dans ces circonstances, le mucus est filant, visqueux comme le mucus nasal, uniformément jaunâtre, opaque ou jaunâtre; souvent il est opaque par places seulement et transparent ailleurs; il reste alcalin.

Outre les parties indiquées plus haut, il renferme des leucocytes nombreux qui le colorent; on y voit souvent aussi quelques hématies en trop petite quantité pour être rendu sanguinolent, des gouttelettes d'huile et parfois des fragments de résidus alimentaires.

Vomissements sanguins.

Le sang épanché dans l'estomac peut être rejeté avec sa couleur rouge encore peu modifiée quand il est resté peu de temps au contact des liquides gastriques (*hématémèse*). S'il y a séjourné longtemps et surtout s'il s'est écoulé peu à peu, comme par les capillaires rompus d'un ulcère de l'estomac, il n'est plus rejeté sous forme de caillots, mais sous celle d'un liquide caillebotté ou uniformément fluide, brun ou brun noirâtre, et même tout à fait noir (*vomissements noirs*), semblable à de la suie délayée. Dans ce dernier cas, presque toutes les hématies sont dissociées en granules irréguliers, larges de un à quelques millièmes de millimètre. Il ne reste qu'un petit nombre de globules encore circulaires, soit dentelés, soit à contour net, de teinte brune, et friables, non susceptibles de s'étirer et de se déformer au contact des corps étrangers. Dans les autres cas, les globules qui se trouvent à cet état sont nombreux et sont remarquables par la netteté de leur contour, la transparence et la largeur de leur centre comparativement à la teinte foncée brune de leur bordure plus épaisse.

Ces globules isolés ou en grumeaux flottent dans un liquide de consis-

(1) Voy. Ch. Robin, *Histoire naturelle des végétaux parasites*. Paris, 1853, in-8, p. 327, et pl. XIII, et Charcot et Robin, *Comptes rendus et Mémoires de la Société de biologie*. Paris, 1854, in-8, p. 89.

tance séreuse, plus souvent muqueux plus ou moins filant, ordinairement très-acide, d'odeur et de saveur aigres, coagulable par la chaleur
et par l'acide azotique.

Matières des vomissements cholériques.

M. Burguières a constaté que dans le choléra tout à fait au début, les
premières matières vomies étaient franchement acides. Ces matières
renfermaient, dans tous les cas où il a eu l'occasion de les observer, des
détritus d'aliments ayant subi un commencement de digestion.

Lorsque les malades avaient vomi trois ou quatre fois, l'acidité naturelle des matières rendues disparaissait et faisait place à une réaction
manifestement alcaline. Cette réaction existait dans des cas où les matières prenaient l'apparence blanchâtre et floconneuse qui caractérise
spécialement les évacuations cholériques.

Lorsqu'après la mort il a examiné les liquides renfermés dans l'estomac, M. Burguières leur a également trouvé une réaction alcaline, bien
que quelquefois il y eût au milieu de ces liquides des débris de matières
alimentaires. Quant à la membrane muqueuse stomacale elle-même, il a
observé que chez les sujets qui avaient succombé au choléra cette membrane présentait, au lieu de la réaction acide normale, une réaction
franchement alcaline.

Les évacuations alvines aussi bien que les matières trouvées dans les
intestins à l'autopsie étaient alcalines. M. Burguières a trouvé la même
réaction dans les différentes parties de la muqueuse intestinale (1).

Becquerel a vu les vomissements cholériques tantôt neutres, tantôt
acides, mais il n'indique pas si leur déjection avait ou non été précédée
de l'ingestion de boissons ou de médicaments pouvant stimuler la
sécrétion du suc gastrique.

Leur densité, d'après Becquerel, varie entre 1006 et 1021.

Ces liquides sont assez mobiles, peu visqueux, grisâtres ou blanchâtres,
avec des granules riziformes et quelques flocons de mucus filant.

Ces grains sont formés comme ceux de même aspect que nous aurons
à étudier dans les déjections intestinales du choléra, c'est-à-dire par des
épithéliums, quelques leucocytes, avec des granulations moléculaires
azotées et graisseuses, réunis par une substance amorphe finement grenue et des flocons de mucus un peu strié.

Dans le liquide flottent en outre beaucoup de granulations libres et
quelques cellules épithéliales. Jeté sur le filtre, il passe limpide et transparent en laissant sur celui-ci de 2 à 11 pour 100 de matières aupara-

---

(1) *Journal l'Institut*. Paris, 1848, in-4°, p. 302.

vant en suspension. Dans l'humeur limpide, Becquerel a trouvé depuis des traces impondérables soit d'*albumine*, soit d'*albuminose*, jusqu'à 31 parties et demie pour 1000, du sel marin dans la proportion de 2,35 à 6,75 et de 991 à 931 parties d'eau.

Le liquide coagulait par la chaleur lorsqu'il contenait de l'albumine, et par l'alcool rectifié seulement lorsqu'au contraire il renfermait de l'albuminose.

QUATRIÈME ESPÈCE. — DU SUC PANCRÉATIQUE.

On donne ce nom au liquide sécrété par le pancréas, et qui, à l'état normal, est incolore, limpide, visqueux et gluant, coulant lentement sous forme de grosses gouttes perlées ou sirupeuses, et devenant mousseux par l'agitation, sans odeur spéciale, d'un goût un peu salé comme le sérum du sang ; il est constamment alcalin. Il se coagule en masse par la chaleur, ou mieux c'est la *pancréatine* (à laquelle il doit ses propriétés essentielles) qui se coagule ainsi.

Pour l'*extraction du suc pancréatique*, le procédé de M. Cl. Bernard consiste à pratiquer une incision dans l'hypochondre droit, à tirer au dehors le duodénum avec une partie du pancréas, passer une double ligature sur son canal et à y fixer une canule d'argent ; à l'extrémité extérieure de celle-ci est attachée une petite poire de caoutchouc dans laquelle le fluide s'écoule sous forme de grosses gouttes perlées.

Le chien est l'animal le plus favorable pour cette opération, qui doit être rapidement faite, le contact de l'air déterminant l'inflammation du pancréas et l'arrêt de sécrétion du fluide. On doit aussi avoir l'attention de bien remettre les viscères en place ; car s'ils restent au dehors de la cavité abdominale, on n'obtient rien, le pancréas ayant besoin de la compression exercée sur lui par les organes qui l'avoisinent.

On peut obtenir de 2 à 3 grammes de suc pancréatique par heure. Sa sécrétion n'étant abondante que pendant la digestion, et surtout à son début, c'est immédiatement après l'ingestion des aliments qu'il convient d'établir la fistule. Pendant l'abstinence, cette sécrétion devient insignifiante.

Quand on voudra obtenir la plus grande quantité de suc pancréatique possible, il faudra prendre un chien au début de sa digestion. De plus, il faudra faire l'expérience avec célérité et laisser le pancréas exposé à l'air le moins longtemps possible. Dans ces conditions, la sécrétion du suc pancréatique n'est pas suspendue par l'opération ; la quantité qu'on peut en obtenir avant le développement de l'inflammation n'est jamais de plus de 2 grammes sur un gros chien. Cette proportion devient moindre si l'expérience est faite avec lenteur. Mais une autre circonstance importante à signaler, c'est que la sécrétion augmente considérablement au moment où survient l'inflammation. Quelquefois ce phénomène se manifeste peu de temps après l'opération, ou bien n'arrive que le lendemain ou le surlendemain. Or dans ces conditions le fluide pancréatique n'a plus les mêmes propriétés, et l'on s'explique ainsi la différence d'opinions des auteurs sur ces dernières.

Le pancréas, d'un blanc éclatant à jeun, devient, comme cela arrive pour l'estomac, d'une couleur rouge des plus marquées pendant le travail de la digestion, qui est aussi le moment de son activité sécrétoire.

Les animaux chez lesquel on maintient des fistules en activité succombent du dixième au quinzième jour, dans un état de marasme et d'amaigrissement prononcé; mais si la lésion est abandonnée à elle-même, elle guérit bientôt, et les animaux se rétablissent rapidement.

On a observé, chez une femme affectée d'une fistule pancréatique, que la quantité du fluide augmentait quand elle avait mangé, pour cesser de couler trois ou quatre heures après les repas; si le trajet venait à être bouché avec du mucus, il y avait des douleurs intolérables (Cl. Bernard).

Caractères du suc pancréatique.

La densité du liquide pancréatique est de 1008 à 1010. Il est généralement plus visqueux chez les carnivores que chez les herbivores, sans que la viscosité soit proportionnelle à la quantité des principes solides cristallisables et coagulables.

Ce fluide n'a de rapports avec la salive qu'au point de vue physique : 1° il en diffère au point de vue de sa constitution immédiate; 2° il en diffère essentiellement au point de vue physiologique. Il est limpide, transparent, filant, gluant, devenant mousseux par l'agitation, sans odeur; sa réaction alcaline est prononcée, analogue à celle du sérum du sang. On n'y trouve que des traces de graisse, et il est très-promptement altérable et laisse alors précipiter du sulfate de chaux en aiguilles réunies en petits grains (Robin et Verdeil).

Le suc pancréatique se putréfie rapidement, surtout à la température de 40 à 45 degrés; cette altération a lieu en quelques heures pendant les temps d'orage et les chaleurs de l'été. Il répand alors une odeur d'hydrogène sulfuré, prend une consistance sirupeuse, mais sans viscosité; il perd ses propriétés spéciales et ne se coagule plus par la chaleur ni par les acides. La salive ne présente pas ces particularités.

Coagulable par l'alcool, les sels métalliques et les acides concentrés, il se convertit sous leur influence en une masse concrète d'une grande blancheur. Bien que présentant les caractères physiques de l'albumine, ce coagulum en diffère néanmoins en ce que, obtenu par l'alcool, par exemple, et desséché, il se redissout en totalité dans l'eau, ce qui n'arrive pas avec l'albumine ; de plus, cette solution du fluide desséché recouvre toutes les propriétés physiques et physiologiques du suc pancréatique frais.

Il existe donc dans cette humeur une substance organique qui ne se trouve pas dans la salive et le suc gastrique, puisque par la chaleur ces deux fluides ne se prennent pas en masse. C'est la *pancréatine* (1).

Elle a aussi été appelée *mucus pancréatique ; matière animale du pancréas soluble dans l'alcool* (Leuret et Lassaigne) (2) ; *matière qui se colore en rouge par l'action du chlore ; matière analogue à la caséine dans le suc pancréatique ; matière salivaire du suc pancréatique et albumine du suc pancréatique* (Tiedemann et Gmelin) (3) ; *matière pancréatique ; matière coagulable du suc pancréatique ; matière active du suc pancréatique* (Cl. Bernard) (4).

Exposée à la chaleur, elle se coagule en masse et se convertit en une matière concrète d'une grande blancheur. La coagulation est entière et complète, comme s'il s'agissait du blanc d'œuf ; dans le suc pancréatique, tout devient solide et il ne reste pas une goutte de liquide. Cette matière du suc pancréatique est aussi coagulée par l'acide azotique, ainsi que par l'acide sulfurique et par l'acide chlorhydrique concentré. Les sels métalliques, l'esprit de bois et l'alcool précipitent encore d'une manière complète la matière organique du suc pancréatique. Les acides acétique, lactique et le chlorhydrique étendus ne coagulent pas cette substance. Aucune de ces particularités ne s'observe dans la salive. Les alcalis n'y produisent aucun précipité et redissolvent la matière organique quand elle a été préalablement coagulée par la chaleur, les acides ou l'alcool. En mêlant le suc pancréatique à son volume de sulfate de magnésie, la substance est coagulée et le liquide qui s'écoule ne renferme plus de pancréatine. C'est la seule substance organique qui, traitée par le chlore, prenne une coloration rouge (Cl. Bernard). Elle se distingue de la caséine par sa coagulation par la chaleur, et de l'albumine parce qu'elle ne filtre pas au travers du sulfate de magnésie ; elle s'en distingue de plus par ce fait que, coagulée par l'alcool puis desséchée, elle se redissout totalement et avec facilité dans l'eau en lui don-

(1) Voy. Ch. Robin et Verdeil, *loc. cit.*, 1853, t. III, p. 345.

(2) Leuret et Lassaigne, *Recherches physiologiques et chimiques pour servir à l'histoire de la digestion.* Paris, 1825, p. 106, in-8.

(3) Tiedmann et Gmelin, *loc. cit.*, 1827, t. I, p. 28, et t. II, p. 316.

(4) Cl. Bernard, *Du suc pancréatique et de son rôle dans les phénomènes de la digestion (Comptes rendus et Mémoires de la Société de biologie.* Paris, 1849, p. 99, in-8).

nant la viscosité particulière du suc pancréatique, tandis que l'albumine traitée ainsi ne se redissout plus d'une manière appréciable (1).

La coagulation en masse de cette humeur, sans qu'il reste trace de liquide, montre que cette substance forme à elle seule le *fluide* pancréatique et que c'est elle qui tient en dissolution les sels qu'on y trouve. Dans le suc pancréatique morbide, cette substance ne s'altère pas brusquement, mais bien d'une manière graduelle; or, à mesure que cette matière disparaît, le suc pancréatique devient de plus en plus aqueux et perd son activité. Enfin, lorsqu'elle s'altère, les principes salins non solubles dans l'eau, et qui l'étaient dans la pancréatine du suc normal, se déposent (Voir *Chimie anatomique*, t. II, p. 281).

La pancréatine tire évidemment ses matériaux des substances organiques du sang, de l'albumine probablement; le tissu glandulaire du pancréas présente, sans doute, les conditions qui amènent ce passage des principes albuminoïdes d'un état à un autre par simple catalyse isomérique. Elle disparaît en tant que pancréatine, soit par suite de sa participation aux actes digestifs, soit en étant rejetée en partie au dehors avec les résidus de la digestion.

Composition immédiate du suc pancréatique.

Les données suivantes résument l'état de nos connaissances sur la composition de cette humeur.

Composition du suc pancréatique (C. Schmidt).

	1° Obtenu par une fistule permanente.	2° Par une ouverture du canal.
Eau	980,45	900,76
Chlorure de sodium	2,50	7,35
— de potassium	0,93	0,02
Phosphate de chaux	0,07	0,44
Phosphates de magnésie et de fer	0,01	0,12
Phosphate de soude tribasique	0,01	traces.
Carbonate de soude et pancréatine	3,31	0,58
— de chaux et pancréatine	traces.	0,32
— de magnésie et pancréatine	0,01	traces.
Pancréatine	22,71	90,44

On y a aussi constaté la présence de traces de graisse, de leucine, et d'*extrait* organique soluble dans l'alcool.

Il doit sa réaction alcaline au carbonate de soude surtout, et aux traces de phosphate de soude tribasique qu'il renferme.

Il ne tient en suspension ni éléments anatomiques ni globules graisseux.

(1) Cl. Bernard, *Comptes rendus et Mémoires de la Société de biologie*, 1849, in-8, p. 106.

Toute l'eau obtenue par dessiccation du suc pancréatique appartient à la pancréatine, qui la fixe comme eau de constitution, sans qu'il en reste une portion en excès, comme dans le lait par rapport à la caséine.

Sur les usages du suc pancréatique.

On peut obtenir, avec une infusion du pancréas réduit en pulpe, un liquide qui a les principales propriétés du suc pancréatique, comme on fait des salives artificielles avec les glandes correspondantes.

La pancréatine, coagulée par l'alcool et séchée, se redissout en totalité dans l'eau, à laquelle elle communique toutes les propriétés du suc pancréatique normal, c'est-à-dire qu'elle lui communique la propriété d'émulsionner les graisses, et de *dédoubler les graisses neutres* (butyrine, oléine, margarine, stéarine) *en glycérine et en acide libre* (butyrique, etc.), lequel manifeste son acidité sur le tournesol, et cristallise, s'il est solide. Le suc pancréatique, pur et récemment extrait, offre en outre une seconde propriété, il *émulsionne les graisses et les huiles* avec la plus grande facilité. L'émulsion persiste pendant longtemps. Le chyle ne commence à se réunir dans les chylifères qu'à partir de la région du tube intestinal où le suc pancréatique est venu se mêler aux matières alimentaires. Dans les affections du pancréas, qui arrêtent sa sécrétion, on voit les corps gras contenus dans les aliments passer tout entier dans les déjections. Il est incontestable que les corps gras sont émulsionnés par ce suc d'une manière facile et persistante; il ne l'est pas moins que la salive, le suc gastrique, la bile même, sont privés de cette propriété d'émulsionner les graisses d'une façon persistante et de les dédoubler. Lorsqu'on étudie les propriétés du suc pancréatique *dans l'intestin*, tel qu'il agit en réalité, mélangé aux autres liquides intestinaux, on constate que c'est la propriété émulsive qui persiste presque seule, et rend ainsi les graisses miscibles aux liquides intestinaux, et capables de mouiller les villosités. Mais la propriété de décomposer les graisses en acide et glycérine, qui est si caractéristique sur le suc pancréatique, quand on examine son action isolée, en dehors de l'économie, est tantôt annulée, tantôt réduite à fort peu de chose dans le tube digestif. L'acidité que ce dédoublement détermine alors est généralement neutralisée en entier par la bile et par les autres liquides de l'intestin.

M. Cl. Bernard, à qui on doit ces faits, a démontré en outre que le pancréas possède deux autres propriétés lorsqu'il agit concurremment ou postérieurement aux divers liquides intestinaux. D'une part, il transforme presque instantanément dans le duodénum les fécules en dextrine

et en glycose solubles, ainsi que l'ont montré Tiedemann, Gmelin, Bouchardat, Sandras, etc. Ce fait, du reste, n'a aucune importance chez les
carnivores, ni même chez les *herbivores* proprement dits. D'autre part,
il a la propriété de liquéfier définitivement les tissus musculaires et
autres gonflés ou dissociés, mais non fluidifiés, par le suc gastrique,
lequel agit à peu près comme fait la coction des viandes. Il liquéfie en
même temps les portions de substances azotées que le suc gastrique avait
dissoutes, mais qui s'étaient coagulées lorsque la bile était venue saturer
cette humeur. Le fluide du pancréas n'agit bien ainsi qu'autant que le suc
gastrique a modifié ces tissus, etc. ; la bile agissant seule, après l'action
du suc gastrique, ne fluidifie pas les matières alimentaires ; enfin, le suc
pancréatique, agissant seul, ne liquéfie pas bien ni très-vite les corps
azotés, tandis que, agissant après la bile ou mélangé à elle, la liquéfaction s'opère aussitôt. La bile, qui est à peu près inerte sur les aliments,
forme avec le suc pancréatique un mélange doué de propriétés fluidi-
fiantes énergiques. C'est pour avoir méconnu cette triple action, souvent simultanée, du suc pancréatique sur les graisses, les fécules et les
aliments azotés (lorsque déjà les sucs gastrique et biliaire ont agi), et
pour n'avoir étudié isolément que l'action sur la graisse, et souvent
hors de l'intestin, que les contradicteurs de M. Cl. Bernard ont été conduits à des résultats fautifs, qu'ils ont considérés comme en opposition
avec les siens. On voit, d'après ce qui précède, que le suc pancréatique,
sans être aucunement le liquide digestif général (puisqu'il n'agit en réalité qu'autant que les sucs gastrique, biliaire et des *glandes de Brunner*
ont opéré déjà dans un certain ordre de succession), offre une action
prédominante dans tel ou tel sens, d'un animal à l'autre, selon que son
alimentation est plus spécialement graisseuse, *féculente* ou azotée ; et il
concourt activement, d'une manière égale, à l'émulsion et à la *liquéfaction* de toutes c s matières, si l'alimentation est mixte.

On peut encore prouver le rôle du pancréas dans la digestion en faisant la ligature des conduits pancréatiques. Mais, pour que l'expérience
soit suivie de succès, il faut avoir soin de lier exactement les deux conduits qui s'anastomosent entre eux. C'est pour ne pas avoir pris ces précautions, et pour avoir quelquefois commis, à ce sujet, des fautes graves
d'anatomie comparative, que quelques expérimentateurs, en Allemagne
et en France, n'ont pas pu toujours reproduire les résultats indiqués
par M. Cl. Bernard.

Altérations du suc pancréatique.

Le *suc pancréatique* s'altère quand le pancréas s'enflamme ou subit
quelques autres lésions. Dans le premier cas, il est versé plus abondam-

ment, et il en coule jusqu'à 15 grammes par heure. Il devient peu à peu moins visqueux, et peut arriver à être aussi fluide que de l'eau. Parfois il devient rougeâtre ou opalescent. Il reste alcalin, mais il perd de sa densité et prend une saveur salée et nauséeuse. Il n'est pas coagulé par la chaleur ni par les acides. En même temps il cesse d'agir sur les graisses, les substances azotées, etc.

Il existe dans la science quelques cas de calculs pancréatiques, trouvés tantôt uniques, tantôt au nombre de huit à douze dans une cavité formée par une dilatation du canal pancréatique. Leur volume est signalé comme variant entre les dimensions d'un grain de sable et celui d'une lentille, lorsqu'ils sont multiples, et comme atteignant celui d'une noisette, dans les cas où il n'y en avait qu'un. Ils sont blanchâtres, tantôt à surface lisse, tantôt rugueux, arrondis ou irréguliers. Poiseuille en a vu qui, mis en poudre, avaient une saveur fade et se dissolvaient dans l'eau bouillante. Baillie les a vus se dissoudre avec dégagement de gaz dans l'acide chlorhydrique.

L'analyse d'un calcul de ce genre faite par Golding-Bird lui a donné :

Phosphate de chaux	80
Carbonate de chaux	3
Matière animale	7

Ce sont là les seules particularités que je puisse vous faire connaître concernant les altérations du suc pancréatique. Notre prochaine réunion sera consacrée à l'étude de la bile.

VINGTIÈME LEÇON

DE LA SÉCRÉTION BILIAIRE.

CINQUIÈME ESPÈCE. — DE LA BILE.

La bile de l'homme est une humeur demi-transparente, d'un vert plus ou moins foncé, pouvant devenir presque noir, mais tirant ordinairement tantôt vers le jaune orangé ou safrané, tantôt vers le rougeâtre, surtout quand elle est vue par lumière transmise. Les variations de ces teintes sont presque infinies, entre le jaune verdâtre pâle, le vert clair et le vert foncé presque noir ou réellement noir, selon les diverses conditions normales individuelles ou les circonstances morbides dans lesquelles on observe ce liquide.

Sur les caractères physiques de la bile.

La densité de la bile varie ordinairement entre 1020 et 1026, mais elle peut s'élever jusqu'à 1046, ainsi que l'a noté M. Bouchardat pour la bile d'un vert foncé retirée de la vésicule d'un sujet atteint de *foie gras*.

Il est fréquent de trouver la bile colorée soit en jaune orangé ou safrané, soit en vert tendre, soit en vert foncé presque noir.

Ces variations de coloration tiennent autant à la proportion de matière colorante qu'à des modifications isomériques que celle-ci est susceptible de présenter, comme en présentent l'hématosine, le pigment de l'œil et d'autres matières colorantes, végétales ou animales.

Je vous ai déjà dit que, tout en conservant la même composition et les mêmes réactions au contact de l'acide nitrique, la matière colorante que renferme la bile peut avoir tantôt une coloration jaune orangé, ou être d'autrefois d'un vert foncé, ou enfin d'un brun verdâtre presque noir.

La bile est très-fluide tant qu'elle est pure, c'est-à-dire tant qu'elle est dans les canaux hépatiques. Mais lorsqu'elle a séjourné dans la vésicule du fiel, elle devient un peu filante, visqueuse, parce que c'est là que de la mucosine s'ajoute au liquide biliaire proprement dit ; aussi elle est d'autant plus visqueuse qu'elle a séjourné plus longtemps dans la vésicule, qu'elle est restée plus longtemps sans être évacuée dans l'intestin.

Ainsi, lorsque la bile sort par le canal hépatique sur lequel on a établi une fistule ou lorsqu'on la recueille dans l'intestin, sans tuer les animaux, elle est fluide et non filante comme dans la vésicule du fiel. Dans ces circonstances, elle est pure et non encore surajoutée de mucosine, matière qui lui donne sa viscosité et qui est sécrétée par les parois de la vésicule du fiel.

On peut constater très-bien ce caractère chez les solipèdes, comme les chevaux qui n'ont pas de vésicule biliaire. Chez eux, en effet, la bile qu'on recueille par les fistules est toujours fluide et n'a pas la viscosité qu'on lui trouve dans la vésicule du fiel de l'homme, du chien, du porc, etc.

Lorsque la bile est fraîche, elle n'a pas d'odeur. Mais au bout de quelque temps de séjour dans la vésicule et surtout à l'état cadavérique, elle prend une odeur fade, un peu nauséabonde, spéciale, assez tenace.

Elle a une saveur amère très-prononcée, qui dégénère bientôt en un arrière-goût douceâtre désagréable. Cette saveur est due au tauro-cholate de soude, qui est le *principe amer* de la bile.

La bile n'est pas coagulée par la chaleur ; elle se mélange à l'eau qu'elle rend facilement mousseuse. Cette propriété n'est pas due à des savons, car elle ne contient que des traces de sels à acides gras, et dans les corps gras qu'elle renferme, c'est la lécithine ou graisse phosphorée, la margarine et l'oléine qui l'emportent. Quant aux savons, ils ne s'y trouvent qu'en très-petite proportion, et nous verrons tout à l'heure que le tauro-cholate ou choléate de soude n'a pas du tout la composition des corps gras.

Sur les réactions de la bile.

D'après M. Cl. Bernard, ce serait une erreur de croire, comme on l'a généralement admis, que la bile est toujours alcaline. Cela est vrai pour celle du canal hépatique, mais la réaction de la bile de la vésicule varie de réaction suivant le genre de nourriture ; elle est alcaline chez les *Herbivores*, et un peu acide chez les *Carnivores* quand elle a séjourné dans ce réservoir. De même aussi, chez ces divers animaux, pendant l'abstinence complète d'aliments, la bile prend cette légère réaction acide. Sur les Chiens, le Bœuf et les Lapins, chez ces derniers animaux en particulier, la bile, habituellement alcaline, devient acide quand on les soumet à une abstinence de trente-six à quarante-huit heures, et dès qu'on les nourrit avec des substances herbacées, elle reprend une réaction très-nettement alcaline.

Les conclusions de ces faits, dit M. Cl. Bernard, sont faciles à déduire. Il est évident, en effet, que, dans l'analyse de ces liquides animaux, la question physiologique doit dominer la question chimique. Et si l'on ne tient pas compte de l'état physiologique dans lequel se trouvent les animaux sur lesquels on expérimente, il devient impossible d'appliquer avec fruit les analyses si discordantes des chimistes à l'étude des phénomènes d'ordre vital (1).

Il est un fait remarquable, et qui a été signalé aussi par M. Cl. Bernard, c'est que très-fréquemment, lorsque la bile se mélange au liquide pancréatique, bien que les deux humeurs soient alcalines, le mélange est acide par suite de dédoublements de l'ordre de ceux que je signalerai, en parlant des principes d'origine organique de la bile. Ce fait est très-important, parce qu'il y a des pancréas accessoires le long du canal cystique et du canal cholédoque chez beaucoup d'animaux, et cette réaction se manifeste assez fréquemment avant que la bile soit arrivée au duodénum, durant son trajet le long de ces conduits.

Lorsqu'on vient à mettre cette humeur au contact de certains agents, comme l'acide nitrique, on voit sa couleur changer. Cela tient en par-

(1) Cl. Bernard, *Journal de l'Institut*. Paris, 1848, in-4, p. 64.

ticulier à l'action de ce dernier sur la matière colorante de la bile qui, partout où elle se trouve, prend au contact de cet acide d'abord une coloration bleue, puis une teinte violette, et enfin une coloration rouge. A la longue, elle tourne au jaune plus ou moins prononcé. L'acide azotique est très-souvent employé pour déceler la présence de cette matière colorante dans différents liquides.

Sur les actions dissolvante et tinctoriale de la bile.

La bile offre une particularité très-importante, c'est une propriété tinctoriale des plus tranchées par rapport aux éléments anatomiques. Dès qu'elle est mise au contact d'éléments anatomiques animaux, elle les pénètre, elle les imbibe avec une très-grande énergie, sa matière colorante se fixe à ces éléments anatomiques et les colore d'une manière intense.

On peut reconnaître, par suite, quels sont les organes qui sécrètent la bile dans le foie. Les petites glandes en grappes simples, placées le long du canal hépatique, ont leur épithélium coloré en vert jaunâtre (visible surtout après l'action de l'acide azotique étendu) par la matière colorante de la bile ; en même temps qu'on les trouve ainsi colorées, il y a certains éléments anatomiques, et en particulier la paroi propre de ces culs-de-sac, qui échappent à cette action tinctoriale.

Les épithéliums en général ont la propriété de se teindre d'une manière très-prononcée au contact de la bile, plus prononcée même que les autres éléments anatomiques ; en sorte que dans les glandes qui sont placées le long du canal hépatique, et qui sont les véritables glandes sécrétantes de la bile (le reste du foie étant un organe glycogène), ces épithéliums-là sont colorés peu à peu sur le cadavre par la matière même qu'ils ont sécrétée. Cette coloration de l'intérieur de ces glandes prouve qu'elles sécrètent la bile, et que ce n'est pas un mucus qu'elles produisent.

Si l'on met la bile au contact des cellules glycogènes, des cellules hépatiques proprement dites, elles ne sont pas dissoutes, comme on l'a dit ; elles paraissent d'abord plus pâles, plus transparentes dans la bile fraîche ; mais, au bout de quelques heures, comme l'action tinctoriale de la bile sur elles s'exerce rapidement, elles redeviennent très-foncées, très-faciles à apercevoir à l'aide de la lumière transmise sous le microscope. Cela vient de ce que, après avoir été quelques moments plus transparentes que la bile dans laquelle on les plonge, parce que celle-ci réfracte plus fortement la lumière qu'elles, ce fait n'a plus lieu, une fois qu'elles ont été colorées en vert par l'action tinctoriale particulière de la bile qui les imprègne.

Il est un autre fait à signaler et qui a fait croire que la bile dissolvait tous les éléments anatomiques, c'est qu'elle dissout en effet les globules rouges du sang. Mais elle ne dissout pas les éléments propres du foie, les cellules hépatiques glycogènes, ni celles des acini qui la sécrètent. C'est donc à tort qu'on a dit que la bile dissolvait les cellules hépatiques, lorsqu'elle était pathologiquement amenée à leur contact.

Il y a cependant des conditions dans lesquelles cette action tinctoriale de la bile s'exerce au dehors de ses conduits secréteurs, c'est dans certaines conditions morbides, comme dans les cas de cirrhose où la bile séjourne dans ces conduits et finit par exercer à la longue son action tinctoriale sur les éléments anatomiques ambiants. Alors on trouve les cellules épithéliales glycogènes légèrement teintées en verdâtre, surtout par places, dans le voisinage des culs-de-sac glandulaires sécréteurs de la bile. C'est un fait qu'il importe de noter, parce qu'on l'observe assez souvent. Mais je le répète, cela est dû à la transmission graduelle de la matière colorante de la bile en dehors des conduits qui l'ont sécrétée, et cette transmission s'observe dans d'autres conditions encore sur lesquelles je reviendrai.

Sur la constitution anatomique de la bile.

Nous allons actuellement étudier la constitution anatomique de la bile. Nous aurons ensuite à déterminer quel est le rôle, quelles sont l'origine et la fin de ce produit.

Lorsqu'on vient à examiner la bile sous le microscope, on voit d'abord un liquide homogène qui est le sérum de la bile, ou mieux toute la bile elle-même, liquide qui est coloré d'une manière homogène.

Cette coloration est due à une substance qui est fluide, et unie molécule à molécule aux autres parties constituantes de l'humeur. Elle n'est pas un résultat de la présence de certains éléments anatomiques en suspension, comme celle du sang, ni comme celle du pus. C'est une matière colorante propre, la *biliverdine*, fluide par elle-même, qui existe là. Dans cette humeur homogène sont en suspension quelques éléments anatomiques ; mais tous sont accidentels par rapport au fluide qui représente la bile proprement dite, et ne se voient pour la plupart que dans la bile à l'état cadavérique.

Dans ce liquide pris sur le cadavre flottent : 1° des granulations moléculaires grisâtres douées du mouvement brownien, semblables à celles qu'on trouve dans toutes les préparations microscopiques, mais plus abondantes ici que partout ailleurs, à part les sucs intestinaux : leur volume ne dépasse pas $0^{mm},01$; 2° des amas ou plaques jaunes verdâtres formées de l'association de ces granulations, qui adhèrent fortement les unes aux autres dans ces plaques : le diamètre de celles-ci varie de $0^{mm},02$ à $0^{mm},09$; de Blainville a le premier signalé les amas ou plaques que nous décrivons ; 3° des gouttelettes d'huile tirant sur le jaune verdâtre, reconnaissables à leur sphéricité, à la netteté de leurs bords, qui sont noirâtres, et à la forte réfraction qu'elles font subir à la lumière : ces gouttelettes sont peu nombreuses, elles manquent même quelquefois ; de Blainville les avait vues : presque tous ses successeurs ont oublié ces détails ; 4° des cellules d'épithélium prismatique provenant des gros conduits excréteurs du foie ; elles sont peu abondantes. Dans la bile *cystique*, les granulations moléculaires sont plus nombreuses, ainsi que les plaques irrégulières provenant de l'adhérence des granulations entre elles. Les cellules épithéliales détachées de la muqueuse de la vésicule et tombées dans la bile cystique sont habituellement pourvues de cils vibratiles et toujours colorées en jaune orangé verdâtre, foncé. On n'y rencontre pas de leucocytes.

La bile n'a pas d'élément anatomique qui lui soit propre.

Il n'y a jamais à l'état normal de cholestérine cristallisée en suspension dans la bile, parce qu'elle est à l'état de combinaison dans ce fluide. Il n'y a pas d'exemple de bile observée, à l'état normal, dans laquelle on ait trouvé des cristaux de cholestérine en suspension. Lorsque la cholesté-

Sur le cadavre, il est assez commun de voir des vibrions dans la bile, parce qu'elle s'altère assez vite. On y trouve aussi quelquefois alors des *Leptothrix*, végétaux dont je vous ai parlé comme se produisant également dans la salive ou le mucus salivaire lorsqu'ils commencent à s'altérer. Ce sont des êtres développés après la mort, mais dont il faut connaître l'existence pour ne pas les considérer comme étant des productions pathologiques.

Sur la composition immédiate de la bile.

Étudions maintenant la composition immédiate de la bile.

Composition de la bile humaine.

PRINCIPES DE LA PREMIÈRE CLASSE.

Eau	915,00 à	819,00
Chlorure de sodium	2,77 à	3,50
Phosphate de soude	1,60 à	2,50
— de potasse	0,75 à	1,50
— de chaux	0,50 à	1,35
— de magnésie	0,45 à	0,80
Sels de fer	0,15 à	0,30
— de manganèse	traces à	0,12
Silice	0,03 à	0,06

PRINCIPES DE LA DEUXIÈME CLASSE.

Taurocholate ou choléate de soude (biline)	56,50 à	106,00
Glycocholate ou cholate de soude	traces	
Leucine, tyrosine, urée (traces)	non dosées.	
Choline ? (alcaloïde $C^{10}H^{13}AzO^2$)	traces	
Cholestérine	1,60 à	2,66
Lécithine		
Margarine, oléine et traces de savons	3,20 à	31,00

PRINCIPES DE LA TROISIÈME CLASSE.

Biliverdine	14,00 à	30,00
Mucosine (traces)	non dosée.	

La bile n'offre rien de particulier au point de vue de la quantité et de la nature des principes salins de la première classe qu'elle renferme, tant d'une manière absolue que par rapport à ce qu'on voit dans les autres humeurs. Sur la bile de suppliciés, Gorup-Besanez en a trouvé de 6 à 10,80 pour 1000.

Les phosphates y prédominent. Il y a des traces de sels de fer, mais on ne sait pas exactement lesquels. C'est probablement du phosphate de fer. Il y a aussi des trace de silice.

Il s'y trouve fort peu de sels de chaux, fait en rapport avec cette particularité que les composés calcaires forment une laque avec la biliverdine et la précipitent.

La bile contient de 820 à 915 parties d'eau seulement. Avec le lait qui en renferme de 902 à 861 parties, avec le plasma sanguin qui en contient 905, avec la lymphe ou le chyle qui en donnent de 920 à 960, elle semble être l'humeur la plus riche en principes immédiats fixes, en principes solides dissous; car tous les liquides, autres que ceux-là, perdent beaucoup plus d'eau par l'évaporation. Mais, en fait, elle élimine plus d'eau que les humeurs que je viens de vous nommer; car dans le lait, le sang, etc., ainsi que je vous l'ai dit (p. 97), on considère comme différant des principes fixes, une quantité d'eau considérable qui de fait appartient aux substances coagulables, en tant qu'*eau de constitution*.

Les liquides précédents exceptés, la bile est néanmoins, de toutes les humeurs de l'économie, celle qui perd le moins d'eau par l'évaporation analytique; elle est une des plus riches en sels d'origine minérale, sinon la plus riche; car elle en contient, en moyenne, autant que le sang et plus que le lait. Elle est d'une manière absolue celle qui, de toutes, fournit le plus des principes de la deuxième classe, puisqu'elle en renferme plus que le lait.

Principes immédiats de la deuxième classe dans la bile.

Parmi ces principes on trouve d'abord un sel, le *tauro-cholate* ou *choléate de soude*. Ce sel est un principe propre à la bile d'homme, de chien, etc. ; elle en contient une quantité considérable, c'est-à-dire de 56 à 106 parties pour 1,000. Aucune humeur ne donne une telle proportion de principes cristallisables considérés dans leur ensemble et surtout une telle quantité d'un principe d'une même espèce, formé par le foie biliaire lui-même, ne se trouvant ni dans le sang artériel, ni dans le sang veineux, mais existant dans la bile seule. Il est fabriqué de toutes pièces, dans l'épaisseur des culs-de-sac sécréteurs de la bile. Il existe aussi dans la bile de bœuf et d'autres ruminants, mais en petite quantité.

Ce sel a une saveur très-amère avec un arrière-goût douceâtre (1). Il a la propriété de dissoudre les corps gras en certaine quantité et aussi la cholestérine, mais en moindre proportion.

Ce sel isolé ou faisant encore partie de la bile, traité par la chaleur, surtout avec addition d'alcalis caustiques, se décompose. Son acide se dédouble en *acide cholalique* et en *taurine*, corps sulfuré très-nettement cristallisable. L'*acide tauro-cholique* est en effet un acide copulé dû à l'association chimique d'un équivalent de taurine et d'un équivalent d'acide cholalique.

(1) *Chimie anatomique*. Paris, 1853, t. II, p. 472.

A côté de ce principe il y a dans la bile des carnassiers des traces d'un sel qu'on appelle *glycocholate* ou *cholate de soude*. On n'en trouve qu'une quantité très-minime et quelquefois point du tout dans la bile humaine. Il prédomine au contraire dans la bile des ruminants, où le taurocholate ou choléate de soude n'est qu'accessoire. Ainsi, celui de ces sels qui prédomine dans la bile de l'homme est accessoire dans la bile des ruminants, et *vice versá*.

Le glycocholate de soude cristallise d'une manière remarquable (1). Il est aussi très-amer et se décompose comme le précédent, par la chaleur, au contact des alcalis; mais son acide en se dédoublant donne non pas de la *taurine* comme le taurocholate de soude, mais un équivalent de *glycocolle* ou sucre de gélatine et un équivalent d'*acide cholalique*.

Dans la bile de porc on ne trouve pas les sels précédents, mais de l'*hyocholate de soude* qui, au contraire, manque dans la bile d'homme, de chien, et des ruminants. Il est d'une saveur franchement amère, très-prononcée. Son acide est également un acide copulé qui se dédouble sous l'influence des alcalis en *sucre de gélatine* ou *glycocolle* et en un acide particulier, l'*acide hyocholalique*, contenant deux équivalents d'oxygène de moins que l'*acide cholalique*.

Ce dernier acide renferme en effet 10 équivalents d'oxygène, ce qui l'éloigne des *acides gras* qui tous sont des acides à 4 équivalents d'oxygène. Ces faits doivent être retenus, parce qu'ils montrent que les sels dont je viens de parler ne sont pas des savons, contrairement à ce que beaucoup d'auteurs admettent encore depuis que Cadet a, vers la fin du siècle dernier, comparé la bile à un liquide savonneux, parce qu'elle a la propriété de faire mousser l'eau. Mais nombre de substances qui ne sont pas des savons partagent aussi cette propriété.

Les acides dont je viens de vous parler, ou mieux leurs sels, constituent l'*amer biliaire* ou *principe amer du fiel*.

L'acide taurocholique résulte, comme je vous l'ai dit, de la combinaison à équivalents égaux de taurine et d'acide cholalique. Ce fait est des plus importants, parce que la taurine est un composé sulfuré et azoté. C'est un corps quinquénaire. L'acide cholalique ne renferme pas de soufre. C'est la taurine qui en renferme. Durant la digestion, soit à l'état normal, soit à l'état morbide, il y a toujours une partie de l'acide taurocholique qui se dédouble, de sorte que dans les matières fécales on peut trouver de la taurine. Nous avons vu même qu'on en trouve quelquefois dans les vomissements bilieux (p. 527).

Ainsi que vous le savez, la biliverdine imbibe les éléments anato-

(1) *Chimie anatomique.* Paris, 1853, t. II, p. 467, et pl. XXXIX et XL.

miques avec une grande énergie et passe de la bile dans le sang ou des aliments dans le sang en certaine proportion, de sorte que lorsqu'on trouve de la matière colorante de la bile quelque part, cela ne veut pas dire que la bile y soit en même temps; il peut n'y avoir que la matière colorante de la bile. Pour qu'on soit sûr qu'il y ait de la bile, il faut y trouver le principe constitutif essentiel de ce liquide, c'est-à-dire le taurocholate de soude. Or, lorsqu'on veut en déterminer sa présence, on traite le liquide par les acides et la chaleur; on détermine ainsi le dédoublement de l'acide taurocholique en taurine qui cristallise facilement et qui est très-peu soluble, et en acide cholalique qui reste combiné aux bases. De sorte que pour être certain qu'il y a de la bile dans quelque fluide, il faut avoir vu la taurine si l'on n'a pas retiré l'acide taurocholique lui-même; mais la matière colorante ne suffit pas pour déceler la présence de la bile, parce qu'elle peut se séparer de celle-ci et pénétrer seule dans quelque autre liquide, même dans le sang, la lymphe ou le chyle.

Maintenant, dans cette observation, il faut encore tenir compte de ce qu'il y a dans l'économie un autre acide combiné habituellement à des bases, qui est aussi un acide copulé donnant de la taurine; mais au lieu de l'acide cholalique, c'est l'acide lactique, qui est uni à celle-ci.

Il y a dans la trame du poumon un principe constitutif qui est l'acide pneumique, dont quelques physiologistes et quelques médecins ont nié l'existence, faute de connaître les données précédentes.

Cet acide est un acide copulé comme l'acide taurocholique. C'est une combinaison a équivalents égaux de taurine et d'acide lactique. C'est en raison de cette particularité que dans l'analyse de presque tous les solides et liquides, on indiquait autrefois la présence de l'acide lactique, lequel provenait du dédoublement de l'acide pneumique qui existe à l'état de pneumate de soude dans le sang. On le retrouve aussi dans l'urine à l'état de sel de soude et en quantité très-notable dans le poumon, toujours à l'état de sel de soude et en petite proportion à l'état d'acide libre qui donne au poumon sa réaction acide. C'est aussi pour n'avoir pas tenu compte de ces faits que quelques auteurs ont cru avoir prouvé la présence des principes de la bile dans le poumon durant l'ictère, parce qu'ils avaient retiré de la taurine de son tissu; car l'acide pneumique est, comme l'acide taurocholique, susceptible de donner de la taurine en se dédoublant.

Il faut donc savoir que, indépendamment de l'acide taurocholique, il est un autre principe qui peut donner de la taurine cristallisée; que celle-ci peut provenir du pneumate de soude, dont l'acide a été dédoublé au contact de l'acide chlorhydrique étendu, par exemple, porté à 100 degrés, car il n'y a pas besoin qu'il soit concentré pour que ce dédoublement ait lieu.

La solution de tous les sels précédents, additionnée d'acide sulfurique puis de sucre, prend une belle coloration violette, ainsi que l'a reconnu Pettenkofer. Cette coloration se produit aussi avec la bile elle-même seule ou mêlée à d'autres liquides, comme l'urine, le sérum sanguin, etc. Cette réaction peut être utilisée pour reconnaître la présence d'une petite quantité de bile dans l'économie : pour cela le liquide qu'on suppose contenir de la bile est mêlé avec les deux tiers de son volume d'acide sulfurique concentré, en procédant lentement, de manière à éviter le plus possible l'élévation de température, puis on ajoute 4 à 5 gouttes d'un sirop préparé avec 1 partie de sucre pour 5 d'eau. La coloration violette se montre bientôt si le liquide contient les sels caractéristiques de la bile.

Tels sont les principes essentiels qu'on ne trouve que dans la bile, et nulle part ailleurs.

Principes cristallisables accessoires de la bile.

Il y a aussi dans la bile des traces d'un alcaloïde qu'on a appelé choline. Cet alcaloïde a été signalé dans ces derniers temps comme existant dans les matières cristallisables propres à la bile. Il n'y existe qu'en très-petite quantité. C'est un alcaloïde énergique, qui réagit nettement au contact du papier de tournesol rougi et du sirop de violettes, à la manière des alcalis.

On y rencontre normalement de la cholestérine, mais en très-petite quantité, c'est-à-dire de 1 à 2,50 pour 1000. Mais le plus souvent il n'y en a guère que 1 gramme pour 1000 à l'état normal.

Il existe enfin des corps gras, de la lécythine ou graisse phosphorée en petite quantité, de la margarine, de l'oléine et des traces de savons. Lorsqu'il y a beaucoup de corps gras, lorsqu'il y en a jusqu'à 30 pour 1000, on trouve une partie de cette graisse à l'état de gouttelettes en suspension dans le liquide biliaire. C'est alors qu'on voit les granulations graisseuses dont j'ai signalé l'existence tout à l'heure dans le sérum biliaire. Je vous ai déjà dit que le taurocholate de soude a la propriété de dissoudre les corps gras.

Il n'y a pas de créatine, ni d'urée, etc., dans la bile ; elle manque également de xanthine, de leucine et de tyrosine, alors que l'urine en renferme ainsi que le parenchyme hépatique lui-même, parenchyme dans lequel se forment ces principes par désassimilation de ses cellules propres, surtout dans les cas d'*ictère grave*, par exemple. Ce sont là autant de faits relatifs à la composition de cette humeur qui montrent qu'elle n'est pas assimilable aux *excrétions* proprement dites, comme l'urine et la sueur. Elle rejette pourtant un des principes de la deuxième classe formés ailleurs que dans la glande, la cholestérine ; mais nous verrons, en étudiant les matières fécales, que celle-ci remplit, au delà de son point de déversement, dans l'intestin, un rôle déterminé, comme le fait le sucre dans le sang, comme le font les principes de formation glandulaire, soit dans la bile, soit dans les autres sécrétions proprement dites.

Il n'y a pas de sucre dans la bile à l'état normal. Mais, lorsqu'il y a du sucre dans le sang au delà de $\frac{3}{1000}$, il passe dans la bile avant que l'urine en contienne. Ainsi, la glycose passe plus vite du sang dans la bile que du sang dans l'urine. Il faut, pour que la glycose passe dans l'urine, qu'il y en ait environ 4 pour 1000 dans le sang, tandis que dès qu'il y en a 3 pour 1000, elle arrive dans la bile. Ce sont des expériences exécutées par M. Cl. Bernard qui ont démontré ce fait.

Il y a aussi des sels qui passent très-facilement dans la bile. Tels sont, par exemple, l'iodure de potassium, le cyanure jaune ferrico-potassique et les sels de cuivre, tandis que le calomel, les hippurates et les sels de quinine ne sont pas éliminés par cette humeur, bien qu'on en introduise des quantités notables dans le sang ; ces mêmes sels, au contraire, passent très-facilement du sang dans l'urine. L'essence de térébenthine ingérée arrive en très-petite proportion dans la bile en lui donnant une faible odeur résineuse.

Il importe de signaler que dans la bile il n'y a point de sels à base d'ammoniaque. Il s'en produit cadavériquement assez vite ; mais, à l'état normal, dans la bile qu'on recueille par les fistules, dans celle des suppliciés, ou celle des animaux qu'on vient de tuer, on ne trouve jamais de sels ammoniacaux.

Principes immédiats de la troisième classe dans la bile.

Il n'y a pas d'albumine dans la bile, et on n'a jamais pu en rencontrer, dans quelque état morbide que ce soit ; mais, quand on injecte de l'eau pure ou albuminée dans les veines, il passe de l'albumine dans la bile en même temps que dans l'urine.

La bile offre donc cette remarquable particularité qu'elle ne contient pas de substance albuminoïde ; car nous avons vu (p. 473) que le mucus qu'on en peut extraire ne lui appartient pas en propre, mais qu'il lui est surajouté par les parois de la vésicule du fiel. De là vient que cette humeur n'est pas coagulable par la chaleur, les acides, les sels métalliques, le tannin, etc. C'est, avec la matière sébacée, la seule sécrétion proprement dite qui offre un exemple de ce genre.

Mais la bile contient une proportion notable d'une substance colorante verte qui lui est propre, la *biliverdine*, matière non cristallisable, naturellement liquide, qui est mélangée au reste du liquide et ne peut en être extraite qu'après avoir subi des modifications analogues à celles que présentent les substances qui se coagulent (1). Aussi, une fois isolée et desséchée, elle est pulvérulente, amorphe, d'un vert noirâtre, inodore, sans saveur et insoluble dans l'eau. Elle est également insoluble dans le chloroforme, mais elle se dissout dans l'éther, l'alcool, les acides sulfurique et chlorhydrique. L'acide acétique et les alcalis la colorent en jaune. Ses dissolutions sont dichroïques comme la bile elle-même; elles sont rouges par lumière transmise et vertes à la lumière réfléchie. Évaporées dans le vide, elles laissent la biliverdine sous forme d'une pellicule vitreuse.

Lorsque la biliverdine est encore à son état de liquidité naturelle dans la bile, elle se combine aux matières terreuses, forme une laque et se précipite avec elles. On utilise cette propriété pour l'extraire en se servant de l'eau de chaux ou de baryte, portée à l'ébullition. On peut retirer ainsi de 14 à 33 parties de biliverdine de 1000 parties de bile ; le plus souvent on en obtient de 18 à 20 parties.

L'acide azotique, surtout impur ou mêlé d'acide azoteux, la colore comme la bile successivement en bleu, en violet, en rouge, en orangé, puis en jaune. Aussi emploie-t-on cet acide pour déterminer la présence de la bile dans les liquides où son existence est soupçonnée.

Une fois coagulée, aucune des substances contenues dans la bile ne peut la dissoudre, du moins personne n'a cherché si le taurocholate de soude était susceptible de la dissoudre comme le font les carbonates alcalins.

Elle n'est pas en suspension dans la bile comme on l'a cru souvent ; on a pris pour elle les granulations azotées qu'elle colore par une action de teinture. Elle ne se dépose pas au fond du vase par le repos, et la bile conserve la même couleur dans toute sa masse, sans se séparer en un dépôt coloré et un sérum incolore, ou à peu près, comme le font le pus, les sérosités purulentes, etc.

Comme beaucoup d'autres matières colorantes, la biliverdine est susceptible, sous de faibles actions extérieures, de présenter des modifications de couleur, et aussi dans quelques-unes de ses réactions, ce qui indique des changements isomériques survenus dans sa constitution moléculaire.

Il y a dans la bile des traces de mucosine ; il y en a des quantités

______

(1) Voyez *Chimie anatomique*. Paris, 1853, in-8, t. III, p. 386, article BILIVERDINE.

très-peu considérables que l'on n'a pas pu fixer exactement, précisément à cause de leur minime quantité. Elle est coagulable par l'acide acétique. Mais, comme je l'ai déjà dit, cette matière muqueuse ne se rencontre que dans la bile cystique, c'est-à-dire dans la bile qui a séjourné dans la vésicule du fiel, et elle manque dans la bile que l'on recueille directement des canaux hépatiques, comme on peut le faire chez le cheval, qui n'a pas de vésicule du fiel.

Sur les modifications de la matière colorante de la bile.

Les noms de *cholépyrrhine* et de *biliphæine* ont été donnés, depuis Berzelius, à la variété brune de la biliverdine. Sèche, elle est d'un brun foncé olivâtre. Elle est soluble dans l'alcool bouillant, et sa teinte brune passe alors peu à peu au vert quand on la laisse à l'air. Sa solution dans les alcalis caustiques ou carbonatés est d'un jaune brun. L'acide azotique la rend d'un beau bleu, puis elle passe par les teintes successives que cet acide détermine dans la bile.

Cette matière est susceptible de se dédoubler chimiquement, sous de faibles influences, en plusieurs autres composés, également colorés, bien étudiés par Staedler et Maly (1).

Berzelius a donné le nom de *bilifulvine* à la variété jaune rougeâtre de la biliverdine. Elle serait insoluble dans l'éther et dans l'alcool et soluble au contraire dans l'eau.

C'est par suite d'une confusion qu'il importe d'éviter que quelques auteurs ont avancé que l'*hématoïdine* était de la *cholépyrrhine cristallisée* (2). L'*hématoïdine*, observée dans le foie comme dans presque tous les autres tissus, a été prise là pour un composé chimique particulier; ce composé, regardé hypothétiquement comme étant la *bilifulvine* de Ber-

(1) Voyez *Journal de l'anatomie et de la physiologie*. Paris, 1866, page 110.

(2) Rollett, *Kurze Mittheilung einiger Resultate über die Farbestoffkrystalle, welche sich unter der Einflusse von Säuren aus dem Blute abscheiden* (*Sitzungsbericht der kais. Akadem. der Wissenschaften*. Wien, 1863, in-8, p. 230. D'après Rollett, la *matière colorante* du sang peut se séparer des globules à l'état cristallin sous deux formes. 1° Sous l'une d'elles, elle correspond à ce qu'on appelle les cristaux *d'hémato-globuline*; sous cette forme, leur solution aqueuse peut la céder de nouveau à l'état cristallin; elle se comporte comme la matière rouge du sang dans les globules rouges intacts, tant au point de vue de la manière dont elle réfracte la lumière que sous celui dont elle agit sur les gaz. 2° Sous l'autre de ces états, elle est en cristaux dont les propriétés correspondent à celle des cristaux obtenus par Lehmann en traitant les globules par l'alcool (1 p.), l'éther (4 p.) et l'acide oxalique (1/16e), et appelés *cristaux d'hématine*; cristaux dont la solution réagit tout autrement que celle des précédents, et au contraire de la même manière que celle du corps appelé depuis longtemps *hématosine* (Chevreul), ou *hématine* (Hünefeld). Ces différences chimiques et optiques correspondent à celles que Berzelius avait établies entre le *rouge du sang* et l'*hématosine* extraite des globules.

zelius, en a mal à propos reçu le nom, mais il n'a jamais reçu celui de *cholépyrrhine*. C'est ainsi que ce même nom de *bilifulvine* a été donné par Virchow à des cristaux d'un brun rouge ou violacé, aciculaires, groupés de diverses manières, trouvés à l'état libre dans certains états pathologiques des voies biliaires, qui amènent un séjour prolongé de la *bile* dans l'économie. Mais Valentiner a montré que ce corps, qu'il a observé aussi, et qu'il a pu extraire de quelques calculs biliaires à l'aide du chloroforme, n'est autre que de l'hématoïdine ; il cristallise comme cette dernière, comme elle aussi il est soluble dans l'ammoniaque et dans le chloroforme. L'acide chlorhydrique le précipite en jaune brun de sa solution ammoniacale, et ces flocons dissous dans le chloroforme redonnent des cristaux d'hématoïdine. Valentiner dit en avoir obtenu de la bile normale.

Il reste encore à déterminer si cette hématoïdine provient de l'hématosine du sang ou de la biliverdine, ou même si elle serait pour la biliverdine ce que l'hématoïdine est à l'hématosine ; sujet dont je vous ai assez longuement parlé (voy. page 179) pour n'avoir plus besoin d'y revenir.

Les seules analyses de ces matières colorantes de la bile qui soient connues aujourd'hui sont celles de Scherer (1) et de Heintz. Ils ont trouvé, en effet, les nombres suivants (I à III) :

	I.	II.	III.	IV. Cholépyrrhine ou biliphæine.
Carbone......	67,409	67,761	68,192	61,94
Hydrogène....	7,692	7,598	7,473	5,80
Oxygène......	18,195	17,937	17,261	23,23
Azote........	6,704	6,704	7,074	9,03
	100,00	100,00	100,00	100,00

Les trois premiers de ces nombres donnent pour formule empirique de la *biliverdine* :

$$a.\ C^{24}H^{16}O^4Az$$

et pour la *biliphæine* :

$$b.\ C^{16}H^9O^9Az^2$$

Dans la matière colorante de la bile retirée d'un calcul biliaire qui en renfermait beaucoup, Scherer trouva :

	I. *Biliverdine.*	II. *Chlorophylle* (Mulder) (2).
Carbone.........	74,0	55,51
Hydrogène.......	6,3	4,82
Oxygène.........	5,3	32,99
Azote....	14,4	6,68

(1) Scherer, *Annalen der Chemie und Pharmacie*, 1845, t. LIII, in-8.
(2) Mulder, *Versuch der physiologischen Chemie*, 1844, in-8, t. II, p. 358, 359.

Ce qui conduit aux formules empiriques :

I. $C^{18}H^9OAz.$ II. $C^{18}H^9O^8Az.$

Dans les trois premières de ces analyses, la substance avait été retirée par Scherer de l'urine d'un malade atteint d'ictère. Il put la retirer tout à fait pure à l'aide du chlorure de baryum ; elle était d'un beau vert, presque insoluble dans l'eau, peu soluble dans l'éther, facilement dissoute par l'alcool. Les alcalis la dissolvaient en jaune brun. Il ne put pas trouver trace de biline (taurocholate et glycocholate de soude), ni de ses produits de décomposition, soit dans l'urine, soit dans le sang du malade.

Il n'a pas été tenu compte ici de la présence du fer, qui s'y trouve, ainsi que l'a démontré Verdeil, en proportion encore indéterminée et peu considérable, mais d'une manière aussi certaine que dans l'hématosine.

Bien que le nom de *biliverdine* ait généralement, depuis Berzelius, été adopté pour désigner la matière colorante même qu'on retire de la bile, Heintz a depuis donné ce même nom à une matière verte obtenue en exposant plusieurs semaines à l'air de la biliphæine des calculs, dissoute dans du carbonate de soude. Comme la bile au contact de l'acide nitroso-nitrique, cette matière devenait successivement bleue, violette, puis rouge et enfin jaune. L'analyse montra qu'elle avait ainsi, par l'exposition à l'air, perdu de l'azote et du carbone et gagné de l'oxygène. Elle contenait :

Carbone 60,04
Hydrogène 5,84
Oxygène 25,59
Azote 8,50

Ce qui donne la formule empirique :

$$C^{16}H^9O^{10}Az^2.$$

Sur l'origine de la bile en général et de ses principes immédiats en particulier.

La bile n'est pas sécrétée par la masse principale du foie, dont le volume est disproportionné avec celui des conduits hépatiques excréteurs et avec le volume du réservoir, comparativement à ce qu'on peut observer dans le rein, par exemple, ou dans les glandes, comme le pancréas, etc.

La bile n'est pas formée par cette portion de l'organe hépatique; elle est formée par les acini qui sont dispersés le long des canaux excréteurs biliaires même dans l'épaisseur du foie, acini qu'autrefois on considérait comme étant chargés de fournir le mucus. Ce qui prouve que ces glandes sécrètent la bile et non pas un mucus, c'est que celle-là n'est pas visqueuse lorsqu'elle sort de ces conduits. Si c'étaient ces glandes qui sont décrites depuis longtemps sur le trajet du canal hépatique sous le nom de glandes muqueuses, qui sécrètent le mucus, la bile serait visqueuse au sortir du foie. Or, elle n'est pas visqueuse à ce moment; elle est au contraire très-fluide. Elle ne prend de la viscosité que lorsqu'elle a séjourné dans la vésicule du fiel qui lui ajoute du mucus; de plus, les épithéliums de ces culs-de-sac sont teintés en jaune par la matière colorante de la bile, ce qui n'aurait pas lieu s'ils sécrétaient le mucus à l'exclusion de la bile. Ce ne sont donc pas ces glandes en grappe simple qui sécrètent le mucus. Ce sont elles qui sécrètent la bile. Il y a deux organes réunis dans le foie : il y a un organe sécréteur d'un certain ordre, chargé de produire la bile, ce sont les acini dispersés le long des canaux hépatiques; puis il y a un autre organe congloméré, formé par les acini sans conduits excréteurs, qui sont glycogènes.

Vous voyez que la portion la moins volumineuse du foie sécrète la bile ; aussi, les conduits qui excrètent cette humeur ont un volume qui est proportionnel à la masse des glandes en grappe qui la sécrètent. Si c'était la masse glycogène qui sécrète la bile, il y aurait une vésicule du fiel grosse au moins comme la vessie urinaire, et les conduits excréteurs auraient un volume double de celui qu'ont les uretères. Eh bien, ce n'est pas le cas pour les conduits excréteurs du foie, et on sait que la quantité de bile fournie est loin d'être aussi considérable que la quantité d'urine. En outre, si c'était la masse à cellules propres du foie qui sécrète la bile, on ne trouverait pas celle-ci d'un vert brun ou noirâtre chez les individus qui meurent avec le foie à l'état graisseux, et elle ne contiendrait pas encore de 25 à 83 parties de taurocholates et de 14 à 48 parties de matière colorante comme le constatent les analyses de Frerichs.

Quoi qu'il en soit, il est établi qu'il y a deux organes dans le foie, l'un qui est glycogène et qui remplit peut-être d'autres usages, puis un autre qui sécrète la bile. Et la bile n'est pas formée par la masse énorme que représente le foie, mais bien par les acini dispersés le long des canaux hépatiques.

Je vous ai montré aussi, dans mes leçons du précédent semestre, que parfois c'est l'organe biliaire qui devient malade, indépendamment de l'organe glycogène (1). Je vous ai fait voir, en effet, les modifications que subit le foie lorsque les acini biliaires, atteints d'hypergenèse, forment des tumeurs analogues à celles qui, dans la mamelle, sont appelées *hypertrophies mammaires* et *tumeurs adénoïdes*. Dans ces condi-

____

(1) *Programme du cours d'histologie.* Paris, 1864, in-8, p. 252, et *Journal de l'anatomie et de la physiologie.* Paris, 1864, in-8, p. 557.

tions, les culs-de-sac multipliés forment de petites masses ou lobules grisâtres friables, moins vasculaires que le parenchyme hépatique glycogène, ayant un peu les caractères extérieurs du type de la glande sous-maxillaire. Là on voit bien la forme et le volume des culs-de-sac et surtout la disposition de leur unique rangée de petites cellules polyédriques ; car, sous tous ces rapports, ces acini de nouvelle génération restent semblables à ceux de l'organe biliaire qu'on isole de loin en loin avec beaucoup plus de peine dans le foie normal. Il en est même qui sont remplis d'un liquide jaunâtre, moins coulant que la bile normale, mais se colorant comme elle au contact de l'acide nitroso-nitrique étendu.

Il importe de ne pas prendre ces tumeurs formées par augmentation du nombre et un peu du volume des *acini biliaires* pour une génération hétérotopique glandulaire, comme l'ont fait, je crois, les premiers auteurs qui ont vu ces tumeurs, et cela faute de connaître l'existence et la nature des acini biliaires normaux.

M. G. Colin a fait remarquer que la sécrétion de la bile est peu abondante, relativement au volume énorme du foie, qui représente de la soixante-quinzième à la quatre-vingt-cinquième partie en poids du corps chez le cheval, de la vingt-cinquième à la trentième partie sur le chien. Elle l'est peu aussi, ajoute M. Colin, relativement à la masse du sang qui traverse ce viscère ; la parotide, dont le tissu est moins vasculaire que celui du foie, sécrète dix fois son poids de salive en une heure pendant la mastication ; tandis qu'en vingt-quatre heures le foie produit un poids de bile égal tout au plus à une ou deux fois le sien propre. Ce dernier organe, s'il avait une sécrétion proportionnellement aussi active que les parotides, donnerait de cent vingt à deux cent quarante fois autant de bile qu'il en sécrète réellement.

M. Colin, ne connaissant pas les données anatomiques indiquées ci-dessus, pensait que les choses sont ainsi parce qu'un liquide aussi complexe que l'est la bile demanderait, pour sa préparation, un temps plus long que les autres produits. Mais cette proposition tombe devant ce fait que les mamelles de la femme, qui, pendant la lactation, débarrassées autant que possible de tissu adipeux, pèsent chacune de 200 à 260 grammes, sécrètent de 1200 à 2000 grammes par vingt-quatre heures d'un liquide bien plus complexe que la bile.

La sécrétion de la bile est continue, même chez les solipèdes qui manquent de vésicule. Elle persiste pendant l'abstinence prolongée et pendant beaucoup de maladies. On constate que lors du passage du chyme dans le duodénum, la vésicule s'affaisse, devient flasque, sans pourtant se vider absolument ; mais M. Colin a constaté que la quantité sécrétée pendant la digestion n'est pas très-sensiblement plus considérable que celle qui est versée pendant l'abstinence, et dans ces deux conditions elle est alcaline, très-fluide si elle n'a pas séjourné dans la vésicule. Contrairement à ce qui a lieu pour le liquide pancréatique, elle est sécrétée plus abondamment aussitôt après l'opération faite pour obtenir une fistule biliaire que dans les heures qui suivent.

M. G. Colin a également constaté que cette sécrétion était plus abondante chez les herbivores et sur le porc que sur les carnivores. Il a vu qu'elle varie de 8 à 15 grammes par heure sur le chien. Ces faits se rapprochent de ceux observés par Magendie, qui a vu sur cet animal couler deux gouttes de bile par minute. M. G. Colin en a recueilli de 74 à 160 grammes par heure chez le porc, de 100 à 120 grammes sur le taureau, de 200 à 250 et même plus chez le cheval, ce qui, pour vingt-quatre heures, fait six litres de bile environ sur ce dernier. Or, cet animal, par exemple, qui, avec le porc, est celui qui donne le plus de bile, rend à chaque miction de 3 à 5 litres d'urine plusieurs fois par jour.

Taconi a vu sortir, par une fistule biliaire, sur une femme âgée, 500 grammes de bile par vingt-quatre heures, soit quatre onces par chaque période de six heures. C'est malheureusement la seule observation de ce genre qui ait été faite par les chirurgiens qui ont eu sous les yeux des cas de fistule biliaire, avec expulsion de matières fécales décolorées. Cette quantité, toutes proportions gardées, se rapproche du reste de celle qu'on a observée expérimentalement sur le chien qui, de tous ces animaux, est celui dont la nourriture se rapproche le plus de celle de l'homme.

On sait que la bile continue à être sécrétée lorsqu'on lie la veine porte. Cette expérience a été faite à différentes reprises par M. Oré. Lorsqu'on lie la veine porte graduellement de manière à ne pas tuer rapidement l'animal par congestion de l'intestin, il continue à donner de la bile (1). Si, au contraire, on lie l'artère hépatique, la bile cesse d'être produite.

Comme vous le voyez aussi, le volume de l'artère hépatique est en rapport avec celui de la vésicule du fiel et des conduits excréteurs, tandis que le volume de la veine porte est disproportionné par rapport à celui des conduits excréteurs de la bile et de la vessie biliaire.

Ainsi, dans l'organe sécréteur de la bile, il y a proportion entre l'artère, le conduit excréteur et le réservoir, comme dans les divers organes sécréteurs pancréatique, salivaires ou autres.

(1) Oré, *Journal de l'anatomie et de la physiologie*. Paris, 1864, in-8, p. 560.

Origine des principes immédiats constituant la bile.

Les matériaux de la sécrétion de la bile viennent donc essentiellement de l'artère hépatique. Quant aux principes communs à toutes les sécrétions, ceux de la première classe en particulier, ils passent tout formés du sang dans les conduits excréteurs.

Il en est de même des traces de corps gras parmi les principes de la deuxième classe.

Quant à la cholestérine, elle est, suivant M. Flint, un produit excrémentitiel formé en grande partie par la désassimilation du cerveau et des nerfs, séparé du sang par le foie et déversé à la partie supérieure de l'intestin grêle avec la bile. Ce produit est transformé, dans son passage à travers le canal alimentaire, en *stercorine* qui est rejetée par le rectum. Plusieurs auteurs ont déjà dit que la cholestérine est une substance *usée*. Parmi ces auteurs, les uns croient que, formée dans le cerveau, elle est emportée par le sang; tandis que les autres pensent que, formée dans le sang, elle est déposée dans le cerveau. Nous savons que la cholestérine existe dans le cerveau et dans les nerfs en plus grande quantité que partout ailleurs. Car, bien qu'on l'ait signalée dans le foie (probablement à cause de la bile que cet organe contient toujours) et même dans le cristallin, c'est dans le système nerveux et dans le sang qu'on l'a trouvée surtout. Pour opter entre les deux opinions qui précèdent, M. Flint a pensé, et avec raison, qu'il fallait rechercher quelle est la quantité de cholestérine existant dans le sang qui se rend au cerveau et dans celui qui sort de cet organe. Dans ce but, il a pris sur des chiens le sang de la veine jugulaire interne, celui de la carotide, de la veine cave, des veines sus-hépatiques, de l'artère hépatique et de la veine porte.

Après avoir desséché et pulvérisé à part le sang provenant de chacun de ces vaisseaux, ainsi qu'une partie du cerveau et de la bile vésicale, M. Flint les a traités par l'éther. Il a ensuite évaporé et épuisé le résidu avec de l'alcool bouillant. Puis il abandonna les liquides à l'évaporation spontanée, après laquelle il les examina au microscope. Il a pu constater alors que le résidu venant de la bile et celui qui venait du cerveau étaient formés de cholestérine presque pure.

Le sang de la carotide donnait un grand nombre de cristaux de stercorine (séroline), mais point de lamelles de cholestérine. Ce n'est qu'en soumettant ce même résidu, onze jours plus tard, à un nouvel examen, qu'il a pu y trouver quelques cristaux de cholestérine. M. Flint a aussi constaté, comme je l'avais fait en 1852, que les cristaux provenant du sang du cerveau sont plus minces et plus allongés que ceux obtenus des autres parties du corps. Il a vu surtout que le sang de la veine jugulaire était plus riche en cholestérine que celui de l'artère carotide primitive dans la proportion de $0^{gr},801$ à $0^{gr},774$.

D'après Carter, le sang des veines sus-hépatiques contient beaucoup moins de cholestérine que le sang de l'artère hépatique. Donc, à mesure que la cholestérine est formée par le système nerveux, elle est reprise par le sang, qui s'en débarrasse en traversant le foie (Flint).

La bile, dit M. Flint, offre tous les caractères d'une sécrétion en même temps que ceux d'une excrétion. En effet, elle contient des traces de glycocholate et surtout du taurocholate de soude, principes qui sont formés dans le foie même, comme la pancréatine, par exemple, est sécrétée par le pancréas.

Mais elle contient, en outre, de la cholestérine et d'autres produits qui, préexistant dans le sang, sont simplement éliminés par le foie ; voilà pourquoi la bile est sécrétée, même pendant l'hibernation, et chez le fœtus, avant qu'aucune nourriture ait été prise, et avant la formation d'aucun autre fluide digestif. Ce caractère appartient à la bile comme à l'urine, qui est une excrétion (Flint).

Nous aurons du reste à revenir assez longuement sur ce point à propos des matières fécales lorsque nous étudierons ce que devient la bile en se mêlant aux autres sécrétions intestinales et aux résidus alimentaires.

Origine des principes essentiels de la bile.

Le taurocholate de soude est fabriqué essentiellement dans les glandes biliaires, dans les acini dispersés le long des canaux hépatiques. On ne le rencontre pas dans le parenchyme hépatique, dans la substance glycogène, et ce fait est important, parce qu'on trouve la pancréatine dans le tissu du pancréas et la ptyaline dans celui des glandes salivaires, et les cellules qui fabriquent essentiellement ces principes en sont chargées ; on les retrouve aussi bien dans la glande qui les sécrète que dans le liquide sécrété lui-même. Or, dans les analyses de la substance glycogène, on n'en retire pas le taurocholate de soude, tandis qu'on voit ce sel dans la bile sécrétée et versée par les acini et les conduits biliaires.

C'est un fait à ajouter à ceux que j'ai indiqués tout à l'heure, relatifs à l'anatomie et à la physiologie du foie, et qui montre que ce liquide est sécrété par les acini dispersés le long des conduits hépatiques et non par la masse énorme du foie, comme on l'a admis longtemps.

Il y a une autre particularité que j'ai déjà signalée, c'est que dans le foie gras souvent toutes les cellules hépatiques sont remplies par de la graisse et représentent des vésicules énormes, distendues par de l'huile, de telle sorte que leur substance propre est réduite à une pellicule de substance azotée autour d'une grosse goutte de graisse. Alors cependant la bile continue à être produite, parce que son organe sécréteur, dispersé le long des conduits hépatiques, n'est pas détruit.

Il est bien certain que la quantité de bile n'est plus la même, parce qu'il se produit là des phénomènes de compression qui gênent évidemment la sécrétion ; mais la bile continue à être formée et le trouble de la sécrétion biliaire n'est pas proportionnel à la lésion anatomique de la masse du foie.

C'est donc dans les glandes dispersées le long des canaux hépatiques que sont fabriqués les taurocholates et les glycocholates de soude, etc., selon les espèces animales dont il s'agit. Mais on ne sait pas encore à l'aide et aux dépens desquels des principes du sang a lieu leur formation.

Ce sont là les principes essentiels de la bile, ceux qui tendent à dissoudre la cholestérine, les matières grasses et ceux qui jouent le rôle principal dans l'action de la bile sur les aliments imbibés de suc gastrique. Cette dernière action n'est pas comparable à celle des savons. Les sels à acides gras n'existent qu'en fort petite quantité dans la bile, et le taurocholate, qui est prédominant, n'a pas les propriétés des sels à acides gras. C'est un autre ordre d'action que la bile exerce.

Les rapports qui existent entre la composition immédiate de l'hématosine et de la biliverdine (voy. p. 179 et 545), portent à croire que c'est à l'aide et aux dépens de l'hématosine des globules sanguins que se forme la biliverdine. Mais il reste à savoir si cette dernière est un produit de la désassimilation de la première, se formant partout où se trouvent et se nourrissent les globules sanguins, pour être simplement éliminée par les acini biliaires ; il reste à chercher si c'est spécialement dans le foie que se rencontrent les conditions qui amènent ce changement chimique de l'un de ces composés en l'autre ; changement ayant lieu en même temps que la matière rouge sort des globules et des capillaires pour passer au travers de la paroi propre et de l'épithélium des culs-de-sac, et enfin arriver à l'état de biliverdine, lorsqu'elle tombe dans la cavité de ceux-ci.

L'hématosine du sang épanché passe rapidement à l'état d'*hématoïdine* dans le foie ; mais elle le fait aussi dans presque tous les tissus. Il se peut encore qu'elle passe également à l'état de biliverdine dans d'autres tissus que dans celui du foie. Ainsi, il y a des animaux chez lesquels, à partir de la dernière moitié de la grossesse, le placenta renferme de la matière colorante verte de la bile (1). Tous les carnassiers, les chiens en particulier, ont un placenta qui fabrique de la matière colorante verte dont le placenta est imbibé très-énergiquement et en quantité assez considérable, à partir de la dernière moitié de la grossesse.

Vous voyez d'après ces faits qu'il peut se trouver deux ordres de conditions sur la nature desquelles on n'est pas encore fixé, dans lesquelles il y a de la biliverdine formée.

Il est possible que les acini hépatiques ne fassent qu'emprunter cette matière colorante au plasma sanguin qui en renferme des traces, et il se peut que cette matière colorante, qui est dans le plasma sanguin, soit celle qui a été fabriquée par le foie, puis a été résorbée partiellement dans l'intestin. Toutefois cette absorption intestinale de la biliverdine doit être réduite à peu de chose, car on retrouve celle-ci à l'état solide en grande partie dans les matières fécales, et chez le fœtus elle n'est pas résorbée, puisqu'elle forme le méconium en s'accumulant graduellement dans son intestin.

Frerichs et Staedeler ont injecté dans les veines de plusieurs animaux des solutions des sels de la bile, et presque toujours ils ont remarqué dans les urines la présence des principes colorants biliaires. On pouvait croire, en conséquence, que ces derniers dérivent des acides des taurocholates et des glycocholates, mais deux observations ultérieures leur ont montré que ces principes colorants biliaires (qui sont azotés) se forment également au moyen de l'injection d'acides non azotés. Il faut en conclure qu'il y a dans ces actions chimiques des conditions encore inaperçues jusqu'ici.

Sur les usages de la bile.

La bile n'est pas un produit tel que le seul fait de sa sécrétion soit suffisant pour l'économie. Une fois sécrétée, si elle n'arrive pas dans l'intestin, la mort survient à la longue. C'est ce que montrent les expériences dans lesquelles on pratique des fistules biliaires. Le procédé opératoire de M. Flint est le suivant : Après avoir découvert le conduit cholédoque, il y appose deux ligatures entre lesquelles il excise une partie de ce canal ; il tire alors le fond de la vésicule biliaire, il y pratique une excision et attache les bords de ce réservoir à la plaie cutanée par des points de suture interrompus. C'est, comme on le voit, le procédé recommandé par M. Blondlot ; mais, contrairement à ce dernier physiologiste, M. Flint opère, comme M. Cl. Bernard, pendant que l'animal est à jeun ; la vésicule étant alors presque vide, on évite plus aisément l'écoulement de bile dans le péritoine. Les animaux opérés par M. Flint succombaient

______

(1) *Chimie anatomique.* Paris, 1853, t. III, p. 387, article BILIVERDINE.

à l'inanition trente-huit jours environ après l'opération, malgré qu'ils continuassent à manger.

La bile est versée graduellement dans l'intestin, mais avec des périodes d'augmentation ayant lieu entre la quatrième et la septième heure qui suivent le repas. Elle remplit un rôle particulier dans les phénomènes de la digestion, sur lesquels je n'ai pas à insister.

On a cru pendant longtemps qu'elle servait à l'émulsion des corps gras. Il est bien certain aujourd'hui qu'elle ne sert pas à cela. Car, il y a nombre d'animaux qui se nourrissent essentiellement d'aliments qui n'ont pas besoin d'être émulsionnés (poissons, reptiles). En outre, les chevaux et les ruminants mangent des aliments renfermant de la graisse, mais qui y est toujours à l'état d'émulsion plus fine que celle qui se forme dans l'intestin des carnassiers. La bile, chez ces animaux, ne joue donc pas le rôle d'agent émulsif ; le suc pancréatique lui-même remplit là un autre usage que celui de déterminer une émulsion préalable.

On sait que le mélange de la bile avec le suc pancréatique produit un liquide qui a des propriétés différentes de celles du suc pancréatique ou de la bile pris isolément.

C'est surtout après ce mélange qu'agit la bile ; elle devient alors un liquéfiant des corps azotés, soit qu'ils proviennent des viandes, soit qu'ils appartiennent à l'utricule azoté des cellules végétales.

Je n'ai pas à insister sur ce fait ni à entrer dans les discussions qui ont eu lieu à cet égard. J'indique seulement cette particularité, parce que j'ai à en tenir compte dès à présent, et voici en quoi :

On sait que la bile, arrivée au contact des matières qui sont dans le duodénum, et le taurocholate de soude en particulier, sont partiellement décomposés par l'acide du suc gastrique qu'ils neutralisent. Il y a alors une certaine quantité d'acide taurocholique qui est mise en liberté, lequel se dédouble en taurine et en acide cholalique, de sorte que dans les matières fécales, on trouve presque toujours une certaine quantité de taurine et puis des cholalates de chaux, de potasse ou de soude, parce que les carbonates des aliments cèdent à cet acide cholalique mis en liberté une portion de leurs bases, et il en résulte le dégagement d'une certaine quantité de gaz dans l'intestin. Nous aurons à revenir sur quelques-unes de ces particularités et sur ce que devient la cholestérine de la bile, lorsque nous étudierons les matières fécales.

Je vous ai dit que la biliverdine était fluide dans la bile. Eh bien, à partir de la jonction du duodénum avec le jéjunum, cette matière colorante de la bile se solidifie. Il y en a une portion qui exerce son action tinctoriale sur les débris alimentaires qui vont former les matières fécales ; action tinctoriale très-énergique dont j'ai parlé. A partir de la fin du duodénum, tous les débris alimentaires en sont colorés et présentent, au contact des acides, les changements de couleur que j'ai indiqués. En même temps, une portion de la matière colorante passe à l'état de grains arrondis et ovoïdes jaune verdâtre, larges de 5 à 30 millièmes de millimètre. On les voit avant même que les matières soient *fécales* à proprement parler, c'est-à-dire qu'on en trouve dès le jéjunum, puis déjà en plus grande quantité dans l'iléum, dans le cæcum et surtout dans le rectum. Cette matière colorante passe donc de l'état fluide à l'état solide, et c'est à l'état solide que vous la rencontrerez dans les matières fécales, dans les cas où vous serez appelés à faire des analyses médico-légales de taches de cette sorte. Nous aurons à revenir sur ce fait en étudiant les fèces.

Nous constaterons alors qu'une grande partie de la biliverdine versée dans l'intestin se retrouve dans les matières fécales.

Sur le rôle antiputride de la bile.

En même temps que la bile sature, neutralise les substances qui, de l'estomac, passent dans le duodénum, et les ramène même à un léger degré d'alcalinité, elle remplit un autre rôle très-important. Elle empêche la putréfaction des matières alimentaires, qui toutes sont très-putrescibles et se trouvent là dans les meilleures conditions possibles de température et d'humidité pour s'altérer. Aussi cette putréfaction survient-elle lorsque la bile cesse de couler dans l'intestin.

Le contenu intestinal cesse d'avoir l'odeur de matière fécale. Il répand au contraire une odeur aigre, acidule, très-fétide, dans laquelle on distingue celle des hydrogènes sulfuré et phosphoré, souvent analogue à celle des œufs pourris. Parfois cette odeur devient de moins en moins prononcée à mesure qu'on examine les matières plus avant dans le gros intestin, ou bien elle ne conserve que l'odeur aigre dont j'ai parlé. Cela tient à ce que les gaz sulfhydriques et phosphorés sont absorbés par les réseaux capillaires de la veine porte, à mesure qu'ils se produisent et que les matières progressent dans l'intestin. Ils sont ensuite rejetés par le poumon d'après le mécanisme physiologique dont je vous ai parlé dernièrement (page 325). Aussi arrive-t-il que les matières fécales des ictériques, en même temps qu'elles sont décolorées, n'ont plus l'odeur habituelle, et ont celle des gaz précédents ou n'ont qu'une odeuraigre, parfois même presque nulle.

Aucune expérience n'a encore été faite pour savoir si la bile doit cette propriété antiputride et désinfectante à sa substance colorante qui reste dans les matières fécales ou aux taurocholates, ou à quelques-uns des produits du dédoublement de ce dernier. On sait toutefois que la bile jouit de cette propriété antiputride non-seulement à l'égard des matières intestinales, mais du pus et d'autres liquides, avec lesquels elle se mêle dans les cas d'abcès du foie et sans que, dans ces conditions, l'odeur fécale se développe. Lorsque, au contraire, la bile est exposée seule à l'air, elle se putréfie rapidement.

Sur la nature de la sécrétion biliaire.

Le taurocholate de soude et la cholestérine de la bile se décomposent, au moins en partie, dans l'intestin au contact des matières alimentaires, et en même temps jouent un rôle à l'égard de celles-ci en empêchant leur putréfaction. Elles permettent ainsi qu'elles soient absorbées sans qu'elles aient subi d'altérations putrides et autres. Ces faits montrent que sous ce rapport la bile ne saurait être considérée comme une *excrétion*, sauf toutefois en ce qui regarde sa matière colorante, dont le rôle physiologique spécial n'est pas encore bien connu, puisque c'est le seul de ses principes immédiats caractéristiques qui se retrouve tel quel dans les déjections fécales. Car nous verrons que nul des principes immédiats des humeurs excrémentitielles ne se décompose normalement dans l'économie avant d'être rejeté, tandis qu'on observe précisément l'inverse dans toutes les humeurs récrémentitielles, et celles-ci ne remplissent même un rôle dans l'économie qu'à ce prix.

Notons en outre, pour y revenir plus tard, que c'est la bile qui donne aux matières fécales leur odeur, à compter environ du milieu de la longueur de l'intestin grêle, par suite de modifications qu'elle subit après s'être mélangée aux substances alimentaires. Mais on ne sait pas encore quels sont ceux de ses principes qui, en se dédoublant, forment les composés volatils et odorants qui donnent leur odeur aux fèces. Une odeur analogue se développe lorsqu'on laisse la bile se décomposer à une température un peu élevée. Elle se produit aussi lorsqu'on laisse des calculs biliaires accumulés dans un vase sans avoir essuyé la bile qui les recouvrait.

Je vous ai déjà fait remarquer que le lait diffère des autres humeurs récrémentitielles et excrémento-récrémentitielles en ce qu'une portion seulement de l'eau qu'on en chasse par évaporation fait partie de la caséine comme eau de constitution, tandis que l'autre portion est libre, n'est pas retenue par la caséine lorsque celle-ci se coagule, de manière que le caillot flotte dans cette eau. Aucune autre humeur ne nous a offert quelque chose de semblable, et ce fait est en rapport avec cette particularité que le lait seul peut servir de *boisson* en même temps que d'aliment solide. Il est en rapport aussi avec la prédominance dans le lait, relativement aux autres humeurs, des principes de la deuxième classe, tels que le sucre de lait, etc.

Or, dans la bile, toute l'eau ou presque toute l'eau est à l'état libre. On peut en séparer le seul principe coagulable qui lui soit propre, la biliverdine, sans que celle-ci retienne l'eau que l'évaporation chasse de cette humeur, contrairement à ce qui a lieu dans le suc pancréatique, etc.; de telle sorte qu'on peut obtenir la bile incolore ne renfermant plus de principes coagulables (1) et n'ayant perdu de son poids que celui de la biliverdine ; et celle-ci ne fixe, en passant à l'état solide, au contact du charbon, du sulfate de magnésie ou du sulfate de chaux, etc., qu'une quantité d'eau insignifiante (qui n'est pas encore déterminée avec précision), relativement à ce qu'on voit pour la caséine, la pancréatine, la sérine, etc.

L'existence de l'eau à l'état libre dans la bile est également en rapport avec la prédominance remarquable dans cette humeur, comparativement aux autres, des principes de la deuxième classe qu'elle tient en dissolution pure et simple.

La nature de ces principes-là est importante à noter. Le taurocholate de soude (*principe amer de la bile, amer biliaire*), bien que formé dans le foie biliaire seulement, fait qui distingue essentiellement les *sécrétions* des *excretions* (sueur, urine) produites par des parenchymes non glandulaires, le taurocholate, dis-je, est un sel au même titre que les hippurates ou les lactates. D'autre part, la cholestérine est formée par désassimilation dans le tissu nerveux, hors du foie, qui ne fait que l'éliminer du sang qui l'apporte. Sous ce double rapport, mais sous ce rapport seulement (et sous celui de l'état libre, dans lequel se trouve l'eau de la bile), cette humeur se rapproche des liquides excrémentitiels. Je dis sous ce rapport seulement, car le déversement de la bile dans l'intestin ne la rapproche pas plus des *excrétions* (urine, sueur) qu'il n'en rapproche le suc pancréatique, que nul auteur ne songe à séparer des *sécrétions*, bien qu'il soit déversé au même endroit que la bile.

Mais ce qui, malgré toutes ces particularités remarquables, fait de la bile une humeur qu'on ne peut séparer des autres *sécrétions* excrémento-récrémentitielles, c'est que, comme pour celles-ci, telles que la salive, le suc pancréatique, etc., tous ses principes (y compris même la cholestérine formée ailleurs que dans le foie) remplissent un rôle dans les actes digestifs, ainsi que nous venons de le voir. Le rôle de la cholestérine n'est pas nettement précisé, mais il est réel, et nous verrons plus loin, en parlant des matières fécales, que comme les

______

(1) Voyez *Chimie anatomique*, t. III, p. 387.

taurocholates, etc., elle change d'état chimique, soit par dédoublement, soit par fixation d'eau, etc. Dans tous les cas, elle ne se retrouve pas à l'état de cholestérine dans les *feces*, ainsi que l'a montré M. Flint. Or, rien de pareil n'a lieu pour les liquides excrémentitiels, dont le propre, au contraire, en raison de la nature et de l'origine de leurs principes constitutifs, est de ne remplir aucun rôle dans l'économie une fois qu'ils sont *excrétés*, et d'entraîner la nécessité d'une expulsion hors laquelle il n'y a que malaise et souffrance pour tout l'organisme.

Ce rôle, rempli par ces sels propres de la bile et par la cholestérine, principes cristallisables de la deuxième classe, au lieu d'être *intérieur*, comme celui que remplissent certains principes récrémentitiels cristallisables aussi et également de la deuxième classe, tels que les corps gras et les sucres venant du lait ou des aliments ordinaires, ce rôle, dis-je, est seulement *extérieur*, comme celui des principes coagulables de la salive, des sucs gastrique et pancréatique.

De l'action de la bile sur la circulation et l'innervation.

Les cliniciens ont constaté, depuis longtemps, que l'ictère à la fois intense et apyrétique s'accompagne habituellement d'une diminution du nombre des contractions cardiaques. Ce phénomène ne s'observe, toutefois, qu'autant que l'ictérique garde la position horizontale; une accélération marquée du mouvement systolique survient ensuite dès que le malade reprend l'attitude verticale et se livre à quelque exercice. A la diminution du nombre des pulsations artérielles se joint constamment, en pareil cas, celle de la pression du sang ou de la *tension artérielle*, affaissement qui persiste, *malgré l'accélération circulatoire obtenue par la station ou par la marche.*

Le ralentissement des phénomènes circulatoires semble dû à la cholémie par une action spécifique inhérente aux sels biliaires, aux taurocholates, action qui s'adresserait spécialement au système ganglionnaire du cœur dont elle paralyserait l'innervation, suivant Rœhrig (1863). Il paraît démontré à ce dernier que le mode d'action des taurocholates diffère essentiellement de celui de la digitale, celle-ci impressionnant particulièrement le système régulateur du cœur dont elle excite l'action, tandis que les sels biliaires ne les troublent en aucune façon; car : 1° pendant l'action toxique des sels biliaires, les usages des nerfs trisplanchniques n'attestent qu'un calme parfait; 2° le ralentissement du pouls dû à la cholémie n'est jamais suivi d'accélération ; 3° la section des nerfs vagues, lorsqu'elle est pratiquée pendant l'intoxication cholémique, loin de faire cesser la lenteur des battements du cœur, la fait ressortir davantage ; 4° lorsqu'on plonge le cœur d'une grenouille dans une solution de taurocholate ou de glycocholate de soude, ou bien encore dans de la bile concentrée, les contractions de ce viscère se ralentissent ou cessent. D'après Landois (1863), les solutions de glycocholate de soude, de même que la bile en substance, ne ralentissent les mouvements du cœur qu'autant que ces liquides sont introduits en quantité relativement considérable, tandis qu'injectés à faible dose, ils accélèrent ces mêmes mouvements.

On sait que Frerichs a nommé *acholie* la suppression des usages du foie, et qu'il attribue à cette suppression les accidents cérébraux qui surviennent parfois à la fin de la cirrhose (*délire, spasmes*). M. Flint décrit ce même état sous le nom de *cholestérémie*, parce qu'il l'attribue à l'accumulation dans le sang de la cholestérine cessant d'être éliminée par le foie. Si, dit-il, dans toute cirrhose, il n'y a pas cholestérémie, c'est que tout le foie n'est pas désorganisé et qu'une partie de l'organe suffit pour l'élimination de la cholestérine (1). De même, dit M. Flint, que l'accumulation de l'urée dans le sang tue avec les symptômes que l'on désigne sous le nom d'*urémie*, de même l'assimilation de la cholestérine dans ce liquide constitue la cholestérémie que l'on observe par exemple dans l'ictère grave. Dans les cas de jaunisse simple, il n'y aurait que résorption de la matière colorante de la bile. L'analyse chimique du sang d'un malade atteint de cirrhose et qui a succombé dans une stupeur prolongée, lui a démontré une augmentation considérable de cholestérine dans ce liquide. C'est là un fait évident de *cholestérémie* pour ce physiologiste. Le foie ne sécrétant plus de bile à cause de sa désorganisation, la cholestérine s'est accumulée dans le sang.

D'ailleurs Becquerel et Rodier auraient trouvé dans un cas de ce genre, une quantité considérable de cholestérine dans le sang (1,850 sur 1000).

Ainsi donc, la cholestérine augmente notablement de quantité dans le sang des malades atteints de cirrhose, ce qui montre que le changement de la structure du foie influe sur l'élimination de cette substance. L'analyse chimique a prouvé à M. Flint que, dans ces cas, la stercorine a diminué proportionnellement dans les fèces, nouvelle preuve que la cholestérine n'est pas versée en quantité normale dans le canal alimentaire.

Je ne vous décrirai pas les altérations de la bile proprement dite. Les analyses qui en ont été faites en divers cas n'y ont montré jusqu'à présent

____

(1) On pourrait dire plus exactement que la cholestérémie ne survient que lorsque la cirrhose qui est une maladie du *foie glycogène*, est arrivée à un degré tel, que les *acini biliaires* ont été atrophiés par l'hypertrophie du tissu lamineux interacineux, comme le sont primitivement les lobules glycogènes.

qu'une augmentation ou une diminution de la quantité du taurocholate de soude et de la biliverdine, mais dans des proportions qui ne sortent pas sensiblement des limites entre lesquelles oscille la proportion de ces principes à l'état normal. Cette diminution et cette augmentation n'ont rien non plus de constant dans telle ou telle maladie donnée. Il faut en excepter toutefois la fièvre typhoïde, dans laquelle la quantité de ces principes, de la graisse et de la cholestérine n'est guère que la moitié du minimum observé dans la bile normale.

On n'a jamais constaté non plus dans la bile la présence de principes accidentels, comme par exemple la xanthine, la tyrosine et la leucine, qui dans plusieurs sortes de lésions du foie cependant (et même à l'état normal) existent en quantité notable dans le tissu glycogène et se retrouvent alors constamment dans l'urine.

Des sédiments et des calculs biliaires.

Dans un certain nombre d'états morbides et particulièrement quand accidentellement la bile a séjourné longtemps dans la vésicule ou dans quelque autre partie des voies biliaires, on peut voir s'y produire plusieurs variétés de dépôts sédimenteux.

Souvent ils ne sont formés que par des flocons de mucus entraînant quelques-unes des particules dont je vous ai parlé plus haut, comme étant normalement en suspension dans la bile et colorées par la biliverdine. Parfois aussi, on y voit des gouttes ou des granules graisseux.

D'autrefois ce sont des cristaux de cholestérine, ainsi que l'a signalé M. Chevreul, il y a déjà longtemps (1), qui flottent dans la bile, soit seuls, soit accompagnés des particules précédentes.

Ce peuvent être des cristaux d'hématoïdine, soit rhomboïdaux, soit aciculaires, de teinte violette ou rouge pourpre très-foncé, dont je vous ai déjà parlé plus haut (page 550).

On observe fréquemment le passage accidentel de la matière colorante de la bile à l'état solide dans les canaux hépatiques eux-mêmes, à l'exclusion de toute addition des autres principes de la bile.

On trouve surtout dans la cirrhose les canaux hépatiques et même les acini sécréteurs distendus par de la matière colorante biliaire solide sous la forme de concrétions cylindroïdes ou moniliformes, ramifiées ou non, qui injectent ces canaux. Ces concrétions n'ont jamais une coloration verte, mais bien une teinte orangée safranée ou rougeâtre plus ou moins foncée.

(1) Chevreul, *Mémoires du Muséum d'histoire naturelle.* Paris, 1824, in-4°, t. XI, p. 239.

Au contact de l'acide azotique, elles passent brusquement au bleu foncé, puis graduellement au violet rougeâtre.

Des grains presque microscopiques, de même apparence que les précédents sous le microscope ou plus foncés, mais irrégulièrement arrondis, forment parfois une pâte noirâtre dans les conduits biliaires ou dans les vésicules. Ils sont tout à fait noirs ou d'un noir verdâtre, quand, accumulés, ils sont vus à l'aide de la lumière réfléchie.

Des calculs biliaires proprement dits.

Les calculs peuvent se rencontrer dans toute l'étendue des voies biliaires, depuis les radicules du conduit hépatique jusqu'à l'extrémité du canal cholédoque. Les véritables calculs sont rares dans les origines du canal hépatique, en raison de l'étroitesse de ses rameaux; mais on y observe les petites concrétions de couleur jaune ou noire qui constituent la *gravelle biliaire*.

Quelquefois tous les ramuscules du conduit hépatique sont comme injectés par une bile épaisse qui tient en suspension ces concrétions pulvérulentes.

Il n'est pas rare de trouver dans l'intérieur du foie, de petits kystes remplis de concrétions biliaires ou seulement de bile épaissie; ces kystes sont très-probablement le résultat de l'oblitération et de la distension des conduits biliaires.

Dans d'autres circonstances, les calculs, après avoir été formés dans les conduits biliaires, les perforent et passent dans le tissu du foie, où ils ont été trouvés, au milieu même du parenchyme hépatique. C'est sans doute de cette manière qu'avait pénétré dans la veine porte hépatique droite un calcul décrit par M. Devay, comme s'étant formé dans ce vaisseau.

On ne voit que rarement des calculs proprement dits dans le canal hépatique. La vésicule biliaire est leur siége ordinaire. Ils sont libres et flottants dans la bile ou accumulés dans le bas-fond de la cholécyste ou enchâtonnés. On les rencontre souvent chez les vieillards, sans que leur présence ait été soupçonnée. La bile qui coule de la vésicule dans le canal cystique tend à entraîner avec elle les concrétions qui y sont suspendues. Le petit volume de celles-ci, leur forme allongée, favorisent leur introduction dans ce canal; on a pourtant vu des concrétions très-volumineuses s'y engager par leur grosse extrémité.

Une fois introduits, ils peuvent descendre dans le canal cholédoque, rentrer dans la vésicule ou enfin rester dans le canal cystique. Il n'est pas rare de trouver ce conduit complétement oblitéré par un calcul. Les calculs qu'on rencontre dans le *canal cholédoque* viennent soit du conduit hépatique, soit de la vésicule après avoir franchi le canal cystique ; ceux qui viennent par cette dernière voie sont les plus communs.

Ils peuvent siéger dans toute la longueur du canal, mais il est assez fréquent de les voir s'arrêter dans l'ampoule commune aux conduits cholédoque et pancréatique ; la muqueuse avec laquelle ils sont en rapport forme derrière eux une sorte de repli qui les guide jusque dans le duodénum par un mécanisme analogue à celui qui expulse les matières fécales du rectum. L'obstacle à l'écoulement de la bile amène la distension des conduits biliaires. Les radicules du canal hépatique, qui ordinairement sont à peine visibles à l'œil nu, peuvent acquérir le volume d'une plume d'oie ; quelquefois elles se dessinent à la surface du foie sous forme de petites tumeurs ou d'ampoules remplies de bile, mêlée ou non de pus.

Les concrétions biliaires présentent un volume très-variable. Elles ont communément la grosseur d'une petite noisette. Quand elles ne dépassent pas le volume d'une très-petite lentille, on donne à l'affection le nom de *gravelle hépatique ;* elles sont souvent alors très-nombreuses, noires, sous forme d'un sable fin, semblable à celui qu'on rencontre dans certaines affections des voies urinaires, et elles sont tantôt seules, tantôt mêlées à des calculs proprement dits dans la vésicule ou dans les conduits biliaires.

La gravelle hépatique peut exister indépendamment des calculs ; on rencontre assez souvent des vésicules du fiel pleines de graviers, sans trouver dans les voies biliaires un seul calcul proprement dit.

On a cité un certain nombre d'exemples de concrétions biliaires qui avaient atteint un volume considérable.

Meckel en a décrit et figuré un qui était à peu près cylindrique, avait 15 centimètres de longueur, 6 de diamètre, et 12 centimètres 8 millimètres dans sa plus grande circonférence ; il remplissait la vésicule, qu'il avait considérablement distendue.

Le nombre des calculs est en général en raison inverse de leur volume. Ordinairement on en observe de 2 à 10. On en a quelquefois trouvé plusieurs centaines et plus ; c'est ainsi que M. Bouisson en a compté 1450, Storck, 2000, et d'autres, dit-on, jusqu'à 3646.

Lorsque les calculs sont solitaires, leur forme est ordinairement arrondie et ovoïde régulière, et leur surface plus ou moins lisse. On les trouve quelquefois hérissés d'aspérités, quand ils n'ont pu augmenter de masse que dans certains points de leur surface.

Les calculs multiples sont pyramidaux, cubiques, pentagonaux à surface lisse, à arêtes mousses. Ils présentent des facettes quelquefois très-régulières, les unes un peu concaves, les autres légèrement onvexes, résultant des frottements qu'ils exercent les uns contre les autres. Dans les conduits biliaires, ces concrétions peuvent affecter une forme rameuse ; on y a même trouvé des calculs canaliculés ; enfin il en est qui, en se soudant par leurs extrémités, peuvent prendre l'aspect de grains de chapelet.

La coloration qu'offrent les calculs diffère non-seulement selon leur composition chimique, mais encore avec l'arrangement des particules solides, cristallines ou non, de leurs composants.

Le plus ordinairement ils sont brunâtres ou d'un brun verdâtre ; les premiers sont formés en grande partie de la matière colorante de la bile, et les seconds de matière colorante et de cholestérine mélangées.

Les calculs de cholestérine pure sont blanchâtres ; on en a même observé qui, à l'état frais, étaient transparents comme du cristal, mais ils ne tardent pas à devenir ternes et opaques en se desséchant à l'air.

Il en est qui sont tout à fait noirs, et qui sont désignés sous le nom de *calculs mélaniques.* Il n'est pas très-rare de voir de ces calculs qui sont bleus, rouges, ou de couleur marron. Ceux qui sont de couleur rouge ont une teinte analogue à celle de l'hématoïdine, et ils ne la conservent que pendant quelques semaines ; peu à peu ils deviennent bruns lorsqu'on les laisse exposés à l'air.

La densité des concrétions biliaires est très-faible, et cette seule circonstance pourrait les faire distinguer de tous les autres calculs de l'économie. Ceux qui sont formés de cholestérine sont les plus légers ; leur densité est inférieure à celle de l'eau. Du reste, la pesanteur spécifique et le poids des calculs sont très-différents à l'état frais et à l'état sec. Il en est qui, en se desséchant, perdent jusqu'à la moitié de leur poids.

Configuration intérieure ou texture des calculs biliaires.

L'aspect de la coupe des calculs biliaires présente deux variétés bien distinctes, selon qu'elle offre : 1° la disposition striée ou rayonnée ; 2° la forme de couches ou lamelles superposées.

Pour bien étudier la structure des calculs, il faut les soumettre à des coupes diverses.

La surface des calculs striés présente l'aspect d'aiguilles pyramidales, ou de lamelles brillantes dont la forme générale est triangulaire, dont le sommet part d'un centre ou noyau, et dont la base correspond à la périphérie ; dans les calculs composés de cholestérine pure, les stries sont radiées et brillantes ; dans ceux qui sont tout à fait transparents, il n'existe pas de noyau.

Les calculs lamelleux ont souvent un noyau central et des couches périphériques en nombre variable. On distingue en général deux couches principales : une couche moyenne granuleuse ou fibreuse, et une couche extérieure plus homogène, appelée aussi couche corticale.

Le *noyau* central est formé ordinairement de mucus et de matière colorante réunis ou par celle-ci seulement. Vue à l'aide de la lumière réfléchie, elle est alors tout à fait noire ; mais, réduite en fragments sous le microscope, elle offre l'aspect de lamelles irrégulières à cassure conchoïdale et de teinte orangée. L'acide azotique fait passer brusquement ces dernières au bleu presque noir, puis au violet et au rouge, en déterminant le dégagement de rares bulles de gaz très-petites.

Ce noyau est généralement noir, unique ou formé de plusieurs grains mamelonnés, durs, de matière colorante, faiblement réunis par un peu de mucus. Les calculs dits *mélaniques et résineux* sont des masses plus volumineuses que celles-ci, constituées de la même manière.

On dit avoir vu des *calculs* dont le noyau était un petit caillot sanguin. On a cité des cas dans lesquels une épingle, un ver ascaride lombricoïde, avaient formé le noyau de calculs très-volumineux.

Parfois on trouve plusieurs noyaux. On en a observé jusqu'à cinq ; ce sont alors des petits calculs juxtaposés et réunis par du mucus qui ont servi de noyau pour la formation d'un autre calcul plus volumineux.

La *couche moyenne* ou *fibreuse*, quand elle existe, présente des stries radiées, formées de cholestérine. Ces stries sont en général séparées par de la matière colorante ; il en résulte une structure grenue dans certains points.

Les *couches corticales* sont plus ou moins nombreuses, onduleuses ou non. Elles sont faciles à distinguer les unes des autres par leur coloration différente et leur alternance, qui donne une certaine élégance à la surface des calculs coupés en deux. Ces couches, qui peuvent manquer dans les concrétions de petite dimension, acquièrent une grande épaisseur dans les calculs volumineux ; quand on vient à casser le calcul, on les voit se détacher en coques irrégulières. Les colorations qu'elles présentent sont très-variées, elles sont ordinairement brunes, verdâtres, noires et parfois blanches ; ou encore jaunes ou jaunâtres, pâles ou foncées, alternant les unes avec les autres.

Ces particularités, relatives à la structure des calculs biliaires, font qu'ils se prêtent tous à une facile imbibition par l'eau de l'humeur dans laquelle ils sont plongés, aussi perdent-ils du tiers à près des deux tiers de leur poids par simple dessiccation à l'air prolongée pendant quelques semaines, et ils en perdent encore de 1 à 15 pour 100 par la dessiccation à 100°.

Caractères chimiques des calculs biliaires.

Les calculs biliaires sont rarement composés d'une seule substance ; le plus souvent ils sont mixtes, c'est-à-dire formés de plusieurs des principes de la bile. On les divise, sous ce rapport, en : 1° calculs de cholestérine ; 2° calculs de matière colorante.

1° Calculs de cholestérine.

Ces calculs, qui sont les plus communs de tous, sont quelquefois formés par de la cholestérine pure ; le plus souvent la cholestérine est unie à une certaine proportion de matière colorante de la bile en fins granules microscopiques adhérents à la surface des lamelles cristallines et les séparant les unes des autres. Ces granules sont jaune orangé à la lumière transmise. Ils sont surtout abondants vers le centre du calcul, où ils forment parfois le noyau avec des lamelles cristallines plus petites et plus irrégulières que celles du reste de l'étendue du calcul. Ces calculs possèdent les propriétés suivantes :

Si on les expose sur une lame de platine à la flamme d'une bougie, ils fondent d'abord, puis brûlent à la façon des corps gras, en donnant naissance à une lumière fuligineuse ; si le calcul est composé de cholestérine pure, il ne reste pas de résidu sur la lame de platine.

Ils sont insolubles dans la potasse et la soude caustiques, mais ils sont très-solubles dans l'alcool bouillant, et surtout dans l'éther. Si l'on place sur le porte-objet du microscope une goutte de cette solution, l'éther s'évapore, et l'on voit apparaître des lamelles rhomboïdales de cholestérine incolore.

Enfin ils sont colorés en jaune par l'acide sulfurique concentré, et l'acide nitrique bouillant les transforme en acide cholestérique.

2° Calculs de matière colorante.

Ces calculs, qu'on rencontre presque aussi fréquemment que ceux de cholestérine, sont formés, en totalité ou en grande partie, des matières colorantes de la bile, c'est-à-dire de *biliverdine* et de *biliphæine* ou *cholépyrrhine*.

Ils ne fondent pas à la chaleur, mais ils brûlent sans flamme, et laissent une masse charbonneuse comme résidu.

L'éther et les liqueurs alcalines les dissolvent avec une grande facilité ; plongés dans l'eau, ils lui communiquent une teinte légèrement ambrée.

Mais la réaction caractéristique de ces calculs est celle qui est fournie par l'acide nitrique, qui les colore successivement en vert, bleu, violet, rouge, et enfin en jaune ; tous ces changements de couleur s'opèrent dans l'espace de quelques secondes. Cette réaction est assez sensible pour être appréciée sur des fragments très-petits. Elle permet aussi de distinguer sous le microscope les parcelles d'abord inapercevables de chaque couche qui sont formées de matière colorante concrète, de celles qui sont formées de cholestérine, lorsque celle-ci n'est pas assez nettement cristallisée pour être immédiatement distinguée.

J'ai pu constater, sur des calculs dont la couche superficielle, épaisse d'un quart à un demi-millimètre, était d'un rouge de sang, que sa substance était amorphe, friable, et présentait les réactions de la *cholépyrrhine*. L'acide azotique en dégageait en même temps des bulles gazeuses microscopiques en assez grand nombre, et indiquait son mélange avec des proportions notables de carbonates.

Rapports entre la composition et la texture des calculs biliaires.

Ainsi, nous voyons que les calculs biliaires que le microscope montre formés de cholestérine pure ou presque pure sont incolores, ou d'un blanc nacré ; ils sont composés de paillettes, visibles sur la cassure des calculs, paillettes larges parfois de 2 à 3 millimètres et disposées en rayonnant autour du centre de la masse, mais généralement microscopiques, lozangiques, souvent encore très-régulières et imbriquées. Cette coloration tire au jaune pâle ou orangé plus ou moins foncé, partout où (vers le centre surtout) s'interposent des granules de la matière colorante à la cholestérine qui est en cristaux lamelleux, souvent très-réguliers. La teinte s'éloigne d'autant plus du blanc nacré pour passer au blanc jaunâtre et au jaune plus ou moins foncé, que ces granules microscopiques, larges de 1 à 5 millièmes de millimètre, sont plus ou moins abondants.

Nous voyons d'autre part qu'il y a des calculs que le microscope montre formés exclusivement ou presque exclusivement de matière colorante, noire ou d'un vert foncé presque noir, si elle est vue en masse ; d'un jaune orangé rougeâtre ou acajou, si ses fragments sont vus par lumière transmise. Ceux-là sont durs, cassants, à cassure conchoïdale ou résineuse, homogènes comme de la cire à cacheter, souvent très-petits, libres ou entourés par des couches d'une autre couleur, ils peuvent former, à eux seuls, des masses plus volumineuses ou calculs proprement dits, tout à fait noirs ou d'un noir verdâtre.

Quand, dans toute l'épaisseur des calculs ou dans leurs couches, s'ajoutent des cristaux de cholestérine à cette matière colorante, la masse ou les couches ont une teinte d'autant plus blanche ou jaune pâle que la cholestérine est plus abondante ; mais, quelle que soit la couleur des couches, la teinte des granules de matière colorante vus sous le microscope reste la même, c'est-à-dire d'un jaune rougeâtre orangé, comme je viens de le dire.

Les couches ont inversement une teinte jaune pouvant aller au jaune d'ocre rougeâtre, à la teinte acajou et au brun (verdâtre ou non), teinte d'autant plus foncée que la matière colorante prédomine davantage. On remarque également que les cristaux lamelleux de cholestérine sont d'autant plus petits qu'ils sont moins nombreux.

Il faut tenir compte aussi des variétés de teinte que prend la biliverdine vue à l'aide de la lumière réfléchie selon la manière dont les granules s'associent, et selon leur plus ou moins de cohérence ; car tout en étant presque pure, elle peut former des couches ou des masses dont la teinte varie du jaune orangé au jaune d'ocre rougeâtre, au ton acajou, au brun verdâtre et au noir foncé. Mais quelle que soit celle de ces teintes qu'elle offre à l'œil nu, la couleur de ses fragments vus par lumière transmise sous le microscope, reste la même, c'est-à-dire jaune orangé rougeâtre, et ses réactions au contact de l'acide azotique ne changent également pas. Enfin, dans toutes ces conditions, cet acide en dégage une quantité à peu près égale de petites bulles de gaz indiquant qu'elle est associée à des carbonates.

Les derniers faits que je viens de vous signaler coïncident avec l'observation faite par Bramson de l'existence dans les calculs biliaires d'une combinaison difficilement soluble de la matière colorante avec des sels calcaires.

Composition chimique des calculs biliaires.

Les calculs ou les noyaux de calculs qui sont noirs, ou d'un vert foncé, ou d'un rouge brun foncé, appelés mélaniques ou résineux, sont composés principalement de matière colorante. Ils contiennent en outre plus de sels que les calculs riches en cholestérine. Ils donnent, en effet, de 8 à 12 pour 100 de sels calcaires dont les espèces ne sont pas déterminées. Ils donnent aussi des traces de graisse saponifiables non dosées. L'analyse de ces calculs est entièrement à refaire dans l'état actuel de la science. Après leur dessiccation à l'air ils perdent encore de 10 à 18 pour 100 de leur poids dans l'étuve à 100 degrés.

On a trouvé de 8 à 96 pour 100 de cholestérine dans les calculs et dans les couches des calculs qui ont une structure rayonnée, brillante, micacée. Ils renferment en outre de 3 à 53 de matière colorante, avec 0,50 à 6,77 de cendres.

Dans un calcul de ce genre, Planta et Kekulé ont trouvé :

Eau..	4,89
Sels...	0,28
Principes de la bile (taurocholates?).............	0,79
Cholestérine....	90,82
Graisse saponifiable.............................	2,02
Matière colorante de la bile.....................	0,20
Mucus..	1,35

Cette analyse n'indique pas si les principes de la bile retirés étaient des *taurocholates de chaux*, de *magnésie* ou autres, ni quelle était la nature des sels d'origine minérale.

C'est cependant, de toutes les analyses que j'ai pu consulter, la plus détaillée ; aussi ne vous en reproduirai-je pas d'autres. Vous voyez que malgré les nombreuses analyses de calculs biliaires qui ont été faites, il reste bien des lacunes à combler sous ces divers rapports, et que l'étude de ces derniers est à reprendre aussi bien que l'analyse de ceux qui sont principalement composés par de la matière colorante.

L'insolubilité presque absolue de la cholestérine dans les liquides de l'économie, son peu de solubilité dans la bile même, c'est-à-dire dans le taurocholate de soude, nous rendent compte de la facile production des calculs qu'elle forme dès qu'elle est rejetée en quantité plus grande qu'à l'ordinaire. Il arrive pour elle ce qui a lieu dans l'urine pour l'acide urique et l'oxalate de chaux par exemple. Seulement la cholestérine dissoute directement sans l'intervention des substances coagulables et ne se fixant pas chimiquement à ces principes, cristallise pure, très-régulièrement, en conservant sa couleur et ses autres propriétés. Ses cristaux se juxtaposent comme ils le font dans toute solution saturée de cholestérine, d'après les lois propres à tout ordre de cristallisation.

La biliverdine étant naturellement liquide et non dissoute, ce ne sont pas, comme pour la cholestérine, des conditions de sursaturation de la bile qui amènent son passage de l'état liquide à l'état solide et sa réunion en graviers ou en calculs. Ce sont probablement des changements isomériques analogues à ceux qui causent la coagulation des principes albuminoïdes, survenant ici sous l'influence de conditions encore mal déterminées et analogues, ou non, à ceux qui causent les variations de couleur de ce principe immédiat.

Nous avons vu que la biliverdine liquide se combine à la chaux et à divers sels calcaires ; elle forme ainsi une combinaison insoluble qui se précipite, et c'est de la sorte qu'on la sépare d'abord des autres principes immédiats de la bile pour l'isoler elle-même ensuite de la chaux. On ne sait pas encore quelle est la quantité de composés calcaires qu'elle fixe alors, et qu'il est nécessaire de lui combiner pour qu'elle donne un composé insoluble. Si cette question était résolue, si d'autre part on savait quelle est la proportion de sels calcaires habituellement contenus dans les concrétions biliaires formées surtout de biliverdine, on pourrait savoir alors par comparaison quelles sont les causes du passage à l'état solide de la biliverdine. On verrait alors si sa précipitation ne serait pas déterminée par les sels calcaires de la bile, sécrétés en quantité exagérée, se combinant aussitôt à la matière colorante en proportion plus grande qu'elle n'en peut fixer sans passer à l'état solide.

Les sels calcaires de la bile sont assez abondants pour que la formation de calculs de cet ordre ait lieu aussi facilement dans cette humeur que dans la salive, dès qu'ils sont sécrétés en quantité un peu plus considérable qu'à l'ordinaire.

Jusqu'à présent on n'a pas constaté d'une manière péremptoire la présence dans la bile de calculs salins ; car, ainsi que je vous l'ai dit (page 474), les productions calcaires observées dans la vésicule n'ont été vues que dans des cas où ce réservoir ne communiquait plus avec le canal hépatique, ne recevait plus de bile et ne renfermait que le mucus que sécrètent ses parois. L'analyse de concrétions calcaires au milieu de la bile devrait du reste être faite de manière que la matière colorante ne fût pas détruite, celle-ci devant être entraînée en certaine proportion par les sels de cette nature.

VINGT ET UNIÈME LEÇON

DU SUC INTESTINAL, DU MÉCONIUM ET DE L'HUMEUR SÉBACÉE.

SIXIÈME ESPÈCE. — DU SUC INTESTINAL.

Le suc intestinal est à proprement parler le liquide sécrété par les glandes de Brunner et par les follicules de Lieberkuhn et versé dans le duodénum, l'intestin grêle et le gros intestin. Mais souvent on donne ce nom au mélange réel ou supposé du liquide précédent et des liquides gastrique, biliaire et pancréatique.

Si l'on ouvre un intestin grêle sur un animal vivant, si l'on absterge la membrane interne, et si on la touche avec du vinaigre étendu d'eau, on voit sourdre le suc : 1° des glandes de Brunner ; 2° des follicules de Lieberkuhn. Ce liquide, moins cohérent que le mucus, se mêle au mucus intestinal plus ou moins visqueux, entraînant avec lui des cellules d'épithélium prismatique qu'une mue incessante détache de la membrane muqueuse. La sécrétion se trouve augmentée au moment où le chyme arrive dans l'intestin. Si beaucoup d'aliments sortent de l'estomac sans avoir été chymifiés, une sécrétion abondante a lieu et la diarrhée survient. La bile fait augmenter aussi cette sécrétion (Eberle). Le cheval, qui n'a pas de vésicule biliaire et chez qui la bile coule dans l'intestin à mesure qu'elle est sécrétée, a plus de suc intestinal, à jeun, que le chien. Les médicaments qu'on appelle *purgatifs* augmentent cette sécrétion.

Cette liqueur complexe sécrétée par l'intestin grêle facilite le glissement des matières alimentaires, en rendant le chyme plus fluide et en lubrifiant la surface interne de l'intestin. Le mucus intestinal, qui couvre les villosités, joue dans l'absorption qui se fait dans l'intestin grêle un rôle dont nous avons parlé plus haut (p. 440). Le liquide intestinal, toujours mêlé du reste à des portions de bile et de suc pancréatique rougissant par le chlore qu'on retrouve jusque dans les fèces, exerce son action liquéfiante sur les restes d'aliments qui ont passé dans l'intestin grêle comme chyme, et que l'estomac avait gonflés, mais n'avait pas liquéfiés. Enfin, les parties aqueuses des aliments mêlées à ce liquide intestinal sont absorbées par la muqueuse de l'intestin grêle et par ses vaisseaux lymphatiques avec les portions liquéfiées des aliments ; de là vient qu'il acquiert plus de consistance à mesure qu'il avance vers le cæcum.

Caractères physiques et chimiques du suc intestinal.

M. Cl. Bernard a montré que l'état acide ou alcalin de l'intestin grêle variait suivant l'espèce d'aliment dont on a fait usage. Sur les chiens tués quelques heures après avoir fait un repas composé exclusivement de matières animales le contenu de l'intestin grêle est acide. Chez les lapins nourris exclusivement avec des substances végétales, il est alcalin. Si l'on renverse l'expérience et que l'on nourrisse les lapins avec de la viande exclusivement, et les chiens avec des substances végétales, on trouve chez les premiers un état acide et chez les seconds un état alcalin.

Des expériences faites par Bouchardat et Sandras avaient déjà donné un résultat analogue. Deux lapins nourris avec des pommes de terre coupées, de la fécule de pomme de terre et du son privé de tout principe farineux, un lapin nourri d'orge et d'eau distillée, avaient l'estomac très-acide et le contenu de l'intestin grêle manifestement alcalin. Une poule, trois pigeons, nourris avec de l'orge, donnèrent le même résultat.

Les glandes de Brunner, abondantes surtout au-dessous du pylore, versent un liquide clair visqueux, filant comme de la salive et alcalin. Mises dans l'eau tiède, elles lui donnent cet état filant, ce que ne fait pas le pancréas.

Le suc sécrété dans le reste de l'intestin grêle est produit, au moment de la digestion, en quantité trop variable avec chaque espèce d'aliments pour qu'elle puisse être spécifiée. M. Bernard a vu qu'il est toujours alcalin au moment où il est versé. Ce n'est qu'au contact des autres liquides et des aliments que change cette réaction. Il a observé aussi que le liquide fourni par les follicules du cæcum est également alcalin et que l'acidité qu'on y constate souvent tient à des réactions chimiques survenues entre les divers principes des matières fécales.

Aucun de ces liquides n'a l'odeur de matière fécale. Mélangés au suc gastrique et surtout à la bile et au liquide pancréatique, ils forment le contenu liquide de l'intestin.

D'après Tiedemann et Gmelin, ce contenu est très-peu considérable chez les chiens qui ont jeûné complétement. Il ne consiste qu'en une couche mince, consistante, de mucus coloré en jaune par la bile. Mais chez les chiens qui avaient avalé du poivre et des cailloux, le liquide était abondant, jaune brunâtre, trouble, aqueux, et souvent accompagné d'une matière plus consistante qui filait comme de l'albumine et de petits grumeaux muqueux opaques. Plus bas, ce liquide fonçait en couleur, sa consistance augmentait et acquérait bientôt les caractères des matières fécales avec une odeur différente cependant.

L'analyse chimique de ce liquide leur a donné : 1° du *mucus* ; 2° de l'*albumine* provenant du suc pancréatique (*pancréatine*); 3° une matière analogue à la *caséine* (*peptone* ou *albuminose*) ; 4° une matière précipitable par le chlorure d'étain, qu'ils regardaient comme un mélange d'*osmazôme* et de matière *salivaire;* 5° une *matière rougissant par le chlore et non par les acides* (*pancréatine*) ; 6° enfin les principes de la bile.

Propriétés digestives du suc intestinal.

D'après M. Cl. Bernard, le suc intestinal complexe offre des propriétés liquéfiantes énergiques. Leuret et Lassaigne avaient déjà observé des faits pouvant porter à le penser. Pour se procurer ce liquide, ces expérimentateurs faisaient avaler à un chien plusieurs petites éponges enveloppées d'un linge fin, et l'animal était tué au bout de vingt-quatre heures. On exprimait à part le suc absorbé par les éponges qui étaient restées dans l'estomac, et à part le suc absorbé par les éponges qui avaient pénétré dans le jéjunum.

Trois gros et douze grains de chacun de ces sucs, mêlés à un demi-gros de mie de pain, ont été mis dans des flacons bouchés à l'émeri et placés dans un bain à la température de 31 degrés. Au bout de quelques heures, des parcelles de pain commençaient à se précipiter dans le flacon contenant le liquide mixte pris dans l'intestin. A la huitième heure, la précipitation était complète, et à la douzième, le tout était converti en liquide épais, homogène et jaunâtre. Il se dégagea de la bouteille, au moment où on l'ouvrit, du gaz ayant l'odeur des matières fécales. La liquéfaction du pain qui avait été mêlé au suc gastrique pur était bien moins avancée.

Remarquons, en terminant cette étude des humeurs déversées dans l'intestin et analogues les unes aux autres par leur constitution immédiate, la bile exceptée, qu'aucune d'elles n'est excrémentitielle; plusieurs des principes mêmes de la bile sont récrémentitiels. Aucune n'est essentiellement composée de principes formés par désassimilation, comme le sont les excrétions que nous étudierons dans la prochaine leçon. Il n'y a dans ces humeurs de rejeté et prenant part à la constitution des excréments, que la portion de leurs principes qui n'est pas résorbée, portion en excès en quelque sorte, qui pourrait encore être réassimilée.

Si l'on se reporte, d'autre part, à ce qu'a de spécifique la sécrétion formatrice de chacun des ordres de glandes qui les fournit, comparativement à la simple action éliminatrice du rein et des organes sudoripares, on sera porté à réfléchir sur ce qu'ont d'inexact les théories qui font considérer comme excrémentitiels tous les produits versés dans l'intestin. Rien donc ne justifie certaines hypothèses qui conduisent empiriquement à amener l'exagération de ces sécrétions à l'aide des purgatifs, qui font confondre la simple exsudation morbide des réseaux superficiels (analogue à celle qui a lieu dans le choléra) avec la sécrétion normale et continue du mucus, qui enfin amènent à confondre cette dernière avec celle des humeurs de formation périodique et glandulaire proprement dite, que nous venons d'étudier.

En résumé, vous voyez que le suc intestinal n'est généralement observé que comme réunion d'humeurs diverses, spécifiquement distinctes, mélangées entre elles et au mucus intestinal proprement dit; humeurs ayant chacune un rôle propre, dont pas une n'est excrémentitielle, c'est-à-dire n'étant pas éliminatrice de principes formés par désassimilation devenant nuisibles dès qu'ils s'accumulent au delà d'une certaine proportion. Parmi ces humeurs, il faut citer particulièrement le produit des glandes de Brunner et celui des follicules de Lieberkuhn. Toutes ces humeurs sont au contraire partiellement résorbées, et les principes qui ne le sont pas restant interposés aux résidus alimentaires et biliaires, forment avec eux les matières fécales. Rien, par conséquent, dans l'étude des humeurs intestinales, ne justifie bien les hypothèses admettant une action *purgatrice* ou dépuratrice qui serait obtenue en déterminant l'exagération de la sécrétion des follicules intestinaux à l'aide de certains sels, des résines, de diverses huiles, etc., dits *purgatifs*. Rien surtout ne justifie la nécessité, ni même l'utilité pour l'économie de répéter cette action de temps en temps, en dehors des circonstances qui exigent une déplétion de l'appareil circulatoire et celle de la congestion intestinale temporaire, congestion diminuant celle de quelque autre appareil et substituant un mal moindre à un plus grave.

Du méconium.

Le nom de *méconium* est donné, par analogie de couleur et de consistance avec le suc de pavot, aux matières qui s'accumulent dans les intestins du fœtus pendant la gestation, et que l'enfant rend presque immédiatement après sa naissance.

Toutes les analyses du méconium s'accordent à montrer que les principes de la bile n'entrent que pour un tiers au plus dans la composition de ses parties fixes. Ce fait rattache son étude à celle du suc intestinal et peut-être à celle du mucus de l'intestin plutôt encore qu'à celle de la bile. L'absence dans ce produit de tout résidu alimentaire sépare absolument son étude de celle des matières fécales.

Du premier méconium.

Le contenu de l'intestin du fœtus est visqueux, grisâtre, entièrement composé de mucus et d'épithélium prismatique jusqu'à la fin du troisième mois. A compter de cette époque il commence à être teinté en jaune par la bile, vers le duodénum et le haut de l'intestin grêle. Du quatrième au sixième mois, la coloration devient plus prononcée, mais reste toujours d'un jaune clair et ne dépasse guère la valvule iléo-cæcale ou le cæcum. Ces épithéliums sont, soit des cellules isolées, soit surtout des gaînes encore entières reproduisant la forme des villosités dont elles se sont détachées, ou des lambeaux de celui qui tapisse l'estomac et le gros intestin.

Lehmann a noté que du cinquième au sixième mois, le contenu de l'intestin grêle du fœtus est neutre ou très-faiblement acide. L'extrait éthéré donne des acides margarique et oléique et une graisse saponifiable. On peut y constater la présence de la matière colorante de la bile. On en retire aussi une matière analogue à la caséine, des traces d'une substance coagulable par le tannin et de sulfates alcalins. Le reste est formé de mucus et d'épithélium dans la proportion de 89 à 96 pour 100 des parties qui restent après la dessiccation. La quantité de ces épithéliums morts et desquamés, se colorant en brun verdâtre ou jaunâtre au contact de la biliverdine, comme tous les éléments sur qui les phénomènes de rénovation moléculaire ont cessé, la quantité de ces épithéliums, dis-je, va toujours en augmentant, et nulle part ailleurs chez le fœtus on n'en trouve une semblable accumulation. Nulle part on ne voit une telle masse d'éléments détachés de l'organisme devant séjourner des mois dans l'économie au milieu de conditions favorables à leur décomposition cadavérique.

Du méconium proprement dit.

Du septième au neuvième mois, le méconium est déjà semblable, à peu de chose près, à ce qu'il est après la naissance. Il forme une sorte de pâte homogène, foncée d'un brun verdâtre presque noir, sans odeur et de saveur fade. Lehmann l'a trouvé ordinairement de réaction faiblement acide, mais rarement neutre et très-propre à jouer le rôle de ferment. Il a vu que l'éther en retire de la graisse et de la cholestérine.

La coloration d'un vert foncé que présente le méconium, dans l'intestin du fœtus, avant la naissance, montre nettement que le propre de la bile n'est pas d'être sécrétée avec une teinte jaune qui passerait au vert au contact de l'air seulement, par oxydation de sa matière colorante.

On n'a pas cherché jusqu'à présent dans le méconium la pancréatine qui rougit par le chlore, pour voir si le suc pancréatique concourt à le constituer et si par suite la sécrétion biliaire susciterait l'entrée en action du pancréas.

Nous avons vu que cette sécrétion a lieu d'une manière continue, ou à peu près continue, et qu'elle augmente temporairement sous l'influence de la présence des aliments qui lui servent de stimulants par action réflexe, fait analogue à ce qui a lieu pour les autres sécrétions. Ce sont certainement les épithéliums et le mucus dont j'ai parlé tout à l'heure, qui en s'accumulant dans l'intestin du fœtus suscitent la sécrétion de la bile dès que le foie biliaire est suffisamment développé. Sous ce rapport, on ne saurait considérer la bile fœtale comme sécrétée sans stimulant, de la même manière que le sont les humeurs *excrétées*, telles que l'urine et la sueur. Ici la bile ne remplit pas davantage que plus tard le rôle d'*excrétion* anticipée si l'on peut dire ainsi, mais bien au contraire, elle joue là pendant des mois le rôle qu'après la naissance elle remplira chaque jour à l'égard des matières alimentaires séjournant dans l'intestin ; je veux parler de son action antiputride, qu'elle exerce sur ces épithéliums et ce mucus, qui dans le tube digestif comme à la surface de la peau se produisent et tombent incessamment dès l'âge embryonnaire comme après la naissance.

Ces éléments desquamés, devenus libres, ne se nourrissant plus, forment peu à peu dans l'intestin un amas qui se trouve, comme les matières alimentaires chez l'adulte, dans les conditions d'humidité et de température les plus favorables à la putréfaction; mais la bile empêche celle-ci en raison des propriétés dont nous avons parlé plus haut; car si l'oxygène nécessaire à la putréfaction semble manquer, il faut remarquer qu'il ne manque nullement, étant apporté par celui qui existe dans le sang du fœtus et que celui-ci emprunte à la mère. Ainsi dès l'origine de sa production, la bile joue le rôle qu'elle remplira plus tard, et ce n'est pas comme *excrétion* qu'elle concourt à former le méconium, dans lequel il n'y a, à proprement parler, d'autre matière de déjection que les cellules épithéliales desquamées et le mucus fournis incessamment par la muqueuse intestinale. Je vous ai déjà dit que ces cellules et ce mucus sont produits en raison même des propriétés que possèdent les épithéliums, propriétés qui sont également dès leur origine chez le fœtus ce qu'elles seront plus tard chez l'adulte. Ainsi la bile du méconium ne joue le rôle d'humeur excrétoire que pour la petite quantité de cholestérine qu'elle contient quelquefois.

L'absence d'odeur fécale dans le méconium, alors qu'on sait que ce sont des modifications de la bile qui amènent cette odeur au milieu des résidus de la digestion, montre nettement que pour qu'ait lieu cet ordre de décomposition de cette humeur, il est nécessaire qu'elle soit mélangée aux sécrétions sus-pyloriques et aux résidus alimentaires solides ; car cette odeur ne se développe pas pendant la durée de l'alimentation purement lactée des jeunes enfants, dont les matières fécales n'ont pas l'odeur qu'elles auront plus tard. Elle montre de plus que la durée du séjour de la bile dans l'intestin n'est pas la condition essentielle de la production des principes volatils qui se forment alors.

Composition anatomique et chimique du méconium.

Tout le monde connaît les caractères extérieurs du méconium au moment de la naissance. Il est brun ou brun verdâtre, visqueux, tenace, adhérent aux doigts ou aux linges, sans odeur, d'une saveur fade et non amer comme la bile. Il présente ces caractères à partir du sixième mois de la vie intra-utérine et même plus tôt.

Le méconium offre, comme véhicule en quelque sorte, un mucus transparent tenace qui tient en suspension tous les éléments dont il va être question. Par lui-même il est peu caractéristique, parce que la plupart des matières muqueuses, quelle que soit leur origine, offrent la même transparence et le même aspect finement strié que l'on peut constater ici. Ces stries sont ordinairement parallèles entre elles, rectilignes ou onduleuses, rapprochées les unes des autres en certains points, et elles s'écartent çà et là de manière à disparaître complétement par places. Il est, du reste, difficile de donner par une description une idée nette de ces dispositions à qui ne les a pas vues. Elles disparaissent totalement ou presque totalement par la dessiccation.

Dans ce mucus se voient d'abord beaucoup de granulations moléculaires grisâtres, très-petites, éparses d'une manière à peu près uniforme, quelques granulations graisseuses, larges de 1 à 6 millièmes de millimètre environ. Avant l'emploi des réactifs elles peuvent déjà être reconnues par leur coloration jaunâtre, leur centre brillant et leur contour foncé. On rencontre encore dans le méconium les épithéliums dont je vous ai parlé (page 578).

A l'époque de la naissance, les cellules prismatiques qu'on y trouve sont tantôt isolées, tantôt juxtaposées en nombre plus ou moins grand. Elles sont généralement peu régulières, à bords moins nets que ceux des cellules prises à la surface même de la muqueuse ; elles sont en même temps plus granuleuses, et peu laissent encore voir leur noyau ovoïde. On distingue pourtant leur extrémité adhérente ou la plus étroite de l'extrémité libre un peu plus large qui était tournée vers la cavité de l'intestin. La plupart sont teintes en jaune verdâtre foncé par la matière colorante de la bile. Il est facile de reconnaître la nature de ces cellules, lorsque déjà on a vu les cellules semblables qu'on observe dans la bile prise dans la vésicule du fiel.

A partir du septième mois environ de la vie intra-utérine, on rencontre dans le méconium des cristaux de cholestérine ; ils n'existent généralement que trois fois sur cinq fœtus observés, mais on peut dire que leur présence est normale, tandis que, ainsi que nous avons vu, elle se décompose dans l'intestin et concourt aux actes digestifs pendant la vie extra-utérine. Lorsqu'ils existent dans le méconium, leur présence est très-caractéristique, et de plus ils sont assez nombreux pour être rencontrés facilement dans chaque préparation.

Dans le méconium, les cristaux de cholestérine sont généralement petits, relativement à ce qu'ils sont dans la plupart des régions où on les trouve pathologiquement. Leur forme de lamelles transparentes losangiques, à bords et angles très-nets, leur superposition et imbrication en nombre plus ou moins considérable, les font reconnaître au premier coup d'œil, avant même qu'il soit besoin de recourir à l'emploi des réactifs chimiques.

La partie constituante qui prédomine dans le méconium et le caractérise essentiellement, se compose de grains ou grumeaux de la matière colorante verte de la bile (*biliverdine* ou *biliphœine*). Cette matière, qui à l'état normal, durant la vie extra-utérine, existe à l'état liquide seulement, mêlée intimement au sérum biliaire, se trouve ici à l'état solide ou demi-solide, en petits grains isolés et distincts ; mais le mucus intestinal qui les tient en suspension reste incolore. Ils sont parfois seulement maintenus agglutinés les uns aux autres par ce mucus, mais il est facile de les isoler.

Ces granules de matière colorante sont globuleux quelquefois, ovoïdes le plus souvent, ou polyédriques à angles arrondis. On peut d'un sujet à l'autre les trouver la plupart polyédriques ou au contraire presque tous ovoïdes ou sphéroïdaux. Ils sont remarquables par leur couleur d'un beau vert lorsqu'ils sont vus par lumière transmise sous le microscope. Quelquefois ils offrent une teinte jaunâtre ou mieux jaune verdâtre. Pour être nettement constatée, cette couleur, qui est très-caractéristique en ce que nulle autre partie du corps ne la présente, doit être examinée à la lumière blanche des nuages. Vus à la lumière jaune orangé de la lampe, ils prennent une teinte violacée ou grise à reflets violets qui est moins caractéristique. Le contour de ces grains ou grumeaux est net, plus pâle que le centre ; celui-ci est généralement homogène, quelquefois un peu granuleux.

Le diamètre de ces grains est de 5 à 30 et même 40 millièmes de millimètre ; la plupart ont de 10 à 20 millièmes. Ce seul caractère suffit pour empêcher de les confondre avec quelque variété des granules de la chlorophyne que ce soit.

L'emploi de l'acide nitrique permet de constater, sur ces grains placés sous le microscope, les changements de couleur qu'il amène dans la matière colorante de la bile ; toutefois c'est la coloration violacée qui est seule nettement reconnaissable. Cette réaction, dont l'usage est du reste inutile pour déterminer la nature de ces corps, doit être observée à l'aide de la lumière blanche des nuages, et non avec celle de la lampe.

Chez les enfants nés depuis douze à vingt-quatre heures et ayant déjà pris le sein, le méconium est encore tenace, mais d'un gris verdâtre. On y trouve les mêmes éléments que dans tout autre méconium, même les cristaux de cholestérine, seulement les granules verts de matière colorante y sont peu abondants. La couleur grisâtre est due principalement à la présence d'un grand nombre de cellules épithéliales pavimenteuses, pâles, la plupart sans noyaux, quelquefois plus foncées par suite de la présence d'un grand nombre de granulations jaunâtres. Ces cellules sont généralement étalées, quelques-unes plissées ; rarement elles sont imbriquées. Leur grande analogie avec celles qu'on voit à cet âge à la surface de l'épiderme pharyngo-œsophagien ne permet pas de douter qu'elles ne proviennent de ces organes, d'où elles ont été détachées et entraînées par les premiers mouvements de déglutition.

Une fois le méconium rejeté et laissé à l'air, s'il ne se dessèche pas il se putréfie assez vite.

Le méconium soumis à l'évaporation dans le vide sec, perd de 720 à 740 parties d'eau. Quant à la composition des matières solides, elle est encore assez mal connue. Ainsi aucune analyse n'y signale la présence des sels, et cependant il est facile d'y constater la présence des phosphates de chaux et de magnésie et du chlorure de sodium. On n'y trouve pas de sulfates.

Toutes les analyses y signalent environ 10 parties de cholestérine et de graisse pour 100 de méconium sec et une quantité variable de matière colorante pouvant s'élever à 30 parties pour 1000 de méconium frais. Mais tandis que Simon et Fresenius y indiquent la présence du tauro-cholate de soude en quantité plus grande que celle de la matière colorante, ou du moins de ses produits de décomposition, John Davy n'en fait pas mention et Lehmann dit n'avoir pu obtenir d'une manière démonstrative les réactions caractéristiques de ce sel de la bile.

La saveur fade que possède le méconium, au lieu de l'amertume si caractéristique de la bile, rendent indubitable l'absence dans le premier du *principe amer de la bile* (*taurocholates, glycocholates* ou *hyocho-lates,* suivant les espèces animales). Les sels propres de la bile ne sont sécrétés et la cholestérine n'est décomposée en stercorine que lorsque les aliments viennent susciter ces actes physiologiques et chimiques. Jusque-là, les sels d'origine minérale, la cholestérine et la biliverdine, sont seuls versés dans l'intestin. Ces faits montrent l'intérêt qu'offrirait une bonne analyse de la bile cystique du fœtus ou des nouveau-nés, et que c'est à l'étude du suc intestinal plus encore qu'à celle de la bile que se rattache la description du méconium.

SEPTIÈME ESPÈCE. — DE LA MATIÈRE SÉBACÉE.

Nous allons actuellement étudier une humeur qui, avec l'excrétion sudorale, est la moins visible de toutes, en raison de la diffusion sur une vaste surface des organes glandulaires qui la sécrètent. Je veux parler de l'*humeur sébacée* ou *sébacine* de De Blainville. A en juger par le nombre de ces organes, il est possible cependant que comme la sueur, elle soit produite en assez grande quantité ; mais, à vrai dire, on ne la voit jamais à l'état normal pendant la vie extra-utérine, si ce n'est sous l'aspect d'une couche imperceptible de liquide, humectant ou enduisant légèrement la peau. Encore faut-il pour cela que celle-ci soit un peu congestionnée, et ce n'est même que sur la peau du nez, des joues et du front où les glandes sébacées abondent, qu'on peut constater ce fait, et s'assurer que c'est bien une substance huileuse qui rend la peau légèrement brillante et mouillée d'une manière assez persistante.

On peut le faire en recueillant cette substance sur une lame de verre et l'examinant au microscope qui montre qu'elle est formée de gouttes d'huile ; on constate aussi que cette couche liquide mouille le papier à la manière des corps gras quand elle est un peu abondante.

En dehors de ces conditions, le microscope seul montre cette humeur, sous forme de gouttelettes huileuses réfractant fortement la lumière, isolées ou en séries, ou accumulées en une masse demi-liquide, à superficie ondulée ; et cela dans les culs-de-sacs glandulaires, dans le canal excréteur de celle-ci, ou autour des poils, dans la portion élargie du follicule pileux qui est au-dessus de l'abouchement de ce canal ; enfin on peut la voir étendue sans discontinuité du fond des culs-de-sac jusqu'à cet abouchement.

Cette humeur est en effet produite partout où il y a des poils, par les glandes en grappe simple, parfois réduites à un seul cul-de-sac ou follicule, glandes dites *sébacées* ou pileuses, qui sont annexées à presque tous les follicules pileux. Elle est sécrétée en outre par les glandes de structure analogue, qui existent dans deux régions dépourvues de poils, sous la peau de l'auréole du mamelon et dans les petites lèvres de la vulve.

Caractères physiques de l'humeur sébacée.

C'est surtout quand la matière sébacée est encore contenue dans la cavité des glandes pileuses et dans celle de leur canal excréteur qu'on voit bien quels sont ses caractères physiques. Elle est jaunâtre, elle réfracte fortement la lumière sous le microscope. Lors même qu'elle est réunie en grandes gouttes, ou en une seule masse sans discontinuité du fond des culs-de-sac jusqu'à l'abouchement du canal excréteur ou même jusque dans l'évasement en forme de verre à pied de la partie du follicule pileux qui est au-dessus de cet abouchement, lors même, dis-je, qu'elle offre ces particularités, on voit çà et là, vers la surface de cette masse, de petites gouttes sphériques à contour foncé, à centre brillant, qui ne sont pas fondues avec le reste de cette masse. On ne peut cependant apercevoir trace d'un liquide séreux ou muqueux entre cet amas huileux et la paroi glandulaire qu'il distend en comprimant et repoussant celle-ci. En même temps, par la manière dont ce contenu réfracte fortement la lumière, il masque ou rend difficile à voir l'épithélium qui tapisse la paroi glandulaire. Je vous signale ce fait parce que nous aurons à étudier des cas dans lesquels un liquide d'aspect séreux est produit dans ces glandes en même temps que la graisse.

Par la compression, on fait couler cette matière à la manière d'une huile épaisse ou d'une substance butyreuse à demi liquide ; mais, dans tous les cas, elle flue difficilement. La matière huileuse ou sébacée, ramenée à l'état de gouttes ou de traînées à contours sinueux, est souvent mêlée à des cellules épithéliales dans la partie élargie des follicules pileux, qui est située au-dessus de l'abouchement de leur canal excréteur. Ces cellules, aplaties, sans noyaux, plissées, chiffonnées, isolées ou réunies en amas, sont mêlées à ces gouttes jaunâtres, réfractant fortement la lumière. Elles sont aussi accompagnées de granulations foncées, grisâtres ou noirâtres, soit azotées, soit calcaires ; vers l'orifice même du follicule pileux, il y a aussi parfois des granules irréguliers de poussières d'origine extérieure. Ce mélange constitue une masse grenue foncée, jaunâtre, irrégulièrement striée de noir, dans laquelle la matière grasse représente souvent la moindre partie, parce qu'elle a suinté au dehors en laissant s'accumuler derrière elle le résidu dont je viens de parler.

Lorsqu'on fait sortir cet amas hétérogène, il se présente à l'œil nu, sous forme d'une petite masse blanchâtre, pulpeuse, d'aspect suifeux, bien que, je le répète, il contienne alors plus de cellules épithéliales que de matière grasse.

Des comédons ou crinons.

Les *crinons* ou *comédons* ne sont rien autre chose aussi qu'une accumulation de ce résidu glandulaire composé surtout de cellules épithéliales vides et aplaties, venant des culs-de-sac sécréteurs et de cellules venant de la face interne d'une portion des follicules pileux. Ils se présentent sous l'aspect de petits cylindres vermiformes, pâteux, blanchâtres, jaunâtres ou d'un gris noirâtre, surtout au sommet, d'aspect graisseux. On les fait sortir par la pression des petits follicules pileux à grosses glandes sébacées de la peau du nez, et, chez quelques personnes, de celle des joues et du front. La plupart des auteurs les disent formés par accumulation de *sebum*, mais à tort, car la matière grasse sébacée entre pour fort peu de chose dans leur composition. Les comédons, ainsi que Simon l'a montré le premier, viennent des follicules pileux du duvet modifiés accidentellement ou pathologiquement, dans lesquels s'abouchent ordinairement des glandes pileuses souvent très-grosses. Ils sont formés d'une accumulation, dans le follicule, de cellules d'épithélium semblables à celles des glandes sébacées, souvent parsemées ou même encore remplies de granulations graisseuses. Il en existe aussi quelques-unes, mais en petit nombre, entre les cellules épithéliales qui sont humectées de cette graisse et qui adhèrent ainsi entre elles, bien que faiblement.

Au centre de cette masse se trouvent ordinairement un ou plusieurs petits poils de duvet, qui sont quelquefois au nombre de trente à quarante dans les comédons grisâtres ; leur extrémité, en outre, n'est pas pointue comme dans les poils normaux, mais mousse ou arrondie. Leur accumulation et celle des cellules épithéliales déterminent une dilatation anormale du follicule pileux. Le sommet des poils aboutissant au niveau de l'orifice du follicule, où quelques grains de poussière s'accumulant, il en résulte de petits points noirs qu'on voit au fond des dépressions cutanées qui correspondent aux orifices folliculaires, chez les sujets à peau grossère. Ces poils du duvet n'adhèrent plus au bulbe pileux ; ils se sont détachés de celui-ci, sont tombés dans la cavité du follicule, et y sont restés avant d'avoir pris un développement extérieur. Quelquefois le comédon, ou cylindre ainsi formé, sort du follicule entouré de la gaîne épithéliale du follicule ; souvent il contient un ou plusieurs *acares des follicules*, d'où les noms d'*Acarus epizoon*, *entozoon*, et de *Demodex comedonum*, autrefois donnés à cet *Acarien*, aujourd'hui appelé *Simonea folliculorum*, Gervais.

L'inflammation des comédons, ou mieux de l'organe qui les renferme, a été considérée comme constituant l'*acne punctata, varus comedo* ou *varus vermiforme* d'Alibert.

Des smegma.

Le *smegma* qui adhère parfois à la surface ou dans les plis des petites lèvres n'est également pas de la matière sébacée proprement dite, mais un résidu épithélial et de quelques gouttes huileuses venant de la sécrétion des glandes sébacées de ces replis cutanés, mêlé de leurs cellules épithéliales.

Quant au *smegma du prépuce*, il est de nature et d'origine complétement différentes en ce qu'il n'est le résidu d'aucune sécrétion, car aucune glande ne concourt à sa formation. Il se présente sous l'aspect d'une matière blanchâtre, demi-liquide, pâteuse, ou de consistance de savon mouillé, qui s'accumule au fond du repli balano-préputial chez l'homme et chez la femme, ainsi qu'entre les petites lèvres et le clitoris chez celle-ci. Son odeur est toute spéciale, ayant quelque chose de fade et d'aromatique en même temps ; elle se rapproche de celle des caprylates alcalins, sans être analogue à celle de la sueur de l'aisselle. C'est lorsqu'elle se putréfie qu'elle prend une odeur forte ou aigre, analogue à celle que présente la sueur des orteils dans de pareilles conditions, et se rapprochant de celle de l'acide butyrique, dont la formation a lieu, en effet pendant les putréfactions. Sa réaction est *alcaline* et non acide.

Le smegma se compose : 1° de cellules épithéliales pavimenteuses minces, finement granuleuses, plissées, un peu irrégulières, ordinairement pourvues de noyaux, mais sans granulations graisseuses et nullement vésiculiformes comme celles de la matière sébacée ; 2° de beaucoup de fines granulations moléculaires grisâtres, libres ou adhérentes aux cellules, quelquefois réunies en masses amorphes ; 3° quelquefois, surtout chez les enfants, de globes épidermiques ; 4° presque constamment de quelques rares cristaux offrant les caractères de ceux de l'acide stéarique, fait qui n'est point en opposition avec la réaction alcaline de ces régions, car l'action de cet acide sur le tournesol est trop faible pour masquer l'action alcaline des sels à base d'ammoniaque, de soude ou de potasse, auxquels semble due l'odeur de cette matière. Le smegma préputial n'est point le produit des glandes sébacées, car elles manquent dans les régions où il est produit ; en outre, il ne renferme ni les gouttes, ni les granulations graisseuses, ni les cellules épithéliales de même caractère que celles de la matière sébacée. Il est le produit de l'accumulation de l'épithélium balano-préputial humecté par le liquide qui exsude à la surface de toutes les muqueuses. Pourtant accumulé en grande quantité dans un cas de phimosis, le résidu sec aurait donné à l'analyse 52 pour 1000 de graisse (Lehmann).

Du smegma ou enduit fœtal.

L'*enduit fœtal* qui recouvre le corps des nouveau-nés n'est pas non plus, à proprement parler, la *matière ou humeur sébacée*. Ce n'est également que le résidu de cette sécrétion, résidu dans lequel l'humeur même a disparu en très-grande partie, en ne laissant s'accumuler que les cellules épithéliales expulsées des glandes, faiblement agglutinées les unes aux autres par suite de leur imbibition ou humectation par la matière huileuse.

La quantité de l'enduit sébacé varie singulièrement, comme on sait, d'un fœtus à l'autre : tel enfant naît couvert d'un enduit blanchâtre, a le corps réellement blanc ou d'un blanc rosé, à côté d'un autre qui a la peau d'un rose plus ou moins vif, sans enduit notable susceptible de masquer la couleur du tégument. Ce sont là des variétés individuelles qu'il ne faut point rapporter à l'eau de l'amnios, comme quelques auteurs ont cru devoir le faire. Dans l'un et l'autre cas, en raclant légèrement la peau du nouveau-né avec un instrument à lame mousse, ou la frottant avec un linge sec, on recueille les mêmes substances, en plus ou moins grande quantité, selon ces circonstances. On peut par le premier de ces moyens recueillir assez d'enduit fœtal (*smegma cutané* ou *fœtal, vernis caséeux*) pour en remplir des tubes et l'étudier ensuite. Accumulé ainsi en certaine quantité, il se présente avec l'aspect du saindoux ; il en offre la consistance et la couleur ; il est un peu plus jaunâtre seulement. Mais sa consistance ne varie pas de la même manière avec la température. En usant du second moyen d'enlever le smegma cutané, il faut racler ensuite le linge avec un scalpel, et délayer dans l'eau mêlée d'un peu de glycérine, ou dans ce dernier liquide pur, le produit obtenu. Ce procédé est le moins bon. Dans l'un et l'autre cas, la substance se délaye difficilement dans l'eau, ce que font toutes les matières humectées de graisse. Elle reste obstinément adhérente aux aiguilles, et il faut l'étaler sur la lame de verre porte-objet avant d'y ajouter le liquide et de la recouvrir d'une lamelle mince.

L'enduit sébacé peut être reconnu comme entièrement formé de deux sortes de matières visibles au microscope, savoir : 1° des cellules épithéliales principalement, et 2° des granulations graisseuses en quantité tellement minime, qu'il faut donner beaucoup d'attention à leur examen pour ne pas omettre d'en faire mention.

Les cellules épithéliales sont pavimenteuses, mais plutôt polyédriques, lorsqu'elles sont libres, qu'aplaties, si ce n'est lorsqu'elles sont pressées les unes contre les autres. Leur diamètre est de 2 à 3 centièmes de millimètre, rarement de 35 millièmes. Leurs angles sont ordinairement mousses, peu réguliers. Leurs bords n'ont pas également, sur toutes, la netteté qu'ils offrent dans beaucoup de cellules épithéliales. Elles sont transparentes, incolores, très-souvent plissées, ou marquées de très-fines lignes pâles irrégulières ou rectilignes, se joignant les unes avec les autres sous des angles variés. Ces cellules manquent complétement de noyau. Elles ne sont pas granuleuses, ou le sont à peine. Il est rare que les granulations qu'elles renferment soient graisseuses, mais il est facile de voir, à la manière dont des bulles ou des couches d'air restent adhérentes aux cellules et en gênent l'examen, puis à la difficulté avec laquelle l'eau les humecte, qu'elles sont enduites naturellement d'un liquide de nature graisseuse.

Les caractères qui précèdent sont, du reste, ceux des cellules épithéliales qui tapissent les glandes sébacées annexées aux poils, forment par leur accumulation les comédons, ou distendent les glandes, les dilatent, et en font des kystes sébacés. Leur nature de cellules épithéliales des glandes pileuses, et point de cellules de l'épiderme, est plus facile à reconnaître lorsque, au milieu des cellules plus ou moins irrégulières ou plissées décrites plus haut, on vient à en trouver qui sont vésiculiformes, globuleuses, régulières, transparentes, telles qu'on en voit fréquemment dans les kystes sébacés, les comédons, etc. On ne peut presque pas faire une seule préparation de l'enduit fœtal sans en observer un certain nombre qui offrent ces caractères.

L'emploi des réactifs chimiques est peu utile dans l'examen de ces cellules ; nous noterons seulement que l'acide acétique les pâlit, la glycérine également, et en même temps elle les gonfle un peu, en arrondit les bords et les rend plus nets.

Nous avons dit qu'on trouve dans l'enduit fœtal une petite quantité de granulations graisseuses. Elles sont larges de 1 à 4 millièmes de millimètre, jaunes au centre, à contour foncé. Elles sont presque toutes adhérentes à la surface des cellules, mais on n'en trouve pas sur tous ces éléments.

Les cellules de l'épiderme du fœtus sont un peu plus larges que celles du smegma cutané. Elles ont de 4 à 5 centièmes de millimètre en général ; elles sont plus transparentes, très-minces, aplaties, imbriquées, plus régulièrement polygonales, souvent contiguës par leurs bords, et juxtaposées en mosaïque ; aucune n'offre l'aspect vésiculiforme et la forme sphéroïdale comme certaines des précédentes. Leurs bords sont pâles, nets, leurs angles généralement bien déterminés, non arrondis. A la surface de l'épiderme, elles sont à peine granuleuses, quelquefois marquées de fines et pâles stries à leur superficie, dépourvues de noyaux et presque tout à fait sans granulations ; plus profondément on en trouve quelques-unes qui offrent parfois un assez grand nombre de granulations grisâtres. On les obtient rarement isolées, mais au contraire imbriquées en lamelles plus ou moins grandes ; là elles sont assez fortement adhérentes les unes aux autres, les lignes qui les limitent sont très-pâles, souvent difficiles à apercevoir lorsqu'on n'a pas l'habitude de les observer. Ce mode d'imbrication, joint aux caractères propres à chaque cellule en particulier, donne à ces lamelles placées sous le microscope un aspect tout spécial. Souvent, sur le bord des lambeaux d'épithélium repliés en double, on aperçoit les cellules de côté ou par leurs bords au lieu de les voir de face. On constate alors très-nettement quelle est leur épaisseur et leur mode de superposition qui donne lieu à un aspect fort élégant. On remarque comment l'épaisseur des cellules va en diminuant et leur largeur en augmentant, à mesure que du côté du derme on les observe plus près de la surface libre de l'épiderme. Là elles sont très-minces et dépourvues de noyaux, tandis qu'à partir du derme elles en possèdent souvent.

Sur les lambeaux d'épiderme un peu étendus, on trouve d'espace en espace les orifices des glandes sudoripares et ceux des follicules pileux. Ils sont facilement reconnaissables et donnent à la préparation un aspect très-caractéristique. Cela est dû à la manière dont les cellules sont disposées concentriquement autour de l'orifice. Du reste, souvent le lambeau d'épithélium étant vu de côté ou un peu écrasé, il ne présente pas d'orifice proprement dit, c'est-à-dire n'est pas percé de part en part ; mais le conduit sudoripare ou pileux se reconnaît à ce que, des cellules polygonales vues de face qui l'avoisinent, on passe graduellement à des cellules qui semblent de plus en plus étroites, parce qu'elles sont vues d'abord un peu inclinées, puis de plus en plus de côté à mesure qu'on s'approche davantage de l'orifice. Autour de celui-ci elles présentent directement leur bord à l'observateur, de telle sorte que leurs lignes de contact, d'abord très-écartées, le sont de moins en moins, de manière à former, autour d'un centre représenté par l'orifice, une série de lignes disposées concentriquement d'une façon fort élégante. Du reste, jamais une description seule ne pourra donner une idée parfaite de l'aspect si particulier offert par ce petit organe ; mais une fois qu'on l'a vu, on ne saurait l'oublier, et il est très-caractéristique parce que l'épiderme seul offre une disposition semblable autour des orifices glandulaires ou pileux dont il est percé (1).

Composition de l'enduit fœtal.

La composition de l'*enduit fœtal* ou *smegma cutané* est encore très-imparfaitement connue ; elle n'offre, du reste, pas une très-grande importance. J'ai rassemblé dans ce tableau les indications tirées d'analyses diverses indiquant approximativement la nature et la quantité des principes qu'on croit y avoir trouvés.

Smegma du fœtus.

PRINCIPES DE LA PREMIÈRE CLASSE.

Eau...............................	769,80 à 778,70
Chlorure de sodium....................	
Chlorhydrate d'ammoniaque.............	
Phosphate de soude et de chaux...........	14,95
Phosphate ammoniaco-magnésien..........	

PRINCIPES DE LA DEUXIÈME CLASSE.

Cholestérine........................	
Oléine et margarine...................	108,25
Oléates et margarates de potasse et de soude..	traces.

PRINCIPES DE LA TROISIÈME CLASSE.

Matière azotée muqueuse ou caséeuse........	4,50
Épithéliums desséchés..................	101,30

(1) Voy. Ch. Robin et Tardieu, *Sur l'examen microscopique des taches de méconium et de l'enduit fœtal* (*Annales d'hygiène et de médecine légale*. Paris, 1857).

Il importe de noter que la quantité d'eau que donnent les analyses n'est pas de l'eau appartenant à proprement parler à l'humeur sécrétée qui est formée particulièrement par des principes des deux premières classes, mais elle vient des épithéliums et de la matière muqueuse exsudée par ceux-ci.

Il est probable que cet enduit de cellules épithéliales, humectées de graisse, remplit, par suite de ce dernier fait, le rôle de protecteur contre toute absorption de l'eau de l'amnios par la peau et contre toute action de macération de la peau par le liquide amniotique.

On voit, par l'analyse précédente, que le *smegma cutané* du fœtus ne renferme guère que le dixième de son poids de principes graisseux et de cholestérine. Aussi, Burdach avait-il déjà remarqué que cette substance ne fond point à la chaleur comme de la graisse, mais s'y comporte de la même manière que l'albumine, c'est-à-dire qu'elle se boursoufle, brûle en répandant une odeur de corne et laisse beaucoup de charbon (1). Ces faits, dont il est facile de vérifier l'exactitude, sont complétement en rapport avec la composition anatomique de cet enduit, que nous avons vu être formé par une sécrétion graisseuse, mais dans laquelle il n'existe presque plus de graisse, et dont les épithéliums forment de beaucoup la plus grande partie avant la dessiccation.

Du cérumen.

Le cérumen est une matière d'un jaune plus ou moins foncé, de la consistance du miel, visqueuse et de saveur très-amère. Il est jaune ou blanc jaunâtre quand il est de sécrétion récente, mais il devient de plus en plus jaune, plus consistant, plus visqueux et même brunâtre quand il est exposé à l'air depuis quelque temps. Il doit sa viscosité à la présence d'une petite quantité de substance azotée, que l'on retrouve aussi dans l'enduit fœtal et qui est analogue à la mucosine.

Le cérumen n'est pas essentiellement produit par des glandes de la nature des sudoripares. Vous savez qu'on a souvent appelé *glandes cérumineuses* les glandes sudoripares de la peau du conduit auditif externe. Mais il est certain que ce sont les glandes pileuses des poils du duvet de ce conduit qui sécrètent essentiellement le cérumen, et qu'il est composé surtout de matière sébacée proprement dite.

Seulement, la matière sébacée est mélangée à la sueur des glandes sudoripares de la peau de cette région. Mais ceci est en quelque sorte un fait accidentel par rapport à la composition de cette matière.

Quant au cérumen, en lui-même, il est formé principalement par des

(1) Burdach, *Physiologie,* trad. Jourdan. Paris, 1837, in-8°, t. VII, p. 420.

gouttelettes graisseuses, attendu qu'ici la matière sébacée n'est pas entraînée, comme dans les autres régions, par les frottements.

Le cérumen contient, en outre, d'une manière constante, des cellules épithéliales, les unes semblables à celles de l'épiderme, les autres venant des glandes sébacées, en quantité variable d'un sujet à l'autre. Avec ces cellules isolées ou réunies en lamelles existent encore assez souvent des portions de gaînes épithéliales venant des follicules des poils du duvet, tombées probablement en même temps que ces derniers ; car des poils de cet ordre se rencontrent aussi en quantité plus ou moins grande dans presque toutes les parcelles de cérumen que l'on extrait du canal auditif.

Beaucoup des granulations graisseuses sont polyédriques irrégulières à angles arrondis et non sphériques, demi-solides et non liquides ; toutes réfractent fortement la lumière et ont un contour large et foncé.

Le *cérumen* s'émulsionne par agitation dans l'eau bien plus facilement que toutes les autres matières de provenance pileuse ou sébacée, à l'exception toutefois du produit des glandes de Meibomius. Ce fait est dû certainement à ce qu'il reste mélangé au produit de l'évaporation de la sueur fournie par les glandes sudoripares du canal auditif ; il est dû aussi à la présence d'une petite quantité de matière analogue à la mucosine se gonflant au contact de l'eau.

Notons aussi que le produit des glandes de Meibomius s'émulsionne de la même manière, est composé par des gouttes graisseuses semblables à celles dont je viens de vous parler, mais généralement agglutinées par du mucus conjonctival.

On ne sait encore à quel principe est due la saveur amère du cérumen, saveur qu'on ne retrouve dans aucune des autres variétés de sécrétions sébacées. On sait seulement que son extrait alcoolique inodore, jaune, soluble dans l'eau, a cette saveur, ainsi que Vauquelin l'a montré le premier. Cette matière amère est complétement précipitée par l'acétate de plomb et le chlorure d'étain ; elle ne l'est presque pas par le tannin (Berzelius). Le résidu insoluble dans l'alcool a une saveur piquante.

On retire aussi du cérumen de l'oléine et de la stéarine, avec une autre substance grasse qui, par la saponification, répand une odeur désagréable de sueur ancienne et altérée. On y constate la présence de sels de soude, du phosphate de chaux avec une substance muqueuse, se gonflant dans l'eau.

A l'état normal, on n'y voit pas de cristaux de cholestérine, mais les kystes du canal auditif externe contenant une substance sébacée mêlée de cristaux de cholestérine ne sont pas rares.

Sur la composition anatomique de l'humeur sébacée.

Dans toutes les conditions que nous venons d'examiner, nous avons vu l'humeur sébacée proprement dite entièrement constituée par la matière huileuse seulement, à laquelle sont associés quelques sels d'origine minérale, ainsi que le montre l'analyse. Nulle part l'examen des glandes pileuses fait à l'état normal ne montre une matière muqueuse ou séreuse associée à ce *sébum*. Il est possible qu'il y en ait seulement des traces suffisantes pour mouiller la surface de la petite masse graisseuse dans la glande, mais insuffisantes pour devenir visibles même sous le microscope, traces disparaissant par évaporation aussitôt après le déversement de cette matière à la surface de la peau. Mais ce n'est là qu'une hypothèse que rien ne confirme encore directement.

Il est cependant des circonstances normales dans lesquelles on voit un liquide d'aspect séreux s'ajouter aux granules graisseux de la sécrétion sébacée, mais dans des régions déterminées de l'économie et à certaines époques seulement.

Ainsi, lors des derniers temps de la grossesse et pendant la lactation, les glandes sébacées qui existent au-dessous de la peau de l'auréole du mamelon sécrètent un liquide grisâtre ou d'un blanc laiteux qui les distend plus ou moins, et la pression le fait sortir sous forme de gouttelettes. Il se compose d'un fluide de consistance séreuse, tenant en suspension de très-fines granulations graisseuses, peu transparentes, et un petit nombre de gouttes huileuses, les unes à contour sinueux, larges de un à trois centièmes de millimètre, les autres nettement sphériques, larges de deux à cinq millièmes de millimètre. Il contient quelquefois, mais rarement, des gouttes semblables à celles que je vais vous décrire.

Sur quelques femmes ou sur quelques-unes seulement de leurs glandes de l'auréole mammaire, le liquide est de consistance et d'aspect extérieur crémeux. Cela est dû à la présence, au milieu des particules que je viens de signaler dans le liquide précédent, d'un grand nombre de cellules épithéliales (fig. 4) qui tapissent les glandes sébacées. Ces cellules sont isolées ou en amas (*b*) ; quelques-unes sont complétement ou presque complétement vides (*c*), les autres devenues sphéroïdales ou encore polyédriques (*a*, *d*), sont remplies de gouttes d'huile entassées, régulièrement sphériques, claires, réfractant fortement la lumière.

Enfin, dans quelques-unes de ces glandes, le contenu exprimé est demi-liquide, presque pâteux. On n'y trouve alors presque pas du liquide d'aspect séreux dont je vous ai parlé plus haut. La matière sébacée est ici formée presque entièrement de gouttes huileuses sorties

des cellules et surtout de cellules, les unes encore pleines de ces gouttelettes, les autres remplies par une seule grande goutte huileuse qui les
distend et les rend vésiculeuses. Les autres enfin de ces cellules sont vides,
plissées, irrégulières, contenant ou non encore quelques-unes des
gouttes qui les remplissaient (1).

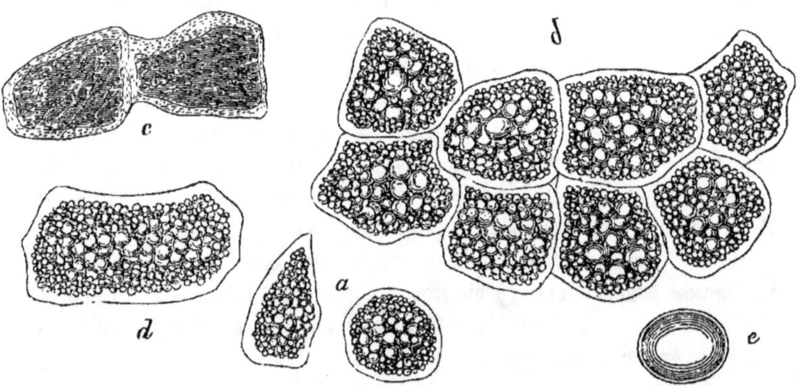

Fig. 4. — Cellules épithéliales des glandes sébacées.

Cette humeur sébacée, d'aspect crémeux, a parfois été comparée au
colostrum et a fait croire à l'existence de canaux galactophores s'ouvrant
en dehors du sommet et de la base du mamelon, dans l'auréole même.
Mais l'examen le plus élémentaire de sa constitution suffit pour faire
éviter une confusion aussi erronée.

La matière sécrétée par les glandes anales du chien a une composition
analogue à celle que je viens de signaler quand elle sort en filaments
vermiformes et pâteux, souvent pris pour des vers par le vulgaire. Lorsqu'elle est liquide, jaunâtre, plus ou moins épaisse, elle est constituée
par un fluide tenant en suspension beaucoup de granulations moléculaires, des gouttes d'huile les unes irrégulières, les autres sphériques,
comme celles que contiennent les cellules épithéliales des glandes sébacées. On y voit aussi quelques-unes de ces cellules pâles, plissées, et

(1) *Explication de la fig. 4.* — Cellules contenues dans le liquide exprimé
par pression des glandes de l'auréole du mamelon, chez une femme morte en
couches. Elles sont sphéroïdes ou polyédriques, larges de 25 à 50 millièmes de
millimètre. Les unes sont isolées, *a, a,* pleines de gouttes d'huile, accumulées,
sphériques, larges de 2 à 8 millièmes de millimètre. Les autres sont encore
réunies par juxtaposition en couches épithéliales, *b.* Elles sont dépourvues de
noyau, leur paroi est épaisse de 3 à 5 millièmes de millimètre. Il en est (*c*) dont
le contenu est sorti, dont il ne reste que la paroi, aplatie, chiffonnée ou non,
avec ou sans gouttes graisseuses incluses dans leur cavité, qui n'est pas toujours
distincte. *d,* grande cellule. *e,* petite cellule dont le contenu ne forme qu'une
seule goutte.

d'autres cellules polyédriques à angles arrondis, pourvues d'un noyau, sans granulations isolées ou juxtaposées. Cette matière répand une odeur forte analogue à celle de certains corps gras et surtout à celle de la fiente de renard fraîche. Elle contient, en outre, de petits cristaux aciculaires analogues à ceux de la margarine.

Quant au produit accumulé dans les glandes sébacées distendues de la peau en général, du cuir chevelu, etc., qui est jaunâtre ou blanchâtre, onctueux, il est formé : 1° De cellules comme celles qui tapissent les glandes sébacées ; quelquefois elles sont devenues tout à fait sphériques ou ovoïdes, vésiculiformes, distendues qu'elles sont par leur contenu huileux, plus transparent, à contour moins foncé que les vésicules adipeuses. Ce contenu est souvent devenu homogène par réunion des gouttes huileuses, au lieu d'être à l'état de gouttelettes distinctes ; 2° de cellules épithéliales claires, transparentes, minces, plissées, sans noyau ni graisse ; 3° de gouttes huileuses libres, en général abondantes, les unes azotées, les autres calcaires ; 4° de granulations moléculaires.

Sur la composition immédiate de la matière sébacée.

Dans un cas d'hypertrophie des glandes sébacées ou pileuses de presque toute la surface du corps décrite et figurée avec beaucoup d'exactitude, par M. Lutz, cet observateur distingué, a pu faire l'analyse de la matière qu'elles sécrètent.

Les glandes avaient, depuis des dimensions un peu plus considérables qu'à l'ordinaire jusqu'à un centimètre d'épaisseur dans leur plus grand diamètre. Après la mort du malade, on put constater qu'il était facile d'enlever l'épiderme et le derme aminci recouvrant ces petites tumeurs glandulaires de forme hémisphéroïdale. Chaque tumeur mise à nu, dit M. Lutz, n'a pas changé de forme ; on voit seulement que ses parois sont très-minces. Cette enveloppe enlevée avec soin, on trouve immédiatement au-dessous la matière sébacée elle-même. Cette substance, d'un blanc de lait, très-consistante, remplissait exactement et distendait énormément non-seulement le canal excréteur (follicule pileux), mais encore deux diverticulums qui lui sont annexés (glandes sébacées).

Le sébum ainsi durci, moulé sur la paroi interne de la glande, en reproduit la forme très-exactement. On y distingue une partie centrale et deux parties latérales : la partie centrale (follicule pileux distendu) a la forme d'un ovoïde très-allongé dirigé verticalement à la surface de la peau ; le grand axe de cet ovoïde est formé par le poil, qui n'est séparé de la matière sébacée par aucune membrane. Le poil sort des deux extrémités, de la supérieure pour faire librement saillie hors de la peau, et de l'extrémité inférieure pour s'enfoncer encore de 3 à 4 millimètres dans le tissu lamineux sous-jacent. Le tiers supérieur de ce noyau graisseux central est logé dans la petite tumeur, et les deux tiers inférieurs s'enfoncent dans l'épaisseur du derme, qu'ils ne dépassent cependant pas. Sur les côtés et vers le tiers inférieur environ de cette masse centrale, on voit deux appendices latéraux (glandes pileuses ou sébacées) également pleins de matière sébacée ; ces appendices sont disposés l'un en face de l'autre, et forment comme deux ailes ; ils sont fortement aplatis, réniformes, communiquent avec la masse centrale, du côté de leur bord concave, par un pédicule très-court ; leur bord convexe, verticalement dirigé, n'est pas uni, mais présente un contour légèrement mamelonné (culs-de-sac glandulaires de l'acinus de la glande en grappe simple hypertrophiée).

Sur les côtés d'autres poils, M. Lutz n'a trouvé qu'un seul de ces appendices qui alors n'était pas aplati, et dont la surface ne présentait que très-obscurément les bosselures indiquées plus haut, ce qui était dû probablement à la trop grande distension de la glande (1). Cette disposition provenait de ce qu'une seule glande existait sur le côté de ces follicules pileux, fait qui n'est pas rare, bien que le plus grand nombre de ceux-ci en ait deux, opposées l'une à l'autre.

Par une légère pression, les glandes malades donnaient une grande quantité de matière sébacée ; cette quantité était telle, qu'on aurait pu facilement, si on n'avait craint de fatiguer trop le malade, en extraire une centaine de grammes par jour. Avec un peu d'attention on pouvait voir très-distinctement la matière sortir par l'orifice de la glande, et toujours du côté du poil, où la plus forte pression était exercée. La matière sortait d'abord sous la forme d'un vermisseau de couleur jaunâtre, suivie bientôt d'un flot de matière blanche plus liquide.

Ce sébum, d'abord assez mou, se durcissait bientôt en se refroidissant. Sa couleur alors était d'un blanc légèrement jaunâtre ; sa consistance était analogue à celle de la cire ; il exhalait une odeur nauséabonde analogue à celle du vieux fromage putréfié. M. Lutz l'a soumis un grand nombre de fois à l'examen microscopique, dans l'espoir d'y découvrir la *Simonea folliculorum*, qu'il était parvenu cependant à trouver assez facilement dans la matière sébacée normale, mais jamais il n'a pu en apercevoir le moindre vestige.

Je vais donner ici la moyenne de huit analyses de cette matière, faites par M. Lutz. Les résultats de ces analyses ont toujours été très-sensiblement les mêmes.

(1) Lutz, *De l'hypertrophie générale du système sébacé.* Paris, 1860, in-4°, thèse, p. 24.

Pour 1000 parties.

Eau	357
Matière grasse (oléine, 270 ; margarine, 135)	405
Acide butyrique et butyrate de soude	3
Phosphate de soude et traces de phosphate de chaux.	7
Sulfate de soude	5
Chlorure de sodium	5
Albumine	2
Gélatine	87
Caséine	129
	1000

La dessiccation de la matière a été faite dans un courant d'air sec.

Albumine. — La matière desséchée et pulvérisée a été traitée à plusieurs reprises par de l'eau distillée à la température de 55°. La liqueur filtrée fut chauffée à l'ébullition ; il s'y est formé un léger coagulum, lequel, lavé et desséché, a été pesé exactement et a donné la substance considérée par M. Lutz comme étant de l'albumine.

Gélatine. — La liqueur privée de l'albumine coagulée par la filtration fut évaporée au bain-marie en consistance demi-sirupeuse ; elle se prit, par le refroidissement, en une gelée très-consistante et fut pesée après avoir été desséchée complétement. Cette matière est soluble dans l'eau tiède ; le tannin produit dans sa solution un précipité très-tenace et très-abondant ; par la chaleur elle exhale une odeur de colle très-prononcée. Il est probable, dit M. Lutz, qu'elle n'existait pas toute formée dans la matière sébacée, mais qu'elle est plutôt le produit de l'action de l'eau chaude sur les enveloppes des globules graisseux (ce sont sans doute les cellules épithéliales glandulaires que M. Lutz appelle ainsi).

Caséine. — Le résidu du premier traitement par l'eau resté en magma volumineux, sur le filtre, fut desséché complétement, pulvérisé et traité jusqu'à épuisement, tantôt par le chloroforme, tantôt par le sulfure de carbone ; les résultats de ces divers traitements ont toujours été très-sensiblement les mêmes. Toute la matière grasse fut ainsi dissoute ; la solution filtrée laissa un résidu assez considérable ; ce résidu traité par l'eau se ramollit, mais ne dissout pas ; il est de même insoluble dans l'alcool et dans l'éther ; mais, traité par une dissolution faible de soude, il y est complétement soluble. Les acides minéraux versés dans cette solution y forment instantanément un précipité volumineux, qui se redissout de nouveau dans la solution alcaline. Cette nouvelle solution se recouvre d'une pellicule pendant son évaporation, laquelle se renouvelle à chaque fois qu'on l'enlève. De tous ces caractères, j'ai cru pouvoir conclure, dit M. Lutz, que j'avais affaire à de la caséine, ou du moins à une matière albuminoïde très-voisine.

Il s'agit là non de la caséine, comme le pense M. Lutz, mais de la matière azotée constituant les cellules épithéliales qui entrent pour une part considérable dans la constitution anatomique de la matière sébacée, ainsi que nous l'avons vu. Ce fait montre, ainsi que je l'ai déjà noté, en parlant du lait, combien il importe de faire l'examen microscopique des humeurs à chacune des phases de leur analyse immédiate.

Matières grasses. — La dissolution chloroformique, évaporée très-doucement au bain-marie, laisse comme résidu la matière grasse ; celle-ci est d'une consistance molle ; elle est d'une couleur d'un blanc jaunâtre, fusible à la température de 33° (voyez aussi p. 602 et 603) ; elle a conservé l'odeur primitive de la matière sébacée, tandis que les autres produits en sont presque complétement exempts. Traitée par une dissolution de soude caustique, elle se saponifie avec la plus grande facilité et forme un savon dur, qui ne diffère en rien du savon ordinaire.

D'après la fusibilité de cette graisse et sa consistance, on juge facilement qu'elle est formée, comme la graisse humaine en général, de margarine et d'oléine. Pour en connaître les proportions, M. Lutz en a formé un savon plombique, en décomposant, par l'acétate de plomb, une dissolution de savon sodique, et il a traité ce savon par de l'éther pur.

L'oléate de plomb étant seul soluble dans ce véhicule, il a pu ainsi séparer les deux sels. 100 parties du mélange ont cédé à l'éther 67 parties ; d'où l'on peut conclure que la graisse est formée, très-approximativement, de deux parties d'oléine et d'une de margarine.

Acide butyrique. — Pour isoler cet acide, M. Lutz a traité la matière sébacée par une dissolution de soude caustique ; tout s'est à peu près complétement dissous ; puis il a distillé la liqueur dans une petite cornue, avec un léger excès d'acide sulfurique. Le produit de la distillation, ayant une forte odeur d'acide butyrique, fut agité avec de l'éther ; puis la couche d'éther, séparée par le repos, fut décantée et soumise à l'évaporation spontanée. Le résidu liquide de cette évaporation possédait tous les caractères de l'acide butyrique (Lutz, *Ibid.*, p. 20).

Chlorure de sodium, phosphate et sulfate de soude. — Pour connaître et doser les sels fixes contenus dans la matière sébacée, on en a calciné une certaine quantité, à l'air libre, dans une capsule de platine. Les cendres provenant de cette combustion étaient presque complétement solubles dans l'eau ; il ne restait qu'un léger résidu, que l'auteur a constaté être du phosphate de chaux ; la solution avait une réaction alcaline très-prononcée ; elle ne contenait pas de potasse ni libre, ni combinée ; c'est ce dont il a pu se convaincre à l'aide du chlorure de platine. Le chlorure de sodium et le phosphate de soude furent reconnus par le nitrate d'argent, et le sulfate de soude l'a été au moyen du nitrate de baryte (Lutz, *Loc. cit.*, p. 18 à 21).

La quantité des cellules épithéliales est indiquée en fait dans l'analyse de M. Lutz par le poids des substances azotées désignées sous les noms d'*albumine, gélatine* et *caséine*, d'une part, et de l'autre par celui de l'eau qui faisait partie de ces cellules comme eau de constitution éliminée par la dessiccation.

Ce que j'ai dit plus haut (p. 598) touchant les substances azotées extraites par l'analyse du *sebum*, s'applique encore aux résultats donnés par celle-ci. Ce ne sont autre chose que des substances fournies par des cellules épithéliales, et qui auraient dû être séparées de la matière sébacée proprement dite ou *sébacine* avant l'analyse. Venant de l'organe sécréteur qu'elles concouraient à constituer, elles n'appartiennent pas à l'humeur sécrétée. C'est là un exemple de plus qui montre comment la détermination des espèces de principes immédiats constituant une humeur doit toujours être précédée de l'examen de celle-ci à l'aide du microscope, afin de voir s'il n'y a pas lieu d'abord d'en séparer des éléments anatomiques lui appartenant en propre ou non, comme nous venons de le constater ici.

Il est fâcheux qu'indépendamment du phosphate de soude et des traces de phosphate de chaux, le phosphate et le carbonate de magnésie n'aient pas été recherchés, puisqu'on sait que certains kystes des glandes sébacées renferment une assez grande quantité de ces sels à l'état pâteux ou solide (voyez p. 607 et 608).

Aucune des analyses précédentes ne signale la cholestérine parmi les principes immédiats normaux du sébum ; nous avons déjà vu et nous verrons encore cependant que ce composé se rencontre fréquemment dans les glandes sébacées lorsque la matière grasse et les épithéliums qu'elles produisent ne pouvant sortir, séjournent dans leur cavité et la distendent.

Sur la matière des kystes purement sébacés.

On rencontre parfois, mais assez rarement pourtant, des kystes tout à fait sous-cutanés, pouvant atteindre le volume d'un œuf et plus, qui sont remplis d'une substance inodore qui a la couleur et la consistance du beurre. Le microscope montre que leurs parois ont la structure de celle des glandes pileuses. Il montre aussi que leur contenu est entièrement composé de cellules épithéliales de ces glandes pleines de *sébum*. Seulement cette matière grasse n'est plus à l'état de gouttelettes, mais forme, dans chaque cellule, un contenu homogène, d'un jaune pâle, qui distend celle-ci et lui donne l'aspect d'une cellule adipeuse de petites dimensions. Ces cellules accumulées sont immédiatement contiguës les unes aux autres, accompagnées de quelques rares cellules vides et des gouttes huileuses du contenu qui s'en est échappé. Jusqu'à présent l'analyse du contenu de ces kystes n'a malheureusement pas été faite, malgré la pureté habituelle du produit et la facilité avec laquelle on peut séparer par les dissolvants l'humeur sébacée des cellules épithéliales formées de substances azotées que cette matière distend ; et ce fait est d'autant plus regrettable qu'en réalité jusqu'à présent, c'est le résidu de la sécrétion et non le produit sécrété lui-même qu'on a analysé, ce produit s'écoulant à mesure qu'il est formé, sauf le cas que je viens d'indiquer et celui dont je vais actuellement vous parler.

Sur la sébacine ou matière sébacée des kystes dermoïdes.

Je vous ai déjà signalé plusieurs fois que l'humeur sébacée est probablement une des plus simples de l'économie, mais qu'il y aurait quelque intérêt à en bien connaître la composition immédiate. Je vous ai fait remarquer pourtant que celle-ci était encore imparfaitement connue ; vous savez aussi que cela tient surtout à ce qu'on a réuni dans une seule et même analyse ce qui appartient à l'humeur même avec ce qui tient aux épithéliums venant des glandes qui la sécrètent et des follicules pileux dans lesquels elle est *excrétée ;* cependant l'examen le plus élémentaire à l'aide du microscope, aussi bien que les procédés les plus simples de l'analyse chimique eussent pu faire éviter une confusion aussi vicieuse. Cette lacune, dans nos connaissances en hygrologie, est d'autant plus frappante qu'il n'est peut-être pas d'humeur dont nous puissions soumettre à l'analyse une quantité plus considérable. Nous ne le pouvons, il est vrai, que dans des circonstances accidentelles, mais jamais on n'a profité jusqu'à présent de l'une d'elles faute de méthode scientifique dans cet ordre d'études.

Je fais allusion ici aux kystes dits pileux ou sébacés de l'ovaire et si remarquablement étudiés par M. Lebert dans son admirable *Traité d'anatomie pathologique* (1), sous le nom plus exact de *kystes dermoïdes,* engendrés par hétérotopie plastique et non par inclusion fœtale, comme on l'a cru longtemps.

Il est facile, en effet, de constater que la paroi de ces kystes, bien que close de toutes parts, est constituée par de la peau pourvue nonseulement de son derme et de son épiderme, mais encore d'une couche de tissu adipeux sous-cutané plus ou moins épaisse d'un cas à l'autre, et

(1) Voyez Lebert, *Mémoires de la Société de biologie.* Paris, 1852, in-8, p. 203, et *Traité d'anatomie pathologique.* Paris, 1861, in-folio, t. I, p. 256, et atlas, pl. XXXVI et suivantes.

dans laquelle sont des glandes sudoripares et des follicules pileux avec leurs glandes sébacées. L'épaisseur de cette paroi cutanée varie un peu sur chaque sujet, mais les relations anatomiques des organes que je viens de nommer sont les mêmes qu'à l'état normal.

Les poils qu'elle porte sont analogues, soit aux cheveux, soit aux poils pubiens, soit à ceux de l'aisselle ou du duvet, et à mesure qu'ils tombent par la mue comme à l'état normal, ils s'accumulent naturellement dans la cavité close de toutes parts que circonscrit cet organe cutané de génération nouvelle.

L'humeur sébacée fournie par les glandes annexées aux follicules de ces poils ne pouvant s'étaler et être enlevée par les frottements à la surface de cette peau, comme à la surface du corps, s'accumule dans la cavité du kyste qu'elle tend à dilater de plus en plus. Ce sont même là les seules conditions dans lesquelles on puisse voir cette humeur en certaine quantité, conservant ses caractères naturels, sans altération due au contact de l'air. Elle est seulement mélangée à une quantité variable de poils, à des cellules venant des glandes sébacées, semblables à celles dont j'ai parlé plus haut, et à des cellules épidermiques proprement dites venant de l'épiderme de cette région. La quantité en poids de ces particules n'est peut-être pas aussi considérable que semble le faire croire au premier abord leur examen à l'œil nu, car le contenu d'un kyste de ce genre pesant 2150 grammes, n'a donné, à Julia-Fontenelle, que 65 grammes de cheveux, longs de 5 à 6 centimètres, mêlés de quelques autres matières non déterminées.

Cette petite quantité de parties solides étrangères à l'humeur est importante à signaler ici, comparativement à leur grande quantité dans les cas notés plus haut où l'humeur sébacée reste mélangée aux épithéliums dans les glandes distendues. En supposant même que la filtration au travers d'un linge fin de l'humeur fondue ait permis le passage d'une certaine quantité de cellules épithéliales dans la partie considérée comme de la graisse pure, cette minime quantité en poids est en rapport avec ce fait que dans l'humeur prise au sein du kyste, le microscope montre surtout de la graisse et des cheveux, mais fort peu de cellules épithéliales, contrairement à ce qu'on voit dans les glandes que leur contenu a distendu.

Il serait intéressant de rechercher si les principes de la sueur sont mélangés à ceux de l'humeur sébacée comme dans le cérumen, car les glandes sudoripares sont aussi normalement constituées dans ces kystes que sous la peau des sujets qui les portent. Il faut noter cependant que jamais on ne trouve, dans un même kyste, une humeur séreuse ou muqueuse associée à la graisse qui le remplit.

L'humeur sébacée qui distend ces kystes est liquide à la température du corps, car, ainsi que l'a constaté Julia-Fontenelle, elle fond à 33° quand elle a été solidifiée par le refroidissement cadavérique et ne se fige ensuite qu'à 18° centigrades. Après la solidification consécutive à cette fusion, elle reste molle, pâteuse, d'un jaune blanchâtre avec un peu de demi-transparence.

Ces faits montrent que la matière sébacée telle qu'elle est produite par gouttelettes dans les glandes correspondantes est une humeur normalement liquide dans l'économie et non une matière demi-solide, comme celle que nous voyons à l'état cadavérique seulement, après solidification cristalline par refroidissement. Dans ces dernières conditions, elle se présente sous l'aspect d'une graisse homogène comme de la graisse de volaille, d'un blanc jaunâtre, encore onctueuse à la température de 0° ou environ, comme l'est du beurre en été ou de l'axonge.

Elle est sans odeur ou d'une faible odeur fade, sans traces bien sensibles d'odeur analogue à celle des corps gras volatils.

Sous le microscope, à part les poils, on n'y voit ni élément anatomique, ni composé minéral cristallin. Elle ne montre qu'une masse homogène, sauf le cas de mélange émulsif avec l'eau, la glycérine, etc., cas dans lequel elle est à l'état de gouttelettes de grandeurs diverses.

En la dissolvant avec l'éther ou en prenant celle qui touche la face interne du kyste, on y rencontre quelques cellules épidermiques proprement dites et de rares cellules épithéliales des glandes pileuses, mais pâles, aplaties, plissées, sans noyaux, ayant l'aspect et la grandeur qu'ont ordinairement ces cellules quand elles sont vides.

On ne trouve pas là de cellules distendues par une grande goutte huileuse ou par de nombreuses gouttelettes de même nature comme dans les kystes dont je vous ai parlé tout à l'heure (p. 599) ou comme dans les glandes mêmes, dilatées par leur propre épithélium en même temps que par la graisse qu'elles sécrètent ; car le contenu des kystes dermoïdes dont il est question ici, n'est pas comparable au *smegma cutané* du fœtus, etc., ni au contenu qui remplit parfois les glandes pileuses. Ces kystes ne sont pas non plus comparables à ceux qui sont formés par une glande distendue par le produit de ses parois. Ils sont formés par une poche cutanée dans laquelle est versée peu à peu la sécrétion de glandes qui conservent leur structure normale. C'est en quoi l'analyse du contenu des kystes dermoïdes donnera toujours des notions plus exactes sur la nature de l'humeur sébacée que celle du produit des glandes dilatées, seul analysé pourtant jusqu'à présent avec un peu de soin. On ne sait, en effet, sur l'humeur sébacée des kystes dermoïdes, rien autre chose que ce qu'a indiqué à cet égard

Julia-Fontenelle en 1824. Il a montré qu'elle se saponifie très-facilement et contient de la *stéarine* (margarine ?) avec de l'oléine et des traces de substance animale, mais sans indiquer les proportions dans lesquelles sont associés ces principes (1). La substance sébacée proprement dite, séparée par M. Lutz des épithéliums qui l'accompagnaient dans les accumulations morbides qu'il analysait, contenait deux parties d'oléine pour une de margarine. Son point de fusion étant 33° comme celle des kystes dermoïdes, il est certain que leur composition doit être la même (voyez p. 597 et 598). La cholestérine et les sels n'ont point été recherchés dans le *sebum* des kystes dermoïdes.

La matière grasse de ces kystes est inodore comme le smegma du fœtus, parce que, n'étant pas exposée au contact de l'air et de la sueur, la butyrine et les corps gras analogues, si elle en contient, ne se décomposent pas pour donner les acides volatils et les sels correspondants.

Il y a donc tout lieu de croire, d'après les faits précédents, que l'humeur sébacée est essentiellement huileuse et inodore, tant qu'elle n'a pas subi d'altération au contact de l'air, entraînant la putréfaction des substances azotées qui l'accompagnent et son *rancissement* par dédoublement de quelques-uns des corps gras neutres qui la constituent.

Sur les produits morbides dérivant de la sécrétion sébacée.

Ainsi que vous venez de le voir, il est peu d'humeurs dont la constitution soit plus simple que celle du *sebum*. Il en est peu dont le mode de sécrétion soit plus simple aussi, et pourtant il est peu de glandes qui soient le point de départ d'un plus grand nombre de productions morbides, non-seulement en ce qui regarde les altérations de la glande même dont je n'aurai à vous parler que plus tard, mais encore en ce qui touche les matières sécrétées.

Avant d'aborder l'étude du mécanisme de la sécrétion elle-même, examinons les divers produits anormaux que peuvent fournir ces glandes.

Je ne m'arrêterai pas à l'étude des produits morbides qu'on a appelés *stéatomes*, d'après la couleur d'un blanc mat ou nacré de leur tissu et sa consistance comparable à celle du suif et même de l'acide stéarique. Je dois seulement vous dire que malgré son apparence ce tissu n'est pas formé par de la graisse, bien que la plupart des auteurs le répètent encore. Ces tumeurs ne contiennent que des cellules épithéliales imbriquées qui, ainsi accumulées, réfléchissent la lumière en blanc pur ou jaunâtre. Les tumeurs d'origine sébacée contenant de la graisse sont, au

____

(1) *Archives générales de médecine.* Paris, 1824, in-8, t. IV, p. 261.

contraire, jaunes, jaunâtres ou d'un blanc sale. Ces stéatomes proviennent d'un épaississement de la couche épithéliale des glandes sébacées, dont les cellules ne se remplissent pas de graisse et restent sans cavité propre. En général, ces cellules sont dépourvues de noyau, excavées et perforées souvent çà et là. Lorsque le contenu est tout à fait blanc, les cellules sans noyau sont aussi dépourvues de granulations, elles sont fort pâles, incolores, plissées, ou sphériques et vésiculeuses, pressées les unes contre les autres, ou polygonales imbriquées. On trouve souvent une couche blanche, friable, qui se détache avec facilité de la face interne des kystes : c'est de l'épithélium pavimenteux, finement granuleux, stratifié, qui forme cette couche blanche.

Le *stéatome* est pesant ; son tissu est dense ; sa couleur et sa consistance se rapprochent de celles du suif ; les vaisseaux sont souvent développés à sa périphérie ; il est susceptible de s'enflammer et de passer à l'état d'ulcère rongeant qui envahit les tissus voisins et même les os du crâne ou de la face, selon le siége de la tumeur. Ce qu'on appelle *stéatome* est souvent une hypertrophie d'une ou plusieurs glandes sébacées, production qui, après ulcération, se comporte comme les tumeurs épithéliales d'origine glandulaire. Au contraire, ce que, d'après l'examen à l'œil nu, on nomme *athérome*, est le plus ordinairement une distension kysteuse des glandes sébacées dues à la sécrétion, en excès, de leur contenu ayant la consistance de bouillie.

L'athérome est formé par une matière blanchâtre, jaunâtre ou grisâtre, qui ressemble quelquefois à du pus épais, et dont la consistance surpasse toujours celle du mélicéris. Souvent l'athérome est confondu, sous le nom générique de *loupes*, avec les lipomes, etc., qui sont essentiellement distincts. Il affecte spécialement le cuir chevelu, et les anciens lui donnaient le nom de *taupe* ou de *tortue*, selon sa forme. La substance de l'athérome n'est autre chose que la matière sébacée fournie par la glande dilatée qui forme le kyste de la tumeur. Elle est formée : 1° de cellules épithéliales pavimenteuses, larges, pâles, quelquefois excavées et parfois parsemées de granulations graisseuses ; 2° de granulations ou gouttes graisseuses libres ; 3° de granulations de carbonates calcaire et magnésien, souvent très-abondants ; 4° on trouve en même temps des cristaux de cholestérine, des globules de pus et un peu de liquide donnant à la substance sa consistance de bouillie.

M. Küss a étudié une matière de ce genre qui lui a été remise par M. Bach. Cette matière provenait d'une tumeur située dans la région iliaque externe d'une femme qui la portait depuis quarante ans. Elle s'est abcédée et ouverte spontanément pendant le sommeil de la malade. Cette substance, dont on a recueilli plus de deux litres, offrait la consistance d'une bouillie épaisse et renfermait quelques masses pâteuses (Journal l'*Institut*, 1847, in-4°, p. 300).

La *bouillie* d'un blanc grisâtre sale, à peu près inodore, se composait : 1° d'un liquide pulpeux d'un gris sale dans lequel nageaient 2° des plaques blanchâtres, peu consistantes, comparables à de minces croûtes de suif qui se seraient figées à la surface d'un liquide. Ces plaques rassemblées en nombre variable, adhéraient ensemble comme les feuillets d'un livre ; leur surface était légèrement brillante. Le microscope les montrait composées de cellules d'épithélium très-minces, pâles, à surface chagrinée, irrégulièrement arrondies, et peu d'entre elles renfermaient un noyau de $0^{mm},007$. Diamètres des cellules : $0^{mm},065$; $0,0625$; $0,06$; $0,055$; $0,05$; $0,0475$, etc. Les intervalles de ces feuillets étaient occupés par des cristaux constitués, au moins la plupart, par de la cholestérine. Ces cellules d'épithélium et les cristaux étaient les seuls éléments appréciables des plaques blanches agglomérées. Vous savez que lorsque le contenu de ces kystes est entièrement formé de matière semblable on lui donne le nom de *cholestéatome*.

Le liquide pulpeux dans lequel ces plaques étaient suspendues renfermait les mêmes éléments ; seulement les cristaux dominaient et les épithéliums se trouvaient en partie remplacés par un détritus amorphe.

La *partie pâteuse* de cette matière ne différait de la précédente que par le plus de consistance de la substance amorphe.

M. Kopp a fait l'analyse chimique de cette matière pâteuse qui était blanche; caséeuse, et répandait pendant la dessiccation une odeur analogue à celle du fromage.

Le résultat de l'analyse complète des parties en suspension peut s'énoncer de la manière suivante :

PRINCIPES DE LA PREMIÈRE CLASSE.

Eau...	65,80
Phosphate de chaux, de soude.................. ⎱	
Traces de sel marin et de phosphate de magnésie. ⎰	2,54

PRINCIPES DE LA DEUXIÈME CLASSE.

Cholestérine..	7,35
Graisse saponifiable...............................	2,53

PRINCIPES DE LA TROISIÈME CLASSE.

Caséine insoluble, tissu cellulaire, matière fibrineuse..	13,25
Caséine soluble.....................................	2,77
Albumine soluble...................................	5,45
	99,69

La matière, soumise à une ébullition prolongée, a fourni de petites quantités de gélatine non précipitée par les acides, ni par le prussiate de

potasse et l'alun, précipitée par le tannin. Elle ne contenait ni carbonates, ni sulfates. Il n'est pas douteux que les parties désignées dans
cette analyse sous le nom de *caséine*, de *matière fibrineuse*, doivent
être considérées comme provenant des cellules épithéliales.

On donne le nom de *mélicéris* aux produits du genre des précédents
consistant en une substance plus ou moins jaune, onctueuse comme du
miel ou liquide comme la synovie. Après avoir acquis un volume plus
ou moins considérable, les glandes dilatées s'ouvrent ordinairement au
dehors, et il s'établit souvent une fistule intarissable; ou bien le kyste
se vide et s'affaisse, pour se reformer à mesure que de nouvelle matière
s'y accumule. Le kyste de ces tumeurs est formé par les parois épaissies
des glandes en grappe simple sébacées ou pileuses, qui en sont le point
de départ et dont l'orifice ne s'est point agrandi, malgré l'énorme volume
pris par ces organes distendus. C'est à tort pourtant qu'on a dit que
l'orifice s'oblitérait; il est souvent reconnaissable et a l'aspect d'un point
noir. Que le contenu soit blanc ou jaune, ce sont toujours les cellules
épithéliales pavimenteuses, souvent sans noyaux et même sans granulations, vésiculiformes, plissées ou non, qui en forment la principale
partie. Ainsi, on y voit : 1° des cellules épithéliales pavimenteuses plus
ou moins déformées, aplaties ou vésiculeuses, à contenu homogène
ou granuleux ; 2° des granulations graisseuses libres ; 3° des cristaux
de cholestérine très-souvent ; 4° des carbonates de chaux et de magnésie
à l'état de granulations et quelquefois sous forme pâteuse ; 5° il est des
cas dans lesquels un liquide tient en suspension tous ces éléments avec
des leucocytes granuleux ou non.

Valentin a trouvé les principes suivants dans la substance d'un mélicéris (1) :

```
Eau............................................... 887,15
Chlorure de sodium........................... 2,21
Sels de chaux...  ............................. 2,12
  — de magnésie............................. 1,04
Cholestérine................................... 3,52
Stéarine..........................  ........... 2,22
Oléine et oléate de soude................. 32,16
Albumine liquide avec soude............. 10,35
  —      coagulée.........  .............. 59,23
```

Ici encore les matières dites *albumine liquide* et *coagulée* provenaient
certainement des cellules épithéliales n'appartenant pas au produit de
sécrétion et qui auraient dû en être séparées pour que la composition
de ce dernier pût être exactement connue.

(1) Valentin, *Repertorium fuer Anat. und Physiol.* Bern und Saint-Gall.
1838, in-8, t. III, p. 308.

Du reste, dans toutes ces circonstances, le liquide de consistance presque séreuse, clair ou plus généralement trouble, qui accompagne la graisse, la cholestérine, les épithéliums, etc., constitue une partie accidentelle, n'appartenant pas en propre à la glande ; partie dont la sécrétion est surajoutée en quelque sorte à la production normale de la graisse et à la desquamation épithéliale coexistante. Aussi l'étude et l'analyse immédiate de ce liquide devraient-elles être faites séparément de celles des produits ordinaires de la glande, qu'il vient délayer et tenir en suspension.

Des kystes d'origine sébacée à contenu calcaire.

Le produit accidentellement sécrété par ces glandes qui, dans les kystes du genre des précédents qu'elles forment, se surajoute à la matière grasse et aux cellules épithéliales, ce produit, dis-je, n'est pas toujours liquide ou du moins d'aspect séreux. Il est parfois dû à une supersécrétion des sels d'origine minérale dont normalement il n'existe que des traces dans l'humeur sébacée proprement dite.

Dans ces circonstances, le contenu des glandes dilatées, devenues kysteuses, formant, comme dans les cas précédents, des tumeurs dites *loupes* ou *tannes*, ce contenu, dis-je, est gris blanchâtre, quelquefois tout à fait blanc, ou d'un blanc jaunâtre, parsemé ou non de paillettes d'aspect micacé formées par des lamelles de cholestérine. Cette substance est remarquable en ce que, demi-liquide ou semblable à du plâtre délayé ou ayant la consistance d'un mastic mou, elle durcit à l'air, comme le fait le plâtre, au point de prendre une consistance presque pierreuse bien plus rapidement qu'il ne faut de temps pour qu'elle se dessèche. De là le nom de *gypso-stéatome* donné par quelques auteurs à la matière de ces kystes, mais à tort, car le sulfate de chaux y manque complétement.

Par une longue exposition à l'air, cette matière tombe ensuite parfois en poudre à la moindre pression. Fraîche ou non, elle se délaye dans l'eau en une émulsion d'un blanc jaunâtre, qui ne se putréfie pas à l'air et ne se coagule pas par l'ébullition, mais est coagulable par le sublimé et les acides. Le microscope n'y montre que des granules calcaires irrégulièrement sphéroïdaux, réfractant fortement la lumière et des cellules épithéliales généralement sans noyau, isolées ou imbriquées en feuillets résistants, parfois encroûtées elles-mêmes de sels calcaires, sous forme de petites granulations jaunâtres leur adhérant fortement. On y voit aussi des gouttes d'huile de dimensions diverses, et souvent des cristaux de cholestérine isolés ou réunis en paillettes.

La seule analyse un peu complète que nous ayons d'une substance de ce genre est celle d'Esenbeck, qui l'a trouvée composée ainsi qu'il suit après dessiccation à l'air :

Phosphates calcaires..........................	20,00
Carbonate de chaux...........................	2,10
— de magnésie........................	1,60
Chlorure de sodium, acétate? de soude et perte...	3,70
Matières grasses...............................	24,20
Extrait alcoolique et traces d'huile.............	12,60
Extrait aqueux................................	11,60
Albumine.....................................	24,20

Lorsque le contenu de ces kystes est tout à fait pâteux ou même dur comme du plâtre dans la cavité même de la glande, la proportion des sels calcaires est bien plus considérable. Les productions de ce genre se rencontrent surtout au scrotum, autour du genou, des sourcils, etc.

Sur l'origine, la nature et les usages de l'humeur sébacée.

Il est plusieurs faits qui frappent beaucoup lorsqu'on a sous les yeux l'humeur sébacée, surtout celle qui s'est accumulée dans les kystes dermoïdes de l'ovaire, etc., et lorsqu'on examine les analyses qui ont été faites du contenu des glandes pileuses. D'une part, on est frappé de ce qu'il s'agit là d'une véritable sécrétion purement huileuse, liquide à la température du corps humain, ce qui tient à ce que l'oléine l'emporte en quantité sur les autres corps gras et même sur les divers autres principes qui les accompagnent. En effet, ni dans les culs-de-sac glandulaires, ni dans les kystes dermoïdes, cette humeur huileuse n'est accompagnée normalement de sérosité ou d'autre liquide aqueux, et, comme je vous l'ai dit, l'eau indiquée par les analyses vient des cellules épithéliales, étrangères en fait à l'humeur, et elle n'appartient pas à celle-ci.

D'autre part, c'est de toutes les humeurs la première que nous rencontrions dans laquelle manque tout principe immédiat azoté, coagulable ou de la troisième classe, soit albuminoïde, soit colorant ; car c'est aux cellules épithéliales qu'il faut rapporter ceux que les analyses faites jusqu'à présent y indiquent. Aucune d'elles ne démontre donc qu'il y ait, à l'état normal, des substances organiques associées aux principes graisseux dans l'humeur sébacée, en dehors de celles qui font partie du corps des cellules épithéliales, cellules qui, elles-mêmes, n'appartiennent pas en propre à l'humeur sécrétée, mais aux parois sécrétantes.

Comme on ne connaît pas la composition immédiate du liquide surajouté à la matière grasse dans certaines tannes ou kystes sébacés, on ne sait encore si ce liquide représente une supersécrétion de quelque partie constituante normale du *sebum*.

La production dans des kystes de ce genre, d'une quantité considérable de sels calcaires, égalant ou dépassant en poids celle de la matière grasse, porte à croire que les principes salins de la première classe signalés dans le *sébum* par les analyses, lui appartiennent en propre ; qu'ils sont, en d'autres termes, associés, au moins en partie à l'oléine, à la margarine, etc. , mais en même temps il est certain qu'une autre partie de la quantité indiquée par l'analyse provient de la substance organisée des cellules épithéliales qu'entraîne l'humeur sécrétée.

Comme toujours, ces principes-là passent tout formés du sang dans l'humeur et, dans celle-ci non plus que dans les autres, ils n'ont rien de caractéristique pour elle.

Il n'en est pas de même des principes graisseux, qui, ainsi que nous l'avons vu, composent en très-grande partie cette humeur, principes parmi lesquels prédomine l'oléine.

Mais ces principes offrent ceci de remarquable, relativement à l'humeur qu'ils composent, que tous préexistent dans le sang et dans les éléments anatomiques de divers tissus. Il en résulte que jusqu'à présent on ne connaît aucun principe immédiat qui soit propre à l'humeur sébacée, aucun qui soit de formation spéciale due aux glandes qui la sécrètent, contrairement à ce qu'on observe dans les autres sécrétions provenant des parenchymes glandulaires. Sous ce point de vue, elle se rapproche des *excrétions* produites par des parenchymes non glandulaires, comme l'urine et la sueur. Seulement, les principes caractéristiques de celles-ci se forment par désassimilation des éléments de divers tissus pour de là passer dans le sang et être ensuite éliminés par le rein et les follicules sudoripares ; au contraire, on ne sait pas encore si les glandes sébacées ne font que prendre au sang des corps gras neutres d'origine alimentaire, ou si leurs cellules épithéliales les forment à l'aide et aux dépens des principes médiats ou éléments chimiques de composés albuminoïdes et autres.

Ajoutons que les principes caractéristiques de l'urine et de la sueur sont purement excrémentitiels et accompagnés d'une quantité d'eau considérable, tandis que le sébum est dépourvu de ce principe et renferme surtout des corps gras neutres entièrement récrémentitiels qui manquent dans l'urine et dans la sueur.

Quoi qu'il en soit, cette humeur reste remarquable entre toutes par le petit nombre des espèces de principes qui la composent, par l'absence presque complète d'eau et de substances coagulables, par la prédominance des corps gras sur tous les autres principes de la deuxième classe, et en particulier par ce fait que ce sont des principes récrémentitiels et non des composés salins ou alcaloïdes excrémentitiels.

Tous ces faits sont cause que je vous ai décrit cette humeur après toutes les autres, et je l'ai fait d'autant plus que cette humeur remplit, dans l'économie, un rôle qui ne se rattache pas aux propriétés récrémentitielles que présentent ailleurs les principes qui prédominent dans sa composition. Le rôle qu'elle remplit est surtout un rôle physique de protection, se rattachant particulièrement aux propriétés de non-miscibilité de l'eau avec les corps gras.

Elle protége la peau contre l'action de la sueur après la naissance, contre la macération amniotique pendant la vie intra-utérine. Elle remplit des usages plus spéciaux, mais encore de même ordre au bord des paupières, dans le canal auditif, sur l'auréole du mamelon, aux petites lèvres et à la marge de l'anus, surtout chez beaucoup d'animaux carnassiers.

Cependant on ne voit pas qu'en dehors des variations de la congestion de la peau sa production présente des périodes d'augmentation et de diminution par action réflexe sous l'influence de certaines impressions, de l'ingestion et de l'absorption de certains médicaments, comme on le voit pour les autres sécrétions et pour les excrétions urinaire et sudorale. Elle semble être continue sans qu'on lui connaisse de stimulant. Cependant, c'est, de plus, la seule sécrétion connue qui commence avant la naissance, sous l'influence probablement de l'action du liquide amniotique sur la peau, comme le fait à peu près à la même époque la sécrétion biliaire, sous l'influence des épithéliums et du mucus s'accumulant dans l'intestin. En cela, ces deux sécrétions diffèrent de l'excrétion urinaire, qui commence pendant la vie intra-utérine dès que le sang fœtal renferme une certaine quantité de principes alcaloïdes et salins de la deuxième classe, formés par désassimilation, et dont une petite proportion même est peut-être inévitablement empruntée à la mère lors des échanges placentaires.

Sur le mécanisme de la sécrétion sébacée.

Le mécanisme de la sécrétion sébacée est aussi remarquable, aussi spécial, aussi différent des actes sécrétoires ayant lieu dans les autres glandes que la composition de ce produit est différente de celle des humeurs que nous avons étudiées avant elle. Rien même n'étonne plus que de voir le mode de production de cette humeur avoir été considéré comme devant se retrouver dans toutes les glandes, et qui plus est, comme devant servir encore aux physiologistes de nos jours pour expliquer toutes les sécrétions, qui, suivant eux, ne seraient qu'une destruction épithéliale. Je reviendrai du reste plus loin sur cette généralisation inexacte.

On peut, de très-bonne heure, sur des fœtus de quatre à cinq mois, suivre les phases de la sécrétion sébacée première et les voir se répéter sur l'adulte. A la face interne de la paroi propre du cul-de-sac unique ou des culs-de-sac multiples des glandes pileuses, les cellules épithéliales naissent, comme partout ailleurs, sous la forme d'un corps polyédrique, finement grenu, grisâtre, plein, sans cavité distincte de la paroi; ces corps ou cellules s'individualisent, se délimitent par segmentation intercalaire d'une couche de substance amorphe parsemée de petits noyaux pâles, dans laquelle les sillons ou plans de scission passent à peu près à égale distance de chaque noyau.

C'est ainsi, du reste, que s'individualisent toutes les cellules épithéliales quelconques, pour devenir, par les phases ultérieures de leur développement, lamelleuses, sphériques ou prismatiques, sans que jamais, quand plus tard il s'y forme une cavité, la présence de cette dernière y soit primitive ; et cela par suite même de ce mode de délimitation de l'élément ayant forme de cellule. La production de sa cavité, son apparition quand elle a lieu, est toujours un fait consécutif à l'individualisation de l'élément ; elle est un phénomène d'évolution ou de développement, et non un fait de génération. La sécrétion de la matière sébacée va nous en offrir un exemple remarquable, en nous montrant que cette cavité se forme par une succession de modifications de la structure intime de la substance du corps même de la cellule, qu'elle se creuse dans la substance homogène et pleine qui s'est individualisée en corps de cellule par sa segmentation.

Dans les glandes sébacées, on voit des gouttelettes huileuses, jaunes, sphériques, à contour foncé, très-fines d'abord, puis de plus en plus grosses, se montrer autour du noyau qui est au centre de la cellule. Chaque goutte occupe alors une cavité qu'elle remplit, cavité dont sa production a déterminé l'apparition, et bientôt les gouttes, devenant contiguës, le corps de la cellule est ainsi creusé d'une cavité qu'il ne possédait pas auparavant. Les gouttes d'huile remplissent cette cavité. On ne voit aucun liquide interposé entre elles. La paroi est formée par la substance azotée du corps de la cellule; les contours indiquant ses faces interne et externe sont bien marqués (fig. 5, *a*, *b*, *c*), et leur écartement mesure l'épaisseur de cette paroi; épaisseur d'autant plus grande que la cellule renferme un moindre nombre de gouttes graisseuses, qu'elle est moins distendue par elles.

Au fur et à mesure que le nombre et le volume de ces gouttes graisseuses, jaunes, à contour foncé, vont en augmentant, la cellule devient plus grosse et sa paroi plus mince. Bientôt celle-ci se rompt, et le contenu, formant une masse plus considérable que cette dernière, devient libre ; il se mêle au contenu des autres cellules dans la cavité du cul-de-sac ou du canal excréteur, en entraînant avec lui la paroi vide et aplatie qui est comme perdue dans le produit ainsi sécrété. L'huile

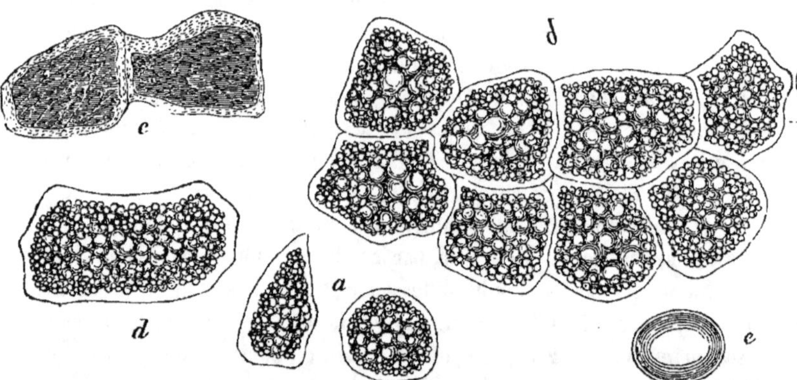

Fig. 5. — Cellules épithéliales des glandes sébacées.

fluant graduellement au dehors n'entraîne pas toujours ces parois vides, minces et incolores, qui s'accumulent alors dans la glande qu'elles distendent, et c'est de la sorte que se forment les *comédons*. Avant de se rompre, la cellule pleine de gouttes d'huile est déjà écartée de la paroi glandulaire contre laquelle elle s'est individualisée ; elle en est écartée par une nouvelle couche de noyaux et de matière amorphe se segmentant, autour de ceux-ci, comme centres, pour former de nouvelles cellules. Il y a même des cellules qui tombent et sont entraînées par l'huile, dans laquelle on les trouve sans qu'elles se soient rompues et vidées de leur contenu. Leur rupture a lieu ordinairement alors que les gouttelettes sont encore distinctes les unes des autres (fig. 5, *a, d*) ; d'autres fois, auparavant, les gouttelettes se fusionnent de manière à former une goutte de plus en plus grosse à côté des plus petites qui restent, ou même de manière à en constituer une seule qui remplit complétement la cavité de la cellule, qui distend celle-ci, amincit la paroi et donne un peu à cet élément l'aspect d'une vésicule adipeuse (*e*). On voit bien alors que cette masse huileuse homogène constitue à elle seule tout le contenu de la cellule, sans addition d'aucun liquide séreux ou muqueux, de même que dans le cul-de-sac plein d'huile on ne voit pas d'autre liquide que cette matière grasse, sauf le cas des glandes sébacées de l'aréole du mamelon vers l'époque de l'accouchement (page 593). J'ai déjà dit que dans certains kystes formés par dilatation des glandes sébacées, presque toutes les cellules sont parfois à cet état vésiculeux, adipiforme, que leur donne l'homogénéité du contenu, mais qu'il n'en est pas ainsi dans les kystes dermoïdes formés par accumulation de l'humeur sébacée sécrétée comme à l'état normal.

La production des gouttes d'huile entraîne d'abord le refoulement du noyau dans l'épaisseur de la paroi, et bientôt son atrophie, qui a lieu longtemps avant la rupture qui met en liberté le produit et avant que la cellule soit notablement distendue par les gouttes d'huile.

Ainsi, le noyau manque dans ces cellules épithéliales ayant une cavité et un contenu distincts de la paroi, et il manque dans la pellicule que représente celle-ci lorsque, vidée, elle s'est aplatie ; il manque là comme dans les cellules sans cavité des lamelles desquamées à la surface de l'épiderme ; mais, comme vous le voyez dans ces deux cas, l'atrophie est due à des causes très-différentes. Dans ces deux cas aussi, la persistance du noyau ne s'observe que dans des conditions accidentelles, et sa présence, qui ailleurs est normale, devient ici le signe d'une circonstance pathologique. C'est ainsi qu'il persiste souvent dans les cellules épithéliales des tumeurs dites *stéatômes*, ayant pour point de départ l'hypergenèse de l'épithélium des glandes sébacées, car alors le développement de ces cellules n'étant pas régulier, les gouttelettes sébacées ne s'y produisent pas, la cavité dont elles amènent la formation dans les conditions normales manque, et le noyau ne s'atrophie pas. La présence du noyau et l'absence de cavité sont ici des faits morbides qui laissent ces cellules au point où elles sont lors de leur origine et à celui où elles sont partout ailleurs ; elles restent alors au point où s'arrête leur développement dans les autres régions de l'économie, sans qu'elles arrivent au degré d'évolution qui amène ici normalement la production de gouttes sébacées dans leur épaisseur, alors qu'un phénomène analogue est un fait de sénilité ou un fait pathologique dans les autres éléments anatomiques. Il y a là en quelque sorte, comme dans les corps fibroplastiques passant à l'état adipeux, un fait de sénilité anticipée en quelque sorte, comme en présentent d'autre part des exemples, quoique sous un mode différent, les épithéliums et les autres éléments du thymus ; seulement, comme ici le fait se passe dans des *produits* en voie de mue et de rénovation de toute pièce, les principes ainsi formés molécule à molécule dans l'élément sont incessamment rejetés au dehors, ce qui n'a pas lieu pour les éléments des *constituants*, tels que les cellules adipeuses.

Ainsi, la sécrétion sébacée est une humeur réduite à ses principes immédiats caractéristiques ou essentiels, à l'exclusion presque absolue de tous les autres, comparativement aux humeurs dont nous avons fait l'étude jusqu'à présent. Quant aux actes sécrétoires essentiels, c'est-à-dire à ceux qui donnent lieu à la formation ou du moins à l'isolement de ces principes, ils sont, au fond, de même ordre que ceux qui se passent dans les autres glandes. En d'autres termes, ils consistent essentiellement en un excès de la propriété d'assimilation formatrice des épithéliums, comparativement aux autres éléments, en ce qui concerne les principes graisseux, et non en ce qui regarde telle substance coagulable, comme pour les mucus, le suc pancréatique, etc. Seulement, en raison de la non-miscibilité des composés formés, avec les autres principes immédiats de la substance organisée, ceux-là ne sont pas (comme ceux qui se produisent dans les autres glandes) rejetés molécule à molécule par exosmose dialytique et désassimilatrice, au travers de toute l'épaisseur de la substance de la cellule sans destruction de celle-ci. Ils s'accumulent, au contraire, au point même où ils se forment, comme le font les corps gras dans tous les éléments anatomiques où ils sont produits, et cela en raison des mêmes particularités physico-chimiques de non-miscibilité et de non-transmissibilité endosmo-exosmotique qui leur sont particulières. De là leur accumulation dans l'épaisseur des cellules qu'ils distendent jusqu'à rupture et dont ils entraînent ainsi la destruction matérielle de toutes pièces ; et cela bien que leur formation aille toujours en diminuant d'énergie, parce que la substance propre de l'élément anatomique formateur va graduellement en diminuant de quantité à mesure qu'augmente celle des principes formés qui le distendent, le rompent et le laissent comme résidu matériel visible.

Discussion des notions physiologiques précédentes.

Vous voyez, d'après ces données, ce que vaut l'hypothèse qui, d'une manière générale et absolue, fait, dans toutes les glandes, de la sécrétion une destruction de toute pièce de leur épithélium, et cela par une généralisation forcée de ce qui a lieu dans les glandes sébacées. Cette hypothèse ne supporte pas l'examen devant l'étude de la sécrétion du lait, qui peut avoir lieu sans épithéliums, du suc pancréatique, des mucus, des sérosités, des liquides kystiques, etc., qui s'accomplit rapidement et surabondamment sans destruction d'une masse équivalente à celle du liquide produit de cellules épithéliales, ce qui ne s'observe que dans les glandes sébacées.

Du reste, toute sécrétion consiste en une assimilation élaboratrice, énergique, donnant lieu à la production de principes coagulables, comme la pancréatine, la ptyaline, etc., dans les éléments doués au plus haut degré des propriétés végétatives, comme les épithéliums, production suivie d'une issue, molécule à molécule, exosmotique et désassimilatrice ; ou, au contraire, elle consiste ailleurs en un excès de la désassimilation donnant lieu à la formation de principes immédiats spéciaux cristallisables, comme le taurocholate de soude dans le foie biliaire, le sucre de lait dans la mamelle, de la même manière au fond que dans les muscles se forment la créatine et la créatinine par désassimilation de leur substance à l'aide et aux dépens de la musculine.

C'est de cette manière qu'en raison de l'énergie de leur propriété de nutrition assimilatrice et désassimilatrice, les épithéliums élaborent et forment des principes immédiats nouveaux dans les glandes ; c'est de cette manière qu'ils *choisissent*, dans les parenchymes non glandulaires, simplement éliminateurs, comme le rein, sans qu'il y ait davantage destruction de toute pièce des épithéliums dans les premières que dans le dernier, autrement que par la mue lente et graduelle de ces cellules.

Quant à la sécrétion sébacée, elle consiste aussi en une élaboration nutritive intérieure qui, bien que fournissant des principes cristallisables, semble être autant assimilatrice que désassimilatrice ; mais, étant exclusivement graisseuse et non mixte, comme la bile, le lait, etc., elle s'accumule dans les épithéliums sans traverser leur substance, comme les autres sécrétions, molécule à molécule ; par suite, elle entraîne leur distension, leur chute, leur mue par remplacement, mais, pas plus que les autres sécrétions, elle ne consiste en une destruction par liquéfaction ou transformation de leur substance propre, puisqu'on retrouve de toute pièce ces cellules même dans l'humeur ou dans la glande.

En présence des faits précédents, on ne comprend vraiment pas que des auteurs aient pu écrire que « *la glande mammaire n'est pas autre chose qu'un amas de glandes cutanées (glandes sébacées) ayant atteint un énorme développement et possédant une disposition particulière; que, au point de vue du développement, ces deux séries de glandes sont complétement identiques... Qu'il faut aussi ranger dans la même catégorie les glandes cérumineuses du conduit auditif externe et les grosses glandes des aisselles* » (1).

L'examen le plus élémentaire montre que les culs-de-sac et l'épithélium de la mamelle ne se développent pas comme ceux des glandes pileuses, et qu'autant sur l'embryon que sur l'adulte, rien ne permet anatomiquement de rapprocher la glande mammaire des glandes sébacées, soit de l'aréole du mamelon, soit des poils. L'idée de ramener systématiquement à l'unité les actes les plus divers, peut seule conduire à des rapprochements tellement contredits par les faits.

Les glandes qui fournissent le cérumen sont, il est vrai, les glandes pileuses du canal auditif externe plus que les glandes sudoripares de cette région, lesquelles n'offrent rien de particulier ; mais ranger dans la

____

(1) Virchow, *La pathologie cellulaire*; traduit par Picard. Paris, 1861, in-8, p. 280-281.

même catégorie les glandes axillaires qui sont de l'ordre des sudoripares et les précédentes, le tout pour arriver à rapprocher la mamelle des glandes sébacées, c'est là une comparaison qui ne se comprend plus.

Du reste, c'est surtout le côté physiologique de cette question qui doit nous arrêter ici.

Nous ne pouvons étudier une question en physiologie sans retrouver partout une corrélation intime, une solidarité rigoureuse entre l'acte et l'agent. Partout nous voyons à chaque disposition anatomique correspondre une particularité fonctionnelle qui en dépend. Or, il est impossible de se mettre plus en contradiction avec ce principe, que de vouloir rapprocher l'une de l'autre des humeurs qui diffèrent autant que le sébum d'une part et le lait de l'autre, aux points de vue de leur composition immédiate, de leurs propriétés extérieures et alibiles, des conditions de temps, de sexe, etc., qui en suscitent la sécrétion.

La sécrétion sébacée est continue à compter du milieu de la vie intra-utérine, sans stimulant connu, spécial ou autre, venant en accroître ou en diminuer la quantité.

La sécrétion lactée est temporaire, et a lieu sous l'influence de conditions physiologiques bien déterminées, avec de longs intervalles de suspension, pour cesser ensuite d'une manière définitive.

La sécrétion sébacée est exclusivement graisseuse, sans principes immédiats connus qui lui soient absolument propres; elle s'accomplit exclusivement dans l'épaisseur de cellules qui se rompent et qui se retrouvent en entier à l'état de pellicules aplaties dans l'humeur huileuse, ou qui restent pleines et entières quand elles se détachent sans éclater pour laisser écouler leur contenu.

La sécrétion lactée est des plus complexes, composée d'un sérum et de principes exclusivement propres au lait, soit cristallisables (lactine), soit coagulables (caséine), sans parler de la butyrine et de la caprine faisant partie des corps gras en suspension émulsive dans le liquide précédent. Or ici on constate que la graisse comme le reste du fluide sont fournis molécule à molécule directement par les parois, et qu'immédiatement le beurre est flottant à l'état de globules libres au fond des culs-de-sac, globules dont le plus grand nombre offre un volume bien moindre que ne le sont les globules sébacés dans leurs cellules; car hors de là ils se soudent aussitôt en grosses gouttes. Ici encore on constate que jamais on ne voit ces globules laiteux contenus dans les cellules ou les noyaux d'épithélium qui tapissent ces derniers; que jamais on ne retrouve trace de cellules vides ou pleines de leur prétendu contenu butyreux, soit à l'état normal, soit dans les tumeurs, kysteuses ou autres, produites par distension des culs-de-sac; et j'insiste sur ce dernier fait, en vous rap-

pelant que je vous ai montré (p. 410 et 411) que les granules graisseux remplissant les leucocytes du colostrum, etc., sont semblables à
ceux des leucocytes devenus granuleux dans le pus et n'offrent aucune
similitude soutenable avec les globules gras du lait. Aussi des vues systé-
matiques inexplicables peuvent-elles seules faire comprendre qu'on ait
pu dire que : « *dans tous les cas la graisse qui représente extérieurement
le principal élément du lait, et qui produit le sébum, naît au milieu
des cellules épithéliales qui se détruisent peu à peu et qui laissent la
graisse en liberté. La sécrétion est purement épithéliale et ressemble
complétement à la sécrétion spermatique* ».

On n'a pas jusqu'à présent recherché la cholestérine dans l'humeur
sébacée normale ; mais sa fréquence dans de très-petites dilatations accidentelles des glandes pileuses tend à faire croire qu'elle en renferme.
Ce fait a son importance ici, car le lait en manque complétement, malgré
que le sang en contienne constamment ; fait en rapport avec l'action
formatrice propre à chaque glande que nous avons toujours observée,
avec la non-identité des actes sécréteurs dans la mamelle, comparativement aux glandes pileuses.

VINGT-DEUXIÈME LEÇON

DES FLUIDES EXCRÉMENTITIELS EN GÉNÉRAL. — DE LA SUEUR
ET DE L'URINE EN PARTICULIER.

C. — Troisième division. — Des humeurs excrémentitielles.

Les fluides que nous allons actuellement décrire sont les *liquides
excrémentitiels* proprement dits, ou *excrétions* (voyez 1re leçon, p. 32,
et tableau, p. 14).

Ils ne contiennent pas de produit ou principe spécial caractéristique
fabriqué par le parenchyme. Tous leurs principes immédiats qui ne sont
pas d'origine minérale sont formés ailleurs, dans les éléments anatomiques de divers tissus, d'où ils arrivent au sang, pour passer ensuite
directement dans l'humeur. Ils préexistent donc, par rapport au moment
de leur passage du sang au travers du parenchyme. Ils se voient dans son
artère, et il n'y en a plus ou il en reste fort peu dans ses veines, parce
qu'ils ont été excrétés, séparés du plasma sanguin par le tissu paren-

chymateux Ils ne renferment pas de substances coagulables ou principes de la troisième classe; quand ces derniers s'y trouvent normalement, ils y sont surajoutés par des glandes ou des membranes autres que le parenchyme excréteur. Aussi le passage dans ces humeurs de principes immédiats de cet ordre est-il un symptôme grave et absolument caractéristique d'un fait morbide.

Ainsi, en dehors des principes d'origine minérale qui traversent l'économie tels qu'ils y sont entrés, ceux qui prédominent dans l'urine sont des principes des deux premières tribus de la deuxième classe; ils y arrivent tout formés, empruntés au sang par un simple choix excréteur. N'étant pas fabriqués par suite d'actions assimilatrices et désassimilatrices s'accomplissant dans les épithéliums mêmes, l'humeur reste sans analogie avec les parois excrétantes, comme en ont, au contraire, les humeurs qui ont pour principe fondamental, au point de vue physiologique du moins, une substance organique coagulable. Aucune également ne contient des principes caractéristiques, c'est-à-dire qui, fabriqués par les parois des tubes du parenchyme producteur, lui soient exclusivement propres et ne se retrouvent dans aucun autre liquide. Tous leurs principes constitutifs, au contraire, préexistent dans le sang qui les apporte, après les avoir empruntés où ils se sont formés; en outre, quelques-uns de ces principes se voient aussi en petite quantité dans diverses sécrétions proprement dites. Seulement dans les unes dominent certains composés, comme les urates et l'urée dans l'urine, alors que dans la sueur existent surtout des sudorates, dont on n'a pas encore constaté la présence dans l'urine, bien qu'il y en ait probablement.

Dans tous ces liquides enfin, l'eau, fait important, existe à l'état libre, comme principe immédiat proprement dit, et n'est pas fixée comme eau de constitution, à des substances coagulables, ainsi que cela a lieu dans les autres humeurs (voy. p. 97 et p. 398).

Sur la nature des actes formateurs des liquides excrétés.

La production des deux principaux liquides de l'économie qui rentrent dans ce groupe est le résultat de l'acte caractéristique de deux fonctions de la vie végétative, fonctions excrétrices ou dépuratrices agissant inversement à la digestion, confondues toutes deux par les physiologistes avec la propriété de sécrétion. L'une est l'*urination*, dont j'ai le premier signalé les traits essentiels (1). La seconde est la *sudorification*, séparée

(1) Voyez *Tableaux d'anatomie*. Paris, 1850, in-4, p. 9; et *Dictionnaire de médecine de Nysten*, 10ᵉ édition, 1855, et 12ᵉ édition, 1865, art. URINATION; et Béraud, *Éléments de physiologie*. Paris, 1857, 2ᵉ édition, t. II, p. 181.

des sécrétions proprement dites avec beaucoup de justesse et de sagacité par M. Bergeret (1), d'après les analogies très-réelles que présente, avec l'urination, l'acte de la production de la sueur.

Dans l'un et l'autre de ces liquides, les principes immédiats d'origine organique sont non-seulement cristallisables, mais aussi impropres à l'assimilation qu'à jouer un rôle physiologique spécial et déterminé, tel que celui que remplissent la caséine, la pancréatine, la pepsine, etc.

L'urination est la deuxième des fonctions de la vie végétative. Elle est caractérisée par l'expulsion des principes liquides et des principes solides tenus en dissolution, quand les uns et les autres sont devenus impropres à la nutrition ; elle a pour condition d'existence la propriété physique d'exosmose dont jouissent les éléments anatomiques et les tissus, et satisfait à l'acte chimique de désassimilation ou de décomposition désassimilatrice, lequel est un de ceux du double acte organique appelé *nutrition*.

Chez les animaux, l'appareil digestif introduit les matériaux solides et liquides ; la forme exactement déterminée du corps et son accroissement limité (qui est le côté dynamique en corrélation avec la forme ou côté statique) font reconnaître, comme condition nécessaire d'existence, la présence d'appareils correspondants à celui de la digestion, mais agissant en sens inverse. Ce sont l'appareil urinaire et l'appareil *sudoripare*. Ils éliminent des gaz et surtout de l'eau avec les principes solides dissous dont les matériaux, revenus à l'état de composés fixes et cristallisables, sont impropres à servir plus longtemps et doivent être expulsés.

Entre ces deux ordres d'appareils, digestif d'un côté, urinaire et sudoripare de l'autre, se trouve placé l'appareil pulmonaire, qui, à la fois, prend et rejette, mais les principes gazeux seulement, double action qui est une suite nécessaire de l'état fluide de ces principes, dont le mouvement ne peut être qu'un échange.

Ainsi l'appareil digestif introduit les matériaux solides et liquides, l'appareil urinaire et l'appareil sudoripare rejettent les principes liquides et solides, pendant que celui de la respiration fait l'un et l'autre pour les principes gazeux ; quand manque l'expulsion des premiers, l'accroissement n'est arrêté que par la mort, et la forme n'est pas nettement délimitée. Les principes rejetés sont cristallisables ou volatils sans décomposition.

Les organes urinaires constituent un *appareil* aussi net et aussi distinct que l'*appareil respiratoire*, et qu'il faut placer sur le même rang

(1) Bergeret (de Saint-Léger-sur-d'Heune), *Du choix d'une station d'hiver.* Paris, 1864, in-12 : *Des fonctions de nutrition*, p. 18.

que lui et que ceux de la digestion et de la circulation. Par conséquent, on reconnaîtra qu'il existe une *fonction* correspondante, la *fonction urinaire* ou *urination*, dont l'histoire ne doit plus être confondue avec celle des sécrétions. Et cela d'autant plus que nous venons de voir que les actes qui amènent la production des humeurs sécrétées proprement dites et ceux qui donnent lieu à la séparation de l'urine ne sont point semblables du tout. Nul appareil n'a autant que l'appareil digestif de glandes annexées tant au dehors que dans son épaisseur, et pourtant personne ne songerait à rattacher ses fonctions aux sécrétions. De ce que l'urèthre et le pénis servent à deux fonctions, cela n'établit aucune confusion entre les appareils reproducteur et urinaire, pas plus qu'on ne peut confondre la fonction de la voix avec celle de la digestion ou celle de la respiration, par suite du concours des mâchoires, de la langue et du larynx à leur accomplissement. Un seul organe peut, en effet, concourir à former deux ou plusieurs appareils ; et, selon qu'il agit de telle ou telle façon, il prend part à l'accomplissement de deux ou plusieurs fonctions, parce qu'un organe peut remplir deux ou un plus grand nombre d'*usages*. Il faut savoir, en effet, que la notion d'*usage* unique ou multiple est bien différente de celle de fonction, et se rattache à l'idée d'*organe* exclusivement ; comme celle de *fonction* se rapporte uniquement à l'idée d'*appareil*.

Le nombre des organes de l'appareil urinaire, leur situation extra-péritonéale, leur disposition symétrique et leurs autres caractères, lui donnent tous les attributs généraux des appareils les plus nettement déterminés. Le rein diffère du poumon en ce qu'il n'est qu'éliminateur. L'étude des caractères d'ordre organique, en outre, montre que le parenchyme rénal diffère autant que le parenchyme pulmonaire, de celui des glandes proprement dites ; il a sa structure et sa texture spéciales, qui ne le rapprochent d'aucun des organes parenchymateux du même organisme.

Ces faits sont loin d'être indifférents, comme on le voit à la question du remplacement d'une de ces fonctions par l'autre et à celle qui montre combien les sucs intestinaux sécrétés diffèrent de la sueur et de l'urine (voy. plus haut, p. 577 à 578).

Ces remarques sont applicables aussi à la *sudorification*, dont l'appareil est disséminé dans toute l'étendue de l'organisme sous forme de follicules glomérulés placés dans le tissu lamineux sous-cutané ; *follicules excréteurs*, aussi distincts des *follicules sécréteurs* et des glandes en grappe que le rein en est différent, et appartenant comme lui et le poumon aux parenchymes non musculaires. Nous verrons aussi que la composition de la sueur, comme celle de l'urine, n'a aucun rapport avec celle des parois des conduits qui produisent le liquide. L'action purement éliminatrice de principes préexistant dans le sang (et nullement formatrice de composés spéciaux cristallisables ou coagulables) qui a pour résultat la formation et le déversement de la sueur et de l'urine, reconnaît cependant comme cause essentielle l'influence exercée par les épithéliums à l'égard du sang ; influence en rapport avec leur composition immédiate, ainsi que je vous l'ai indiqué dans notre première leçon, mais sans formation de principes spéciaux, comme le font les épithéliums glandulaires.

Ces excrétions ont lieu d'une manière continue avec de simples exacerbations momentanées, et ne sont pas, comme les sécrétions, des actes intermittents s'accomplissant seulement sous l'influence de certaines conditions déterminées, les unes physiques et chimiques, comme la sécrétion des larmes, des salives, etc., les autres plus nettement chimiques encore, comme celle des sucs gastrique et pancréatique; les dernières, enfin, exclusivement d'ordre organique, comme la production du liquide prostatique, du lait, etc.

PREMIÈRE ESPÈCE. — DE LA SUEUR.

D'une manière générale on donne le nom de sueur aux liquides versés à la surface de la peau, condensés en gouttelettes dans certaines conditions normales, où ils abondent par suite d'élévation de la température extérieure, de suspension momentanée de la respiration, de mouvements ou d'efforts énergiques et prolongés, de certaines émotions et de certaines conditions morbides. C'est le même liquide qui, lorsqu'il s'échappe à l'état de vapeur, porte le nom de transpiration ou d'exhalation cutanée.

La sueur est un liquide limpide, incolore ou à peine troublé par les lamelles épithéliales. Elle a une légère odeur spéciale, non désagréable, qui n'est pas celle de l'acide butyrique. Pourtant le principe qui donne à la sueur son acidité est un acide libre et volatil comme les acides gras (valérique) ; car, dès que l'évaporation est commencée, la réaction acide disparaît pour faire place à une réaction alcaline (Favre). Il n'en est pas de même pour l'urine, qui conserve son acidité pendant l'évaporation. La densité de la sueur est de 1003 à 1004 environ.

L'excrétion éliminatrice de la sueur est continue comme celle de l'urine ; elle n'est pas intermittente comme les sécrétions proprement dites ; la quantité produite offre seulement des variations dans un très-grand nombre de circonstances, les unes naturelles, les autres accidentelles.

Normalement, hors de l'état de moiteur et de sueur proprement dite, cette quantité est de 1000 grammes par vingt-quatre heures, ou environ 40 à 42 grammes par heure. Elle peut s'élever jusqu'à 300 et même 400 grammes par heure pendant la durée d'un exercice violent. Notons que le poumon laisse échapper de 400 à 500 grammes de vapeur d'eau en vingt-quatre heures et les reins de 1200 à 1400 grammes.

Favre, qui a pu étudier jusqu'à 14 litres de sueur chez un homme atteint de la goutte, mais sans maladie locale ou fébrile, a reconnu que, en provoquant la sueur par les moyens sudorifiques externes, et le malade buvant jusqu'à 2 litres d'eau, la quantité de sueur produite peut s'élever aussi à 2 litres et même 2 litres et demi en une heure et demie. Sur cette quantité, le premier tiers était toujours acide, le deuxième neutre ou légèrement alcalin, le troisième toujours alcalin.

Cette sécrétion est le produit des follicules glomérulés sudoripares sous-cutanés. Ceux-ci diffèrent à la surface générale de la peau et à l'aisselle. A la sueur s'ajoute le produit des glandes pileuses dans les régions qui sont pourvues de poils, et les cellules épithéliales qui se desquament incessamment. C'est sans doute des glandes pileuses ou sébacées que vient la petite quantité de graisse que l'analyse décèle dans la sueur.

La peau sécrète deux matières de réaction différente, dit M. Andral, l'une acide, c'est la sueur; l'autre alcaline, c'est la matière sébacée.

La peau cependant ne présente pas partout une réaction acide, et dans quelques-uns des points mêmes où elle est couverte de sueur, elle peut offrir une réaction nettement alcaline. Ces points sont ceux où l'on trouve un grand nombre de follicules sébacés, comme au nez chez quelques personnes, et plus généralement au creux de l'aisselle, aux sourcils et dans plusieurs autres parties pourvues de système pileux. Ce n'est certainement pas la sueur qui, dans ces parties, acquiert des propriétés particulières ; ce n'est point elle qui devient alcaline : c'est la matière grasse contenue dans les follicules qui, dans les parties de la peau où elle abonde, produit cette réaction. Celle-ci n'est pas d'ailleurs constante : très-prononcée chez certains individus, elle ne se rencontre pas chez d'autres, et d'ailleurs elle existe ou elle manque indépendamment de toute condition spéciale de santé ou de maladie (1).

Nous reviendrons, du reste, plus loin sur ce sujet, en ce qui touche la sueur axillaire particulièrement.

____

(1) Andral, *Comptes rendus de l'Académie des sciences.* Paris, 1848, in-4.

Composition immédiate de la sueur.

Les principes immédiats dont M. Favre a déterminé la nature et la quantité dans la sueur sont les suivants :

PRINCIPES DE LA PREMIÈRE CLASSE.

Eau (sur 10 000 parties).....................	9955,73
Chlorure de sodium........................	22,30
— de potassium......................	2,43
Sulfates de soude et de potasse..............	0,11
Phosphates de soude et de potasse.............	des traces
Carbonates alcalins restant unis à une certaine quantité de substance azotée coagulable.......	0,05
Phosphates terreux.........................	des traces

PRINCIPES DE LA DEUXIÈME CLASSE.

Sudorate ou bidrotate de soude..............	11,72
Sudorate de potasse......................	5,20
Lactate de soude.........................	2,38
Lactate de potasse........................	1,02
Urée..................................	0,42
Principes graisseux (matière sébacée?).........	0,13

PRINCIPES DE LA TROISIÈME CLASSE.

Traces d'une substance azotée coagulable, analogue à l'albumine, et quelques cellules d'épithélium.

Ainsi, la petite proportion de principes de la troisième classe qui existe dans la sueur montre qu'elle est une humeur excrémentitielle et éliminatrice, de l'eau principalement, au même titre que l'urine.

La masse de sueur recueillie dans la seconde demi-heure est la même que dans la troisième et toujours plus grande que celle de la première. Le rapport de la quantité d'eau à celle des principes solides ne varie pas sensiblement dans ces diverses périodes. La quantité des principes de la première classe atteint son maximum dans la deuxième partie; celle des principes salins de la deuxième classe est au minimum dans la troisième portion et l'emporte sur ceux d'origine minérale dans la première partie; dans cette première partie, les sudorates l'emportent sur les lactates. Il n'y a dans la sueur ni acide hippurique, ni acide urique, ni les sels correspondants; mais il s'y trouve de l'urée et des lactates à base alcaline. Les sels de la première classe sont à ceux de la deuxième, dans la sueur ∴ 6 : 5 environ, et dans l'urine ∴ 3 : 1.

Les phosphates et sulfates sont en petite quantité dans la sueur par rapport surtout à ce qui a lieu dans l'urine. Il y a proportionnellement plus de sel marin dans la sueur que dans l'urine. Les sels de la première classe, dans la sueur, sont aux bases des sels de la deuxième ∴ 100 : 12, tandis que dans l'urine ce rapport est ∴ 100 : 3.

Les principes d'origine organique de la sueur sont à ceux de l'urine :: 1 : 6 ou 8 ; les sels de la première classe sont à ceux de l'urine :: 1 : 5 ou 6. On voit par ce qui précède qu'elle élimine proportionnellement plus d'eau que l'urine, et, en fait, comme elle dépasse le poids de l'urine en été, elle en élimine alors plus que celle-ci.

Elle ne contient pas de sels ammoniacaux, si ce n'est dans certains états pathologiques.

Le chlorure de sodium est le sel le plus abondant de l'urine; il y en a cependant de cinq à six fois moins que dans l'urine ; mais le chlorure de potassium y est proportionnellement plus abondant.

M. Favre (1), qui a pu analyser 14 litres de sueur recueillie sur la même personne, avec un appareil particulier, et lui comparer l'urine du même sujet, a trouvé les rapports suivants pour 14 litres des deux liquides :

	Sueur.	Urine.
Chlorures de sodium et de potassium....	$34^{gr},639$	$57^{gr},018$
Sulfates (de soude et de potasse)........	$0^{gr},160$	$21^{gr},769$
Phosphates	traces.	$5^{gr},381$

Ainsi, les phosphates et les sulfates font presque complétement défaut dans la sueur, absolument et par rapport à l'urine.

L'acide sudorique obtenu par décomposition des sudorates de soude et de potasse, qui sont des principes immédiats de la sueur, n'existe pas à l'état libre et comme principe constituant de ce liquide. Il forme des sels d'argent bien définis, altérables à la lumière. Sa formule empirique est $C^{10}H^8O^{13}Az$. Il renferme la même quantité de carbone que les acides urique et inosique et que la xanthine. Son équivalent est le double de celui de l'acide lactique, c'est-à-dire qu'il exige une quantité double d'une même base pour être saturé.

Si minime qu'ait été la quantité d'acide volatil libre préexistant dans la sueur et lui donnant l'acidité qu'elle offre avant d'être soumise à l'action de la chaleur, il eût été intéressant d'en bien fixer la nature, mais les circonstances n'ont pas permis à M. Favre de le faire.

Pour savoir d'une manière absolue si la sueur est une sécrétion proprement dite ou un produit excrémentitiel, dernier fait qui est le plus probable, il reste à savoir si l'acide sudorique ou mieux les sudorates n'existent pas dans le sang. Ce fait est probable aussi ; mais on ne les a jamais cherchés dans cette humeur : on ne sait non plus s'il y en a dans

(1) Favre, *Recherches sur la composition chimique de la sueur chez l'homme Archives générales de médecine.* Paris. 1853, in-8, t. II, p. 1).

l'urine. Une fois trouvés dans le sang, il faudrait voir dans quel tissu ils se forment par désassimilation.

L'eau, dans la sueur comme dans l'urine, est un principe composant direct, n'étant fixé comme eau de constitution à aucune substance de la troisième classe, contrairement à ce qu'on voit dans beaucoup d'autres humeurs. Comme dans l'urine également, aucun de ces principes n'est semblable à ceux qui prennent part à la composition immédiate des éléments des parois sécrétantes.

De la sueur axillaire.

La sueur diffère d'une région du corps à l'autre. Celles des *régions inguino-scrotale* et *inguino-vulvaire* sont alcalines et non acides; quoique leur odeur se rapproche un peu de celle de certains corps gras, elle a pourtant quelque chose de plus fade chez certains sujets ou d'un peu aromatique, et elle est bien différente de celle du creux axillaire. La *sueur de l'intervalle des orteils* est également alcaline; elle a une odeur différente des sueurs scrotale et axillaire, et qui se rapproche de celle de certains corps gras devenus rances. Celle de la plante des pieds est acide comme celle de la paume des mains.

Les sels des acides gras ont presque tous l'odeur de leur acide, mais moins forte. L'acide caproïque a l'odeur franche de la sueur axillaire, sans analogie avec celle de l'acide butyrique. Comme l'a montré M. Donné, la *sueur de l'aisselle*, si caractéristique par son odeur, est positivement alcaline. Nulle expérience n'a prouvé encore qu'il y eût de l'acide caproïque libre dans la sueur alcaline axillaire. Les valérates, caproates, etc., réagissant alcalin, il est probable que l'odeur de la sueur axillaire est due à la présence d'un valérate de soude ou de potasse. Peut-être s'y trouve-t-il en même temps d'autres sels à acides volatils et odorants, car il n'y a pas d'odeurs qui, dans l'économie, soient dues absolument à un seul principe immédiat. Il y a toujours mélange de plusieurs de ceux-ci, et lorsqu'une odeur se rapproche de celle de quelque principe particulier, elle n'est jamais franchement, tout à fait celle de ce principe seul (1).

La sueur axillaire est de plus un peu moins fluide et un peu plus jaunâtre que la sueur générale.

Réactions et odeur de la sueur dans diverses maladies.

« Quelles que soient les conditions de santé ou de maladie dans les-

(1) Voyez, sur les diverses odeurs de la sueur, l'article PRINCIPES ODORANTS, dans *Chimie anatomique*, t. III, p. 89, 144, 439 et 481. Voyez aussi, sur les causes de cette alcalinité, l'opinion de M. Andral, ci-dessus, p. 622.

quelles j'ai examiné la sueur, dit M. Andral, je l'ai trouvée le plus ordinairement acide, quelquefois neutre, et jamais alcaline.

» J'ai constaté l'état neutre de la sueur lorsqu'elle est extrêmement abondante. Son acidité ne lui est enlevée par aucune maladie; aucune; non plus, ne la rend alcaline. Dans les fièvres typhoïdes, quelle que soit leur gravité, l'acidité de la sueur persiste : il n'est pas vrai qu'elle disparaisse dans le diabète sucré, maladie dans laquelle, d'ailleurs, on a plus d'occasions qu'on ne le croit communément de s'assurer des propriétés de la sueur ; car, chez les diabétiques, elle augmente souvent, et j'ai vu des diabétiques qui, arrivés à une période fort avancée de leur maladie, présentaient, soit dans le cours de la journée, soit la nuit, des sueurs fort abondantes, bien qu'ils ne fussent point atteints de tubercules pulmonaires. (Andral.)

» La sueur n'est donc pas simplement l'eau du sang qui s'échappe à travers la peau, chargée d'une plus ou moins grande quantité des principes du sérum. Car si telle était la nature de la sueur, elle serait alcaline, comme l'est le sérum du sang et comme le sont la plupart des liquides qui se séparent du sang à la surface cutanée. Ainsi, le liquide fourni par une portion de peau qui a été irritée soit par une brûlure, soit par l'application d'un vésicatoire ordinaire ou d'ammoniaque, présente toujours une alcalinité très-prononcée. Le liquide contenu dans les vésicules de l'herpès ou de l'eczéma, ou dans les bulles du pemphigus, est également toujours alcalin. Cependant il y a à la peau une éruption vésiculeuse qui se distingue de toutes les autres en ce que l'apparition des vésicules n'est précédée d'aucun signe de congestion, et qu'elle est le premier et le seul élément pathologique appréciable. Cette éruption est celle connue sous le nom de *sudamina*. Eh bien! par une exception singulière, le liquide des sudamina diffère de celui de toutes les autres affections vésiculeuses de la peau, en ce qu'au lieu d'être alcalin, il est au contraire notablement acide ; on n'y trouve d'ailleurs aucune trace d'albumine, tandis qu'on en rencontre dans tous les autres. Le liquide des sudamina est donc le produit d'un travail tout spécial et tout différent de celui qui cause les autres éruptions vésiculeuses. Ce liquide, par sa réaction acide et par son absence d'albumine, ressemble tout à fait à la sueur. Aussi voit-on souvent, dans l'état de maladie, des sudamina se produire chez des individus qui ont des sueurs fort abondantes; mais cette dernière circonstance n'est pas la cause unique de leur développement, car dans beaucoup de fièvres typhoïdes on voit de nombreux sudamina couvrir la peau du tronc, du cou et des membres, sans qu'il y ait eu sensiblement de sueur. » (Andral, *Comptes rendus*, 1848.)

Dans la première période du choléra la sueur est à peu près supprimée. Dans la période de cyanose, elle prend le caractère d'un enduit visqueux et froid ; cette sueur visqueuse perd son acidité normale, mais elle ne devient pas alcaline ; elle a été constamment trouvée neutre. Dans la période de réaction, la sueur redevient acide ; c'est en général un bon signe. (Burguières, 1848) (1).

En dehors des variations de la quantité de la sueur, les seules modifications accidentelles qu'on en connaisse sont celles qui concernent les différences que présente son odeur d'un cas morbide à l'autre ; mais les causes immédiates de ces différentes odeurs ne sont pas encore déterminées.

Ainsi on ne sait rien encore sur les principes qui sont produits ou qui deviennent odorants en se décomposant dès que survient un peu de sueur lors d'un accès de fièvre ; on ne connaît pas non plus la cause de l'odeur spéciale analogue à celle de la souris que prend la sueur pendant la suette miliaire, de l'odeur musquée qu'elle a chez quelques ictériques, etc.

La facilité avec laquelle se putréfient toutes les substances coagulables des humeurs et des éléments anatomiques dès que leur rénovation moléculaire a été troublée, nous explique comment la sueur prend une odeur putride dans le typhus, la fièvre typhoïde, les maladies infectieuses, etc. ; d'autant plus que là se rencontrent toutes les conditions de température et d'humidité favorisant la putréfaction. C'est probablement dans les cas de ce genre que se forment des chlorhydrates, lactates et acétates d'ammoniaque dont on dit avoir parfois constaté la présence dans la sueur. Comme ces mêmes circonstances sont celles qui entraînent le dédoublement des corps gras neutres et la décomposition des sels à acides gras, avec mise en liberté de ces derniers, dont beaucoup sont volatils, on se rend compte des différentes variétés d'odeurs rances, butyreuses, hyrciques et acides mêlées ou non à l'odeur putride que prend la sueur dans beaucoup de maladies (2). Ici sans doute se mêlent à la sueur et sont décomposés de la même manière certains des principes graisseux des glandes pileuses ou sébacées. De plus, dans le choléra, la fièvre typhoïde, etc., la sueur qui précède la mort contient une petite quantité de substances albuminoïdes qui entrent rapidement en putréfaction.

Ce sont des altérations de cet ordre portant sur les épithéliums et la matière sébacée, avec réactions entre les principes de la sueur et ceux des liquides qui exsudent du derme même, qui donnent à cette humeur les odeurs diverses qu'elle présente dans quelques affections cutanées.

____

(1) Burguières, *Études sur le choléra-morbus observé à Smyrne, suivies d'une note sur l'état d'alcalinité de quelques liquides morbides du corps humain dans le choléra-morbus.*

(2) Voy. *Chimie anatomique,* t. III, p. 89, 144 et 440.

Il n'est pas impossible non plus qu'elle contienne parfois de l'acide lactique libre dans les cas où la sueur répand une odeur de petit-lait ou une odeur acide plus forte encore; mais malgré les indications d'Anselmino, de Hartz, de Behrend, de Simon à cet égard, les recherches de cet ordre sont à refaire entièrement dans l'état actuel de la science.

De quelques variations de la composition de la sueur.

Il en est à plus forte raison de même en ce qui touche l'existence de l'acide urique et des urates signalés par Wolff et Stark dans la sueur des rhumatisants, aujourd'hui surtout que les analyses de M. Favre ont montré que ces principes manquent dans cette excrétion chez les goutteux. En étudiant la sueur d'un goutteux exposé dans un sudatorium, MM. de Martini et Ubaldini se sont assurés aussi qu'elle ne contenait pas trace des urates constituant les concrétions articulaires, ni localement, ni dans les parties éloignées, tandis que les urines contenaient en abondance un sédiment d'urate de soude et d'acide urique. L'action thérapeutique de l'étuve humide est donc impuissante contre l'*action élective* de chaque parenchyme pour les principes excrémentitiels que lui apporte le sang.

Quant à l'urée, elle augmente de quantité dans la sueur, dans quelques maladies des reins et surtout chez les cholériques. Il est probable qu'en se décomposant accidentellement elle donne parfois lieu à la formation de sels ammoniacaux.

Le sucre est excrété par la sueur chez les diabétiques. Il en est de même de la matière colorante de la bile, dans les cas d'ictères accompagnés d'excrétion sudorale et dans certains cas de fièvres putrides bilieuses. La sueur tache alors le linge en jaune.

L'iode, les iodures, les sulfures solubles, les acides benzoïque, succinique, acétique et leurs sels, le sulfate de quinine, le safran, ainsi que l'alcool, sont également rejetés partiellement par la sueur, lorsqu'ils ont été ingérés en quantité un peu notable.

La sueur ne tient normalement en suspension aucun élément anatomique, mais on dit avoir vu des hémorrhagies dans les glandes sudoripares rendre la sueur sanguinolente pendant des cas de typhus et dans quelques autres maladies (*hématidrose*).

On a signalé aussi des cas de sueur sanguinolente, ou hématidrose, coïncidant soit avec la suppression, soit avec des troubles d'une ou de plusieurs époques menstruelles. D'Andrade a constaté, à l'aide du microscope, la présence des globules rouges du sang dans un cas de ce genre observé à Bombay, en 1862.

On se rend compte facilement de ce fait en se rappelant la disposition du riche réseau de capillaires entourant de mailles étroites l'enroulement du follicule sudoripare de manière à figurer un glomérule vasculaire. Il suffit de quelque état général amenant le ramollissement de la substance de la paroi propre du glomérule pour que la rupture des capillaires se traduise par un écoulement sanguin dans les glandes sudoripares.

Des sueurs colorées.

Malgré les nombreuses observations de sueurs noirâtres, verdâtres ou d'un bleu ardoisé, publiées depuis Le Cat, et dans ces derniers temps par Landerer et M. Le Roy de Méricourt, quelques médecins ont nié les faits de ce genre, désignés sous le nom de *cyanopathie cutanée, chromhidrose, chromocrinie cutanée*, etc.

La production d'humeurs autrement colorées qu'à l'ordinaire, par les glandes dont les sécrétions ne sont pas absolument incolores, est un fait dont l'observation est familière aux anatomistes et aux physiologistes; mais il ne semble pas l'être à tous les médecins. Il en est en effet qui, sous prétexte que la vérité réside uniquement dans les faits, que tout gît dans l'observation, omettent de se placer dans les conditions nécessaires pour que ceux-ci puissent être, sinon constatés, au moins exactement interprétés. Or, sans une exacte interprétation la réalité du fait n'existe plus, quelle que soit du reste la prétention de vouloir fonder la médecine sur l'observation pure des phénomènes morbides, indépendamment de la connaissance et de l'interprétation logiques des conditions extérieures et intimes ou organiques qui les causent. L'accumulation des observations restera illusoire tant que ceux qui les recueillent manquent des notions d'anatomie et de physiologie normale qui servent à rendre compte des modifications accidentellement survenues; car, par suite de l'impossibilité d'en juger les modes et la nature, on en voit parfois nier l'existence.

M. Le Roy de Méricourt a démontré que la *chromhidrose* ou *chromocrinie cutanée* est une sécrétion anormale, par les orifices glandulaires cutanés, d'une matière colorante d'un bleu foncé, ayant des caractères propres.

La production de cette sécrétion sur une surface limitée de la peau donne lieu à des taches d'étendue variable dont le siége d'élection est aux paupières inférieures.

Cette anomocrinie coïncide souvent avec des troubles plus ou moins sérieux de la santé. Chez les femmes, qui en ont été de beaucoup le plus fréquemment atteintes, il paraît exister ordinairement un certain rapport avec les dérangements de la menstruation. Ces observations ont été confirmées d'une manière péremptoire par M. Warlomont (1864).

Si la simulation de la chrombidrose est en apparence facile, comme celle de beaucoup d'autres affections médicales ou chirurgicales, l'examen microscopique donne encore plus facilement le moyen de découvrir la fraude. Grâce aux réactions chimiques et au microscope, il n'est plus actuellement possible de nier l'existence, probablement à titre de manifestation morbide secondaire, d'une excrétion sudorale anormale, d'une matière colorante spéciale ayant plus souvent son siége d'élection aux paupières qu'ailleurs, où elle se montre pourtant. Les cas de simulation déjà reconnus ou possibles ne doivent servir qu'à fixer l'attention des observateurs, pour arriver à démasquer la supercherie par les procédés les plus sévères d'investigation.

Nous signalerons maintenant les documents qui suivent, ayant trait directement à l'anatomie et à la physiologie normale et pathologique des glandes de la sueur, et sur lesquels se fondent essentiellement les conclusions légitimes qui précèdent.

Citons d'abord un *fait qui prouve que les follicules sudoripares peuvent produire une matière demi-liquide de coloration brune ou bleue foncée* et en être trouvés pleins dans l'épaisseur du tissu adipeux sous-cutané. Ces observations ont déjà été publiées dans les *Archives générales de médecine* (Ch. Robin, 1863) et dans la *Gazette médicole de Paris* (1864). Dans ce cas, entre les poils blonds et peu abondants la peau était légèrement teintée en noir violacé ou ardoisé, en partie par demi-transparence, en partie par suite de la présence d'une petite quantité de l'humeur colorée versée à la surface de l'épiderme. C'est ce qu'on pouvait démontrer en essuyant la peau avec un linge blanc ; celui-ci se tachait en noirâtre et le dernier présentait encore une coloration légère de même teinte, mais moins foncée, due à la présence des follicules sous-jacents apercevables par demi-transparence. Par la pression il a été possible de faire suinter à une ou deux reprises une substance demi-liquide, par très-petites gouttelettes en forme de points, qui tachaient aussi un peu le linge avec lequel on les essuyait.

En examinant la face profonde de la peau on était frappé de la présence d'un grand nombre de petits grains lisses, d'un noir violacé ou ardoisé, ovoïdes ou lenticulaires, larges d'un demi-millimètre à un millimètre et même un millimètre et demi. Les plus gros étaient d'un noir intense, les plus petits étaient d'un noir ardoisé ou grisâtre. Ils existaient dans toute l'étendue de la peau pourvue de longs poils ; à partir de la circonférence de la région pileuse ils diminuaient rapidement de nombre, de volume et de coloration, et à un centimètre au delà des poils on ne trouvait plus que des follicules sudoripares plus petits, qui n'étaient plus visibles à l'œil nu. Les grains précédents étaient contigus vers le centre de la région pileuse, à laquelle ils communiquaient ainsi leur couleur accidentelle ; un peu plus écartés vers le bord, ils lui donnaient un aspect tacheté ou marbré de noir grisâtre ou violacé tranchant sur la teinte propre du derme et du tissu adipeux ; en étirant la peau on écartait les follicules contigus, et toute l'étendue de la face profonde offrait alors l'aspect tacheté de points noirs dont il vient d'être fait mention.

En isolant ces corps et les plaçant sous le microscope on distinguait nettement le tube roulé sur lui-même, plus large, à circonvolutions moins adhérentes, moins rapprochées, et plus faciles à isoler que dans les follicules sudoripares proprement dits, caractères propres à ceux de l'aisselle. Du reste, la couche de fibres musculaires de la vie végétative, relativement épaisse, qui suit la direction des tubes enroulés, la paroi propre homogène, transparente et l'épithélium de ceux-ci n'offraient rien d'anormal. Mais la substance demi-liquide, finement granuleuse ordinairement, légèrement jaunâtre, qui remplit ces tubes, présentait ici un aspect remarquable par sa teinte d'un brun ardoisé très-foncé, au point de rendre presque opaques les circonvolutions des follicules examinés isolément. Les granulations de cette substance étaient très-nombreuses, d'un noir violacé, à contour net, variant de volume depuis un diamètre presque imperceptible jusqu'à celui de 3 ou 4 millièmes de millimètre. La substance qu'on faisait suinter à la surface de l'épiderme par la pression de la couche glandulaire offrait une constitution semblable.

Les granulations colorées que je viens de décrire devenaient d'un bleu foncé au contact de l'acide sulfurique ; elles s'y conservaient pendant plusieurs heures dans cet état, et finissaient ensuite par pâlir et se décolorer presque entièrement. L'acide azotique les rendait rapidement brunes, puis jaunâtres au bout d'une demi-heure, et finissait par les faire disparaître et les rendre méconnaissables au milieu de l'amas des détritus jaunâtres des tissus ambiants. L'acide acétique, dont l'action est nulle d'abord, fait disparaître la couleur noire, violacée, de ces granules au bout de peu de jours, mais sans les dissoudre pourtant. Ils conservent, en effet, encore leur forme, leurs dimensions et une teinte d'un brun jaunâtre assez foncé, même après un séjour de plusieurs semaines dans cet acide étendu. L'ammoniaque ne dissolvait pas ces granules colorés ni le contenu demi-liquide finement grenu des tubes glandulaires qui les renfermaient ; après la destruction de la couleur par les acides, cet agent ne la faisait pas reparaître, même ajouté en excès.

Telle était la constitution de cette substance, qui était assez colorée pour rendre à peu près complétement opaques sous le microscope les tubes larges d'un dixième à un dixième et demi de millimètre qu'elle remplissait dans toute leur étendue. Elle était notablement plus abondante vers la partie profonde des follicules que dans la portion du tube qui marche isolément à travers le tissu adipeux et le derme. A la lumière réfléchie, elle donnait aux glomérules la couleur noire ardoisée signalée plus haut.

En résumé, la présence de cette substance dans la profondeur même des follicules sudoripares axillaires prouve qu'on ne saurait sans erreur nier l'excrétion accidentelle par les organes sudoripares d'une matière colorante, remarquable par sa teinte foncée, noirâtre ou ardoisée, et assez abondante pour donner une couleur tout à fait noire aux organes dans lesquels elle se trouve accumulée. La présence de cette matière dans les follicules axillaires seulement, et non dans ceux qui sont au delà de la région pourvue de poils, prouve que ce trouble de l'excrétion sudoripare peut survenir dans des proportions restreintes, et assez nettement limitées de la peau, sans affecter les follicules analogues de toute l'étendue de ce tégument.

Le microscope montre que la matière colorante détachée de la peau, dans les cas de *chromhidrose*, est formée de corpuscules lamelleux, polygonaux, irréguliers, à angles nets, comme de minces fragments de verre ou de vernis écaillé, et larges ou longs de 4 à 40 millièmes de millimètre. Leur couleur est un violet ardoisé, tirant au bleu indigo foncé comparable à celui des pastilles pour la gouache, teinte très-sensible sur les fragments les plus minces et les plus translucides, ou sur le bord de ceux qui sont cassés en biseau. Cette teinte tire au violet ardoisé, brunâtre, sur les parties les plus épaisses de ces fragments ou sur la totalité des morceaux plus gros. L'épaisseur de ces derniers ne dépasse pas 2 centièmes de millimètre, et elle suffit pour les rendre presque opaques, tellement était foncé le ton de leur couleur. Cette particularité se retrouve dans toutes les substances douées d'un pouvoir tinctorial très-prononcé.

En examinant le noir de fumée, la poudre de chasse, le koheuïl ou pyrrhomée, le réseau d'azur, l'indigo, l'encre de Chine, le noir d'Allemagne, et le charbon de bois porphyrisé, comparativement à la matière colorante de la chromhidrose, on reconnaît qu'elle est physiquement et chimiquement différente de ces divers produits (1).

J'ai comparé à la *cyanourine* la substance colorante des paupières

(1) Voyez les nombreuses et importantes recherches de M. Ordoñez sur ce sujet, p. 137 et suiv., du travail de M. Le Roy de Méricourt sur la *chromidrose*, *Annales d'oculistique*. Bruxelles, 1863.

dont j'ai parlé devant l'Académie de médecine, mais au point de vue de
sa nature et non au point de vue de sa couleur, comme le montrent
les descriptions et les autres données contenues dans mon travail ; aussi
ne comprend-on pas que, se fondant sur cette comparaison, il ait été
possible à quelqu'un de dire que j'avais trouvé sur les paupières une
substance semblable à l'indigo.

On sait du reste que l'indigo véritable a été observé par Bizio dans la
sueur bleue, comme on en voit aussi dans l'urine bleue.

Il n'est pas inutile de rappeler ici un fait qui est familier à ceux qui
ont étudié les principes colorants des solides et des humeurs, mais qui,
malgré son importance, ne semble pas l'être au même degré à beaucoup
de médecins. Sans changer de composition, beaucoup de matières colorantes passent par des teintes très-diverses, selon les conditions dans
lesquelles elles sont placées. C'est ainsi que la substance colorante normale de l'urine, appelée successivement *acide purpurique*, *acide rosacique*, *purpurine*, *uroérythrine*, *urrhodine*, *urohœmatine*, *urrosacine*,
uroglaucine, etc., est susceptible de présenter des variations de teinte
notables, selon les conditions dans lesquelles elle est produite, l'état
d'acidité, de neutralité ou d'alcalinité et la quantité des sels de l'urine
qui la renferme.

On sait, d'un autre côté, que la *biliverdine* passe dans des conditions analogues normales ou morbides, du vert très-pâle au vert le plus
foncé, au point de sembler noire à la lumière réfléchie, ou encore plus
souvent du jaune orangé à reflets verdâtres, depuis le ton le plus pâle
jusqu'au plus intense. Les pigments oculaire et cutané, variant du jaune
pâle au noir absolu, offrent des particularités analogues dans une autre
série de teintes. C'est sous ce point de vue qu'on dit de ces corps et de
l'hématosine, que ce sont des corps analogues, bien que très-différents au
point de vue de la couleur propre, de la solubilité, etc. Enfin M. Delore
a reconnu que la matière colorante retirée du pus accidentellement
bleu est verte lorsqu'elle est dissoute dans l'éther, bleue si elle est dans
l'eau, et d'un bleu très-foncé lorsqu'elle est obtenue solide et pulvérulente après évaporation de ces liquides (1).

Étudions actuellement l'urine, liquide excrété plus important encore
que le précédent aux divers points de vue de sa constitution, du nombre
et de la nature des principes qu'il renferme, et sous le rapport de ses
modifications accidentelles.

(1) Delore, *Recherches sur le pus*, thèse de Paris, 1854, in-4, p. 25.

DEUXIÈME ESPÈCE. — DE L'URINE.

L'urine est le produit de l'action éliminatrice du rein sur le sang, le liquide excrémentitiel sécrété par les reins, d'où il coule, par les uretères, dans la vessie, qui, après l'avoir conservé en dépôt pendant quelque temps, le chasse au dehors par l'urèthre.

Ce liquide est mobile comme de l'eau, transparent, d'un jaune citrin ou rougeâtre dû à l'urohématine, d'une odeur particulière, dont la cause immédiate n'est pas très-nettement déterminée, à moins qu'elle ne soit due à l'uropittine ; d'une saveur salée et amère, dite *urineuse*, due au chlorure de sodium et à l'urée. Mais ces propriétés sont plus ou moins prononcées suivant la durée du séjour qu'il a fait dans la vessie, et suivant l'abondance des boissons ingérées et absorbées. Aussi admet-on trois sortes d'urines : 1° celle *des boissons*, qui est rendue après qu'on a bu une certaine quantité de liquide : elle est plus claire, plus pâle et moins dense (1003 à 1009); 2° celle *de la digestion* ou *de chyle*, qui est expulsée deux ou trois heures après les repas : elle est plus dense (1020 à 1028), plus ou moins abondante; 3° celle *du sang* ou *du matin*, qui est plus foncée, toujours acide, d'une coloration et d'une densité moyennes (densité 1015 à 1025).

De la couleur de l'urine.

A l'état normal et au moment de l'émission, l'urine est ordinairement d'un jaune ambré; mais cette couleur varie d'intensité et se modifie sous l'influence d'un grand nombre de causes. L'urine du matin est plus colorée que celle qui est rendue peu de temps après les repas; elle offre des nuances très-variées chez le même individu, suivant le genre d'alimentation, la nature et la quantité des boissons, suivant les différentes époques de la journée, la température de l'atmosphère, suivant qu'on l'examine après un exercice pénible ou un repos prolongé. Pâle, presque incolore dans la première enfance, elle acquiert avec les progrès de l'âge une teinte plus foncée, et paraît être, dans les mêmes circonstances, moins colorée chez la femme que chez l'homme.

La teinte verdâtre de l'urine se manifeste surtout dans les urines d'individus anémiques, et la rougeâtre dans celles qui sont très-denses, fortement chargées de principes en dissolution et diminuées de quantité.

Les diverses variétés de nuances de l'urine ont été comparées à des objets vulgaires auxquels elles ont emprunté leurs dénominations; quoique arbitraires, celles-ci doivent être conservées, car elles sont d'une utilité incontestable dans l'examen des caractères physiques de la sécrétion urinaire. C'est ainsi qu'on dit d'une urine qu'elle est d'un jaune citrin, eau de roche, verdâtre, d'un vert clair, vert foncé, jaune ambré, jaune safrané, rougâtre, rouge briqueté, etc.

Dans beaucoup de circonstances, soit à l'état pathologique, soit à l'état normal, l'examen attentif de ce caractère physique, la couleur, fournit des indications importantes et permet souvent de saisir l'existence de changements survenus dans les proportions des principes constituants de l'urine. Les différences de teinte que présente ce liquide peuvent en effet se rapporter à des causes qui modifient sa composition, en même temps qu'elles font varier sa couleur. La matière colorante, dans le plus grand nombre des cas, augmente ou diminue avec la somme des principes solides tenus en dissolution ; de sorte que plus la quantité d'eau sera considérable, celle des principes d'origine organique ou minérale demeurant à peu près la même, moins la coloration de l'urine sera prononcée. La prédominance relative ou absolue des principes solides aura au contraire pour effet d'accroître son intensité. Parmi les principes de l'urine, les urates surtout participent à peu près constamment aux modifications de quantité que la matière colorante est susceptible d'éprouver ; ces deux produits augmentent dans les mêmes circonstances, et de plus, ils ont l'un pour l'autre une affinité telle qu'il est souvent fort difficile de les séparer.

On peut donc dire, mais d'une manière générale seulement : 1° que la diminution d'intensité de la couleur de l'urine indique un accroissement de l'action rénale dans un temps donné et une diminution relative de la proportion des principes solides, de l'acide urique et des urates particulièrement ; 2° que l'augmentation de la couleur coïncide avec un abaissement de la quantité excrétée dans le même temps et se trouve en rapport avec une élévation de la quantité des matières dissoutes dans l'eau, et surtout des urates (*urines chargées*).

Jusqu'ici nous avons considéré uniquement les variations de couleur qui sont dues soit à des différences de quantité, soit à des modifications isomériques encore mal déterminées de la matière colorante ; il en est d'autres qui dépendent du passage accidentel dans l'urine de certaines substances étrangères à sa composition. Alors ce ne sont pas généralement de simples variétés de nuances se rapprochant plus ou moins de la teinte normale jaune citronnée ; ce sont des changements véritables de la couleur de l'urine, pourvu toutefois que ces substances s'y trouvent en quantité notable. Les unes sont directement introduites dans l'économie et éliminées en partie par les reins ; les autres se développent à la suite d'une perturbation morbide ou sont propres à nos humeurs, et apparaissent dans l'urine sous l'influence de quelque trouble fonctionnel.

Parmi les premières, on cite la rhubarbe, qui communique à l'urine une couleur d'un jaune foncé que la potasse change en un beau rouge ; la gomme-gutte, la racine de la grande chélidoine, qui agissent d'une manière analogue ; l'alizarine, qui la colore en rouge et donne lieu, après l'émission, à un précipité rose ; la garance, le bois de Campêche, les baies d'airelle, les mûres, qui jouissent également de la propriété de la faire passer au rouge ; enfin l'indigo, après l'usage duquel pendant quelques jours, et à la dose de 5 à 10 grammes, M. Rayer a vu l'urine d'un épileptique prendre manifestement une teinte bleue verdâtre. Nous aurons à revenir sur ce fait important.

Il est des corps étrangers dont la présence altère la couleur naturelle de l'urine, ce sont le sang, la bile, le pus, les matières grasses, et un composé dont nous reparlerons : l'acide mélanique de Prout, mélanourine et cyanourine de Braconnot. Le sang, le pus et la graisse ne troublent la coloration naturelle à l'urine que lorsqu'ils s'y trouvent mélangés en proportion assez grande ; la matière colorante de la bile, au contraire, même en petite quantité, donne au produit rénal une teinte remarquable et tellement caractéristique, qu'on ne saurait se méprendre sur la nature de cette altération. Ce n'est qu'en étudiant en particulier chacune de ces substances que seront notées les modifications qu'elles impriment aux propriétés physiques de l'urine.

On y voit aussi normalement parfois de petits filaments grisâtres dont nous aurons à parler encore, qui viennent du mucus qui s'est concrété dans les plis de l'urèthre, des portions membraneuse et prostatique surtout.

L'urine est dite *ténue* quand elle est transparente, peu colorée et peu dense ; elle est *ténue* et *crue* quand, avec ces caractères, elle ne donne ni nuage ni dépôt : ce qui annonce, selon quelques praticiens, que la terminaison de la maladie est éloignée. L'urine est ténue et d'une grande limpidité dans les accès des maladies nerveuses convulsives : on l'appelle alors *urine nerveuse*. On appelait autrefois *urine cuite, urine de coction*, celle qui, paraissant dans l'état normal par sa couleur et sa consistance lorsqu'elle vient d'être rendue, ne tarde pas à déposer. L'urine est *épaisse* quand elle contient une grande quantité de principes dissous ou de mucus. Elle est *trouble* lorsqu'elle est mêlée de pus, ou lorsque les urates seuls ou accompagnés d'autres principes trop abondants précipitent par le refroidissement du liquide. Elle est dite *jumenteuse* lorsqu'elle est jaune et trouble comme celle des animaux herbivores : elle est alors souvent ammoniacale, par suite de décomposition accidentelle de l'urée qui donne du carbonate d'ammoniaque et rend le liquide alcalin.

L'urine peut éprouver divers changements par le refroidissement et le repos : sa surface se couvre quelquefois au bout de deux ou plusieurs jours d'une pellicule, *cremor urinæ*, qui est ordinairement composée de phosphates et d'une matière d'aspect muqueux ; ou bien il se forme vers la partie supérieure de l'urine un *nuage* (*nubes*, *nubecula*) composé de simples flocons muqueux irréguliers ou réunis en masse.

Si le nuage se forme plus bas, vers le tiers inférieur de la masse du liquide, ce qui a lieu souvent après quelques heures de repos, on l'appelle *énéorème*. Enfin, on nomme *hypostase* ou *sédiment* la matière, de couleur, de consistance et de composition très-variables, qui s'amasse au fond du vase, après avoir troublé l'urine lors de son refroidissement quand elle est formée par des urates, ou immédiatement si elle se compose de leucocytes, d'épithéliums, etc.

De l'odeur de l'urine.

L'odeur de l'urine est due à des composés volatils qui passent directement du sang dans ce liquide ou qui se produisent aux dépens de certains corps non déterminés. Lorsque l'urine vient d'être rendue, qu'elle ne s'est pas encore refroidie et que son contact avec l'air ne s'est pas prolongé au delà de quelques instants, elle exhale ordinairement une faible odeur qui n'a rien de désagréable. Cette odeur aromatique est de courte durée ; elle disparaît bientôt pour faire place à une autre plus pénétrante, qu'on désigne habituellement sous le nom d'*urineuse*. Celle-ci, comme la première, varie d'intensité selon le degré de saturation de l'urine ; à peine appréciable quand la quantité d'eau est considérablement augmentée, elle devient au contraire très-sensible toutes les fois qu'il y a prédominance relative de la somme des matières solides en dissolution. L'odeur urineuse persiste aussi longtemps que l'urine conserve son acidité ; mais aussitôt que ce liquide prend une réaction alcaline, il s'en dégage des composés ammoniacaux qui altèrent entièrement son odeur normale.

Un grand nombre de substances modifient d'une manière remarquable ce caractère de l'urine : l'essence de cubèbe passe en partie dans l'urine et lui communique une odeur assez forte analogue à la sienne propre ; il en est de même de l'essence de genièvre, d'ail, de valériane. L'essence de térébenthine et généralement tous ses isomères et les baumes lui donnent au contraire une odeur qui est analogue à celle de la violette ; les asperges et certains légumes verts agissent aussi puissamment sur son odeur, qui devient alors très-désagréable et presque fétide. Ce fait ne s'observe plus lorsque le rein est atteint de maladie de Bright.

On ne connaît pas encore exactement quels sont les principes volatils qui donnent à l'urine son odeur spéciale. Elle a été attribuée tantôt à la présence de l'*acide carbolique* ou *phénique*, tantôt à celle de l'*acétone*, et par d'autres auteurs à un principe particulier appelé *uropittine* (Thudichum) ou à un autre dit *oxyde d'omichmile* (1).

Au bout de quelques jours, l'urine peut prendre une odeur ammoniacale ; elle se couvre alors d'une pellicule mucilagineuse blanche, dans laquelle, aussi bien que sur la paroi interne du vase, se déposent de petits cristaux blancs qui sont du phosphate ammoniaco-magnésien. Avec ces cristaux il y a parfois des granules amorphes d'un dépôt de carbonates et de phosphates calcaires, avec ou sans vibrions, spores de l'algue du ferment, mycéliums de *Leptomitus*, etc.

La consistance mucilagineuse de cette couche est due à ce qu'elle est formée par de la mucosine de l'urine altérée au contact de l'air. Elle représente ce que, chez les femmes en couches (où le mucus urinaire avec ou sans albumine est assez abondant), on a nommé *gravidine* ou *kiestéine* (2). Elle joue le rôle de ferment à l'égard de l'urée et amène son dédoublement en carbonate d'ammoniaque. Il faut neuf à dix jours à la température de 20 degrés avant que cette décomposition ammoniacale de l'urée commence (3). Mais elle a lieu au bout de deux à cinq jours lorsque l'urine est abandonnée dans des vases déjà tapissés de dépôts salins et muqueux produits à la suite de putréfaction antérieure et d'évaporation lente de l'urine. Cette décomposition, sur laquelle nous aurons à revenir, commence déjà au bout de quelques heures lorsque l'urine est mêlée d'épithéliums desquamés pathologiquement ou d'autres éléments anatomiques en voie d'altération. Les urines claires deviennent légèrement blanches, opalescentes, lorsque va commencer leur passage à l'état alcalin, et en même temps on y voit apparaître une quantité considérable de vibrions (*Vibrio lincola*, Mull.) qui par leur présence troublent ainsi l'urine.

Saveur de l'urine.

L'urine, dans l'état de santé, a une saveur salée et légèrement amère. Elle est due surtout au mélange de l'urée avec les sels à base alcaline, le chlorure de sodium surtout. L'urine devient très-peu sapide toutes les fois qu'elle est sécrétée momentanément en grande quantité, comme cela arrive souvent à la suite d'un accès d'hystérie. Dans la glycosurie

(1) Voy. *Chimie anatomique.* Paris, 1853, t. III, p. 568.
(2) Voy. *Chimie anatomique*, 1853, t. III, p. 567.
(3) Voy. *Catalyse ou Fermentation ammoniacale* (*Chimie anatomique*, t. I, p. 519).

elle a une saveur sucrée, d'autant plus prononcée qu'elle est rendue en proportion moins considérable et que l'altération dont elle est le siége est plus manifeste.

Densité des urines.

Pour faire avec utilité l'étude de la densité de l'urine, il est indispensable d'avoir égard à deux conditions, sans lesquelles il deviendrait impossible d'obtenir des résultats surtout comparables entre eux : il faut, d'une part, déterminer la quantité d'urine qu'on examine, et de l'autre, considérer l'espace de temps qui a été employé à l'excrétion de cette urine. Cette manière de procéder est nécessaire, car l'eau éprouve sans cesse des variations considérables, qui sont loin d'être toujours proportionnelles à celles que subissent les principes en dissolution dont la somme est soumise à moins de fluctuations dans le même temps et dans les mêmes circonstances. Si l'on veut obtenir des données suffisamment exactes et en tirer des conclusions de quelque valeur, il faut donc examiner la densité de la masse des urines rendues pendant les vingt-quatre heures, par exemple; car on agit alors dans des conditions semblables et l'on tient compte des causes qui, à toutes les époques de la journée, modifient si diversement cette propriété de l'urine.

On l'a vue s'élever dans quelques cas morbides jusqu'à 1048. M. Rayer, se fondant sur de nombreux essais comparatifs, a donné le chiffre 1018 comme exprimant la densité de l'urine du matin au moment de l'émission. D'après les expériences de Becquerel, celle du mélange des urines rendues dans l'espace de vingt-quatre heures doit être représentée, à l'état normal, par une moyenne égale à 1017,10. Elle augmente ou diminue dans des limites assez variables, et subit tous les changements de rapports qui s'établissent entre la quantité d'eau et celle des matières dissoutes. Dans les cas les plus ordinaires et en dehors de toute influence pathologique, la densité s'élève ou s'abaisse suivant que la somme des urines rendues aux différentes périodes de la journée est diminuée ou augmentée ; mais il n'en est pas toujours ainsi, et il peut arriver qu'on observe une augmentation de la densité lorsque la quantité émise dans les vingt-quatre heures est cependant restée à peu près normale ou à notablement augmenté; il peut y avoir au contraire une diminution de la densité, bien que la proportion des urines rendues soit sensiblement diminuée ou n'ait subi aucun changement appréciable. Ce sont là toutefois des faits exceptionnels, mais dont on peut rencontrer des exemples pendant le cours de certaines maladies.

Deux moyens sont généralement employés pour déterminer la pesanteur spécifique de l'urine, la balance et l'aréomètre de Baumé; il n'est pas indifférent de se servir de l'un ou de l'autre, car les données qu'ils fournissent n'ont pas une égale valeur. La balance doit être préférée toutes les fois qu'on veut obtenir des résultats précis et exacts. Quelle que soit la méthode employée pour prendre la pesanteur spécifique de l'urine, il faut préalablement séparer de ce liquide les matières tenues en suspension et qui peuvent modifier les résultats qu'on cherche à obtenir. Les expériences doivent en outre être rapportées à une température déterminée; c'est généralement à 10 degrés centigrades qu'on les rapporte, afin de se placer autant que possible dans des conditions toujours semblables.

Température de l'urine.

Au moment de l'émission, la température de l'uriné est en général de 35 à 37 degrés centigrades ; elle augmente après un exercice actif et diminue à la suite d'un repos de plusieurs heures. Elle serait plus élevée chez l'adulte que chez l'enfant et le vieillard, d'après les recherches de Chevallier et Delcher. Pendant le cours des maladies, elle présente des variations qui sont peu considérables et toujours en rapport avec celles que subit la température du corps. Les nombres extrêmes indiquant la température de l'urine, d'après M. Rayer, ont été observés dans la scarlatine et pendant le frisson des fièvres intermittentes. Lorsqu'on détermine cette température, il importe d'observer quelques précautions sans lesquelles les résultats obtenus seraient évidemment inexacts. On doit tenir compte de la température du milieu où se fait l'expérience, et recevoir l'urine dans une éprouvette qui plonge dans un liquide marquant au moins 25 degrés centigrades ; il faut en outre que le thermomètre soit entièrement recouvert par l'urine et ne se trouve en contact avec elle que pendant la durée de l'émission.

Quantité des urines rendues chaque jour.

M. Rayer, d'après plusieurs expériences qu'il a faites avec quelques personnes bien portantes, estime que le maximum de la quantité d'urine sécrétée en vingt-quatre heures est 1824 grammes. Becquerel a conclu de nombreuses recherches sur des individus sains, que la quantité moyenne pour vingt-quatre heures est chez les hommes de 1267 grammes, et chez les femmes de 1371 grammes.

Les limites extrêmes à l'état normal ont été en outre placées, par Becquerel, entre 900 et 1500 grammes dans l'espace de vingt-quatre heures ; toute augmentation ou diminution de quantité des urines qui ne dépasse point ces limites ne doit pas être considérée, selon lui, comme le résultat d'une influence morbide. Mais il ne faudrait pas conclure à une modification pathologique de la quantité des urines, dans tous les cas où la somme de celles qui sont rendues pendant un jour entier serait exprimée par un chiffre supérieur ou inférieur à celui que nous venons d'indiquer. Les causes qui président à ces variations sont les unes normales, les autres d'ordre pathologique. Les unes comme les autres ont pour effet, selon leur nature, tantôt l'accroissement et tantôt la diminution de la somme des urines émises dans un temps donné. Il importe de remarquer toutefois que, dans l'état de maladie, les causes qui tendent à activer l'excrétion urinaire s'observent bien moins fréquemment que celles dont l'action se produit dans un sens opposé. Au premier ordre on doit rapporter le genre d'alimentation, l'abondance plus ou moins grande des boissons, la température, un repos prolongé, des exercices violents, même certaines émotions morales, comme la colère, une vive frayeur.

L'introduction d'une grande quantité de liquides dans l'économie, quelle que soit la voie offerte à l'absorption, accroît d'une manière manifeste l'action rénale ; le produit devient également plus abondant chez les individus soumis à un régime végétal que chez ceux qui prennent une nourriture mixte, ou qui, à plus forte raison, font presque uniquement usage de substances animales. Il existe entre l'excrétion urinaire, la sueur et l'exhalation pulmonaire un antagonisme tel, qu'en général tout ce qui tend à modifier l'une réagit aussitôt sur l'autre. Ainsi l'urine augmente dans une proportion considérable au milieu d'une atmosphère humide, pendant les saisons froides, à la suite d'un repas prolongé, toutes circonstances qui ralentissent les excrétions de la peau et du poumon ; tandis qu'elle diminue non moins sensiblement dans un air sec, durant les chaleurs de l'été, à la suite d'exercices exagérés, qui font, comme on le sait, prédominer les sueurs et activent l'exhalation pulmonaire.

Les influences pathologiques qui déterminent la diminution de la quantité de l'urine sont, comme nous l'avons déjà dit, plus communes que celles qui amènent un accroissement de son excrétion. Au nombre des premières, il faut placer la fièvre et les affections dont elle est un des symptômes, les maladies du cœur à leur dernière période, les maladies du foie, certaines altérations du centre nerveux, le choléra, et généralement toutes les affections qui s'accompagnent d'évacuations abondantes. Parmi les secondes, vous compterez surtout le diabète, la polydipsie, les névroses hystériformes ; car c'est seulement pendant le cours de ces maladies que l'augmentation de la production urinaire a été parfaitement constatée et bien étudiée. M. Rayer l'a toutefois observée, mais très-rarement, dans quelques maladies chroniques, la phthisie pulmonaire, par exemple. C'est principalement dans la polydipsie, avec ou sans glycosurie, que l'urine est rendue en proportion souvent énorme (deux ou plusieurs litres).

Acidité des urines.

Chez l'homme, l'urine rougit le tournesol au moment de son émission pendant la plus grande·partie de la journée, *mais sans décomposer les carbonates*, comme le font les acides. Dans les vingt-quatre heures, elle passe successivement par les réactions alcaline, neutre et acide. Cette dernière réaction est la plus habituelle et s'observe pendant dix-huit heures environ sur vingt-quatre. Ces passages, dus chez l'homme au changement dans les proportions des phosphates de soude surtout, sont en rapport avec les modifications de la circulation que déterminent les repas, les aliments et le sommeil. Le *phosphate de soude basique* (3NaO), qui contient trois atomes de base, réagit alcalin : il peut céder 1 atome de son oxyde à l'acide carbonique. Il se forme alors deux nouveaux sels : du phosphate de soude neutre, qui réagit pourtant alcalin, mais faiblement, et du carbonate de soude. Dans l'organisme, le phosphate de soude basique pourra, dans le sang, être ainsi transformé par l'acide carbonique et se changer en phosphate de soude neutre, qui ne contient plus alors que 2 atomes de base, se combine avec 1 atome d'eau, et prend une réaction alcaline. Le changement d'état spécifique peut encore aller plus loin : le phosphate de soude commun, c'est-à-dire celui qui ne contient que 2 atomes de soude, peut céder aux acides les plus faibles, par exemple à l'acide urique, un de ces 2 atomes de soude ; il forme alors de l'urate de soude, se transforme en phosphate acide de soude, c'est-à-dire en un phosphate qui ne contient que 1 atome de la base, et qui a une réaction acide. Ces transformations peuvent toutes avoir lieu dans le corps des animaux ; de la sorte, suivant les circonstances qui influent sur l'excrétion, il se trouvera dans l'urine un phosphate ayant une réaction acide, ou bien neutre, ou agissant comme un alcali.

Ces propriétés des principes immédiats montrent de quelle importance doit être leur étude *anatomique*, et comment celle des phosphates rend compte des phénomènes physiologiques si variables touchant l'urine, observés sur sa neutralité et son acidité, par exemple. Ainsi *l'acidité de l'urine est due à la présence du phosphate acide de soude dans cette humeur*, avec ou sans phosphate acide de chaux, lequel existe surtout chez les carnivores.

Chez ces derniers, c'est en effet ordinairement le phosphate acide de chaux qui donne à l'urine sa réaction.

C'est en raison des particularités précédentes que l'urine ne décompose pas les bicarbonates et n'y cause pas d'effervescence.

Il est impossible de constater dans l'urine fraîche d'autre acide libre que l'acide urique, et encore accidentellement ou pathologiquement, en très-faible quantité; de plus, on sait que sa solution saturée rougit à peine le tournesol, tandis que la réaction de l'urine est nette et franche. Il ne se dissout que dans 1720 fois son poids d'eau à 15 degrés, et dans 1100 parties d'eau bouillante; ce n'est donc pas à lui ni à un acide volatil comme le gaz carbonique qu'on peut attribuer cette réaction; car l'acidité est conservée lors même que l'urine a bouilli, et lors même qu'elle s'est troublée alors par précipitation de phosphate basique de chaux. L'acide lactique ne se forme dans l'urine, quand on en trouve, qu'après l'émission de ce liquide, par fermentation du sucre du foie, lorsqu'il en passe par le rein; mais, contrairement à ce que disent beaucoup d'auteurs, ce n'est pas cet acide qui lui donne la réaction acide que l'on observe au moment de la miction (1).

Lorsqu'on suit ce qui se passe dans l'urine après son émission, on constate un fait qu'il importe de connaître : c'est que l'acidité de l'urine normale va d'abord en augmentant à compter de quelques heures après son émission et pendant les deux ou trois jours qui suivent ; puis elle devient neutre et enfin alcaline plus tard lorsque l'odeur ammoniacale apparaît. C'est pendant la durée de l'augmentation de cette acidité que se dépose souvent, du jour au lendemain, une quantité de cristaux d'acide urique trop considérable pour qu'elle puisse être considérée comme l'excès de ce que peut en dissoudre l'urine à 37 degrés comparativement à ce que celle-ci en retient quand elle est refroidie. Cet acide urique n'était pas libre dans l'urine; il provient de l'urate de soude normal qui a été décomposé peu à peu au contact des phosphates et des hippurates acides, et quelquefois par la petite quantité d'acide lactique qui se forme lorsque l'urine exposée à l'air contenant un peu de glycose celle-ci subit la catalyse lactique. Il en résulte la production de lactates solubles et la mise en liberté d'acide urique qui cristallise. C'est l'excès de l'acide lactique par rapport à la quantité d'urate de soude décomposé qui donne alors temporairement à l'urine une réaction plus fortement acide que celle qu'elle présentait d'abord; il en est ainsi jusqu'à ce que de l'ammoniaque résultant de la fermentation ammoniacale de l'urée vienne le saturer. Cet acide lactique provient de la catalyse que subissent au contact de l'air et du mucus urinaire, sans qu'il y ait maladie, les petites quantités de sucre qui passent parfois dans l'urine.

(1) Voy. *Chimie anatomique*, t. II, art. ACIDE URIQUE, p. 391.

Il faut noter de plus que, d'après les recherches de Hallwachs, il existe souvent dans l'urine humaine fraîche des hippurates acides, et Lehmann a constaté la présence de l'acide hippurique libre dans l'urine fébrile très-acide.

Dans les maladies, les modifications nombreuses que l'urine subit dans sa composition ne lui ôtent pas son acidité; et, si elle se perd, c'est par des influences toutes spéciales, que j'exposerai tout à l'heure. Quelque multipliées qu'aient été sur ce point les observations de M. Andral, il n'a pu trouver un cas dans lequel, par l'influence de la maladie elle-même, l'urine se soit échappée de la vessie à l'état de liquide alcalin. Il est évident qu'il y a eu erreur dans l'observation de ceux qui ont dit que, dans la fièvre typhoïde, l'urine devenait alcaline. Déjà cette assertion avait été combattue par M. Rayer, et on lit dans son ouvrage sur les *Maladies des reins*, « qu'ayant recherché la nature de la réaction de l'urine dans cinquante cas de fièvre typhoïde, il n'en avait été trouvé aucun où elle fût devenue alcaline ». Les recherches personnelles de M. Andral l'ont conduit au même résultat. Quelle que fût la forme qu'ait revêtue la maladie, quelle que fût aussi sa gravité, et jusque dans sa période adynamique la plus avancée, il a toujours trouvé l'urine très-franchement acide. Dans les mêmes cas où le liquide avait séjourné longtemps dans la vessie, et où celui qu'il examinait en avait été extrait par le cathétérisme, il conservait, le plus ordinairement, son acidité. L'opinion que, dans les fièvres graves, l'urine devient alcaline, lui paraît bien plutôt avoir été émise sous l'influence de certaines idées théoriques que par suite d'une attentive observation des faits (1).

Pendant le choléra, M. Burguières a examiné l'urine trouvée dans la vessie après la mort; elle avait son acidité normale. Dans un cas où au lieu d'urine il a rencontré dans la vessie une très-petite quantité de matière muqueuse blanchâtre, cette matière était neutre (2).

Variations normales des réactions de l'urine.

M. Delavaud a constaté les faits suivants sur lui-même, relativement aux variations normales des réactions de l'urine selon les heures du jour, etc. : 1° La première émission d'urine faite vers six heures du matin, à l'heure du réveil, s'est montrée constamment acide; 2° les émissions suivantes jusqu'au déjeuner, qui avait lieu vers dix heures, et peu après ce repas, ont été presque toujours neutres ou très-légèrement alcalines, ou à peine acides et fort rarement, et dans des cas exceptionnels, d'une acidité marquée; 3° pendant le reste de la journée et pendant la nuit, l'urine a toujours été acide. La première émission

(1) Andral, *Comptes rendus de l'Académie des sciences.* Paris, 1848, in-4.
(2) Burguières, *Journal de l'Institut*, 1848, p. 302.

après le dîner, pendant la digestion stomacale, a offert constamment une acidité très-forte (1).

Deux autres séries d'expériences faites par M. Delavaud mettent aussi en évidence que cette variation régulière dans l'état de l'urine est la même, malgré la différence des saisons et les changements dans le régime. Des données importantes ont été fournies aussi par Bence Jones, en Angleterre, et les résultats auxquels ces deux observateurs sont arrivés s'accordent en tous les points essentiels, en tenant compte du régime et des habitudes.

Dans l'état de santé, l'acidité de l'urine peut devenir très-faible, ou même être remplacée par un état neutre, si une très-grande quantité de boissons aqueuses a été ingérée dans l'estomac, et si en même temps il ne s'est point établi une abondante diaphorèse. Sous l'influence de celle-ci, l'acidité de l'urine augmente d'une manière notable (Andral).

Quelques circonstances accidentelles peuvent, chez un homme bien portant, rendre l'urine momentanément alcaline. Ainsi, elle peut devenir telle par l'ingestion dans l'estomac d'eau chargée de sels alcalins ; elle peut encore acquérir des propriétés alcalines par l'usage, plus ou moins prolongé, d'une alimentation exclusivement herbacée. La privation des aliments, quelle que soit sa durée, n'ôte pas à l'urine de l'homme son acidité. Mais, chose remarquable, on voit, chez quelques convalescents, l'urine devenir passagèrement alcaline, au moment où l'on commence à leur rendre de la nourriture (Andral).

L'urine des ruminants, des chevaux, des lapins et de plusieurs autres herbivores est alcaline.

Dans un travail présenté à l'Académie des sciences (séance du 26 mars 1846), M. Cl. Bernard a montré que toutes les variétés d'urine, si nombreuses chez l'homme et les animaux à l'état normal, dépendaient exclusivement de la nourriture. Le premier, il a établi qu'en dehors de l'alimentation, c'est-à-dire durant l'abstinence, l'urine offrait les mêmes caractères chez tous les animaux, et que, dans ces conditions, les urines de chien, de cheval, de lapin, d'homme, etc., étaient toutes *acides, limpides et d'une couleur jaune ambrée.* Il a vu que cette identité se vérifiait également pour la composition chimique de l'urine chez ces mêmes animaux d'espèce différente, mais qui se trouvaient placés dans une condition physiologique semblable. Chez les herbivores, il a vu que les carbonates et l'acide hippurique disparaissaient de l'urine sous l'influence de l'abstinence, et qu'alors l'urée se montrait en très-forte proportion. *Chez les carnivores,* l'acide urique disparaît également dans

(1) Delavaud, *Comptes rendus et Mémoires de la Société de biologie.* Paris, 1853, in-8, p. 118.

l'abstinence, et l'urée seule persiste en très-grande quantité. On voit de cette manière que tous les animaux privés d'aliments et vivant de leur propre substance deviennent *carnivores*. L'urée est alors le seul principe de l'urine qui corresponde à cette nourriture (1).

Sur les causes de l'alcalinité dans l'excrétion urinaire.

L'urine alcaline au moment de l'émission, est en général transparente quand elle n'a pas séjourné longtemps dans la vessie et que des matières étrangères à sa constitution ne s'y trouvent pas mélangées ; mais elle ne tarde pas à devenir louche et à se troubler dans toute son étendue : aussi les nuages qui peuvent se former dans une urine alcaline et limpide disparaissent-ils bientôt au milieu du trouble qui s'empare de toute la masse liquide ; le sédiment et le crémor se dessinent au contraire d'une manière manifeste et apparaissent constamment au bout d'un temps assez court. Les sels qui contribuent à leur donner naissance sont ordinairement le phosphate ammoniaco-magnésien, le phosphate de chaux, et les carbonates de magnésie et de chaux. A ces substances salines, il faut joindre les urates de chaux et de magnésie, qui très-souvent les accompagnent et se déposent sous forme de globules plus ou moins noirs. Les modifications de transparence de l'urine à réaction neutre n'offrent rien de spécial ; elles sont analogues à celles qui appartiennent à l'urine alcaline.

L'acide malique qui existe combiné à des bases dans la plupart des fruits rouges ou acides, et tous les principes carbonés neutres susceptibles de se transformer en carbonates alcalins, rendent, peu de temps après leur ingestion, l'urine neutre ou alcaline, suivant les quantités plus ou moins grandes de ces substances qui ont été introduites dans l'économie ; cet effet toutefois est momentané et n'apparaît ordinairement que dans une portion des urines émises pendant les vingt-quatre heures. On sait que Wœhler a trouvé que les sels neutres formés d'un acide végétal combiné à la potasse ou à la soude éprouvent, soit chez l'homme, soit chez les chiens, une décomposition de laquelle résultait du carbonate potassique ou sodique, qui s'échappe par l'urine et lui communique la propriété de faire effervescence au contact des acides.

C'est donc à une pareille décomposition qu'on doit attribuer l'alcalinité de ce liquide, toutes les fois qu'on fait un usage abondant de fruits, tels que les cerises, les pommes, etc., qui renferment du malate et du citrate de potasse que l'oxygène ramène à l'état de carbonate de même base. Il est d'ailleurs parfaitement prouvé qu'en variant l'ali-

____

(1) Cl. Bernard, *Journal l'Institut.* 1848, in-4, p. 64.

mentation d'un animal, on peut à volonté rendre son urine acide ou alcaline ; ainsi, pour ne citer que deux exemples, M. Chevreul a constaté que l'urine des chiens nourris seulement avec des substances non azotées était toujours alcaline, et M. Cl. Bernard a rendu acide celle des herbivores en leur donnant une nourriture exclusivement animale.

A la suite de bains simples, d'acide qu'elle était, l'urine devient généralement alcaline. Après un bain alcalin, elle conserve le plus souvent sa réaction acide. A la suite de bains simples ou minéralisés, la densité de ce liquide est presque constamment diminuée (Willemin, 1864).

Chez l'homme, il existe *trois espèces d'alcalescences de l'urine*, se manifestant chacune dans des conditions différentes. De ces alcalescences, deux seulement sont dues à l'excrétion d'un principe immédiat déterminé ; la troisième se développe à la suite de la décomposition de l'urée (1).

1° *Alcalescence due à la présence d'un bicarbonate de soude, de chaux ou de potasse.* — Elle se montre toutes les fois qu'on ingère suffisamment des eaux alcalines, comme celles de Vichy, ou que des matières carbonées susceptibles de passer, pendant la digestion, à l'état de carbonate alcalin, sont prises en quantité suffisante pour que le produit de leur transformation se trouve en excès dans l'urine. Un régime purement végétal peut l'amener par les mêmes causes. Cette alcalescence, dont le mode de production est parfaitement connu depuis les travaux de Wöhler, n'a pas été distinguée de celle que détermine le phosphate de soude, avec laquelle on l'a étudiée sous le titre d'*alcalinité de l'urine par les alcalis fixes.*

Toute urine excrétée après l'ingestion d'aliments capables de passer dans l'économie à l'état de carbonates alcalins à base fixe, se montre avec les caractères suivants : La quantité de carbonate éliminée peut être proportionnellement inférieure à celle des composés à réaction acide. L'urine transparente et colorée réagit encore sur le papier bleu de tournesol ; chauffée dans un tube de verre, elle prend, soit immédiatement, soit au bout de quelques minutes, un aspect nuageux, et recouvre avec rapidité sa transparence primitive, aussitôt qu'elle est abandonnée à la température ordinaire ; filtrée bouillante, elle fournit un dépôt entièrement composé de phosphate de chaux et de magnésie. Si elle est alors portée de nouveau à l'ébullition et rendue alcaline par l'addition du phosphate de soude neutre, elle laisse précipiter du carbonate terreux. Le carbonate alcalin est éliminé en proportion plus considérable : l'urine, toujours colorée et limpide, présente une réaction neutre ou franchement

____

(1) Icery, *Études sur les variations des éléments naturels de l'urine.* Paris, 1854, in-4, thèse, p. 24 et suiv.

alcaline; chauffée à 100 degrés, elle se trouble et donne un précipité en partie soluble par le refroidissement. Après quelques minutes de repos à une basse température, elle laisse un résidu constitué tout entier par des carbonates de chaux et de magnésie; filtrée et soumise en cet état à l'action de la chaleur, elle dépose des phosphates calcique et magnésique complétement solubles dans la liqueur refroidie. Tels sont les caractères à l'aide desquels on pourra reconnaître la présence dans l'urine d'un bicarbonate résultant des modifications de certains principes alimentaires d'origine végétale, et distinguer l'alcalescence qu'il produit de celle que détermine le carbonate d'ammoniaque ou le phosphate de soude.

L'alcalinité par le bicarbonate de potasse ne se montre que passagèrement et apparaît toujours peu de temps après les repas où prédominent les sels à acides d'origine végétale. L'acide carbonique qui existe normalement dans l'urine n'est pas précipité à l'état de carbonate terreux, lorsque, immédiatement après l'émission, on rend la liqueur alcaline par addition de phosphate basique de soude et qu'on élève sa température : un tel phénomène ne se manifeste que dans l'urine excrétée à la suite de l'ingestion de sels neutres à acides hydro-carbonés, urines contenant par conséquent une proportion plus ou moins grande de bicarbonate de potasse.

2° *Alcalescence par le phosphate de soude*.— Elle s'observe rarement en dehors des conditions morbides notées plus loin et des circonstances indiquées plus haut; à certaines heures, dans l'état normal. Elle est indépendante de l'alimentation; elle ne va pas jusqu'à déterminer un dépôt troublant l'urine, comme le fait a lieu au contraire normalement dans l'urine alcaline *jumenteuse* des herbivores. Elle apparaît parfois aussi à la suite d'exercices violents.

Toutes les urines rejetées alcalines, transparentes, plus ou moins colorées, se troublant à l'ébullition et redevenant limpides par le refroidissement, doivent leur alcalinité à la présence d'un phosphate alcalin. Ces urines perdent de leur alcalinité et tendent à acquérir une réaction neutre, aussitôt qu'elles abandonnent une partie des matières salines qu'elles tiennent en dissolution, et le précipité qu'elles produisent par la chaleur est uniquement formé de phosphates de chaux et de magnésie.

Quelle que soit la cause première de l'alcalescence de ces urines, voici les caractères qui les feront distinguer de toutes les autres : elles sont toujours limpides et colorées avec plus ou moins d'intensité; elles se conservent un certain temps à l'air libre, sans éprouver cette série de modifications physiques qui se développent avec tant de rapidité quand l'urée est une fois entrée en fermentation; elles deviennent troubles, opaques, à 100 degrés, et reprennent facilement leur transparence aussitôt qu'elles sont refroidies; enfin le précipité qu'elles donnent lorsqu'on les soumet à l'ébullition ne produit pas d'effervescence au contact d'un acide°(1).

3° *Alcalescence par le carbonate d'ammoniaque.* —Toujours le résultat d'une modification chimique, elle se développe soit dans la vessie, soit à l'air libre. Elle est la conséquence de l'altération qu'éprouve l'urée.

L'urine non mélangée de matières étrangères à sa composition peut séjourner plus d'un jour dans une vessie saine, sans rien perdre de son acidité. Les urines colorées et transparentes, d'aspect ordinaire en un mot, qui se montrent alcalines lors de leur émission, ne renferment pas de *carbonate d'ammoniaque*, et doivent leur alcalinité à du *phosphate de soude* ou *de potasse.*

Le pus jaunâtre, visqueux, neutre et inodore, n'a pas d'action sur l'urine normale acide placée à l'abri de l'oxygène de l'atmosphère; mais le pus fétide, mélangé, quoique en petite proportion, à de l'urine, ne tarde pas, dans les mêmes circonstances, à lui faire éprouver tous les phénomènes de la décomposition ammoniacale. Si l'urine se trouve, dans la vessie, en contact avec du pus alcalin, ou si elle est excrétée alcaline par une des causes précédentes (1° et 2°), elle subit, au bout d'un temps assez court dans la vessie, les changements qui accompagnent et dénotent le dédoublement ammoniacal de son urée.

Toute urine qui, encore acide et transparente, a subi cependant un commencement de décomposition, et par suite renferme du carbonate d'ammoniaque, soumise à la température de l'ébullition, donne un pré-cipité plus ou moins abondant de phosphates terreux et ammonique entièrement solubles par le refroidissement. Ce dépôt ne contient jamais de carbonate de chaux, sel constamment soluble dans l'urine acide. Si le carbonate d'ammoniaque résultant de la fermentation partielle de l'urée a été produit en quantité assez grande pour que son acide ne puisse se dissoudre complétement dans la liqueur, l'addition à celle-ci de quelques gouttes d'un acide énergique déterminera une effervescence plus ou moins manifeste et toujours en rapport avec l'excès d'acide carbo-nique susceptible de devenir libre; mais le dépôt lui-même, recueilli sur un filtre et desséché, ne dégagera pas, au contact d'un acide, la moindre bulle de gaz.

Toute urine sécrétée acide et devenue alcaline, soit dans la vessie, soit hors de ce réservoir, par formation du carbonate ammonique, ou, ce qui revient au même, par la décomposition de l'urée, se comporte de la manière suivante : Chauffée dans un tube de verre, elle se trouble

(1) Icery, *loc. cit.*, 1854, p. 37 et suiv.

immédiatement et fournit un précipité blanc, floconneux, insoluble presque en entier à une basse température, et composé de phosphate et de carbonate calciques et surtout de phosphate ammoniaco-magnésien. Les cristaux de ce dernier sont souvent alors, soit en totalité, soit partiellement, très-petits, presque aciculaires et réunis en amas de la forme dite en *feuille de fougère*, étoilée, etc. (fig. 6). Les urines de cette espèce s'offrent généralement sous des apparences qui, à défaut de toute analyse chimique, empêcheraient de les confondre avec celles dont l'alcalinité est due à un phosphate neutre de soude ou à un bicarbonate alcalin.

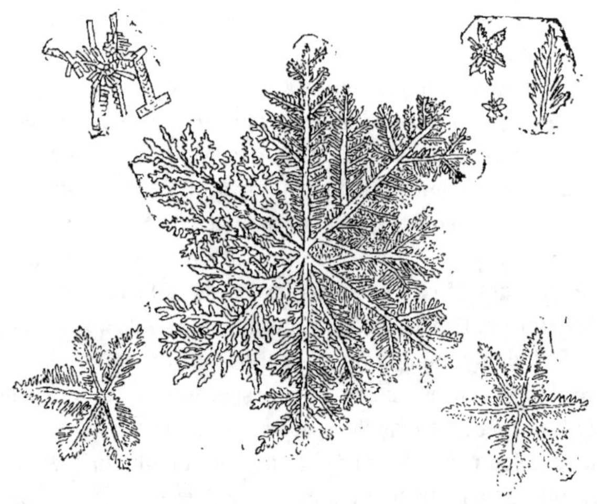

Fig. 6. — Phosphate ammoniaco-magnésien précipité rapidement des urines rendues alcalines par l'ammoniaque.

A peine alcalines, elles se troublent et abandonnent des cristaux de phosphate double de magnésie et d'ammoniaque, qui contribuent à la formation de leur crémor et de leur sédiment. Que leur alcalescence se produise avant ou après l'émission, elles sont presque toujours décolorées, d'un aspect louche, et renferment plus ou moins de cristaux de phosphate amoniaco-magnésien, qu'il est aisé de reconnaître à l'inspection microscopique. Mais il peut arriver qu'elles ne précipitent pas de matière saline appréciable et qu'elles conservent la plus grande partie de la couleur et de la limpidité qu'elles offraient à l'état acide ; on les distingue alors par l'insolubilité du dépôt qu'elles forment sous l'influence de la chaleur.

On a proposé de se servir, pour apprécier la nature de l'alcalescence des urines, du papier de tournesol qui, après avoir été bleui et desséché, se maintiendrait bleu ou repasserait au rouge, selon que sa couleur primitive aurait été modifiée par un alcali fixe ou par un alcali volatil. Ce moyen, comme Icery l'a fait voir, est inefficace, lorsque l'urine a conservé sa transparence et n'a pas encore précipité les phosphates qu'elle renferme ; plus tard il devient, on doit le dire, parfaitement inutile, car les changements qui se produisent alors ne peuvent laisser aucun doute sur l'altération de l'urée et de la présence du carbonate d'ammoniaque.

Les urines qui ont éprouvé un commencement de décomposition, mais qui n'ont pas perdu toute leur acidité, subissent de la part de la chaleur les modifications suivantes : elles ne précipitent jamais de carbonates, et le dépôt de phosphates qu'elles donnent à 100 degrés est entièrement soluble à froid. Le phosphate ammoniaco-magnésien produit dans ces urines, à la température de l'ébullition, de même que les phosphates de chaux et de magnésie, se redissout complétement à froid ; mais il ne partage pas avec ces derniers sels la propriété de reprendre son premier état après avoir été précipité d'une solution alcaline à l'aide de la chaleur.

Il suit de là que toute urine encore acide qui, additionnée de phosphate basique de soude, donnera à chaud un précipité incomplétement soluble par le refroidissement, devra être considérée comme ayant déjà subi les premiers phénomènes de la décomposition. L'urine acide et renfermant beaucoup de phosphates terreux devient également louche et opaque lorsqu'on la fait bouillir ; mais, rendue alcaline par le phosphate de soude, elle produit à chaud un dépôt qui se redissout rapidement pendant le refroidissement du liquide (1).

Sur quelques-unes des circonstances accidentelles qui causent les changements
de réaction de l'urine.

Une mutilation considérable et des désordres de sensibilité et de mouvement (convulsions) qui compromettent la vie de l'animal, font changer complétement l'apparence des urines. Si chez les herbivores elles étaient troubles et alcalines avant l'expérience, elles deviennent bientôt après claires, acides et sucrées. D'autres fois elles contiennent des quantités notables d'albumine. Avec une lésion limitée au plancher du quatrième ventricule, la glycose se montre dans l'urine sans que celle-ci soit modifiée dans sa réaction. Seulement, la quantité des urines augmente en général, et ordinairement les phosphates disparaissent presque complétement pendant tout le temps que le sucre s'y rencontre. Les animaux présentent souvent en même temps un léger abaissement de température et une très-grande irritabilité.

(1) Icery, *loc. cit.*, 1854, p. 44.

Chez les lapins, les urines deviennent acides après la résection des nerfs pneumogastriques ; sans doute parce qu'alors, la digestion étant arrêtée, les animaux présentent des urines acides, comme quand ils sont soumis à l'abstinence ; particularité qu'on observe aussi dans la bile qui devient acide pendant l'abstinence, d'alcaline qu'elle était auparavant. Sous l'influence de l'abstinence, les urines des herbivores (lapins, chevaux), qui habituellement sont troubles, alcalines, chargées de carbonates calcaires à l'état de fins granules ou d'aiguilles réunies en groupes sphéroïdaux, en sablier, etc. (fig. 7), et pauvres en phosphates et en urée, prennent les caractères des urines des carnivores. On comprend, en effet, que les urines des animaux à jeun soient semblables à celles de vrais carnivores, puisque alors les phénomènes de la nutrition s'accomplissent seulement aux dépens des principes azotés du sang. Les urines des animaux soumis pendant quelques jours à l'abstinence contiennent de l'urée en si grande abondance, que quelquefois cette substance se cristallise par le simple refroidissement de l'urine. Dans tous les cas,

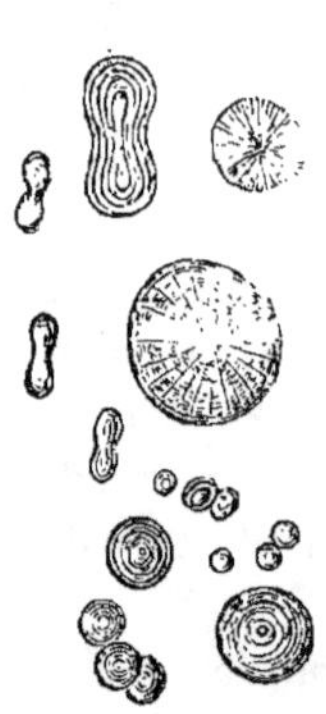

Fig. 7. — Carbonate de chaux de l'urine des herbivores.

il suffit d'ajouter directement de l'acide azotique aux urines, pour voir le nitrate d'urée se précipiter.

Constamment la réaction de l'intestin est *acide* chez les carnivores, et *alcaline* chez les herbivores, quand ces animaux sont soumis à leur alimentation habituelle, et elle est alcaline chez les premiers si on les soumet à un régime purement végétal, tandis qu'elle devient acide chez les seconds si on les nourrit avec de la viande (Cl. Bernard). Ces faits se rattachent à ceux que nous avons signalés ci-dessus, touchant les causes de l'acidité et de l'alcalinité de l'urine (p. 645).

Plusieurs auteurs, dit M. Andral, admettent que les maladies de la moelle épinière ont le pouvoir de modifier la sécrétion des reins, de telle sorte qu'elles rendent l'urine alcaline. A cet égard, une confusion évidente a été faite. Lorsque, chez un individu atteint d'une affection du prolongement rachidien, la vessie n'est point devenue malade, l'urine qu'elle contient y arrive acide et en sort telle ; mais si, au contraire, la membrane muqueuse de la vessie est devenue le siége d'une production purulente, alors l'urine s'altère dans ce réservoir et y devient alcaline. Or, cette circonstance se présente assez souvent, en raison de la fréquence des affections de la vessie, vers une époque plus ou moins avancée des maladies de la moelle épinière. Les lésions de la vessie sont, en effet, les seuls états morbides que M. Andral ait vus rendre l'urine alcaline, non pas celle qui sort des reins, mais celle qui a séjourné dans la vessie. L'altération que l'urine subit alors est un phénomène purement chimique; mise en contact avec le pus ou autres produits morbides fournis par la vessie, elle se décompose et devient ammoniacale (1).

Sur la composition immédiate de l'urine.

L'urine est de tous les liquides de l'économie celui dont la constitution est, au fond, malgré le nombre des principes qu'il renferme, à peu près le plus simple à étudier, en raison du peu de substances organiques qui s'y trouvent. Elle est pourtant un de ceux sur la constitution desquels il est le plus difficile de se faire une idée nette d'après ce que disent les ouvrages. C'est que, provenant de l'organisme et contenant les matériaux solides et liquides qui, ayant servi, doivent être rejetés, elle varie incessamment de réaction acide ou alcaline et de nature avec chacune des variations de la circulation et de la digestion. Son étude expérimentale, qui fait partie de l'anatomie, c'est-à-dire de l'étude de l'organisation de l'homme, etc., suppose par conséquent connues les causes de ces variations, pour approprier les moyens d'étude à la nature des principes immédiats dont elles déterminent l'excrétion. Or, il se trouve que c'est toujours le contraire qui a été fait, que ce sont toujours des chimistes et jamais des médecins qui ont poursuivi ces analyses, par suite du vice de méthode qui consiste à considérer les instruments, les moyens dont on se sert pour atteindre un but, comme déterminant la nature des sciences plutôt que le résultat général auquel conduisent les recherches.

Il est facile de constater expérimentalement qu'il n'y a ni acides sulfurique, phosphorique, ni potasse, ni ammoniaque, etc., dans l'urine; ces corps n'ont été obtenus que par décomposition chimique des principes retirés immédiatement de l'urine, tels que les sulfates, les phosphates, les chlorures, etc.

La quantité de l'acide urique, donnée comme normale par les auteurs, n'est également obtenue que par décomposition des urates, mais lui n'existe pas normalement; il ne se présente, en tant qu'acide urique, qu'accidentellement et en très-minime proportion, et alors il se dépose à l'état cristallin.

Résumons dans le tableau suivant les données les plus précises que nous possédons sur la *composition immédiate de l'urine.*

(1) Andral, *Recherches sur l'état d'acidité ou d'alcalinité de quelques liquides du corps humain (Comptes rendus des séances de l'Académie des sciences.* Paris, in-4, 1848, t. XXVI, p. 649).

PRINCIPES DE LA PREMIÈRE CLASSE.

1. Eau (pour 1000 grammes d'urine) . . . . 675,05 à 960,00
2. Azote en dissolution (en centimètres cubes) . . . . . 7,00 à 10,00
3. Oxygène en dissolution (en centimètres cubes). . . . 0,05 à 1,00
4. Chlorure de sodium (en 24 heures, 10 grammes),
      pour 1000 grammes d'urine. . . . . 3,00 à 8,00
5. Chlorure de potassium (traces notables).
6. Chlorhydrate d'ammoniaque. . . . . 1,50 à 2,20
7. Silice. . . . . 0,03 à 0,04
8. Carbonate de chaux. . . . .
9. Carbonate de magnésie. . . } accidentels ou parfois à l'état normal dans l'enfance.
10. Carbonate de potasse. . .
11. Carbonate d'ammoniaque (pathologiquement).
12. Carbonate et bicarbonate de soude (accidentels).
13. Sulfate de potasse. . . . .
14. Sulfate de soude. . . . . } 3,00 à 7,00
15. Sulfate de chaux. . . . .
16. Phosphate neutre de soude. . . . .
17. Phosphate acide de soude. . . . . } 2,50 à 4,30
18. Phosphate basique de soude (temporairement). . .
19. Phosphate de potasse?
20. Phosphate de magnésie. . . . . 0,50 à 1,00
21. Phosphate acide de chaux. . . . .
22. Phosphate basique de chaux ou des os. . . . . . } 0,20 à 1,30
23. Phosphate ammoniaco-magnésien. . . . . 1,50 à 2,40

12,00 à 18,50.

PRINCIPES DE LA DEUXIÈME CLASSE.

1. Acide carbonique dissous (en centimètres cubes). . . 45,00 à 50,00
2. Lactate de potasse, pour 1000. . . . .
3. Lactate de soude. . . . . } 1,50 à 2,60
4. Lactate de chaux. . . . .
5. Acide urique (accidentel ou des traces). . . . . .
6. Urate de potasse. . . . .
7. Urate de soude neutre et acide. . . . .
8. Urate de chaux. . . . . } 1,00 à 1,60
9. Urate d'ammoniaque neutre et acide. . . . . . .
10. Urate de magnésie. . . . .
11. Acide hippurique (accidentel). . . . .
12. Hippurate de chaux. . . . .
13. Hippurate de soude. . . . . } 1,00 à 1,40
14. Hippurate de potasse. . . . .
15. Inosate de potasse.
16. Pneumate de soude.
17. Oxalate de chaux. . . . . traces à 1,10
18. Urée (en 24 heures, 23 à 30 grammes) pour 1000. . . 15,00 à 23,00
19. Allantoïdine (chez le fœtus).
20. Cystine (accidentelle).
21. Leucine (traces).
22. Créatine. . . . . 1,40 à 2,60
23. Créatinine. . . . . 0,20 à 0,40
24. Inosite.
25. Xanthine.
26. Guanine.
27. Margarine, oléine, etc. (corps gras). . . . . . . 0,10 à 0,20
28. Sucre du foie, parfois normalement des traces. . . . 0,10 à 0,20

30,00 à 48,00.

PRINCIPES DE LA TROISIÈME CLASSE.

1. Uro-hématine. . . . . } 0,10 à 0,50
2. Mucosine vésicale. . . . .

L'urine du veau encore allaité, est presque incolore, parfaitement limpide, peu sapide, inodore, même pendant l'évaporation. Elle rougit le tournesol, ne fait pas effervescence avec les acides, comme le fait celle de la vache. Au bout de vingt-quatre heures d'exposition à une température douce, elle répand une odeur d'étable très-prononcée, se trouble et laisse déposer une matière animale en flocons blancs. Elle est alors neutre. Plus tard, l'odeur précédente est remplacée par une odeur putride mélangée à celle du musc, et elle devient alcaline (1) ; elle est constituée ainsi qu'il suit :

	Veau (Braconnot).	Vache (Boussingault).
Eau	993,80	921,32
Chlorure de potassium	3,22	00,00
— de sodium	traces	1,52
Sulfate de potasse	0,44	3,60
Silice	traces	traces
Phosphate ammoniaco-magnésien	0,18	00,00
— de fer	traces	00,00
— de chaux	traces	00,00
— de potasse	traces	00,00
Carbonate de magnésie	00,00	4,74
— de chaux	00,00	0,55
Lactate de potasse	traces?	17,16
Hippurate de potasse	traces?	16,51
Urée / Matière urinaire (allantoïne)	2,36	18,48
Mucus	traces	traces

L'urine du veau a une forte réaction acide, contrairement à ce qui est habituel dans l'urine des animaux adultes qui se nourrissent non plus de lait, mais de matières végétales. Même après l'évaporation, elle reste acide. Elle renferme de l'urée et des urates, ainsi que l'urine humaine. La proportion de phosphate de magnésie qu'elle contient est très-remarquable (Wöhler). Indépendamment de cela, elle contient beaucoup de chlorure de potassium et des sels de potasse, et, par contre, peu ou point de sels de soude. On n'y a pas découvert d'hippurate, tandis que l'urine de la vache, si riche en hippurates et en lactates, ne renferme pas d'allantoïne (1).

Des gaz de l'urine.

Prous, Brande, Marcet, Vogel, Icery et Hutin ont indiqué la présence de l'acide carbonique de l'azote dans l'urine humaine. M. Delavaud a signalé, de son côté, que lorsqu'on fait bouillir de l'urine fraîche il se

(1) Braconnot, *Analyse des urines de veau et de mouton* (*Annales de physique et de chimie*, 1847, t. XX, p. 239).
(1) Wöhler, *Journal l'Institut*. Paris, 1849, in-4, p. 311.

dégage de l'acide carbonique troublant l'eau de chaux. Suivant cet expérimentateur, l'acide carbonique maintiendrait en dissolution les phosphates.

Planer et M. Cl. Bernard ont aussi étudié le même sujet. Récemment M. Morin, pour extraire les gaz de l'urine, a suivi le procédé employé par Magnus pour l'extraction des gaz du sang; ce procédé a le grand avantage d'empêcher toute espèce de décomposition qui pourrait venir fausser les résultats. L'urine a toujours été préservée du contact de l'air pendant son émission au moyen d'un appareil spécial de caoutchouc muni d'un tube étroit; les premières urines rendues n'étaient jamais recueillies, elles servaient à chasser l'air contenu dans le tube (1).

La moyenne de quinze expériences a conduit M. Morin à obtenir les nombres suivants : 100 volumes d'urine ont donné 2^{vol},44 de gaz.

$$100 \text{ volumes de ce gaz contenaient} \begin{cases} \text{Acide carbonique.. } 65,40 \\ \text{Oxygène.......... } 2,74 \\ \text{Azote .... } 31,86 \end{cases}$$

Pour avoir les quantités absolues de ces gaz, il suffit de multiplier ces différents nombres par le volume du gaz; on trouve ainsi les résultats suivants en les rapportant à un litre d'urine et en les exprimant en centimètres cubes :

	c. c.
Acide carbonique..............	15,957
Oxygène.....................	0,658
Azote......................	7,773

Ces chiffres se trouvent trop faibles, puisque l'urine n'a jamais été complétement épuisée. En tenant compte du gaz restant dans l'urine, que l'expérience lui a permis d'estimer à un cinquième du volume total environ, ce qui n'influe pas sur les proportions relatives puisque le poids d'un gaz dissous est toujours proportionnel à la pression que ce même gaz exerce sur le liquide, M. Morin a trouvé les nombres suivants représentant en centimètres cubes les quantités de gaz qu'un litre d'urine de la nuit contient à l'état normal :

	c. c.
Acide carbonique..............	19,620
Oxygène.....................	0,824
Azote......................	9,589

Lorsqu'on ingère une grande quantité de liquide, d'eau par exemple, l'urine se formant rapidement dissout beaucoup moins d'acide carbonique ; elle retient une proportion plus forte d'oxygène, l'azote varie

(1) Morin, *Sur les gaz libres des urines* (*Journal de pharmacie et de chimie.* Paris, 1864, in-8).

peu. Une analyse faite sur les gaz de l'urine du matin, recueillie une heure après l'absorption d'un litre d'eau de groseilles, lui a donné les nombres suivants : pour 100 volumes d'urine, on a trouvé 1^{vol},86 de gaz.

$$100 \text{ volumes de ce gaz contenaient} \begin{cases} CO_2 \dots\dots\dots\dots\dots 49,61 \\ O. \dots\dots\dots\dots\dots 5,51 \\ Az \dots\dots\dots\dots\dots 44,85 \end{cases}$$

Ce qui, pour 1 litre d'urine, donne en centimètres cubes :

	c. c.
CO_2	9,372
O.	1,024
Az	8,347

Si l'on jette un coup d'œil sur les résultats de toutes ces expériences, on constate que les limites, entre lesquelles l'acide carbonique oscille, sont assez considérables.

En notant avec attention toutes les conditions qui pouvaient apporter quelque modification aux phénomènes dont l'économie est le siége, M. Morin s'est aperçu que toutes les fois que les actes respiratoires se trouvaient activés par une longue course, faite peu de temps avant le repos de la nuit, les urines se trouvaient contenir plus d'acide carbonique le lendemain matin. Il devenait donc intéressant de vérifier plus exactement ces faits et d'instituer dans ce but des expériences tout à fait comparables.

Pendant une période de quatre jours et une autre de deux jours, on fit les six expériences suivantes : On prenait au repas du matin les mêmes aliments en quantité égale, solides et liquides. On avait soin d'uriner avant ce repas, et les urines expérimentées étaient recueillies une heure après avoir mangé. Trois fois on resta en repos avant et après le repas; les autres fois on fit une longue course, également avant et après le repas, de manière à activer le plus possible les actes respiratoires. Les résultats obtenus furent les suivants, ramenés à 100 volumes d'urine et calculés pour 100 volumes de gaz extrait de l'urine :

Urines rendues après le repos.

Volumes du gaz.	Acide carbonique.	Oxygène.	Azote.
1,95	54,55	2,27	43,18
1,97	60,76	3,80	35,44
2,61	62,93	1,89	35,18

Urines rendues après la marche.

3,45	73,56	1,65	24,79
2,53	66,67	1,32	32,01
3,51	75,21	1,42	22,77

Les urines provenant des expériences où l'on avait marché étaient beaucoup plus abondantes. En cherchant les quantités de gaz contenues dans un litre de chacune de ces urines, M. Morin a trouvé les nombres suivants qui expriment des centimètres cubes :

Urines rendues après le repos.

Acide carbonique.	Oxygène.	Azote.
10,637	0,442	8,220
11,669	0,648	6,981
13,026	0,391	7,282

Urines rendues après la marche.

25,378	0,569	8,552
16,867	0,333	8,098
26,398	0,498	7,992

En prenant les moyennes on arrive aux nombres ci-dessous :

	Acide carbonique.	Oxygène.	Azote.
Urines du repos........	11,877	0,493	7,494
Urines de la marche ...	22,380	0,466	8,214

L'acide carbonique existe en quantité plus considérable dans les urines rendues après la marche. L'oxygène rejeté par les urines représente la quantité de ce gaz qui, dissous dans le sang et venant à arriver dans les reins par l'artère rénale, a traversé les capillaires sans servir à l'assimilation ; il est emporté par les urines en vertu de sa solubilité propre ; rien de plus naturel qu'il se trouve en plus faible quantité dans les urines expulsées après la marche, puisque les phénomènes d'assimilation ont été plus considérables. L'azote provient de celui qui est charrié par le sang, et sa proportion augmente dans les urines de la marche.

Remarques sur la composition immédiate de l'urine.

Vous voyez, comme je vous l'ai déjà dit au commencement de cette séance, que l'urine est formée essentiellement par les principes des deux premières classes.

Elle contient une certaine proportion de tous les principes de la première classe. Les principes les plus nombreux qu'elle renferme sont ceux de la deuxième classe, et de ces derniers ceux qui s'y trouvent en quantité prédominante sont les composés des deux premières tribus de cette classe. On ne trouve nulle part dans l'économie aussi abondamment que dans l'urine, chacune des espèces de principes appartenant à ces deux tribus. C'est là qu'elles se rassemblent par suite des actes d'exosmose dialytique, caractérisant l'élimination rénale, après s'être formées par dédoublement désassimilateur des substances coagulables dans tel ou tel tissu, ou même dans plusieurs tissus simultanément, comme on le voit pour l'urée, etc.

Mais, ainsi que nous l'avons vu précédemment en étudiant le sang, et surtout les principes immédiats (1), ce n'est pas le plasma sanguin qui est le *lieu* de la formation de ces principes, contrairement à ce que répètent encore la plupart des auteurs qui cherchent des arguments en faveur de la combustion intra-capillaire. Ce n'est pas à l'aide et aux dépens des principes immédiats constituant ce plasma, qu'a lieu la formation des principes cristallisables, qu'on rencontre déjà dans ce fluide, et qu'on retrouve accumulés dans le liquide urinaire, comme principes excrétés. Ce n'est pas à l'aide et aux dépens de la plasmine et de la sérine qu'ils se forment.

Celles-ci, au contraire, sont les substances organiques assimilables, dont les molécules empruntées par les principes analogues de chaque élément anatomique remplacent celles qui se sont séparées de la substance de ces éléments par le dédoublement désassimilateur ; acte qui a pour résultat la formation de ces principes cristallisables azotés des deux premières tribus de la deuxième classe.

Ces données vous montrent en fait ce que c'est que l'urine. Elle représente l'*expression générale*, la réunion synthétique par dissolution chimique des produits résultant de nombreux actes spéciaux, accomplis en des points divers et multiples de l'économie : actes que l'étude de l'urée uniquement ne peut à elle seule expliquer, comme semblent le croire encore divers auteurs. Or, en étudiant chacun de ces produits retirés de l'urine, le médecin doit pouvoir, dans chaque cas, remonter à l'acte normal ou troublé qui amène la formation du composé excrété en plus ou en moins, autant qu'au *lieu* dans lequel il se passe. Là est tout l'intérêt de l'étude du liquide urinaire ; là est la source des applications qu'on en peut faire : applications incessantes et nombreuses, comme il est facile de le comprendre, en jetant les yeux sur la liste des principes qui composent cette excrétion.

Ces données sont démontrées encore par l'examen des espèces de principes immédiats qui manquent dans l'urine, ou qui ne s'y trouvent qu'en proportion infiniment petite et par moments. Ainsi la cholestérine et la séroline y manquent. Il ne s'y rencontre que des traces de corps gras, principes réassimilables; aussi leur passage, en quantité considérable dans l'urine, est un fait pathologique, et un fait plus grave pour l'économie en général, que celui de la simple augmentation des proportions d'un principe naturel des deux premières tribus, tels que l'urée, les urates, etc. Il en est de même pour le sucre, et à un plus haut degré encore, parce que c'est là un principe plus important

____

(1) *Chimie anatomique*, t. 1, p. 233.

encore, et surtout plus facilement réassimilable que les principes grais-seux.

Enfin aussi, le passage dans l'urine des principes de la troisième classe, ou substances organiques coagulables, comme l'albumine, etc., qui y manquent absolument, ce passage, dis-je, est un fait plus anormal et plus grave encore que les précédents : ce que la nature et les qualités d'assimilation de ces principes concourent à faire saisir facilement autant que les données que nous venons de passer en revue.

De la quantité des principes fixes éliminés par l'urine.

Les *principes fixes* ont été trouvés par A. Becquerel, dans les vingt-quatre heures, de 39^{gr},521 en moyenne pour les hommes, de 34^{gr},211 pour les femmes, ce qui donne comme moyenne générale 36^{gr},866 en vingt-quatre heures.

Ces moyennes, déjà dissemblables suivant le sexe, ne sont plus constamment les mêmes suivant les individus. Les oscillations peuvent être de 36 et 41 chez l'homme, de 32 à 36 chez la femme, ce qui donne pour termes moyens, dans les deux sexes, les nombres 38 et 34. La quantité des principes solides imprime à l'urine des qualités variables ; selon qu'ils sont dissous dans plus ou moins d'eau, l'urine est plus ou moins dense et plus ou moins foncée en couleur.

Les causes qui en déterminent l'*augmentation* sont :

1° Une alimentation abondante et azotée.

2° L'introduction dans l'économie d'une quantité d'eau anormale ; car alors les reins non-seulement se débarrassent de cette quantité insolite de liquide, mais encore cette excrétion inaccoutumée détermine une augmentation des matières éliminées tenues en dissolution. Becquerel a vu en pareil cas cette somme s'élever à 43 et 45 grammes pour 1000 d'urine.

3° La polydipsie, qui rentre dans le cas précédent. Une femme faible et délicate, atteinte de cette maladie, a donné, au lieu de 34 grammes, chiffre moyen dans le sexe féminin, 43^{gr},659.

4° Les flux d'urine qui ont lieu quelquefois sous l'influence d'affections nerveuses et spécialement d'accès hystériques. Chez une chloro-tique, la somme des matériaux solides rendue en un jour qu'elle eut plusieurs accès d'hystérie et un flux d'urine, s'éleva presque du double de la quantité qui existe ordinairement dans la chlorose (43^{gr},083) ; après la guérison, la moyenne fut de 35^{gr},545.

5° Le diabète.

La quantité des principes fixes éliminés *diminue* beaucoup plus fréquemment dans les maladies. Cette diminution a lieu :

1° Sous l'influence de la fièvre, des phlegmasies aiguës, des désordres fonctionnels un peu intenses, des accès des maladies du cœur et du poumon, des maladies du foie, etc. ; et l'urine offre également alors des qualités différentes suivant la proportion variable de l'eau ; le plus ordinairement l'eau diminue en plus forte proportion que les principes solides, et alors l'urine est plus dense et plus foncée en couleur. Mais il arrive aussi que l'eau a très-peu diminué, ou que même sa quantité n'a pas sensiblement varié.

2° Sous l'influence de causes débilitantes.

3° Sous celle de l'épuisement déterminé par les maladies chroniques.

Quelquefois la somme des matières dissoutes dans l'eau reste normale dans les maladies.

Les différences dans le régime apportent certainement de notables différences dans ces quantités, car les auteurs anglais admettent généralement qu'il sort par l'urine de 48 à 72 grammes de principes fixes par vingt-quatre heures, soit de 32 à 60 pour 1000. Ce total se compose de 12 à 18 de composés d'origine minérale et de 36 à 54 de principes d'origine organique, ce qui pour 1000 parties donne de 8 à 15 des premiers et de 24 à 45 des seconds.

Berzelius et Lehmann sont arrivés par leurs analyses à des chiffres plus élevés encore ; ils ont trouvé, en effet, comme moyenne, 67 à 68 de parties fixes pour 1000, composées de 16,15 à 18,50 de principes d'origine minérale et de 48,24 à 48,75 de principes d'origine organique.

Haughton a constaté que par rapport à chaque kilogramme du poids du corps, la quantité d'urine était par vingt-quatre heures de $9^{gr},300$;

<pre>
Celle de l'eau, de.   8,940
Celle des principes fixes   0,390
Celle des chlorures   0,039
Celle de l'urée   0,190
</pre>

Beaucoup d'auteurs ont recherché quelle est la quantité des cendres que laisse la calcination du résidu de l'urine évaporée (1); mais ces analyses, faciles à faire, n'ont aucune valeur physiologique, les bases des urates, des lactates, etc., se trouvant ainsi mêlées aux phosphates, aux sulfates, aux chlorures et à quelques autres principes qui sont exclusivement d'origine minérale.

Sur les principes de la première classe dans l'urine.

De l'eau éliminée par l'urine.

Une personne saine rend en moyenne, en vingt-quatre heures,

____

(1) Voyez _Chimie anatomique_. Paris, 1853, t. II, p. 155.

1282^{gr},634 d'eau par l'urine. Les oscillations autour de ce chiffre sont assez considérables dans l'état de santé parfaite, et, pour admettre une modification morbide de la quantité d'eau éliminée par les reins, il faut que celle-ci soit au-dessous de 800 ou au-dessus de 1500. Voici quelles sont les conditions dans lesquelles la quantité d'eau peut augmenter et atteindre et même dépasser 1500 : 1° en résultat de l'introduction d'une grande quantité de liquide dans l'économie par les voies digestives, et alors la quantité d'eau rendue dans l'espace de vingt-quatre heures est généralement en rapport avec la proportion d'eau avalée ; 2° quand il y a polydipsie : chez une femme de vingt-trois ans, le terme moyen de la quantité d'eau rendue en vingt-quatre heures s'est trouvé être de 2056^{gr},341 ; 3° dans le diabète, où la quantité d'eau va quelquefois à plusieurs litres ; 4° dans un accès d'hystérie ou d'accidents nerveux quelconques ; ce qui n'est pas constant. Les conditions qui font *diminuer* la quantité d'eau sont plus fréquentes, et les voici : ainsi la fièvre et toutes les circonstances capables de déterminer un mouvement fébrile, spécialement les inflammations aiguës et chroniques ; les maladies du cœur et du foie, surtout si elles sont capables d'amener une perturbation générale de l'organisme ; les maladies, de quelque nature qu'elles soient, qui déterminent des troubles généraux, sont dans ces cas. Il en est de même des sueurs abondantes, et quand on est aux approches de la mort. (A. Becquerel.)

Des principes salins de la première classe en général.

De tous les principes d'origine minérale rejetés par l'urine, le plus abondant est le chlorure de sodium. Elle en renferme de 3 à 8 parties pour 1000 selon la quantité et la nature ou le mode de préparation des aliments. Elle en élimine ainsi de 8 à 16 grammes par vingt-quatre heures. Toutes les fois qu'on augmente la quantité de sel marin qui est ajoutée aux aliments de chaque jour comme condiment, on voit sa proportion augmenter dans toutes les sécrétions, mais surtout dans l'excrétion urinaire.

Pourtant le chlorure de sodium éliminé n'est pas seulement celui qui est contenu dans les aliments ingérés chaque jour, soit comme partie constituante, soit surajouté comme condiment.

Une portion vient encore de celui qui a temporairement fait partie de la substance organisée des éléments anatomiques et du plasma sanguin ; car, en supprimant tout le sel marin des aliments, sa quantité diminue graduellement ; mais après quelques jours cette diminution s'arrête, et l'on voit l'urine des vingt-quatre heures en contenir de 2 à 3 grammes, c'est-à-dire une quantité qui dépasse de beaucoup le poids du sel marin contenu dans les aliments ingérés chaque jour dans ce genre d'expériences. Cette désassimilation en excès s'accompagne naturellement d'un affaiblissement graduel.

Ce fait démontre la nécessité d'ajouter du chlorure de sodium aux aliments.

La presque totalité des sels de potasse existant dans l'urine est représentée par le chlorure de potassium qui vient du sang, mais dont une portion sans doute a temporairement fait partie de la substance musculaire, car on sait que les muscles renferment proportionnellement plus de ce sel que tous les autres tissus.

Les chlorures, les phosphates et sulfates alcalins, les phosphates de chaux et de magnésie se retrouvent constamment dans l'urine, même lorsque depuis longtemps il n'y a eu aucune ingestion de ces matières.

Une chose digne d'attention sous ce rapport c'est qu'après un jeûne prolongé les sulfates, les phosphates, etc., ont toujours la prépondérance sur les autres sels à base alcaline. L'urine laisse par évaporation et calcination un charbon acide qui renferme de l'acide phosphorique libre.

Enfin, il faut ajouter encore qu'après un jeûne prolongé l'urine renferme toujours de la matière colorante de la bile. (Frerichs.)

L'urine contient au moins de 1 à 2 parties pour 1000 de chlorhydrate d'ammoniaque provenant du sang, où il est arrivé après s'être formé par désassimilation des substances azotées et double décomposition de chlorures cédant leur base aux acides urique, hippurique, etc., produits en même temps que l'ammoniaque.

Nous avons vu que le sang renferme seulement environ 0,28 pour 1000 de sulfate de potasse, des traces de sulfates de soude et de chaux. L'urine en contient beaucoup plus, puisque cette quantité varie normalement de 3 à 7 parties pour 1000. Ce sont des sulfates de potasse et de soude en quantité presque égale, avec des traces de sulfate de chaux.

Ces faits tendent à montrer que le rein élimine rapidement la presque totalité des sulfates dès qu'il en arrive dans le plasma sanguin, soit par suite de leur formation par désassimilation de quelques-uns des principes immédiats sulfurés de la substance des éléments anatomiques, soit par suite de leur introduction par l'intermédiaire des aliments.

Ces données tendent aussi à prouver que ces composés ne font que passer dans l'économie sans y jouer aucun rôle essentiel, quand ils y entrent avec les aliments et qu'ils en sortent aussitôt comme principes excrémentitiels ou de désassimilation quand ils se sont formés dans les tissus. Les physiologistes anglais qui, depuis Bence Jones (1846), se sont beaucoup occupés des conditions qui font varier l'excrétion urinaire de ces composés, ont en effet constaté que la quantité des sulfates augmente notablement après les exercices violents, sous l'influence d'une alimentation azotée ; elle augmente, en un mot, dans toutes les circonstances qui entraînent un accroissement de la proportion de l'urée. Bence Jones a vu aussi que toute augmentation de la quantité des aliments, soit animaux, soit végétaux, détermine un accroissement de leur proportion dans l'urine. Il en est de même lorsqu'on ingère expérimentalement ou comme médicaments de l'acide sulfurique, des sulfures et des sulfates.

Des phosphates de l'urine en particulier.

C'est par l'urine surtout que sont éliminés les phosphates introduits dans l'organisme par des aliments végétaux et animaux. Je n'ai pas à revenir sur ce que je vous ai dit ailleurs à cet égard (1), et touchant le rôle qu'ils remplissent dans l'urine (voy. p. 642 et 648), au point de vue de ses réactions.

Ce sont surtout les *phosphates de soude* qui sont importants sous ce rapport ; ce sont aussi ceux qui prédominent, ainsi que vous le montrent les chiffres inscrits sur ce tableau (p. 654). Le *phosphate monobasique*, ou à réaction *acide*, et le *phosphate bibasique*, dit phosphate neutre ou ordinaire, bien que sa réaction soit légèrement alcaline, coexistent ordinairement dans l'urine. Je vous ai déjà dit bien des fois que c'est à la présence du premier que l'urine doit sa réaction acide. Si le second vient à l'emporter, elle peut successivement passer aux réactions neutre et alcaline, sans contenir malgré cela une base libre.

Le *phosphate de soude tribasique* ou *alcalin*, qui existe dans le sang, ne se rencontre pas dans l'urine, parce qu'au contact de l'acide carbonique libre il cède aussitôt à ce dernier une partie de sa base. Il se produit alors du phosphate bibasique et des carbonates de soude qui, tous deux réagissent alcalin, et coexistent dans les urines alcalines non ammoniacales. On trouve alors aussi des traces de carbonate de chaux. Nous avons déjà noté la présence de ce dernier, et du carbonate de soude dans les urines rendues alcalines par l'ingestion d'une grande quantité d'eaux minérales alcalines, et de fruits dont les tartrates, les malates, etc., passent à l'état de carbonates dans le sang.

Parmi les phosphates désignés, d'une manière générale, sous le nom de *phosphates terreux*, l'un des plus importants, est le phosphate de

(1) Voyez *Chimie anatomique*. Paris, 1853, t. II, p. 283 à 338.

magnésie, dont l'urine contient constamment 1 partie pour 1000 environ. Il vient du sang qui l'emprunte, soit aux aliments, soit secondairement aux nombreux tissus qui en renferment.

Ses formes cristallines, sa solubilité, etc., prouvent que dans les liquides de l'économie, y compris le sperme et les calculs urinaires, ce n'est pas le phosphate dont la base est représentée par 3 équivalents de magnésie ($3MgO.PhO^5 + 7HO$) qui existe dans l'économie, si ce n'est toutefois dans les os, l'ivoire, et quelques incrustations. C'est au contraire celui dont la base est représentée par 1 équivalent de magnésie et 2 équivalents d'eau ($MgO.2HO.PhO^5 + 14HO$), peut-être le phosphate moins étudié, dont la base est $2MgO.HO$.

La constance de l'existence de ce sel dans l'urine est démontrée par ce fait, que toute urine additionnée d'ammoniaque donne un précipité blanchâtre floconneux de phosphate ammoniaco-magnésien en groupes rayonnés (fig. 8), qui se précipite au fond du verre, et peu à peu ces étoiles cristallines deviennent en quelque sorte le centre de formation des prismes tabulaires caractéristique de ce phosphate. Ce dernier se

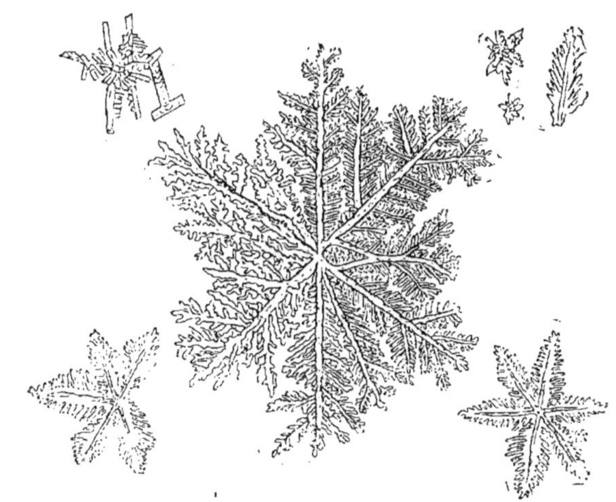

Fig. 8. — Phosphate ammoniaco-magnésien précipité rapidement des urines rendues alcalines par l'ammoniaque.

produit aussi dans toute urine abandonnée à elle-même, jusqu'à ce que survienne la fermentation ammoniacale. Dans l'expérience précédente, l'analyse du précipité montre qu'il contient aussi du phosphate de chaux. Au bout de quelques jours, il s'y dépose aussi des grains arrondis isolés ou accumulés de carbonate de chaux. Ces grains de carbonate se forment tout de suite en même temps que les cristaux précédents, si au lieu d'ammoniaque pure on se sert de carbonate de cette base.

Les phosphates monobasique et bibasique de magnésie jouent un rôle important dans l'économie, en raison de la propriété qu'ils ont de se combiner à l'ammoniaque qu'ils fixent et saturent. Dans les diverses humeurs, aussi bien que dans l'urine, ils s'emparent de l'ammoniaque au fur et à mesure qu'il s'en forme, et en neutralisent ainsi les effets en l'empêchant d'être jamais libre.

L'ammoniaque, chassant l'équivalent d'eau du phosphate bibasique, donne naissance à du phosphate double d'ammoniaque et de magnésie ou phosphate ammoniaco-magnésien.

$$(AzH^3.HO)\ 2MgO.PhO^5 + 12HO.$$

Vous voyez qu'on ne saurait trop insister sur la présence constante d'un sel toujours prêt à s'emparer de l'ammoniaque aussitôt que, soit par les actes désassimilateurs normaux ou anormaux, par fermentation ammoniacale de l'urée ou par putréfaction, il y a tendance à la production d'ammoniaque dans l'économie.

Bien que ces phosphates de magnésie soient peu solubles, l'urine en renferme une quantité assez petite pour qu'ils puissent être considérés comme directement dissous dans l'eau de ce liquide. Jamais cette quantité ne s'élève assez chez l'homme pour que ces phosphates se déposent à l'état cristallin, comme ils le font au contraire assez souvent chez quelques herbivores, tels que les lapins.

Il existe constamment dans l'urine normale des traces appréciables de phosphate ammoniaco-magnésien dont je viens de vous indiquer le mode de formation dans l'économie. Quelques auteurs le désignent sous le nom de *double phosphate* et d'autres sous celui de *triple phosphate*. Sa quantité s'élève parfois à 1 ou 2 pour 1000. Il cristallise et forme une couche brillante à la surface de l'urine, ou ses cristaux se déposent au fond du vase lorsque sa quantité s'élève au-dessus de 2 pour 1000. Ce fait est constant dans les urines rendues ammoniacales ou le devenant promptement à l'air; mais il est certain qu'on trouve aussi des cristaux de phosphate ammoniaco-magnésien dans les dépôts d'urines rougissant le tournesol, ainsi que l'ont constaté Beale et plusieurs autres observateurs anglais.

Bien que peu soluble dans l'eau, il l'est assez pour que la quantité que l'urine en contient puisse être considérée comme directement en dissolution dans l'eau urinaire. Du reste, les chlorures à base alcaline favorisent sa dissolution.

Il existe toujours un peu de phosphate de chaux des os ou tribasique dans l'urine ; sa quantité peut s'élever normalement jusqu'à 1 pour 1000 et même au delà. Ce sel y est tenu en dissolution par les chlorures et les phosphates à base alcaline, ainsi que par l'acide carbonique de l'urine. Lorsque ce phosphate abonde dans l'urine, la chaleur, en chassant le gaz carbonique, détermine la précipitation de ce sel à l'état de dépôt blanc, amorphe, redissous par l'addition de quelques gouttes d'acide azotique, ce qui le distingue de tout précipité albumineux.

Il est probable que, dans les urines très-acides, il existe une petite quantité de phosphate acide de chaux, comme il y en a chez les carnivores ; mais sa présence chez l'homme n'est pas encore nettement démontrée.

Les phosphates viennent directement du sang, et ils arrivent dans celui-ci par les aliments d'une part, et d'autre part ils lui reviennent après avoir fait partie des os, des cartilages et d'autres tissus qui abandonnent par désassimilation une portion de la quantité de ces sels qu'ils renferment.

L'élimination excrétrice en quantité exagérée des phosphates de chaux et de magnésie n'est pas un fait rare ; Icery l'a souvent constatée, soit sur des malades de l'hôpital, soit sur lui-même, trois ou quatre heures après les repas. Elle lui a paru presque toujours coïncider avec une diminution de l'acidité de l'urine. On la reconnaîtra, sans le secours de l'analyse chimique, aux caractères suivants : l'urine, faiblement acide, se trouble à la température de l'ébullition, qu'il faut quelquefois prolonger pendant deux ou trois minutes, et recouvre avec rapidité sa transparence première lorsqu'elle est complétement refroidie. De toutes les substances qu'elle renferme naturellement, les phosphates acides sont en effet les seuls qui puissent lui communiquer ces caractères. On n'a pas distingué les urines de cette espèce de celles qui, légèrement acides, contiennent des bicarbonates à la suite de l'ingestion des fruits, etc., et précipitent aussi par l'action de la chaleur ; nous avons vu qu'il existe entre elles des différences facilement appréciables. Les urines phosphatiques dont il vient d'être question ne contiennent jamais la moindre trace de carbonates.

Des principes immédiats de la deuxième classe dans l'urine.

Les principes de la première classe existant dans l'urine ne lui appartiennent pas spécialement. Une portion se compose de ceux qui, de l'intestin, ne font que passer par le sang pour être excrétés par le rein, et de l'excès de ceux qui ayant fait partie de la substance organisée, en sortent par désassimilation. Pour cesser de faire partie de cette substance, il faut que les principes de la première classe, comme ceux de la troisième, passent à un autre état chimique que celui sous lequel ils y existaient. Ceux qui sont salins en sortent en cédant une partie de leur base aux acides d'origine organique qu'ils saturent au moment même où ils se forment par dédoublement désassimilateur des substances coagulables ; puis, au fur et à mesure que ces divers sels arrivent ainsi molécule à molécule, dans le sang, ils reprennent là leur état neutre et basique au contact des carbonates de cette humeur, qu'ils décomposent, en mettant en liberté leur acide carbonique. Les uns et les autres de ces sels sont alors rejetés comme principes formés par désassimilation et au même titre en tant que devenus inaptes à remplir directement un rôle utile dans l'économie. C'est de la sorte que s'établit une certaine solidarité entre les principes salins des deux classes, quant à la quantité.

Mais, quoi qu'il en soit, l'urine en tant qu'excrétion ne reste pas moins constituée essentiellement par les principes immédiats de la deuxième classe, qui représentent toujours plus du double de la quantité des principes fixes qu'elle renferme. Formée par une dissolution de principes cristallisables seulement, ce qui la sépare complétement des autres humeurs, elle offre de plus cette particularité que ceux de la deuxième classe y prédominent de beaucoup sur ceux de la première, et que ce sont les principes d'origine organique non salins, ou voisins des alcaloïdes animaux, qui l'emportent sur les sels à acides organiques (1).

Les principes des autres tribus de la deuxième classe, c'est-à-dire graisseux et sucrés, manquent normalement dans l'urine, ou du moins elle n'en contient que des traces, et leur présence, en proportion notable, est caractéristique d'un état pathologique. Il en est à plus forte raison de même, ainsi que je l'ai déjà noté, pour les principes de la troisième classe, qui, à l'exception de la matière colorante de l'urine, manquent tout à fait dans ce liquide, tel qu'il est au sortir du rein.

De l'acide urique et des urates en particulier.

Normalement il n'existe pas d'acide urique dans l'urine de l'homme, car par évaporation de ce liquide il ne se dépose aucun cristal de ce corps. Toutefois dans un grand nombre de circonstances accidentelles elle en retient une petite quantité en dissolution, pendant qu'une proportion généralement plus grande se dépose, soit dans les canalicules du rein, les bassinets, les uretères, la vessie, ou seulement dans les vases qui reçoivent l'urine. Mais encore dans ces circonstances, ce n'est même

____

(1) Sur le lieu et le mode de formation de ces principes et sur leur passage dans l'urine, voyez *Chimie anatomique*, t. II, p. 379.

pas du sang que vient l'acide urique, mais bien des urates eux-mêmes, et c'est dans l'urine une fois excrétée qu'ils se forment comme je vous l'ai dit plus haut (p. 643). Ce n'est donc que lorsque nous arriverons à l'étude des sédiments urinaires que j'aurai à vous parler de ce principe accidentel.

Il existe des urates dans l'urine dans la proportion de 1 à 1 1/2 pour 1000. Ils y sont en dissolution soit directement, soit à l'aide des chlorures et des phosphates alcalins. L'urine en contient à peu de choses près autant qu'elle en peut dissoudre, car dès que l'évaporation en chasse une petite quantité d'eau, ils se déposent; ils se déposent aussi en même temps que du chlorhydrate d'ammoniaque et du phosphate ammoniaco-magnésien, dès qu'on ajoute un peu d'ammoniaque à l'urine. Nous étudierons plus tard les conditions qui font que l'urine est excrétée sursaturée de ces sels et les laisse déposer.

Le plus abondant de ces composés est l'urate de soude, puis vient celui d'ammoniaque, et enfin il y a des traces d'urates de potasse, de chaux et de magnésie.

On reconnaît la présence des urates dans l'urine en les décomposant par l'addition à ce liquide d'une faible quantité d'acide azotique ou chlorhydrique ; on verse le mélange dans un petit tube de verre et on l'abandonne au repos. Au bout de quelque temps, il se produit un précipité rougeâtre, granulé, qui est de l'acide urique qui fixe en se déposant une partie de la matière colorante, et qui, examiné au microscope, se montre formé uniquement de cristaux en prismes rhomboédriques.

Les résultats de cette expérience sont obtenus plus promptement et deviennent encore plus certains lorsqu'on emploie, de préférence à tout autre acide, l'acide acétique, et qu'on place au fond du tube quelques fragments très-ténus d'une mince lame de verre. En opérant ainsi, il est toujours facile de retrouver l'acide urique, quel que soit le degré de dilution de l'urine ; mais il ne faut pas se hâter de procéder à l'examen de la liqueur, car ce n'est souvent qu'après deux ou trois heures que se déposent de petits cristaux aisément reconnaissables à l'inspection microscopique.

L'acide urique est sans saveur et sans odeur, insoluble dans l'alcool et l'éther, et exige, d'après M. Henry, plus de 1700 parties d'eau froide pour se dissoudre. Sa solution aqueuse et bouillante rougit très-faiblement le papier de tournesol. A la distillation sèche, il se décompose d'une manière compliquée et fournit plusieurs produits, tels que le carbonate d'ammoniaque, l'urée, les acides cyanique, cyanhydrique. Sous l'influence de l'oxyde plombique, il prend 2 molécules d'oxygène et

3 molécules d'eau, et se convertit en urée, en allantoïne et en acide oxalique (Liebig et Wœhler), ainsi que l'exprime l'équation suivante :

$$\text{Acide urique } C^{10}H^4AzO^0 + 20 + 3HO = \begin{cases} C^2H^4Az^2O^2, \text{ urée.} \\ C^4H^3Az^2O^2, \text{ allantoïne.} \\ 2(C^2O^3), \text{ ac. oxalique.} \end{cases}$$

On admet hypothétiquement d'après cela, que, dans certaines conditions, l'acide urique, en traversant le système capillaire, s'oxyde d'une manière analogue et donne lieu aux mêmes produits; à la suite d'ingestion d'urates potassique et ammoniacal, Wœhler et Frerichs ont en effet trouvé dans l'urine de l'oxalate de chaux et de l'urée en excès. Si alors l'allantoïne n'y apparaît pas, cela tient, dit-on, aux promptes métamorphoses que subit ce corps, qui peut lui-même fixer les éléments de 5 molécules d'eau et se changer en oxalate d'ammoniaque :

$$C^4H^3Az^2,O^2 + H^5O^5 = 2(AzH^4O + C^2O^3).$$

Chez un homme atteint de néphrite albumineuse chronique, Icery a vu l'acide urique, d'abord excrété en abondance, diminuer peu à peu et tomber enfin au-dessous de la moyenne normale, tandis que l'urine se chargeait de plus en plus d'un principe nouveau, qui, presque immédiatement après l'émission, se précipitait sous forme de cristaux octaédriques. Les cristaux, qui augmentaient en nombre à mesure que l'acide urique disparaissait du sédiment, étaient devenus très-abondants dans la dernière période de la maladie. Recueillis par filtration de l'urine rendue pendant plusieurs jours, ils ont été obtenus en quantité assez notable pour qu'il fût possible de leur reconnaître les propriétés suivantes : solubles dans l'acide chlorhydrique, insolubles dans l'acide acétique, ils laissaient après leur calcination une poudre grisâtre qui se dissolvait dans ce dernier acide en dégageant quelques bulles de gaz; la solution acétique donnait au contact d'une trace d'acide oxalique un précipité insoluble dans un excès du même acide. Ces cristaux étaient donc formés d'oxalate de chaux mélangé sans doute à une petite quantité de matière organique. L'apparition dans cette urine de l'oxalate calcaire, coïncidant avec l'abaissement du chiffre de l'acide urique qui avait été d'abord excrété en grande proportion, n'offre rien d'étrange et d'inexplicable lorsqu'on se rappelle les actions rapportées plus haut et indiquant la possibilité de la transformation dans le système capillaire de l'acide urique en oxalate alcalin.

La propriété que possède l'acide urique d'être changé, par l'action oxydante de l'acide azotique, en de nouveaux produits qui tous, sous l'influence des vapeurs ammoniacales, se convertissent en murexide, peut être utilisée pour constater la présence des urates et de l'acide même dans les dépôts de l'urine. Le murexide est, en effet, parfaitement reconnaissable à sa belle couleur d'un rose pourpre et à sa cristallisation en prismes à quatre pans ayant le reflet des ailes de cantharides. On dissout dans quelques gouttes d'acide azotique une petite quantité du sédiment urinaire et l'on évapore le mélange avec précaution jusqu'à siccité. Lorsqu'il renferme de l'acide urique, il laisse un résidu rose, qui, humecté d'eau et exposé ensuite à des émanations ammoniacales, prend une belle couleur rouge pourpre. Cette expérience est également praticable sous le microscope.

A quel état l'acide urique précipité comme il a été dit plus haut existe-t-il dans l'urine? Berzelius, Thenard, Vigla, Quévenne, Becquerel, ont avancé qu'il s'y trouvait à l'état libre; Prout, Rayer et Donné ont émis une opinion contraire et ont cherché à prouver qu'il était généralement en combinaison avec une base alcaline. Les raisons qu'a fait valoir Prout peuvent se résumer ainsi : l'urine, à l'instant de l'émission, renferme très-souvent une quantité d'acide urique très-supérieure à celle qui se dissoudrait dans un égal volume d'eau; l'acide urique, en se combinant avec un alcali, devient sensiblement soluble et se précipite de ses dissolutions sous l'influence des acides les plus faibles; tous les animaux chez lesquels se rencontre cet acide le déposent toujours uni à l'ammoniaque et à la soude; les sédiments de la plupart des urines acides renferment de l'ammoniaque; l'évaporation de l'urine par la machine pneumatique détermine la précipitation, non pas de l'acide urique libre et cristall sé, mais d'une poudre amorphe composée principalement d'urate d'ammoniaque et d'urate de soude.

M. Donné a démontré que le dépôt urinaire amorphe, considéré comme de l'acide urique par Berzelius, Thenard, etc., se redissout dans l'urine lorsqu'on élève la température de ce liquide, tandis que l'acide urique cristallisé, traité de la même manière, reste insoluble; ce dépôt, au contact d'un acide faible, se transforme en beaux cristaux qui apparaissent sous le microscope avec les formes caractéristiques de ceux que produit l'acide urique.

Icery a constaté un fait facile à vérifier, consistant en ce que le dépôt qu'abandonne quelquefois spontanément l'urine par le refroidissement a toujours laissé un résidu blanchâtre, à réaction alcaline, lorsque, après l'avoir lavé à l'eau distillée, on l'a brûlé sur une feuille de platine. Berzelius lui-même avait d'ailleurs constaté ce fait; mais la quantité de soude et d'ammoniaque retrouvée dans de pareils dépôts ne lui avait pas paru assez forte pour qu'il fût nécessaire d'en tenir compte. On sait cependant aujourd'hui que cette quantité suffit à la saturation de l'acide détruit par la combustion.

Jusqu'ici il ne s'agit, comme on le voit, que du sédiment de l'urine acide ; mais prenons le liquide même, ainsi que l'a fait très-exactement Icery, et cherchons à montrer que l'acide urique s'y rencontre en combinaison avec une base. Des urines très-chargées, très-acides, excrétées sous l'influence de phlegmasies aiguës, sont versées sur un filtre, pour les débarrasser du mucus, puis examinées de la manière suivante, presque immédiatement après l'émission : On en place quelques gouttes entre les lames d'un porte-objet qui est ensuite porté sous le microscope, et l'on ajoute une gouttelette d'une solution azotique très-étendue, à l'aide d'une pipette effilée à la lampe. Au bout de quelques secondes, l'acide urique se précipite, et l'on voit apparaître dans le champ de l'instrument une foule de petits cristaux en forme de tablettes incolores et losangiques (fig. 9). Par l'addition d'une trace de liqueur

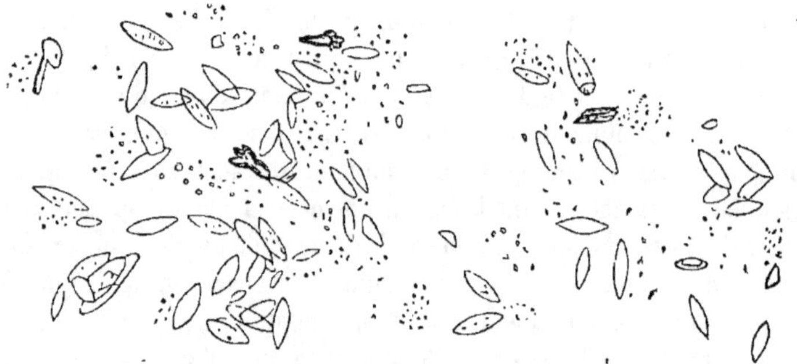

FIG. 9. — Cristaux d'acide urique précipité par l'acide acétique.

ammoniacale ou potassique très-affaiblie, les cristaux disparaissent et le liquide reprend sa transparence primitive ; mais bientôt il se trouble de nouveau et laisse déposer, soit des amas amorphes parfaitement semblables à ceux qu'abandonnent ces mêmes urines quelque temps après l'émission, soit des amas aiguillés, soit enfin un mélange des uns et des autres, selon le degré de concentration de l'urine, la quantité d'alcali ajoutée, et sans doute aussi selon les précautions plus ou moins grandes prises pour opérer le mélange des liqueurs. Faisant ensuite intervenir l'action de l'acide azotique, on voit aussitôt se dissoudre ces urates pulvérulents ou cristallisés et reparaître les premiers prismes rhomboïdaux d'acide urique.

Puisque cet acide, dans l'urine, se comporte à la manière d'un urate, il est certain qu'il s'y trouve à l'état de combinaison avec les bases et non pas à l'état de liberté.

Le mucus a été isolé, l'urine examinée à l'instant même de l'émission : admettre ici une combinaison avec l'eau ou la matière animale,

serait invoquer une hypothèse qui est contredite par l'expérience. L'a-
nalyse chimique nous ayant d'ailleurs appris que les dépôts spontanés
de l'urine renferment toujours des bases alcalines et terreuses, on voit
que l'acide urique dans le produit urinaire n'est pas libre, et qu'il se
partage les bases avec les acides hippurique, phosphorique, etc.

De la proportion des urates dans l'urine.

D'après les analyses de Becquerel, la moyenne de l'acide urique
des urates est de 0^{gr},598 sur 1000 parties d'urine à la densité de 1.017,
et de 0^{gr},326 sur la somme des urines rendues dans l'espace de vingt-
quatre heures. La quantité de ces principes augmente sous l'influence
d'une alimentation très-azotée, d'un genre de vie trop sédentaire; mais
c'est surtout dans les maladies qu'elle est susceptible d'éprouver de notables variations.

L'accroissement de la quantité des urates est en général déterminé
par les affections du cœur et du foie, les phlegmasies aiguës, les troubles
fonctionnels un peu intenses, la fièvre, quelle que soit la cause qui lui
ait donné naissance. Dans ces cas, la proportion d'acide urique des
urates excrétés pendant les vingt-quatre heures, est en moyenne de
1^{gr},04, et peut s'élever jusqu'à 1^{gr},7 (Becquerel). Comme il arrive
presque toujours alors que la quantité d'eau excrétée est moindre qu'à
l'état normal, les urines, devenues ainsi très-denses, très-chargées,
laissent souvent précipiter, en se refroidissant, l'excès de leurs urates,
qui, entraînant une partie de la matière colorante, constituent des dépôts
amorphes, grisâtres, rosés ou briquetés.

L'augmentation des urates avec ou sans dépôt d'acide urique libre
paraît coïncider plus intimement encore avec les affections goutteuses
rattachées à ce qu'on nomme diathèse urique, maladies dans lesquelles
on voit cet acide se précipiter de l'urine à l'état cristallin. Un pareil
phénomène s'observe d'ailleurs dans d'autres conditions morbides.

Toutes les fois que l'urine est très-chargée d'urates, elle précipite
immédiatement par l'addition d'un acide, comme les acides azotique,
chlorhydrique, etc.; lorsqu'elle n'en contient qu'une quantité moyenne,
elle conserve sa transparence, mais laisse déposer peu à peu de petites
granulations cristallines sur les parois du vase où elle est enfermée. La
diminution des urates se remarque dans toutes les maladies qui s'accompagnent d'une grande débilité : la chlorose, l'anémie en général, sont
les causes les plus communes de l'abaissement de la proportion des
urates au-dessous du type normal.

Les urates passent tout formés du sang dans l'urine. On peut constater par l'analyse qu'ils prennent part à la composition immédiate de la substance des ligaments articulaires, et de tous les autres tissus fibreux. C'est là où ils se forment par dédoublement désassimilateurs des principes azotés non cristallisables de ces tissus ; c'est à l'état de la nutrition dans ces tissus qu'il faut remonter lorsque, accidentellement produits en quantité exagérée, ils se déposent dans l'urine. Après ce que je vous ai dit des principes immédiats de la deuxième classe, en étudiant ce groupe des parties constituantes de la substance organisée, il n'est plus nécessaire de discuter devant vous l'hypothèse d'après laquelle les urates, etc., se seraient formés dans la cavité des vaisseaux, des capillaires surtout, par combustion des principes albuminoïdes du sang (1).

Oxalate de chaux des urines.

La présence de l'oxalate de chaux dans l'urine n'est pas constante, mais on peut trouver à l'état normal une quantité de ce sel qui peut s'élever jusqu'à 1 pour 1000 environ. Étant un des moins solubles dans l'eau, il se dépose à l'état cristallin, et il en reste seulement des traces tenues en dissolution par les chlorures et les phosphates alcalins. On peut constater dans les urines qui en contiennent, qu'il n'est pas rendu toujours à l'état cristallin dès le moment de la miction, mais qu'il passe de l'état liquide à l'état solide lors du refroidissement de l'urine, et ses cristaux augmentent de volume du jour au lendemain. Nous aurons à les décrire dans la prochaine leçon.

L'oxalate de chaux est un sel très-répandu dans les végétaux. Les familles dans lesquelles on observe le plus de cristaux de cet oxalate, sont les polygonées, les juglandées, les aurantiacées, etc.

Sa présence ou celle d'autres oxalates a été démontrée dans les feuilles d'oseille, d'*Oxalis* et dans les tomates. Braconnot en a trouvé dans les épinards, Fourcroy et Vauquelin dans le bananier.

Parmi les médicaments dans lesquels on a signalé l'existence de l'oxalate de chaux, on peut citer les racines d'ache, d'asclépias, d'arrête-bœuf, de bistorte, de curcuma, de carline, de dictame blanc, de fenouil, de gentiane rouge, de gingembre, d'iris de Florence, de mandragore, d'orcanette, de patience, de saponaire, de tormentille, de valériane et de zédoaire, les bulbes de la scille, les écorces de cascarille, de cannelle, de sureau et de simarouba. La rhubarbe contient, d'après MM. Henry et Guibourt, une proportion considérable d'oxalate de chaux.

(1) Voyez *Chimie anatomique*. Paris, 1853, in-8, t. II, p. 353 à 358.

D'après ce qui précède, on comprend sans peine que l'oxalate de chaux se présente parfois dans l'urine des personnes en santé (1).

Aujourd'hui, on sait que l'ingestion de ces substances alimentaires est suffisante pour expliquer le passage de l'oxalate de chaux dans l'urine. On sait aussi qu'on peut observer passagèrement, dans l'urine, des octaèdres d'oxalate de chaux chez les personnes des deux sexes, depuis l'enfance jusqu'à l'âge le plus avancé, et cela sans qu'il y ait aucun trouble apparent de la santé. Ainsi l'existence d'une petite quantité de ce sel, dans le produit de la sécrétion rénale, n'implique nullement un trouble fonctionnel.

Sous ce rapport comme sous celui de la stabilité, l'oxalate de chaux est comparable aux sels d'origine minérale qui ne font que traverser l'économie, et la quantité introduite puis rejetée est ordinairement assez peu considérable pour qu'il reste probable que ce sel ne joue pas un rôle physiologique bien important ; et cela même en admettant que les oxalates ingérés passent au moins en partie à l'état de carbonates, comme le font les citrates, les malates, etc. Mais nous verrons que cette quantité peut, comme pour les urates, devenir relativement assez grande pour que les cristaux qui se déposent, adhérant les uns aux autres, produisent des masses calculeuses.

Ce fait se lie à cette particularité que l'oxatate de chaux se montre aussi parfois dans l'urine alors que les aliments ne contiennent pas d'oxalates ni de l'acide oxalique tout formés. Il suffit, par exemple, ainsi que l'a constaté le premier M. Donné, de boire des vins mousseux pour que des cristaux d'oxalate de chaux se montrent dans l'urine lorsque auparavant elle n'en contenait pas. Sous ce dernier point de vue, l'oxalate de chaux reste lié aux principes cristallisables d'origine organique, se formant par désassimilation.

Les hypothèses indiquées pour expliquer la production de ce sel dans l'économie, alors que les aliments n'en contiennent pas, sont plus nombreuses encore que celles par lesquelles on a tenté de se rendre compte du mode de formation de l'acide urique. Plusieurs de ces hypothèses sont en opposition les unes avec les autres, aussi me contenterai-je de vous en citer quelques-unes comme exemple, d'autant plus que toutes consistent en explications sans démonstration. Aucune même ne prend pour point de départ le mode de formation des oxalates dans les plantes.

Golding Bird admet que l'urée est susceptible de se convertir dans le sang en acide oxalique, en ammoniaque et en oxygène.

(1) Voy. Gallois, *De l'oxalate de chaux dans les sédiments de l'urine.* Paris, 1859, in-8, p. 13 à 16.

Lehmann (1) pense que l'oxalate de chaux des urines peut provenir des aliments de nature végétale, qui contiennent de l'acide oxalique, et que le même résultat est produit par les bières riches en acide carbonique, par les carbonates doubles et par les alcalis combinés aux acides organiques. Quant aux aliments azotés, il ne les croit pas susceptibles d'engendrer de l'acide oxalique dans l'économie. Indépendamment de l'oxalate provenant des *ingesta*, Lehmann reconnaît qu'il s'en forme de toutes pièces dans certains états pathologiques, et il attribue sa formation à un trouble des fonctions respiratoires, surtout quand ce trouble est dû à un emphysème pulmonaire déjà bien dessiné, ou seulement même à une diminution dans l'élasticité du poumon, à la suite des catarrhes répétés. Les affections inflammatoires ou tuberculeuses de cet organe amènent bien moins souvent un semblable résultat. Quant au rôle des fonctions respiratoires, par rapport aux boissons riches en acide carbonique, aux carbonates doubles ou aux sels à acide végétal, Lehmann l'explique en disant que l'acide carbonique qui, dans ces circonstances, arrive en excès dans le sang, ou s'y développe aux dépens des sels à acide organique, doit mettre obstacle à l'absorption de l'oxygène et empêcher que l'oxydation du sang ne soit complète. L'oxygène est également absorbé avec difficulté, quand il y a un obstacle partiel à l'échange des gaz dans le poumon, comme dans l'emphysème, pendant la grossesse, et c'est toujours le défaut d'oxydation du sang qui amène la production de l'oxalate calcaire. Dans les maladies qui s'accompagnent d'une dépression du système nerveux, telles que l'épilepsie par exemple, s'il passe de l'oxalate de chaux en excès dans l'urine, c'est encore à cause de l'influence que les nerfs exercent sur les fonctions respiratoires.

L'*acide* et l'*urique allantoïne* ont été essayés par Wœhler et Frerichs, pour résoudre la question de savoir si l'acide urique se transforme dans l'organisme vivant de la même manière que cela a lieu avec le peroxyde de plomb, en urée, acide oxalique et allantoïne (2).

On a souvent supposé l'existence de cette dernière transformation; on a basé là-dessus des théories sur la présence des calculs muraux. Mais la démonstration expérimentale de ce fait manque totalement; la transformation de l'acide par le peroxyde de plomb indique bien la possibilité d'une semblable transformation, mais n'est pas une preuve qu'elle ait lieu effectivement dans l'organisme vivant.

Wœhler et Frerichs ont donné à un lapin, dont on avait déjà à plusieurs reprises analysé l'urine, 2 ½ grammes d'urate de potasse. L'urée,

(1) Lehmann, *Lehrbuch der physiologischen Chemie*. Leipzig, 1853, 2e édit. t. I, p. 46.
(2) Wœhler et Frerichs, *Journal l'Institut*. Paris, in-4, 1848.

dont la quantité était auparavant très-faible, et à peine même quelquefois appréciable, a été trouvée alors en quantité très-notable. Sa quantité était au moins quintuplée. Cette expérience a été répétée quatre fois avec le même résultat. On a ensuite injecté dans la jugulaire d'un chien une solution de 1 ½ gramme d'urate d'ammoniaque. Dans l'urine, on n'a pas remarqué de sédiment d'acide urique, mais on a rencontré d'abondants cristaux d'oxalate de chaux.

Un homme qui avait pris le soir 4 grammes d'urate d'ammoniaque, a rendu le lendemain matin une urine du poids spécifique de 1032, et d'où s'est déposé un sédiment blanc grisâtre. Ce sédiment consistait principalement en oxalate de chaux, auquel était mélangée une faible quantité d'oxalate d'ammoniaque. Dans une autre expérience, où l'on a administré 4 ½ grammes d'urate d'ammoniaque, il s'est formé de même un sédiment qui consistait en oxalate de chaux et quelques lamelles d'épithélium. Cette urine avait aussi un poids spécifique très-élevé et renfermait beaucoup d'urée.

Ils ont reconnu ainsi deux des produits de la décomposition de l'acide urique, savoir : l'acide oxalique et l'urée ; mais c'est en vain qu'ils ont cherché l'allantoïne. En conséquence, on a donné à un homme 4 grammes d'allantoïne, afin de connaître les produits de la transformation de cette substance. On s'attendait à ce qu'elle fournirait, comme quand on la chauffe avec une lessive de potasse, de l'oxalate d'ammoniaque : mais il n'en a été rien. On n'a pas trouvé d'acide oxalique dans la vessie, et l'allantoïne ne s'y est pas rencontrée comme telle.

Les auteurs concluent de ces expériences que l'acide urique se transforme dans l'organisme vivant de la même manière qu'il le fait à l'extérieur, sous l'action du peroxyde de plomb ; qu'il se forme dans ce cas de l'urée, de l'acide oxalique, et probablement aussi de l'allantoïne, dont toutefois on ne peut démontrer la présence, parce qu'on ne connaît pas les produits de sa décomposition ultérieure. Ils pensent que ce fait, d'un autre côté, jette des lumières sur le mode de formation des calculs oxaliques, qui se présentent comme une oxydation des produits de la transformation de l'acide urique.

D'après Maclagan, la plus grande partie de l'acide oxalique des urines serait fournie par les aliments non azotés qui sont mal assimilés ; mais il admet néanmoins avec Beneke (1) que les aliments azotés dont l'assimilation est imparfaite contribuent aussi à la formation de l'acide oxalique, puisque l'oxalate continue à se déposer dans l'urine, alors qu'on a beaucoup restreint l'usage des matières non azotées.

(1) F. W. Beneke, *Zur Entwicklunggeschichte der Oxalurie*. Göttingen, 1862, gr. in-8, p. 5.

Owen Rees pense que l'oxalate de chaux n'existe point primitivement dans l'urine, mais qu'il s'y forme *d'une manière secondaire, en vertu d'une simple transposition moléculaire qui s'opère entre les éléments constitutifs de l'acide urique ou des urates.*

M. Gallois admet que c'est dans la masse sanguine qu'il faut chercher la source de l'acide oxalique qui est excrété par les urines. C'est là que les reins le puisent tout formé, comme ils y puisent l'acide urique et l'urée, et il se produirait dans le torrent circulatoire, aux dépens de l'acide urique ou de ses éléments. L'acide oxalique (et par suite l'oxalate de chaux) semble, d'après lui, dériver de l'acide urique ; il paraît résulter d'une combustion plus avancée de ce dernier corps ou des éléments qui devaient servir à le constituer ; de telle sorte que, toutes les fois qu'il y a, dans l'économie, de l'acide urique ou des éléments propres à le former, il peut se produire de l'acide oxalique sous l'influence d'une oxydation plus complète, ou au moins d'un phénomène analogue, qui se passerait dans le sang (1).

En fait, nous pouvons dire d'une manière certaine que les urates se forment par dédoublement des principes coagulables azotés et des sels des tissus fibreux et lamineux, que l'acide urique que nous voyons parfois dans les urines provient de la décomposition d'une portion de ces urates. Mais quant à la portion d'oxalate de chaux qui, dans certains cas, se produit dans l'économie, nous ne savons pas encore si elle se forme de la même manière que les urates ; nous ne savons pas non plus si ce sel provient au contraire du dédoublement de quelqu'un des principes cristallisables d'origine organique, soit azotés, tels que l'urée, les urates, ou non azotés, tels que la glycose, l'inosite, etc.

Acide hippurique et hippurates des urines.

L'acide hippurique existe surtout dans l'urine des herbivores, où il est en combinaison avec des bases alcalines ; on en doit la découverte à Liebig, qui l'a également retrouvé à cet état dans l'urine humaine. Celle des enfants en contient normalement, mais celle des hommes adultes peut en manquer temporairement.

Icery a vu que lorsque, après avoir abandonné au repos pendant plusieurs heures de l'urine mélangée à une petite quantité d'acide chlorhydrique, on vient à examiner sous le microscope le précipité qui s'est produit, on constate assez souvent, parmi de nombreuses granulations cristallines d'acide urique, quelques cristaux d'acide hippurique ; ceux-ci se présentent sous la forme de longs prismes incolores à quatre faces,

(1) Gallois, *loc. cit.*, 1859, p. 103.

terminés par des sommets dièdres (fig. 10). En suivant ce procédé, il a reconnu bien des fois la présence des hippurates dans les urines normales ou pathologiques ; mais il lui a été impossible de tirer aucune

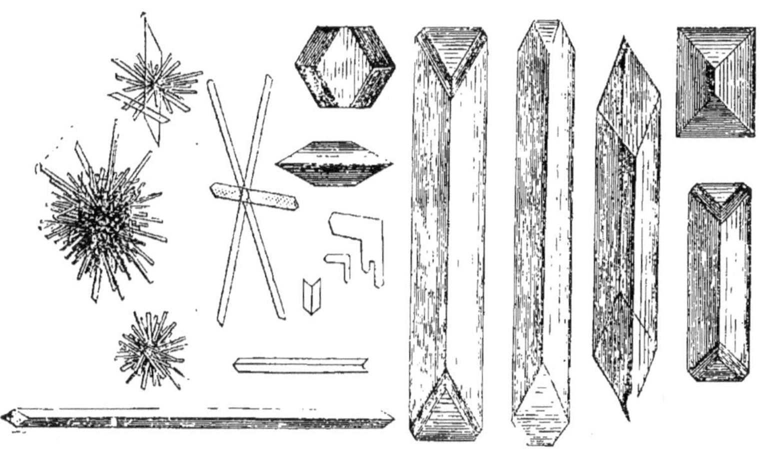

Fig. 10. — Cristaux d'acide hippurique.

conclusion de pareilles recherches, car l'acide ne se montrait que d'une manière passagère et disparaissait d'un jour à l'autre (1).

Les hippurates alcalins et calcaires existent habituellement dans l'urine de l'homme, et même, d'après Hallwachs et Weissmann, en quantité presque aussi considérable que les urates, puisqu'il peut y en avoir jusqu'à 2 pour 1000. Seulement leur plus grande solubilité fait qu'ils ne se déposent que très-rarement. Parfois aussi, dans les urines fébriles et dans les urines diabétiques, ainsi que l'a montré Lehmann, il existe de l'acide hippurique libre qui en augmente l'acidité. Pourtant c'est surtout lorsque l'homme est soumis à un régime végétal que la proportion des hippurates s'accroît dans son urine. Depuis longtemps, M. Bouchardat (1840) a fait connaître, sous le nom d'*hippurie* (2), les modifications que subit l'urine lorsque, sous l'influence du régime lacté et dans quelques autres conditions, l'acide hippurique et les hippurates augmentent de quantité outre mesure. Il a obtenu jusqu'à 2,23 d'acide hippurique en décomposant les hippurates de 1000 parties d'urine. Il a montré qu'alors l'odeur propre de l'urine disparaît presque tout à fait, en même temps que la proportion des phosphates, des chlorures, des

<hr>

(1) Icery, *loc. cit.*, 1854, in-4°, p. 73.
(2) Voy. *Chimie anatomique.* Paris, 1853, t. II, p. 440 et suiv.; et Bouchardat, *Comptes rendus des séances de l'Académie des sciences.* Paris, 1840, in-4°, et *Annuaire de thérapeutique.* Paris, 1842, p. 290.

urates et de l'urée diminue très-notablement. La densité de ces urines descendait vers 1006 et 1008, et leur acidité était faible. On a constaté aussi cette diminution de l'urée et des urates, lorsqu'on détermine expérimentalement l'augmentation de la quantité des hippurates dans l'urine, en administrant de l'acide benzoïque ou des benzoates ; ces derniers, comme on le sait depuis les observations faites par Ure, se retrouvent dans l'urine à l'état d'acide hippurique et d'hippurates en quantité proportionnelle à celle des composés benzoïques ingérés.

Ce fait est en rapport avec ce qu'on observe sur les herbivores, dont l'urine, naturellement riche en hippurates, est pauvre en urée et en urates.

D'autres corps encore que l'acide benzoïque arrivent dans l'urine à l'état d'acide hippurique lorsqu'ils traversent l'économie, ainsi que le montrent les expériences suivantes de Wœhler et Frerichs (1).

Leurs expériences faites sur les chiens et les lapins avec de l'huile d'amandes amères bien exempte d'acide hydrocyanique, ont démontré évidemment son inocuité. Deux grammes administrés à un petit chien ont enflammé, il est vrai, comme toutes les essences, la muqueuse avec laquelle on l'a mise en contact, provoqué un flux de salive et l'écume à la gueule, mais aucun phénomène de l'empoisonnement. Les animaux ont bu beaucoup d'eau et se sont montrés ensuite aussi vifs qu'auparavant. L'urine qu'ils ont rendue était fortement acide, et par son évaporation elle a formé quelques nuages qui consistaient principalement en octaèdres carrés d'oxalate de chaux. La liqueur concentrée a précipité, par une addition d'acide chlorhydrique, de l'acide hippurique en abondance. L'huile d'amandes amères se transforme donc dans l'organisme animal, et en prenant deux atomes d'oxygène, en acide benzoïque qui, de son côté, se change en acide hippurique. Les effets vénéneux que les précédents observateurs ont remarqués s'expliquent par le mélange de l'acide cyanhydrique.

L'*éther benzoïque*, administré à la dose de 2 grammes à un chien, a produit des signes incontestables d'une forte ivresse. L'animal trébuchait, restait quelques moments assoupi, puis se relevait et tombait, tantôt d'un côté, tantôt de l'autre. Au bout de dix minutes, tous ces symptômes avaient disparu. L'urine rendue ensuite était très-acide. Une portion a été distillée jusqu'à consistance de sirop. Dans le produit, qui contenait beaucoup de carbonate d'ammoniaque, on n'a pas trouvé d'éther benzoïque. Une autre portion, rapprochée et décomposée par l'acide chlorhydrique, a précipité une quantité assez notable d'acide

____

(1) Wœhler et Frerichs, *Journal l'Institut*. Paris, 1848, in-4°, p. 146.

hippurique. L'acide benzoïque de l'éther benzoïque s'est donc transformé en acide hippurique, pendant que l'oxyde d'éthyle s'est dissipé dans l'organisme.

Le *baume du Pérou*, administré à un chien, a également donné lieu à la formation de l'acide hippurique, à cause de l'acide cinnamique qu'il contient. Chauffée avec de l'acide chlorhydrique, l'urine prend une couleur rouge de sang. Il passe donc aussi dans la vessie une autre substance.

Les analogies qui existent entre la composition de l'acide hippurique et celle de la tyrosine, portent à croire que ces deux principes se forment par désassimilation des mêmes tissus, pour de là passer dans le sang, qui à son tour les élimine par le rein; mais jusqu'à présent on ne sait dans quel tissu on rencontre des hippurates. Cependant on a signalé leur présence dans les capsules surrénales.

Des inosates et des lactates.

On n'a jamais noté la présence des inosates dans l'urine, mais l'existence constante de l'inosate de potasse dans le tissu musculaire et dans le sang, porte à penser qu'il doit passer des traces de ce sel dans l'urine.

Les lactates existent dans l'urine en quantité un peu plus grande que les urates et les hippurates, leur quantité s'élevant de 1 1/2 à 2 1/2 pour 1000. Tous très-solubles, y compris le lactate de chaux, ils sont directement en dissolution dans l'eau urinaire. Ils passent tout formés du sang dans l'urine. Ils se forment dans les muscles, où on les trouve en quantité notable.

Il importe de noter que les lactates retirés des muscles ne sont pas semblables à ceux qu'on produit avec l'acide lactique obtenu par fermentation de la lactose et des autres sucres. Les lactates des muscles contiennent un équivalent d'eau de cristallisation de moins que les autres; ils sont presque tous moins solubles, etc. : aussi on les appelle des *paralactates* (Strecker). Il est probable que ceux de l'urine sont également des paralactates. L'acide retiré des lactates musculaires, sous les noms d'acide *paralactique* ou *sarcolactique*, diffère également sous quelques rapports analogues de l'acide lactique de fermentation ou ordinaire.

De l'urée urinaire.

D'après l'analyse faite par Berzelius en 1809, la proportion de l'urée est évaluée aux 30 centièmes du poids de l'urine. Ce chiffre est de beaucoup supérieur à celui qu'on trouve ordinairement. Dans ce chiffre étaient compris en effet plusieurs des principes dont il nous reste à parler. Il résulte des recherches de M. Le Canu que, dans l'état normal, la quantité d'urée excrétée par un individu quelconque, pendant des périodes telles que les influences extérieures s'exercent sur lui à peu près de la même manière, se maintient constante et régulière ; que les proportions variables de ce principe rendues dans des temps égaux, par des individus différents, sont en rapport avec le sexe et l'âge, plus fortes chez les hommes que chez les femmes, plus fortes chez celles-ci que chez les vieillards et les enfants (1). Les moyennes déduites des nombreuses expériences de M. Le Canu sur la quantité d'urine excrétée pendant vingt-quatre heures, diffèrent peu de celles obtenues plus tard par Becquerel, qui a constaté que dans l'état de santé la proportion d'urée oscille entre 10 et 14 grammes pour 1000 parties d'urine, et entre 15 et 18 grammes pour la somme des urines rendues en vingt-quatre heures. Ces chiffres sont un peu plus faibles que la moyenne observée en Angleterre. Là elle s'élève à 24 grammes par vingt-quatre heures, et même, pour le même temps, à $0^{gr},20$ pour chaque kilogramme du poids du corps.

Dans les maladies, la quantité de ce principe subit quelquefois des variations considérables ; mais il importe de remarquer que les cas dans lesquels il est en excès sont rares, tandis que ceux où il est en proportion moindre qu'à l'état normal sont assez communs. Cette diminution de l'urée est tout aussi bien alors le résultat de la diète et du régime débilitant que la conséquence de la maladie elle-même. Bouchardat l'a vue réduite à $1^{gr},56$ dans un cas d'*hippurie*, et Icery de 1 à $2^{gr},24$ chez un polydipsique.

MM. O. Henry et Lhéritier ont trouvé chacun l'urée en excès dans un cas de rhumatisme articulaire ; Prout et Bostock, dans plusieurs cas de diabète non sucré.

La diminution de l'urée a été constatée dans un grand nombre de maladies. Becquerel, qui a fait beaucoup de recherches sur les variations de quantité de cette substance dans les urines pathologiques, a remarqué que, dans la plupart des maladies capables d'amener un changement dans la composition de l'urine, la loi générale est la diminution de la quantité normale d'urée excrétée pendant les vingt-quatre heures.

Il résulte des expériences de Rayer, Christison, Guibourt, Martin-Solon, que, dans la maladie de Bright, accompagnée d'hydropisie, la diminution de l'urée coïncide avec la présence de l'albumine dans l'urine. Icery l'a vue descendre à $4^{gr},47$ et 5 dans la quantité d'urine

____

(1) *Journal de pharmacie,* novembre et décembre 1839.

rendue en vingt-quatre heures, qui était de 1455 grammes dans le premier cas, et de 1074 dans le second.

Un chien adulte a fourni, en vingt-quatre heures, à Frerichs :

Avec diète animale........ 29,48 à 28,50 grammes d'urée.
Avec diète mixte.......... 22,16 à 12,77   —

Après privation de tout aliment au troisième jour, 3,22 grammes ; le quatrième jour, 3,80 ; et le cinquième, 3,23 d'urée.

Ainsi, pour 1000 grammes du poids de l'animal, on a eu, en vingt-quatre heures :

1. Avec diète animale......... 5,94 grammes d'urée.
2. Avec diète mixte........... 4,43   —
3. Après trois jours d'abstinence. 1,02   —

Un lapin a été soumis à l'expérience de la même manière.

Le premier jour, après la privation des aliments, l'urine était encore alcaline et trouble ; le second jour, elle était acide et limpide, et elle s'est comportée absolument de la même manière que celle du carnivore.

L'animal a rendu, pendant vingt-quatre heures, et en totalité :

Le premier jour............. 0,38 grammes d'urée.
Le second jour............. 1,82   —
Le troisième jour........... 4,20   —

Et pour 1000 parties en poids de l'animal, on a obtenu :

Le premier jour............. 0,223 grammes d'urée.
Le second jour............. 1,07   —
Le troisième jour........... 2,46   —

Le quatrième jour, l'animal a succombé.

Une contre-épreuve, faite sur un second lapin, a fourni des résultats absolument semblables.

Frerichs tire de ces expériences les conséquences qui suivent :

1° La transformation propre des matériaux du corps est la même chez les herbivores et les carnivores.

2° Le rapport est, pour une alimentation animale, comme 1 : 6, et dans une alimentation mixte, comme 1 : 4.

3° La proportion est à peu près la même pour les carnivores et les herbivores. Sur 1000 parties en poids du corps du chien, il y a eu, en vingt-quatre heures, 1,02 parties d'urée éliminées, et sur 1000 parties des lapins, 1,07 parties.

La quantité d'urée formée est, avec une alimentation parfaitement exempte d'azote, tout aussi considérable que dans l'abstinence complète. Le chien qui, au troisième jour du jeûne, produisait sur 1000 parties

1,02 d'urée, a rendu, pendant qu'il a été alimenté avec de l'huile et de l'amidon :

Le premier jour, sur 100 grammes.... 1,04 grammes d'urée.
Le deuxième jour................. 0,90　　—
Le troisième jour................. 1,07　　—

Dans une deuxième expérience, les résultats ont été les mêmes. L'animal a excrété, le troisième jour de l'alimentation à l'amidon pur, 2,16 grammes d'urée ; le quatrième, 2,20 grammes ; le troisième, 2,02 grammes, et sur 1000 parties en moyenne, 0,98 grammes d'urée.

La quantité d'urée qu'éliminent les carnivores, quand on les nourrit de matières animales, est à celle que fournissent ces mêmes animaux pendant l'abstinence et la diète sans azote, comme 6 : 1 ; il ne peut donc plus rester de doute sur l'emploi des composés albuminoïdes ingérés en excès dans l'alimentation ; ils donnent ainsi comme produit secondaire une grande quantité d'urée. C'est la même chose avec la majeure partie des aliments non azotés, avec cette différence seulement qu'ici la portion secondaire manque et qu'il ne se forme que la proportion d'urée qui correspond à celle qui est nécessaire au renouvellement de la substance dans l'acte nutritif. *Le rôle d'agent de la respiration suivant l'expression de Liebig, peut donc être tout aussi bien exercé par un aliment azoté que par un aliment dépourvu d'azote ;* par conséquent, l'attribuer exclusivement à ce dernier est un raisonnement qui, dit Frerichs, n'est pas soutenable.

Le *renouvellement des principes du sang est, sous le rapport de son intensité, dans un rapport intime avec le degré de concentration du plasma de ce liquide.* A mesure que ce degré s'abaisse, on voit diminuer la quantité de l'urée éliminée. Ce rapport a été d'ailleurs démontré de la manière la plus évidente par une seconde série d'expériences sur le même chien qui avait déjà servi dans la première. L'animal, par un jeûne prolongé, une alimentation avec des matières non azotées, un séjour dans l'atmosphère d'un cellier, était extrêmement abattu et son sang était devenu pauvre en principes solides. Il excrétait alors, au total, en vingt-quatre heures, le second jour du jeûne, seulement 1,40 grammes d'urée, le 3e et le 4e, 0,83 grammes, tandis que dans la première série il en fournissait encore le 3e jour 3,22 grammes, et le 4e, 2,80 grammes, c'est-à-dire au moins le double.

Il y a déjà plusieurs années que Becquerel était arrivé à des résultats identiques sur ce sujet, mais par une voie différente et moins sûre. Il a trouvé en effet que, dans toutes les affections qui se distinguent par la pauvreté du sang, l'urine présentait une composition qu'il désigne par

le nom d'urine anémique, et remarquable par la faible proportion de
son urée (1).

Les analyses faites par Hepp ont montré que la proportion de l'urée,
ainsi que celle du chlorure de sodium, diminue à peu près constamment après un bain simple ou minéralisé.

Prout, Barruel et Kane ont prouvé que l'urée se rencontrait toujours dans l'urine diabétique; MM. Bouchardat et Henry, qu'elle était
excrétée, pendant les vingt-quatre heures, en quantité aussi considérable
que chez les individus sains. De plus, M. Bouchardat a fait voir que
le poids de l'urée rendue par les diabétiques, dans un temps donné, était
proportionnel à la somme des aliments azotés introduits dans l'économie.

L'urée n'est pas un résidu des matériaux fournis par la digestion qui
auraient été incomplétement assimilés; elle provient de la désassimila-
lation des éléments anatomiques mêmes, et se forme d'une manière
constante et régulière; car elle continue à être expulsée avec l'urine
pendant les maladies, pendant les jeûnes prolongés, et lorsque la nourriture est exclusivement composée de substances qui ne renferment pas
trace d'azote. Lassaigne, en effet, l'a retrouvée dans l'urine d'un supplicié mort après dix-huit jours d'une abstinence absolue. Marchand
a constaté, dans une série d'expériences faites sur un chien maigre qui,
d'abord nourri avec d'abondantes quantités de lait, ne prit ensuite pendant quinze jours que du sucre et de l'eau, que la proportion d'urée,
qui était au début de 3 pour 100, était descendue le sixième jour
à 2,8 pour 100 seulement, puis le dixième jour à 2,4, et enfin à 1,8 le
quinzième jour, alors que le chien se trouvait sans force et dans un état
de maigreur extrême.

L'absence de notions justes sur la nature des actes de l'organisme, la
confusion entre les propriétés des éléments, celles des tissus et les fonctions, ont conduit à une hypothèse erronée sur le mode de production
de l'urée. Considérant les principes immédiats excrétés comme un résultat de l'accomplissement des fonctions, tandis qu'ils dépendent, au contraire, de l'état de la nutrition, les chimistes ont pris à tort l'urée
pour un produit de la combustion des substances azotées qui serait
opérée par la fonction de respiration. Mais aucun composé n'est fabriqué
dans cet acte, où, comme dans l'urination, il n'y a qu'expulsion de principes formés pendant la désassimilation nutritive. Or l'urée, ainsi que
nombre d'autres principes de la même classe, naît par catalyse dédoublante durant la désassimilation, l'un des côtés du double acte continu
de nutrition.

(1) Frerichs, *Journal l'Institut.* Paris, 1848, in-4°, p. 307.

L'urée existe à l'état normal et primitivement dans le sang et les sécrétions ; la proportion normale contenue dans le sang est de 0,016 pour 100. L'urée existe dans l'urine des nouveau-nés et des enfants à la mamelle.

L'urée dans l'urine est combinée en certaine proportion au chlorure de sodium, et ce composé cristallise en octaèdres lors de l'évaporation du liquide. L'augmentation de la quantité de chlorure du sel marin dans les aliments entraîne une augmentation dans la proportion d'urée excrétée ; il en est de même, d'après Parkes, lorsqu'on administre des alcalins.

Rappelons, en terminant ce sujet, que l'urée au contact de certains ferments et surtout de la mucosine floconneuse que l'urine laisse déposer après être demeurée en repos, que l'urée, dis-je, en dissolution fixe les éléments de 4 molécules d'eau, et se transforme en carbonate d'ammoniaque $[C^2Az^2H^4O + 4(HO) = 2(CO^2) + (AzH^3.HO)]$. Les alcalis et les acides hydratés déterminent aussi ce dédoublement, ce qui a permis de considérer l'urée comme une véritable carbonamide.

De la créatine, de la créatinine et de l'allantoïne urinaires.

La créatine et la créatinine sont, après l'urée, les plus importants des principes cristallisables neutres ou alcaloïdes d'origine organique en dissolution dans l'eau ordinaire. Il y a de 1 à 2 1/2 pour 1000 de la première, et 1/2 pour 1000 seulement de la seconde. Thudichum dit avoir retiré 2,82 de créatine en moyenne de l'urine rendue en vingt-quatre heures par un homme en bonne santé.

La créatine est, en réalité, un produit de la désassimilation de la substance musculaire, et se forme là exclusivement. Il est clair, par suite, que la créatine qu'on trouve dans l'urine des herbivores prend origine dans les muscles, et que, résorbée par les vaisseaux comme une matière inutile dans l'organisme, elle est séparée de nouveau du sang par les reins. Ce n'est donc pas une des substances qui servent à l'assimilation ; on doit la considérer uniquement comme un principe excrémentitiel. Ainsi, quoiqu'elle ait été trouvée dans le bouillon de viande et découverte pour la première fois par M. Chevreul dans cet extrait, ce n'est pas en réalité un principe nutritif de ce bouillon ou de cette viande, puisqu'elle ne contribue en rien à l'assimilation. (Heintz, 1847.) Ces remarques s'appliquent également à la créatinine.

Lorsqu'on évapore l'urine sans l'avoir rendue alcaline, elle se détruit. L'urine putréfiée ne présente ni urée ni créatine, mais elle contient de la créatinine en quantité assez notable, parce que, pendant la putréfaction, la créatine fixe 2 équivalents d'eau et passe ainsi à l'état de créatinine (1).

La liqueur allantoïque du veau n'est, comme on le sait, que l'urine du fœtus; il était donc présumable que l'urine de l'animal, après sa naissance, devait aussi contenir de l'allantoïne. Wœhler a vu, en effet, qu'elle y est renfermée en quantité notable, et qu'elle en constitue même une portion importante et constante.

On se procure l'urine de veau, pour servir à la préparation de ce corps, chez les bouchers qui peuvent, au moment de l'abatage, lier la vessie et la couper. Avec le contenu de plusieurs vessies pleines, on obtient quelques grammes d'allantoïne. On évapore l'urine, sans la laisser bouillir, jusqu'à consistance de sirop, puis on l'abandonne au repos pendant plusieurs jours. Dans cet intervalle de temps, l'allantoïne cristallise, mélangée de beaucoup de phosphate de magnésie et d'un corps amorphe, gélatineux, qui consiste principalement en urate de magnésie. On étend l'urine avec de l'eau froide, et on la décante avec le précipité gélatineux qu'on a enlevé de dessus les cristaux. Après avoir lavé ceux-ci à plusieurs reprises avec de l'eau froide, on chauffe avec un peu d'eau jusqu'à ébullition, au moyen de quoi les cristaux de phosphate de magnésie blanchissent en abandonnant de l'eau et restent insolubles. On ajoute ensuite un peu de bon charbon de sang, on chauffe pendant quelque temps et on filtre tout bouillant. Il convient de verser dans la liqueur filtrée et encore chaude quelques gouttes d'acide chlorhydrique pour s'opposer à la précipitation d'une petite portion de phosphate de magnésie dissous. Par refroidissement, l'allantoïne cristallise à l'état incolore.

L'allantoïne ainsi obtenue se présente comme parfaitement identique, tant sous le rapport de ses propriétés que sous celui de sa composition, avec celle qu'on prépare avec la liqueur allantoïdienne (2).

On n'a pas encore recherché ce principe dans l'urine du fœtus et du nouveau-né humains. Parkes pense l'avoir observé dans l'urine des enfants. Frerichs l'a trouvé dans l'urine d'un chien offrant des troubles respiratoires consécutifs à l'injection d'huile dans les veines, et on l'a signalée dans l'urine humaine après l'ingestion de fortes doses d'acide tannique. On ne sait encore dans quel tissu se forme ce composé pour arriver de là dans le sang et passer ensuite dans l'urine, comme tous les autres principes cristallisables d'origine organique formés par désassimilation.

(1) Voyez *Chimie anatomique.* Paris, 1853, t. II.
(2) Wœhler, *Journal l'Institut.* Paris, 1849, in-4°.

Sur quelques principes cristallisables azotés de l'urine.

La leucine (1) est un des principes immédiats dont on rencontre des traces dans le tissu et le suc pancréatiques, dans les glandes salivaires et la salive, la thyréoïde et le thymus, les capsules surrénales, les ganglions lymphatiques, le foie, le poumon, le rein et même la substance cérébrale grise. Elle doit certainement se rencontrer constamment dans l'urine comme partie constituante de ce qu'on appelle encore parfois les extraits aqueux et alcoolique. On ne l'a encore extraite de l'urine que dans quelques circonstances morbides, telles que l'ictère grave, la fièvre typhoïde, la variole, etc. (Frerichs, Staedler, Thudichum, Beale).

Des tissus précédents elle passe dans le sang, où elle a été décelée par l'analyse, et de là dans l'urine. Elle est assez soluble dans l'eau pour qu'elle puisse être considérée comme directement en dissolution dans ce principe.

Les remarques précédentes s'appliquent également à la *tyrosine* ($C^{18} H^{14} Az O^6$) ; seulement son insolubilité dans l'eau et sa solubilité dans les solutions alcalines aussi bien que dans celles qui sont légèrement acides, portent à penser qu'elle est dissoute dans les solides et les liquides de l'économie par l'intermédiaire des sels prenant part à la constitution de la substance organisée. Elle se forme comme la leucine pendant la décomposition lente des principes albuminoïdes ; aussi a-t-elle été découverte d'abord dans le fromage. On la rencontre normalement en petite quantité dans le tissu de la rate, du poumon, du pancréas et du foie. Comme la leucine, elle se forme en quantité assez considérable dans ce dernier pendant l'*ictère grave*, le typhus, etc. (Frerichs, Thudichum). On l'a retrouvée dans le sang des veines sus-hépatiques et dans la bile dans ces mêmes circonstances. C'est aussi dans des conditions de ce genre seulement que jusqu'à présent elle a été retirée de l'urine (Frerichs, Staedeler), où elle cristallise facilement en aiguilles groupées ou isolées, ou en octaèdres minces et allongés, très-fragiles, dérivant du prisme droit à base carrée. Friedreich dit en avoir vu dans des crachats purulents.

Parmi les composés voisins de l'acide urique ($C^{10}H^4Az^4O^6$), on rencontre normalement, dans les *extraits aqueux et alcooliques* de l'urine, des traces de xanthine ($C^{10}H^4Az^4O^4$) d'hypoxanthine ($C^{10}H^4Az^4O^2$) et de guanine ($C^{40}H^5Az^5O^2$). Tous ces principes représentent des produits du dédoublement désassimilateur des substances organiques azotées ; ils sont formés simultanément ou successivement ; ils ont une com-

(1) Voyez *Chimie anatomique*, t. III, p. 421, et pl. XLII et XLIII.

position analogue, en raison de l'analogie de composition des composés générateurs dont ils proviennent. La xanthine forme quelquefois des calculs et c'est dans un calcul de ce genre qu'elle a d'abord été décrite par Marcet, sous les noms d'*acide ureux* et d'*oxyde xanthique*. On en retire 1 gramme de 300 litres d'urine humaine. Elle y arrive du sang qui l'emprunte aux tissus dont elle est un des principes de désassimilation et dans lesquels l'analyse la décèle. Tels sont le foie, la rate, le thymus, le pancréas, les muscles et le cerveau dont on peut en extraire de petites quantités (Scherer). Elle y est dissoute comme la tyrosine, car ell est comme elle insoluble dans l'eau, mais soluble dans les liquides, soit alcalins, soit acides.

Les remarques précédentes s'appliquent également à l'hypoxanthine Ce composé a été appelé aussi *sarcine,* mais à tort, ce nom étant depuis longtemps celui d'une espèce d'algue parasite assez commune dans l'économie humaine. Ne le confondez pas non plus avec la *sarcosine* qui est un produit du dédoublement de la créatine au contact de la baryte.

L'hypoxanthine se rencontre dans les muscles des mammifères, dans le foie, la rate et le thymus. Elle augmente de quantité dans le foie pendant l'ictère grave; on la trouve alors dans l'urine. Scherer en a retiré aussi de l'urine des leucocythémiques.

La guanine qui existe en très-petite proportion dans le foie et dans le pancréas passe certainement dans le sang et dans l'urine chez l'homme comme chez d'autres animaux; mais bien que sa présence ait été signalée dans l'urine humaine, le fait demande encore à être plus nettement constaté.

Je ne vous parlerai pas ici de la taurine ($C^4 H^7 AzO^6 S^2$) que l'on dit avoir extrait du poumon, du sang, etc., parce qu'il est probable qu'elle provenait d'un dédoublement (voyez plus haut p. 87 et 88) du pneumate de soude (1). Quant à celle qu'on a retirée de l'urine des ictériques, elle indique le passage accidentel du taurocholate de soude dans le sang puis dans l'urine (voyez page 544).

J'aurai plus tard à vous parler des concrétions vésicales et rénales que forme la cystine ($C^6H^6Az^4O^4S^2$); mais je dois noter qu'il est probable que l'urine en contient constamment des traces. Elle est certainement un produit du dédoublement désassimilateur des substances coagulables sulfurées des éléments anatomiques; produit qui, des tissus, passe dans le sang et s'élimine par les reins. Jusqu'à présent son existence n'a été signalée que dans le foie d'un ivrogne mort du typhus e dans le rein du taureau. Mais Julien Müller l'a trouvée dans l'urine

____

(1) Voyez *Chimie anatomique.* Paris, 1852, t. II, p. 460 et suiv., articles Acide pneumique et Pneumate de soude.

alcaline d'un enfant. F. Loel (1) en a retiré de 1,33 à 1,50 de l'urine acide rendue en vingt-quatre heures de plusieurs adultes d'une même famille. Cette urine contenait des chlorures en quantité normale, mais était pauvre en urates et en urée. Bien qu'insoluble dans l'eau, elle est dissoute par les carbonates alcalins, par plusieurs acides minéraux et par l'acide oxalique.

Des principes graisseux de l'urine.

A l'état de santé, l'urine contient toujours une faible proportion de matières grasses qui, d'après les analyses de MM. Chevreul et Dumesnil, seraient formées d'oléine et de stéarine. On peut quelquefois les isoler à l'aide de l'éther ou reconnaître directement leur présence dans l'urine par l'examen microscopique. On voit, pendant le cours de certaines maladies, ces matières grasses passer en quantité si considérable que l'urine offre l'aspect lactescent d'une émulsion. Nous aurons à revenir sur ce fait dans la prochaine leçon. Berzelius a signalé aussi la présence de l'acide butyrique dans ces matières grasses de l'urine; mais comme l'acide lactique des lactates se décompose en donnant de l'acide butyrique, lorsqu'on le laisse quelque temps au contact des substances organiques à la température de 30° à 40°, il n'est pas sûr que cet acide gras ($C^8H^8O^4$) ou mieux que les butyrates appartiennent en propre à l'urine d'une manière constante.

La présence de l'acide succinique ($C^8H^6O^4$) ou mieux des succinates, bien qu'en petite quantité, dans la pulpe splénique, dans la thyréoïde, le thymus, le liquide de l'hydrocèle, etc., porte à croire que des traces de ces composés doivent passer dans le sang et de là dans l'urine.

D'après Petters, il existerait des traces d'acétone ($C^6H^6O^2$) dans le sang et dans l'urine chez les glycosuriques et ce serait ce principe qui donnerait à l'urine diabétique son odeur particulière.

De l'inosite urinaire.

On sait que l'inosite ($C^{12}H^{12}O^{12}$ ou $C^2H^2C^2$, Wohl) peut être extraite des tissus du cœur, du poumon, du foie, du cerveau, de la rate et des reins, dans lesquels elle se rencontre à l'état de dissolution directe. Cloetta, Wohl, Lebert, Neukomm et M. Gallois l'ont trouvée dans l'urine, soit seule, soit en même temps que l'albumine ou la glycose.

Quant à l'origine de l'inosite, la première pensée qui se présente à l'esprit, c'est que l'homme l'emprunte aux aliments dont il se nourrit,

(1) F. Loel, *Beobachtungen über die Cystinbildung* (*Annalen der Chemie und Pharmacie*. 1855, in-8, t. XCVI, p. 247).

à la chair musculaire par exemple, dont il fait un usage si fréquent, et à certains légumes, tels que les haricots verts ou d'autres encore, dans lesquels l'analyse chimique a démontré l'existence de l'inosite. Mais l'expérience prouve que cela n'a pas lieu. M. Gallois pense que si l'on ingérait ce corps sans mélange, on le retrouverait en partie dans l'urine ; mais il faudrait, pour que l'expérience réussît, que la quantité d'inosite introduite dans l'appareil digestif fût plus considérable que celle qui existe dans les aliments animaux et végétaux (les *haricots verts* en renferment en effet, mais 1 partie pour 10 000 seulement).

L'inosite qui se produit dans l'organisme ne semble point être directement empruntée, le plus ordinairement, aux aliments ingérés, et elle ne résulte pas non plus d'une transformation de la glycose.

Comme la dextrine et la glycose, elle paraît pourtant pouvoir être l'un des produits qui résultent de la transformation de la matière glycogène. Ce qui le prouve, c'est qu'on peut, dans certains cas, en piquant le plancher du quatrième ventricule du cerveau, déterminer artificiellement l'inosurie, comme on détermine artificiellement la glycosurie (Gallois). Mais il est d'autres principes encore qui peuvent par dédoublement en produire.

Quand une urine albumineuse est en même temps inositique, il est important de chercher attentivement si elle ne contient pas actuellement de la glycose, ou si le malade qui l'a rendue n'a pas été antérieurement diabétique. Quand l'une ou l'autre de ces conditions se réalise, il est naturel d'invoquer encore, comme origine de l'inosite, la transformation de la matière glycogène. Quand il n'en est point ainsi, et que l'inosurie persiste, on doit examiner de temps en temps l'urine pour voir si la glycose s'y montre, et il est probable qu'à un moment donné on parviendrait à l'y découvrir. Mais lors même qu'on n'y réussirait point, l'hypothèse récemment émise sur l'origine de l'inosite ne serait point dénuée de fondement. Si en effet, on interroge la physiologie expérimentale, on apprend qu'en piquant la moelle allongée sur un animal, on fait quelquefois apparaître dans l'urine de l'albumine et du sucre, ce qui prouve que la lésion d'un même point des centres nerveux provoque dans certains cas le passage de ces deux corps dans l'urine. Or, si dans cette expérience le sucre excrété provient de la matière glycogène, il est facile de comprendre qu'aux dépens de la même substance il peut se former de l'inosite au lieu de glycose. Mais le plus souvent, les urines albumineuses ne renferment point d'inosite. (Gallois.)

Il résulte enfin des recherches de M. Gallois que l'inosurie ne doit point être considérée comme une maladie proprement dite, mais seulement comme un symptôme.

Il existe un agent chimique très-sensible, qui donne avec l'inosite une couleur rose caractéristique, et qui permet, à l'aide d'une manipulation facile, et en opérant sur une petite quantité de liquide, de déceler la présence de cette substance dans l'urine ; ce réactif est une solution de 16 grammes de mercure dans 32 grammes d'acide azotique ; il peut être appliqué indifféremment à la recherche de l'inosite dans toutes les urines de l'homme sain ou malade, et dans celle de plusieurs animaux ; il est applicable aussi à la recherche de l'inosite dans d'autres liquides de l'organisme, et il est doué d'une sensibilité remarquable, qui permet d'apporter beaucoup de précision dans les essais.

On ne saurait objecter que la coloration rose du résidu est due à la simple oxydation du mercure, car la coloration produite par cette oxydation ne ressemble en rien à celle qui résulte de la présence de l'inosite, et, de plus, elle ne se manifeste qu'à une température très-élevée, tandis que la couleur rose de l'inosite se produit à la chaleur du bain-marie, disparaît par le refroidissement, et se montre de nouveau sous l'influence d'une faible chaleur. L'acide urique et l'urée ne produisent rien de semblable. On en peut dire autant de l'amidon, du sucre de lait, de la mannite, du glycocolle, de la taurine, de la cystine et de la matière glycogène du foie. Quant à l'albumine et à la glycose, elles méritent une mention spéciale, à cause de la fréquence avec laquelle on les rencontre dans l'urine avec l'inosite. (Voyez Gallois. *De l'inosurie*, 1863.)

Si l'on verse quelques gouttes du réactif mercuriel dans de l'eau albumineuse, on remarque que le liquide se teinte en rose, et si l'on évapore à siccité, on obtient un résidu coloré, qui peut masquer jusqu'à un certain point la coloration spéciale de l'inosite ; aussi est-il indispensable que le liquide dans lequel on recherche l'inosite soit débarrassé d'albumine. La glycose noircit en présence du réactif mercuriel.

Notons que chez les animaux qui ingèrent tous les jours plusieurs grammes d'inosite avec leurs aliments, les reins, dans les conditions ordinaires, n'éliminent point une quantité appréciable de cette substance, qui est modifiée sans doute en traversant le tube digestif.

De la glycose urinaire.

M. Cl. Bernard a démontré qu'il existe beaucoup de sucre dans l'urine des fœtus de vache, de chien, etc., avant l'époque où le foie en produit. Ce sucre n'existe plus dans l'urine au moment de la naissance. Il ne vient pas du foie, mais il se produit dans les divers tissus et surtout dans le tissu musculaire au moment de son développement fœtal, il est entraîné par la circulation et il est éliminé par le rein. Par là il arrive dans l'urine et dans le liquide de l'allantoïde qui communique avec la vessie chez les ruminants, etc. L'eau de l'amnios en contient aussi, mais peu ; mais ce sucre dévie la lumière polarisée à gauche, comme le sucre de canne et non à droite comme le sucre du foie ; cependant il fermente très-facilement, brunit avec la potasse et réduit les sels de cuivre. Il diffère beaucoup du sucre de lait que Prout disait avoir vu dans le liquide allantoïdien. Ce sucre ne présente ce changement de déviation de la lumière polarisée que dans les liquides précédents, comme lorsqu'un acide a agi sur la glycose ; mais pris à sa source dans les muscles et le poumon de l'embryon il dévie à droite comme le sucre du foie. Il disparaît complétement dans la vessie, l'allantoïde et l'amnios vers le sixième mois de la gestation chez la vache.

En dehors des circonstances précédentes, la glycose ne se rencontre pas d'une manière constante à l'état normal dans les urines de l'enfant, de l'adulte et du vieillard. Il est reconnu aujourd'hui que les auteurs qui ont avancé le contraire avaient employé des moyens défectueux, en ce que le réactif lui-même se modifiait de manière à faire croire à la présence du corps cherché (1).

Quand, chez un lapin, on pique le bulbe rachidien en arrière, à égale distance des racines des nerfs acoustiques et des pneumogastriques, les urines ne tardent pas à devenir sucrées.

Par suite de cette piqûre, la sécrétion du sucre augmente dans le foie, le sang est bientôt saturé, et le laisse passer à travers le rein. Le sucre qui est ainsi dans le sang peut bien traverser d'autres organes qui l'éliminent, tels que la muqueuse stomacale, les glandes salivaires ; mais c'est le rein qui est le plus sensible à cet égard pour le sucre, tandis que ce dernier organe ne l'est pas autant pour l'iodure de potassium. Ce dernier sel passe plus rapidement dans la salive que partout ailleurs.

M. Cl. Bernard a encore montré que l'urine suivait certaines oscillations dans la manière dont elle était sucrée, oscillations en rapport avec l'état de la circulation hépatique et les usages du foie, par conséquent ; qu'il y avait des diabètes intermittents ; que pour que le sucre fût éliminé par les urines, sa proportion devait être un peu plus de 2 pour 1000 dans le liquide sanguin (voyez p. 96).

Le sucre peut encore passer dans l'urine à la suite d'une cause traumatique, comme des chutes sur la tête, surtout s'il y a fracture du rocher et des os du crâne. On a publié dans plusieurs recueils l'observation d'un carrier devenu diabétique à la suite d'une chute, et qui avait cessé de l'être quand il fut guéri de la plaie de tête. On peut s'expliquer ce

____

(1) Voyez, entre autres, sur ce sujet, Gueneau, *De la glycosurie passagère.* Paris. 1866, thèse in-4°, p. 11, etc.

phénomène par la lésion du bulbe rachidien, dont la piqûre amène le diabète.

Enfin M. Cl. Bernard a démontré encore que l'urine devenait sucrée à la suite de l'éthérisation, de l'empoisonnement par le curare, et dans les apoplexies suite de contusions cérébrales.

MM. Reynoso et Johnson ont constaté que, dans l'asthme, la pleurésie, les tubercules pulmonaires et la bronchite, le sucre se trouve dans l'urine, mais c'est toujours en faible quantité. Nous aurons à revenir sur les faits de ce genre dans la prochaine leçon en traitant du passage accidentel dans les urines de certains des principes immédiats du sang.

Remarquez en terminant l'étude des principes de la deuxième classe de l'urine que lorsque je vous ai indiqué les tissus d'où viennent d'une manière probable ou démontrée chacun des principes immédiats constitutifs de l'urine, je n'avais pas à vous décrire les conditions chimiques ni le mode de leur formation. Je n'avais même pas à le faire en vous parlant des principes ne se rencontrant que dans les humeurs sécrétées et se formant dans les éléments anatomiques des parois des tubes ou des vésicules closes glandulaires. Ce sujet, en effet, devait être traité et l'a été à propos de la description particulière de chaque espèce de principe immédiat (1), car il est du domaine de la stœchiologie et non de celui de l'hygrologie.

Des principes colorants dans l'urine.

Normalement, l'urine ne contient jamais de principe immédiat constituant de la troisième classe en dehors de la matière colorante, le mucus étant surajouté chemin faisant par les parois des réservoirs urinaires.

Thudichum appelle *urochrome* la matière colorante de l'urine. Ce corps peut être isolé à l'état pur, et alors il est jaune, très-soluble dans l'eau, moins dans l'éther, et encore moins dans l'alcool. Sa couleur reste jaune lors même que la proportion soluble est augmentée, ce qui infirme l'hypothèse de Vogel, d'après laquelle l'urine en santé comme en maladie noircirait quand il y a augmentation de la matière colorante. L'urochrome donne, à l'analyse, une résine rouge composée surtout d'uropittine ($C^{12}H^{10}N^2O^6$) et d'acide omicholique mêlé de matières noires indéterminées, d'uromélanine ($C^{12}H^7NO^4$) et d'autres produits. Par un simple procédé d'oxydation probablement, l'urochrome passe à l'état de matière colorante rouge, l'*urérythrine*, qui colore parfois l'urine des

(1) Voyez *Chimie anatomique*. Paris, 1853, t. I, p. 200, 210 et suiv.

malades. Souvent, ce changement s'effectue après l'émission. Cette matière colorante rouge peut aussi être due à l'acide omicholique, légèrement soluble dans les sels ammoniacaux. L'odeur normale des urines, acides ou alcalines serait due à l'uropittine et à l'acide omicholique.

D'après la comparaison avec l'hématosine et la biliverdine, le principe colorant de l'urine serait un dérivé de l'hématosine du sang. Cette matière est souvent décrite sous d'autres noms (*urrosacine, urohœmatine*, de οὖρον, urine, et *hœmatine*, Harley ; *matière rosacée*, et *acide rosacé*, Proust ; *matière rose des urines* et *acide rosacique*, Vauquelin ; *purpurate d'ammoniaque* ou *de soude*, Proust ; *uroérythrine*, Simon ; *purpurine*, Golding Bird). Sa couleur dans l'urine varie du rose au rouge amarante tirant vers le noir. Elle est formée, comme la mélanine, l'hématine, etc., de carbone, d'oxygène, d'hydrogène, d'azote et de fer. Elle se rencontre normalement dans l'urine, mais ordinairement en fort petite quantité ; cette quantité, variable, du reste, donne à l'urine sa teinte rosée ou même tirant au rouge dans quelques conditions morbides. Elle existe aussi dans les calculs et dans les dépôts urinaires, formant une sorte de laque avec les sels terreux, ou dans les sédiments d'urate de soude et d'ammoniaque, variant du blanc jaune au rouge de sang, et accompagnée ou non d'acide urique cristallisé. Ces dépôts se voient, soit après avoir pris quelques excitants, soit après avoir fait une longue marche. soit à la suite de presque tout mouvement fébrile, quelle qu'en soit la cause, mais surtout dans les affections du foie.

Heller a nommé *uroxanthine* la matière colorante de l'urine. Elle se transformerait, par oxydation, en deux autres matières colorantes : 1° l'une, bleu d'outremer, serait ce que Braconnot a nommé *cyanourine ;* 2° l'autre, d'un rouge-rubis, serait l'*urrhodine* (Heller) ou *purpurine* de Golding Bird (1).

L'urine peut en outre renfermer accidentellement de l'indigo ($C^{16}H^5AzO^{12}$) ou mieux de l'*indican* ($C^{52}H^{31}AzO^{34}$) qui, au contact de l'eau et des matières azotées, se dédouble en indigo et en une glycoside, l'*indiglycine* ($C^{12}H^{10}O^{12}$), avec fixation de 2 équivalents d'eau. L'indican existerait parfois dans l'urine, selon Schunck, sans aucun trouble de l'économie.

Sa présence a été signalée dans le sang par Plater et dans la sueur par Bizio.

Avec cette matière extraite de l'urine Hassal a pu obtenir de l'isatine ($C^{16}H^5AzO^4$) et de l'aniline, comme avec l'indigo végétal. Sicherer a pu

(1) Voyez *Chimie anatomique*. Paris, 1853, t. III, p. 398 et suiv.

sublimer de l'indigo urinaire et a obtenu ainsi l'*indigo pur* ou *indigotine* ($C^{16}H^5AzO^2$). Avant de savoir que cette matière était de l'indigo, Heller lui avait donné le nom d'*uroglaucine*, et Aloys Martin celui d'*urocyanine*. Il se dépose dans les urines en masses floconneuses ou en magmas microscopiques bleus, transparents, à contours mamelonnés, passant au bout de quelques jours à une teinte de plus en plus foncée, puis à un état cristalloïde peu distinct en conservant une couleur bleue. Ces cristaux se trouvent dans l'urine pendant la néphrite albumineuse et quelques autres maladies; ils ne se voient pas au moment de l'excrétion, mais se montrent quand le liquide est en repos depuis quelques jours. C'est la *cyanurine* de Braconnot.

Ce dernier avait aussi appelé *mélanourine* une matière noire qui rend d'un bleu foncé, sale ou noirâtre, l'urine de certains malades. D'un bleu foncé lorsqu'elle est pulvérulente, elle prend le brillant métallique des paillettes d'indigo par la dessiccation, et une teinte bleue foncée virant au pourpre, quand elle est en dissolution dans l'alcool. Elle se rencontre dans des urines bleues, violettes, noires ou verdâtres. L'urine émise, d'abord légèrement jaunâtre, assez claire, laisse déposer, après quelques jours d'exposition à l'air, des flocons qui deviennent de plus en plus bleus. En les observant au microscope, ils cristallisent en aiguilles d'un bleu indigo, rayonnées, ordinairement réunies en étoiles, et qui, entre les lames de verre du microscope, restent indifférentes à l'action des agents chimiques. Elles se dissolvent dans l'alcool concentré et dans l'acide sulfurique fumant. Un fait de cet ordre a été signalé par Virchow. J'en ai observé également sur des urines qui m'étaient envoyées comme spécimen d'urines noires et devenant de plus en plus foncées après quelques jours de repos dans un flacon bouché.

Mucus urinaire.

La membrane muqueuse des voies urinaires sécrète toujours une certaine quantité de mucus, qui est entraîné par l'urine, à laquelle ce corps communique la propriété de produire une mousse épaisse, lorsqu'on vient à l'agiter. Le mucus, ayant à peu près la même réfrangibilité que l'urine, n'est pas visible dans ce liquide, dont il ne trouble pas la transparence au moment même de l'émission; mais peu à peu on le voit souvent se concentrer et former des nuages ou énéorèmes d'une teinte blanchâtre ou d'un reflet légèrement brillant. Si l'on filtre de l'urine qui vient d'être rendue, la plus grande partie du mucus reste sur le filtre en flocons isolés et transparents, qui se rassemblent ensuite à la surface du papier et forment un enduit brillant comme vernissé. Humecté d'eau, ce résidu se gonfle et reprend l'apparence première du mucus ; les acides minéraux non étendus le dissolvent avec facilité, il en est de même de la potasse et de l'ammoniaque ; mais ces alcalis le rendent visqueux et filant. Traité par l'éther, il abandonne quelques traces de matière grasse.

A l'état normal, la quantité de mucus contenue dans l'urine est très-faible (0,32 sur 1000 en moyenne, d'après Berzelius) ; dans un grand nombre de maladies, et surtout dans les inflammations aiguës ou chroniques de l'appareil urinaire, elle peut devenir considérable. La limpidité de l'urine est alors troublée, et l'on voit le mucus suspendu dans la liqueur, sous forme de flocons légers qui gagnent lentement la partie inférieure du vase, où ils se déposent en entraînant des granulations cristallines d'acide urique, de l'urate de soude et d'ammoniaque en poudre amorphe ou des cristaux de phosphate ammoniaco-magnésien, suivant la qualité acide ou alcaline de l'urine. M. Rayer a proposé de déterminer approximativement la proportion du mucus de l'urine, en remplissant de ce liquide de petits tubes de verre, dans lesquels il se produit, au bout de vingt-quatres heures, un dépôt dont le mucus constitue la trame ou couche inférieure, surmontée d'une certaine quantité d'acide urique, d'urates, ou d'autres sels.

Examiné au microscope, le mucus se compose de mucosine et de cellules épithéliales, de leucocytes nageant dans un liquide incolore. On ne constate quelquefois, dans les nuages ou énéorèmes formés par le mucus que des cellules d'épithélium ; mais le plus ordinairement, on distingue en même temps des leucocytes chagrinés, compressibles, plus ou moins adhérents entre eux. Ces globules existent en nombre variable, tantôt rares et isolés, tantôt abondants et groupés de différentes manières. MM. Rayer et Vigla ont considéré la présence de ces leucocytes dans le mucus urinaire comme l'indice d'un état morbide. Selon ces auteurs, le mucus normal est privé de leucocytes ; mais M. Donné a signalé avec raison la constance à l'état normal d'un petit nombre de ces éléments dans les énéorèmes.

Depuis longtemps, M. Donné a signalé que les globules du mucus vésical sont plus petits que ceux des autres mucus et que ceux du pus. Il résulte de recherches que M. G. Hervé de Lavaur et moi avons faites sur des urines d'un grand nombre de malades que, dans les cas où les urines sont fortement purulentes et laissent déposer du pus proprement dit, les leucocytes sont semblables ou à peine différents de ceux du pus phlegmoneux. Il en est de même de la conjonctive quand elle est violemment enflammée ; les leucocytes du mucus purulent produit alors ne diffèrent pas de ceux du pus ordinaire. Si au contraire l'urine ne laisse déposer que des flocons de mucus grisâtre et léger, les globules qu'ils entraînent diffèrent des précédents, et quand les urines commencent à devenir purulentes, ils se trouvent mêlés à ceux qni ont les caractères des leucocytes ordinaires du pus, dont ils se distinguent néanmoins facilement.

Les leucocytes du mucus vésical non purulent ont un volume qui est d'un tiers ou de moitié plus petit que celui des globules du pus ; ils sont dans l'urine fraîche moins transparents, à contour net, brillants comme un petit globule d'argent, tandis qu'ils sont comme gonflés et turgescents, quand l'urine est ammoniacale, par la même raison qui fait que se gonflent les leucocytes du mucus buccal, car dans l'un et l'autre cas ces caractères se rapprochent de ceux que présentent les globules de pus mis en contact avec l'eau. Un certain nombre des leucocytes du mucus vésical montrent une auréole transparente parfaitement homogène, non granuleuse, à contours nets ; vers le centre ou le plus souvent au bord de cette auréole se trouve placé le globule proprement dit, conservant encore tous ses caractères.

Les plus grandes de ces auréoles peuvent aller jusqu'à doubler à peu près le diamètre total du leucocyte ; leur substance a l'aspect de la matière *sarcodique* qui fait saillie à la surface des cellules épithéliales, etc., contenues dans les liquides retirés depuis quelque temps du corps et commençant à s'altérer ; elle semble par conséquent due, dans le cas particulier du mucus vésical, à un commencement d'altération cadavérique de ces globules. Ils sont isolés ou réunis en groupes de trois ou un plus grand nombre. L'action de l'acide acétique, de l'eau, etc., est la même que sur les autres leucocytes. Quoique très-petits, ils renferment presque toujours trois noyaux d'un volume proportionné à celui du globule ; leur nombre peut varier de deux à quatre. L'acide acétique n'a aucune action sur l'auréole signalée plus haut, il la rend un peu plus transparente, mais elle continue à entourer le globule, devenu plus pâle et dont les noyaux sont plus apparents qu'avant l'action de l'acide acétique. Les dimensions des leucocytes du mucus vésical sont les suivantes : de $0^{mm},007$ à $0^{mm},009$ et avec l'auréole il est de $0^{mm},010$ à $0^{mm},13$; le diamètre des noyaux est de $0^{mm},001$ à $0^{mm},003$ (1).

(1) Voyez Hervé de Lavaur, *De la cautérisation de la vessie dans les hématuries vésicales.* Paris, thèse in-4, 1849, p. 21 à 23.

VINGT-TROISIÈME LEÇON

DES ALTÉRATIONS DE L'URINE. — DES SÉDIMENTS ET DES CALCULS
URINAIRES.

Nous allons aujourd'hui passer rapidement en revue les principaux modes d'altérations que peuvent présenter la composition et par suite les caractères extérieurs de l'urine. Les données exposées dans la dernière séance sur la constitution habituelle de ce fluide et sur l'origine de ses principes rendent facile cette partie de son étude.

Cette étude est restée obscure tant que les principes immédiats constituant la substance organisée n'ont pas été étudiés anatomiquement, tant qu'on ne connaissait pas dans quels éléments de nos tissus se formaient les principes immédiats composant l'urine ; tant qu'on ne savait pas que chaque espèce de ces éléments est le siége, par sa désassimilation nutritive, de la formation d'un ou de plusieurs de ces principes immédiats que l'excrétion urinaire vient exprimer au dehors ; de telle sorte que le médecin au courant de cette partie de l'anatomie et de la physiologie peut remonter à la lésion élémentaire, au trouble nutritif originel d'après la détermination des espèces de principes immédiats rejetés en plus, en moins ou accidentellement. D'un autre côté, par là seulement il peut éviter de considérer comme signe d'une lésion du rein, des voies génitales, etc., ces variations fréquentes de couleur, d'état floconneux et autres de l'urine et de ses dépôts ; variations qui sont normales pour certains individus, ou qui le deviennent pendant la durée de tel ou tel régime, ou qui ne sont qu'un épiphénomène inévitable de quelque changement dans l'activité circulatoire après l'ingestion de divers aliments, un exercice violent, quelque trouble digestif, un mouvement fébrile, etc. ; variations n'ayant aucune conséquence spéciale en dehors de l'effet des causes originelles que je viens de vous énumérer.

Les altérations de l'urine dont j'ai à vous parler se rattachent aux cinq chefs dont suit l'énumération :

1° Le plus souvent ces modifications accidentelles de l'urine consistent en une augmentation ou une diminution de la quantité d'un seul ou de plusieurs des principes qui la composent habituellement. Dans l'un et l'autre de ces cas les principes peu solubles d'origine organique comme d'origine minérale peuvent passer de l'état liquide à l'état solide et produire des dépôts, soit sous forme de sédiments, soit sous forme de graviers et de calculs.

Ces derniers une fois constitués sont autant de corps étrangers doués de caractères propres, exigeant une description séparée par laquelle je terminerai cette leçon.

Des lésions des voies urinaires coexistant avec ces dépôts ou encore leur action sur les parois de celles-ci peuvent amener la génération en excès de leucocytes, la desquamation épithéliale ou la supersécrétion de mucus venant compliquer la nature du dépôt.

2° La composition de l'urine peut être changée par l'addition de princi-cipes qui ne lui appartiennent pas habituellement, mais qui existant dans le sang passent accidentellement de cette humeur constituante dans le produit excrété que nous étudions. Ce fait indique en général un état local du rein ou un trouble dans la composition ou dans le cours du sang, plus grave que les altérations de l'urine signalées en premier lieu. A cet égard il faut de plus distinguer nettement les cas dans lesquels les principes qui arrivent dans l'urine sont cristallisables, appartiennent aux principes récrémentitiels de la deuxième classe comme les graisses et les sucres, de ceux dans lesquels ce sont des substances coagulables du sang qui passent dans ce fluide.

3° La composition de l'urine peut être changée par suite de l'arrivée dans cette excrétion de principes immédiats qui, normalement, n'existent ni dans ce liquide, ni dans le sang, mais qui sont accidentellement ingérés comme aliments, comme médicaments, comme poisons, ou qui se sont formés anormalement dans l'économie.

4° La constitution de l'urine peut être modifiée par l'augmentation morbide de la quantité des éléments anatomiques ou de mucus venant des parois de l'appareil urinaire; éléments qui, sans appartenir normalement à l'urine, tombent dans ce fluide en trop petit nombre pour y former un dépôt, tandis que dans les cas dont je parle ils la troublent plus ou moins et y forment un sédiment après quelque temps de repos.

5° Enfin, il peut arriver dans l'urine des éléments anatomiques étrangers à l'appareil urinaire de manière à la troubler plus ou moins, tels que les globules du sang, les spermatozoïdes, etc.

A. — Modifications de l'urine par augmentation ou diminution de ses principes constitutifs.

En vous parlant dans la dernière séance des diverses espèces de principes qui entrent dans la composition de l'urine, j'ai signalé avec assez de détails les cas dans lesquels leur proportion augmente ou diminue pour que je n'aie plus ici qu'à décrire les caractères des sédiments que forment ceux qui, dans ces conditions, passent de l'état liquide à l'état solide.

En notant l'origine de ces composés je vous ai fait voir également quelles sont les principales conditions normales et accidentelles qui amènent l'excès ou la diminution de leur formation par désassimilation. Je vous ai ainsi fait sentir la signification symptomatique de l'apparition de ces dépôts en les rattachant aux troubles nutritifs des tissus dans lesquels se forment les principes qui les composent. Cela était important, car dans bien des cas les analyses d'urine ne conduisent à aucun résultat utile dans la pratique, faute de relations établies physiologiquement entre les données qu'elles ont fourni et les troubles dans les actes désassimilateurs qui ont amené un excès ou une diminution de certains principes immédiats ; excès ou diminution amenant des changements dans les caractères habituels du liquide.

Sédiments composés par les urates alcalins.

Le plus fréquemment observé de tous les dépôts urinaires est celui qui est généralement désigné sous les noms d'*urate d'ammoniaque* et *d'urate de soude*. Il est composé d'un mélange d'urate de potasse, d'urate de soude et d'urate d'ammoniaque, contenant parfois même des traces d'urate de chaux et d'urate de magnésie. 100 parties de ce dépôt donnent de 90 à 95 parties d'acide urique, le reste est représenté par la potasse, la soude et l'ammoniaque qui lui sont combinées. Tantôt c'est la potasse qui prédomine, tantôt c'est la soude. L'ammoniaque n'entre que pour 1 à 2 dans ces 5 à 10 parties de bases combinées avec l'acide urique.

Dans ces conditions de mélange ces urates ne cristallisent pas et ils se déposent en granules microscopiques, sphéroïdaux, agglutinés souvent en petits amas par du mucus.

L'augmentation de la quantité de ces principes et leur passage à l'état solide offre accidentellement chez l'homme un exemple de la séparation du sang par le rein de principes formés par désassimilation, qui, chez les oiseaux, les reptiles et les poissons, sont régulièrement éliminés presque à l'exclusion de l'eau, de manière à former la partie principale d'une urine pâteuse, demi-solide.

Du reste, bien que ne s'observant pas chez tous les individus, ce sédiment peut être considéré comme presque aussi normal que celui de carbonate de chaux des urines du cheval, tellement sont légères les modifications de la circulation, de l'exercice physique ou de l'alimentation qui en amènent la production. Il est en fine poussière à grains sphéroïdaux, larges de 1 à 5 millièmes de millimètre (fig. 11). Sa couleur varie du blanc au jaunâtre, au blanc rosé et même au rouge, par suite d'union des sels à de la matière colorante de l'urine en quantité presque nulle ou considérable. La coloration rouge foncé ou acajou de ces dépôts s'observe surtout dans les cas de maladie du foie. Ce dépôt est parfois pris à l'œil nu pour du sperme, du pus, ou du sang, et des malades ont été traités en conséquence.

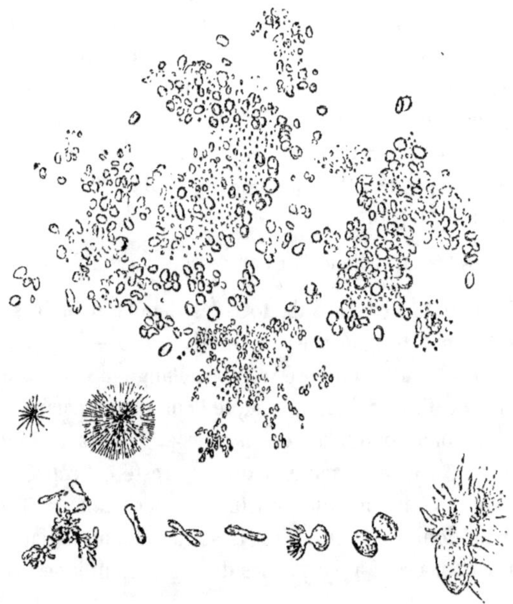

Fig. 11. — Urate de soude et d'ammoniaque.

Il est de fait qu'à l'œil nu le dépôt de ces urates est parfois blanc ou jaunâtre, lactescent, *puriforme* ou *spermatoïde*. Mais l'examen à l'aide du microscope et les réactions propres aux urates permettent de lever rapidement tous les doutes que suscite parfois sur sa nature le seul examen à l'œil nu. Nous avons suffisamment étudié ailleurs ces caractères distinctifs pour qu'il soit inutile que j'y revienne aujourd'hui (1).

Le dépôt formé par le mélange des urates dont je vous parle en ce moment s'observe à peu près sur tous les sujets dans certaines circonstances données.

Il se montre dans l'urine de presque toutes les mictions pendant des mois et des années, sans interruption, chez les hommes obèses, prenant peu d'exercice, ainsi que chez les grands mangeurs et buveurs. Il se

(1) Voyez *Chimie anatomique.* Paris, 1853, t. II, art. URATE DE SOUDE, p. 423 et suiv., et pl. XVIII.

montre aussi avec persistance chez beaucoup de personnes atteintes de dyspepsie idiopathique ou symptomatique, avec ou sans tendance à l'hypochondrie ou à la nosomanie.

Les principales circonstances qui le font apparaître dans l'urine des personnes où il ne se montre pas habituellement sont : tout excès dans l'alimentation et les boissons alcooliques : une marche forcée ou quelque autre exercice violent. Le développement d'un coryza, d'une bronchite ou de toute autre affection, dès qu'elle amène un mouvement fébrile, suffit pour le faire survenir, alors qu'il n'existait pas auparavant. Dans ce cas, on peut constater que le dépôt n'est pas dû, à proprement parler, à l'augmentation de la quantité des urates rendue à chaque miction, mais bien à la diminution de la quantité d'eau qui les tenait en dissolution auparavant. En d'autres termes, presque toutes les fois que quelque état fonctionnel fait diminuer la quantité d'urine excrétée, par diminution de la proportion d'eau éliminée, les urates, manquant de leur dissolvant, se déposent, sans qu'ils soient nécessairement plus abondants qu'à l'état normal, sans que leur élimination ait diminué comme celle de l'eau. Les choses peuvent en venir au point que leur quantité, par rapport à celle de l'eau, est telle qu'en se déposant ils rendent l'urine boueuse, sans aller toutefois jusqu'à la rendre pâteuse comme chez les vertébrés ovipares.

Après l'exposé des données précédentes, vous comprendrez facilement comment il se fait que l'urine laisse déposer ces urates pendant la durée de presque toutes les affections fébriles ; et cela d'autant mieux que la désassimilation des éléments anatomiques, amenant la formation de ces principes, continue et cause l'amaigrissement alors que le mouvement assimilateur correspondant va en diminuant.

Dans le plus grand nombre de cas, l'urine claire, au moment de son émission, laisse déposer les urates au bout de quelques heures, pendant qu'elle se refroidit. Elle devient alors opaline, puis trouble, et peu à peu les urates se rassemblent au fond du vase et une petite quantité reste adhérente à ses parois latérales. Lorsque les urates sont peu abondants, l'urine reste souvent longtemps opaline, demi-transparente en raison de la lenteur avec laquelle les sels se rassemblent au fond du vase.

Ce passage de l'état liquide à l'état solide se faisant molécule à molécule, la portion des urates qui, en se solidifiant, se trouve au contact même des parois du vase, sans interposition de substances molles lui adhèrent par juxtaposition immédiate. La difficulté que l'on éprouve alors à détacher la couche profonde du dépôt est ordinairement assez considérable et proportionnelle à la cohésion naturelle aux sels déposés.

Ce passage de l'état liquide à l'état solide des urates pendant le refroidissement de l'urine est assez lent pour que, si l'urine contient du mucus, celui-ci forme une couche transparente au fond du vase, et tantôt mince, tantôt épaisse, sur laquelle se dépose le sédiment. Dans ces cas-là, ce dernier n'adhère pas au vase.

En agitant l'urine, la portion de ce sédiment qui n'adhère pas aux parois du vase se délaye facilement dans le fluide qu'il trouble, et il se précipite de nouveau assez rapidement, en une heure au moins. Les sédiments spermatiques et purulents se précipitent plus lentement. Ces dépôts d'urates sont parfois floconneux, lorsque les granules sont très-fins et réunis en amas par du mucus. Celui-ci reste en masses homogènes amorphes après l'action de l'acide chlorhydrique employé pour amener la cristallisation de l'acide urique et déterminer ainsi la nature des sels formant les granules en les décomposant.

On peut, en chauffant l'urine troublée par ces urates, lui rendre sa transparence, et le sédiment se reforme de nouveau pendant le refroidissement.

Lorsque les urates sont abondants, soit d'une manière absolue, soit relativement à la quantité de l'eau urinaire, ils peuvent se déposer dans la vessie ; alors les urines, ou du moins le dernier jet, sont déjà troubles au moment de leur émission. Ce passage de l'état liquide à l'état solide des urates peut même s'observer parfois dans les tubes urinipares ; les granules y sont épars ou accumulés de manière à les distendre et à rendre rougeâtres certaines portions de la substance tubuleuse du rein. C'est ce qui arrive dans les reins des nouveau-nés lors des modifications qu'apporte à la circulation et à l'excrétion urinaire le passage de la vie fœtale à la respiration atmosphérique ou pulmonaire.

Notons, en terminant ce sujet, qu'on trouve fréquemment divers corpuscules mêlés aux granules du mélange d'urates que nous venons d'étudier ; mais ils ne sont généralement pas assez abondants pour en changer les caractères. Le plus souvent, ce sont des cristaux d'oxalate de chaux, ou bien des cristaux d'acide urique, ou plus rarement des globules plus ou moins nombreux, arrondis, foncés, larges de un ou plusieurs centièmes de millimètre, hérissés de pointes pyramidales et formés d'urate acide de soude ou d'ammoniaque (fig. 11). Je vous ai déjà décrit ces derniers et n'ai pas à revenir sur leurs caractères (1). Ces divers corps peuvent être seuls ou exister tous trois ensemble. Dans les urines neutres ou alcalines, le dépôt d'urates peut être accompagné de cristaux de phosphate ammoniaco-magnésien et même de granules de carbonate ou de phosphate de chaux.

(1) Voyez *Chimie anatomique*, t. II, p. 431, et pl. XVII, fig. 3.

Dans les uns et les autres de ces cas, on peut voir des leucocytes et quelques cellules épithéliales au milieu des granules d'urates et des cristaux que je viens de nommer.

Sédiments d'acide urique.

Après les dépôts d'urates, les plus communs sont ceux que forme l'acide urique. La masse du sédiment est rarement aussi volumineuse que celle du précédent. Il est souvent réduit à quelques groupes cristallins épars contre les parois du vase (fig. 12). Sans être un produit normal, une légère excitation par le vin, la fièvre, même légère, suffisent pour en amener l'apparition ; il en est de même de la présence de corps étrangers dans la vessie. Aussi le trouve-t-on souvent en petite quantité, compliquant beaucoup de sédiments. Ce n'est guère que pen-

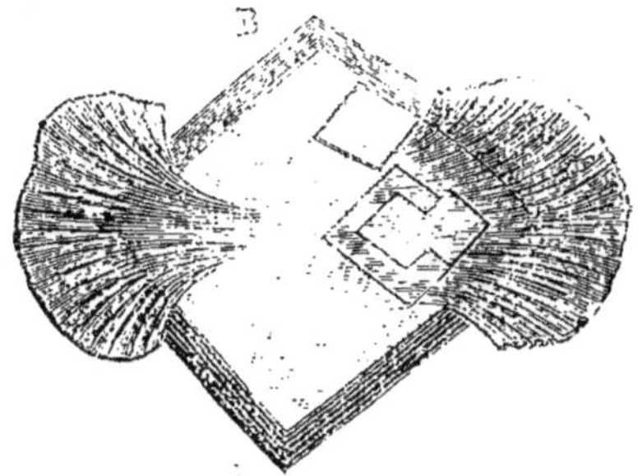

Fig. 12. — Cristal d'acide urique avec groupes d'aiguilles cristallines s'irradiant à ses extrémités

dant certaines maladies du foie, chez quelques diabétiques et choréiques, les rhumatisants, les goutteux et chez ceux où il est assez abondant pour former du sable ou des calculs, qu'on le voit sous forme de dépôts rouge-brique avec toutes ses variétés de cristallisation et de couleur.

Chez les grands mangeurs ou buveurs, il se rencontre souvent, mais en petits groupes cristallins épars, rarement assez nombreux pour former une couche continue, contre les parois ou au fond du vase.

Je vous ai déjà décrit assez longuement les diverses variétés de formes, de dimensions, de groupement et de coloration des cristaux qui constituent ces dépôts (fig. 13), pour qu'il soit inutile d'y revenir ici (1). Je me bornerai à vous rappeler les faits suivants :

Sous l'action d'une chaleur modérée, le dépôt d'acide urique ne se dissout pas ; les cristaux deviennent seulement un peu plus opaques. Ils deviennent aussi plus nets quand ils sont débarrassés de l'urate d'ammoniaque qui les accompagne souvent et que dissout une chaleur un peu plus élevée que celle de l'urine dans la vessie, et qui avait pu les

(1) Voyez *Chimie anatomique*, t. II, p. 395 et suiv., et pl. XI à XIII.

masquer complétement. Ainsi la meilleure méthode pour les découvrir quand l'urine est troublée par l'urate d'ammoniaque, c'est de chauf-

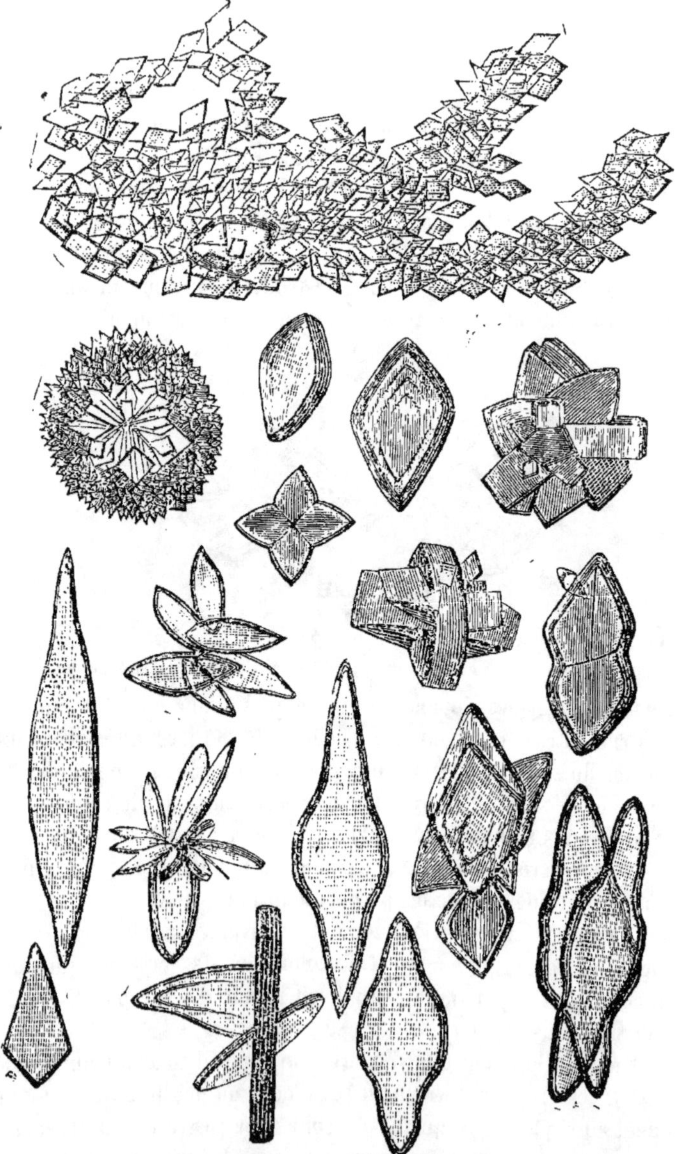

FIG. 13. — Formes diverses des cristaux d'acide urique dans les sédiments.

fer un peu l'urine dans un verre de montre ; à mesure que l'urate se dissout les cristaux d'acide urique deviennent visibles au fond du verre.

Chauffé avec de la potasse, l'acide urique se dissout et forme de l'urate de potasse facilement soluble dans la liqueur alcaline. Les acides chlorhydrique et acétique sont sans action sur les cristaux d'acide urique ; mais l'acide azotique les dissout facilement, et, par une évaporation faite avec soin, un résidu d'une belle couleur écarlate se montre et prend une riche teinte pourprée, si on le présente aux vapeurs de l'ammoniaque. Ce résidu est le murexyde de Liebig ou le purpurate d'ammoniaque de Prout.

L'urine dans laquelle se dépose l'acide urique rougit toujours le papier bleu de tournesol, ainsi que sa solution dans l'eau ; elle contient aussi souvent un excès d'urée. En général, plus est foncée la couleur de ce fluide, plus est foncée la couleur du dépôt d'acide urique. Le poids spécifique de ces urines est ordinairement supérieur à 1,020 ; l'urine pâle des enfants à la mamelle, dans laquelle ce dépôt est assez fréquent, fait exception à cette règle. Ce dépôt a lieu cependant aussi parfois sous forme d'un sable jaune cristallin, et en même temps le liquide qui surnage, pâle comme de l'eau, a une densité de 1,006 seulement ou environ.

Dans l'urine, l'acide urique à l'état de cristaux disséminés offre l'as-

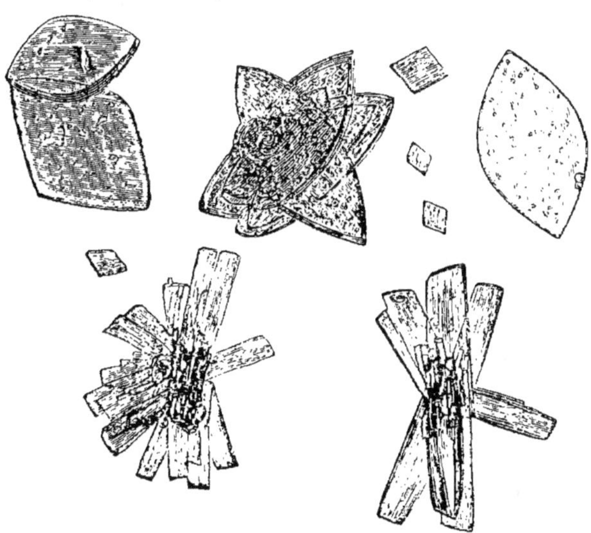

Fig. 14. — Formes des cristaux d'acide dans les sédiments.

pect de petites paillettes (fig. 14) dont je vous ai indiqué le mode de formation dans la dernière séance (p. 643) ; elles existent à la surface et au fond du vase, et surtout contre ses parois. Elles sont apparentes à l'œil nu ou à la loupe, mais il faut le microscope pour distinguer leur forme rhomboïdale. Elles sont dures et cassantes. Ces petits cristaux sont tantôt isolés, tantôt groupés en rosaces, en masses sphéroïdales ou en étoiles.

Accumulés en amas ou en couches sablonneuses ou en petits graviers, ils ont une couleur rouge-brique, et leurs caractères chimiques sont les suivants : 1° ils sont facilement solubles dans les alcalis, surtout dans la potasse ; 2° si on les chauffe avec de l'acide azotique dans une capsule de porcelaine, qu'on évapore jusqu'à siccité, et qu'on ajoute une goutte d'ammoniaque, on obtient une belle coloration rouge-pourpre, violacée du murexide ; 3° calcinés à l'air libre, ils brûlent sans laisser de résidu.

A ce que je vous ai déjà dit sur les conditions qui font que l'acide urique passe à l'état cristallin ou se sépare des urates pour devenir libre, rappelons que tous les corps étrangers qui restent un ou plusieurs jours dans la vessie favorisent ce passage à l'état libre et cristallisé de l'acide urique, comme le fait pour divers corps une baguette de verre séjournant dans une solution saline saturée. L'acide urique encroûte alors ces corps tels que les sondes, les poils, dans la pili-miction, etc., et les hérisse d'amas cristallins très-durs.

Dans les sédiments formés principalement d'acide urique, les cristaux de celui-ci peuvent être accompagnés d'une quantité plus ou moins grande des urates pulvérulents dont je vous ai parlé tout à l'heure, de cristaux d'oxalate de chaux ou de grains d'urate acide d'ammoniaque à surface hérissée de pointes pyramidales aiguës, d'un aspect curieux (fig. 11).

Sédiments d'oxalate de chaux.

Nous avons vu dans la dernière séance (p. 674) les circonstances dans lesquelles l'oxalate de chaux apparaît normalement et accidentellement dans l'urine, fait auquel on a donné le nom d'*oxalurie* (1).

Dans les cas morbides l'excrétion de l'oxalate de chaux, au lieu d'être la maladie principale, n'est qu'un épiphénomène, qui accompagne des maladies très-diverses, temporairement au moins, sans que sa présence ait une signification déterminée.

Cependant si l'oxalurie se rencontre dans des états morbides très-variés, il est quelques affections avec lesquelles elle coïncide plus souvent qu'avec toutes les autres. Ce sont les dyspepsies avec ou sans hypochondries, les maladies de la colonne vertébrale et de la moelle épinière,

____

(1) Voy. Gallois, *De l'oxalate de chaux dans les sédiments de l'urine*. Paris, 1859, in-8, p. 22 et suiv.

le rhumatisme chronique, les maladies chroniques de la plèvre et du poumon. Il faut noter de plus que jusqu'à présent on n'a pas vu encore de sédiment formé exclusivement de cristaux d'oxalate de chaux, ni même dans lesquels ils fussent prédominants sur les autres corps l'accompagnant.

Qu'ils soient rares ou nombreux, ils ne sont que surajoutés dans des urines acides, souvent riches en urée, aux sédiments d'urates et plus souvent encore d'acide urique que nous venons d'étudier. Ils ne sont que très-rarement assez abondants pour en modifier la couleur, etc., de manière à faire connaître leur présence avant l'examen à l'aide du microscope.

Nous avons déjà vu, et les expériences de M. Gallois le prouvent, que les cristaux d'oxalate de chaux n'existent point tout formés dans le sperme frais; ils ne sont point susceptibles de s'y déposer non plus, en vertu d'une formation secondaire. D'où il résulte que ceux qu'on observe dans l'urine des personnes atteintes de spermatorrhée ne peuvent provenir de la liqueur spermatique. Jusqu'à présent la formation de l'oxalate calcaire dans l'urine des sujets atteints de pertes séminales n'a point été expliquée d'une manière satisfaisante. Il y est souvent seul sans être accompagné d'urates, etc. En guérissant la spermatorrhée, on fait cesser presque toujours l'excrétion de l'oxalate de chaux, qui était sous la dépendance des pertes séminales, et l'on n'a presque jamais alors à s'occuper sérieusement du symptôme oxalurie.

Pour chercher l'oxalate de chaux dans une urine, il suffit de la laisser déposer de douze à vingt-quatre heures, dans un petit flacon cylindrique haut et étroit, ou dans un verre à expérience, et de puiser au fond du vase à l'aide d'une pipette. Une goutte du liquide, échappée de la pipette, est placée entre deux lames de verre, en ayant soin qu'elle ne déborde point la plaque supérieure, et c'est la préparation ainsi obtenue qu'on soumet à l'examen microscopique.

Les cristaux d'oxalate de chaux sont des octaèdres dérivant du type cubique. Ils s'éteignent complétement dans la lumière polarisée, comme le sel marin, mais ils en diffèrent en ce qu'ils sont insolubles dans l'eau. Leur transparence permettant de voir à la fois les angles supérieurs et les angles inférieurs, il en résulte des figures bizarres dont on a quelquefois peine à se rendre compte. Mais en les faisant rouler par des courants de liquides, on comprend facilement comment la lumière réfractée de diverses manières, au niveau des arêtes, donnant des teintes plus foncées à celles-ci, peut leur faire figurer, soit une croix, soit un quadrilatère ou un rhombe. Il y a quelquefois de ces cristaux allongés et étroits ou aplatis; d'autres dont les arêtes ou les angles sont tronqués et remplacés par de petites facettes de décroissement. Sur ces derniers, dans certaines positions, l'intérieur est transparent, l'extérieur est noir, de sorte que chaque cristal ressemble à un cube transparent placé au milieu d'un cadre noir. La forme dite *en enveloppe de lettre* tient à ce qu'un octaèdre à base carrée se présentant par sa face supérieure, l'œil ne voit qu'une surface carrée, dans laquelle seraient inscrites quatre diagonales, qui ne sont autre chose en réalité que les arêtes de la pyramide supérieure. Si ce cristal, au lieu d'être vu debout, est vu couché, on aperçoit, au lieu d'une forme d'enveloppe de lettre, un losange muni d'une seule diagonale transversale (fig. 15).

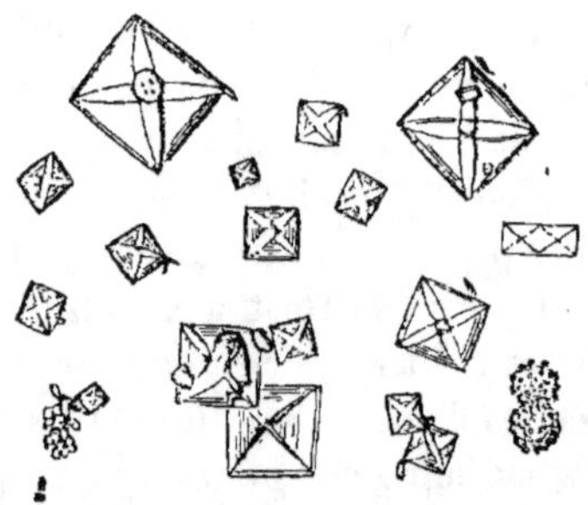

Fig. 15. — Oxalate de chaux.

Les cristaux d'oxalate de chaux sont remarquables, par leur aspect limpide et brillant et par leurs arêtes vives. Quoiqu'on les rencontre souvent dans des urines très-foncées en couleur, ils sont très-rarement colorés eux-mêmes. Ils sont insolubles dans l'eau froide et chaude, dans l'urine chauffée, dans l'acide acétique, dans l'ammoniaque, dans l'acide nitrique étendu. Ils se dissolvent au contraire sans effervescence dans les acides azotique et chlorhydrique assez concentrés.

Il n'y a guère que le chlorure de sodium et certains cristaux de phosphate ammoniaco-magnésien neutre qui, par leurs formes, se rapprochent des octaèdres d'oxalate calcaire. Or il sera facile de lever tous les doutes en opérant sous le microscope. On fera tomber, entre les deux lamelles de verre, une goutte d'acide acétique, et l'on verra disparaître immédiatement les cristaux de sel marin et ceux de phosphate ammoniaco-magnésien, tandis que les octaèdres d'oxalate de chaux resteront parfaitement inaltérables. Si l'on avait à sa disposition assez de cette poudre cristalline, on la chaufferait sur une lame de platine, et en la traitant alors par un acide, on la verrait se dissoudre avec effervescence. C'est l'oxalate de chaux qui se transforme en carbonate, et si l'on élève davantage la température, les petits octaèdres d'oxalate calcaire se transforment en chaux vive, ce dont on s'assure en les humectant avec de l'eau distillée, quand ils sont refroidis, et en plongeant dans cette eau un papier de tournesol rouge, qui est immédiatement ramené au bleu.

Il y a des cristaux d'oxalate de chaux qui ne sont point des octaèdres, mais qui pourtant en dérivent. Ce sont des prismes à quatre pans, terminés par deux pyramides opposées, et à quatre faces qui font suite aux côtés du prisme. On peut se faire une idée de la forme de ces cristaux en concevant une figure formée par un octaèdre dont les deux pyramides seraient séparées par un cube interposé à leurs bases.

Ces cristaux sont toujours très-petits ; ils ont généralement 8 millièmes de millimètre de longueur, et à peu près quatre millièmes de millimètre de largeur.

Si on les fait rouler sous le microscope, il arrive que quelques-uns d'entre eux, se plaçant sur l'un de leurs sommets, présentent l'autre à l'œil de l'observateur ; dans cette position, ils ont exactement l'apparence de cristaux octaédriques, placés dans une position analogue ; mais lorsqu'ils retombent et se couchent sur l'une de leurs faces, on les voit perdre l'apparence octaédrique.

M. Davaine a eu occasion d'observer cette forme cristalline particulière de l'oxalate de chaux, chez un malade atteint de gravelle oxalique et dont l'urine contenait beaucoup de cristaux d'oxalate de chaux octaédriques.

Golding Bird a décrit sous le nom de cristaux en sablier (*dumb-bell*) ou en forme d'*haltères* des cristaux qui ressemblent le plus souvent à deux reins opposés par leur concavité ; ils sont quelquefois si étroitement réunis qu'ils paraissent circulaires. Leur surface est finement striée, et ils sont probablement produits par l'accolement de menues aiguilles, présentant une structure analogue à celle des amas cristallins sphéroïdaux ou *en sablier* (fig. 16) de carbonate de chaux. Bird décrit encore, comme des modifications de ces cristaux, de simples lames ovales, dans lesquelles il n'a pu apercevoir ni stries, ni apparence de structure, jusqu'à ce qu'elles fussent examinées avec la lumière polarisée. Dans quelques-uns de ces cristaux, il a pu découvrir une sorte de noyau. Le carbonate de chaux présente aussi parfois des formes analogues (1). Les cristaux en sablier existent rarement seuls dans une urine ; ils sont ordinairement mélangés aux octaèdres ordinaires, qui finissent souvent par les remplacer tout à fait.

____

(1) Voyez *Chimie anatomique*. Paris, 1853, in-8°, t. II, et atlas, pl. V, *m*, *n*, *p*, *q*, *r*, *t*.

Sédiments de carbonate de chaux.

Le carbonate de chaux ne compose jamais à lui seul des sédiments, mais il accompagne souvent, dans les urines alcalines, le phosphate ammoniaco-magnésien, le mucus et le pus, dans les cas de catarrhe vésical chronique particulièrement. Il est toujours en petite quantité.

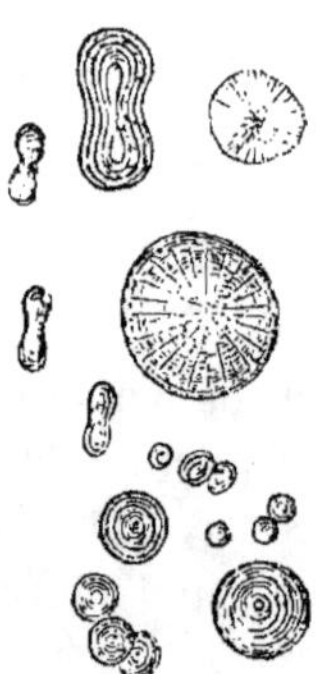

Fig. 16. — Groupes cristallins de carbonate de chaux de l'urine du cheval.

On reconnaît facilement, sous le microscope, les grains noirs ou jaunâtres très-foncés qu'il forme (fig. 16). Ils sont isolés ou réunis au nombre de deux ou davantage et ils constituent alors parfois des plaques larges de plusieurs centièmes de millimètre. Isolés, ils mesurent de 5 à 20 millièmes de millimètre. Ils sont striés du centre vers la périphérie. Quelques-uns de ces grains sont quelquefois en forme d'haltères (1). Ils se dissolvent au contact des acides avec dégagement de gaz et en laissant une gangue homogène, conservant la forme des grains.

Sédiments de phosphate de chaux.

Le *phosphate de chaux des os* se rencontre ordinairement en grains amorphes microscopiques. Il constitue un sédiment blanchâtre, grisâtre ou aunâtre, se dissolvant lentement dans les acides, sans donner d'acide urique, à moins d'être mêlé aux urates, ni de gaz carbonique. Sa présence coïncide souvent avec celle de calculs de même espèce.

Il est fréquemment, mais non toujours, associé au phosphate ammoniaco-magnésien dans les urines alcalines et au carbonate de chaux. C'est en effet dans les affections qui amènent un état alcalin de l'urine

____

(1) Voyez *Chimie anatomique*, t. II, et atlas, pl. III, fig. 2.

qu'on voit se précipiter ce sel ; telles sont l'ostéomalacie, diverses maladies de la moelle épinière, les altérations de la muqueuse vésicale, ses
fongus papilliformes, etc... Cette variété de sédiment est une des plus
rares.

Parfois, surtout après quelques jours de repos de l'urine, le dépôt de
phosphate de chaux est composé de petites sphères foncées, striées en
rayonnant à partir du centre; d'autres fois ce sont des amas en forme
de sablier ou d'*haltères*, dont les deux portions renflées sont striées
en rayonnant à partir de la portion médiane rétrécie.

Le carbonate de chaux qui l'accompagne souvent, mais toujours en
petite quantité se dissout rapidement dans les acides, avec un dégagement
de gaz que ne donnent pas les grains de phosphate.

Sédiments de phosphate ammoniaco-magnésien.

Le *phosphate ammoniaco-magnésien*, qui se montre en petite quantité
normalement chez quelques personnes, dans les urines acides, neutres
ou alcalines, peut se produire et se déposer abondamment chez les para-
plégiques, dans certains cas morbides d'altération du rein par des calculs,

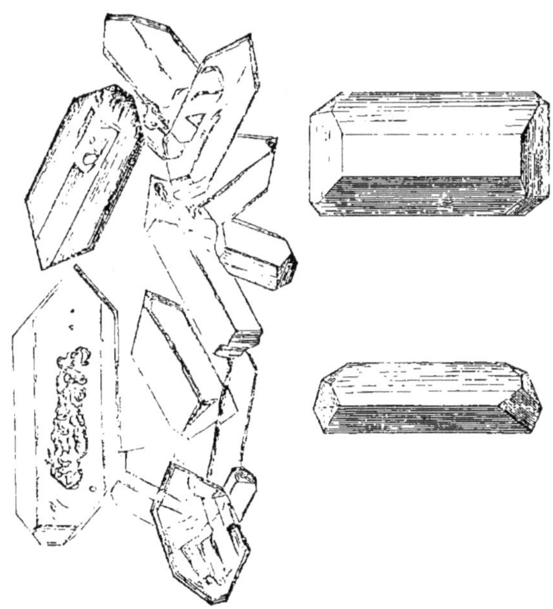

Fig. 17.— Phosphate ammoniaco-magnésien.

ou dans quelques circonstances moins graves, rendant les urines alcalines.
Ses dépôts abondants ressemblent beaucoup à ceux du pus, tant qu'on

se borne à les examiner à l'œil nu. Ils composent parfois une couche épaisse d'un centimètre et plus, blanche ou d'un blanc jaunâtre, se dissociant facilement par l'agitation du liquide qu'elle trouble.

Indépendamment de la forme si caractéristique de ses cristaux (fig. 17), on le distingue encore à ce que ceux-ci se dissolvent facilement, sans dégagement de gaz, au contact de l'acide acétique, même étendu, sans donner lieu à la formation de cristaux d'acide urique.

Mais il importe de savoir que les sédiments finement grenus d'urates alcalins blanchâtres accompagnent souvent ce phosphate.

Les grains amorphes ou en sablier du phosphate de chaux se dissolvent aussi dans cet acide, mais bien plus lentement que ceux du phosphate ammoniaco-magnésien.

Les grains arrondis de carbonate de chaux se dissolvent aussi vite que les cristaux de phosphate ammoniaco-magnésien, mais avec dégagement de bulles de gaz qui semblent suinter de la surface de ces globules calcaires foncés.

Les urines alcalines ammoniacales laissant déposer ce sel sont ordinairement d'un jaune pâle plus ou moins riches en mucus ou flocons finement grenus sous le microscope. Par le repos, ce dernier forme souvent une couche au fond du vase, couche à la surface de laquelle est superposé le phosphate ammoniaco-magnésien, qui, ainsi mélangé au mucus, forme un sédiment blanchâtre ressemblant à du pus.

Indépendamment du phosphate et du carbonate calcaires qui s'y trouvent parfois en même temps, mais en petite proportion, il y a souvent des globules de pus, qui ne sont pas toujours nombreux, et des cellules épithéliales.

Ce sel et le précédent, accompagnés d'urates alcalins qui parfois prédominent, concourent à former les incrustations de la face interne de la vessie ou des épithéliomas papilliformes végétants (fongus) du bas-fond de cet organe; incrustations qui peuvent arriver à constituer une couche friable, mais épaisse de un ou plusieurs millimètres à la surface de toute la muqueuse.

Sédiments de cystine.

La cystine en raison de son insolubilité forme parfois la partie principale ou du moins une portion importante de sédiments peu épais, grisâtres ou blanchâtres, que donne l'urine de quelques sujets ayant ou non des graviers ou des calculs de cystine. Elle est accompagnée ordinairement de granules d'urates alcalins, parfois d'acide urique, avec ou sans globules de pus. Elle est facilement reconnaissable par la forme de ses cristaux, qui sont des lamelles hexagonales ou des prismes à six pans, réfractant fortement la lumière (fig. 18), tout à fait incolores et solubles dans l'ammoniaque, sous les yeux de l'observateur, ce que ne fait pas l'acide urique.

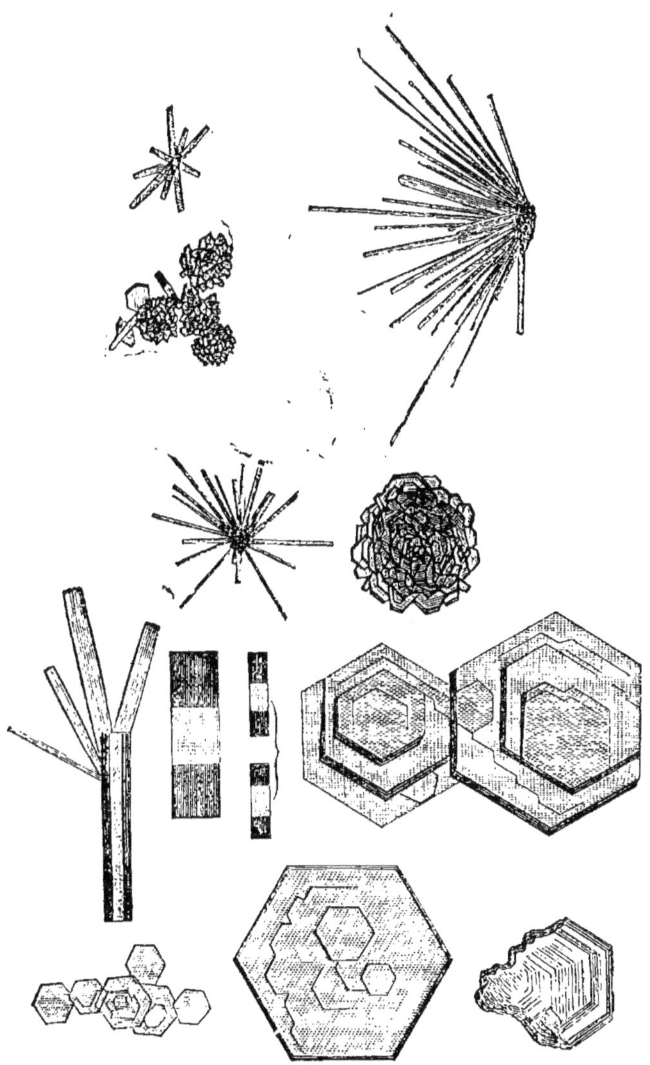

Fig. 18. — Cristaux de cystine.

C'est là une forme de sédiments des plus rares, sinon celle qui l'est le plus.

B.—Altérations de l'urine par des principes de l'économie qui ne sont pas excrétés normalement par le rein.

Signalons actuellement les altérations de l'urine dues au passage au travers du rein de principes qui ne se trouvent pas habituellement dans l'urine, bien que normalement ils prennent part à la constitution du sang.

Les premiers à étudier sont les principes de la deuxième classe, et parmi eux le sucre en particulier. Quant aux principes graisseux, nous verrons plus loin pourquoi il n'y a pas encore lieu d'en parler ici.

De la glycose dans les urines.

G. Harley a démontré que l'injection de substances irritantes dans le système de la veine porte amène l'apparition du sucre dans les urines, ce qui peut expliquer le diabète qu'on voit parfois survenir chez ceux qui abusent des liqueurs alcooliques.

Charcot, Vulpian, Philippeaux, Guéneau, Prout, ont signalé des diabètes passagers liés à la production d'anthrax, de phlegmons diffus, quoique la plupart des auteurs n'aient pas pu examiner l'urine avant le début de ces affections. Les cas de variole dont Guéneau a examiné les urines avant, pendant et après la période de suppuration, font penser que dans ces cas comme dans l'anthrax, comme dans le phlegmon diffus, l'apparition du sucre est liée étroitement aux phénomènes qui accompagnent la fièvre de suppuration. Beale n'a pas vu le diabète passager se manifester chez les individus soumis à l'éthérisation ou à la chloroformisation. Il dit avoir trouvé de la glycose dans l'urine, dans des cas de pneumonie et de bronchite très-intense, ce qui viendrait corroborer l'opinion de Marianno Semmolo qui l'a trouvée dans les dyspnées brusques.

La glycosurie fugace, temporaire, peut se montrer sous l'influence de causes nombreuses, que ce soit un trouble simple de l'innervation ou bien une cause morbide. La plupart du temps, cette glycosurie disparaît spontanément assez vite. Elle se montre aussi à la suite de troubles graves de la respiration, troubles qui sont survenus brusquement, tandis qu'elle fait défaut dans les dyspnées lentes. Quelques observateurs assurent l'avoir rencontrée dans quelques affections du foie, et aussi consécutivement dans certaines maladies de l'estomac, des ganglions lymphatiques du mésentère.

Pour que le sucre passe dans l'urine (*diabète*), il faut qu'il y ait excès de ce principe dans le sang ; il y a excès toutes les fois qu'étant produit en quantité plus grande qu'il n'est détruit, il s'accumule dans le plasma.

L'urine des diabétiques est un peu plus claire et plus transparente que l'urine normale ; elle ressemble à une décoction d'orge. Quelquefois elle a une odeur particulière, qui a été comparée à celle des violettes. Elle a une saveur douce, sucrée ; parfois elle est insipide, cela tient à l'union du sucre de diabète avec le chlorure de sodium. L'urine diabétique, évaporée lentement au soleil ou au bain de sable, devient sirupeuse, collante au doigt comme le sirop ordinaire, en même temps que sa couleur passe au jaune foncé. Elle laisse sur les objets sur lesquels elle s'est desséchée des taches d'aspect sirupeux, ou brillants comme de la gomme sèche. Elle a toujours une densité plus grande que celle de l'urine ordinaire ; aussi l'aréomètre est-il un moyen précieux qui, à lui seul, peut donner, sinon la certitude, du moins des soupçons sur la présence du sucre dans l'urine. Dans l'urine ordinaire, l'aréomètre marque en moyenne 1,018 degrés ; tandis que dans l'urine diabétique, il oscille entre 1,020 et 1,047 ou même 1,060 degrés.

Les urines diabétiques dévient, à droite, la lumière polarisée. Non-seulement Biot a donné, par la découverte de ce fait, la possibilité de constater la présence du sucre dans l'urine, mais encore de le doser, en établissant que la déviation est proportionnelle à la quantité de sucre dissous.

L'urine diabétique est presque toujours acide après son émission ; quelquefois on la trouve neutre, mais l'alcalinité est un fait rare et exceptionnel. Son caractère chimique le plus important est la présence de la glycose en quantité souvent considérable. La proportion de sucre dans cette urine est sujette à de nombreuses variations ; elle peut s'élever jusqu'à 130 pour 1000 ; ordinairement, elle est plus considérable quelques heures après le repas.

L'urée s'y trouve en quantité normale ; souvent même elle existe en plus grande proportion en raison du régime animal que presque tous les malades sont obligés de suivre. Quant à l'acide urique, on le voit assez souvent en plus grande quantité dans l'urine diabétique que dans l'urine normale.

Pour constater la présence du sucre dans les urines, on fait usage de divers procédés que le temps ne me permet pas de décrire. Du reste je sais qu'ils vous ont été décrits dans le cours de chimie avec démonstrations à l'appui, et tous les ouvrages de chimie et de pathologie que vous avez entre les mains les font connaître. J'ai, du reste, traité assez longuement ce sujet devant vous, dans la première partie de ce semestre (1).

(1) Voyez *Chimie anatomique*, t. 1, p. 432, et t. III, p. 560.

De l'albumine dans les urines.

Examinons maintenant l'état des urines contenant des principes de la troisième classe ou substances organiques coagulables.

Nous devons parler en premier lieu de l'albumine. Elle peut se montrer dans l'urine dans des conditions très-diverses, que je n'ai pas à énumérer ici. Je noterai seulement que lorsque le rein, les uretères ou la vessie sont enflammés, l'urine devient albumineuse comme le sérum du pus, en même temps que les leucocytes la troublent et lui donnent l'aspect purulent.

Le *sang* en passant dans l'urine entraîne également une certaine quantité d'albumine du sérum. L'urine alors prend une teinte sanguinolente, elle est souvent alcaline, et l'on y voit, à l'aide du microscope, les globules du sang.

L'albumine peut passer seule des vaisseaux dans des urines présentant toutes les apparences possibles, et chez des gens qui n'offrent aucun phénomène morbide, mais c'est dans la maladie de Bright ou néphrite albumineuse que sa présence dans ce fluide est un fait général, constant, qui ne présente pas d'exceptions. Les urines, dans la *néphrite albumineuse*, contiennent cependant presque toujours des globules de sang en petite quantité, principalement dans la forme aiguë et elles ont alors une teinte un peu brune. Les globules sanguins, vus au microscope, sont presque tous légèrement dentelés; on trouve parfois aussi dans ces urines un dépôt épithélial et muqueux qui leur donne l'aspect du bouillon sale. Les urines peuvent présenter cet aspect pendant tout le cours de la maladie.

Généralement leur couleur est pâle verdâtre. Leur densité est notablement diminuée et varie souvent entre 1006 et 1014 ou en moyenne 1011. Ce caractère a été signalé dès l'origine par Bright, Christison, M. Rayer, et a été l'un des premiers signes physiques bien connus de l'albuminurie. Le microscope permet de voir souvent, dans l'urine albumineuse, des filaments cylindriques provenant des tubes urinifères, et dont nous aurons à parler plus tard.

Les différentes méthodes employées pour déceler la présence de l'albumine dans l'urine sont fondées sur le fait de la coagulation de cette substance par la chaleur, l'alcool ou l'acide azotique. Il faut y ajouter la polarimétrie.

La *chaleur* est un excellent moyen de déceler la présence de l'albumine, qui se coagule à $+ 65°$. Néanmoins il est préférable d'élever la température jusqu'à l'ébullition du liquide. L'alcalinité de l'urine peut masquer la présence de l'albumine, il n'en est plus de même si le liquide est neutre.

L'*acide nitrique* précipite l'albumine, mais il précipite aussi de l'acide urique, qu'il faut distinguer ; ce produit se redissout par l'action de la chaleur et l'examen au microscope le fait reconnaître aisément. Les urates se dissolvent à 40°. Il est donc utile d'employer à la fois la chaleur et les acides dans la recherche de l'albumine.

L'*alcool* peut aussi servir à reconnaître l'albumine dans les urines et même l'albuminose, mais il a l'inconvénient de précipiter aussi le mucus ; si les urines en renferment, il faut alors le séparer préalablement par la filtration.

Le *polarimètre-albuminimètre* imaginé par A. Becquerel est une modification de l'appareil de Mitscherlich, lequel est fondé sur les mêmes principes que le polarimètre de Biot, c'est-à-dire la mesure de la rotation directe (1). Les déviations observées étant proportionnelles aux quantités d'albumine du liquide, on en déduit que chaque minute correspond à 0^{gr},180 d'albumine pure. Si l'on veut calculer la quantité d'albumine que contient un liquide, il faut multiplier le nombre de minutes indiquant la mesure de la déviation à gauche par le nombre 0^{gr},180. Le résultat est la quantité correspondante de l'albumine.

La quantité d'albumine excrétée accidentellement varie, mais peut cependant être appréciée et ramenée à des chiffres moyens. D'après Frerichs (2), la quantité de l'albumine dans l'urine et pesée après dessiccation varie de 2,5 à 15,0 pour 1000. La perte d'albumine, ramenée à l'état sec, est, dans les vingt-quatre heures, dans quelques cas de maladie de Bright, de 6 à 12 grammes. Voici les chiffres donnés par Frerichs, d'après plusieurs observations : 2,74 ; 4,72 ; 5,30 ; 5,96 ; 6,10 ; 6,34 ; 11,80 ; 13,75 ; 15,02. Becquerel a trouvé : 2,5 ; 2,6 ; 3,4 ; 5,9 ; Schmidt : 4,4 ; 9,20 ; 11,0 ; 12,5 ; 12,70 ; 23 8.

La quantité de l'urine est très-diminuée dans certaines formes de la maladie de Bright avec atrophie des reins et ordinairement graves par la rapidité de leur marche. La moyenne serait, en pareil cas, d'environ 700 grammes. (Becquerel, Martin-Solon, Frerichs.)

La *diminution de la quantité d'urée* dans les urines albumineuses a été constatée et paraît être un des caractères habituels de certaines formes de la maladie de Bright. Dans ces cas, l'urée se trouve en quantité plus considérable dans le sang (*urémie*). Cette diminution est très-

---

(1) Becquerel, *Recherches physiologiques et pathologiques sur l'albumine du sang et des divers liquides organiques* (*Archives générales de médecine*, 1850, p. 52, t. XXII).

(2) Frerichs, *Die Bright'sche Nierenkrankheit.* Braunschweig, 1851, in-8, p. 60.

variable. On ne saurait donner le chiffre exact de ces variations. Si l'on s'en rapporte aux tableaux de Becquerel, qui n'a, il est vrai, analysé les urines que dans peu de cas, la proportion de l'urée aurait été, dans l'état sain, d'environ 17 pour 1000, et, chez les albuminuriques, de 11 à 6, 8 et 5 pour 1000. Cette proportion peut varier considérablement suivant les conditions morbides amenant l'*albuminurie*. Vous trouverez surtout, dans l'admirable *Traité des maladies des reins*, nombre de résultats nouveaux alors, signalés partout depuis sans indication de la source à laquelle ils ont été empruntés (1).

Notons ici que dans les cas dits d'*urémie* on ne signale que la non-exosmose dialytique de l'urée et l'accumulation dans le sang de ce principe seul, auquel on attribue tous les symptômes observés. Mais il y a lieu aussi de se préoccuper de l'accumulation dans le plasma des autres principes de la seconde classe ou principes formés par désassimilation (créatine, etc.), et cela particulièrement dans les cas ordinairement graves où les reins très-petits, atrophiés, ne laissent passer que peu d'albumine pour la quantité d'urine rendue, quantité petite elle-même, comme nous venons de le voir.

Je vous ai parlé ailleurs assez longuement des recherches de M. Rayer et d'autres auteurs sur ces diverses questions (2) pour qu'il soit inutile que je vous donne autre chose que le court résumé qui précède.

Variétés d'albuminurie.

D'après Icery (3), l'oxyde de cuivre, tenu en dissolution dans de la potasse caustique, donne lieu, au contact de l'albumine, à une *coloration d'un beau rouge violet, et produit un précipité noir, floconneux, plus ou moins abondant*. Ces deux effets ne se manifestent pas en même temps. La coloration violette apparaît à froid, aussitôt que l'oxyde de cuivre se trouve en présence de l'albumine. Le précipité, au contraire, ne se montre dans une liqueur dont la température est au-dessus de 40° à 50° centigrades qu'au bout de quelques heures, et même alors il est toujours incomplétement formé; mais il suffit, pour déterminer son apparition, de chauffer la liqueur à la flamme de la lampe à alcool pendant une ou deux minutes. Ce précipité, constitué par du sulfure et du phosphure de cuivre, est le résultat de l'action de l'oxyde cuivrique sur le soufre et le phosphore abandonnés par l'albumine, qui, sous l'influence de l'hydrate potassique, se transforme et passe à l'état de protéine. Pour que cette double réaction se produise, il est indispensable

---

(1) Voy. aussi Lorain, *De l'albuminurie*. Paris, 1860, in-8, p. 40 et suiv.
(2) *Chimie anatomique*, t. II, p. 310 à 318.
(3) Icery, *loc. cit.*, 1854, p. 7.

de se servir d'un excès du liquide *alcalino-cuivreux*. Quand le cuivre n'est pas employé en proportion suffisante, la liqueur, d'abord d'une teinte violacée, se décolore peu à peu par la chaleur, et reprend bientôt sa transparence primitive en abandonnant les composés salins formés; il suffit alors d'ajouter une nouvelle quantité du réactif pour lui redonner la couleur qu'elle présentait avant d'être soumise à l'ébullition, et pour compléter la précipitation de tout le soufre et de tout le phosphore de l'albumine. A l'aide de ce réactif, dont l'emploi est d'une extrême facilité, on peut reconnaître, dans un liquide, des traces de matière albumineuse qui auraient échappé à l'action de la chaleur et de l'acide azotique. On le prépare en versant goutte à goutte, dans de la potasse liquide et concentrée, une solution de sel cuivrique, jusqu'à ce qu'on obtienne une liqueur d'une belle nuance bleu foncé.

Afin d'opérer le mélange exact des deux substances et d'éviter la précipitation de l'oxyde de cuivre, il faut, à chaque goutte nouvelle qu'on laisse tomber, agiter vivement le vase qui renferme la dissolution potassique. Le blanc d'œuf, le sérum du sang, l'urine albumineuse de la maladie de Bright et tous les produits de sécrétion normale contenant de l'albumine, fournissent avec la liqueur alcalino-cuivreuse les caractères indiqués plus haut. Mais l'urine albumineuse des femmes enceintes ne donne lieu à aucune modification au contact de ce réactif, bien qu'elle coagule manifestement et abondamment par l'acide azotique et la chaleur. Icery en conclut : 1° que l'*albumine* urinaire n'a pas une composition entièrement semblable à celle de l'albumine du sang; 2° qu'elle ne se présente pas dans tous les cas avec les mêmes caractères chimiques ; 3° que l'albumine rendue sous l'influence de la maladie de Bright accompagnée d'anasarque diffère essentiellement de celle qui est contenue dans l'urine des femmes enceintes ou qui est sécrétée d'une manière accidentelle et passagère; 4° qu'il est toujours possible, par l'inspection seule des urines à l'aide du *réactif spécial* ci-dessus, de distinguer ces deux espèces d'albumines.

L'urine peut devenir temporairement albumineuse, après l'ingestion de plusieurs blancs d'œufs ; mais après cinq à six heures il n'y en a plus, lorsque la quantité ingérée était égale environ à celle que contiennent cinq à six œufs (Cl. Bernard). L'injection dans les veines d'une certaine quantité d'eau, d'albumine d'œuf et même du sérum du même animal rend aussi l'urine albumineuse (Magendie, Kierulf, Cl. Bernard).

Du passage de la fibrine dans l'urine.

Je vous ai déjà parlé des circonstances principales dans lesquelles on trouve de la fibrine dans l'urine et des caractères qu'elle prend alors

(p. 477). Je n'ai donc pas besoin de revenir sur ce sujet. J'ai insisté particulièrement sur l'attention que le médecin devait donner à l'examen de la fibrine à l'état de lambeaux pseudo-membraneux rejetés avec l'urine pendant la cystite cantharidienne et même plusieurs semaines après ; elle montre encore sous le microscope les épithéliums et les leucocytes granuleux ou non, englobés lors de la coagulation de ce principe. Il n'est pas rare de voir ces lambeaux pris pour des fragments de muqueuse ou de produits morbides développés aux dépens de celle-ci, par ceux qui considèrent l'étude méthodique des principes immédiats comme superflue et qui regardent comme caractère essentiel de l'état d'organisation l'aspect strié ou fibrillaire que prennent en se coagulant diverses substances organiques. C'est là une erreur grave en fait et par ses conséquences dans le cas particulier dont je vous parle, contre laquelle j'ai cherché plus d'une fois à vous prévenir (1). Du reste, dans ces circonstances, la fibrine est fournie par les vaisseaux de la paroi des uretères et de la vessie et non par ceux du rein.

J'ajouterai cependant qu'il est des cas d'urine fibrineuse dans lesquels rendue claire elle se prend en une masse gélatineuse tremblottante, incolore ou jaunâtre dont on peut séparer la fibrine à l'aide d'une baguette de verre. Parfois même au bout d'un jour ou deux cette dernière se rétracte assez pour se séparer seule du liquide. Dans l'un et l'autre cas après l'enlèvement de la fibrine, il reste une urine incolore ou jaune pâle, très-transparente, très-albumineuse. La fibrine ainsi enlevée est blanche, élastique, striée sous le microscope ; cet instrument montre qu'elle englobe des hématies retenues en séries ou en petits amas, qui par place seulement sont assez abondantes pour colorer en rose ou en rouge le caillot. L'acide acétique rend cette fibrine homogène, comme dans toutes les autres sortes de caillots fibrineux. Outre les globules sanguins elle renferme parfois des corpuscules grisâtres ou jaunâtres, arrondis ou ovoïdes, finement grenus, non attaqués par l'acide acétique, isolés ou rangés en séries, larges de 1 centième à 1 dixième de millimètre environ. Il m'a été impossible de déterminer nettement l'origine et la nature de ces corpuscules.

Après s'être rétractés au bout d'un jour ou deux de repos et même moins, ces caillots fibrineux blanchâtres ou rosés flottent dans l'urine en prenant parfois une disposition filamenteuse ou celle de vésicules prolongées ou non en filaments et d'un aspect bizarre.

Le caillot est plus volumineux et ne prend pas ces dispositions singulières lorsque l'urine est rejetée assez chargée d'hématies pour être

(1) Voyez aussi *Chimie anatomique*, t. III, p. 227, b.

colorée en rouge, bien que la fibrine en se coagulant lui donne l'aspect gélatiniforme dont j'ai parlé plus haut. Dans ces diverses conditions la fibrine est parfois prise pour du mucus lorsqu'on se borne au simple examen à l'œil nu. Ces formes d'hématuries ne sont pas toujours graves, surtout lorsque la fibrine et l'albumine arrivent seules dans l'urine, les globules restant dans les tubes urinipares qu'ils remplissent ainsi que le montrent les autopsies, lorsqu'on peut en faire après des accidents de ce genre.

Du passage de la matière colorante de la bile dans l'urine.

La biliverdine passe souvent dans l'urine et modifie son aspect de la manière suivante. Celle-ci devient légèrement verdâtre lorsque la matière colorante est peu abondante et quand le liquide est vu en masse à la lumière réfléchie; elle est d'un jaune orangé verdâtre par lumière transmise. Elle peut arriver à être d'un jaune safran, d'un rouge brun ou même d'un brun foncé, d'un brun verdâtre ou même noirâtre lorsque la biliverdine est abondante, comme dans certains cas d'ictère. Mais il est des cas où sans qu'il y ait de la matière colorante biliaire dans l'urine, celle-ci devient très-foncée avec une teinte rouge orangée ou brunâtre ; telles sont les urines de certains emphysémateux, d'individus atteints de dyspnée à la suite de maladies du cœur, etc.

On distinguera toujours facilement les cas précédents de ces derniers dans lesquels l'urine est colorée par sa propre matière colorante en excès accompagnée ou non de sang. L'acide azotique ajouté à l'urine bilieuse, en effet, la fait passer au vert, puis au bleu, au violet et au rouge et peu à peu enfin au jaune sale. Lorsque l'urine est albumineuse et surtout si en même temps elle a été exposée à l'air, le précipité déterminé par l'acide azotique reste d'un vert bleuâtre sans prendre les autres teintes.

Certaines urines ictériques peuvent, soit immédiatement, soit après exposition à l'air, renfermer de la matière colorante biliaire modifiée de telle sorte qu'elle devient tout de suite d'un rouge vif ou rouge de sang au contact de l'acide azotique sans prendre les teintes indiquées plus haut. Les alcalis caustiques et leurs carbonates ne rougissent pas les urines bilieuses comme ils le font pour la matière colorante de la santonine, de la rhubarbe, etc.

Les dépôts d'urate de soude des urines bilieuses sont d'un rouge brique foncé ou d'une teinte rosée vive, qui tranche sur la coloration brune ou verdâtre du liquide. Les épithéliums et les filaments des tubes urinipares qui parfois les accompagnent sont teintés en jaune par la matière colorante biliaire.

C.—Modifications de l'urine par des principes immédiats accidentels.

Examinons maintenant quels sont les corps qui, n'existant normalement ni dans le sang ni dans l'urine, peuvent être rencontrés dans celle-ci lorsqu'ils viennent à être introduits dans le tube digestif, sous la peau, etc.

1° *Matières ingérées qu'on ne peut pas retrouver dans l'urine.* — Ce sont : le plomb, l'alcool, l'éther sulfurique, le camphre, l'huile de Dippel, le musc et les matières odorantes de la cochenille, du tournesol, du vert de vessie et de l'orcanette. Le fer est compris dans cette catégorie d'après Wœhler. Mais Becquerel a constaté qu'une bonne partie du fer administré aux chlorotiques passe par les urines.

2° *Composés que l'on retrouve dans l'urine, mais sous un autre état chimique.* — Ce sont : le cyanure ferrico-potassique, converti en cyanure ferroso-potassique ; les tartrates, citrates, malates, acétates de potasse convertis en carbonates ; le sulfhydrate de potasse converti en sulfate. Le soufre passe dans l'urine à l'état de sulfates et de sulfures ; l'iode à celui d'iodures, l'iodure de potassium y passe sans changements ; les acides oxalique, tartrique, gallique, succinique et benzoïque, à celui d'oxalates, de tartrates, de gallates, succinates et benzoates (Wœhler).

Ingérée en grande quantité (5 à 6 grammes) par des hommes, l'*alloxantine* n'a pas été retrouvée comme telle dans l'urine. L'alloxane elle-même n'a pu y être signalée. L'urine rendue après était très-riche en urée, et par conséquent il est présumable qu'il y a eu transformation de l'alloxantine en cette substance.

Trois grammes d'*urée* administrés à un homme, ne se sont pas, comme on le présumait, transformés en carbonate d'ammoniaque. L'urine est restée acide comme auparavant et l'urée en a été séparée sans altération.

L'acide benzoïque fait reprendre à l'urine alcaline sa réaction acide, suivant Ure, en passant dans l'économie à l'état d'acide hippurique ; c'est de la sorte qu'il empêche le dépôt des phosphates terreux. L'acide nitro-benzoïque ingéré dans l'estomac se retrouve dans l'urine, mais à l'état d'acide nitro-hippurique (Wœhler et Frerichs, 1848).

3° *Matières que l'on retrouve dans l'urine sans qu'elles aient subi le moindre changement.* — Ce sont : les carbonate, chlorate, azotate, sulfate de potasse, sulfure de potassium (en partie décomposé), cyanure jaune ferroso-potassique, borate de soude, chlorure de baryum, silicate de potasse, tartrate ferrico-potassique ; beaucoup de matières colorantes, comme celles des corps suivants : sulfate d'indigo, gomme-gutte, rhubarbe, garance, bois de Campêche, betteraves, baies d'airelle, mûres, merises; beaucoup de matières odorantes en partie altérées, l'essence de térébenthine qui sent alors la violette, les principes odorants du genièvre, de la valériane, de l'asa fœtida, de l'ail, du castoréum, du safran, de l'opium et les principes stupéfiants du bolet des Kamtschadales. Orfila a constaté le passage de l'arsenic et de l'antimoine; il s'opère même très-rapidement, et c'est par la voie de l'excrétion rénale qu'a lieu surtout l'élimination de ces deux métaux (1). Cantu a trouvé le mercure dans l'urine, et Quevenne le sulfate de quinine. Wœhler appelle aussi l'attention sur une circonstance importante : c'est que les sels qui sont éliminés par l'urine activent aussi, pour la plupart, la production de ce liquide.

Aux principes immédiats accidentels précédemment indiqués, il faut ajouter encore l'alcool qui, introduit dans le sang par absorption intestitinale, se fixe en partie au cerveau et au foie, surtout pour être éliminé ensuite peu à peu, sans préjudice pour la plus grande portion qui est excrétée plus promptement surtout par le rein et aussi par la peau et le poumon. L'alcool ingéré est ainsi éliminé en totalité et en nature, et se retrouve dans l'urine comme dans l'exhalation pulmonaire, etc., de sorte qu'il ne peut être considéré comme un aliment (Lallemand, Perrin et Duroy), ni surtout comme un aliment dit *respiratoire*, c'est-à-dire destiné à être brûlé par combustion respiratoire.

Le passage de l'alcool dans l'urine par le rein ne modifie pas sensiblement la composition de l'urine en ce qui concerne l'urée ; mais le rein sécrète davantage sous son influence.

L'analyse démontre qu'après l'usage de l'alcool il y a moins d'acide carbonique exhalé qu'avant. Elle montre aussi qu'il n'existe dans le sang aucun produit intermédiaire de transformation, tel que l'aldéhyde, l'acide acétique, ni aucune combinaison spéciale plus riche en acide carbonique, dont la présence pourrait expliquer jusqu'à un certain point la fixation de l'oxygène du sang, et partant la diminution dans l'élimination de l'acide carbonique. Il demeure donc établi que l'usage des boissons alcooliques, par cela qu'il s'accompagne d'une diminution dans l'exhalation d'acide carbonique, ralentit dans la même mesure l'activité de la production de la chaleur animale (2) ; fait qu'il ne faut pas confondre avec les changements apportés dans la distribution de celle-ci par le sang, comme conséquence de l'augmentation du nombre des battements du cœur causée par l'alcool.

(1) Voy. A. F. Orfila, *De l'élimination des poisons*, thèse de Paris, 1852, in-4.
(2) Perrin, *De l'influence des boissons alcooliques*. Paris, 1864, in-8, p. 34.

De la rapidité avec laquelle les principes immédiats accidentels passent du tube digestif dans l'excrétion urinaire.

Suivant Westrumb, deux ou dix minutes sont suffisantes pour que le cyanure de potassium passe dans l'urine. Stelberger a fait chez un enfant, atteint d'inversion de la vessie, des expériences sur le temps que diverses substances mettent à effectuer le passage : la garance et l'indigo annonçaient leur présence dans l'urine en quinze minutes, la rhubarbe et l'acide gallique en vingt, le bois de Campêche en vingt-cinq, le principe colorant de l'airelle en trente, celui des merises et le principe astringent de la busserole en quarante-cinq, la pulpe de casse en cinquante-cinq, le cyanure ferroso-potassique en soixante, le rob de sureau en soixante-quinze minutes.

Toutes ces substances commencèrent à diminuer dans l'urine : la garance au bout d'une heure et un quart, la teinture de rhubarbe au bout d'une heure et un tiers, la busserolle au bout d'une heure et trois quarts, l'airelle au bout de deux heures, l'acide gallique au bout de deux heures et demie, la casse au bout de quatre heures. Elles disparurent tout à fait de l'urine, le cyanure ferroso-potassique au bout de quatre heures moins un quart, l'indigo au bout de quatre heures et demie, la rhubarbe au bout de six heures vingt minutes, le bois de Campêche au bout de sept heures et un quart, la busserole au bout de sept heures vingt minutes, l'airelle au bout de neuf heures et un quart, la garance au bout de neuf heures, l'acide gallique au bout de onze, la casse au bout de vingt-quatre heures.

Lorsqu'une certaine quantité d'iodure de potassium est arrivée dans le sang, on observe bientôt le passage de cette substance dans la salive et dans l'urine. Mais, dès le lendemain, cette dernière n'en offre plus de traces, et l'on pourrait croire alors qu'il n'en existe plus dans l'organisme. On se tromperait évidemment, car il y en a encore dans le sang une certaine quantité, trop faible pour passer dans l'urine, mais pouvant encore se manifester dans le liquide parotidien où on le constate toujours. Il résulte de cela que l'iodure de potassium peut séjourner dans l'organisme pendant très-longtemps après l'ingestion de cette substance. En effet, les glandes salivaires rapportent ce sel dans le canal, font qu'il se trouve incessamment soumis à une nouvelle absorption qui le ramène toujours au même point, et qui le fait circuler ainsi presque indéfiniment entre l'estomac et les glandes salivaires. C'est ainsi que M. Cl. Bernard en a constaté dans ces organes au moins trois semaines après que les urines n'en présentaient plus la moindre trace (1853).

D. — Sédiments dus à l'augmentation de quantité de certaines parties constituantes de l'appareil urinaire.

Bien que l'étude des sédiments urinaires ait été le sujet d'un très-grand nombre de travaux, parfois elle n'a pas conduit aux résultats pratiques ou scientifiques qu'on en attendait, parce qu'on étudiait les sédiments en eux-mêmes, tandis qu'ils sont un résultat de divers phénomènes physiologiques dont on ne s'est occupé qu'indirectement. Ces dépôts, comme nous l'avons vu, ne se composant pas d'espèces à part de principes immédiats ou d'éléments anatomiques, ni de principes et d'éléments exclusivement propres à l'urine, ne peuvent pas non plus être classés à part, indépendamment de leur origine ou de leur point de départ.

L'urine tient normalement en suspension : 1° un peu de *mucus vésical*, produit naturellement par la vessie ; 2° quelques *cellules épithéliales* pavimenteuses englobées dans ce mucus venant de la vessie et de l'urèthre, avec ou sans *épithélium nucléaire vésical* ; 3° souvent des *leucocytes*, en très-petit nombre, remarquables par leur *petit volume*, mêlés aux cellules épithéliales, ou composant de petits filaments blancs par accumulation et empâtement dans de petits faisceaux de mucus dense et finement strié concrété dans les plis de l'urèthre. Ces divers éléments se retrouvent dans tous les autres dépôts urinaires, en quantité variable selon leur nature ; l'exagération de leur quantité caractérise certaines maladies et quelques espèces distinctes de dépôts.

Je devrais décrire en premier lieu les filaments blanchâtres à peine visibles à l'œil nu ou même invisibles qui se forment dans les replis de la muqueuse du canal de l'urèthre et sont rejetés avec les premières gouttes d'urine, surtout pendant la durée des blennorrhagies et dans les premières semaines qui suivent sa guérison ; mais ce que je vous en ai déjà dit plus haut (p. 380-381) suffit pour que vous puissiez facilement les reconnaître.

J'ajouterai seulement qu'ils n'englobent pas ordinairement des spermatozoïdes ; ce sont plus souvent des leucocytes disposés en amas serrés et quelques cellules épithéliales qui les rendent opalins, grisâtres ou blancs. Ils sont ordinairement finement striés dans le sens de leur longueur, et ils le deviennent encore davantage au contact de l'acide acétique.

Les *dépôts muqueux* varient d'aspect depuis l'état nuageux jusqu'à celui de flocons ou même de matière en masse visqueuse, dense, tenace, comme certains crachats dits d'aspect de *gomme en gelée*. Ils peuvent être plus ou moins transparents, selon la quantité de globules de pus et de cellules épithéliales, granuleux ou non, qu'ils entraînent.

Malgré leur fréquence et les variétés d'aspect, de quantité, de consistance, etc., qu'ils présentent d'un cas à l'autre des diverses formes de catarrhe vésical, le temps me force à ne pas m'étendre davantage sur ce sujet. Du reste, ce que je vous en ai dit précédemment (p. 476 et 697), suffira pour vous mettre à portée de les distinguer des autres variétés de dépôts tels que ceux que forme la fibrine (p. 722).

Des sédiments épithéliaux.

L'épithélium du rein et celui des bassinets seront toujours cités par les anatomistes comme exemples de la réunion en un seul point et parfois en suspension dans le même liquide du plus grand nombre de variétés d'épithélium qu'on puisse songer à examiner simultanément.

Sur les sujets morts de maladies autres que celles des reins, on trouve en effet, dans les calices et les uretères :

1° Des épithéliums nucléaires sphériques ou ovoïdes ;

2° Des cellules épithéliales sphériques à un ou à deux noyaux (quelquefois même trois ou quatre, volumineux ou non) ;

3° Des cellules prismatiques, soit d'égal volume aux deux bouts, soit courtes, triangulaires, soit allongées, mais ayant une extrémité mince, effilée, plus ou moins longue, filamenteuse, terminée en pointe aiguë ;

4° Des cellules pavimenteuses à angles aigus ou mousses, ayant 1 ou 2 centièmes de millimètre de large, ou atteignant 5 à 6 centièmes et même plus dans un ou deux sens. C'est à cette variété de cellules qu'il faut rattacher celles qui sont tantôt larges, tantôt étroites au niveau du nucléus, et qui se terminent en pointe plus ou moins allongée à leurs deux extrémités, de manière à prendre la forme d'un fuseau et à ressembler, au premier coup d'œil, aux corps fibro-plastiques fusiformes. Tantôt c'est l'une de ces variétés qui prédomine sur les autres, tantôt c'est une autre variété ; mais toutefois, en général, la variété pavimenteuse l'emporte en quantité, et la variété nucléaire est la moins abondante.

On ne peut saisir les conditions qui déterminent ces particularités ; cependant toutes les fois que le rein, au lieu d'être ferme, rénitent, élastique, est mou, s'affaisse en quelque sorte sous son propre poids, comme dans certaines formes de fièvres puerpérales, etc., la variété nucléaire est plus abondante qu'à l'ordinaire, et les cellules, les pavimenteuses surtout, sont plus petites, ont des bords moins nettement déterminés. Beaucoup de cellules ne sont représentées que par un noyau entouré par une masse de matière amorphe, irrégulière, qui l'entoure totalement ou semble seulement appendu à une partie de sa périphérie.

Ce qui donne encore à cette réunion d'épithéliums en suspension

dans l'urine prise sur le cadavre un aspect des plus variés, c'est leur
état de groupement et d'isolement d'une part, et la structure intérieure
de chaque cellule d'autre part. On voit, en effet, beaucoup de fragments
de gaînes épithéliales plus ou moins longues, simples ou bifurquées une
et même plusieurs fois, flottant dans l'urine des bassinets lors même que
le rein a été enlevé avec précaution et sans être comprimé. Tantôt ces
gaînes sont formées d'épithélium nucléaire dont les éléments sont contigus ou, au contraire, séparés par une certaine quantité de matière
amorphe granuleuse, non partagée ou segmentée en cellules. Ceci s'observe surtout dans les cas où il y a eu quelque trouble de la sécrétion
urinaire. Dans les circonstances contraires, les gaînes épithéliales sont
surtout formées de cellules pavimenteuses petites ou de moyen volume,
à noyau volumineux, quelquefois avec nucléole, souvent dépourvues de
celui-ci, et presque toujours très-régulières, fort élégamment disposées.

L'aspect que présente l'ensemble des cellules dans chaque tube ou
sur leurs lambeaux déchirés est souvent modifié par ces changements
séniles ou accidentels (sans être essentiellement morbides) des cellules ; changements désignés sous le nom de *dilatation vésiculiforme*.
On trouve, en effet, des cellules soit isolées, éparses au milieu des
autres, soit groupées en nombre variable, qui sont devenues plus grosses
que celles qui les avoisinent et en même temps claires, limpides, dépourvues complétement ou presque entièrement des granulations grisâtres
dont les cellules normales sont uniformément parsemées. Tantôt leur
noyau conserve son aspect ordinaire ; d'autres fois, bien que rarement,
il a perdu la totalité ou une partie de ces granulations. Lorsque ces cellules ont été isolées par dilacération ou se trouvent seules au milieu des
cellules normales d'une gaîne, elles sont ordinairement sphériques ; si
elles sont réunies en certain nombre, elles sont élégamment polyédriques
par pression réciproque.

Enfin les cellules pavimenteuses, prismatiques ou sphériques, peuvent
offrir un aspect particulier, rare dans les autres régions de l'économie,
par suite de l'accumulation dans leur épaisseur d'une quantité plus ou
moins grande de gouttelettes claires, assez pâles, mais à bords très-nets
et bien marqués, superposées les unes aux autres. Elles sont très-régulièrement sphériques, n'ont pas le pouvoir réfringent des gouttes graisseuses et varient de volume de 1 à 6 millièmes de millimètre.

Elles remplissent quelquefois la totalité d'une cellule, et alors en
masquent le noyau ou l'ont fait disparaître. Le plus souvent elles n'ont
envahi qu'une partie de la masse de la cellule, et laissent encore voir le
noyau. Celui-ci peut, quoique rarement, devenir granuleux lui-même,
mais ce sont des granulations plus petites et plus foncées qu'il renferme.

Cet état des cellules s'observe soit sur celles qui sont réunies en gaînes, et aussi bien déjà sur des sujets de douze à quatorze ans que chez les adultes.

Une dernière particularité que présentent souvent les cellules du rein consiste en la présence dans leur épaisseur de granules d'hématosine. Ces granulations sont rarement arrondies, mais plutôt polyédriques, à angles et arêtes mousses. Elles n'existent le plus souvent qu'en petit nombre dans les cellules, et ne les remplissent pas comme elles le font souvent pour les cellules épithéliales pulmonaires lorsqu'un épanchement sanguin a eu lieu dans cet organe. Elles se distinguent facilement par leur teinte d'un brun rouge foncé à la périphérie, rouge clair au centre et par leur pouvoir réfringent assez considérable. Du reste, le nucléus conserve son aspect ordinaire ; et il est fort rare de voir les cellules distendues ou déformées par suite de ce dépôt accidentel d'hématoïdine dans leur épaisseur.

C'est à ces éléments d'épithélium tenus en suspension, après la mort, par l'urine des bassinets, que celle-ci doit son aspect trouble, pouvant aller jusqu'à prendre la teinte gris jaunâtre du pus, sans qu'il y ait pourtant des leucocytes. Il est commun, du reste, de voir des éléments anatomiques de petit volume, comme diverses espèces de cellules, donner au liquide qui les tient en suspension lorsqu'elles sont en grande quantité une teinte analogue à celle du pus ; souvent on s'exposerait à être induit en erreur lorsqu'on ne tient compte que de l'aspect extérieur dû à la lumière que réfléchissent les éléments anatomiques en suspension, sans recourir à l'examen direct de ceux-ci.

J'ai dû vous signaler l'existence de ces diverses variétés d'épithélium, parce que quelques-unes, devenues ou non granuleuses, se déposent parfois dans l'urine rendue pendant la durée de certaines maladies du rein et des bassinets. La détermination de leur présence dans l'excrétion devient ainsi un moyen aidant au diagnostic du siége du mal, lorsqu'on s'est suffisamment familiarisé avec leur examen comparativement aux éléments de l'épithélium vésical.

Elles prennent, en effet, part à la constitution de divers sédiments, avec des hématies, des leucocytes et du mucus souvent visqueux qui les englobe et qui forme la partie la plus volumineuse du dépôt.

Les gaînes épithéliales des tubes urinipares signalées plus haut, et qu'on trouve fréquemment dans les bassinets sur le cadavre, ou qu'on expulse assez facilement en comprimant le rein pour faire suinter l'urine par les mamelons, se rencontrent quelquefois dans les urines. Leur présence est moins commune que celle des cylindres granuleux, et on ne les trouve qu'en petit nombre. J'en ai observé sur des enfants atteints de scarlatine, mais aussi dans la vessie d'individus morts de pleurésie avec épanchement purulent, de tubercules pulmonaires et de maladies indéterminées ; aussi je crois que leur issue est moins exclusivement liée à la scarlatine, l'érysipèle, etc., que ne semble l'indiquer Lehmann. Funke les a figurées d'après une observation faite dans un cas de fièvre typhoïde. Elles se distinguent facilement des filaments de matière amorphe, soit hyalins peu granuleux, soit très-granuleux, par la disposition polyédrique des cellules juxtaposées, par l'uniformité de l'écartement de leurs noyaux, par la finesse et l'uniformité de volume de leurs granulations. Il arrive quelquefois que les gaînes épithéliales ainsi expulsées contiennent des granulations dans leur cavité centrale, qu'elles sont remplies en un mot par un filament granuleux semblable à ceux qu'on trouve libres. On distingue alors facilement la couche de cellules polyédriques enveloppant le filament granuleux. L'acide acétique gonfle celui-ci et en fait sortir la substance à l'extrémité de la gaîne épithéliale, qui quelquefois se rompt, mais dont en général les cellules sont seulement pâlies, tandis que leur noyau devient très-évident.

Dans les cas de maladies de la vessie, ce sont les épithéliums de sa muqueuse qui, mêlés aux globules sanguins et à des leucocytes, forment des sédiments avec le mucus qui les accompagne. Les épithéliomas papillaires ou végétations fongueuses du col vésical peuvent être reconnus d'après les caractères de cet épithélium, quand ces végétations se détachent de leur surface et forment des sédiments dans l'urine. Les cellules sont tantôt isolées, tantôt encore réunies en lambeaux ou en gaînes papillaires, ayant à l'œil nu l'aspect de petits flocons grisâtres, nageant dans une urine foncée ou sanguinolente. Parfois même on voit en outre des papilles ou des faisceaux de papilles contenant une anse vasculaire et couvertes de leur épithélium. Dans ces conditions, les cellules libres ou juxtaposées sont souvent en partie granuleuses, comme gonflées et sphéroïdales. Beaucoup ont une portion de leur substance superficielle soulevée en ampoule hyaline.

On reste toujours frappé de la rapidité avec laquelle l'urine, à mesure qu'elle est excrétée dans ces cas-là, devient alcaline et de l'intensité de son odeur ammoniacale. Les globules rouges du sang qui se mêlent alors aux épithéliums sont cependant conservés, avec les légères modifications de forme que l'urine leur fait subir, sans être autant gonflés que le sont les leucocytes.

Des sédiments purulents.

J'ai peu de choses à ajouter ici à ce que je vous ai dit à propos du pus en général, rien n'étant plus facile que de distinguer les leucocytes des autres sédiments.

Les *dépôts purulents*, qui, compliquant souvent les précédents, ou *vice versâ*, bien qu'ils puissent exister indépendamment les uns des autres, forment une couche blanche ou jaunâtre qui se sépare nettement au fond du vase. Parfois ils rendent l'urine tout à fait trouble au moment de l'émission. Les premiers se rencontrent dans les affections dites *catarrhes de la vessie;* les seconds indiquent plutôt une pyélite; car, à moins que le rein ne soit distendu ou creusé par quelque calcul, il est rare que ces tubes suppurent, et que par conséquent le pus vienne du rein. Les globules peuvent venir aussi de la vessie enflammée d'une manière intense, mais ils sont habituellement accompagnés de mucus, ou bien ils viennent d'abcès iliaques et rétro-utérins, etc., ouverts dans la vessie. Dans les *dépôts purulents* les leucocytes n'ont plus leur petit volume habituel, mais ils ont pris les caractères des globules du pus phlegmoneux. Il est rare que des dépôts pathologiques précédents ne soient pas accompagnés de quelques gouttes graisseuses éparses.

Lorsque la présence des leucocytes a déterminé le passage de l'urine à l'état ammoniacal, ce qui est fréquent, ils sont gonflés, pâles et montrent un, deux ou trois noyaux avant l'action de tout réactif.

Des filaments granuleux des tubes urinipares et de l'urine.

Il est beaucoup d'individus adultes, quelle que soit la cause de leur mort, chez lesquels on trouve un certain nombre de conduits de la substance tubuleuse du rein dont la cavité est remplie d'une matière amorphe finement granuleuse qui en reproduit la disposition sous forme d'un cylindre demi-solide, friable, ainsi que Henle (1842) l'a signalé d'abord chez les albuminuriques.

Souvent cette matière s'arrête au niveau de la jonction de la substance tubuleuse avec la corticale; d'autres fois, et surtout dans l'albuminurie, les fièvres typhoïde et puerpérale, le choléra, etc., ou même dans d'autres affections, sans que la sécrétion urinaire ait été modifiée en rien, elle se prolonge dans les conduits de la substance corticale. Mais elle ne se voit jamais dans les *glomérules de Malpighi*, ni dans les interstices des tubes du rein; la substance amorphe que l'on trouve quelquefois, surtout à la suite des maladies inflammatoires du rein dans ces régions, est bien différente de celle qui remplit les tubes, tant par sa ténacité que par une moindre quantité de granulations moléculaires.

La matière accumulée dans les tubes du rein sous forme de petits cylindres n'est pas identique dans tous les cas.

A. Elle peut être formée de fines granulations grisâtres, de volume uniforme, généralement peu cohérentes, se dissociant assez facilement. Presque toujours l'épithélium du tube qui renferme ces cylindres finement granuleux est conservé; il présente le plus souvent la forme nucléaire sphérique, ou celle de cellules pavimenteuses très-petites, moins régulières que dans les tubes qui sont vides de cette matière granuleuse. Ordinairement les cellules épithéliales sont en même temps tellement remplies de granulations moléculaires grisâtres, que leur noyau est en grande partie masqué, difficile à voir ou même totalement caché. Dans ce cas, les angles des cellules sont mousses, arrondis, sans que pourtant celles-ci soient plus volumineuses qu'à l'état normal, ou le soient d'une manière très-notable. L'acide acétique pâlit beaucoup ces cellules et les granulations grisâtres qu'elles renferment; mais il attaque moins et ne fait que gonfler un peu la matière que contient la cavité des tubes eux-mêmes.

Cet état des cellules coïncidant avec la présence de matière amorphe dans le canal qu'elles limitent, s'observe ordinairement dans les cas de mort par suite d'éclampsie et quelquefois de choléra. Dans ces circonstances en particulier, on trouve que ce sont les tubes de la substance corticale qui sont tous ou presque tous remplis par ces cylindres finement granuleux et par leurs cellules remplies de granulations grisâtres. Aussi, ordinairement cette substance en reçoit une teinte d'un gris blanc ou d'un blanc jaunâtre, uniforme, mat, qui tranche sur la couleur de la substance tubuleuse. Cette dernière est plus rouge, à peu près semblable à ce qu'elle est à l'état normal, bien que quelquefois elle partage un peu la teinte générale que la substance corticale reçoit de l'accumulation de cette matière amorphe dans tous ou presque tous ses tubes. En outre, on observe que les tubes des pyramides de Ferrein ne sont plus, comme à l'ordinaire, tapissés par un épithélium régulier. La substance qui les remplit est en contact direct avec leur paroi propre, hyaline, homogène comme à l'ordinaire; et dans l'épaisseur de la première, surtout après l'action de l'acide acétique, on aperçoit quelques éléments d'épithélium du rein, généralement en petite quantité.

B. Le plus souvent les tubes du rein sont remplis d'une matière amorphe ordinairement parsemée de granulations, les unes grisâtres, les autres jaunâtres foncées, ayant au plus 3 à 4 millièmes de millimètre et en moyenne 1 à 2 millièmes.

Tandis que les cylindres finement granuleux décrits précédemment se rencontrent rarement dans les urines, sortis des tubes urinifères, ces derniers sont fréquemment expulsés avec elles, et ce sont eux surtout qui ont été décrits souvent au nombre des sédiments urinaires.

Ces cylindres ou filaments sont pleins, et non creux ou tubuleux; ils sont droits ou flexueux, selon leur longueur; cylindriques ou quelquefois resserrés, plus étroits sur un ou deux points de leur étendue, larges de 2 à 3 centièmes de millimètre, rarement 4 centièmes. Leurs extrémités sont ordinairement irrégulières, déchirées; plus rarement l'une d'elles est arrondie, renflée ou non.

Ils se composent d'une substance amorphe, homogène, très-transparente. Le plus souvent cette substance est remplie des granulations signalées plus haut, de manière qu'elles se touchent; le cylindre est alors foncé, peu transparent, ainsi que l'a bien décrit Simon (1). Il est commun de trouver les granulations abondantes, surtout dans la partie centrale du cylindre, de manière à laisser une couche périphérique de matière amorphe épaisse de 2 à 3 millièmes de millimètre, dépourvue de granulations. C'est, je crois, ce qui a fait donner par Simon le nom de *tube* à ces cylindres, et celui de *contenu* de ces tubes aux filaments moins granuleux, moins foncés, dans lesquels les granulations occupent la matière amorphe jusqu'à sa surface même.

A côté de ces cylindres dans lesquels les granulations sont assez uniformément distribuées, quoiqu'elles ne soient pas d'un volume égal, on en trouve quelquefois dans lesquels les granules sont écartés les uns des autres avec de la matière transparente interposée à eux; ou bien ils sont accumulés en quelques points, tandis que le reste du cylindre n'en renfermant pas ou presque pas, reste très-pâle et transparent plus ou moins, selon qu'elles manquent tout à fait ou non.

Cette disposition a été bien décrite par Simon. Il y a même quelquefois des cylindres tellement pauvres en granulations ou qui en sont tellement privés qu'ils sont très-transparents, difficiles à apercevoir, si ce n'est lorsque, pris dans le bassinet, il y a des cellules d'épithélium rénal accumulées autour d'eux, qui les font se dessiner en clair sur le champ opaque et granuleux que représentent les cellules.

Il est probable que ce sont eux que Lehmann considère comme espèce à part qu'il croit être la *membrane propre des tubes urinaires* expulsée. Il les a rencontrés dans l'urine sur des sujets atteints de la forme chronique de la maladie de Bright, avec altération graisseuse du rein (2). Funke les a exactement figurés sous les noms de *cylindres urinaires* et de *corps hyalins en forme de tube*, non

---

(1) Franz Simon, *Ueber eigenthümliche Formen im Harnsediment bei Morbus Brightii* (*Arch. für Anat. und Physiol. von J. Müller*, 1843, p. 28, pl. 2, fig. 4).

(2) Lehmann, *Lehrbuch der physiologischen Chemie.* Leipzig, 1850, in-8, t. II, p. 393. Il décrit trois espèces de filaments dans les urines : 1° les gaînes épithéliales signalées plus haut; 2° les filaments granuleux; 3° les filaments pâles indiqués ici.

plus chez les albuminuriques, mais dans un cas de phthisie aiguë avec tubercules miliaires (1).

Dans l'épaisseur de ces cylindres on trouve presque toujours des noyaux libres d'épithélium rénal, soit finement grenus, soit dépourvus de granulations presque complétement, et alors clairs, transparents. Il y a aussi assez souvent des cellules proprement dites de cet épithélium. Bien que je n'aie jamais vu dans leur épaisseur les globules du sang dont parlent Lehmann et Funke, il est fort possible qu'il s'en trouve quelquefois, puisqu'il n'est pas rare d'y observer des grains d'hématosine, qui seront décrits plus loin.

On y voit, dans quelques circonstances, des leucocytes signalés par Simon sous le nom de *globules de mucus ;* mais l'action de l'acide acétique sur les filaments du rein me porte à croire que lui et ses successeurs ont quelquefois donné ce nom aux épithéliums nucléaires décrits plus haut, car ces derniers sont bien plus fréquents que les leucocytes. L'acide acétique gonfle en effet les cylindres et les pâlit en attaquant une partie de leurs granulations, sans toutefois les faire disparaître. Il met ainsi en évidence des épithéliums nucléaires et même des cellules qui auparavant n'étaient pas visibles. Le contour des noyaux devient plus foncé, et ils sont un peu resserrés par ce réactif; tandis que les leucocytes, lorsqu'il y en a, sont pâlis, et l'on aperçoit alors le noyau ou les deux noyaux qu'ils renferment ordinairement.

Tous ces cylindres granuleux, lorsqu'on les observe dans les tubes urinipares, peuvent être isolés en certain nombre par dilacération, bien que pour la plupart ils restent ordinairement dans la cavité du tube même. On peut constater alors que les cylindres granuleux sont plus petits que les gaînes épithéliales, parce qu'ils en remplissent la cavité. Dans de rares circonstances ordinairement morbides, ou seulement dans un petit nombre de tubes, les cylindres granuleux de la substance corticale sont immédiatement contigus à la paroi propre de ceux-là, sans interposition de l'épithélium. Ce fait est commun dans la substance tubuleuse et peut même, quoique rarement, y être observé dans des conditions normales.

Les filaments ou cylindres remplissant les tubes urinipares dont il est question ici se rencontrent surtout dans la substance tubuleuse; ils s'y

(1) O. Funke, *Atlas der physiologischen Chemie.* Leipzig, 1853, in-8, p. 34. Atlas in-4°, pl. XIV, fig. 2. Il figure les trois formes de filaments décrites par Lehmann. Il ne se prononce pas sur la nature des filaments pâles ; mais l'exactitude de ses figures, faites toutefois à un trop faible grossissement, et les noms qu'il leur donne portent à croire qu'il ne les regarde pas comme des parois propres de tubes urinipares, mais bien pour ce qu'ils sont, c'est-à-dire des filaments contenant surtout de la matière amorphe pâle et fort peu de granulations foncées.

trouvent non-seulement dans des conditions morbides, mais on peut les observer sur des sujets adultes ou de douze à quatorze ans morts de maladies quelconques n'ayant aucunement affecté la sécrétion urinaire. Il est vrai qu'il y a moins de tubes qui en renferment que dans les cas d'albuminurie, de fièvre typhoïde, de choléra, fièvre puerpérale, éclampsie, etc.; mais on les voit dans les tubes du rein des animaux domestiques tués pour l'usage de la viande de boucherie (mouton, bœuf, porc) : on peut donc les considérer comme normaux ou au moins accidentels, sans être morbides à proprement parler. Chez les mammifères domestiques, ils sont toujours plus finement granuleux que dans notre espèce.

Dans un certain nombre d'affections du rein, dans divers empoisonnements avec albuminurie ou non, dans l'empoisonnement par le phosphore, les tubes du rein se remplissent de granulations graisseuses maintenues agglutinées en cylindres par une substance muqueuse hyaline. Cette substance n'est pas albumineuse, contrairement à ce que disent beaucoup d'auteurs, car elle n'est pas gonflée par l'acide acétique ni dissoute comme le coagulum d'albumine. Dans les dépôts urinaires ces cylindres se retrouvent à l'état de fragments plus ou moins longs à extrémités généralement mousses, à contour net, foncés, jaunâtres et grenus dans leur intérieur comme tous les corps riches en granules de graisse. Ces derniers sont sphériques, à contour net, à centre brillant, larges de 2 à 8 millièmes de millimètre, contigus ou un peu écartés, parfois avec eux sont quelques noyaux ou des cellules de l'épithélium rénal. Leur aspect foncé, jaunâtre et grenu les rend faciles à apercevoir dans les dépôts urinaires et les distingue bien des filaments dont je viens de vous parler.

Il arrive quelquefois que l'on trouve à la coupe du rein la substance tubuleuse ou la corticale et plus souvent le niveau de leur jonction parsemés de taches ou de traînées d'un pourpre noirâtre se fondant insensiblement sur les bords avec la substance saine. Lorsqu'on cherche à l'aide du microscope à reconnaître la cause de cette coloration, il est facile de voir qu'elle est due à des granulations d'hématosine amorphe, larges de 1 à 8 millièmes de millimètre environ, éparses dans la substance des cylindres granuleux. Il en existe souvent en même temps dans l'épaisseur des cellules épithéliales, mais en petite quantité dans chaque cellule, et moins que dans les cylindres eux-mêmes.

De l'expulsion des cylindres granuleux avec les urines.

Vous venez de voir que l'accumulation d'une matière amorphe granuleuse, ou de granulations accumulées les unes contre les autres sous forme de cylindre remplissant un certain nombre de tubes urinipares, est un fait normal. S'il est accidentel, il se rencontre trop souvent et dans des circonstances trop variées, et même sans que la sécrétion urinaire soit troublée, pour qu'il soit possib'e de considérer la présence des cylin_ dres comme caractérisant essentiellement un état morbide quelconque.

Leur situation et leur nature montrent que, pour arriver aux bassinets, l'urine doit filtrer en quelque sorte au travers de cette matière amorphe dans les tubes qui en renferment.

Or, leur présence dans l'urine tient à ce qu'il en est quelques-uns d'entraînés de temps à autre, probablement par suite de réplétion et distension d'un tube urinifère par l'urine.

Ce fait est aussi normal que leur présence dans les tubes. Il est peu de sujets, quel que soit leur genre de mort, chez lesquels, si l'on fait deux ou trois préparations de l'urine troublée par les épithéliums en suspension dans les bassinets, on n'observe des cylindres ou fragments de cylindre granuleux plus ou moins longs. Lorsqu'on n'en rencontre pas, il suffit souvent de comprimer le rein pour en faire sortir avec l'urine qu'on voit sourdre par les mamelons du rein. On en trouve aussi quelquefois dans l'urine de la vessie des cadavres, mais plus difficilement que dans les bassinets.

On en rencontre aussi assez fréquemment dans les dépôts rougeâtres d'urate, de soude et d'ammoniaque, communs en hiver ou dans les temps humides, lors même qu'ils ne s'accompagnent d'aucun dérangement de la santé.

Il est vrai, du reste, qu'ils sont rejetés plus abondamment lorsque la sécrétion urinaire ayant été ralentie, comme dans la rougeole, la scarlatine, la fièvre typhoïde, la dysenterie, le choléra, etc., elle vient à reprendre avec une certaine activité lors de la convalescence. Leur expulsion est enfin, à ce qu'il paraît, soumise à des conditions très-variables, car on les observe dans les affections les plus diverses (phthisies, affections aiguës ou chroniques, etc.), et on ne les trouve d'une manière régulière et constante dans aucune maladie, ainsi que l'ont signalé plusieurs observateurs.

Le peu de régularité de leur production dans la maladie de Bright, dont on les a d'abord considérés comme un caractère constant, a déjà été noté, mais toutefois par des auteurs qui ont peut-être exagéré leur rareté (1). Je les ai rencontrés dans diverses sortes de dépôts urinaires, qui m'étaient apportés par des malades se croyant atteints de pertes sémi-

(1) Frick, *Renal affections, their diagnosis and pathology.* Philadelphia, 1850, in-12, p. 82.—Becquerel, *Recherches sur la nature des lésions élémentaires des reins* (*Archives générales de médecine.* Paris, 1855, in-8, t. V, p. 402).

nales, chez d'autres atteints de gravelle urique, chez des diabétiques, etc.

Dans les urines normales, dont j'observais les nubécules après les avoir laissées se déposer et après décantation de la partie claire surnageante, je n'ai pas rencontré les filaments granuleux dont il est ici question. Toutefois je n'ai pas fait d'essais assez nombreux pour dire qu'on ne les trouve pas en dehors de toutes conditions morbides; je suis même porté à croire, d'après la fréquence de leur présence dans les bassinets, indépendamment de toute perturbation de la sécrétion urinaire, que leur issue est tout aussi naturelle que leur production et leur présence dans les tubes urinipares de la substance tubuleuse, chez l'homme et divers animaux domestiques.

De la nature des cylindres ou filaments des tubes urinipares au point de vue de leur composition.

La matière amorphe, qui, dans les filamenuts du rein, est parsemée de granulations moléculaires et englobe des épithéliums, n'a point les caractères de la fibrine. Elle n'est pas striée ou fibrillaire comme la fibrine récemment coagulée; elle n'est pas si finement grenue, ni aussi uniformément granuleuse que la fibrine anciennement coagulée, ayant perdu sa disposition fibrillaire.

On ne comprend vraiment pas qu'une hypothèse aussi peu fondée en fait que celle de la nature fibrineuse de ces filaments et de leur analogie avec les fausses membranes du croup ait pu être émise (Henle, Scherer, Virchow) et adoptée encore récemment (Lehmann, Funke, etc.). Il est probable que, s'ils eussent été observés d'abord dans le rein, tant chez les individus morts sans troubles urinaires que chez les animaux domestiques, dont un grand nombre étaient bien portants, on n'eût point tant insisté sur la prétendue *nature croupale* de ces filaments.

Il serait singulier, en effet, de voir un organe de l'économie produire, dans les conditions les plus diverses, des formations de même nature que les pseudomembranes du croup, qui apparaissent dans des conditions si spéciales.

Ils n'ont également rien de la finesse et de l'uniformité d'aspect granuleux que présente l'albumine coagulée; il ne se trouve, d'autre part, jamais dans le rein une seule des conditions qui amènent la solidification de l'albumine. Aussi l'hypothèse de leur nature albumineuse n'est pas plus fondée que celle de leur nature fibrineuse et croupale.

La substance amorphe, homogène de ces cylindres, avec ses granulations rares ou abondantes, de volume uniforme ou varié, distribuées également ou inégalement, offre les caractères des *substances amorphes* accompagnées de granulations diverses qu'on rencontre sous différentes formes dans un grand nombre de produits de sécrétion et d'excrétion, mais dont la nature dans chaque organe n'est pas encore partout nettement déterminée.

Il faut donc se borner à constater ces analogies, ces conditions d'expulsion normales et morbides, tout en reconnaissant les lacunes qui restent à combler touchant la détermination de la nature de ces corpuscules au point de vue de leur composition immédiate, plutôt que d'émettre des hypothèses qui sont insoutenables devant l'examen et la comparaison des faits les plus élémentaires. Parmi ces lacunes, il faut signaler celle qui concerne le mode de production de cette substance amorphe et des granulations qu'elle englobe.

Il nous reste, pour terminer, à comparer ces cylindres ou filaments soit à la paroi propre hyaline des tubes du rein, soit à la gaîne épithéliale qui tapisse celle-ci et qu'on trouve en effet quelquefois dans l'urine vésicale.

Les filaments des tubes urinipares et des urines, soit granuleux comme à l'ordinaire, soit plus rarement hyalins et transparents, parce qu'ils ne renferment qu'un très-petit nombre de granulations, ne ressemblent en rien à la paroi propre des tubes dont ils sortent. Ils s'en distinguent d'abord par la parfaite transparence et l'homogénéité de la paroi propre des tubes urinipares sans qu'on voie jamais traces de granulations dans leur substance.

En outre, ces tubes s'aplatissent et se plissent ou se recourbent d'une façon toute particulière qu'on n'observe pas sur les filaments; on peut, aussi constater sur les bords de ceux-ci deux lignes très-nettes, parallèles, longitudinales, écartées de 2 à 3 millièmes de millimètre, indiquant l'épaisseur de la paroi propre et se montrant en outre transversalement ou obliquement partout où le tube est plissé. Ce sont là autant de caractères qui n'ont pas d'analogues sur les filaments granuleux. Enfin, l'acide acétique ne dissout ni ne fait disparaître les tubes propres; il ne fait que les pâlir un peu, en rendant aussi plus pâles les bords de leur paroi; tandis qu'il gonfle, pâlit beaucoup et rend presque diffluents les cylindres granuleux.

Tel est l'ensemble des productions qu'on peut voir se former dans les tubes du rein et être expulsées avec les urines, dans le dépôt desquelles on peut les retrouver (1).

(1) Voy. Ch. Robin, *Mémoire sur l'épithélioma des reins, et sur les minces filaments granuleux des tubes urinipares expulsés avec les urines* (*Gazette des hôpitaux.* Paris, 1855, p. 186, 194 et 202).

E. — Des altérations de l'urine par le mélange d'éléments anatomiques étrangers à l'appareil urinaire.

Les dépôts morbides décrits précédemment peuvent être accompagnés de globules sanguins; mais ceux-ci existent fréquemment comme partie principale de dépôts, soit en assez grande quantité pour former une couche au fond du vase, après le repos, soit peu abondants, restant en suspension dans l'urine, qu'ils colorent plus ou moins, et visibles seulement au microscope (albuminurie, etc.). La présence ou l'absence des filaments des tubes urinipares, la nature des épithéliums qui accompagnent les hématies et se déposent dans les urines sanguinolentes permettent souvent de déterminer si le sang vient du rein ou de la muqueuse vésicale.

Du sang dans les urines.

Dans les cas d'hématurie proprement dite, les urines sont d'une couleur rougeâtre ou d'un rouge plus ou moins foncé suivant la quantité de sang qu'elles renferment. Tantôt ce sang y est complétement délayé, et lui donne seulement une teinte analogue à celle de l'eau du pédiluve après une saignée du pied, quelquefois celle d'un rouge noirâtre; tantôt, en même temps aussi, quand l'hémorrhagie a été un peu abondante, le sang peut, comme je l'ai dit plus haut, se présenter à l'état de caillots décolorés ou non, selon le temps qu'ils ont séjourné à l'intérieur des voies urinaires, ou affecter des formes différentes eu égard au lieu où ils se sont formés. Les urines sont presque toujours acides au moment même de leur émission; elles rougissent fortement le papier bleu de tournesol. Dans quelques cas, elles se montrent immédiatement alcalines, mais seulement quand elles contiennent une quantité considérable de sang, et dans ce cas elles présentent une couleur presque noire. Alors même qu'elles sont acides, abandonnées à elles-mêmes, elles deviennent assez promptement alcalines, plus promptement toujours que les urines normales : elles se troublent ou se coagulent par la chaleur, et précipitent par l'acide azotique. Le linge qu'on y trempe prend une couleur rouge dont l'intensité est en rapport avec l'abondance de l'hémorrhagie.

Elles laissent déposer un sédiment rougeâtre composé de mucus et surtout de globules du sang, visibles au moyen du microscope. Ce sédiment ne se dissout pas lorsqu'on l'expose à l'action de la chaleur, ce qui le distingue du sédiment formé par des urates, car celui-ci disparaît, au contraire, lorsqu'on chauffe l'urine refroidie. Il se distingue également bien des urines qu'un sédiment d'urates colorés fait appeler *urines briquetées;* car dans celles-ci l'acide azotique, de même que la chaleur, dissolvent parfaitement le dépôt formé pendant le refroidissement, et de plus elles ne teignent nullement en rouge l'étoffe qu'on y plonge.

L'hématurie endémique des pays chauds est souvent compliquée de gravelle urique. Elle se rencontre bien plus souvent chez l'homme ou l'enfant que chez la femme même, ce qui tient sans doute à une différence très-grande ordinairement dans les habitudes, dans l'hygiène, dans le régime et peut-être aussi dans la rareté relative des affections des voies urinaires chez cette dernière.

Du sang à plasma lactescent dans les urines.

Quand il y a *hématurie avec urines dites chyleuses*, celles-ci se séparent en deux couches. L'une, inférieure, contient du sang; l'autre, supérieure, blanchâtre, d'apparence laiteuse, ou même de couleur rosée, plus ou moins épaisse, comprend quelquefois toute ou presque toute la hauteur du liquide dans le vase qui le renferme. Cette urine blanche est manifestement acide; elle rougit le papier de tournesol. Si on la soumet à l'action de la chaleur, elle donne un coagulum blanc ou blanc jaunâtre; l'acide acétique ne lui fait éprouver aucune espèce de changement, et surtout ne fournit point de grumeaux.

Quand on traite à plusieurs reprises par l'éther sulfurique les urines chyleuses, elles reprennent presque leur apparence normale, c'est-à-dire qu'elles recouvrent leur transparence et présentent à l'œil nu une couleur citrine franche, ou bien encore une teinte rosée, variable quant à son intensité. L'éther s'empare de la matière grasse qui s'y trouve contenue, on la sépare au moyen d'une pipette, ou par la décantation au moyen d'un flacon à tubulure inférieure, on évapore jusqu'à siccité dans une capsule et on laisse refroidir. On obtient un résidu de matière d'un jaune sale tachant le papier à filtre comme le ferait de l'huile. Les urines qui restent après le traitement par l'éther sulfurique présentent tous les caractères des urines albumineuses dans la maladie de Bright; comme ces dernières, elles donnent par la chaleur un coagulum blanc ou jaunâtre; ce coagulum se forme immédiatement, si l'on agit avec de l'acide azotique. Si l'on évapore jusqu'à consistance sirupeuse le liquide restant, et qu'on y ajoute de l'acide azotique, on obtient parfois encore des cristaux de nitrate d'urée.

Ces urines n'ont ni le même aspect ni la même composition à toutes les heures de la journée. Quand l'affection ne présente que peu de gravité, celles du matin, généralement, ont presque les caractères des urines normales; elles sont de couleur citrine sans apparence de cremor à leur surface, bien qu'elles donnent encore un coagulum sensible par la chaleur et l'acide azotique. Ce sont celles du milieu du jour et surtout celles du soir qui présentent manifestement cette couche crémeuse.

On ne confondra jamais ces urines avec les urines purulentes : dans celles-ci, c'est un véritable sédiment bien distinct, d'un blanc mat, qui se forme au fond du vase par le repos, et non un cremor qui surnage. Quand elles sont simplement opalines, elles ont parfois un peu à l'œil nu l'aspect louche que prennent les urines qui au moment de passer à l'état alcalin se remplissent de *Leptothrix* ou de vibrions. L'examen à l'aide du microscope empêchera facilement toute confusion à cet égard.

La chylurie est ordinairement consécutive à l'hématurie proprement dite, simple ou compliquée de gravelle urique. Tantôt on la voit alterner avec le pissement de sang ou bien l'accompagner ; tantôt celui-ci a disparu depuis longtemps déjà, que les urines se montrent laiteuses encore, ou qu'elles le deviennent pour la première fois. La chylurie peut être primitive ou consécutive ; c'est-à-dire qu'elle peut, quoique rarement, survenir spontanément, sans dérangement préalable dans la santé ; mais le plus habituellement pourtant son apparition est précédée de douleurs très-vives, surtout dans les lombes, quelquefois aussi de nausées, moins communément de vomissements. Chez quelques personnes elle donne lieu à de véritables coliques néphrétiques. Quand elle est établie depuis quelque temps, les douleurs disparaissent presque toujours pour ne plus revenir qu'à de longs intervalles, lors de quelque recrudescence par exemple. Il est assez rare que les urines conservent constamment leur apparence laiteuse ; il y a de temps à autre, sinon cessation complète de la maladie, du moins une rémission plus ou moins marquée dans l'abondance de l'émission sanguine et lactescente.

Parfois l'affection est tout à fait bénigne, c'est à peine si l'urine présente un cremor très-mince qui surnage ; il n'y a ni douleur ni difficulté dans la miction, nulle gêne dans quelque fonction que ce soit. Quelquefois, au contraire, l'urine abandonnée à elle-même se sépare en deux couches distinctes, l'inférieure plus ou moins foncée suivant la quantité de sang qu'elle contient ; la supérieure blanchâtre ou rosée, épaisse, comprenant quelquefois la moitié ou plus de la hauteur du liquide ; 'est alors surtout que se montrent les douleurs vives et les coliques néphrétiques. D'autres fois encore l'urine est tellement chargée de cette matière blanche, tellement peu coulante par suite, que le malade éprouve la plus grande difficulté à l'évacuer, et que dans le vase où elle est recueillie elle se prend en une espèce de gelée molle. Ce sont ces deux dernières formes vraiment morbides de la chylurie qui, si l'on ne parvient pas à les enrayer, produisent l'affaiblissement et le marasme des malades. La quantité de graisse retirée à l'aide de l'éther dans ces cas-là peut s'élever jusqu'à près de 40 pour 1000, tandis qu'en général elle n'est que de 3 à 15 pour 1000. Cette matière grasse isolée est neutre, et une partie seulement est soluble dans l'alcool (1).

Qu'elle soit ou non compliquée d'hématurie simple ou avec gravelle urique, la chylurie se rencontre dans l'un et dans l'autre sexe; elle est cependant plus fréquente chez l'homme. Elle se déclare tantôt à un âge, tantôt à un autre, mais presque constamment pourtant plutôt dans l'âge viril qu'à toute autre époque.

L'altération des urines qui les fait dire *urines graisseuses*, *urines laiteuses* ou *chyleuses*, et décrite aussi sous les noms de *chylurie*, de *galacturie*, etc., doit être étudiée à propos du passage du sang dans l'urine. Elle ne constitue en effet qu'une des formes de l'hématurie, forme dans laquelle le plasma sanguin, passant de toutes pièces dans l'urine, dénote sa présence par sa couleur blanche, couleur dont je vous ai indiqué antérieurement les causes (pages 92 à 94, et 117 à 118). Ici seulement cet état laiteux du plasma, au lieu de ne persister que pendant quelques heures de la journée, est devenu accidentellement permanent, excessif et constitue l'état morbide dit *piarrhémie*, dont l'*hématurie graisseuse* est un symptôme, sans qu'il y ait nécessairement maladie du rein. Malgré que souvent la couleur blanche de l'urine masque la couleur rouge des hématies, la coexistence de celles-ci avec la graisse est constante. C'est donc avec raison que cette affection a reçu de M. Rayer le nom d'*hématurie graisseuse* (2), et d'autres auteurs celui d'*hématurie avec urines chyleuses* (3).

Ainsi la coloration blanche de l'urine par la graisse en émulsion tient au passage, dans l'urine, des très-fines gouttes de graisse que le sérum du sang a normalement en suspension, et qui le rendent opalin ou *laiteux* à un certain moment de la digestion. Elle indique un état du foie produisant en excès, et d'une manière continue, les substances qui donnent au sérum du sang son état laiteux (voy. plus haut, p. 118). Les granulations en suspension dans l'*urine laiteuse* sont d'une finesse excessive, trop petites pour paraître jaunes au centre, comme le font les gouttes ordinaires de graisse vues au microscope. Elles sont, par leur aspect tout à fait semblables à celles qu'on trouve dans le sérum du *sang laiteux*.

(1) Voy. sur ces questions, Cl. Bernard et Lecomte, dans Bernard, *Liquides de l'organisme*. Paris, 1859, t. II, p. 143; Beale, *De l'urine*, traduction par Ollivier et Bergeron. Paris, 1865, in-12, p. 319.

(2) Rayer, *Comptes rendus et Mémoires de la Société de biologie*. Paris, 1850, in-8, p. 55.

(3) Voy. particulièrement Juvenot, *Recherches sur l'hématurie endémique dans les climats chauds et sur la chylurie*, thèse de Paris, 1853, in-8, p. 26 à 31.

On a constaté plusieurs fois la coexistence d'un sang à sérum lactescent avec l'état *laiteux* des urines.

Sur les dépôts que forment divers corps de nature organique.

Des produits venant d'autre part que de l'appareil urinaire peuvent être accidentellement versés dans la vessie ou ailleurs, et se mêler à l'urine. Ce sont : 1° le sperme dont je vous ai déjà longuement parlé (p. 382 et suivantes); 2° des *poils* venant de kystes pileux du bassin; 3° des débris de *fœtus* dans certains cas de grossesse *extra-utérine*; 4° des helminthes provenant du rein ou de perforations intestinales. Souvent l'acide urique incruste ces corps étrangers (2°, 3° et 4°).

Le pus d'abcès des ganglions de la fosse iliaque, des ligaments larges, etc., reconnaissable alors au nombre et au volume de ses leucocytes devenus granuleux, ainsi que le contenu de kystes divers, peuvent être versés dans la vessie.

La sarcine (*Merismopœdia* ou *Sarcina ventriculi*), algue microscopique, a été observée non-seulement dans l'urine d'émission, mais encore dans la cavité même de la vessie.

Mon ami le docteur Ordoñez m'a montré sur un malade atteint d'un catarrhe vésical, des urines dont la couleur variait du jaune foncé jusqu'à la teinte acajou très-foncée, et d'une densité de 1018 à 1031. Elles offraient les particularités suivantes : Elles donnaient un dépôt considérable de mucus, avec un grand nombre de leucocytes et de cristaux de phosphate ammoniaco-magnésien. En outre, bien que sensiblement alcalines au moment de leur émission, et le devenant de plus en plus au contact de l'air, elles renfermaient un grand nombre de spores qui donnaient au sédiment une couleur foncée analogue à celle de certains dépôts sanguins. Les spores étaient pour la plupart de la grandeur des globules du sang, mais un certain nombre atteignaient un diamètre de 10 millièmes de millimètre. Elles étaient d'un brun jaunâtre très-foncé comme certaines spores des Ustilaginées, mais elles étaient ovalaires. Leur surface était lisse, sans ponctuations ni réticulations. De plus, ces spores se divisaient très-nettement en deux valves, lorsqu'au bout de quelques jours d'exposition du liquide à l'air, elles venaient à germer. Elles donnaient ainsi naissance à un filament de mycélium incolore, long de un à plusieurs millièmes de millimètre, large de 4 à 6 millièmes.

Depuis 1863, M. Ordoñez m'a montré des préparations faites à l'aide du dépôt de plusieurs urines analogues. Dans l'un de ces cas, on avait diagnostiqué un cancer mélanique auquel on attribuait la coloration particulière des urines. Il s'est assuré directement que cette coloration et les spores coexistaient au moment même de l'émission du liquide.

M. Ordoñez a constaté aussi la présence de Bactéries (*Leptothrix*) dans l'urine, au moment même de la miction, chez trois individus atteints de catarrhe vésical consécutif à un rétrécissement de l'urèthre. L'urine rendue était trouble, d'un jaune-paille; la réaction était légèrement alcaline au moment de l'émission, et devenait rapidement bien plus prononcée. L'aspect trouble était dû à la présence d'un nombre considérable de Bactéries et à des leucocytes. Ces parties étaient peu à peu entraînées par le mucus formant un dépôt abondant avec des cristaux de phosphate ammoniaco-magnésien et des grains sphéroïdaux de carbonates calcaires.

Il faut bien distinguer ces cas-là de ceux dans lesquels des *Leptothrix* semblables aux précédents se développent rapidement en abondance dans les urines, en leur donnant une teinte opalescente ou louche particulière, au moment où elles commencent à devenir opalines ; surtout lorsque rendues neutres elles prennent en peu de temps la première de ces réactions. Quand l'urine acide devient alcaline (voy. p. 638, 649 et 686), ce sont des vibrions, des spores de *Torula*, de la levûre (forme du *mycelium* des *Penicillium*, d'après H. Hoffmann) et des *Leptomitus* fructifiés ou non, et ordinairement plus ou moins ramifiés, qui s'y développent; ils se multiplient à l'exclusion les uns des autres ou non, selon sa composition, la température extérieure, etc.

F. — Des calculs urinaires.

Je n'ai plus à revenir sur ce que je vous ai déjà dit (pages 428 à 437) touchant les conditions qui amènent certains principes immédiats à passer de l'état liquide par dissolution à l'état solide, puis de l'état de particule solide microscopique à l'état de masse entraînant des troubles fonctionnels ou des lésions par dilatation, atrophie et ulcération au fur et à mesure qu'a lieu leur augmentation de volume. Je n'ai rien non plus à ajouter à l'exposé des notions qui lient l'étude des calculs à celle de l'humeur aux dépens de laquelle ils se forment.

Les données auxquelles je fais allusion vous permettront de vous rendre compte facilement des variétés de forme, de volume, de consistance, de couleur et surtout de structure par superposition successive de couches, de même nature ou hétérogènes, que présentent ces concrétions.

On distingue les calculs urinaires en *rénaux*, *urétériques*, *vésicaux* et *uréthraux*, suivant le siége qu'ils occupent. Les calculs urinaires qu'il importe surtout de connaître au point de vue thérapeutique sont, d'une part, ceux des reins, et, d'autre part, ceux de la vessie et de l'urèthre :

les premiers, parce qu'ils sont l'objet d'un traitement médical ; les seconds, parce qu'ils sont l'objet d'un traitement chirurgical.

La grosseur des calculs vésicaux, d'un grand intérêt pour le praticien, varie depuis les plus petites granulations qui sortent avec l'urine, sous la forme de sable, jusqu'à des masses énormes dont le poids s'élève à plusieurs kilogrammes, puisqu'on en cite une qui pesait jusqu'à 3 kilogrammes 900 grammes. Ils ne sont pas toujours solitaires ; quand ils sont multiples, on n'en trouve ordinairement que deux ou trois. Mais on rapporte des cas où leur nombre s'élevait à plusieurs centaines.

En général ovoïdes, ils peuvent affecter les formes les plus bizarres. La plupart sont ternes, quoique lisses ; quelques-uns cependant semblent comme vernis, et sont aussi doux au toucher que l'ivoire. Il y en a qui offrent des aspérités, des tubercules, des épines simples ou rameuses ; les premiers sont ceux qu'on désigne sous le nom de *muraux* ou *muriformes*. Leur dureté présente des différences infinies, depuis une mollesse voisine de l'état pâteux jusqu'à une consistance égale ou même supérieure à celle du marbre. Ils sont tantôt homogènes, tantôt, et le plus souvent, formés de couches disposées concentriquement et d'une épaisseur égale ou non. Ces couches peuvent être toutes de nature semblable, ou être, au contraire, de composition de couleur et de consistance différentes. Elles peuvent être aréolaires, être immédiatement contiguës ou un peu écartées les unes des autres par plaques et après dessiccation, du moins, etc. Toutes ces particularités influent beaucoup sur les caractères extérieurs des calculs et sur ceux dits de structure.

Très-souvent ils se déposent autour d'un corps étranger, qui en constitue le *noyau*. Ce noyau peut être un gravier descendu des reins, du mucus, un caillot de sang, une aiguille, une épingle, une balle de fusil, un fragment d'os, une portion de sonde et de bougie, un morceau de bois, un fétu de paille, une petite masse de charpie, un tuyau de pipe, un tube de verre, un haricot, un pois, des poils, une plume, un caillou, etc.

Quant aux calculs uréthraux, tous ceux qui dépassent 11 à 14 millimètres de diamètre ne peuvent sortir du canal qu'à la faveur d'une incision, ou d'une ouverture qu'eux-mêmes se frayent. En séjournant dans l'urèthre, ils peuvent y acquérir des dimensions énormes, et devenir la cause de lésions considérables.

Toutes les particularités que je viens de mentionner rapidement étant exposées longuement dans tous les traités classiques que vous avez entre les mains, je ne crois pas devoir insister sur elles. Mais il ne doit pas en être de même de ce qui touche la composition immédiate de ces concrétions, dont l'étude se lie intimement à la connaissance de la constitution et des altérations de l'urine ; il n'en est peut-être pas de même non des moyens que le médecin doit employer pour déterminer la nature chimique des graviers et des calculs qui lui tombent entre les mains. Je vais traiter ce sujet en me guidant sur les recherches remarquables faites sous les yeux de Verdeil et sous les miens, dans notre laboratoire, par mon élève et ami Samuel Bigelow.

Sur la composition immédiate des calculs urinaires.

Examinons d'abord quels sont les principes qui entrent dans la composition des calculs urinaires.

Principes d'origine organique.	*Principes d'origine minérale.*
1. Acide urique.	1. Carbonate de chaux.
2. Urate d'ammoniaque.	2. — de magnésie.
3. — de chaux.	3. Silice.
4. — de potasse.	4. Oxyde de fer.
5. — de soude.	5. Phosphate de fer.
6. — de magnésie.	6. Phosphate ammoniaco-magnésien.
7. Oxalate de chaux.	7. — de chaux.
8. Xanthine.	8. Chlorhydrate d'ammoniaque.
9. Benzoate d'ammoniaque.	
10. Oxalate d'ammoniaque.	
11. Cystine.	
12. Matière animale muqueuse (1).	

Parmi ces principes, il y en a qui ne forment jamais la partie principale d'un calcul, dont il n'y a que des traces plus ou moins considérables ; tels sont les sels de fer, qui, en quantité minime, sont assez fréquents dans les calculs d'acide urique. La silice est dans le même cas aussi, mais très-rarement, et en très-petite proportion. On cite pourtant l'analyse d'un calcul composé exclusivement de ces corps ; nous n'avons jamais pu en trouver. Quoique l'étiquette d'un calcul du musée Dupuytren porte à croire qu'il en existe dans cette collection, Bigelow a constaté qu'il y avait eu erreur dans l'analyse. Le carbonate de chaux s'y voit assez rarement, même en petite quantité ; quelquefois cependant il forme la partie principale d'un calcul. Il en est d'autres qui sont très-rares, tels sont ceux de xanthine.

Sur 200 calculs Bigelow en a trouvé 113 dans lesquels entrait l'acide urique, soit pur, soit associé à d'autres principes, comme vous le montrent les tableaux suivants (2) :

(1) Voyez plus haut, pages 435 et 436.
(2) Samuel Lee Bigelow, *Recherches sur les calculs de la vessie et sur leur analyse microchimique.* Thèse de Paris, 1852, in-4°, p. 18 et suivantes, avec 4 planches.

Acide urique pur.. 27
—   —   essentiellement avec des traces d'urate d'ammoniaque. 12
—   —   avec 20 à 75 pour 100 d'urate d'ammoniaque........ 14
—   —   avec des traces d'urate de magnésie.............. 3
—   —   avec des traces d'urate de soude.................. 7
—   —   avec 5 pour 100 d'urate de soude................. 1
—   —   avec des traces d'urate de potasse............... 4
—   —   avec 25 pour 100 de matières animales.. 1
—   —   avec des traces d'urate de chaux.................. 15
—   —   avec oxalate de chaux, 25 pour 100 1
—   —   avec carbonate de chaux , 5 pour 100............ 2
—   —   avec phosphate ammoniaco-magnésien, traces 6
—   —   —   75 pour 100....... 1
—   —   avec phosphate de chaux, traces................... 15
—   —   avec oxyde de fer, traces........................ 4

                                           Total....... 113

Ainsi dans plus de la moitié des calculs, l'acide urique était soit pur, soit comme principe dominant, soit en quantité notable combiné avec d'autres principes.

Parmi ces 113 calculs, il y en avait qui contenaient en combinaison :

Avec l'acide urique.. { L'urate d'ammoniaque............... Et l'oxalate de chaux, ainsi que le carbonate de chaux .... } 5

Acide urique.. ..... { L'urate d'ammoniaque............ Et l'oxalate de chaux............... } 4

Acide urique........ { L'urate d'ammoniaque............ Et l'oxyde de fer............... } 11

Acide urique........ { L'urate d'ammoniaque............... Le phosphate ammoniaco-magnésien.. Et le phosphate de chaux........... } 8

Acide urique........ { L'urate de chaux.............. Le phosphate de chaux............... Et le phosphate ammoniaco-magnésien. } 6

Acide urique........ { L'urate de soude............... — de potasse............... — de chaux............... } 2

Urates.

Urate de magnésie pur.............................. 2
—   —   intimement mélangé avec du phosphate de chaux et du phosphate ammoniaco-magnésien .... } 1
Urate d'ammoniaque pur............................. 1
      —   avec oxalate de chaux, déposés ensemble.. } 1

                                                           5

Oxalate de chaux.

Oxalate de chaux pur.............................. 4
Oxalate de chaux principalement avec des traces d'urate d'ammoniaque, d'urate de magnésie, de phosphate de chaux et de phosphate ammoniaco-magnésien.................. } 11

                                                           15

Cystine.

Cystine pure...   1

Phosphate de chaux et phosphate ammoniaco-magnésien.

Phosphate de chaux pur................................   6
Phosphate ammoniaco-magnésien pur.....................   4
Phosphate de chaux, de 75 à 95 pour 100, avec phosphate am-
moniaco-magnésien et carbonate de chaux.............   } 9
Phosphate ammoniaco-magnésien, de 75 à 95 pour 100, avec
phosphate et carbonate de chaux.....................   } 10

____
29

Phosphate de chaux, de 30 à 60 pour 100, avec phosphate ammoniaco-magnésien et carbonate de chaux.............   } 10
Phosphate ammoniaco-magnésien, de 30 à 60 pour 100, avec
phosphate de chaux et carbonate....................   } 8

____
47

Combinaison de ces mêmes principes pour former la couche externe des calculs d'acide urique, d'urates et d'oxalate de
chaux..   51
Combinaison de ces mêmes corps pour former des couches
concentriques......................................   11

____
Total....   109

Parmi ces 109 calculs, dans la formation desquels entraient ces deux phosphates, il y en avait qui contenaient au moins :

5 pour 100 de carbonate de chaux....................   13
20 pour 100 de carbonate de chaux...................   1
75 pour 100 de carbonate de chaux...................   1
Des traces d'urates.................................   6

Dans les collections ci-dessous citées, les oxalates, les urates et les phosphates sont aux autres principes des calculs dans les rapports suivants :

	Oxalates.	Urates.	Phosphates.
Musée huntérien	:: 1 : 13.5	:: 1 : 2.45	:: 1 : 2
Guy's hospital.......	:: 1 : 3	:: 1 : 4	:: 1 : 3
Collection de Woods..	:: 1 : 3	:: 1 : 1.18	:: 1 : 7
Hôpital de Norwich ..	:: 1 : 2.9	:: 1 : 3	:: 1 : 7.6
De M. Marcet.......	:: 1 : 3	:: 1 : 2.7	:: 1 : 3.2
De Manchester......	:: 1 : 10.33	:: 1 : 2.2	:: 1 : 8.5
De Bristol.........	:: 1 : 3.33	:: 1 : 1.33	:: 1 : 10.89
Swabia (Kapp).......	:: 1 : 1.43	:: 1 : 1.21	:: 1 : 10.1
	1400 : 1.4	1 : 1.87	1 : 1.5

Sur 600 calculs analysés par Vauquelin et Fourcroy, on trouvait :

1re espèce.	Acide urique.................................	1/4
2e —	Urate d'ammoniaque........................	rare.
3e —	Oxalate de chaux........................	1/5^e
4e —	Cystine..................................	rare.
5e —	Oxyde xanthique (ou xanthine), trouvé une fois par Marcet et une fois par Laugier...............	très-rare.
6e —	Calculs fibrineux...........................	1 fois.
7e —	Acide urique et phosphate terreux en couches distinctes..................................	12
8e —	Acide urique et phosphates terreux mêlés.......	15
9e —	Urate d'ammoniaque et phosphates en couches distinctes..................................	30
10e —	Urate d'ammoniaque et phosphates mêlés indistinctement..................................	40
11e —	Phosphates terreux en couches fines ou mêlées, environ...................................	15
12e —	Oxalate de chaux et acide urique en couches distinctes..................................	30
13e —	Oxalate de chaux et phosphate terreux en couches distinctes.............................	15
14e —	Oxalate de chaux, acide urique ou urate d'ammoniaque et phosphates terreux...............	60
15e —	Silice, acide urique, urate d'ammoniaque et phosphates terreux...........................	1/300^e

Examinons actuellement quels sont les corps qui servent de noyaux à ces diverses espèces de concrétions urinaires.

Sur la composition du noyau des calculs.

Cent d'entre les calculs précédents étaient pourvus de vrais noyaux, y compris les corps étrangers sur lesquels étaient déposées des concrétions pierreuses. Les noyaux sont tous formés de principes qui diffèrent de ceux qui entrent dans la composition du corps du calcul.

Les calculs sans noyaux peuvent se classer ainsi :

1re catégorie, comprenant ceux qui sont disposés en couches concentriques du centre jusqu'à la périphérie ;

2e catégorie, ceux dont la portion, formant le centre, avait déjà acquis un volume assez considérable pour mériter à elle seule le nom de calcul, avant que la présence de ce dernier dans la vessie eût provoqué la formation de sa couche d'enveloppe ;

3e catégorie, ceux qui sont composés d'un seul principe.

Reste pour les calculs pourvus de noyaux :

1° Ceux contenant un corps étranger autour duquel s'était produit le dépôt calculeux ;

2° Ceux dans lesquels l'arrêt dans l'accroissement du calcul central avait eu lieu de bonne heure pour laisser former tôt ou tard autour de ui un dépôt chimiquement différent.

1° Noyaux formés par des principes de l'urine.

Acide urique pur...................................... 8
— — et urate d'ammoniaque..................... 12
Urate d'ammoniaque pur............................... 4
— — avec urate de magnésie, phosphate ammo- }
niaco-magnésien et phosphate de chaux.............. } 6
Urate de magnésie pur................................ 3
Carbonate de chaux avec traces de phosphate de chaux et de }
matière animale .... } 2
Phosphate ammoniaco-magnésien avec traces de phosphate de }
chaux .... } 6
Oxalate de chaux pur, ... 6
— — combiné avec les urates, phosphates de }
chaux, oxydes de fer, matières animales, telles que mucus } 37
et sang... }
Phosphate de chaux avec traces de phosphate ammoniaco-ma- }
gnésien .... } 3
                                                    ―――――
                                                      87

2° Noyaux formés par des substances étrangères à l'urine.

Une épingle de fer de 46 millimètres................. 1
Une aiguille à tête en os, de 80 millimètres de longueur, qui tra-
versait le calcul et le dépassait de chaque côté........... 1
Tête d'une flèche de fer, 70 millimètres de longueur.......... 1
Morceau de branche de pommier, 54 millimètres de longueur... 1
Morceau de sarment de vigne, 80 millimètres de longueur...... 1
Épingle de cuivre, 40 millimètres de longueur.............. 1
Morceau de tuyau de pipe de terre, 27 millimètres de longueur. 2
Bout de sonde de métal blanc très-oxydé et en fragments, de
120 millimètres de longueur........................... 1
Noyaux perdus...................................... 4
                                                    ―――――
                                                      13

Un des deux calculs formé sur le morceau de tuyau de pipe contenait 75 pour 100 de carbonate de chaux, avec 20 pour 100 de phosphate de chaux, 5 pour 100 de matières animales ; l'autre contenait 20 pour 100 de carbonate avec 60 de phosphate ammoniaco-magnésien, et 20 de phosphate de chaux.

Les autres de ces calculs étaient composés de phosphate de chaux et de phosphate ammoniaco-magnésien, contenant tous des traces d'urate d'ammoniaque et de carbonate de chaux.

Il arrive parfois, quoique rarement, de trouver un noyau, ou même un calcul d'oxalate de chaux, emboîté dans une couche extérieure plus ou moins épaisse d'acide urique.

En comparant les données qui précèdent sur la composition des calculs urinaires à celles que nous possédons déjà sur les autres sortes de concrétions, vous verrez que l'urine est le seul liquide dans lequel les calculs sont composés de principes d'origine organique, tant salins qu'acides et alcaloïdes. Ceux que viennent produire les sels d'origine minérale sont bien plus rares dans cette *excrétion* que les précédents, et ceux qui sont formés de substances coagulables y manquent toujours ; le cas excepté, bien entendu, où soit des caillots sanguins, soit des pseudo-membranes fibrineuses des parois vésicales restent dans la vessie.

Au contraire, dans les *sécrétions* salivaires, lacrymale, pancréatique, prostatique, etc., où les principes de la deuxième classe ne sont qu'en très-minime quantité, et où ce sont des substances coagulables qui jouent le rôle de dissolvant à l'égard des principes d'origine minérale qui sont assez abondants, ces derniers forment assez souvent des concrétions ; et cela, soit parce qu'ils dépassent certaines proportions, soit parce que les substances organiques diminuent de quantité ou s'altèrent simplement, de manière à cesser de remplir leur rôle de dissolvant. Parmi les sécrétions, la bile riche en principes de la deuxième classe et en matière colorante, mais pauvre en substances albuminoïdes, donne seule des calculs formés soit de cholestérine, principe cristallin de la deuxième classe, soit de biliverdine, principe non cristallisable ou de la troisième classe.

Étudions maintenant les caractères qui permettent de distinguer l'une de l'autre chaque espèce de calculs.

Caractères physico-chimiques des calculs.

1° *Calculs composés d'acide urique.*

Ils sont jaunâtres, ou d'un jaune rougeâtre, surtout lorsqu'ils sont mouillés ; ils donnent, lorsqu'on les scie, une poussière analogue à la sciure d'acajou, qui laisse dégager une odeur d'acide cyanhydrique si on la chauffe peu à peu dans des vases ouverts ; elle brûle sans résidu, quand on élève la température jusqu'au rouge ; elle ne dégage pas d'ammoniaque avec les alcalis, mais elle forme, par trituration avec les alcalis puissants, des composés onctueux, et se dissout facilement dans ceux qui sont étendus et en excès ; elle peut alors en être précipitée par les acides sous la forme de flocons blancs, qui, recueillis sur un filtre, ne tardent pas à donner des paillettes brillantes.

Ils sont décomposables par l'acide azotique, et laissent un résidu rouge quand on évapore l'acide à siccité.

L'acide urique pur forme de petites lamelles cristallines blanches, douces au toucher, sans odeur ni saveur, rougit facilement le papier de tournesol, et se combine avec les bases. On reconnaît l'existence de l'acide urique dans un calcul, comme dans l'urine, notamment à la propriété de se dissoudre dans l'acide azotique, et de donner une coloration d'un rouge violet lorsqu'on évapore cette solution en présence de l'ammoniaque.

2° *Calculs d'urate d'ammoniaque.*

C'est l'urate acide d'ammoniaque et non l'urate neutre qui compose ces calculs. Il forme très-rarement des calculs sans être combiné avec d'autres principes, c'est lui pourtant qui en fait partie plus souvent que tout autre urate ; dans presque la moitié des analyses de Bigelow, nous l'avons rencontré, parfois même en proportion considérable.

Il est d'un gris de cendre quand il constitue un calcul ou une couche calculeuse ; il brûle sans résidu et dégage une forte odeur d'ammoniaque dans les dissolutions alcalines ; il se comporte d'ailleurs comme l'acide urique dans ces dissolutions, c'est-à-dire qu'il présente, avec l'acide azotique, les mêmes phénomènes que l'acide urique.

Ce principe est plus soluble dans l'eau que les urates à bases fixes, et il possède encore des propriétés qui le distinguent facilement d'eux ; les urates de potasse et de soude, par exemple, laissent un résidu après l'action de la chaleur, ainsi que nous le verrons plus loin.

3° *Calculs d'urate de magnésie.*

Quoique l'urate de magnésie ne constitue que rarement le principe dominant d'un calcul, encore est-il que la rareté de sa présence a été beaucoup exagérée par les auteurs. Sur 157 analyses, Bigelow l'a trouvé 27 fois, c'est-à-dire dans près de $\frac{1}{6}$ des cas. Il l'a observé, entre autres, une fois comme principe exclusif d'un très-gros calcul, sauf des traces de phosphate de chaux, de carbonate de chaux et de phosphate ammoniaco-magnésien. Il l'a rencontré assez souvent en proportion considérable.

Après l'urate d'ammoniaque, c'est l'urate de magnésie qui se trouve le plus souvent comme principe accessoire dans les calculs vésicaux. Quoi qu'on en dise, il est beaucoup moins soluble que l'urate d'ammoniaque ; ainsi l'argument dont on s'est servi pour expliquer sa plus grande rareté dans les calculs, savoir, celle de sa plus grande solubilité dans l'eau, tombe de lui-même.

4° *Urate de chaux.*

Cet urate est beaucoup moins soluble dans l'eau que tous les autres ; il ne se trouve jamais en quantité considérable dans les calculs. Il se rencontre quelquefois combiné avec l'oxalate de chaux ; mais le plus

souvent, quand il existe, c'est en combinaison et en très-petite proportion seulement avec les autres urates et avec le phosphate de chaux.

5° *Urate de potasse.*

Ce sel libre de toute combinaison avec d'autres sels est soluble dans
près de 400 fois son poids d'eau froide, et encore beaucoup plus soluble
dans l'eau chaude ; par l'addition d'un peu de potasse caustique, il
devient très-facilement soluble dans peu d'eau.

A cause de sa grande solubilité, cet urate entre très-rarement dans la
composition des calculs et toujours en très-petite quantité.

6° *Calculs d'urate de soude.*

Ce sel fait aussi partie des calculs urinaires ; il est rare cependant
qu'il s'y rencontre en quantité considérable, quoiqu'il prédomine dans
les concrétions goutteuses ; il ressemble, sous plusieurs rapports, à
l'urate de potasse.

7° *Calculs d'oxalate de chaux.*

M. Civiale (1) a vu que, chez beaucoup de graveleux, l'acide urique
et l'oxalate de chaux paraissent à la suite l'un de l'autre ; il a souvent observé cette alternance, sans avoir jamais pu la rattacher à aucune
circonstance spéciale. Quelquefois la succession est rapide et dure peu ;
dans d'autres cas, au contraire, le passage d'une substance à l'autre est
moins brusque ; mais une fois la prédominance établie pour l'un des
principes, elle persiste plus ou moins longtemps. Pour cet auteur, la
gravelle d'oxalate de chaux, beaucoup moins rare qu'on ne le pense
généralement, existe à l'état pulvérulent et à l'état cristallin ; il a soigneusement décrit les formes diverses et souvent bizarres que présentent les graviers d'oxalate calcaire. Il ajoute que les formes particulières
qu'ils affectent ne lui paraissent pas exercer d'influence appréciable sur
la production des accidents.

Prout, qui n'a jamais observé la gravelle oxalique sous la forme de
poudre, a rencontré dans trois cas des graviers qui avaient une apparence
cristalline bien prononcée, et dont la surface était couverte d'octaèdres
aplatis. Marcet en a également observé trois cas.

Les calculs d'oxalate de chaux ne sont point particuliers à l'homme.
En effet, Fourcroy avait découvert de l'oxalate calcaire dans des calculs de rats, et Lassaigne (2) ayant analysé six petites concrétions

(1) Civiale, *Traitement médical et préservatif de la pierre et de la gravelle.*
Paris, 1840, in-8, p. 17.
(2) Lassaigne, *Journal de chimie médicale*, 1828, t. V, p. 633.

trouvées dans la vessie de plusieurs de ces animaux, reconnut qu'elles étaient composées d'oxalate de chaux. Il en a aussi observé sur le chien.

Ce sel a été rencontré aussi dans certains calculs du cheval, et particulièrement dans ceux que MM. Bouley et Reynal (1) désignent sous le nom de calculs blancs jaunâtres. Ces concrétions, assez fréquentes et solitaires, acquièrent un diamètre considérable. Leur forme est sphérique; il s'en trouve aussi de triangulaires. Elles présentent des protubérances mamelonnées qui rendent leur surface rugueuse. Elle le devient plus encore par le dépôt de cristaux d'oxalate de chaux.

Chez l'homme, on a trouvé des concrétions d'oxalate de chaux dans le rein et dans la vessie, et elles forment deux variétés. Celles qui sont petites à la surface lisse, se désignent sous le nom de calculs en grain de chènevis, et Martres et Prévost (2) disent en avoir observé. Mais le plus souvent les calculs d'oxalate calcaire sont d'un volume assez considérable, et leur surface mamelonnée a été comparée à celle de la mûre, d'où le nom de calculs mûraux, qui leur a été appliqué.

Cet oxalate existe quelquefois à l'état de pureté dans les calculs urinaires de l'homme, mais il en est rarement ainsi, et presque toujours il y est associé à d'autres matières salines. Il peut arriver, dans ce cas, que le noyau de la concrétion urinaire ait une composition différente de celle de la substance corticale, et que celle-ci soit formée elle-même de plusieurs couches distinctes, de composition différente. Le nombre des couches alternantes est ordinairement de deux; mais, dans certains cas, il est plus considérable. Simon parle d'un calcul volumineux qui était formé principalement de phosphate terreux, avec de petites quantités d'urates d'ammoniaque et de soude, alternant par couches. Ce calcul présentait un noyau de la grosseur d'une noix, qui avait l'aspect d'une mûre, et qui était constitué par de l'oxalate de chaux. Au centre de celui-ci, on trouva un nucléole du volume d'un gros pois, composé presque entièrement d'acide urique.

Marcet donne la figure d'un calcul dont les couches extérieures étaient formées d'un mélange de phosphate ammoniaco-magnésien et de phosphate de chaux. Celles qui étaient immédiatement au-dessous étaient composées d'oxalate de chaux; les troisièmes étaient du phosphate de chaux, et enfin le noyau était une concrétion d'acide urique.

Brugnatelli a décrit des calculs dont les couches extérieures sont constituées d'un mélange d'oxalate et de phosphate de chaux, tandis que la partie centrale, de couleur de chair, consistait en acide urique et en

(1) Bouley et Reynal, *Dictionnaire de médecine vétérinaire*, art. CALCUL.
(2) Martres et Prévost, *Annales de physique et de chimie*, 1817, t. VI, p. 221.

phosphate de chaux, sous forme de lames très-minces et à peine perceptibles à l'œil nu. Il en cite un autre dont les couches extérieures étaient de l'urate d'ammoniaque enveloppant une série de couches brunâtres d'oxalate de chaux; ces dernières enfermaient à leur tour un noyau blanc et pur de phosphate de chaux. Enfin, un troisième calcul avait sa couche extérieure composée d'un mélange d'urate d'ammoniaque et d'une matière de couleur rose. Au-dessous se trouvait une couche blanche de phosphate de chaux, puis une couche jaune d'acide urique, et au centre, un noyau d'oxalate de chaux.

Les calculs d'oxalate de chaux sont gris, et plus souvent d'un brun foncé, en raison probablement de la matière animale qui les accompagne; ils sont presque toujours disposés en couches ondulées, présentant à la surface des tubercules rarement aigus et le plus souvent arrondis, analogues à ceux des mûres; ils donnent, lorsqu'on les calcine, un résidu blanc ardoisé, facile à reconnaître par cette couleur ardoise prononcée et constante; la chaux s'y reconnaît par sa saveur âcre, et le carbonate de chaux par l'effervescence qu'il produit avec les acides. Ce résidu, quand il n'est composé que de chaux, équivaut à peu près au tiers du poids du calcul; il est soluble dans l'acide chlorhydrique concentré, qu'il colore en brun foncé. Ce phénomène est dû probablement à l'existence d'une assez grande quantité de matière animale dans les calculs d'oxalate de chaux. Un calcul qu'on peut examiner dans le musée Dupuytren, contenant peu de matière animale colorante, présente un aspect cristallin, et il est composé de gros cristaux blancs, transparents, séparés par une couche mince et peu foncée de matière animale colorante. Cette espèce est excessivement rare. (Bigelow.)

8° Calculs de cystine.

Ces calculs sont très-rares, il n'en existe qu'un seul dans la collection du musée Dupuytren. Ils sont formés exclusivement par la cystine qui se reconnaît facilement à ses propriétés chimiques.

Elle s'obtient à l'état de pureté en dissolvant dans l'ammoniaque les calculs pulvérisés, filtrant la dissolution, puis l'évaporant. Ce principe immédiat se sépare alors en petits cristaux prismatiques à six pans ou en lamelles hexagonales (fig. 19) qui ne retiennent pas d'ammoniaque.

La cystine est une substance légère, cristalline, sans odeur, insoluble dans l'eau et dans l'alcool, mais se dissolvant facilement dans l'ammoniaque. Elle joue, par rapport aux acides, le rôle d'une base faible; elle s'y dissout facilement, mais ne forme pas de combinaisons stables. Jetée sur des charbons ardents, la cystine développe une odeur alliacée, ana-

logue à celle qu'exhale l'acide arsénieux ; il a été prouvé qu'elle contient
du soufre ($C^6H^6Az^4O^4S^2$).

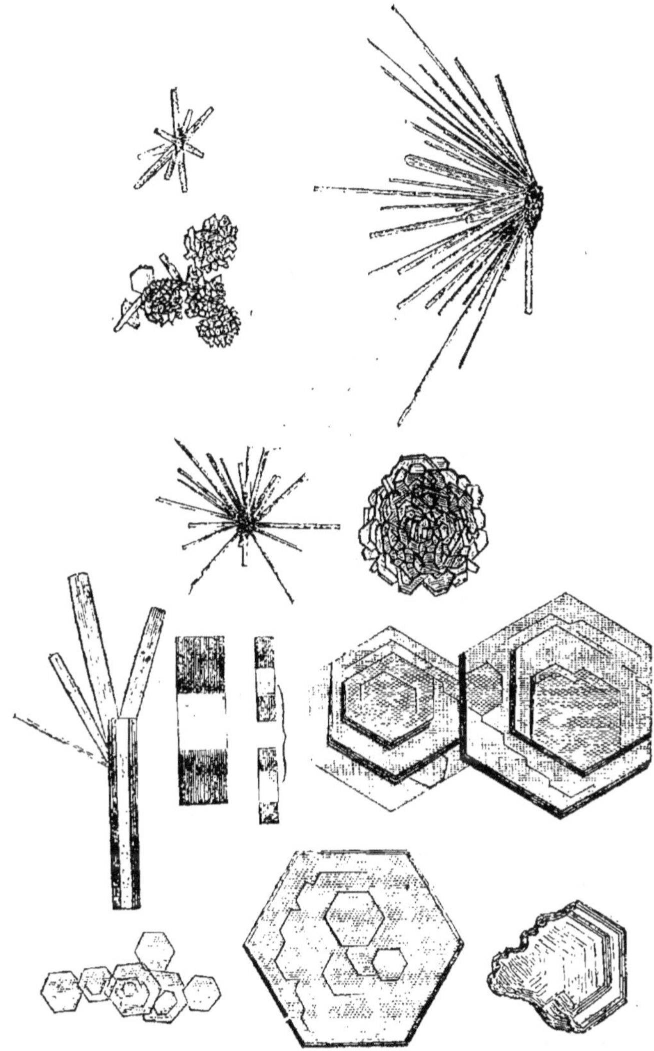

Fig. 19. — Cystine des calculs urinaires.

Elle est soluble dans les acides azotique, phosphorique, chlorhydrique
et oxalique ; les autres acides végétaux ne la dissolvent pas.

Ses solutions sulfurique et phosphorique ont l'aspect d'une masse
gommeuse, déliquescente ; on peut la précipiter par le carbonate d'ammoniaque.

Elle est très-soluble dans l'éther sulfurique, mais surtout dans l'ammoniaque, et se dépose en cristaux hexagonaux par l'évaporation de l'éther, qui la tient en dissolution (fig. 19). Elle est insoluble dans l'eau et dans l'alcool.

En résumé, les calculs composés de cette substance se comportent d'une manière si différente de ceux que forment les autres principes dont nous venons de parler, qu'on ne pourrait jamais se tromper sur leur nature. L'aspect cristallin, la consistance cireuse, la couleur jaunâtre des calculs, l'odeur particulière que donne leur matière quand on la brûle, sa solubilité dans l'éther, et la forme de ses cristaux, suffiront pour la faire reconnaître.

C'est surtout chez les individus atteints de calculs cystineux qu'on rencontre les dépôts contenant de la cystine décrits plus haut (p. 714); mais on peut constater la présence des cristaux de cystine, sans qu'il y ait des calculs dans la vessie. M. Ordoñez m'en a montré dans une urine légèment alcaline, chez un dyspeptique atteint de catarrhe vésical. Elle déposait du mucus troublé par des leucocytes avec quelques cristaux de phosphate ammoniaco-magnésien et des grains foncés jaunâtres de carbonates calcaires. Avec ces corps existaient d'assez nombreuses lamelles hexagonales, incolores, formant une couche grisâtre quand elles étaient réunies en quantité suffisante. Insolubles dans les réactifs qui dissolvent les précédents, elles furent bientôt dissoutes par l'ammoniaque ; puis, en évaporant ce liquide, les lamelles hexagonales très-caractéristiques de la cystine se reformèrent et devinrent facilement reconnaissables sous le microscope.

9° *Calculs de xanthine (oxyde xanthique)*.

Marcet, dans un grand nombre d'analyses de calculs qu'il a eu l'occasion de faire, en a rencontré un d'une nouvelle espèce et de nature animale, qu'il proposa d'appeler calcul d'oxyde xanthique (de $\xi\alpha\nu\theta\circ\varsigma$, jaune), parce qu'il forme un composé de cette couleur avec l'acide azotique (voy. p. 688-689).

La xanthine est soluble dans l'eau, et sa solution rougit le papier de tournesol ; elle est aussi soluble dans la potasse, l'ammoniaque, et dans les carbonates à base alcaline. Elle est décomposée par l'acide azotique, et laisse un résidu jaune si l'on évapore jusqu'à siccité ; ce résidu ressemble à celui que laisse l'acide urique, traité de la même manière sans l'addition d'ammoniaque.

10° *Calculs fibrineux*.

Marcet a fait l'analyse d'une espèce de calcul appelé *fibrineux*, à cause de ses propriétés. Il avait une couleur d'un brun jaunâtre, semblable à celle de la cire d'abeille, dont il avait à peu près la densité. Sa surface était inégale, mais non rugueuse au toucher ; sa texture était plus fibreuse que stratifiée, et ses fibres allaient en rayonnant du centre à la circonférence ; il était un peu élastique ; exposé à la flamme d'une lampe à alcool, il brûlait, noircissait en répandant une odeur animale particulière, et finissait par laisser du charbon. Il était soluble dans l'eau et dans l'acide chlorhydrique ; l'acide azotique le dissolvait également, mais la dissolution ne produisait pas de matière jaune ou rouge lorsqu'on l'évaporait ; ce qui prouve que le calcul n'était formé ni par la xanthine ni par l'acide urique.

La production de pseudo-membranes réellement fibrineuses dans les cas de cystite cantharidienne et leur expulsion après qu'elles se sont détachées des parois vésicales (page 722), donnent lieu de croire à la possibilité du séjour de ces corps étrangers dans la vessie. Par suite, ils peuvent à la longue passer à l'état de concrétions, plus ou moins dures, que Marcet a peut-être eues sous les yeux.

11° *Calculs de phosphate double ou ammoniaco-magnésien.*

Les calculs de phosphate double sont blancs, cristallins, demi-transparents, vitrifiables par une chaleur rouge, par conséquent à celle du chalumeau. Ils laissent dégager de l'ammoniaque par la trituration avec les alcalis, et ne s'y dissolvent point ; ils se dissolvent très-facilement, au contraire, dans les acides acétique, chlorhydrique, sulfurique, etc.

12° *Calculs de phosphate de chaux.*

Les calculs de phosphate de chaux sont blancs, opaques, non cristallisés, non vitrifiables, ne perdent presque rien par la calcination, ne laissent pas dégager d'ammoniaque par leur trituration avec les alcalis. Ils sont insolubles dans ces substances, et forment avec elles un magma épais, donnant lieu à un grand dégagement de calorique ; dans les acides, ils sont solubles, mais moins facilement que le phosphate ammoniaco-magnésien.

13° *Calculs de carbonate de chaux et de carbonate de magnésie.*

Les calculs principalement ou exclusivement composés de carbonate de chaux sont très-rares chez l'homme, mais non sur les herbivores. Quand ils existent, le carbonate prédominant est ordinairement accompagné d'une petite quantité de phosphate de chaux, de carbonate, de magnésie et d'urate de chaux. Ils sont d'un blanc pur ou jaunâtre, faciles à écraser, parfois même très-friables après dessiccation. Leur volume varie entre celui de petits graviers et celui d'un pois ou d'une noisette. On les observe surtout chez les personnes soumises pendant longtemps à un régime composé de fruits et de légumes, ou ayant suivi un traitement alcalin prolongé.

Les calculs de carbonate de magnésie sont encore plus rares. On ne connaît que celui qu'a observé M. Raoul Leroy (d'Étiolles). Il était gros comme un œuf de pigeon, mamelonné à l'extérieur, d'un blanc éclatant à l'intérieur, très-friable. L'analyse a montré qu'il était composé de carbonate de magnésie presque pur (1).

14° *Calculs de silice.*

La silice se rencontre très-rarement, même en minime quantité, dans les calculs vésicaux. Bigelow ne l'a constatée dans aucune de ses analyses, quoique nous l'ayons cherchée avec le plus grand soin dans un calcul du musée Dupuytren, où, dans une analyse antérieure, on disait l'avoir trouvée en quantité très-notable.

Elle a été décrite comme présentant le même aspect que l'oxalate de chaux, si ce n'est qu'elle est moins colorée; elle est facile à distinguer en ce qu'elle ne perd rien par la calcination, et que le résidu est insipide, inattaquable par les acides, et vitrifiable par les alcalis.

Elle n'a jamais été trouvée seule, si ce n'est une fois, par M. Lassaigne, dans un calcul de l'urèthre d'un agneau.

Analyse immédiate des calculs urinaires.

. L'analyse des calculs vésicaux, comme toute autre analyse chimique, présente deux problèmes à résoudre, celui qui concerne la *quantité* des principes et celui qui touche à leur *qualité*. Le chimiste qui approfondit, qui découvre, est obligé d'avoir recours aux analyses quantitatives; pour le médecin et le physiologiste, l'analyse qualitative des calculs suffit, si elle est combinée à une analyse quantitative approximative. Après avoir déterminé l'existence d'un urate dans un calcul, et à peu près sa proportion à côté des autres principes qui entrent dans sa composition, il importe peu à ce dernier de connaître l'exacte quantité d'acide organique et de base qu'il a fallu pour la formation de l'urate dont il s'agit. C'est le chimiste qui la leur fait connaître.

Jusqu'à présent, le chimiste pouvait seul déterminer la composition des calculs; les médecins étaient obligés de les lui remettre et d'attendre sa décision. Il est cependant beaucoup de cas dans lesquels les prati-

(1) Leroy (d'Étiolles) fils, *De la gravelle et des calculs.* Paris, 1861, in-8, p. 93

ciens sont obligés d'étudier ou du moins devraient savoir déterminer la composition d'un petit gravier, d'un débris de calcul, parce que cette connaissance peut avoir quelque influence sur le traitement qu'ils font subir au malade.

L'importance d'un procédé simple qui , permettant au médecin de déterminer facilement la composition d'un calcul, sans être nécessairement chimiste, est donc incontestable.

Nous allons dire en quelques mots les procédés que nous croyons les meilleurs ; procédés fort simples et qui peuvent être appris en très-peu de temps par les médecins auxquels l'emploi du microscope n'est pas étranger.

Voici donc la marche à suivre pour procéder à ces analyses.

On agit sur trois portions de calcul : l'une, A, sert à déterminer d'une manière générale la nature du calcul comme organique, inorganique ou mixte, et ensuite les bases qui pourraient se trouver combinées avec des d'origine organique.

Une autre, B, est destinée à séparer les principes qui sont solubles dans les acides.

La troisième enfin, C, est employée pour découvrir les principes qui sont solubles dans l'eau seule sans être décomposés.

Portion A. — On prend une petite portion de calcul qu'on réduit en poudre ; on la pèse, et on la met ensuite dans une capsule de platine pour la soumettre à l'action d'une chaleur élevée. Si tout est dissipé par la chaleur, c'est une preuve qu'il s'agit d'un calcul composé de principes d'origine organique, soit d'acide urique pur, soit d'urate d'ammoniaque, soit de cystine, etc. S'il en reste une portion, on la pèse de nouveau, afin de savoir à combien pour cent s'élève la perte par la chaleur; on l'examine ensuite chimiquement, pour déterminer la nature du résidu. On détermine si la portion brûlée consistait en partie ou en totalité d'acide urique pur ou combiné à des bases terreuses ; on le fait en chauffant une portion de la substance primitive sur une spatule de platine avec un peu d'acide nitrique; on y ajoute quelques gouttes d'ammoniaque, pour neutraliser l'acide, et on l'évapore graduellement à siccité. Si cette portion contient la moindre trace d'acide urique ou d'urates, l'acide urique est transformé en murexide, facilement reconnaissable par sa belle couleur rouge ou pourpre ; celle-ci est plus ou moins foncée, selon que la matière contient une portion plus ou moins considérable d'acide urique ou d'urates.

A l'aide de ce simple procédé et un peu d'expérience dans les essais de ce genre, on arrive très-vite à reconnaître la composition générale du calcul, c'est-à-dire la classe à laquelle appartient ce produit morbide. Il reste encore à faire les opérations analytiques que nous allons exposer, pour déterminer d'une manière rigoureuse les principes qui le composent.

Portion B. — On broie cette portion dans un mortier d'agate jusqu'à ce qu'elle soit réduite en poudre très-fine ; on la met dans une capsule de platine à laquelle on ajoute de l'acide chlorhydrique concentré, et on la fait bouillir; car le calcul pourrait contenir de l'oxalate de chaux, sans qu'il y en eût apparence, et cet oxalate n'est soluble que dans l'acide chlorhydrique bouillant.

Les autres principes, tels que le carbonate et le phosphate de chaux, ainsi que le phosphate ammoniaco-magnésien, sont solubles dans l'acide chlorhydrique froid ; le premier et le dernier sont très-solubles dans l'acide acétique ; mais il vaut mieux que tous entrent dans la même dissolution.

On filtre la dissolution, afin de se débarrasser des principes d'origine organique qu'elle pourrait contenir ; tels que de la matière animale ou de l'acide urique qui aurait pu exister primitivement pur dans le calcul ou avoir été mis en liberté par la décomposition des urates sous l'influence de l'acide chlorhydrique s'emparant de leurs bases. Il ne faut pas s'en occuper à cet endroit de l'analyse, puisque notre troisième portion C est destinée à nous montrer ces composants organiques ; ainsi on filtre pour s'en débarrasser, et puis on étend la solution qui reste avec de l'eau distillée.

Maintenant arrive la partie de l'analyse qui pourrait au premier abord paraître complexe et difficile, mais un peu d'expérience dissipe ces craintes. Il s'agit de déterminer et de séparer les principes que contient la solution. Quand on connaît la marche à suivre pour analyser un calcul, on est à portée d'analyser toutes les concrétions d'origine organique ou mixtes, car la marche est la même.

On se demande d'abord ce que pourrait contenir la dissolution, et l'on reconnaît que ce sont les composants suivants : l'oxalate de chaux, les phosphates de chaux, le carbonate de chaux qui aurait été transformé en chlorure de calcium, le phosphate ammoniaco-magnésien, et les bases des urates décomposés par l'acide chlorhydrique, telles que la soude, la potasse, la magnésie, etc.

Elle pourrait contenir tous ces principes ensemble, ou bien un seul, tel que l'oxalate de chaux ; et, dans ce cas, la dissolution serait de couleur très-foncée, d'un brun caractéristique, provenant des matières animales colorantes que contiennent en quantité considérable ces calculs. Si c'est le carbonate, nous aurons un dégagement du gaz acide carbonique après l'addition de l'acide chlorhydrique. Le principe pourrait être le phosphate de chaux seul ou combiné avec le phosphate ammoniaco-magnésien, ou *vice versâ*. Dans ce cas, la dissolution serait à peine décolorée. Il peut arriver que l'un des sels précédents formant la partie principale du calcul, soit combiné avec des traces ou des proportions plus ou moins considérables de quelques-uns ou même de tous les autres composants. Ainsi on voit la nécessité non-seulement de constater l'existence de tel ou tel principe, mais aussi la non-existence ou la présence en proportion plus ou moins considérable de tous les autres. Arrivé à ce point, il faut suivre la même marche pour l'analyse de tous les calculs vésicaux, et cette marche, la voici :

1° On ajoute graduellement de l'ammoniaque, en ayant soin de s'arrêter aussitôt que l'acide est neutralisé. On est averti de ce fait par l'aspect trouble que prend le liquide, apparence causée par le commencement du dépôt des cristaux, qui ne tarderont pas à se précipiter. On peut aussi constater la neutralisation par l'emploi du papier rouge de tournesol, qui sera ramené au bleu aussitôt que la liqueur deviendra un peu alcaline.

Cette précaution de verser l'ammoniaque graduellement est très-importante, parce que, si l'on en verse rapidement et en excès, la cristallisation n'a pas le temps de se réaliser ; l'oxalate de chaux tombe en amas amorphe, sans forme régulière, et le phosphate ammoniaco-magnésien, quoiqu'il prenne une forme cristalline bien reconnaissable, n'acquerra pas sa forme type.

Quand l'acide est neutralisé, les cristaux tombent ensemble (car nous supposons un calcul complexe); ce sont l'oxalate de chaux, le phosphate de chaux et le phosphate ammoniaco-magnésien ; le carbonate de chaux est transformé en chlorure de calcium et reste en solution. Il est inutile de s'occuper des bases des urates, telles que la soude, la potasse, etc., puisqu'il nous reste la portion C, qui est destinée à la détermination des principes d'origine organique.

2° Pour constater la présence des calculs dont nous avons supposé l'existence et pour les séparer, afin de les examiner isolément, il faut ajouter de l'acide acétique en excès ; il dissoudra le phosphate de chaux et le phosphate double, laissant libre et intact le précipité d'oxalate de chaux, qui est insoluble dans cet acide.

Il va sans dire que si tout le précipité est redissous par l'excès d'acide acétique, il ne sera plus question de l'oxalate de chaux, dont l'absence est ainsi prouvée et nous serons arrivés au troisième point.

3° Il faut maintenant aller à la recherche du carbonate de chaux. Il n'est pas précipité des eaux mères, comme nous l'avons déjà dit, par un excès d'ammoniaque, tandis que le phosphate calcaire et le phosphate ammoniaco-magnésien sont précipités. Ainsi il faut ajouter encore de l'ammoniaque en excès pour précipiter de nouveau ces deux sels; on filtre, laissant le précipité de ces deux substances sur le filtre pour l'examiner plus tard. On prend la liqueur qui a passé par le filtre, et qui contient le chlorure de sodium, s'il y en a, et l'on y ajoute de l'oxalate d'ammoniaque; la chaux s'unit avec l'acide oxalique et forme un nouvel oxalate de chaux, qui se précipite; l'ammoniaque forme avec l'acide chlorhydrique qui s'y trouve, du chlorhydrate d'ammoniaque, qui reste en solution. On examine ensuite, pour constater les caractères chimiques de l'oxalate de chaux. S'il ne se forme pas de précipité par l'oxalate d'ammoniaque, on a la preuve qu'il n'existait pas, dans la solution du calcul, de chlorure de calcium venant du carbonate de chaux.

4° Pour déceler la présence du phosphate de chaux, qui est précipité par le même réactif que le double phosphate, il faut le séparer en ses éléments, savoir l'acide phosphorique et la chaux, pour se débarrasser du double phosphate ou ammoniaco-magnésien. On reprend le précipité qu'on vient de laisser sur le filtre, précipité consistant en phosphate de chaux et en double phosphate, et on le dissout de nouveau dans de l'acide acétique; puis, pour décomposer le sel de chaux en conservant le phosphate ammoniaco-magnésien, on ajoute encore à la solution nouvelle de l'oxalate d'ammoniaque; la chaux que contient le phosphate se combine encore avec l'acide oxalique que l'oxalate d'ammoniaque renferme et forme un oxalate de chaux qui se précipite; l'acide phosphorique reste en solution, où on le cherche après l'avoir filtré pour se débarrasser du nouvel oxalate.

5° Pour séparer du liquide qui reste le phosphate ammoniaco-magnésien, il faut simplement ajouter un peu d'ammoniaque qui le précipitera. On l'examine ensuite, comme nous l'indiquerons plus loin, et il faut le recueillir dans un filtre, comme nous l'avons fait pour tous les autres précipités successivement, afin de le sécher et de le peser ensuite. On détermine ainsi d'une manière approximative la proportion de chaque principe qui existait dans le calcul.

6° Il nous reste la liqueur dont nous avons précipité le dernier composant, et dans lequel nous avons laissé l'acide phosphorique provenant de la décomposition du phosphate de chaux.

Pour compléter les preuves de l'existence de la chaux à l'état de phosphate, il faut maintenant rechercher l'acide phosphorique. On ajoute du chlorure de magnésium et de l'ammoniaque dans cette liqueur; par une double décomposition, le phosphate ammoniaco-magnésien se forme et se précipite; on le recueille et on l'examine comme le précédent.

7° On sèche et on pèse les produits divers qu'on vient de recueillir sur les filtres, pour évaluer leurs proportions relatives dans le calcul.

Portion C. — C'est la portion qu'on soumet à l'action de l'eau bouillante pour en extraire l'acide urique et ses composés, si toutefois les procédés indiqués à propos de la portion A sont venus donner des indices de leur présence ; sinon il serait complétement inutile de faire cette opération.

Tous les urates, ainsi que l'acide urique, sont solubles dans une quantité suffisante d'eau bouillante sans être décomposés, et chacun se dépose séparément en cristaux de formes spécifiques, qu'il est facile de distinguer, quoique toutes se trouvent réunies dans la même dissolution.

Il faut réduire cette portion du calcul en poudre, la plus fine possible, par trituration dans un mortier d'agate ; on la met dans une assez grande capsule de platine avec deux ou trois cents fois son poids d'eau distillée. Il faut la faire bouillir pendant quinze ou vingt minutes et la filtrer chaude. En se refroidissant, elle laisse tomber les cristaux, qui sont à peine solubles dans de l'eau froide, et qui peuvent être séparés, examinés et analysés avec la plus grande exactitude. C'est lorsqu'il s'agit de la recherche des composés d'origine organique des calculs, que ressortent le mieux les avantages de cette manière d'agir.

Autrefois, avant qu'on eût appliqué le microscope avec un aussi grand développement que Bigelow l'a fait aux analyses des calculs, on croyait les principes immédiats dont nous venons de parler trop peu solubles dans l'eau pour qu'on pût arriver à des résultats exacts par ce procédé ; aussi cette partie importante des analyses présentait de grandes difficultés ; elles disparaissent entièrement devant les moyens que nous avons indiqués.

Les difficultés auxquelles je viens de faire allusion sont relatives à la presque impossibilité d'attribuer exactement à chaque acide la quantité de base à laquelle il était combiné, lorsqu'on a déterminé, d'une part le poids des acides pris en masse, et celui des bases ensemble d'autre part.

Il serait assez facile de constater, par la décomposition chimique d'un calcul composé d'urates à bases différentes, combien il contenait d'acide urique, de chaque base. Mais ce n'est pas cette question qui intéresse le médecin et le physiologiste ; cela ne nous montrerait pas dans quelles proportions ils étaient d'abord unis, puisqu'ils peuvent se combiner en plusieurs proportions différentes, comme nous allons le voir.

La cystine et la xanthine, qui se rencontrent très-rarement dans les calculs, demandent un procédé d'analyse à part déjà indiqué (p. 758).

Détermination à l'aide du microscope des principes immédiats composant un calcul.

Nous avons vu que les différents principes qui se précipitent ensemble d'une dissolution gardent chacun ses formes et ses caractères distinctifs ; que ceci est vrai des précipités qui ont lieu par suite de l'emploi des réactifs chimiques, aussi bien que pour ceux qui s'effectuent par le refroidissement après solution à chaud, sans l'aide d'aucune action chimique.

Nous allons maintenant revenir sur ce qui précède et suivre pas à pas les phases chimiques que nous y avons étudiées, pour examiner et analyser, à l'aide du microscope, chaque principe dont il a été fait mention.

Portion A. — C'est la portion qui a subi l'action de la chaleur ; il est inutile de nous y arrêter, l'examen au microscope des bases terreuses qui auraient pu rester n'apprenant rien.

Portion B. — Nous avons ici dissous ensemble par l'acide chlorhydrique, et ensuite précipité par l'ammoniaque les principes suivants : l'oxalate de chaux, le carbonate de chaux, le phosphate de chaux et le phosphate ammoniaco-magnésien. Nous les avons ensuite isolés par les procédés chimiques que nous avons indiqués, puis nous avons précipité et recueilli chaque principe séparément.

L'oxalate de chaux précipité par l'addition d'un excès considérable d'ammoniaque forme immédiatement un sédiment blanc, homogène, qui ne tarde pas à troubler le fond du vase. Il tombe bien plus lentement si l'on ne fait qu'ajouter assez d'ammoniaque pour neutraliser à peine le liquide de la dissolution. L'oxalate de chaux se dépose sous trois formes cristallines différentes.

1° et 2°. Précipité par un grand excès d'ammoniaque, il présente, sous le microscope, un amas de points cristallisés très-noirs, avec des petits prismes de 8 millièmes de millimètre de largeur, taillés en biseau, qui se réunissent souvent en forme de fer à cheval et en X. Ces formes sont les rudiments des amas d'aiguilles en forme de sablier, dont nous avons déjà parlé (p. 717). Cette poussière noire est très-caractéristique et n'est donnée par aucun autre principe.

3° Précipité lentement, en ayant soin de ne pas ajouter trop d'ammoniaque, on obtient la forme cristalline distinctive de l'oxalate de chaux. Ce sont des octaèdres réguliers, limités par huit triangles équilatéraux ; ils ont le plus souvent de 6 à 8 millièmes de millimètre.

Toutes ces formes résistent à l'action de l'acide acétique ; mais ils sont dissous par l'acide chlorydrique concentré, et disparaissent du champ du microscope. On peut faire reparaître dans le champ de l'instrument toutes les formes cristallines successivement. Signalons encore une expérience destinée à démontrer d'une manière positive l'identité de l'oxalate de chaux. On prend du précipité sur une spatule de platine et on le calcine dans la flamme d'une lampe à alcool ; il reste du carbonate de chaux sur l'instrument. On met le résidu sur un verre de microscope, et l'on y ajoute de l'acide acétique et de l'oxalate d'ammoniaque. Il disparaît en se dissolvant avec dégagement de bulles de gaz acide carbonique ; en ajoutant de l'oxalate d'ammoniaque, on voit apparaître dans le champ du microscope les cristaux qui caractérisent l'oxalate calcaire.

Carbonate de chaux des calculs.

Le carbonate de chaux n'a pas de forme cristalline régulière. Du reste, il est assez facilement reconnu par le dégagement de gaz acide carbonique qu'il donne au contact des acides ; sa dissolution dans l'eau donne aussi une réaction alcaline ramenant au bleu le papier rouge de tournesol.

Le carbonate de chaux présente quelques particularités quant à la manière dont il se précipite et quant à sa forme cristalline sous le microscope. Il tombe moins vite que l'oxalate de chaux, et son précipité forme un nuage plus floconneux que celui de cette substance.

Phosphate de chaux des calculs.

Le phosphate de chaux n'a pas de forme cristalline proprement dite, quoique les apparences qu'il présente, sous le microscope soient toujours les mêmes. Il donne une poussière qui diffère essentiellement de celle de l'oxalate par l'absence des prismes en fer à cheval, etc., que présente l'oxalate de chaux qui a été précipité brusquement. De plus, sa couleur est plus claire, plutôt jaunâtre que noire, et, fait précieux, ces indices sont toujours les mêmes et très-constants.

Pour exclure toute autre substance, car c'est pour ainsi dire par exclusion qu'on détermine la nature des principes dont il s'agit ici, il faut faire pénétrer une goutte d'oxalate d'ammoniaque entre le verre mince qui couvre le précipité et le verre épais qui le contient. On voit se transformer en cristaux d'oxalate de chaux les amas de phosphate de chaux qui y existaient préalablement. En ajoutant un sel de magnésie avec de l'ammoniaque, tous deux s'unissent à l'acide phosphorique qu'avait laissé dans la dissolution la décomposition du phosphate, il se forme alors dans le champ du microscope des cristaux du double phosphate, facilement reconnaissable. Il flotte longtemps avant de se précipiter.

Phosphate ammoniaco-magnésien (double ou triple phosphate) des calculs.

Le phosphate ammoniaco-magnésien se dissout dans l'acide acétique comme le phosphate de chaux. Il est précipité de sa dissolution dans cet acide par l'addition de l'ammoniaque. Son précipité est blanc et floconneux, nageant assez longtemps dans la liqueur.

Il présente plusieurs formes cristallines différentes, suivant que les cristaux se déposent après une précipitation brusque par l'addition immédiate d'un grand excès d'ammoniaque ; selon, au contraire, qu'ils se précipitent lentement par l'addition graduelle d'ammoniaque, seulement en quantité suffisante pour neutraliser l'acide par lequel il est tenu en dissolution ; ou enfin suivant qu'il tombe de lui-même en cristaux pendant le refroidissement de l'eau bouillante dans laquelle il peut se trouver dissous.

La première forme est constante et toujours la même. Les cristaux se présentent en feuilles arborescentes (fig. 20); ces cristaux sont minces et demi-transparents, et n'offrent jamais ni faces ni angles réguliers.

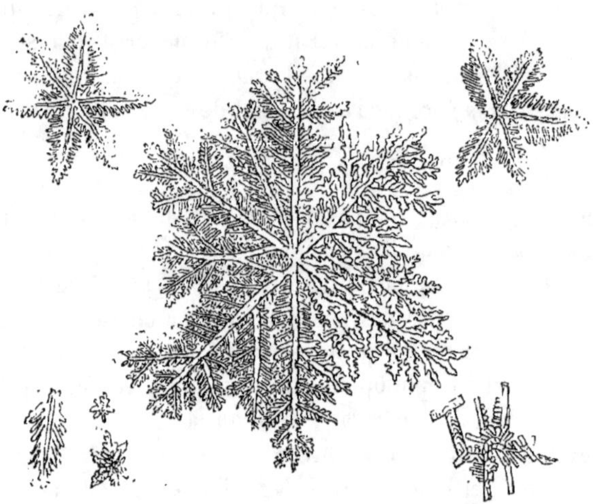

Fig. 20. — Phosphate ammoniaco-magnésien en cristaux dendritiques.

La seconde forme est aussi très-reconnaissable ordinairement à première vue. Les cristaux paraissent comme formés par l'association au prisme droit à base carrée, de l'octaèdre dérivant de ce prisme. Notons que, dissous dans l'eau bouillante, sa dissolution donne une réaction alcaline marquée.

Les cristaux qui se précipitent très-lentement sont les plus gros et présentent des variétés de formes très-nombreuses. Ce sont en partie des cristaux semblables aux précédents, et en plus grande partie encore l'association de deux tétraèdres ou celle de l'octaèdre régulier avec l'hexaèdre, combinaison qui, dans certains cas, a reçu le nom de *cubo-octaèdre*.

Les cristaux des deux derniers groupes sont plus transparents, quoique infiniment plus épais que ceux qui sont arborescents. Du reste, il est toujours facile de constater leur nature sous le microscope ; en dissolvant dans l'acide acétique les gros cristaux, puis en les précipitant de nouveau rapidement par l'ammoniaque, ils tombent infailliblement sous la forme arborescente (fig. 20).

On peut encore prendre deux ou trois cristaux qu'on met dans un verre de montre, on y ajoute un petit morceau de potasse caustique, et l'on couvre le verre avec du papier rouge de tournesol un peu humecté d'eau distillée. Les cristaux sont décomposés, l'ammoniaque devient libre et change en bleu la couleur rouge du papier réactif. On prend d'autres cristaux qu'on brûle sur une spatule de platine ; on met le résidu, qui consiste en carbonate de magnésie et en acide phosphorique, sur un verre porte-objet. On le dissout par l'addition d'une goutte d'acide chlorhydrique ; on le place alors sous le microscope et l'on ajoute de l'ammoniaque ; une recomposition s'opère et a pour résultat la réapparition du double phosphate qui tombe de nouveau sous la forme cristalline déjà connue.

Acide urique des calculs.

L'acide urique présente une plus grande quantité de formes cristallines que tout autre principe des calculs vésicaux. Ces formes dérivent du rhomboèdre, et sont toutes facilement reconnues avec un peu d'expérience (1).

Quand beaucoup de cet acide est dissous dans l'eau bouillante, il se dépose par le refroidissement presque constamment en petites paillettes blanches cristallines, qui étincellent quand on les regarde par transparence dans le verre où se trouve la dissolution.

La forme que présentent ces paillettes est la même dans presque tous les calculs ; ce sont soit des losanges, soit des prismes rhombiques auxquels s'ajoutent souvent des facettes régulières. Elles varient depuis $0^{mm},15$ jusqu'à 2 ou 3 millimètres de longueur ; elles sont toutes transparentes, et polarisent très-bien la lumière (fig. 21).

Quand il n'y a pas un excès considérable d'acide urique dissous dans l'eau, il arrive que les cristaux tombent beaucoup plus lentement, pren-

_____

(1) Voy. *Chimie anatomique*, 1853, t. II, p. 395 et suiv., et atlas, pl. XIII à XVII.

nent un volume bien plus considérable et des formes plus tranchées. Quand toutefois les cristaux d'urates ou d'acide urique ne se déposent pas promptement dans l'eau mère, il faut mettre une goutte du liquide sur un verre porte-objet; il n'y a plus qu'à la laisser dessécher pour que

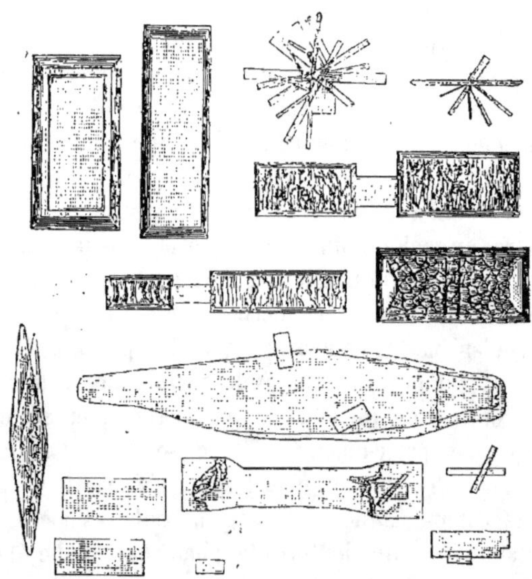

Fig. 21. — Acide urique pur hydraté.

les cristaux types paraissent; si petite que soit la quantité de ces subtances que contient l'eau, elle la laisse déposer par l'évaporation.

Les cristaux uriques ont souvent aussi une couleur jaune foncée, très-brillante, ou d'un jaune paille; quelquefois, mais rarement, ils sont d'un rouge foncé, éclatant. Ce sont des losanges à facettes très-distinctes et en prismes rhomboédriques qui sont aussi pourvus de facettes; souvent aussi ce sont des prismes à six faces.

Passons à l'analyse de ces cristaux. On en prend quelques-uns qu'on brûle sur une spatule de platine. Ils ne laissent pas de résidu. On en met d'autres, on y ajoute une goutte d'acide azotique; on l'évapore graduellement, en ayant soin d'ajouter une ou deux gouttes d'ammoniaque avant que tout soit évaporé. La belle couleur écarlate qui indique la formation et la présence du murexide ne tarde pas à apparaître.

Pour continuer cet examen, on met des cristaux sur un verre porte-objet, on les place sous le microscope et l'on y ajoute de l'acide chlorhydrique ou de l'acide acétique. Les cristaux ne sont pas modifiés par ces réactifs; tandis que s'il s'agissait de l'urate d'ammoniaque, tout aurait disparu, et l'on aurait eu également la couleur rouge après l'action de l'acide azotique et de l'ammoniaque.

On ajoute ensuite de la soude, de l'ammoniaque ou de la potasse aux cristaux qui ont résisté aux acides. Les cristaux d'acide urique sont dissous, disparaissent au bout d'un instant, et l'on voit se former dans le champ du microscope soit des groupes d'aiguilles, soit des amas amorphes, soit des sphérules à contour noir et à centre jaune, formes caractéristiques des urates de soude, de potasse ou d'ammoniaque. Pour éviter la moindre possibilité d'erreur, on y ajoute ensuite une goutte d'acide acétique, et l'on voit immédiatement disparaître les nouveaux cristaux d'urates, puis se reformer dans le champ de l'instrument les cristaux primitifs d'acide urique.

Urate acide d'ammoniaque des calculs.

L'urate d'ammoniaque se dissout dans l'eau bouillante plus facilement, et en proportion plus considérable que tout autre des principes d'origine organique qui rentrent dans la composition des calculs vésicaux.

Le précipité qui se forme par le refroidissement de l'eau présente un caractère physique qui, au premier coup d'œil, le distingue de tout autre urate et de l'acide urique. C'est un aspect floconneux, qui est plus marqué que dans les dépôts de toute autre substance connue. Les flocons nagent longtemps avant de se précipiter au fond du vase. Le plus souvent ils ont une couleur blanche, pure ; il arrive quelquefois pourtant qu'ils sont colorés en jaune paille tendre, jamais en jaune ni en rouge.

Examiné au microscope, ce précipité présente deux formes cristallines, distinctes l'une de l'autre. On peut les rencontrer toutes deux à la fois ou séparément.

La première se présente sous l'aspect d'amas amorphes presque toujours légèrement colorés en jaune paille tendre. Cette variété se montre lors de la précipitation rapide qui a lieu quand l'eau est très-chargée de cet urate.

La deuxième présente la forme type des cristaux de l'urate d'acide d'ammoniaque. Elle consiste en longues aiguilles réunies en quantité énorme pour former des globes cristallins. Il y a toujours de ces aiguilles qui sont isolées dans le champ du microscope en plus ou moins grand nombre ; elles sont foncées, noirâtres (fig. 22).

Pour examiner ces différentes formes de l'urate acide d'ammoniaque, il faut en mettre quelques portions dans une capsule de platine ou dans un verre de montre, et y ajouter un peu de potasse caustique. On couvre le verre de morceaux de papier rouge de tournesol, humecté

d'eau distillée. L'urate est décomposé par la potasse, et l'ammoniaque
se dégage en ramenant au bleu le papier réactif.

On brûle quelques cristaux sur une spatule de platine, tout est dissipé
par la chaleur. On en chauffe encore quelques-uns avec de l'acide azotique

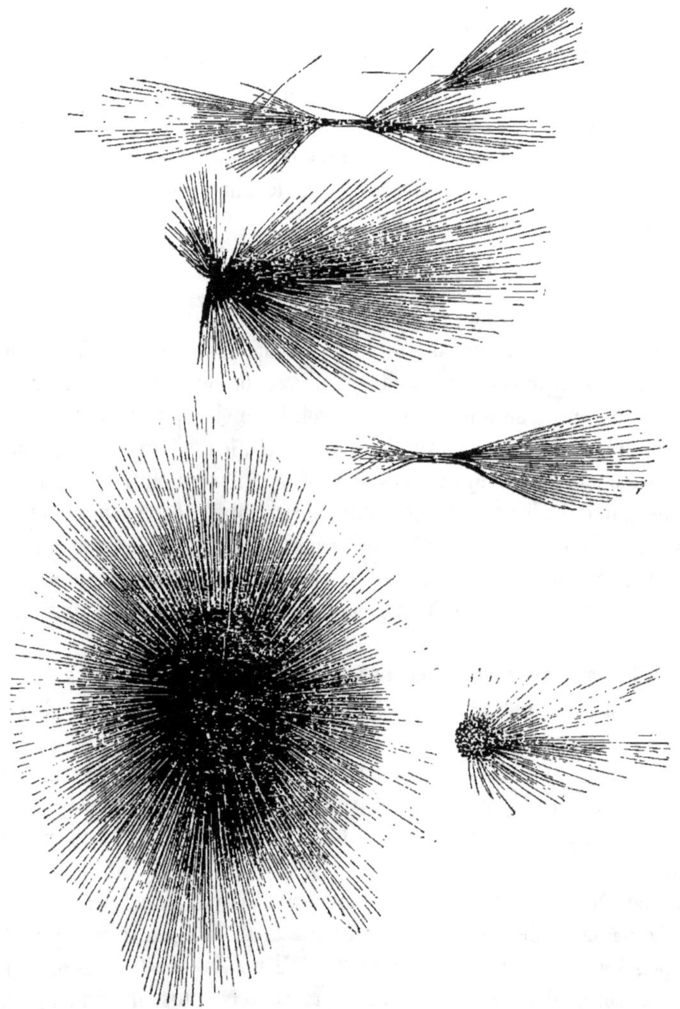

Fig. 22. — Urate acide d'ammoniaque cristallisé en aiguilles diversement groupées.

et de l'ammoniaque ; la couleur du murexide ne tarde pas à paraître.
Ces deux procédés nous ont prouvé l'existence de l'acide urique et de
l'ammoniaque, et par la chaleur nous avons démontré qu'il n'existait
pas de bases terreuses.

Maintenant on met des cristaux ou des amas amorphes sous le microscope ; on y ajoute de l'acide acétique, tout disparaît à l'instant même, et l'on voit se déposer des lamelles d'acide urique ; cristaux dont l'identité peut être constatée à l'aide des moyens indiqués plus haut (p. 770). Introduisant ensuite de l'ammoniaque, les aiguilles ou les amas amorphes se présenteront aussitôt à la place des cristaux d'acide urique qui ont été transformés de nouveau en urate acide d'ammoniaque.

Le sulfate de chaux n'a jamais été signalé dans les calculs urinaires ; il importe cependant de noter qu'il cristallise en aiguilles fines, groupées à peu près de la même manière que celles de l'urate acide d'ammoniaque ; mais, pour un même grossissement, ces aiguilles sont deux à trois fois plus épaisses que celles de ce dernier. Elles ne sont pas aussi solubles dans l'eau bouillante, et surtout l'acide acétique ne décompose pas le sel avec mise en liberté d'acide urique à l'état cristallin, comme il le fait pour les urates.

Urate de chaux des calculs.

Au point de vue de sa fréquence dans la composition des calculs vésicaux, cet urate vient le troisième. Il ne forme jamais la partie principale d'une concrétion ; pourtant il y est assez rarement en très-petite quantité. Nous avons vu qu'il est souvent associé au carbonate de chaux dans les calculs où domine ce composé.

Il est soluble dans l'eau bouillante, mais moins facilement que toutes les autres formes d'urates ; il se précipite et tombe très-vite au fond du vase en poussière sablonneuse, qui s'attache partiellement aux parois sous l'aspect de couche homogène.

Il se présente sous deux formes cristallines distinctes :

1° C'est en amas amorphe que se montre l'urate de chaux, précipité de l'eau qui en contenait en quantité considérable ;

2° Les cristaux qui se forment par le dépôt lent de cette substance, sont des prismes taillés en biseau, demi-transparents, réunis ensemble de manière à former des groupes sphériques d'où sortent les bouts des prismes ; ou bien ils sont en forme d'éventail ; ou encore ils figurent deux éventails attachés l'un à l'autre par leurs centres d'irradiation.

Pour faire l'analyse de ces cristaux, il faut les mettre sur une spatule de platine et les brûler ; il reste une portion sablonneuse au toucher, qui se dissout dans l'acide chlorhydrique. C'est le carbonate de chaux qui dégage, pendant sa dissolution, du gaz acide carbonique. Pour constater que le résidu contient de la chaux, il faut avoir recours simplement aux moyens indiqués plus haut (page 767).

Ensuite il faut soumettre ces cristaux à l'action de l'acide acétique ; on les voit disparaître du champ du microscope, pendant que se forment des cristaux d'acide urique. Par l'action de l'acide azotique et de l'ammoniaque, la couleur écarlate, indice de la présence du murexide, démontre l'existence de l'acide urique.

Urate de soude des calculs.

Ce principe se rencontre très-rarement dans les calculs vésicaux, et encore plus rarement en proportion considérable ; il se dissout comme les autres urates dans l'eau bouillante, moins facilement que l'acide urique, et plus facilement que l'urate de chaux ou que l'urate de magnésie. Il ne forme pas un précipité aussi floconneux que l'urate d'ammoniaque ; il tombe, au contraire, assez vite au fond du vase, sous l'aspect de poussière un peu sablonneuse. Au lieu de deux formes de cristaux, comme l'urate d'ammoniaque, celui-ci en a trois distinctes.

Sous le microscope, la première est une poussière amorphe incolore.

Dans la deuxième, quand l'eau est fortement chargée d'urate, il est sous forme de globules réguliers à contours très-foncés et à centre jaune. Quelquefois il sort, d'une partie de la périphérie de ces amas ronds, un assemblage d'aiguilles pareilles à celles qu'on reconnaît comme type des cristaux de l'urate de soude.

La troisième, qui est la vraie forme cristalline de l'urate de soude, se présente quand la cristallisation a pu se faire très-lentement ; elle consiste en prismes taillés en biseau et réunis en amas plus ou moins considérables ; ces amas sont sphéroïdaux le plus ordinairement. Les prismes isolés se rencontrent aussi, mais rarement ; ils sont demi-transparents et polarisent faiblement la lumière. Les amas sphériques dus à la réunion des prismes, sont tellement noirs, qu'on voit à peine les bouts des cristaux qui dépassent leurs contours.

Pour constater d'une manière irrécusable la vraie nature de ces prismes, on en prend quelques-uns et on les brûle sur une spatule de platine. Il reste sur la spatule un résidu blanc qui fond à une chaleur élevée ; on y ajoute une goutte d'eau qui dissout le résidu composé de carbonate de soude. Cette dissolution ramène au bleu le papier rouge de tournesol. On verse cette goutte sur un verre porte-objet, on y ajoute une goutte de chlorure de platine, puis on l'évapore avec beaucoup de précautions sur une lampe à alcool. Avant que le liquide soit entièrement évaporé, on le ramène sous le microscope, où l'on constate la formation de prismes larges, d'une longueur variable, très-transparents, et qui possèdent à un haut degré le pouvoir de polariser la lumière.

Ces prismes se sont formés par une double décomposition qui a eu lieu entre le sel de platine et la soude ; c'est le réactif le plus délicat qui soit connu pour déterminer l'existence de la soude. Ces prismes sont très-solubles dans l'eau ; ensuite on agit sur quelques-uns d'entre eux à l'aide de l'acide azotique et de l'ammoniaque, comme nous l'avons dit à propos de l'acide urique et de l'urate d'ammoniaque.

Avec l'acide acétique, on voit disparaître les cristaux d'urate de soude sous le microscope, et bientôt se montrent les lamelles d'acide urique.

Urate de potasse des calculs.

Tout ce que je viens de dire sur l'urate de soude, quant à sa forme cristalline et à sa manière d'être générale, se rapporte aussi à l'urate de potasse.

C'est le chlorure de platine qui sert de réactif pour distinguer nettement la soude de la potasse. Nous venons de voir que la soude combinée à ce sel forme des prismes réguliers taillés en biseau qui polarisent la lumière. La potasse donne avec lui des octaèdres réguliers ; ces cristaux ne polarisent pas la lumière.

Les octaèdres formés avec la potasse sont très-peu solubles dans l'eau ; les prismes transparents donnés par la soude sont au contraire très-solubles dans l'eau.

L'urate de soude et l'urate de potasse peuvent exister ensemble dans un calcul, mais en très-petite quantité.

Urates de magnésie des calculs.

On trouve deux espèces d'urates de magnésie dans les calculs vésicaux. La première, est l'urate ordinaire, dont l'existence est déjà connue depuis longtemps ; la seconde, que Bigelow a découverte, est le *bi-urate hydraté de magnésie*. Celui-ci diffère essentiellement du premier par les proportions de sa base et de l'acide urique ; il en diffère encore d'une manière très-marquée, par la quantité considérable d'eau de cristallisation qu'il contient, eau dont le premier est privé. Le bi-urate se rencontre très-rarement dans les calculs ; Bigelow ne l'a trouvé que deux fois sur plusieurs centaines d'analyses.

Urate de magnésie. — Après l'urate d'ammoniaque, c'est l'urate de magnésie qui, de tous les urates, entre le plus souvent dans la composition des calculs vésicaux ; comme ce sel, il forme rarement à lui seul, le principe fondamental d'un calcul, mais souvent il existe en quantité très-notable.

L'urate de magnésie est plus facilement soluble dans l'eau bouillante que l'urate de chaux, et moins facilement que les autres urates. Il se précipite, par suite du refroidissement de l'eau, sous forme de poussière blanche, moins floconneuse que celle de l'urate d'ammoniaque, et moins sablonneuse que l'urate de chaux. Ce précipité tombe assez vite au fond du vase. Examiné au microscope, on constate que cet urate offre deux variétés de formes : la première consiste en amas amorphes ; et la seconde, qui représente le type de cristallisation de l'urate de magnésie, consiste en prismes taillés ou non en biseau, et réunis le plus souvent en grand nombre, pour former des amas sphéroïdaux (fig. 23, B).

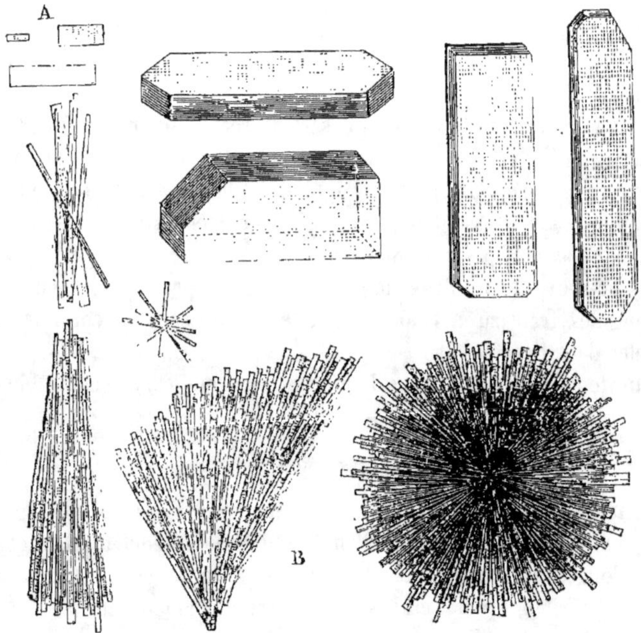

Fig. 23. — Urate de magnésie des calculs urinaires.

Ces prismes se rencontrent aussi dans le champ du microscope isolément ; ils sont plats (A), demi-transparents, et possèdent la faculté de polariser la lumière : ils ont à peu près $0^{mm},10$ de largeur, et une longueur variable.

Il arrive quelquefois que les globes de prismes se forment à la surface de l'eau où ils surnagent ; alors il n'est pas rare d'en rencontrer d'un blanc nacré, d'une texture soyeuse, ressemblant à de petits morceaux de satin blanc ; ils peuvent atteindre 1 millimètre de largeur.

Pour analyser ces cristaux, on en calcine d'abord sur une spatule de platine ; il reste un résidu blanc de carbonate de magnésie.

On met ce résidu sur un verre porte-objet, et on le dissout par l'addition d'une goutte d'acide chlorhydrique. On ajoute ensuite à la dissolution une goutte de phosphate de soude et d'ammoniaque, et l'on voit paraître immédiatement dans le champ du microscope les cristaux arborescents du phosphate ammoniaco-magnésien, formés par la double décomposition qui a eu lieu entre les sels qui se trouvaient ensemble dans la dissolution ; voici pour la base.

Afin de constater l'existence de l'acide urique combiné à la magnésie on agit de la même façon que pour tous les autres urates et l'acide urique, on met quelques cristaux sur une spatule de platine, on y ajoute de l'acide azotique, et on l'évapore avec soin en présence de l'ammoniaque.

Il va sans dire que l'examen des précipités amorphes de tous les urates se fait aussi de cette manière.

Dans le cas où se trouvent réunis ensemble plusieurs urates, même avec de l'acide urique libre, ce qui arrive souvent, il faut employer successivement les procédés que j'ai indiqués pour chaque principe afin de constater l'existence de toutes les bases, telles que l'ammoniaque, la potasse, la soude, la chaux, etc. Ensuite, par l'examen des cristaux et de l'aspect général que présente le précipité sous le microscope, on peut faire avec un peu d'expérience une évaluation quantitative assez exacte des différents principes.

Bi-urate hydraté de magnésie. — Bigelow n'a trouvé qu'une seule et unique forme cristalline pour cet urate. Ses cristaux présentent des différences très-notables à côté des cristaux d'urate de magnésie, tant au point de vue de leur forme que par leur manière d'agir au contact des réactifs chimiques. Les cristaux sont des prismes à quatre faces, à angles réguliers. Ils ont ordinairement près d'un millimètre au moins de largeur et de $0^{mm},30$ à $0^{mm},50$ de longueur. Dans le principe, ils sont transparents, d'une couleur paille claire (couleur de baume de Canada), ressemblant, à s'y tromper, à une des formes cristallines de l'acide hippurique. Mais ces derniers sont très-solubles dans l'eau, tandis que les cristaux de cet urate y sont insolubles.

Exposés pendant quelque temps à l'air, ces cristaux deviennent opaques et acquièrent une couleur d'un blanc mat. Ce phénomène a lieu par suite de la perte de l'eau de cristallisation que contient, au moment de sa formation, ce genre de cristaux. Soumis à l'action de la chaleur, ils éclatent avec bruit et sautent avec violence en l'air : aussi faut-il avoir grand soin de commencer par une chaleur très-basse, pour chasser graduellement l'eau. Alors le résidu, après la calcination, garde la forme du cristal primitif ; il est blanc, et présente les mêmes réactions chimiques que ce qui reste après la calcination des cristaux de l'urate magnésien de la première espèce.

Soumis à l'action de l'acide acétique ou de l'acide chlorhydrique ordinaire, agents qui décomposent si promptement la première sorte d'urate de magnésie, ces cristaux restent intacts. Si l'on y ajoute de l'acide chlorhydrique concentré, on voit, sous le microscope, qu'au bout de quelques instants, les cristaux perdent leur transparence, et prennent une couleur jaunâtre, qui ne tarde pas à devenir d'un noir très-foncé, si l'action de l'acide continue. Au bout de deux ou trois minutes, commencent à se déposer autour des cristaux de très-petites lamelles d'acide urique. Le cristal de bi-urate de magnésie perd peu à peu sa forme et se casse en fragments qui ressemblent au toucher à des fragments de pierre ou de gravelle. Ces fragments ne sont pas dissous; ils restent noirs et de forme irrégulière dans le champ du microscope.

Telles sont les données chaque jour utiles au médecin, autant qu'intéressantes scientifiquement, que j'ai cru devoir vous exposer en ce qui touche l'étude des sédiments et des calculs urinaires.

VINGT-QUATRIÈME LEÇON

DES LIQUIDES AMNIOTIQUE ET ALLANTOÏDIEN. — DE L'EXHALATION PULMONAIRE.

Nous terminerons aujourd'hui l'étude des produits excrétés par l'examen de trois d'entre eux, qui tous offrent des particularités remarquables, au point de vue de la physiologie du moins, indépendamment des applications qu'on peut faire à la pathologie de cet ordre de connaissances. Ces produits sont le liquide amniotique, celui de l'allantoïde et l'exhalation pulmonaire.

TROISIÈME ESPÈCE. — DU LIQUIDE AMNIOTIQUE OU EAUX DE L'AMNIOS.

Les cellules amniotiques qui forment la rangée la plus superficielle de la *tache embryonnaire* (*area germinativa*) sont plus larges, moins granuleuses, plus pâles et plus minces, plus nettement pavimenteuses et d'aspect épidermique que celles qui, en dehors de la tache embryonnaire, constituent le reste de ce feuillet épithélial superficiel du blastoderme, feuillet qui deviendra le *chorion villeux*. Vous connaissez la portion de cette rangée superficielle qui avoisine cette tache et qui, lors de la délimitation de l'embryon, forme, autour de l'ombilic commençant à se circonscrire, les replis ou capuchons amniotiques et bientôt l'amnios entier (devenu distinct de la partie choriale de ce même feuillet); or cette portion semble être le résultat de l'extension de la précédente rangée cellulaire superficielle du corps de l'embryon, extension ayant lieu par multiplication de ses cellules; car les cellules minces, pâles, larges, nettement pavimenteuses de l'épiderme embryonnaire, se retrouvent dans l'amnios, dont les éléments diffèrent des cellules polyédriques, moins larges, plus granuleuses, appartenant à la portion du blastoderme qui compose le *chorion*. Celui-ci et l'amnios du reste sont formés d'une seule rangée de ces cellules très-sensiblement distinctes, cellules qui, dans chacune de ces membranes, adhèrent fortement l'une à l'autre. Ces différences sont déjà manifestes alors que l'amnios est encore en continuité de substance vers le dos de l'embryon avec l'autre portion plus grande du feuillet blastodermique externe qui constitue le chorion et va se séparer du précédent.

Cette séparation faite, l'amnios est encore immédiatement appliqué contre la surface du corps de l'embryon, avec l'épiderme duquel il se continue vers l'ombilic; épiderme formé aussi à cette époque d'une seule rangée de cellules épithéliales. Mais peu à peu dans la cavité de l'amnios est produit un liquide interposé au corps de l'embryon et à cette membrane qui va toujours grandissant par multiplication segmentaire de ses cellules. La production de ce liquide tend ainsi à repousser et appliquer de plus en plus l'amnios contre le *pédicule* des organes sortant par l'ombilic, et à faire passer cet épais pédicule à l'état de *cordon* en le rétrécissant et l'allongeant.

Ce liquide constitue l'*eau de l'amnios* ou *liquide amniotique* des physiologistes, ou simplement les *eaux* en terme d'obstétrique.

Caractères physiques et chimiques du liquide amniotique.

La quantité absolue de l'eau de l'amnios va en augmentant avec le volume de l'*œuf* jusqu'à la fin de la grossesse, en même temps que s'accroît aussi le corps du fœtus; et cela contrairement à ce qu'admettent quelques auteurs. En d'autres termes, cette quantité ne diminue pas après avoir présenté un maximum à une époque donnée.

Cette quantité chez la femme varie beaucoup d'un sujet à l'autre, elle ne paraît pas dépasser un litre ni rester au-dessous d'un demi-litre.

Par rapport au volume du fœtus, la proportion du liquide amniotique est d'autant plus grande que le premier est plus jeune et plus petit. J'en ai trouvé 69 centimètres cubes dans un œuf dont l'embryon était long de 18 millimètres, et 25 centimètres cubes dans un œuf contenant un embryon long de 8 millimètres et demi.

Le liquide amniotique est le seul des fluides de l'économie qui, pendant la durée de son existence, l'emporte au point de vue de la quantité sur celle du sang de l'individu qui le produit. Ce fait est la conséquence de son accumulation incessante, jusqu'au moment où il s'échappe en entier.

Tschernow a constaté que le poids de la masse du liquide diminue par rapport au poids du corps avec l'âge du fœtus, de manière que le poids de celui-ci étant 1, celui du liquide est d'abord de 4,8 à 3,9 et devient à la fin 0,9 à 0,2. Relativement au poids du corps, la proportion du liquide est, en un mot, beaucoup plus considérable dans la première moitié de la grossesse que dans la seconde.

Le liquide pris autour de très-jeunes embryons de chat, lui a présenté l'aspect du sérum du sang. Il en est de même pour celui des œufs encore plus petits. Ce fluide est d'abord incolore, plus tard jaunâtre, mais toujours plus clair que le liquide allantoïdien. Le plus souvent il est entièrement clair, parfois légèrement trouble, quand l'enveloppe des embryons est recouverte de beaucoup de kystes à contenu trouble, blanchâtre, beaucoup plus filant et épais que le liquide allantoïdien. Sa densité varie de 1,006 à 1,011. Il est légèrement alcalin ; Tschernow ne l'a trouvé neutre qu'une fois.

Sur les œufs humains contenant de jeunes embryons, il est toujours limpide, absolument hyalin, tant chez la femme que sur la vache, la brebis, etc., fluide comme l'eau à peu de chose près ; plus tard il prend une teinte légèrement citrine ou verdâtre, analogue à celle des sérosités. Vers le sixième mois ou plus près de l'époque de la grossesse, il devient un peu muqueux et filant, soit grisâtre, soit opalescent, trouble, jaunâtre, mêlé de flocons muqueux, gris, jaunâtres ou noirâtres. Au moment de la rupture des membranes, il est parfois fortement coloré en jaune verdâtre sale par le mélange d'une certaine quantité de méconium. Il l'est surtout beaucoup lorsque l'œuf à terme ou à peu près sort entier contenant le nouveau-né mort ou vivant.

Il est inodore sur les œufs de deux à trois mois ou au-dessous ; mais plus tard il prend une odeur fade analogue à celle de certains mucus, et parfois fétide, quand il a été mélangé de méconium, lors même que le fœtus n'est pas mort. Sa fétidité est fréquente lorsque l'enfant est mort depuis un certain temps. Ce fluide a une saveur légèrement salée, un peu fade d'abord.

Chez les femmes, sa densité varie entre 1,018 et 1,009. Ce dernier chiffre est celui de sa densité à l'époque de l'accouchement. C'est dans les premiers mois que cette densité est plus grande, fait qui coïncide avec la présence d'une quantité plus considérable de principes immédiats constitutifs autres que l'eau.

Par le repos il donne parfois un léger dépôt grisâtre composé de cellules épithéliales cutanées, et même du rein ou de la vessie. Il contient de plus quelques leucocytes avec de petits flocons de mucosine. On y trouve également des noyaux des cellules épidermiques fœtales, hypertrophiés et détachés (1).

L'action conservatrice du liquide amniotique sur ces éléments est digne d'être signalée. Elle s'exerce également sur les embryons restant plongés dans cette humeur lors de l'expulsion abortive d'œufs entiers ; elle constitue le meilleur liquide conservateur dans lequel on puisse laisser l'embryon ou ses parties en attendant le moment de les soumettre à la dissection. Ce liquide reste très-longtemps avant de répandre une odeur putride quand il est exposé à l'air, et celle-ci est toujours faible. L'examen de sa composition nous rend compte de cette particularité, car il ne renferme que fort peu de principes donnant des produits ammoniacaux comme l'urée. Ces faits sont importants à noter lorsqu'il s'agit d'un liquide qui séjourne normalement pendant des mois au sein de l'économie dans les conditions de température et autres qui suffisent pour amener l'altération ammoniacale de l'urine des adultes.

L'eau de l'amnios est, d'un fœtus humain à l'autre, soit neutre, soit faiblement alcaline. Parfois pourtant elle est légèrement acide du huitième au neuvième mois.

Vogt a vu l'ébullition y déterminer la production de flocons albuminoïdes ou l'amener à l'état d'un liquide mucilagineux (2) ; l'acide azotique y produit parfois une coagulation analogue, tantôt assez manifeste, sans qu'il y ait pourtant prise en masse, tantôt presque nulle ou nulle. Presque toujours l'acide acétique y cause un précipité gélatineux,

(1) Ch. Robin, *Sur une particularité du développement des cellules épidermiques superficielles chez le fœtus* (*Journal de la physiologie de l'homme et des animaux*. Paris, 1861, in-8, p. 228, avec 1 pl.). Les cellules de la couche la plus superficielle de l'épiderme fœtal ont un gros noyau qui disparaît à compter de la fin du deuxième mois ou du commencement du troisième. Il ne disparaît pas par atrophie, comme il le fait après la naissance. Il s'hypertrophie au contraire considérablement, fait une saillie pyriforme à la surface du corps, devient mamelonné ; puis son point d'union avec la cellule se rétrécit en forme de pédicule. Celui-ci finit par se rompre, le noyau devenu libre tombe dans le liquide amniotique et la cellule reste alors sans noyau jusqu'à l'époque de sa desquamation. Un point grenu, irrégulier, marque encore à sa surface la place autrefois occupée par le noyau, puis par son pédicule.

(2) Vogt, *Vergleichende Untersuchung zweier Amnios Flüssigkeiten* (*Archiv für Anat. und Physiol.* Berlin, 1837, in-8, p. 69).

insoluble dans un excès d'acide tel qu'en donne la mucosine délayée dans une grande quantité de liquide, fait qui paraît avoir été noté pour la première fois par Scherer (1).

Composition immédiate du liquide amniotique humain.

L'analyse a démontré la présence des principes immédiats suivants dans le liquide amniotique du fœtus humain.

PRINCIPES DE LA PREMIÈRE CLASSE.

Eau................................	991,00 à 975,00
Chlorures de sodium et de potassium...	2,40 à 5,95
— de calcium...................	traces
Carbonate de soude................	traces
Sulfate de soude..................	traces
— de potasse (Rees).............	traces
Phosphates et sulfates calcaires et magnésiens......................	0,14 à 1,72

PRINCIPES DE LA DEUXIÈME CLASSE.

Lactate de soude (Vogt, Regnauld).....	traces
Urée.............................	2,00 à 3,50
Graisse (Rees, Mack)...............	0,13 à 1,25
Créatine, créatinine (Scherer, Robin et Verdeil)........................	non dosées
Glycose (Cl. Bernard).............	non dosée

PRINCIPES DE LA TROISIÈME CLASSE.

Albumine et mucosine.............	0,82 à 10,77

Majewski a constaté que la quantité des principes fixes croît depuis les premiers temps de la grossesse jusqu'à la fin.

D'après Tschernow, ces principes augmentent surtout pendant la première moitié de la grossesse, où la quantité de liquide est elle-même à son summum relativement au poids du corps. Il en est encore ainsi pour les composés d'origine organique, avec cette différence que leur proportion atteint son maximum à la fin de la grossesse. Le contraire arrive pour les principes d'origine minérale. Pourtant les variations sont ici très-petites, et leur quantité reste sensiblement constante. L'auteur explique ces faits par la nature endosmotique de ces substances. Au commencement de la vie fœtale, la production du liquide amniotique paraît être plus rapide qu'à d'autres époques. Or, si l'albumine ou les produits de sa décomposition traversent plus difficilement les capillaires que ne le font les composés minéraux, il faut qu'avec l'accroissement de l'eau la quantité relative des substances d'origine organique diminue, tandis que celle des principes inorganiques reste invariable (Tschernow).

L'eau de l'amnios ne renferme pas de sels ammoniacaux, mais il s'y

(1) Scherer , *Chemische Untersuchung der Amniosflüssigkeit des Menschen* (*Zeitschrift für wissenchaftliche Zoologie*. Leipzig, 1848, t. I, p. 88).

forme des carbonate et chlorhydrate de cette base quand elle commence à s'altérer. Cette altération, du reste, se produit lentement et les embryons se conservent longtemps sans putréfaction dans ce liquide, tant que l'amnios n'est pas ouvert et le liquide non exposé directement au contact de l'air.

Je vous ai déjà dit, en parlant de l'urine (p. 692 et 693), que pendant les premiers mois de la vie fœtale elle contenait un peu de glycose qui passe dans les liquides amniotique et allantoïdien, aussi bien chez les carnassiers que chez les herbivores. Ce principe disparaît généralement vers le milieu de la gestation ou un peu après, comme l'a montré M. Cl. Bernard.

Dans les œufs humains, il disparaît avant même la fin de la première moitié de la grossesse.

Dans la plupart des cas (à l'exception des embryons de chat), Tschernow a trouvé dans le liquide amniotique du sucre, en moindre quantité, il est vrai, que dans le liquide allantoïdien, ainsi que l'avait déjà vu M. Cl. Bernard. Il a constaté comme Majewski que la proportion de sucre des liquides amniotique et allantoïdien augmente avec la durée de la grossesse.

Dans les œufs contenant des fœtus de porc longs de 7 centimètres, j'ai trouvé le liquide amniotique neutre, limpide, incolore, non visqueux, très-coulant, sans mucosine, mais contenant des traces très-sensibles de glycose et d'albumine.

La quantité d'urée contenue dans le liquide amniotique est toujours inférieure à celle que donne le liquide allantoïdien, mais elle croît à mesure que le fœtus se développe (Majewski). Elle est apportée dans l'amnios par l'urine fœtale, à moins que les organes sudoripares n'en donnent. Tschernow suppose que la plus grande partie de l'urée contenue dans l'amnios y est apportée de l'allantoïde par endosmose. Une fois, en effet, il a trouvé dans le liquide allantoïdien d'un fœtus mort à terme, autant d'urée que dans le liquide des fœtus vivants, bien que l'embryon mort fût, d'après sa taille, incapable de fournir une telle quantité d'urée. De sorte qu'il ne reste plus que l'hypothèse consistant à admettre que le liquide allantoïdien du fœtus mort a reçu par endosmose son urée des fœtus restants. Ce cas anormal où il y avait plus d'urée là que dans les liquides sains, plus même qu'il n'y en a dans le liquide amniotique, l'auteur l'explique en supposant que les membranes sont plus facilement endosmotiques sur le fœtus mort que sur le vivant.

Toutes ces considérations ne sont applicables, comme on le voit, qu'aux animaux chez lesquels l'allantoïde persiste pendant toute la durée de la grossesse.

On ne sait pas encore nettement d'où viennent les traces d'albumine que renferme le liquide amniotique. Quant à la mucosine, elle est sans doute produite par les cellules épidermiques mêmes toujours humectées par un liquide.

D'après Tschernow, l'albumine du *liquide amniotique* se transforme, sous l'influence de la chaleur, en une matière soluble susceptible de passer au filtre. En chauffant le liquide amniotique au bain-marie, on détermine à sa surface la formation d'une pellicule (1). La proportion de cette matière augmente au commencement de la grossesse, diminue ensuite, puis s'accroît à la fin. Néanmoins, peu de temps avant la naissance, elle décroît sensiblement. Si l'on compare le poids du mucus contenu dans le *liquide amniotique*, avec le poids du fœtus, on arrive au rapport de 1 pour 1000 au commencement de la grossesse, de 3 pour 1000 à la fin ; fait dont l'auteur tire cette conclusion inacceptable, que le *liquide amniotique* nourrit le fœtus. Il a trouvé que la proportion d'albumine du liquide amniotique de l'homme est moindre que ne l'avait indiqué Majewski (22,88 pour 1000), et il tient beaucoup à ses propres résultats, d'autant plus que Scherer n'en a guère trouvé plus de 7 pour 1000. Peut-être le cas étudié par Majewski était-il pathologique, ou bien la quantité de liquide sur laquelle il a opéré était-elle trop peu considérable.

Quant aux composés inorganiques, il y a plus d'acide phosphorique que d'acide sulfurique. Ni les recherches de Tschernow ni celles de Majewski ne tendent à faire admettre un accroissement des phosphates vers la fin de la grossesse. Le plus souvent le liquide amniotique contient un peu plus de chlorures que celui de l'allantoïde. La proportion plus grande de ces matières semble dépendre de la nourriture prise par l'animal peu de temps avant sa mort. On y trouve toujours du fer chez les carnivores, tandis qu'il manque complétement, d'après Majewski, chez les herbivores. Il n'y en a que des traces dans les embryons des porcs.

L'eau de l'amnios du veau est claire, opalescente d'abord, puis jaunâtre, visqueuse, d'une saveur salée ; elle est alcaline au papier de tournesol rougi par un acide. Elle ne renferme pas d'allantoïne. D'abord fluide, elle devient visqueuse et gluante, et parfois est colorée par le méconium (2) ; elle ne contient pas non plus d'acide hippurique, ni des hippurates. M. Stas a reconnu que les sels d'origine minérale sont les mêmes que ceux de l'urine de vache (3).

M. Stas a vu aussi qu'elle est saturée d'acide carbonique et contient

____

(1) Tschernow, *De liquorum embryonalium in animalibus carnivoris constitutione chemica*. Dorpati Livoniæ, 1858.

(2) Lassaigne, *Annales de physique et de chimie*. Paris, 1821, t. XVII, p. 300.

(3) Stas, *Sur les liquides de l'amnios et de l'allantoïde* (*Comptes rendus des séances de l'Académie des sciences*. Paris, 1850, in-4, t. XXXI, p. 630).

du bicarbonate de potasse. Elle contient également de l'albumine et du mucus, pris par quelques auteurs, soit pour de la fibrine, soit pour de la caséine.

M. Stas a constaté la présence de l'urate acide d'ammoniaque dans l'amnios du poulet et il a vu que le cloaque en renfermait toujours avant qu'il y en eût dans la cavité de l'amnios.

Sur l'origine et sur le rôle du liquide amniotique.

La présence dans le liquide amniotique de l'urée, de la créatine et de la créatinine (1), jointe aux faits précédents, montre que ce fluide contient de l'urine fœtale au moins dès le troisième mois chez l'homme ; de plus, on retrouve ces principes dans le sang et dans le liquide vésical du fœtus. Ces données sont déjà suffisantes pour prouver que ce liquide ne remplit qu'un rôle purement physique de protection et ne sert en rien à la nutrition et à l'accroissement du nouvel être. C'est ce que prouvent encore les rapports anatomiques de l'amnios avec l'allantoïde chez les ruminants et la comparaison de la composition de ces deux liquides. Les faibles proportions de l'albumine qu'il contient et les variations de sa quantité montrent aussi que ce n'est pas là un liquide nutritif comparable au blanc d'œuf par exemple. La disposition de l'épiderme et de la matière sébacée du fœtus, à compter du troisième mois environ, s'oppose du reste à toute absorption de ce liquide par la peau et l'on n'en rencontre jamais dans l'estomac. Les principes immédiats formés par désassimilation et que lui apporte l'urine, sont, d'autre part, trop peu abondants à cet âge pour qu'il ait une action malfaisante sur la peau protégée comme je viens de le dire.

Il est certain que la totalité de l'eau amniotique n'est pas de l'urine, car dans les premiers temps du développement il existe en trop grande quantité par rapport au volume du corps de l'embryon (voyez plus haut page 780), pour que les reins de celui-ci puissent produire tant de liquide. Il est certainement fourni alors par l'amnios empruntant les matériaux nécessaires aux capillaires des organes vasculaires qu'il tapisse, tels que le chorion allantoïdien. Malheureusement la science ne possède pas encore d'analyse indiquant la composition immédiate de ce liquide avant l'âge de trois mois à trois mois et demi chez l'homme, époque à laquelle le liquide allantoïdien n'existe plus depuis longtemps. On sait cependant qu'avant cette époque il ne contient que des traces de substances albuminoïdes insuffisantes pour le rendre alible. Mais eût-il ces qualités et pût-il être dégluti, que l'état du tube digestif ne permettrait pas qu'il fût absorbé ou digéré comme le lait.

(1) Voy. *Chimie anatomique*, t. II, p. 480, 489 et 499.

La présence d'un liquide amniotique chez les oiseaux, analogue à celui des mammifères, montre au reste que cette humeur n'est pas sécrétée par les vaisseaux maternels pour arriver dans l'amnios par transsudation. L'absence d'allantoïne et les autres particularités de sa composition comparativement au liquide allantoïdien, montrent aussi que les eaux amniotiques ne sont pas une transsudation du premier, origine à laquelle du reste il ne serait permis de songer que chez les ruminants, etc., et non chez l'homme.

Les follicules sudoripares sont encore assez peu enroulés à l'époque de la naissance pour porter à croire que l'excrétion sudorale n'a réellement pas encore lieu et ne concourt pas à la constitution du liquide amniotique.

QUATRIÈME ESPÈCE. — DU LIQUIDE ALLANTOÏDIEN.

Pendant que la vésicule ombilicale s'isole de l'intestin, on voit naître, de l'extrémité postérieure de ce même intestin, une petite vésicule d'abord ronde, puis pyriforme, très-vasculaire, destinée à jouer un rôle très-important : c'est l'*allantoïde*. Elle présente bientôt à sa surface des vaisseaux (*vaisseaux allantoïdiens*). Ils sont au nombre de trois : deux artères qui proviennent de l'aorte formant, plus tard, deux branches de l'iliaque interne (*artères ombilicales*), et la veine ombilicale croisant la face inférieure du foie.

La formation de l'ombilic cutané des parois ventrales divise bientôt l'allantoïde en deux portions, l'une interne, l'autre externe, séparées par une partie moyenne. La portion interne formera la *vessie urinaire;* la partie moyenne, l'*ouraque* ou le pédicule canaliculé de l'allantoïde : elle concourt ainsi à la formation du cordon ombilical.

La *portion externe* devient très-importante : elle constitue à elle seule l'*allantoïde* proprement dite, et quoiqu'elle se comporte diversement d'une espèce à l'autre des vertèbres, elle offre néanmoins, chez tous ceux qui la possèdent, un caractère commun.

On observe une allantoïde et un amnios chez les mammifères, les oiseaux et la plupart des reptiles; il n'y en a pas sur les batraciens ni sur les poissons.

Qu'elle doive servir à l'échange des gaz seulement, comme chez les oiseaux, ou à l'absorption des principes assimilables, comme chez les mammifères, elle prend un accroissement rapide auquel participent ses vaisseaux. Elle gagne l'enveloppe extérieure de l'œuf ou chorion, s'applique à sa face interne, se déploie sur toute l'étendue de cette paroi, se soude à elle, et constitue dès lors, pour l'œuf, une nouvelle mem-

membrane située entre l'amnios et l'enveloppe externe dite *chorion de l'œuf.*
Enfin des villosités croissent à la surface de celui de ses feuillets qui est
appliqué au chorion, pénètrent dans la cavité de celles qui existaient déjà
sur cette enveloppe extérieure de l'œuf, et donnent à cet organe sa
vascularité.

Chez la femme et chez les autres mammifères, il est facile de reconnaître que le tissu de l'allantoïde s'enfonce dans la cavité des villosités
choriales, en quelque sorte en masse, c'est-à-dire en conservant dans les
terminaisons de ces villosités la même texture, le même type quant à la
subdivision des capillaires et à la configuration de leurs mailles qu'au
dehors d'elles (1). Ce fait est très-frappant aussi chez les ruminants quand
on compare les réseaux de l'allantoïde, qui sont interposés aux villosités,
aux capillaires des extrémités de ces dernières. Ce sont les mêmes
flexuosités onduleuses des capillaires, la même forme de leurs mailles.
Chez ces animaux comme chez la femme, les plus gros vaisseaux dans
le pédicule des villosités sont entourés de tissu lamineux, tel que nous
l'avons signalé plus haut; celui-ci est parcouru entre la paroi propre ou
choriale de la villosité et les deux troncs vasculaires principaux par des
capillaires flexueux formant des mailles analogues à celles de l'allantoïde
étalée en membrane et à celles des terminaisons des villosités.

À toutes les époques de la grossesse et au moment de la délivrance,
on retire facilement des villosités non oblitérées leurs capillaires flexueux
et la même couche de tissu lamineux à fibres longitudinales pâles qui
est interposée à ces conduits et à la paroi du tissu chorial; tissu qui, formant la trame de l'allantoïde, a pénétré avec les autres éléments de cette
membrane dans la cavité des villosités du chorion à mesure qu'elle s'éta-
blait à la face profonde de ce dernier. On peut facilement constater aussi
que, dans les modifications accidentelles des cotylédons placentaires,
les villosités sont oblitérées par l'hypertrophie directe de ce tissu existant déjà normalement le long des vaisseaux et que les capillaires
s'atrophient en même temps (2). Il n'est pas rare de trouver la
matière amorphe gélatiniforme analogue à celle du cordon qui existe
entre les fibres du tissu interposé au chorion et à l'amnios, accumulée
en certains points de la face fœtale du placenta; elle s'y enkyste ordi-

---

(1) Ces vaisseaux et le tissu lamineux qui les accompagne ne s'avancent pas
toujours jusqu'au fond de la cavité de chaque division des villosités, dont l'extrémité vide, claire, dépasse alors plus ou moins les dernières anses vasculaires.

(2) Voy. Ch. Robin, *Recherches sur les modifications graduelles des villosités
du chorion et du placenta.* — *Comptes rendus et mémoires de la Société de biologie.* Paris, 1854, in-8, p. 63. — *Archives générales de médecine.* Paris, 1854;
et *Sur la structure intime de la vésicule ombilicale et de l'allantoïde* (*Journal de
la physiologie.* Paris, in-8, 1861, p. 328).

nairement. Ces kystes, dont le nombre varie, dépassent rarement le volume de la moitié d'un œuf de pigeon. Leur paroi est formée de tissu lamineux ou fibreux à faisceaux plus ou moins serrés. Elle est souvent tapissée à sa face interne par de petits bourgeons ou mamelons blanchâtres plus ou moins saillants, pédiculés même quelquefois, qui sont composés d'une trame fibreuse accompagnée de beaucoup de matière amorphe assez tenace. Celle-ci est elle-même parsemée de granulations graisseuses jaunâtres, très-rapprochées les unes des autres; granulations auxquelles elle doit en partie sa couleur blanche. Le contenu de ces kystes n'a rien de celui des kystes hématiques anciens ou récents. Il est transparent, gélatiniforme ou opalin, de consistance muqueuse, souvent un peu filant. Il est homogène, sans traces d'éléments anatomiques quelconques dans son épaisseur; seulement on y trouve des flocons grisâtres formés d'une substance demi-solide, finement striée, comme la matière de certains mucus concrets. Ils sont parfois accompagnés de granulations graisseuses qui les rendent blanchâtres, et le contenu du kyste en reçoit une teinte opaline, plus ou moins prononcée, surtout lorsque des granules semblables flottent dans le liquide même.

Caractères du liquide allantoïdien.

Chez l'homme la cavité de la *portion externe* disparaît de très-bonne heure. Sur les ruminants, le porc, etc., cette portion prend la forme d'une poche allongée en boyau, interposée au chorion et à l'amnios, conservant pendant toute la vie intra-utérine une cavité pleine du liquide appelé *allantoïdien*. Cette cavité est tapissée d'épithélium polyédrique. Les parois sont formées d'un tissu lamineux vasculaire, mou, demi-transparent, analogue à celui du cordon ombilical.

Le liquide allantoïdien disparaît chez l'homme en même temps que la cavité de la vésicule allantoïde, c'est-à-dire du vingt-cinquième au trentième jour, autant qu'on en peut juger dans l'état actuel des faits observés, et par suite il ne peut être étudié.

Chez les pachydermes, les ruminants, etc., sa quantité va toujours en augmentant jusqu'à l'époque du part. Par rapport au volume de l'œuf elle est d'autant plus grande que le fœtus est plus jeune, son augmentation étant, comme l'accroissement de l'allantoïde, très-considérable durant les premières époques de la vie embryonnaire.

Il est d'abord clair, limpide, inodore, d'une saveur douceâtre et fade. Plus tard il se trouble, devient jaunâtre, puis brunâtre et prend une odeur fétide particulière. Vers les extrémités de la poche, celle-ci traverse le chorion et forme des diverticules, parfois séparés du reste de la vésicule, dans lequel le liquide se trouble plus tôt, devient d'un jaune verdâtre pâle, avec dépôt pulvérulent, sablonneux, d'oxalate de chaux et d'urates.

Dans les derniers temps de la gestation, il se forme à la face interne de l'allantoïde de la jument des saillies molles, blanchâtres, contenant une masse brunâtre ou grisâtre et friable; ces saillies se pédiculisent, puis se détachent et deviennent libres dans le liquide et portent le nom d'*hippomanes*. Elles renferment beaucoup d'oxalate de chaux,

D'après Tschernow, chez les mammifères domestiques le liquide allantoïdien existe en plus grande quantité dans les premiers temps de la grossesse que plus tard et diminue graduellement. Au commencement, sa densité est de 1,008 et à la fin de 1,025. Sa réaction est toujours alcaline et n'est neutre qu'à la fin de la grossesse.

La couleur de ce fluide est plus foncée que celle du liquide amniotique; seulement chez les embryons les plus jeunes cette couleur est celle du sérum sanguin; chez les plus âgés elle est jaunâtre. Il l'a vue une fois rougeâtre quoique transparente; parfois brune, d'un brun jaunâtre et transparent; d'un brun foncé et limpide. Il n'est jamais muqueux, ni filant.

L'eau de l'allantoïde de la vache en particulier est transparente, citrine d'abord, puis d'un jaune fauve, d'une saveur légèrement amère et salée, d'une densité de 1,007 à 1,009 et rougissant le tournesol (1). D'abord fluide, elle devient visqueuse vers le sixième mois.

Sur la composition immédiate du liquide allantoïdien.

La composition du liquide allantoïdien est encore imparfaitement connue au point de vue de l'analyse quantitative. On y a trouvé les principes suivants :

Eau.
Carbonates terreux et alcalins (Dulong et Labillardière).
Chlorure de sodium.
Sulfates de soude et
Phosphate de soude.
    —   de chaux.
    —   de magnésie.
Chlorhydrate d'ammoniaque.
Lactate de soude.
Oxalates?
Urée (Dulong et Labillardière).
Allantoïne (2).
Glycose (Cl. Bernard, Stas).
Albumine.
Mucosine.

La quantité de glycose que contient le liquide allantoïdien est plus considérable que celle que renferme celui de l'amnios (Cl. Bernard).

(1) Lassaigne, *Annales de physique et de chimie*, 1821, t. XVII, p. 297.
(2) Voyez *Chimie anatomique*. Paris, 1853, t. II, p. 536.

Ce liquide renferme d'abord 989,50 d'eau, puis 949,77. Il est donc toujours plus riche en principes fixes que le liquide amniotique. Les principes d'origine organique s'y accroissent, tandis que les corps d'origine minérale restent stationnaires, et même sont à leur minimum vers la fin de la grossesse.

L'albumine y existe en quantité moindre que dans l'humeur amniotique. Elle augmente avec le développement du fœtus et atteint son maximum peu de temps avant la naissance. Elle ne forme jamais de pellicule quand on fait chauffer le liquide, mais elle se coagule en flocons.

Il y a toujours du sucre dans le liquide allantoïdien et sa quantité augmenterait avec le développement du fœtus, selon Majewski, contrairement à l'opinion de Cl. Bernard, qui, le premier, a constaté la présence de ce principe dans ce fluide.

Il y a plus d'urée dans le liquide allantoïdien des carnivores que dans celui des herbivores; c'est le contraire pour le sucre. La quantité de l'urée augmente du début jusqu'à la fin de la grossesse, de sorte qu'alors elle représente la plus grande partie des substances d'origine organique du liquide. Il renferme toujours des traces de fer, mais ni fibrine, ni caséine ; l'albumine même y manque sur la vache (1).

Si l'on compare l'urine du fœtus avec celle de l'animal né, on trouve qu'avant la naissance l'urine est plus concentrée que le liquide allantoïdien. Elle contient trois fois autant de principes d'origine organique, tandis que ceux d'origine minérale y manquent (Tschernow).

Chez les oiseaux, le liquide allantoïdien contient des urates et de l'urée.

Les analogies qui existent entre la composition de ce liquide et celle de l'urine des jeunes animaux (voy. plus haut, p. 655) montrent que cette dernière excrétion vient se mélanger au liquide allantoïdien par le canal de l'ouraque. Mais, comme le fait remarquer Bischoff, ce dernier n'est pas l'urine même du fœtus. Sa quantité n'est pas en rapport avec le développement des reins. L'allantoïde a déjà un volume relativement grand et du liquide à une époque où les corps de Wolff ne font que paraître et où les reins n'existent pas encore. Le liquide allantoïdien est donc très-probablement produit par les parois vasculaires de la poche de même nom qui le contient, et à mesure que l'urine est sécrétée, elle se mêle à lui par l'ouraque (en quelque sorte accidentellement), comme aussi partiellement avec l'eau de l'amnios par l'urèthre. La présence de l'allantoïne dans l'urine du veau montre que

____

(1) A. Majewski. *De substantiarum quæ liquoribus amnii et allantoïdis insunt.* Dorpati Livoniæ, 1858, in-4.

ce principe est un produit de désassimilation des tissus apporté par l'urine dans le liquide allantoïdien. Mais l'existence dans l'allantoïde des oiseaux, d'un fluide d'une composition analogue à celui de l'allantoïde des mammifères, ne permet pas d'admettre, avec Bischoff, que la liqueur allantoïdienne est produite par la mère et qu'elle transsude à travers les membranes de l'œuf.

On voit, d'après ce qui précède, que les usages des liquides allantoïdien et amniotique sont principalement des usages mécaniques de protection, et secondairement ils servent à étendre l'urine fœtale ; ce qui, de celle-ci, ne peut être contenu dans la vessie vient se déverser dans la cavité de l'amnios chez l'homme, et surtout dans celle de l'allantoïde chez les animaux sur lesquels persiste la cavité de cet organe.

CINQUIÈME ESPÈCE. — DE L'EXHALATION PULMONAIRE OU HALEINE.

L'exhalation pulmonaire et branchiale est, par l'origine et la nature de son principe immédiat fondamental, analogue aux *excrétions* des autres parenchymes non glandulaires, telles que celle du rein et des organes sudoripares. En présence de ces données, son état gazeux, qui n'est tel que chez les animaux à respiration pulmonaire, ne constitue pas un motif suffisant pour en faire reporter l'étude loin de celle des produits que nous venons de passer en revue.

Le poumon excrète de l'acide carbonique, de l'eau, des traces de substances azotées coagulables, et accidentellement divers principes volatils, tels que l'alcool, les essences, etc., au même titre que le rein et les organes sudoripares excrètent de l'urée, des urates, des sudorates, etc., et accidentellement aussi de l'alcool, des essences, etc.

L'acide carbonique, à son tour, est un principe immédiat de la deuxième classe, formé par désassimilation dans l'épaisseur des éléments anatomiques, au même titre que l'urée, l'allantoïne, les urates, les sudorates, etc. Il est apporté par le sang dans le parenchyme pulmonaire qui ne fait que le séparer de cette humeur, comme ont été séparés aussi les principes, préexistant comme lui, que je viens de citer à propos de l'urine, du liquide allantoïdien et de la sueur. Je n'insisterai pas davantage ici, ni plus loin, sur ces questions que j'ai traitées déjà assez longuement (1). L'exhalation pulmonaire contient, il est vrai, une partie des gaz atmosphériques ingérés dans les voies respiratoires, et dont l'autre portion a pénétré dans le sang, en devenant ici une des conditions physiques et mécaniques de l'*excrétion ;* mais ce fait ne s'observe

____

(1) Voyez, sur ce point, *Chimie anatomique.* Paris, 1853, t. II, p. 86 et suiv.

que sur les animaux à respiration pulmonaire, et n'existe pas chez ceux qui respirent par des branchies et par la peau. Cette partie des gaz rendus tels quels à l'atmosphère, ne constitue pas le produit excrété ; elle ne fait que lui servir de véhicule, mélangée qu'elle est avec lui.

Examinons maintenant les caractères principaux de ce produit, en laissant de côté, autant que possible, les questions qui se trouvent exposées dans les traités de physiologie.

Caractères généraux de l'haleine.

On donne le nom d'*haleine* au mélange gazeux qui sort des poumons pendant l'expiration. C'est de l'air privé d'une partie de son oxygène qui a été remplacé par un volume à peu près égal d'acide carbonique, avec de la vapeur d'eau, tenant en dissolution et en suspension des substances organiques qu'elle emporte.

La quantité d'eau qui s'échappe par le poumon sous forme de vapeur ou d'haleine, est d'environ 400 à 500 grammes par vingt-quatre heures. La sueur en donne près de 1000 grammes et l'urine de 1300 à 1400.

En traversant successivement la bouche ou les cavités nasales, le pharynx, le larynx, la trachée-artère et les bronches, l'air inspiré prend une température analogue à celle du corps ; dans la plupart des cas, il s'échauffe et par conséquent se raréfie, de sorte que la même quantité d'air en poids occupe dans le poumon un espace plus considérable que celui qu'elle occupait avant d'être introduite dans ce viscère. On comprend dès lors qu'à sa sortie du poumon, l'air possède une température voisine de celle du corps, variable comme celle de ce dernier ; c'est ce qui explique pourquoi, chez les moribonds, l'haleine est de moins en moins modifiée dans sa température.

L'haleine, dans l'état de santé, ne reçoit presque aucune odeur de la substance azotée qu'elle contient ; mais à mesure qu'ont lieu les progrès de l'âge, elle acquiert une odeur spécifique plus prononcée, quelquefois fade ou fétide. Chez la plupart des individus, elle prend le matin une odeur aigre ou désagréable, par suite de la putréfaction des résidus alimentaires interposés aux dents ou adhérents aux mucus buccal et pharyngien ; putréfaction qui rend acides la muqueuse et son mucus en ce moment. Par l'usage et l'abus des boissons alcooliques, du tabac, de l'ail, de l'oignon et des aliments analogues, elle contracte l'odeur des produits volatils de ces corps, odeur plus ou moins modifiée par les substances qu'entraîne encore la vapeur d'eau. Elle offre la température du corps, s'élève avec elle dans les fièvres, s'abaisse dans le choléra algide, l'agonie, etc. Elle devient acide ou fétide toutes les fois que pathologiquement le mucus ou autres substances se putréfient dans la bouche, comme pendant le muguet, l'amygdalite, les abcès des parois buccales, la gangrène pulmonaire, etc. Chez quelques personnes, elle est naturellement d'odeur forte, fade, etc., ce qui est dû à l'état naturel d'altération qu'offrent individuellement les substances organiques entraînées par la vapeur d'eau (1).

Les circonstances sont nombreuses dans lesquelles on observe cette arrivée graduelle de l'haleine de l'état inodore à des modes divers de fétidité, se rattachant à des troubles de la nutrition amenant des formes d'altérations consécutives plus ou moins analogues à la putrescence, portant sur les portions de substances coagulables du sang entraînées par les gaz et la vapeur d'eau rendus à chaque expiration.

Indépendamment de ces changements graduels observés d'âge en âge, il faut y joindre encore, comme causes de ces altérations, les lésions organiques de l'intestin, de l'utérus, le diabète, l'albuminurie, et plusieurs affections générales, telles que l'érysipèle, les fièvres éruptives, etc. Dans ces circonstances, on parvient souvent à distinguer l'odeur propre à l'haleine ainsi modifiée de l'odeur putride particulière que lui communiquent le mucus et les autres substances qui s'altèrent à la surface des dents et de la langue, tant que dure pour le malade l'impossibilité de donner à la cavité buccale les soins qu'exige son hygiène.

Dans les cas d'affections de la vessie ou des reins avec odeur ammoniacale de l'urine, l'haleine prend une odeur analogue. Dans les cas d'abcès du foie ou d'autres organes de la cavité abdominale, etc., elle acquiert une odeur spéciale ressemblant à celle que répandent les macérations anatomiques, odeur qui peut même venir en aide au diagnostic lorsque celui-ci n'est pas encore porté. Cette odeur est due à ce que la vapeur d'eau et les gaz exhalés entraînent les principes volatils et les substances coagulables altérées qui donnent au pus son odeur, et qui se trouvent incessamment résorbées par les capillaires, tant que l'abcès n'est pas ouvert. Des phénomènes analogues s'observent dans les cas de rétention des matières fécales par occlusion intestinale, quelle qu'en soit la cause. Les substances organiques altérées, et les principes volatils qui leur donnent leur odeur, partiellement absorbés par l'intestin, sont ensuite exhalés par les poumons, se mêlent aux principes de l'haleine normale, et lui communiquent plus ou moins leur odeur propre (voy. p. 325).

Chez les animaux, elle a l'odeur plus ou moins prononcée qu'exhale la surface du corps de chaque espèce.

Pour saisir l'importance de l'étude de l'haleine, il importe de se rappeler que les miasmes sont des *substances organiques coagulables,*

(1) Voyez, sur ce point, *Chimie anatomique.* Paris, 1853, t. III, p. 481, art. PRINCIPES ODORANTS.

liquides, entraînées et tenues en dissolution et en suspension dans la vapeur d'eau qui s'échappe des poumons, ou des déjections des animaux, des tissus animaux et végétaux en voie de putréfaction ; substances organiques à des degrés divers d'altérations, de modifications isomériques, selon leur origine et selon les conditions dans lesquelles a lieu cette altération (1). Comme tous les principes immédiats de la troisième classe, les substances organiques à l'état miasmatique sont facilement modifiables moléculairement, et par suite facilement détruites en tant que miasmes. Seulement il faut que les corps destinés à agir sur elles soient volatils et diffusibles comme elles ; tels sont le chlore, avide d'hydrogène, l'essence de térébenthine et ses isomères, remarquables par leurs qualités désinfectantes, etc.

Pour se rendre compte des phénomènes de transmission et de production des maladies par les miasmes, il faut savoir que les substances organiques jouissent de la propriété de transmettre, par simple contact avec des substances d'une autre espèce, l'état moléculaire particulier que quelque circonstance accidentelle a produit chez elles. Nous reviendrons, du reste, plus loin sur ce point.

Nous allons maintenant rechercher : 1° quelle est la proportion d'oxygène absorbé et d'acide carbonique exhalés dans chaque expiration ; 2° quelle quantité de ce dernier est produite dans des temps successifs et égaux ; 3° dans quel rapport marchent l'absorption d'oxygène et le dégagement d'acide carbonique ; 4° quelles sont les modifications de la quantité d'azote inspiré ; et 5° celles que présente la quantité de vapeur d'eau émise sous le nom de *transpiration pulmonaire*.

De l'oxygène de l'haleine.

Il est aujourd'hui parfaitement établi que le volume des gaz expirés est moindre que celui de l'air inspiré ramené à la même température. Les expériences de Mayow, de Hales, de Robert Boyle, ont démontré qu'il y avait un déficit qui pouvait être évalué à 0,063. La perte peut être portée jusqu'à 1/24°, quand l'animal respire le même air, jusqu'à ce que son altération ne permette plus de le respirer davantage. Telle est au moins la moyenne des expériences de Lavoisier, Davy, Goodwin, Allen, Pepys et Pfaff.

D'après Davy et Gay-Lussac, l'air inspiré contenant 21 parties d'oxygène sur 100, n'en contient plus que 16 ou 18 parties en sortant du poumon, ou, en d'autres termes, il y aurait un cinquième environ d'oxygène absorbé. C'était d'ailleurs le chiffre déjà donné par Menzies, qui éva-

(1) *Chimie anatomique*, Paris, 1853, t. III, p. 62-63.

luait la déperdition d'oxygène au quart. Dulong fait observer, avec raison, que cette déperdition doit être sensiblement variable suivant les diverses circonstances dans lesquelles se trouve placé le même individu.

Quant à la quantité absolue d'oxygène enlevée dans une inspiration, elle varie suivant la quantité d'air qui a été inspirée. Davy, après une inspiration de 614^{cc},916 d'air, trouva 23^{cc},803 d'oxygène de moins dans l'air expiré. Après une inspiration de 1983^{cc},6, il vit que 150^{cc},753 d'oxygène avaient disparu. Après une inspiration de 2796^{cc},875, la perte d'oxygène s'élevait à 198^{cc},36. Pour une inspiration moyenne l'absorption est de 19^{cc},572 (Abernethy), 24^{cc},80 (Allen et Pepys), 29^{cc},50 (Dalton).

On a calculé, pour un temps donné, la quantité d'oxygène absorbé en raison de 1 kilogramme de l'animal. D'après MM. Regnault et Reiset, dans sept expériences faites sur le même chien, la moyenne d'oxygène consommée a été en poids 1^{gr},183, *maximum* 1,393, *minimum* 1,016. On voit déjà que, pour le même animal, il y a des différences assez considérables pour des temps égaux et semblables.

Si certains animaux, comme le chien, prennent plus de 1 gramme d'oxygène pour 1 kilogramme de l'animal en une heure, d'autres, comme les lapins, restent un peu au-dessous de 1 gramme. Il faut prendre pour l'homme le chiffre de 1 gramme par heure pour 1 kilogramme de l'individu. Cela donne alors 75 grammes par heure, et 1 kilogramme 800 grammes par vingt-quatre heures.

Spallanzani a prouvé que fixer de l'oxygène est une propriété de toute matière organisée et même des substances organiques, comme la fibrine et autres principes voisins. Il a prouvé aussi qu'*abandonner de l'acide carbonique est une autre propriété* de toute *matière organisée*, qu'elle manifeste même dans le vide. L'exhalation de l'acide carbonique est donc un fait aussi universel que celui de l'absorption de l'oxygène.

Proportion d'acide carbonique exhalée dans chaque expiration.

Sur 100 parties de gaz rendues chaque expiration, il y a de 3 à 5 parties d'acide carbonique (Abernethy, Davy, Proust, Dumas, Davy et Gay-Lussac, Coutanceau, Dulong, Despretz, Legallois, Apjohn, Bostock).

Cette proportion est variable, suivant beaucoup de circonstances. Ainsi, Coathupe a trouvé 4 pour 100 d'acide carbonique dans l'air rejeté par l'adulte ; les extrêmes sont 1,90 et 7,98 pour 100. Il a vu, comme Proust, que cette proportion varie suivant les heures du jour.

Lorsque la respiration est fréquente, la quantité d'acide carbonique expulsée à chaque expiration est beaucoup moins abondante qu'après une expiration lente ; mais la quantité d'acide carbonique émise par des respirations fréquentes, pendant un temps un peu prolongé, est plus forte que celle qui est rejetée par des expirations lentes (Vierordt, 1845).

A chaque expiration, quelle que soit sa durée, correspond une valeur constante d'acide carbonique égale à 2,5 pour 100 de l'air rendu, à laquelle s'ajoute encore comme complément une nouvelle quantité d'acide carbonique exactement proportionnelle à la durée de la respiration. Des expériences récentes faites par Horn confirment entièrement ces données.

D'après Lavoisier et Seguin, la quantité d'acide carbonique exhalée serait 296 157 centimètres cubes par jour ; MM. Andral et Gavarret sont arrivés à peu près au même résultat que Lavoisier et Seguin, et pour eux, un homme en vingt-quatre heures élimine 240 grammes de carbone. M. Dumas ne porte ce dernier chiffre qu'à 200 grammes.

Voici la quantité de carbone éliminée en vingt-quatre heures par différents animaux. Pour le cheval, 2500 grammes ; pour le lapin, 25 grammes ; pour le cochon d'Inde, 6 grammes ; pour le pigeon, 7 grammes ; pour le chien, 33 grammes ; pour le chat, 17 grammes ; pour le grand duc, 15 grammes.

Prises à doses modérées et dans les conditions habituelles, on pourrait dire hygiéniques, les boissons alcooliques ont pour effet constant de diminuer la quantité d'acide carbonique exhalé par les poumons. Cette diminution, qui progresse durant les trois premières heures qui suivent l'ingestion, varie de 5 à 22 pour 100 suivant la richesse alcoolique respective des liqueurs (Proust, Vierordt, Perrin).

Rapport entre l'oxygène absorbé et l'acide carbonique exhalé.

Il s'agit de savoir si tout l'oxygène absorbé pourrait être retrouvé dans l'acide carbonique exhalé. Pour cela, il faut chercher si le poids de l'oxygène contenu dans l'acide carbonique excrété par le poumon égale le poids de l'oxygène consommé ; ou bien si le volume de l'acide carbonique exhalé est égal au volume d'oxygène enlevé, puisque l'on sait qu'un volume d'acide carbonique représente exactement le volume de l'oxygène qui entre dans sa composition.

L'observation démontre, et cela est digne d'attention, que ces deux valeurs se suivent quelquefois, mais avec des fluctuations plus notables qu'on ne l'a cru cependant longtemps, et sans que l'oxygène de l'acide carbonique représente tout l'oxygène enlevé.

La quantité d'oxygène contenue dans l'acide carbonique exhalé est, pour le même animal, inférieure à celle de l'oxygène pris à l'air de 0,62 jusqu'à 1,64 pour 100, suivant le régime auquel il est soumis. Il est bien loin d'être constant, comme l'avaient admis Brunner et Valentin (Regnault et Reiset).

Ainsi, il y a *presque toujours un déficit* du côté de l'oxygène rendu à l'air à l'état de combinaison avec du carbone ; les exceptions à cette loi tiennent à de rares particularités du régime exclusivement végétal.

Ce déficit est plus grand chez les carnivores que chez les herbivores. Le poids de l'oxygène enlevé à l'air étant représenté par 1000, celui de l'oxygène contenu dans l'acide carbonique n'était que de 745 dans sept expériences sur les chiens (MM. Regnault et Reiset) ; tandis que la moyenne sur six lapins s'élève à 919. Le chiffre de l'oxygène contenu dans le gaz carbonique rendu est encore plus élevé chez les oiseaux. Il est de 927 chez les poules, et quelquefois 998. Chez les petits oiseaux, la portion d'oxygène de l'acide carbonique n'était pas aussi grande que chez les poules : elle ne s'éleva qu'à 700 ou 800. La proportion pour les grenouilles est 698, et pour les insectes 791.

Le rapport entre la quantité d'oxygène contenu dans l'acide carbonique et la quantité totale d'oxygène pris à l'air paraît dépendre beaucoup plus de la nature des aliments que de la classe à laquelle appartient l'animal. Lorsque les animaux se nourrissent de grains, l'oxygène de l'acide carbonique éliminé l'emporte parfois sur la quantité de celui qui est pris à l'air. Quand ils se nourrissent exclusivement de viande, ce rapport est plus faible et varie de 620 à 800 d'acide carbonique rejeté pour 1000 volumes d'oxygène absorbé. Avec le régime des légumes, le rapport est en général intermédiaire entre celui que l'on observe avec le régime de la viande et celui que donne le régime dans lequel domine le pain.

Ce rapport est à peu près constant pour les animaux de même espèce qui sont soumis à une alimentation parfaitement uniforme, comme cela est facile à réaliser pour les chiens ; mais il varie notablement pour les animaux d'une même espèce, et pour le même animal soumis au même régime, si l'on ne règle pas son alimentation.

Lorsque les animaux sont à l'état d'inanition, le rapport entre l'oxygène contenu dans l'acide carbonique et l'oxygène total consommé est à peu près le même que celui que l'on observe pour le même animal soumis au régime de la viande ; il est cependant, en général, un peu plus faible. L'animal, à l'état d'inanition, ne fournit à la respiration que des gaz venant de sa propre substance, qui est de la même nature que la chair qu'il mange lorsqu'il est soumis au régime de la viande. Tous les animaux à température fixe présentent donc, lorsqu'ils sont à l'état d'inanition, la respiration des animaux carnivores.

On voit, d'après tous ces faits, que la privation de nourriture a le double résultat de diminuer la quantité absolue d'oxygène absorbé, ainsi que la quantité d'acide carbonique exhalé, eu égard à l'oxygène enlevé.

Dans un milieu riche en oxygène, mais qui reste cependant composé d'oxygène et d'azote, la quantité absolue d'oxygène enlevé et le rapport entre cet oxygène et l'acide carbonique exhalé ne changent pas sensiblement. Déjà Lavoisier avait vu que l'acide carbonique excrété n'était pas plus abondant quand un animal respirait dans l'oxygène pur que dans l'air atmosphérique. Allen et Pepys avaient cru à tort que cette quantité était plus considérable.

De l'exhalation d'azote.

Il est aujourd'hui incontestable que l'air qui sort du poumon après une expiration est plus chargé d'azote que celui qui y entre. Cela a été constaté par Berthollet, Collard de Martigny, Despretz, Lassaigne et Yvan, Marchand, Boussingault, Barral, Regnault et Reiset.

Voici les résultats fournis par les expériences de ces derniers :

1° Lorsque les animaux à température fixe, mammifères et oiseaux, sont soumis à leur régime alimentaire habituel, ils dégagent toujours de l'azote ; mais la quantité de ce gaz exhalée est très-petite ; elle ne s'élève jamais à 2 centièmes du poids de l'oxygène total consommé, et le plus souvent elle est moindre que 5 millièmes.

2° Lorsque les animaux sont à l'état d'inanition, ils absorbent souvent de l'azote, et la proportion de l'azote retenu varie entre les mêmes limites que celle de celui qui est exhalé dans le cas où les animaux sont soumis à leur régime habituel. L'absorption de l'azote s'est montrée presque constamment chez les oiseaux à l'état d'inanition, mais très-rarement chez les mammifères.

3° Lorsque après avoir été plusieurs jours à l'état d'inanition, l'animal est soumis à une alimentation très-différente de son régime habituel, il absorbe souvent encore de l'azote pendant quelque temps ; probablement jusqu'à ce qu'il se soit fait à son nouveau régime ; il rentre alors dans le cas général et dégage de l'azote. Ce fait n'a été constaté que sur des poules qui, après avoir été plusieurs jours à l'état d'inanition, échangeaient leur régime de grain pour un régime de viande seule.

4° Lorsque l'animal est souffrant par suite du régime alimentaire auquel il est soumis, ou peut-être par d'autres causes, il retient encore de l'azote. Cette absorption de l'azote a été constamment observée dans les expériences faites sur un canard malade qui mourut quelque temps après.

Ces alternatives d'élimination et d'absorption d'azote que présente le même animal lorsqu'il est soumis à divers régimes, est favorable à l'opinion d'Edwards, qui admet que le dégagement et l'emprunt d'azote ont toujours lieu simultanément pendant la respiration, et que l'on n'observe jamais que les résultats de ces deux effets contraires.

De la transpiration pulmonaire.

Nous avons déjà vu que dans l'air atmosphérique il y a toujours une certaine quantité de vapeur aqueuse ; mais, quand l'air sort de la poitrine, on le trouve chargé d'une plus grande quantité de cette vapeur, entraînant avec elle une petite proportion de substance organique : c'est ce qui constitue la *transpiration pulmonaire*. Lorsque la température extérieure ne dépasse pas 5 ou 6 degrés centigrades, on voit cette vapeur, condensée tout à coup au sortir de la bouche ou du nez, apparaître sous forme d'une sorte de nuage.

Cette vapeur ne vient pas seulement des canalicules respirateurs, elle est fournie aussi par toute la muqueuse des voies aériennes. L'expérience suivante de Magendie le prouve. Si l'on adapte une seringue à une plaie faite à la trachée d'un animal, et si l'on pousse de l'air dans la trachée, dans le sens de l'expiration, cet air, qui n'a pas traversé le poumon, entraîne cependant une vapeur aqueuse facile à démontrer. Certains cas de fistules de la trachée ont permis de constater chez l'homme ces origines multiples de la vapeur dite *pulmonaire*.

Un homme qui fait par minute seize inspirations d'un demi-litre, introduit 480 litres d'air en une heure. A 10 degrés et à moitié saturés d'humidité, les 480 litres contiennent $2^{gr},362$ de vapeur d'eau. Par l'expiration, cet air est chassé à la température de 38 degrés environ et à saturation complète ; il contient alors $21^{gr},985$ d'eau ; d'où retranchant les $2^{gr},762$ introduits par l'air, on voit que la respiration fait perdre à l'organisme $16^{gr},623$ d'eau en une heure et $470^{gr},90$ en vingt-quatre heures (Gavarret).

L'examen de cette vapeur condensée montre qu'elle est presque exclusivement formée d'eau à laquelle il se joint une petite quantité de matière azotée qui se putréfie dans les vases où l'on a renfermé de l'air expiré (Dupuytren et Thenard, etc.). Cette altération est des plus manifestes par son odeur et par ses effets délétères partout où il y a accumulation d'un grand nombre d'hommes sans renouvellement suffisant de l'air, ce qui caractérise l'*encombrement*.

Brunner et Valentin ont démontré par un autre procédé l'existence d'une matière organique dans la vapeur expirée ; mais la quantité de matière organique est si petite, qu'ils n'ont pu donner un chiffre certain touchant sa quantité proportionnelle.

Nous avons vu plus haut que cette substance peut au moment où elle

sort des poumons être déjà altérée et odorante à des degrés divers
(voy. p. 792). Ces substances constituent des *miasmes* d'origine pulmonaire. Or on sait que les substances organiques offrent une propriété
remarquable : c'est que si elles sont altérées, elles transmettent aux
matières analogues saines, par simple contact, le genre d'altération
qu'elles présentent, ou un genre d'altération analogue. Aussi sont-ce
les substances coagulables altérées tenues en suspension dans l'air par la
vapeur d'eau qui déterminent l'altération des substances azotées saines.
C'est encore en vertu de cette propriété des substances organiques de
transmettre, par simple contact de molécule à molécule, l'altération
qu'elles offrent, que se communiquent aux individus sains qui absorbent
les miasmes, les affections des malades qui émettent ces derniers. Il y a
là une contagion par ces substances altérées, en suspension dans la
vapeur d'eau, comme lors de la transmission des affections virulentes
par un mucus ou par autre humeur ayant accidentellement acquis
l'état virulent.

L'exhalation aqueuse pulmonaire en se déposant sur les parois des
appartements et sur les corps, poreux ou non, qui les tapissent, les imprègne de ces substances altérées, de sorte qu'elles y persistent malgré
le renouvellement de l'air, de manière à vicier incessamment l'air frais
qu'on y amène, tant qu'il reste encore de ces matières, tant qu'on ne
les a pas décomposées.

Déjà de Blainville, rangeant l'exhalation pulmonaire parmi les produits
médiats dont nous aurons à nous occuper dans la prochaine séance, avait
dit qu'elle constitue un excrément aériforme composant « des miasmes
non-seulement plus abondants, mais encore plus putrides que ceux qui
se trouvent à la surface de la peau. Cette nature miasmatique de l'air respiré est surtout très-marquée dans celui que rendent les malades atteints
de certaines affections où les éléments eux-mêmes de l'organisme semblent entrer en décomposition. C'est là, selon moi, la véritable cause de
la contagion de ces maladies ; car on conçoit très-bien que les individus
qui viennent à absorber un air chargé d'excréments gazeux éminemment
putrides en reçoivent une influence délétère. Les foyers de contagion
se forment par l'accumulation de ces excréments dans une atmosphère
chaude qui n'est renouvelée ni par la ventilation ni par l'action des
arbres et de la végétation en général » (1).

Accidentellement, la vapeur pulmonaire se charge des principes volatils qui ont été ingérés dans le tube digestif, tels que ceux de l'ail, de
l'alcool, du camphre, du musc, l'hydrogène sulfuré des eaux miné-

(1) De Blainville, *Cours de physiologie.* Paris, 1833, in-8, t. III, p, 342-
343.

rales, etc. Le phosphore s'échappe du poumon et sort avec l'haleine par les narines sous la forme d'un nuage épais et blanchâtre, qui, d'après de Montgarny et d'autres observateurs, devient lumineux dans l'obscurité.

VINGT-CINQUIÈME LEÇON

DES PRODUITS MÉDIATS EN GÉNÉRAL ET DES FÈCES.

D. — Quatrième division. — Des produits médiats.

Nous devons aujourd'hui terminer l'étude de l'hygrologie par l'examen des parties constituantes de l'économie qui ont reçu le nom de *produits médiats*. Malgré l'importance des applications de cet ordre de connaissances à la pathologie, applications que le médecin est appelé à faire incessamment, le temps ne me permet pas d'entrer ici dans tous les détails que comporte ce sujet. Je me bornerai donc à signaler les données les plus essentielles parmi celles qui doivent être retenues de vous.

De Blainville qui, le premier, a fait rentrer l'étude des fèces dans l'anatomie générale sous le nom de *produits médiats*, s'exprime ainsi sur ce sujet :

« Avant tout je diviserai les *produits* en deux grandes sections : la première comprendra les *produits normaux* et la seconde les *produits anormaux*. Parmi les produits normaux, les uns, que nous nommons *immédiats*, sortent de toutes pièces de l'économie, et méritent peut-être seuls le nom de *produits ;* les autres, que je nommerai *médiats*, résultent du mélange de substances introduites dans l'économie avec des liquides sortis de celle-ci ; mélange dans lequel les substances qui y concourent ont subi des modifications particulières qui en font des espèces de produits nouveaux: » (*Cours de physiologie*, Paris, 1833, in-8, t. II, p. 15, et t. III, p. 340.) Il les range en *aériformes* ou *gazeux* et en *liquides et solides*, qui sont le *chyme* et les *matières fécales*.

Les produits médiats aériformes sont pour de Blainville les exhalations pulmonaires et les gaz intestinaux. Mais ces derniers seulement appartiennent réellement aux produits médiats. L'origine des principes essentiels rejetés par le poumon, celle de l'acide carbonique surtout, montre que l'exhalation du parenchyme pulmonaire est une *excrétion*, et qu'elle doit être rapprochée des *excrétions* produites par les autres parenchymes non glandulaires, tels que le rein et l'allantoïde. Ce n'est que chez les animaux à respiration aérienne que l'acide carbonique sort mêlé aux fluides avec lesquels est arrivé l'oxygène, et il n'y a pas d'action réciproque des gaz qui sortent du poumon et de ceux qui, introduits, reçoivent cet acide pour être expulsés avec lui. Au contraire, aucune des parties gazeuses, liquides ou solides qui concourent à constituer les produits médiats ne se trouve dans ceux-ci telle qu'elle a été, soit sécrétée par les glandes ou les muqueuses, soit ingérée dans l'organisme.

Des excréments, fèces ou matières fécales.

Les matières fécales sont les résidus non absorbés des humeurs excrémento-récrémentitielles versées dans toute la longueur du tube digestif, avec interposition des restes alimentaires non liquéfiés, sans addition d'aucun liquide excrémentitiel tel que l'urine, etc.

Sous ces divers rapports les fèces diffèrent essentiellement des liquides excrémentitiels, composés de principes formés par désassimilation ne pouvant séjourner dans l'économie sans devenir nuisibles.

Les caractères extérieurs des fèces sont souvent changés par le déversement et par l'addition accidentels de ces mêmes humeurs excrémento-récrémentitielles, telles que la bile, le suc intestinal ou le mucus, mucus qu'il ne faut pas confondre avec ce suc. Rejetées alors à l'état liquide ou presque liquide, ces sécrétions sont toujours plus ou moins modifiées par leur propre mélange.

Le poids des excréments varie, par jour, de 150 à 200 grammes chez l'adulte. Il forme le dixième ou le douzième environ du poids des aliments solides et liquides, le septième ou le huitième de celui des aliments solides considérés seuls.

Leur consistance est celle d'une pâte assez tenace et adhérant aux corps qu'elle touche, variant cependant sous ce rapport depuis l'état presque solide avec une certaine friabilité, jusqu'à celui de matière demi-liquide s'étalant sans couler. Elle est celle d'un liquide visqueux ou séreux mêlé ou non de parties solides ou demi-solides dans nombre d'états morbides, ou d'états accidentellement et volontairement déterminés à l'aide des purgatifs.

Leur pesanteur spécifique est moindre que celle de l'eau.

Leur saveur est ordinairement fade ou douceâtre ; mais souvent elle est plus ou moins amère : cette amertume est de même nature que celle de la bile, et due soit à des restes de taurocholates qui ne sont pas décomposés, soit plutôt à des cholalates résultant de la décomposition intestinale des taurocholates. Cette décomposition est la conséquence même de l'action naturelle exercée par ces derniers, pendant qu'ils prennent part au rôle que remplit la bile dans l'intestin ; et l'on sait que les cholalates ont aussi une saveur amère. C'est cette amertume qui empêche divers animaux de se nourrir des excréments de l'adulte, tandis qu'ils recherchent ceux des jeunes enfants dont la bile ne renferme pas encore des taurocholates ou n'en contient qu'une petite quantité, allant ensuite graduellement en augmentant.

Les excréments ont une odeur *sui generis* qui n'est pas une odeur putride ; il faut excepter les cas de rétention accidentelle des matières et ceux dans lesquels les aliments ont été ingérés en trop grande quantité et sont restés ainsi plus de vingt-quatre à quarante-huit heures sans être tous digérés. Cette odeur varie du reste un peu avec la nature des aliments, l'atmosphère dans laquelle on a séjourné pendant et après leur ingestion, la nature de l'exercice auquel on s'est soumis, etc. Elle est presque nulle chez les jeunes enfants et devient de plus en plus prononcée à mesure que des aliments azotés étant ingérés en plus grande proportion, exigent davantage l'intervention de la bile pour être liquéfiés. Aussi les excréments des chiens nourris d'os principalement qui ne sont pas dans ce cas, sont-ils non-seulement incolores au point de vue de la teinte ordinaire des fèces, mais aussi presque sans odeur.

Je vous ai déjà dit (p. 561) que c'est surtout à des modifications de certains principes de la bile qu'est due cette odeur, sans qu'on sache pourtant encore quels sont ces principes, ni quelles sont les modifications subies ; on ne sait pas non plus quelle est la nature des principes volatils formés alors. On sait seulement que c'est au-dessous de l'abouchement des conduits biliaire et pancréatique que commence à se manifester l'odeur des excréments. Berzelius a vu également que des bols de rôti mâché mêlés d'albumine, et tenus en digestion dans de la bile pendant douze heures, avaient pris alors l'odeur d'excréments frais.

On sait du reste combien sont nombreuses et singulières les variétés que présente l'odeur acquise par les excréments dans les divers états morbides, tels que les péritonites, les entérites ulcéreuses ou non, les tumeurs et abcès de l'intestin ou des organes voisins et presque toutes les maladies générales ; odeurs qui disparaissent avec le retour à la santé. Ce sont là autant de faits que le médecin est souvent obligé de prendre en considération, plus encore que le physiologiste.

La couleur des excréments est généralement d'un brun plus ou moins foncé, tirant au grisâtre ou au vert foncé avec des traînées de mucus grisâtre concret ou demi-concret à la surface des matières, mucus dont l'existence n'est pourtant pas constante. Leur teinte brune est souvent assez foncée pour paraître presque noire. D'autres fois elle tire au jaune ou au roussâtre.

Elle est due surtout à la biliverdine ou à son action tinctoriale sur les résidus. Elle varie selon la nature des aliments dont les détritus se mêlent à la bile. C'est ainsi que cette couleur tire au gris verdâtre ou blanchâtre lorsque toutes les autres conditions d'alimentation restant les mêmes d'autre part, le lait intervient pour une portion notable dans les boissons ingérées. Elle disparaît et les excréments prennent l'aspect de la terre glaise, lorsque dans les cas d'ictère la bile cesse de couler dans l'intestin. Les os qui n'exigent pas l'intervention de la bile pour être digérés, qui ne suscitent pas le déversement biliaire, forment sur les chiens des excréments non colorés et presque sans odeur fécale.

Caractères chimiques et composition des fèces.

Les excréments sont généralement neutres. Ils sont parfois un peu alcalins lorsqu'ils deviennent liquides par suraddition de bile et des liquides intestinaux proprement dits. Pourtant ils se sont montrés acides dans les cas où ils étaient rendus à la suite d'indigestions causées par excès d'aliments.

D'après l'analyse de Berzelius, la composition immédiate des matières fécales peut être donnée comme l'indique le tableau ci-contre :

Eau	753,00
Chlorure de sodium	3,20
Sulfate de soude	1,60
Carbonate de soude et sels de soude d'origine organique	2,40
Phosphate de magnésie et phosphate ammoniaco-magnésien	1,60
Phosphate de chaux	3,20
Matières extractives particulières (taurine, stercorine, excrétine)	27,00
Principes de la bile	9,00
Albumine	9,00
Mucus, graisse, matière animale particulière	120,00
Résidus alimentaires insolubles	70,00

Ces matières fécales n'étaient ni acides, ni alcalines.

Les débris d'aliments qu'on sépare sur un linge après avoir délayé les fèces dans l'eau, se dessèchent aisément, mais conservent une odeur d'excréments dont on ne peut les dépouiller, quelles que soient l'énergie et la continuité du lavage.

Les matières fécales se délayent facilement dans l'eau, la rendent mucilagineuse comme l'est de l'eau de gomme, mais le liquide ne s'éclaircit pas, même après plusieurs semaines de repos.

L'analyse montre que les excréments normaux ne renferment, au moment où ils sont rendus, ni ammoniaque libre, ni carbonate d'ammoniaque. L'eau dans laquelle on les a fait bouillir contient de l'hydrogène sulfuré. Si l'on distille le tout, l'eau qui passe en contient aussi, et le résidu dans la cornue n'exhale plus que l'odeur des intestins de porc cuits.

Par la dessiccation, les excréments se convertissent en une masse légère d'un brun foncé. Chauffés lorsqu'ils sont secs, ils se charbonnent, se boursouflent, répandent de la fumée et une odeur de corne brûlée, puis prennent feu et brûlent longtemps avec une flamme claire, brillante et fuligineuse. Quand la flamme s'éteint, il ne reste pas de charbon, mais seulement 12 à 15 pour 100 d'une cendre grise difficile à rendre blanche par la calcination.

Le chlore blanchit les excréments. Les acides concentrés, principalement l'acide sulfurique et l'acide chlorhyhrique, en dégagent une odeur excrémentitielle plus forte que celle qu'ils répandaient, puis une odeur fade, nauséabonde de bile, sans trace d'odeur acétique. En même temps la masse devient noire et non violette (Berzelius).

M. Marcet (1) a démontré que les matières fécales contiennent des margarates de chaux et de magnésie, et non de l'acide margarique libre. Ils s'y trouvent en quantité deux à trois fois plus considérable quand le régime est purement végétal, que lorsqu'il est surtout composé de viandes.

Il a retiré, en outre, de chaque évacuation fécale, environ un centigramme d'un principe particulier, qu'il a nommé *excrétine*, et qui diffère de la séroline (stercorine), retirée par M. Flint. Ce composé provient, sans doute, de la décomposition de la taurine, dérivant elle-même de l'acide taurocholique, car il est sulfuré. Il renferme, en effet, presque autant de soufre que d'oxygène, c'est-à-dire 2,780 du premier, et 3,278 du second, et en outre 80,427 de carbone et 13,515 d'hydrogène. Il offre cette particularité remarquable qu'il ne contient pas d'azote ni de phosphore. L'excrétine est très-stable, ne se décompose pas dans les fosses d'aisances ; son poids atomique est de 578. Elle cristallise en prismes obliques à quatre pans, ordinairement disposés en aiguilles groupées en amas sphéroïdaux, s'irradiant à partir d'un centre commun. Elle est soluble dans l'alcool, mais surtout dans l'éther.

Parmi les principes désignés en masse sous le nom d'*extrait alcoolique*, se trouve la taurine, que pourtant le microscope ne fait pas découvrir à l'état cristallin. Elle provient du dédoublement de l'acide tauro-

(1) Marcet, *Philosophical Transactions*, London, 1854, in-4, p. 295, et 1857, p. 403-413.

cholique du taurocholate de soude, acide qui se décompose en taurine
et en acide cholalique, se retrouvant lui-même dans les fèces à l'état de
cholalates terreux et alcalins.

Sur quelques principes particuliers des matières fécales.

Plusieurs auteurs ont répété que la cholestérine a été rencontrée dans
les fèces. Mais lorsque M. Flint a voulu savoir quelle était la source de
cette opinion, quel était l'auteur qui a constaté la présence de la cholestérine dans les matières fécales, il lui a été impossible d'y parvenir.
Ni Simon, ni Marcet n'ont pu la rencontrer dans les excréments. En
cherchant la cholestérine dans les fèces, M. Flint y a trouvé une
quantité considérable de séroline qu'il propose d'appeler *stercorine*, par
cela même qu'on la trouve abondamment dans ces matières. Cette
substance, traitée par l'acide sulfurique concentré, prend une couleur
rouge, réaction qu'elle partage avec la cholestérine ; elle cristallise en
aiguilles fines (1), offrant parfois çà et là des varicosités qui leur donnent l'aspect d'un chapelet (Boudet), dû à la présence de quelques
globules gras.

Becquerel et Rodier n'ont jamais rencontré la séroline dans une
proportion supérieure à 0,60 sur 1000 parties de sérum. La moyenne,
selon ces auteurs, est de 0,20 à 0,25. M. Flint serait porté à croire que
la stercorine (séroline) n'existe pas dans le sang, comme principe
constitutif, mais qu'elle est le produit de la transformation de la cholestérine, transformation occasionnée par les procédés opératoires.

Voici comment s'y prend M. Flint pour extraire la stercorine. Il évapore les fèces jusqu'à sécheresse, les pulvérise, les traite par l'éther
dont il prolonge l'action pendant vingt-quatre heures, en empêchant
l'évaporation de celui-ci ; puis il filtre sur du noir animal, et il ajoute
une nouvelle quantité d'éther ; le liquide qui passe est clair et d'une couleur d'ambre. L'éther est alors évaporé ; il fait bouillir le résidu avec
de l'alcool, il évapore l'alcool ; il traite ce résidu avec une solution de
potasse caustique, en maintenant le tout pendant une à deux heures à
une température inférieure à celle de l'ébullition. Cette dernière opération dissout les graisses saponifiables ; il jette alors le tout sur un filtre,
et il lave à grande eau, le résidu est de nouveau desséché à une température modérée, puis lavé avec de l'éther qu'on évapore ; on traite
encore avec de l'alcool bouillant et l'on évapore de nouveau : le résidu
est alors composé de *stercorine pure*.

Dans l'ictère, lorsque la bile n'est pas versée dans l'intestin, les matières fécales décolorées ne renferment pas de stercorine.

____

(1) Voy. *Chimie anatomique*. Atlas, pl. XXVI, fig. 2.

La *stercorine* de M. Flint ne doit pas être confondue avec l'*excrétine* de Marcet. Celle-ci entre en fusion à 77 degrés environ, et cristallise dans l'éther. La stercorine entre en fusion à 37 degrés centigrades, et ne cristallise pas dans une solution éthérée.

La *stercorine* ou *séroline*, nous l'avons vu, a déjà été trouvée dans le sang en très-petite quantité, mais elle n'existe dans aucun des liquides déversés dans l'intestin. Dans l'état normal, les fèces ne contiennent pas de cholestérine, mais de la stercorine (séroline), qui n'est qu'une transformation de la cholestérine. Cette transformation ne s'opère pas lorsque la digestion n'a pas lieu. En effet, ce n'est pas de la stercorine que l'on trouve dans le méconium, et dans les fèces pendant l'hibernation, mais de la cholestérine ; il en est de même des excréments des animaux soumis à un jeûne prolongé.

Le fait de la disparition presque totale de la cholestérine dans les fèces, serait déjà une probabilité en faveur de sa décomposition en *stercorine*. La cholestérine existe dans le méconium ainsi que dans les fèces des animaux hibernants. C'est que la production de la bile chez le fœtus et son écoulement dans l'intestin précèdent la formation des autres liquides digestifs, ainsi que l'introduction de tout aliment dans le canal intestinal. Mais aussitôt que les autres fluides digestifs ont été sécrétés, et que l'intestin a reçu des aliments, la cholestérine disparaît et la stercorine commence à se montrer. La même chose a lieu pendant la léthargie des animaux hibernants, c'est-à-dire lorsque la digestion est interrompue.

Ainsi la cholestérine n'existe pas dans les fèces normales, parce qu'elle s'est transformée en stercorine. A l'appui de sa manière de voir, l'auteur donne le fait suivant. Les matières fécales, décolorées, d'un ictérique, n'ont offert à l'analyse aucune trace de stercorine. Aussitôt que la jaunisse a commencé à disparaître et que la bile a repris son cours dans l'intestin, c'est-à-dire que les fèces ont repris leur couleur normale, la stercorine a reparu dans les garderobes. Enfin, M. Flint trouve une nouvelle preuve en faveur de son opinion, dans ce fait que la proportion de la stercorine rejetée pendant vingt-quatre heures est presque égale à la quantité de cholestérine que l'on admet comme devant se produire quotidiennement.

En résumé, nous avons donc vu :

1° Que la cholestérine provient surtout de la désassimilation de la matière nerveuse ; 2° qu'elle est séparée du sang par le foie ; 3° que, déversée à la partie supérieure en canal intestinal, elle se trouve transformée par le travail digetif du stercorine, et est ainsi rejetée par le rectum.

Du mucus et de la matière colorante de la bile dans les matières fécales.

Revenons à la composition des fèces. La portion qui provient des humeurs est surtout composée de certaines parties de la bile et du mucus dans lequel sont en quelque sorte incorporés tous les autres matériaux des excréments. Les phénomènes observés chez les individus atteints d'anus contre nature montrent bien que le mucus entre pour une part notable dans la composition des fèces. Lorsque toute communication est interrompue entre les deux bouts de l'intestin, sa partie inférieure ne reçoit plus ni chyme, ni bile, ni suc pancréatique, et cependant les malades ont, de loin en loin, des selles dans lesquelles ils rendent des espèces de pelotes ou de cylindres tenaces, durs, de couleur grisâtre ou d'un blanc mat. Leur intérieur est parfois creusé de petites cavités, et parsemé de grains ou de taches brunâtres.

Le microscope montre que ces pelotes ou ces cylindres, bien décrits par Lallemand, sont formés de mucus concrété, ayant perdu son aspect strié, devenu grenu, ne se gonflant que lentement dans l'eau quand il est réduit en fragments. Il est parsemé de rares granulations graisseuses, parfois de quelques granules de biliverdine isolés ou en amas, et d'un petit nombre de cellules épithéliales généralement déformées, et plus ou moins granuleuses.

Il arrive quelquefois que les matières fécales sont vertes, surtout chez les enfants qui ont pris du calomel. Quelques chimistes ont soutenu que ce n'est pas la matière colorante biliaire qui donne cette coloration; parfois elle pas verte, mais orangée, au moment où elle sort de l'intestin, et devient verte par son exposition à l'air. Kersten de Freiberg, qui a observé cette forme de déjections chez les malades qui prenaient les eaux de Marienbad et de Carlsbad, pense que le sulfate de soude et le fer de l'eau minérale ont donné naissance dans le tube digestif à un sulfure de fer vert; mais ce cas ne rentre peut-être pas dans ceux que nous étudions.

Frankl nie aussi la présence de la bile dans ces selles de couleur d'herbe, et il croit que c'est un produit de sécrétion muqueuse analogue à celui qui, dans certaines blennorrhagies, dans quelques inflammations vaginales, dans le coryza, teint le linge en vert.

Golding Bird, qui n'a trouvé que des traces de matière biliaire dans les excrétions vertes des enfants, fait cependant remonter au foie la séparation de cette matière. C'est, dit-il, la matière colorante du sang qui a transsudé des capillaires de la veine porte dans les conduits excrétoires, et que les gaz ou les sécrétions intestinales ont fait tourner au vert. Cependant une analyse de ces évacuations vertes produite par le calomel, rapportée par Simon, a montré, sur 100 parties d'extrait sec, 42 parties 1/2 solubles dans l'alcool, savoir : bile, acide cholique, biliverdine, 21,4 ; graisse contenant de la cholestérine, 10,0 ; extrait alcoolique, 11. Le microscope montre que ce principe colorant des fèces est de la biliverdine. Elle disparaît de l'économie par expulsion au dehors avec les matières fécales, où elle est détruite par putréfaction. (Voy. p. 813.)

Je n'ai pas à revenir ici sur ce que nous avons déjà vu touchant ces diverses questions en étudiant la bile (p. 559 à 561, et 582).

Ce n'est que dans des circonstances pathologiques que prédomine la partie fluide du suc intestinal sur les autres parties ; elle est alors altérée. Toutefois il était intéressant de déterminer quelle est la nature de ces sucs intestinaux. MM. Poiseuille et Bouchardat ont avancé que, sous l'influence des purgatifs, l'albumine du sang passait dans le canal intestinal. M. Mialhe a combattu cette assertion : ce qui a été considéré, dit-il, comme albumine, n'est autre chose que l'albuminose ; l'acide nitrique ne donne lieu à aucun précipité dans les liquides recueillis et filtrés, rendus après une purgation, et le tannin, au contraire, y détermine un précipité abondant, qui est formé d'albuminose.

La sécrétion, dite *exsudation capillaire*, dont on détermine la production par l'emploi des laxatifs, est, d'après C. Schmidt :

PRINCIPES DE LA PREMIÈRE CLASSE.

Eau..	969,700
Chlorure de potassium......................	2,680
— de sodium........................	2,056
Sulfate de potasse.........................	0,667
Chlorhydrate d'ammoniaque.................	1,960
Phosphate de soude........................	0,658
— de chaux........................	0,325
— de magnésie......................	0,232

PRINCIPES DE LA DEUXIÈME CLASSE.

Principes indéterminés dits extractifs...........	20,100

PRINCIPES DE LA TROISIÈME CLASSE.

Albumine (albuminose)......................	1,600

Tiedemann et Gmelin font observer que, tandis que la substance organique fluide va diminuant de la partie supérieure à la partie inférieure du tube intestinal, la proportion des parties salines va, au contraire, en augmentant toujours. Cet accroissement de la quantité des sels leur paraît propre à empêcher que la putréfaction ne s'empare du résidu excrémentitiel des aliments.

Bien qu'on ait, du temps de Haller, parlé des sels cristallisés autour de certains corps solides introduits dans le tube digestif, c'est de notre temps seulement qu'on a signalé la présence de petits cristaux de phosphate ammoniaco-magnésien dans les fèces.

Ce phosphate ammoniaco-magnésien, dont l'existence dans les matières fécales est constante, se trouve à l'état cristallin en petite quantité à peu près dans toutes les déjections normales. Mais c'est surtout dans les cas de selles diarrhéiques, quelle qu'en soit la cause, que ce sel est abondant, et qu'on rencontre facilement ses cristaux. On les retrouve aussi, à l'autopsie, retenus dans l'intestin par du mucus. Sur quelques sujets se soumettant à un mauvais régime, principalement végétal, j'ai vu ce phosphate à l'état de gros cristaux, ou de groupes de cristaux, rendu si abondamment dans le mucus qui accompagnait les fèces, qu'il était facile d'en recueillir à chaque fois plus d'un gramme, sous forme de poussière cristalline un peu grisâtre. Il importe de tenir compte de ces faits dans certaines analyses médico-légales du contenu de l'intestin.

De la composition anatomique des fèces.

L'observation démontre deux ordres de parties dans les fèces. Une portion provient des aliments, et elle est considérable; une autre est formée par le résidu des humeurs que l'animal a ajoutées aux aliments pendant qu'ils parcourent le tube digestif. Le résidu alimentaire se compose des parties qui sont complétement réfractaires aux sucs digestifs et de celles qui, bien que fluidifiables n'ont pas été liquéfiées, enfin de quelques matières rendues liquides qui n'ont pas été absorbées.

Ainsi on trouve dans les excréments : 1° des graines entières que leur enveloppe épidermique, inattaquable par le suc gastrique, a protégées, et qui n'ont pas toujours perdu la faculté de germer quand elles ont été avalées crues. Si elles ont été écrasées, elles abandonnent leur enveloppe, et plus ou moins de leur contenu amylacé, au résidu excrémentitiel ; 2° des parties résistantes des tissus animaux (ligaments jaunes, artérioles, etc.), et même des fragments microscopiques de faisceaux striés des muscles ; 3° des fragments d'os, ou bien, si l'animal digère les os, des masses blanchâtres pouvant se réduire en poudre et composées de la partie terreuse des os. Fourcroy s'est assuré que la matière organique de l'os avait disparu dans ce résidu ; et Blondlot a fait la remarque qu'il se comporte avec l'acide chlorhydrique comme les os calcinés. L'enveloppe calcaire des mollusques et des crustacés se retrouve aussi dans les excréments, lorsque les animaux qui les avalent entiers ne s'en débarrassent pas par le vomissement ; 4° des matières colorantes des végétaux ; pour l'homme, la chose est évidente après l'ingestion des épinards ; 5° la cellulose et le ligneux des végétaux ; il forme une notable partie des excréments des herbivores ; 6° l'excès des matières grasses qui n'a pas pu être émulsionné dans le tube digestif ; 7° l'amidon cru et même cuit, si les fruits, les graines et les tubercules le contenant, n'ont pas été bien triturés.

Lorsque la quantité d'aliments introduits dans l'estomac excède le pouvoir digestif, soit qu'il y ait excès dans l'alimentation, soit que le pouvoir digestif ait subi quelque atteinte, on voit alors passer dans les excréments des substances qui d'ordinaire sont liquéfiées et absorbées. C'est ainsi que les enfants à la mamelle, lorsqu'ils prennent le lait en trop grande abondance, expulsent par les selles, au bout de vingt à vingt-quatre heures environ, des masses de caséum que leurs organes digestifs n'ont pu liquéfier. C'est ainsi que l'on voit, chez les convalescents, et dans les cas de lienterie, de diarrhée, des fragments de légumes passer intacts dans les matières fécales.

Une autre partie des excréments est composée du reliquat des humeurs qui ont été versées dans toute l'étendue du tube digestif sur les substances ingérées. C'est ce qui, combiné avec le résidu des matières alimentaires, donne aux excréments de chaque animal les caractères qui les distinguent. On ne verrait pas une si grande variété dans les excréments, si leur apparence et leurs autres propriétés étaient déterminées seulement par la nature des aliments. Deux animaux ayant la même alimentation peuvent avoir des excréments tout différents. Ce qui démontre qu'une partie des fèces provient des humeurs que l'animal a versées dans son propre canal digestif, c'est que si les selles deviennent plus rares chez les individus soumis à l'abstinence, elles ne sont pourtant pas complétement supprimées. Il y a encore des évacuations dans les maladies aiguës, pour lesquelles on a ordonné une diète sévère. Enfin, les excréments qui s'amoncellent peu à peu dans le côlon et le rectum des animaux soumis à la torpeur hibernale, prouvent qu'une partie des fèces provient des humeurs biliaire, pancréatique et intestinale se modifiant réciproquement à la température du corps.

En parlant ici des résidus de l'humeur biliaire prenant part à la constitution des fèces, je fais allusion seulement à ceux de la cholestérine, des taurocholates et de la biliverdine, dont nous venons de nous entretenir. Vous n'avez pas oublié, en effet, que la bile ne renferme pas d'autre manière organique que sa matière colorante, et que les traces de mucus qu'elle donne à l'analyse (p. 542) viennent de la vésicule du fiel. Contrairement au suc pancréatique et à ceux que versent les follicules intestinaux, elle n'a pas pour principe immédiat fondamental quelque espèce de substance albuminoïde, susceptible d'être retrouvée dans les fèces sous forme de matière amorphe, demi-solide comme la mucosine, etc., ou la pancréatine. En d'autres termes, la bile ne contient aucun des principes qui se prêtent à jouer le rôle d'émulsif à la manière de la pancréatine et des autres substances émulsionnantes, toutes albuminoïdes ou mucilagineuses.

Quelquefois la partie excrémentitielle des diverses humeurs digestives se condense, s'accumule autour de quelque corps solide introduit dans l'intestin, et donne ainsi naissance à ces *calculs stercoraux*, ou *pierres stercorales*, qui ont souvent causé des erreurs de diagnostic. Parfois le dépôt se forme autour d'un petit calcul biliaire qui a parcouru l'intestin après être sorti de la vésicule ou des conduits cholédoques. Nous reviendrons plus loin sur ces questions.

Examen des fèces à l'aide du microscope.

L'examen des matières fécales à l'aide du microscope fait connaître un grand nombre de particularités que le médecin est souvent appelé à prendre en considération dans la pratique de l'art, en médecine légale, etc.

Si les matières sont liquides, les corpuscules dont il va être fait mention flottent dans le suc intestinal, mêlés de flocons de mucus proprement dit, mucus que je vous ai fait connaître (p. 469). Ordinairement ce mucus ne se distingue pas à l'œil nu; parfois il y en a sous forme de filaments, visibles à la surface des matières solides qui touchaient la muqueuse.

Délayées dans l'eau et placées sous le microscope, les fèces montrent :

1° Un nombre considérable de fines granulations moléculaires douées de mouvement brownien, les unes grisâtres azotées, solubles dans l'acide acétique; les autres jaunâtres, réfractant la lumière à la manière des corps gras, et d'autres enfin souvent très-abondantes, qui sont irrégulières, plus grosses que les précédentes et dont la nature ne peut être déterminée ;

2° Des gouttes graisseuses généralement peu abondantes en dehors du régime lacté ou autres régimes dans lesquels la graisse entre pour une part notable. Leur volume varie depuis celui des globules de lait jusqu'à une largeur de plusieurs centièmes de millimètre ;

3° De nombreuses petites aiguilles jaunâtres de nature graisseuse qui sont des fragments des cristaux aciculaires de la stéarine, de la margarine, des acides stéarique et margarique ou des stéarates et margarates que l'analyse retire des fèces.

4° Plusieurs auteurs avancent que la matière colorante biliaire contenue dans les portions inférieures du gros intestin ne présentent plus que rarement au contact de l'acide azotique la coloration caractéristique habituelle; que cette réaction est presque toujours éteinte complétement dans les fèces. à l'exception des cas de flux biliaire par l'intestin, n'ayant pas laissé aux modifications qu'elle subit ordinairement le temps de s'accomplir.

Le fait est vrai d'une manière générale, mais cependant si les teintes bleues et violettes habituelles sont peu sensibles et surtout d'une durée très-courte, il est des fèces normales et de teinte foncée sur lesquelles la teinte rougeâtre par laquelle se termine la réaction azotique se manifeste après un certain nombre de minutes où une demi-heure environ. Elle est suivie plus tard de l'apparition de la teinte jaune que l'acide azotique donne aux substances azotées en général.

On trouve, en effet, de la matière colorante biliaire dans les fèces, plus ou moins modifiée chimiquement, mais restée à l'état de granules tels que je vous les ai déjà fait connaître (p. 582), et abondants surtout lorsque les excréments ont une teinte foncée presque noire.

5° Beaucoup de fragments de faisceaux musculaires, la plupart encore striés, flottent çà et là dans toutes les déjections fécales ordinaires. Tous sont teintés en jaune brunâtre par suite de l'action tinctoriale de la biliverdine. Les uns sont cassés nettement, les autres ont leurs extrémités mousses, coniques, quelques-uns sont réduits à une petite masse ovoïde ou sphéroïdale de 2 à 5 centièmes de millimètre de long ou à peu près. Ils paraissent d'autant plus nombreux que les viandes ingérées étaient cuites davantage.

6° Indépendamment de ces éléments anatomiques on retrouve dans les fèces toutes les fibres élastiques du tissu lamineux et des ligaments ou des membranes jaunes élastiques, lorsque des fragments de ce tissu ont été ingérés. Parfois ce sont des lambeaux assez considérables de ces éléments et bien débarrassés de tous les autres, par l'action digestive, qu'on retire des déjections ou que les hypochondriaques ou les malades soumettent à l'examen du médecin. Il en est de même des fragments d'artères pris parfois pour des vers intestinaux.

7° On retrouve dans les fèces toutes les variétés de formes de cellules végétales et de vaisseaux que renferment les plantes qui ont servi d'aliment. Les cellules qui contiennent encore de la chlorophylle sont opaques, noirâtres par suite des modifications qu'a subies cette dernière. Indépendamment des cellules entières on voit beaucoup de fragments de cellules et des vaisseaux rayés et ponctués rompus par la mastication, des trachées déroulées, etc. Toutes les cellules et les amas de cellules à couches concentriques et à conduits rayonnant à partir de la cavité centrale qu'on observe dans diverses poires où ils forment des grains durs, se retrouvent dans les excréments.

8° Il n'est pas très-rare de rencontrer des œufs d'helminthes dans les

matières fécales, ceux des *ascarides* et des *trichocéphales* surtout (1). On
en constate la présence jusque dans les taches de fèces que le médecin
légiste peut être appelé à soumettre à l'examen microscopique (2).

9° Il est rare d'observer des cellules ou des noyaux d'épithélium non
plus que des leucocytes dans les excréments normaux ; mais on en voit
dans les selles diarrhéiques déterminées par toutes les affections inflammatoires de l'intestin.

10° Parfois, mais surtout dans les matières diarrhéiques, on rencontre des filaments de *Leptothrix* et des vibrions.

Cette même constitution se retrouve dans les concrétions fécales
noires, assez tenaces, connues sous le nom de *scybales*, bien différentes
des calculs intestinaux mentionnés plus loin. Toutefois en général le
mucus concret, puis surtout la matière colorante de la bile à l'état de granules, s'y voient plus abondamment que dans les excréments ordinaires.

De la formation d'animalcules et de végétaux dans l'intestin.

Il est incontestable que des animaux et des végétaux se produisent
pendant le travail digestif. Il s'en naît là comme partout où se trouvent
des substances en voie d'altération, où ils sont de telle ou telle espèce,
selon la nature chimique du milieu, sa température, etc. L'intestin, par
ses liquides et sa température, offre toutes les conditions convenables à
leur développement. Ce fait n'a dû paraître étonnant qu'à ceux qui ne
connaissaient ni les actes élémentaires de la digestion, ni les conditions
de développement des infusoires. Mais c'est émettre une grande erreur
que de dire que le résultat essentiel de la digestion est la formation
d'animalcules.

Leuret et Lassaigne ont vu, dans l'estomac d'une grenouille ou d'un
crapaud, huit ou dix heures après un repas, des globules arrondis, mais
immobiles (*monades*). Dans l'intestin grêle on retrouve par milliers des
corpuscules analogues aux précédents, mais vivants, se contractant dans
tous les sens et nageant dans toutes les directions. Ces auteurs auraient
vu, comme Leeuwenhoeck, ces infusoires s'agiter dans le sang de la
veine porte.

D'après MM. Gruby et Delafond, les animalcules ne naissent aux
dépens des aliments que pour être digérés et servir de pâture aux animaux dans le tube digestif desquels ils se sont développés ; de sorte
que ces infusoires ne passent point de toutes pièces dans le torrent de
la circulation. Les ruminants ont quatre espèces d'animalcules vivants

(1) Voy. Davaine, *Traité des entozoaires.* Paris, 1860, in-8, p. 51.
(2) Voy. Robin et Tardieu (*Annales d'hygiène et de médecine légal*. 2ᵉ série,
t. XIII, p. 434. Paris, 1860, in-8).

dans les deux premiers estomacs; mais dans le troisième et le quatrième ainsi que dans les matières excrémentitielles, on ne trouve plus, disent-ils, que les carapaces de ces infusoires (*thécamonadiens?*). Le cheval a dans le cæcum et la partie dilatée du côlon sept espèces de ces animalcules, plus loin, dans la partie rétrécie du côlon et dans le rectum, plus que leurs carapaces vides. Ainsi la cinquième partie environ de l'aliment végétal passerait à l'état d'animalcules avant d'être définitivement digérée.

Je vous ai déjà dit que chez l'homme on ne trouve que rarement et en très-petit nombre des vibrions dans les matières fécales normales et fraîches; mais les *Leptothrix* n'y sont pas rares.

Depuis Leeuwenhoeck on a signalé fréquemment la présence des vibrions dans les matières de la diarrhée, et leur disparition lorsque les fèces reprennent leur consistance et leurs autres caractères normaux. M. Lebert, entre autres, a insisté, dès 1845, sur leur présence dans les mêmes circonstances pendant la dysenterie, et il a nettement indiqué le peu de valeur de ce fait, aux points de vue étiologique et symptomato-logique (1).

M. Pouchet a montré en 1849 qu'il y en avait dans les déjections intestinales cholériques examinées peu après leur expulsion, fait souvent vérifié depuis. Quelques heures après la mort, avant toute trace de putréfaction, Rainey en a trouvé dans toute la longueur de l'intestin jusqu'au duodénum. Il en a vu aussi dans diverses autres maladies, en sorte que ce fait n'a rien de spécifique.

En 1854, M. Davaine a constaté la présence d'un assez grand nombre de *Cercomonas* (*C. hominis*, Davaine) dans les matières fécales des cholériques et d'un malade atteint de fièvre typhoïde. Il y en avait plusieurs dans chaque goutte de liquide. Ils devenaient immobiles et se détruisaient lorsque les matières se refroidissaient.

Malmsten, de Stockholm, a observé des Paramécies (*Paramecium coli*, Malmsten) dans les déjections liquides et purulentes de sujets atteints de diarrhée chronique avec ulcérations intestinales. Dans une autopsie faite sept heures après la mort, il reconnut qu'ils manquaient dans l'estomac et dans l'intestin grêle, mais étaient très-nombreux dans chaque goutte du mucus de tout le gros intestin. Ils ne vivaient que peu d'heures hors du tube intestinal, mais pouvaient être gardés en vie pendant vingt-quatre heures, quand on les maintenait à la température du corps humain.

M. Davaine a remarqué à juste titre que le fait de la mort de ces

(1) Lebert, *Physiologie pathologique*, Paris, 1845, in-8, t. I, p. 220 et suiv.

animaux lors du refroidissement des matières où ils vivent doit empêcher de les assimiler aux infusoires qui naissent dans une substance quelconque en voie de décomposition. Du reste, dans les infusions ordinaires,
telles ou telles espèces disparaissent aussi selon la température du milieu
où le liquide est placé expérimentalement.

Je noterai, en terminant ce sujet, que Hassal a rencontré souvent des
monades dans l'urine des cholériques, et que MM. Rayer et Davaine
ont trouvé des vibrions très-nombreux dans l'urine glaireuse et fétide
d'un sujet atteint de cystite chronique, examinée au moment même où
elle coulait par la sonde.

Sur quelques modifications morbides des déjections intestinales

Les modifications accidentelles que peuvent présenter les matières
fécales sont nombreuses et d'un grand intérêt ; mais le temps ne me
permet pas de traiter ce sujet avec l'étendue qu'il mérite.

Ces modifications sont surtout importantes à étudier dans les diverses
formes de *dyspepsies*, dont le plus souvent elles peuvent seules faire
reconnaître la cause anatomo-pathologique. Je vous ai déjà dit que
dans celles qui ont pour point de départ une altération du pancréas, les
graisses se retrouvent sous forme huileuse ou de suif à la surface des
excréments. En même temps les faisceaux primitifs ou striés des muscles
passent presque intacts et souvent sans être dissociés, c'est-à-dire sans
être plus isolés les uns des autres qu'ils ne le sont dans le chyme au
sortir de l'estomac. Ces derniers faits peuvent être utilisés pour porter
un diagnostic sur le siége de la lésion.

De plus on voit aussi des lobules de tissu adipeux, sphériques, lenticulaires, etc., larges de 1/4 de millimètre à 2 ou 3 millimètres et plus,
flottant çà et là ou adhérents aux flocons que forment les masses musculaires imparfaitement dissociées qui ont traversé le tube digestif. Ces
lobules sont jaunâtres ou tout à fait blancs, en raison d'un certain degré
de saponification déjà subi par leurs principes graisseux, dans l'épaisseur
même des vésicules adipeuses, que le microscope fait encore reconnaître
parfois au sein ces petites masses.

A ce que je vous ai déjà dit (p. 204 et 205), j'ajouterai que les déjections grisâtres ou blanchâtres liquides des cholériques sont composées
principalement d'un fluide nullement visqueux, ne formant, dans quelques circonstances, aucun sédiment par le repos, mais le plus souvent
donnant un dépôt grisâtre, floconneux, ou de corpuscules pelliculeux
composés :

1° De cellules épithéliales, isolées ou sous forme de lambeaux, réunis parfois en petits amas visibles à l'œil nu ; ce sont elles qui forment

avec des leucocytes, parfois rares, cette matière blanche toute particulière, si souvent signalée, et assez semblable à une décoction de riz mal cuit. Cette matière, qui remplit l'intestin des cholériques en quantité parfois prodigieuse et qui fréquemment constitue à elle seule les évacuations alvines dans le choléra confirmé, est formée par un liquide trouble que l'on rend transparent par la filtration ; au milieu de celui-ci sont suspendus en nombre plus ou moins considérable des grumeaux blanchâtres, parfaitement opaques, que ne colore pas la moindre parcelle de bile. Ils sont formés d'épithéliums prismatiques et nucléaires dont les éléments sont isolés ou encore juxtaposés.

2° De petits cristaux aciculaires d'acides gras (stéarique et margarique), soit isolés, soit en petits amas ordinairement peu nombreux ;

3° Quelquefois de petits grains blancs, de consistance pâteuse, larges de un dixième de millimètre ou au delà. Ils sont formés d'une masse centrale d'aspect huileux, ou au contraire grenue, de consistance pâteuse, s'écrasant facilement en petits fragments, réfractant assez fortement la lumière et parsemée de petits cristaux d'acide stéarique. Il n'est pas rare de voir ces grains entourés d'une couche de cristaux aciculaires, d'acides stéarique et margarique, comme feutrés ensemble ;

4° Souvent on y trouve aussi des gouttes d'huile libres et des débris de tissus végétaux et animaux en petite quantité ;

5° On y rencontre également des amas ou fragments de matière amorphe molle, finement et uniformément granuleuse, comme le sont certains mucus concrets ;

6° On y observe quelquefois un petit nombre de leucocytes, mais ils manquent assez fréquemment ;

7° Il n'est pas rare d'y voir des globules du ferment ;

8° Parfois aussi quelques-unes des parties constituantes ci-dessus sont englobées dans des flocons de mucus intestinal, concret ou demi-concret, flottant ou se déposant sous forme de petits feuillets grisâtres.

Le liquide cholérique renferme généralement en suspension de 8 à 16 grammes de corpuscules solides pour 1600 grammes d'humeur claire. Ces corpuscules sont composés essentiellement comme je viens de vous le dire. Dans certains cas, on y trouve quelques gouttes d'huile, une très-petite quantité de matière amorphe et des œufs d'entozoaires (examen microscopique fait avec MM. Legros, Goujon et Papillon).

Le liquide filtré est toujours de consistance aqueuse, clair, transparent, limpide, tantôt presque incolore, tantôt légèrement ambré, tantôt légèrement verdâtre. Son odeur est nulle la plupart du temps, quelquefois fade, plus rarement fétide, sa saveur faiblement alcaline et sa densité peu différente de celle de l'eau.

Sous le microscope, le liquide présente l'aspect le plus homogène. Il est constamment neutre aux réactifs colorés. La chaleur ne l'altère point et les acides n'y déterminent aucun coagulum ni aucun trouble. Sur plus de douze échantillons de provenances diverses, que nous avons examinés, un seul a louché par une addition d'acide nitrique. Cela seul suffirait pour distinguer absolument l'humeur cholérique du suc pancréatique et réfuter l'hypothèse de ceux qui, avec M. Baudrimont, admettent que ces deux fluides seraient pleinement assimilables l'un à l'autre. Le suc pancréatique, en effet, se coagule rapidement sous l'influence de la chaleur ou des acides. D'autre part, il émulsionne aisément les matières grasses entre 30 et 40 degrés. L'humeur cholérique mise en contact avec une petite quantité de graisse, le tout à la température de 30 à 40 degrés, et agitant le tube renfermant le mélange, la graisse a paru s'émulsionner; mais en filtrant le tout, elle est restée sur le filtre et il a passé un liquide tout à fait clair. Dans une autre expérience, M. Papillon a maintenu l'émulsion pendant plusieurs heures à la température de 30 à 40 degrés, espérant qu'elle deviendrait plus intime et plus persistante. Il n'en a rien été, et l'on a pu, au moyen de la filtration, séparer les globules graisseux aussi aisément que dans le cas précédent. Or, tout le monde sait que les émulsions véritables, telles que le lait, l'urine chyleuse, etc., passent, à peu de choses près, tout entières au filtre. Le seul point de contact du suc pancréatique et de l'humeur cholérique, n'est pas ailleurs que dans la présence commune d'une assez forte proportion de chlorure de sodium (1).

Les procédés de l'analyse stœchiologique n'y ont guère décelé que des principes cristallisables. Pourtant, elle renferme une matière incristallisable qui n'est précipitée ni par l'alcool, ni par le bichlorure de mercure, ni par aucun acide; mais celle-ci apparaît très-nettement sous forme de résidu brunâtre amorphe et soluble dans l'eau, lorsqu'on évapore l'humeur à siccité et au bain-marie.

Deux analyses ont donné à M. Papillon les résultats notés sur ce tableau.

Eau	98,12	97,15
Matière amorphe	0,04	0,08
Chlorures alcalins	0,69	0,85
Lactates alcalins	0,12	0,15
Sulfates alcalins	0,96	0,94
Phosphates	0,05	0,03
Pertes	0,02	
	100,00	

(1) Papillon, *Sur les humeurs de provenance cholérique* (*Journal de l'anatomie et de la physiologie*. Paris, 1865).

J'ajouterai qu'un liquide, datant de plusieurs semaines et évaporé à siccité, laissa un dépôt au milieu duquel on aperçut, au microscope, plusieurs cristaux formés d'une combinaison d'urée et de chlorure de sodium.

Les résultats des analyses chimiques qui ont été faites au laboratoire de la ville de Lille, par M. Corenwinder, sur les liquides des cholériques ont été les suivants.

Les déjections alvines ne contenaient pas toujours de l'albumine ou en contenaient de faibles quantités, mais beaucoup de sel marin et en somme peu de matières fixes. Trois analyses ont donné les nombres indiqués ici :

Albumine.	Sel marin.	Eau.
0,28	0,384	98,76
Nulle	0,380	98,96
0,086	0,504	98,18

Les liquides extraits des intestins ont fourni des proportions d'albumine comprises entre les nombres 1,5 et 2,2 pour 100 (1).

Des évacuations alvines, sanguinolentes et puriformes.

Pendant la durée de la dysenterie, les matières évacuées sont de bonne heure sanguinolentes, soit uniformément, soit avec de petits caillots sanguins mêlés à des lambeaux de mucus demi-concret ou à des flocons glaireux. Ce mucus offre sous le microscope l'aspect que nous lui connaissons (p. 469); les hématies sont isolées ou réunies en série et en amas dans le mucus, sans présenter l'état crénelé ou frangé, ni la désagrégation en granules qu'ils subissent lorsque le sang a séjourné dans l'intestin grêle. Ils n'offrent pas de modification notable. Ces éléments sont accompagnés de leucocytes parfois assez abondants pour donner une coloration puriforme au liquide. On y voit aussi des cellules épithéliales prismatiques, généralement devenues ovoïdes, et des noyaux libres d'épithélium.

Les cellules sont souvent chargées de granulations graisseuses ; parfois ce sont des gaines épithéliales entières des villosités de l'intestin grêle, à cellules plus ou moins granuleuses, qui sont mêlées à ces divers éléments, avec des cristaux de phosphate ammoniaco-magnésien et des vibrions. Le tout nage dans un mucus glaireux, homogène ou en floçons striés. La matière colorante de la bile y manque pendant la période d'état de la maladie et elle réapparaît lors de l'approche de la guérison, quand les hématies et les leucocytes diminuent de nombre.

(1) *Journal l'Institut.* Paris, 1849, in-4, p. 49.

Dans les cas d'ulcérations chroniques du gros intestin, les leucocytes l'emportent sur les hématies dans le mucus des évacuations diarrhéiques et donnent à celui-ci un aspect puriforme plus ou moins prononcé, uniformément ou par places.

Consécutivement à l'ouverture dans l'intestin d'abcès de diverses régions de la cavité abdominale, du rein, de l'ovaire, etc., les leucocytes du pus rejeté peuvent être mêlés de sang et de mucus intestinal. Parfois le sang l'emporte sur le pus et constitue un caillot qui, formé d'abord dans le foyer, est de temps à autre rejeté dans l'intestin. Dans ces cas-là, il peut, en quelques points de ses bords ou à sa surface, être formé de fibrine grisâtre, retenant plus de leucocytes que d'hématies. Il est entouré ou non par du mucus intestinal, mais il n'en contient pas dans sa masse. Toutes ces particularités peuvent être mises à profit pour arriver à déterminer le point de départ de l'hémorrhagie.

Du pus proprement dit est souvent rejeté seul ou mêlé aux fèces, et avec une odeur plus ou moins fétide, à la suite d'abcès des ovaires, des ligaments larges, du foie, etc., ouverts dans l'intestin. Ses leucocytes offrent leurs caractères habituels et sont plus ou moins granuleux, selon la durée de leur séjour dans le foyer. Le microscope fait distinguer facilement ces éléments des divers détritus alimentaires.

On m'a apporté, dans un cas, du pus rejeté par l'anus, sans mélange de matières fécales, à la suite d'un phlegmon des ligaments larges qui, après une nuit de séjour dans un verre à pied, donna un dépôt gris jaunâtre, formé surtout de leucocytes presque tous très-granuleux.

Le sérum qui surnageait avait la teinte verdâtre que, le plus souvent, le sérum seul présente dans les cas dits de suppuration verte ou bleue (voy. p. 320). Le linge qu'on y trempait prenait une teinte semblable, bien plus tranchée, et devenait d'un rouge vineux ou violacé au contact des acides.

Permettez-moi, à l'occasion de ce fait, d'ajouter à ce que je vous ai déjà dit sur ce sujet, que M. Delore, qui a publié de nombreuses observations sur les cas dits de suppurations bleues (1), a fait remarquer aussi que généralement le liquide purulent qui colore le linge a sa couleur habituelle ; que la sérosité et les linges sont au moins aussi souvent *verts* que *bleus ;* que, sur la même pièce de pansement, il y a des taches vertes et des taches bleues. Comme la biliverdine n'est jamais bleue, comme un liquide jaunâtre des plaies tache en bleu ou en vert les linges au contact de l'air, il pense que ce n'est pas elle qui colore les sérosités purulentes et les pièces à pansement. Il y a souvent suppuration

(1) Delore, *Comptes rendus et Mémoires de la Société de biologie*, Paris, 1863, in-8, p. 57.

ou sérosité colorées, en *jaune foncé* ou safrané ou en *bleu verdâtre*, dans les plaies voisines des grandes contusions ; la matière colorante qu'on voit parfois en amas amorphes sur les linges, sur l'épiderme, ou qu'on en retire, se transforme après quelques jours en amas jaunâtres ou rougeâtres analogues aux amas d'hématoïdine. De ces faits, M. Delore conclut que ces diverses variétés de teinte sont dues à des modifications chimiques successives de l'hématosine, de même ordre que celles qui la font passer à l'état d'*hématoïdine*.

M. Fordos admet que le liquide qui colore les linges à pansement peut n'être pas coloré par lui-même et qu'il renferme à l'état incolore la matière qui devient colorée et colorante dans certaines circonstances. Il regarde celle-ci comme étant naturellement bleue et donnant au pus une couleur verte ou verdâtre, parce qu'elle y est accompagnée par une matière jaune. Du liquide verdâtre que donnent les linges teints par le pus *vert* ou *bleu*, après quelques heures de macération dans l'eau ammoniacale, il a retiré une combinaison chlorhydrique rouge, et celle-ci, décomposée par le carbonate de baryte, déposait des cristaux prismatiques bleus, solubles dans l'eau, l'alcool, l'éther et le chloroforme. La solution se décolorait dans un flacon bouché, mais reprenait sa teinte par l'agitation au contact de l'air. Il a nommé *pyocyanine* ce composé qu'il considère comme étant chimiquement dans le pus verdâtre tel qu'il est lorsqu'il sort de sa combinaison chlorhydrique (1) ; toutefois le fait du passage de l'hématosine à l'état d'hématoïdine au contact des acides, etc., autorise encore à poser la question de savoir si la matière colorante qui était dans le liquide n'a pas été modifiée d'une manière analogue par l'acide chlorhydrique.

Des concrétions stercorales.

Étudions actuellement les calculs qui se produisent dans l'intestin même ou plus rarement dans l'estomac. On a vu une balle, un grain de plomb, un noyau de prune, un fragment d'os, un petit morceau de bois, des calculs biliaires, etc., servir de noyau à des calculs stercoraux, qui d'autres fois se forment en quelque sorte de toutes pièces, et sans que nul corps solide ait provoqué le dépôt de la matière qui les compose. Ce sont tantôt des principes de la bile, tantôt des matières salines, tels que les phosphates de chaux, de magnésie, ammoniaco-magnésien, et le carbonate de chaux qui s'attachent ainsi aux corps étrangers introduits dans l'intestin. Certaines pierres stercorales viennent

____

(1) Fordos, *Recherches sur la matière colorante des suppurations bleues* (*Comptes rendus des séances de l'Académie des sciences*, Paris, 1860, in-4, t. LI, p. 215 et 362).

entièrement du dehors. On a cité des cas où l'usage prolongé de la magnésie calcinée ou de la craie à dose assez forte pour qu'elle ne pût être dissoute par les acides du tube digestif, avait donné naissance à des concrétions très-grosses, entièrement formées de magnésie et de son carbonate. Enfin le côlon des chevaux renferme très-fréquemment des calculs volumineux (bézoards), principalement composés de phosphate ammoniaco-magnésien : on en a vu du poids de 2 et 8 kilogrammes.

L'analyse des calculs intestinaux de l'homme a donné les résultats suivants, d'après Thomson (I), Children (II), Robiquet (III) et Lassaigne (IV) :

	I.	II.	III.	IV.
Phosphate ammoniaco-magnésien..	5	5	—	} 4
de chaux	46	46	30	
Sels solubles.................	—	25	—	1
Graisse	—	—	60	74
Matière animale.............	25	4	8	21
Résidus alimentaires végétaux	24	20	—	—

Ces calculs ont été observés, soit dans l'estomac, soit dans l'intestin grêle, mais surtout dans le gros intestin. Ils sont ordinairement sphériques ou ovoïdes, assez légers, souvent poreux. Leur couleur est blanchâtre quand ils sont composés par des carbonates de chaux et de magnésie ingérés comme médicaments, et alors ils manquent souvent de noyau et ne sont que rarement formés de couches distinctes.

Dans les autres circonstances, ils sont constitués de couches emboîtées, les unes grisâtres, les autres brunes, couleur café ou de teinte ocreuse.

Les concrétions qui sont composées principalement par des matières grasses comme les deux dernières indiquées dans le tableau ci-contre sont les plus rares. Elles peuvent atteindre le volume d'une noisette; elles sont généralement friables, à surface lisse, jaunâtres en dehors, blanches et grenues à l'intérieur. Elles se dissolvent dans l'alcool et laissent déposer des cristaux aciculaires, analogues à ceux des acides gras et ils brûlent à la manière de ces corps. On n'y a pas signalé la présence de la cholestérine, ni celle de la biliverdine, en dehors des cas où il s'agissait de calculs biliaires arrivés dans l'intestin.

En Irlande, en Norwége, en Suède, on trouve parfois des calculs dans lesquels les glumes, mal séparées de la farine d'avoine qui sert à faire le pain dans ce pays, se sont agglomérés comme les poils des égagropiles. Du mucus, des phosphates et des principes graisseux accompagnent aussi ces matières dans ces calculs.

Des gaz intestinaux.

C'est à l'étude des *produits médiats*, en général, et à celle des matières fécales, en particulier, que se rattache l'examen de la constitution et des caractères des gaz intestinaux, dont je vais en peu de mots vous résumer l'histoire.

Ce n'est que par exception qu'on en trouve dans l'estomac, et alors ils y arrivent par la déglutition ; on suppose du moins que telle est l'origine de ceux qui sont rendus sous forme d'éructations sans odeur ni saveur, après les repas pris rapidement. Des gaz sont rejetés ainsi toutes les fois que les aliments ont été mâchés imparfaitement. Béraud n'a jamais rencontré de gaz dans l'estomac du chien et du lapin pendant des recherches faites dans le but de déterminer le siége des **gaz intestinaux**. Hunter pense que l'estomac ne contient jamais de gaz, et P. Bérard reste dans le doute à cet égard. On sait cependant que des éructations plus ou moins abondantes ont lieu plus ou moins tôt après le repas ou après avoir pris simplement des liquides, lorsqu'on a fait abus du café ; il en est de même dans certaines formes de la gastralgie, lors des indigestions sans vomissements avec éructations sulfhydriques, carboniques acidules, etc.

Les gaz normaux du tube digestif occupent surtout le gros intestin. Dans l'intestin grêle, une certaine quantité de gaz est mélangée sous forme de bulles avec le chyme, l'autre reste libre dans ce conduit.

On sait que par le fait de la réaction du chyme sur la bile et le suc pancréatique, il se dégage ordinairement des gaz. Burdach a vu que le chyme s'écoulant d'un anus contre nature placé très-haut dans l'intestin grêle contenait toujours beaucoup de bulles gazeuses. Sylvius, qui avait connaissance de ce phénomène, l'expliquait par une *effervescence* due à la rencontre de la bile et du suc pancréatique, qu'il croyait acide. D'après Magendie, ce dégagement aurait lieu depuis l'orifice du canal cholédoque jusque vers le commencement de l'iléon ; on n'en apercevrait aucune trace dans ce dernier intestin, ni dans la partie supérieure du duodénum, ni dans l'estomac. D'après Leuret et Lassaigne, il s'en dégage aussi dans une anse du duodénum comprise entre deux ligatures, mais la chose n'a pas lieu dans l'iléon, placé dans les mêmes conditions.

Composition des gaz intestinaux.

MM. Chevreul, Magendie, Jurine, Baumès, Chevillot, ont fait des analyses desquelles il résulte que ces gaz sont : 1° l'azote ; 2° l'acide carbonique ; 3° l'hydrogène pur ; 4° l'oxygène ; 5° l'hydrogène protocarboné ; 6° l'hydrogène sulfuré. Ces six gaz ne sont peut-être jamais réunis dans une même fraction du tube digestif ; mais ils sont toujours plus ou moins mélangés ; il est rare qu'il n'y en ait qu'un.

Chevillot a vu l'*azote* former les 99 centièmes des gaz recueillis sur des cadavres épuisés par de longues maladies. M. Chevreul, au contraire, a trouvé une proportion bien plus faible chez trois suppliciés. Cet azote serait, d'après ce dernier physiologiste, en plus grande quantité dans l'estomac et dans le gros intestin que dans l'intestin grêle.

Le *gaz acide carbonique* se trouve aussi en grande proportion et dans toutes les parties du tube digestif. Jurine a prétendu que la quantité de ce gaz allait en décroissant depuis l'estomac jusqu'au rectum, mais les chiffres de Magendie et de M. Chevreul démontrent précisément le contraire. Les tables de Chevillot prouvent que la proportion de ce gaz va en diminuant de l'estomac à l'intestin grêle et en s'accroissant de l'intestin grêle au rectum.

L'*hydrogène pur* a été trouvé dans l'intestin grêle en une quantité plus grande que les deux gaz qui précèdent. Il y a moins de ce fluide dans le gros intestin que dans l'intestin grêle. Chevillot ne l'a vu que 58 fois sur 69 sujets. Jurine s'était trompé en disant que sa quantité augmente de l'estomac au gros intestin.

L'*oxygène* a été observé une seule fois dans l'estomac par Magendie. Chevillot l'a rencontré en diverses proportions dans l'intestin grêle, le gros intestin et dans l'estomac. La proportion était de 2 à 3 centièmes pour l'intestin ; de 2 à 8 centièmes pour l'estomac.

M. Chevreul n'a rencontré l'*hydrogène protocarboné* que dans le gros intestin. Sur 95 cadavres, Chevillot n'en a vu que 10 ayant ce gaz dans le gros intestin seul, excepté dans un cas. La proportion la plus considérable a été de 18 centièmes.

L'*hydrogène sulfuré* est le gaz qui existe en plus petite quantité dans l'intestin ; dans les cas de mort violente ou à la suite de longues maladies, on n'en a trouvé que des traces.

Origine des gaz de l'intestin.

L'analyse que nous venons d'exposer nous prouve d'une manière évidente que les gaz intestinaux ne proviennent pas du dehors, puisque l'atmosphère ne les renferme pas. La déglutition peut bien en introduire dans l'estomac, mais cela ne nous explique pas pourquoi il y en a dans les autres parties du tube digestif.

Hunter, Portal, Bernard, Gaspard, Baumès admettent que les gaz intestinaux sont sécrétés par les muqueuses.

Il est un fait certain, c'est que si ou lie une anse du jéjunum après
l'avoir vidée de son contenu, si l'on remet cette anse dans l'abdomen,
on voit des gaz reparaître dans cette anse. Les exemples cités par
Baumès et par d'autres médecins nous prouvent suffisamment une pareille
sécrétion ; mais elle ne nous explique pas suffisamment la présence de
certains gaz tels que l'hydrogène sulfuré, l'hydrogène carboné, et l'hydrogène lui-même.

Nous avons déjà dit que la réaction du chyme avec la bile et le suc
pancréatique produit des gaz, mais on sait que certains aliments farineux
(haricots, pois, fèves, etc.) en font développer beaucoup. L'empais-
sement des animaux porte également à croire que les aliments fournissent une partie des gaz intestinaux. Chevillot a vu que la proportion
de certains gaz obtenus était différente, suivant qu'il les recueillait à une
température basse ou à une température moyenne. Si l'on recueille les
matières de l'intestin, et si on les laisse dans une étuve à la température
du corps, on obtient les mêmes gaz que ceux qu'on retire du canal
intestinal.

Il est inutile de vous entretenir davantage de ce qui touche à l'origine
des gaz intestinaux, le résumé qui précède étant suffisant après ce que
je vous ai exposé plus longuement ailleurs sur ce sujet, en même temps
que sur les conditions qui amènent la mise en liberté de gaz dans le
sang et dans les tissus (1).

Je dois ajouter seulement que les expériences de M. Moreau (2) sur
la sécrétion des gaz dans la vessie natatoire, montrent que l'état de la
circulation influe beaucoup sur la prédominance de l'oxygène, par
exemple, par rapport à l'azote. Aussi la section du nerf grand sympathique accolé aux artères allant à la vessie natatoire, détermine des
modifications qui amènent une augmentation de la quantité absolue et
relative de l'oxygène contenu dans la vessie natatoire. La section des
filets du pneumogastrique allant sur la même artère, ne produit pas
cette augmentation de la quantité d'oxygène.

Pour nous résumer, nous dirons que les gaz du tube digestif peuvent
venir du dehors, être exhalés par la muqueuse intestinale, ou être produits par la réaction des aliments et des sucs contenus dans les diverses
divisions de l'intestin.

(1) Voyez *Chimie anatomique.* Paris, 1853, t. II, p. 36, 37, 65, 69, 72,
79, 94, 95, 108, 110 et 111.
(2) A. Moreau, *De l'influence de la section du grand sympathique sur la
composition de l'air de la vessie natatoire (Comptes rendus des séances de l'Académie des sciences.* 1865, in-4, t. LX, p. 405).

Usages des gaz intestinaux.

La présence de gaz dans le tube intestinal de presque tous les animaux prouve leur utilité.

Ils ont d'abord pour usage mécanique de répartir d'une manière uniforme l'excès de pression sur tous les viscères de l'abdomen.

La réaction élastique de ces gaz, combinée avec la pression des muscles abdominaux, favorise la circulation du sang dans la veine porte.

Ces gaz contribuent à maintenir dans le canal digestif les dimensions convenables. Ils aident incontestablement au cours des fèces : car il est plus facile à l'intestin, lorsqu'il se contracte, de pousser les matières dans un espace creux que dans un canal dont les parois se touchent. Si tout le tube intestinal avait été comme l'œsophage, resserré sur lui-même, il lui aurait fallu, comme à celui-ci, la même quantité de fibres musculaires. Ces gaz sont toujours prêts à occuper la place des substances solides ou liquides, à mesure que celles-ci changent de siége. L'examen du canal intestinal des chiens nous donne la raison de la faible quantité de gaz qu'on y trouve. En effet, les parois de leur tube digestif sont très-épaisses et pourvues d'une grande quantité de fibres musculaires.

Il n'est pas prouvé qu'ils exercent une *action chimique* digestive sur les matières alimentaires. Graves leur attribue cependant cet usage, l'acide carbonique rendant solubles dans l'eau diverses substances calcaires.

Quoi qu'il en soit, si ces gaz peuvent être utiles au travail de la digestion, il ne faut pas qu'ils s'accumulent en trop grande quantité, sans cela ils deviennent nuisibles. Une petite proportion de ces gaz est absorbée ; une autre partie est transportée avec les fèces par le mouvement péristaltique, parvient avec elles jusque dans le rectum, d'où elle est expulsée par l'anus, soit avant, soit pendant la défécation, soit dans l'intervalle des évacuations.

L'absence totale de gaz dans toute l'étendue du tube digestif sur les cholériques a été signalée par Delpech et M. Coste dans la relation de leur voyage en Angleterre, ayant pour but d'y étudier le choléra, et plus tard par B. Béraud.

ADDITION A LA DIXIÈME LEÇON.

Avant de vous exposer les notions générales qui découlent des études poursuivies pendant ce semestre, permettez-moi de réparer une omission que j'ai faite dans la dixième de ces leçons.

Des humeurs de l'oreille interne.

Vous savez que le *vestibule et les canaux demi-circulaires membraneux* sont contenus dans le vestibule et les canaux osseux. Le vestibule membraneux se compose de deux vésicules superposées et communiquant entre elles. L'inférieure ou *saccule* est en rapport avec la fossette hémisphérique; la supérieure, plus volumineuse, ou *utricule*, est en rapport avec la fossette semi-ovoïde; celle-ci a 3 millimètres de largeur d'avant en arrière, et deux transversalement. Le vestibule membraneux est pourvu de cinq orifices, qui sont les embouchures des canaux demi-circulaires.

Les canaux demi-circulaires membraneux sont au nombre de trois; ils présentent la même longueur, la même direction, et la même conformation que les canaux osseux. Comme ces derniers, ils offrent une extrémité non-ampullaire et une extrémité ampullaire correspondant à l'ampoule des canaux osseux. Ils ont un diamètre qui n'est que le tiers ou la moitié de celui des canaux osseux.

Leur surface externe, complétement séparée des parois du labyrinthe osseux, donne quelques prolongements fibreux qui s'insèrent à la face interne du vestibule et des canaux demi-circulaires osseux, après avoir traversé un liquide transparent au milieu duquel flotte le labyrinthe membraneux. Ce liquide remplit aussi la cavité du limaçon. On donne à ce dernier le nom de *périlymphe* ou *humeur de Valsalva*, cet anatomiste l'ayant découvert en 1684.

Le vestibule et les canaux demi-circulaires membraneux sont creux, mais clos de toutes parts, de sorte que leur contenu ne communique pas avec le liquide précédent. Ce contenu est un fluide décrit sous les noms d'*endolymphe* ou *humeur de Scarpa*, qui la découvrit en 1794. L'endolymphe est contenue dans le labyrinthe membraneux, dont elle remplit complétement la cavité, tapissée par une couche d'épithélium pavimenteux. Chaque dilatation du labyrinthe membraneux, c'est-à-dire le saccule, l'utricule, et les trois ampoules des canaux demi-circulaires reçoit un filet terminal du nerf acoustique. Au niveau du point où ces nerfs pénètrent la paroi membraneuse pour s'y terminer, on trouve, à la face interne de cette paroi, un dépôt de poudre calcaire appelée *poussière auditive* ou *otoconie* (Breschet). Il en existe par conséquent en cinq points différents; dans les trois ampoules des canaux membraneux, dans le saccule et enfin dans l'utricule. Chaque filet nerveux, en s'épanouissant contre le liquide du labyrinthe membraneux, est en contact avec cette poussière.

Ces deux humeurs ont souvent été confondues sous le nom commun de *liquides de Cotugno*. De Blainville, le premier, les a bien distinguées l'une de l'autre (1).

Ces fluides n'étant pas continus l'un avec l'autre constituent, en effet, deux humeurs distinctes, renfermées chacune dans une cavité close de toutes parts.

TROISIÈME ESPÈCE. — PÉRILYMPHE.

Cette humeur a été appelée *eau du labyrinthe osseux*, *sérum du labyrinthe*, *eau de Cotugno* ou *de Valsalva* et aussi *lymphe de Cotuni*, par de Blainville (2). C'est la *périlymphe* de Breschet (3).

Ce liquide, chez l'homme et les autres mammifères, remplit l'espace qui sépare le vestibule et les canaux demi-circulaires osseux d'une part, et le labyrinthe membraneux d'autre part ; mais, de plus, il se continue dans la *rampe vestibulaire du limaçon* par l'orifice vestibulaire de celle-ci, puis dans la *rampe tympanique* au sommet de la cochlée par l'*hiatus de Scarpa* ou *hélicotrème* de Breschet.

Ainsi, comme le dit ce dernier auteur, les vibrations communiquées en un point de ce liquide se transmettent uniformément à toute la masse du labyrinthe membraneux et de la lame spirale du limaçon ou cochlée.

Dans les animaux qui manquent de limaçon, comme les poissons, la cavité qui renferme le labyrinthe membraneux communique plus ou moins largement avec la cavité crânienne ou mieux avec les espaces sous-arachnoïdiens ; chez eux, la périlymphe n'existe pas en fait ; c'est le liquide céphalo-rachidien qui se continue directement dans la cavité occupée par la périlymphe sur les autres vertébrés et qui la remplit. Dans l'embryon des mammifères, etc., il en est de même jusqu'à ce que se ferme, par les progrès du développement, la communication du labyrinthe osseux avec les espaces sous-arachnoïdiens.

Ce liquide est limpide comme de l'eau ou une sérosité très-fluide ; il est incolore, parfois pourtant légèrement rosé sur le cadavre ; il a une saveur un peu salée et une réaction faiblement alcaline. Krimer y a constaté, chez les mammifères, la présence de l'eau, des carbonates de

(1) *De l'organisation des animaux.* Paris, 1822, in-8, p. 451.
(2) *De l'organisation des animaux.* Paris, 1822, in-8, p. 451.
(3) Breschet, *Recherches sur l'organe de l'ouïe.* Paris, 1836, 2e édition, in-4, p. 7.

potasse et celle de soude, et de l'albumine. Cette humeur n'est pourtant pas coagulée par l'alcool, mais il la trouble légèrement. L'acétate d'argent la trouble davantage et indique la présence du chlorure de sodium.

Le canal décrit par Löwenberg, dans la lame spirale du limaçon, du côté de la rampe vestibulaire, contient un liquide analogue au précédent; mais, comme on ne connaît pas de communication de ce canal avec les rampes analogue à celle qui existe entre une rampe et l'autre, on ne sait pas encore si le fluide qui le remplit est bien de la périlymphe ou un liquide spécial.

Ainsi que je vous l'ai dit, le labyrinthe membraneux est plongé dans la périlymphe, qui ne tient en suspension ni cristaux, ni cellules à l'état normal; mais on le trouve devenu purulent dans certains cas de maladies du rocher et de l'oreille interne.

QUATRIÈME ESPÈCE. — ENDOLYMPHE.

Cette humeur a été aussi appelée *eau ou lymphe du labyrinthe membraneux*, *humeur principale ou vitrée de l'oreille* (1), *vitrine auditive* (2), *humeur de Scarpa*, et *endolymphe* par Breschet.

Elle remplit tout le labyrinthe membraneux; les concrétions calcaires (*otolithes* et *otoconie*, *cristaux otiques* ou *lapilli*), cristallines, qu'elle renferme constamment chez beaucoup d'animaux en plus ou en moins grande quantité, peuvent, suivant la remarque de Breschet, en être considérés comme une dépendance.

Ce liquide est incolore, limpide comme le cristal, coulant comme de l'eau chez les mammifères, un peu visqueux chez les autres animaux, surtout dans les poissons, où parfois il est presque gélatiniforme, et partout légèrement alcalin.

L'analyse de cette humeur sur les poissons a montré à Barruel qu'elle renferme du chlorure de sodium, du phosphate d'ammoniaque, une matière animale albumineuse et une matière glaireuse comme celle du mucus.

Des deux humeurs qui concourent à la constitution de l'appareil auditif, l'endolymphe est celle qui est douée de la manière la plus tranchée de caractères distinctifs lui donnant une individualité propre. Celle-ci est due particulièrement à la prédominance du carbonate de

(1) De Blainville, *loc. cit.*, 1822, p. 451.

(2) De Blainville, *Cours de physiologie*, t. I, 1829, in-8, p. 399. Les exemplaires de cet ouvrage de de Blainville que l'on rencontre actuellement, portent sur tous les volumes la date de 1833. Cette date est celle de la publication du dernier volume; mais le tome I avait été publié en 1829, et porte cette date sur les exemplaires livrés à l'époque même de sa publication.

chaux sur les autres principes, à ce point qu'il y passe à l'état solide, cristallin ou non, dès l'âge fœtal, le fluide en étant constamment saturé. Ces cristaux y persistent toute la vie, sauf quelques cas morbides ou séniles, et jouent un rôle important dans les phénomènes de transmission des vibrations des liquides aux solides, et aux tubes nerveux auditifs en particulier.

De Blainville, en 1829, a bien déterminé la nature calcaire de l'otoconie, le dégagement de gaz qu'elle donne au contact des acides, la transparence et l'aspect *comme cristallin* de ses particules. Huschke qui, en 1832, les a appelés *cristaux auditifs* et a reconnu leur forme de prismes terminés en pyramides à six pans, les considère comme une dépendance des parties solides, comme une métamorphose de l'épiderme en certains endroits. Il a constaté qu'après leur dissolution, ils laissent une gangue organique conservant les dimensions du cristal.

Breschet a aussi vu leur forme de cristaux, à l'aide du microscope, sur les oiseaux (1). Les analyses faites par Barruel, qu'il a publiées dans le travail de Breschet, montrent qu'il a trouvé dans l'otoconie de la raie :

Carbonate de chaux.........................	73,80
— de magnésie........................	01,20
Matière animale.............................	25,00

Cristaux de l'otoconie. — Le carbonate de chaux présente le seul exemple qui existe d'un principe immédiat constituant à lui seul un organe dans l'économie; c'est-à-dire une partie du corps ayant un usage direct dans l'accomplissement d'une fonction (celle de l'audition), formé directement par une seule espèce de parties élémentaires. Les exemples de ce genre sont plus fréquents parmi les éléments anatomiques proprement dits que parmi les principes immédiats, mais ils sont souvent moins nets. Il est à remarquer que l'une des conditions d'accomplissement de cet usage par un seul principe immédiat, est que chaque *individu* de ce principe ait une forme spécifique, comme les éléments anatomiques ont la leur. Dans tous les mammifères, l'otoconie est formée seulement de carbonate de chaux présentant la forme rhomboédrique qui lui est propre (fig. 24, A, B, C).

Les rhomboèdres du carbonate de chaux de l'otoconie ne sont pourtant pas des cristaux parfaitement réguliers. Ils offrent cette particularité assez fréquente dans les cristaux qui se forment dans l'organisme ou dans les liquides qu'on en retire, d'avoir les arêtes

(1) Breschet, *Sur l'organe de l'audition chez les oiseaux.* Paris, 1836, in-8, p. 38.

émoussées, les angles dièdres arrondis et plusieurs faces courbes. Ils sont un peu allongés et tendent à prendre la forme prismatique à six pans ; seulement il est rare que leurs grandes faces soient conservées ; elles sont ordinairement courbes, surtout chez les jeunes sujets, et fondues les unes avec les autres par suite de l'émoussement des arêtes. Il

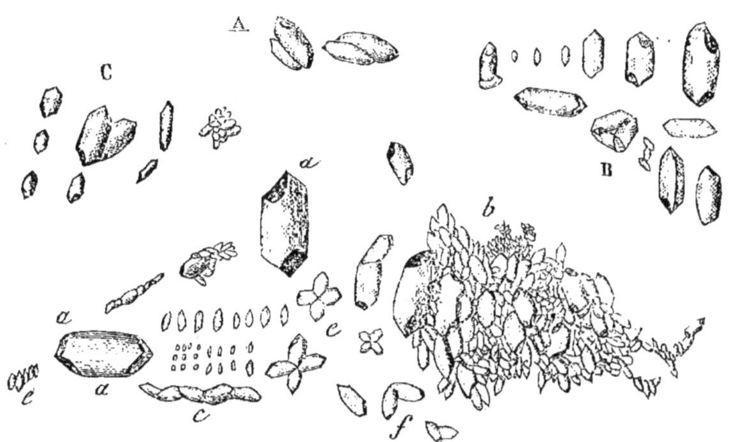

Fig. 24. — Cristaux du carbonate de chaux de l'otoconie.

en résulte que chaque cristal a un peu la figure d'un baril. Les extrémités du cristal sont terminées par une pyramide qui devrait être à six faces si le cristal était régulier, mais sur laquelle on n'en voit que deux qui soient conservées ; les autres sont fondues insensiblement avec les faces courbes ou grandes faces du prisme (a). Les deux faces conservées à la pyramide de chaque extrémité sont opposées l'une à l'autre, et souvent un peu concaves. Elles sont toujours limitées par des arêtes courbes elles-mêmes. Plusieurs de ces cristaux peuvent être tronqués, soit dans le sens de la longueur, soit par une de leurs extrémités, ce qui tient à la manière dont ils sont réunis les uns aux autres. Cette forme est la même à tous les âges. La longueur des cristaux de carbonate calcaire de l'otoconie varie entre $0^{mm},001$ (i) et $0^{mm},060$ (a); leur largeur ne dépasse guère 0,040. Leurs dimensions ne sont pas absolument les mêmes chez tous les individus ; tous, par exemple, ne présentent pas des cristaux ayant le volume le plus grand, indiqué plus haut.

Leur coloration est jaunâtre, d'un jaune d'ambre, pâle. Ils réfractent assez fortement la lumière et la polarisent. Comme tous les cristaux de carbonate de chaux colorés, ils laissent une légère trame de substance organique après dissolution par l'acide chlorhydrique. Ces cristaux sont réunis les uns aux autres latéralement, de manière à composer une couche membraniforme (*b*) dans le sac vestibulaire et les renflements des canaux demi-circulaires membraneux. Cette couche n'est formée ordinairement que d'une seule rangée de cristaux. Elle s'étend souvent assez haut en remontant le cours de ces conduits, loin de ce renflement ; ils adhèrent à leur paroi. Les gros et les petits cristaux se trouvent réunis et mélangés sans présenter rien de spécial dans leur arrangement et leur distribution réciproques. Comme ils sont unis par simple contiguïté, ils se séparent les uns des autres avec une grande facilité. Alors ils sont ou tout à fait libres, ou réunis les uns à la suite des autres par leurs extrémités (*c*). Dans ce cas, la face concave reçoit la partie convexe de la pyramide terminale. Ou bien ils sont réunis par leurs faces latérales (*d*). Enfin on en trouve qui sont disposés en croix (*e*). Ceux qui ont une partie tronquée, par suite de leur mode de jonction avec quelque autre cristal, ne se séparent que difficilement de celui auquel ils adhèrent. La couche n'est pas partout continue, c'est-à-dire que les cristaux ne se touchent pas partout, surtout quand on les examine loin du renflement du canal demi-circulaire membraneux. Là on voit soit des cristaux isolés, soit des groupes de trois, quatre, etc., cristaux se touchant, lesquels groupes sont plus ou moins rapprochés les uns des autres.

Il n'est pas inutile de rappeler ici un fait dont je vous ai déjà parlé, et qui concerne les conditions qui amènent le dépôt de certains principes à l'état cristallin. Les humeurs qui dans l'acte de la digestion et celui de la reproduction remplissent quelque usage, ne sont jamais ou presque jamais au moment où elles agissent le produit d'une seule glande. Elles sont généralement mixtes. C'est ainsi que la salive buccale des mammifères est formée par le mélange du produit versé par les glandes qui sécrètent trois espèces de liquides différents ; c'est ainsi que le suc pancréatique et la bile n'agissent en général que mélangés ensemble, et, de plus, au produit des glandes de la muqueuse intestinale ; c'est encore ainsi que le sperme, entre le moment où il sort du testicule jusqu'à l'instant de l'éjaculation, a été additionné du produit de plusieurs glandes. Il faut joindre encore à tout cela le mucus que sécrètent les muqueuses pourvues ou non de glandes que parcourent ces liquides. Quand ces différents fluides sont mélangés, ils ne laissent précipiter aucun de leurs principes immédiats. Mais chacune de ces humeurs, prise isolément, laisse déposer facilement à l'état cristallin ses principes les moins solubles (1).

(1) Voy. *Chimie anatomique*. Paris, 1853, t. II, p. 230.

Remarques générales.

En terminant cette partie du Cours d'anatomie générale, je ne peux m'empêcher de vous faire remarquer qu'il vous est maintenant facile de voir que la pathologie générale ne doit plus être représentée par un ensemble de systèmes hypothétiques méthodiquement rapprochés, mais ne reposant, au fond, sur aucun fait susceptible de démonstration scientifique. Ces systèmes sont aujourd'hui remplacés par des notions synthétiques fondées sur l'expérience et parfaitement coordonnées. Celles-ci doivent leur caractère de généralité à ce qu'elles portent sur la connaissance exacte des parties profondes et de leurs actes, pour s'étendre, par un enchaînement logique d'observations, jusqu'aux particularités sur lesquelles s'appuie le traitement des maladies.

L'importance des applications de l'anatomie générale à la pathologie ressort de la nature des parties du corps qu'elle étudie; car ce sont précisément celles qui se trouvent directement affectées dans chaque maladie. En second lieu, elle ne ressort pas moins de la variété des moyens physiques et chimiques qu'elle est obligée d'emprunter aux autres sciences, et qui, tout en donnant aux résultats obtenus une certitude sans égale, deviennent un moyen d'éducation expérimentale des plus précieux pour l'homme de l'art aussi bien que pour le savant.

Pour atteindre le but qu'elle se propose, l'anatomie générale commence l'examen des parties élémentaires du corps dès leur état naissant chez l'embryon; elle les poursuit, dans leurs phases successives d'évolution ascendante pendant la série des âges et jusque dans leur décroissance sénile. C'est grâce à cette série d'observations logiquement enchaînées qu'elle parvient à saisir comment la naissance, le développement ou la nutrition ayant lieu d'une manière anormale, en plus, en moins ou aberrante, devient pour chacun de nos tissus le point de départ des productions morbides diverses dont ils sont affectés; comment la disharmonie, l'absence de solidarité entre les actes, qui résulte, pour les facultés restées saines, du trouble de l'une d'entre elles, amène des perturbations complexes, dont la nature réelle est insaisissable tant que les conditions anatomiques et physiologiques de cette solidarité restent indéterminées. Or, cette solidarité entre toutes les parties constituantes d'une part, entre tous les actes de l'autre, est le problème fondamental de la biologie, aussi bien quand il s'agit de la vie végétative que lorsqu'il est question de la vie intellectuelle.

Comme vous venez de l'apprendre, la connaissance des analogies et des différences de structure intime des tissus, de composition des humeurs, nous découvre la nature intime des produits morbides solides ou liquides en nous montrant quelle est leur origine; car lorsqu'il s'agit des corps en voie d'évolution, nous saisissons la nature des choses bien plus encore d'après leur origine que d'après leur fin.

C'est là en particulier que l'anatomie générale, descendant des données les plus élevées de la science, pénètre dans la pratique de la médecine et de la chirurgie pour prêter à celles-ci les plus puissants secours que l'art ait empruntés à la science; car elle détermine la nature réelle des parties complexes normales et pathologiques, en nous faisant connaître les corps simples qui les composent.

Il résulte donc manifestement des données que je vous ai exposées, que l'anatomie générale ne constitue pas un simple complément de l'anatomie descriptive normale et de l'anatomie pathologique. Elle apporte tout un ordre de notions nouvelles, à côté de celles qui découlent des autres branches de l'étude statique des animaux.

Ces notions l'emportent dans leurs applications à l'art médical sur celles qui surgissent de l'anatomie descriptive. En effet, celle-ci est indispensable au chirurgien pour la pratique des opérations, et au médecin pour la délimitation des viscères dont il a souvent à apprécier les changements de forme, de volume et de rapports; mais elle n'est qu'accessoire pour la solution de toutes les questions qui concernent l'origine, la nature intime et les changements évolutifs des lésions qu'il faut diagnostiquer et traiter par les moyens soit internes, soit chirurgicaux. Or, c'est l'hygrologie et l'histologie qui résolvent par une série d'observations logiquement enchaînées, et non par des hypothèses, ces problèmes fondamentaux à l'élucidation desquels le diagnostic et le traitement sont subordonnés. Ce sont elles qui guident le médecin dans la distinction des maladies qui sont locales de celles qui sont générales, qui lui font reconnaître si elles ont pour point de départ un trouble survenu dans les solides ou un changement de la composition des humeurs, qui lui font enfin adopter un traitement de même ordre lorsque des lésions sont analogues.

Il n'est pas de science, comme vous le voyez, dont le sujet et le but soient plus nettement indiqués que ceux de l'Anatomie générale.

1° Cherchant à déterminer la nature des tissus et des organes par la connaissance de leurs éléments anatomiques, et celle des humeurs par la recherche de leurs principes constitutifs, elle fait sortir la science de l'incertitude où elle était demeurée relativement au rôle rempli par les tissus que ces éléments anatomiques concourent à former; car chaque espèce d'élément naît, se développe, se nourrit et s'altère à sa manière, et possède quelque propriété physiologique spéciale dont les autres espèces ne sont pas douées.

2° Elle fait connaître la composition immédiate des humeurs et celle des derniers éléments que la dissection isole dans les tissus par dissociation mécanique, sans destruction physique ni moléculaire. Une semblable connaissance est d'autant plus essentielle qu'elle est relative aux corps sur lesquels portent soit directement, soit indirectement les observations de l'anatomiste et du médecin, comme les expériences du physiologiste. Elle est un guide précieux dans l'étude de l'origine des produits morbides dont les tissus et les humeurs sont le point de départ, par suite des conditions anormales dans lesquelles ils peuvent se trouver accidentellement placés.

3° Elle étudie l'arrangement réciproque des parties élémentaires qui forment les tissus par leur association, les relations intimes entre ceux-ci et les humeurs.

4° Elle enseigne quel est le mode de distribution de chaque tissu dans l'économie sous forme de systèmes organiques, comment ils se disposent les uns par rapport aux autres, pour constituer des organes distincts, et des appareils ayant chacun une fonction déterminée concourant à un but commun, l'existence individuelle et la perpétuation de chaque espèce.

5° Enfin, comme résultat dominant tous les autres, il importe de noter que nulle étude d'anatomie générale n'a d'utilité tant qu'elle ne repose pas sur l'examen des tissus et des humeurs : 1° de l'embryon ; 2° de l'adulte à l'état normal ; 3° de l'un et de l'autre à l'état morbide.

Tant que l'un de ces trois termes de comparaison est négligé, on ne peut faire aucune application de cette science à la pathologie. Ce fait, que la lecture des travaux modernes et l'expérience font reconnaître, conduit à porter l'attention des médecins sur l'anatomie pathologique des tissus et des humeurs du fœtus et de l'adulte, aussi bien que sur leur état normal.

En suivant cette voie, on arrive à reconnaître que les lésions des tissus sont des cas particuliers de cette évolution, se manifestant par une atrophie, une hypertrophie ou par aberration de leur structure, avec ou sans excès de leur génération, phénomènes qui sont autant de sources de disharmonie des actes accomplis par les éléments ; disharmonie dont je vous ai déjà fait sentir la signification dans toute étude symptomatologique. Les conditions accidentelles et variables qui amènent ces changements dans les lois les plus constantes de l'évolution sont elles-mêmes susceptibles d'être déterminées.

En suivant cette voie, le champ des applications de cet ensemble d'observations s'étend bientôt au delà de tout ce qu'on pouvait espérer. L'étude de la structure intime des produits morbides, faite à l'aide du microscope, devient ainsi plus précieuse que toute description isolée de leurs caractères extérieurs, tout en faisant ressortir l'importance de celle-ci.

Plus de précision dans les rapports existant entre les troubles fonctionnels et la lésion, plus de certitude sur la nature réelle de celle-ci, tel est donc le résultat général auquel conduit l'étude de l'Anatomie générale.

C'est ainsi que toutes les découvertes primitivement isolées des anatomistes modernes forment un ensemble dans lequel tout se tient, tout se lie et tout concourt vers un but commun ; c'est ainsi que l'Anatomie générale vient donner un caractère scientifique des mieux déterminés à l'ensemble de l'anatomie, dont toutes les branches logiquement reliées entre elles peuvent être poursuivies sans brusque transition, du simple au composé comme du composé au simple.

FIN.

ERRATA.

Page 78, à la première ligne du tableau, *au lieu de :* 779, *lisez :* 905.

Ibid., au lieu de : 797, *lisez :* 908.

Page 248, ligne 30, *au lieu de :* mis en dissolution, *lisez :* tenus en dissolution.

Page 809, à la fin de la ligne 21, *ajoutez :* composées ainsi que l'indique ce tableau.

TABLE DES MATIÈRES

FIN DE LA TABLE DES MATIÈRES.

Paris. — Imprimerie de E. MARTINET, rue Mignon, 2.

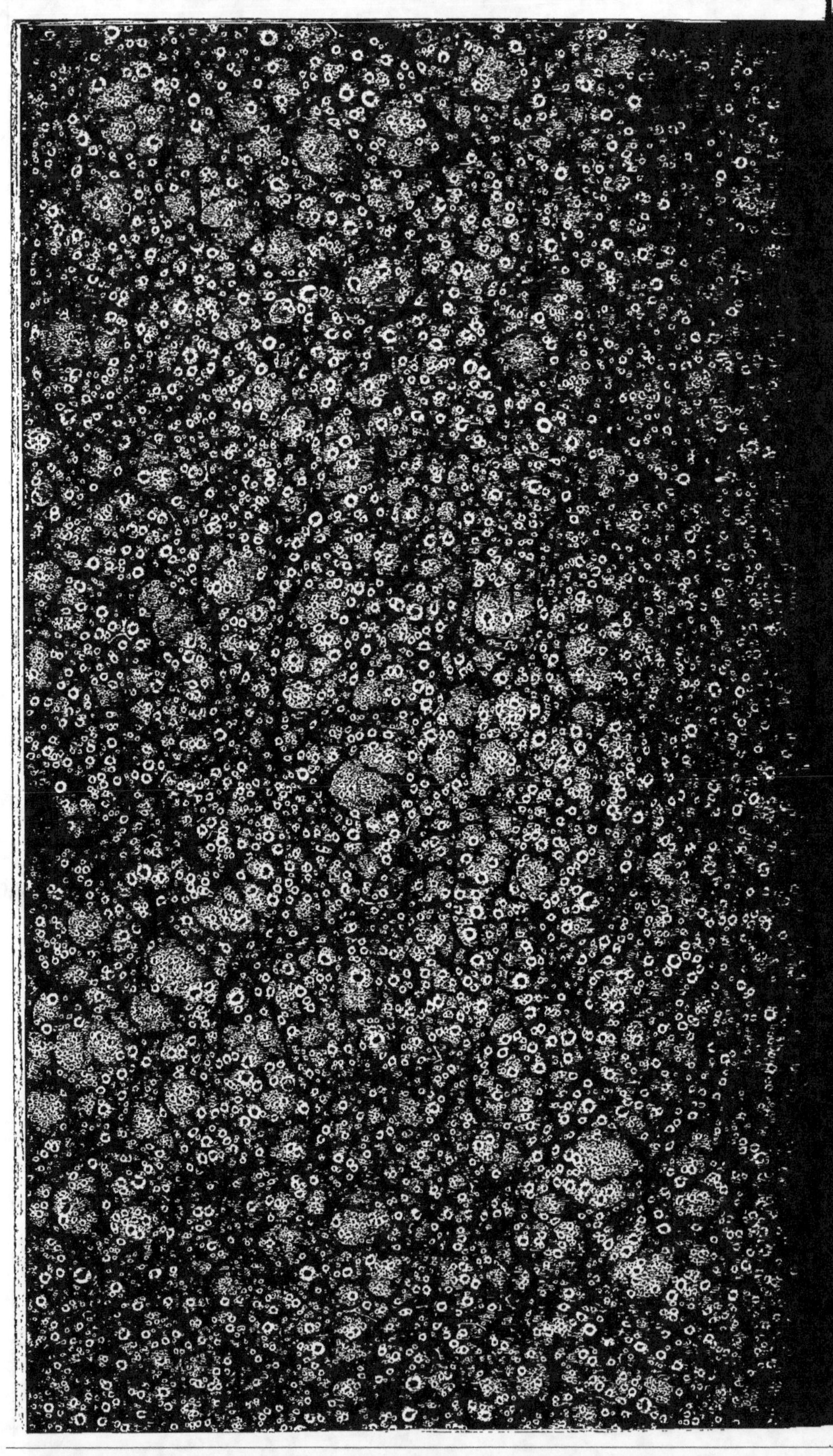

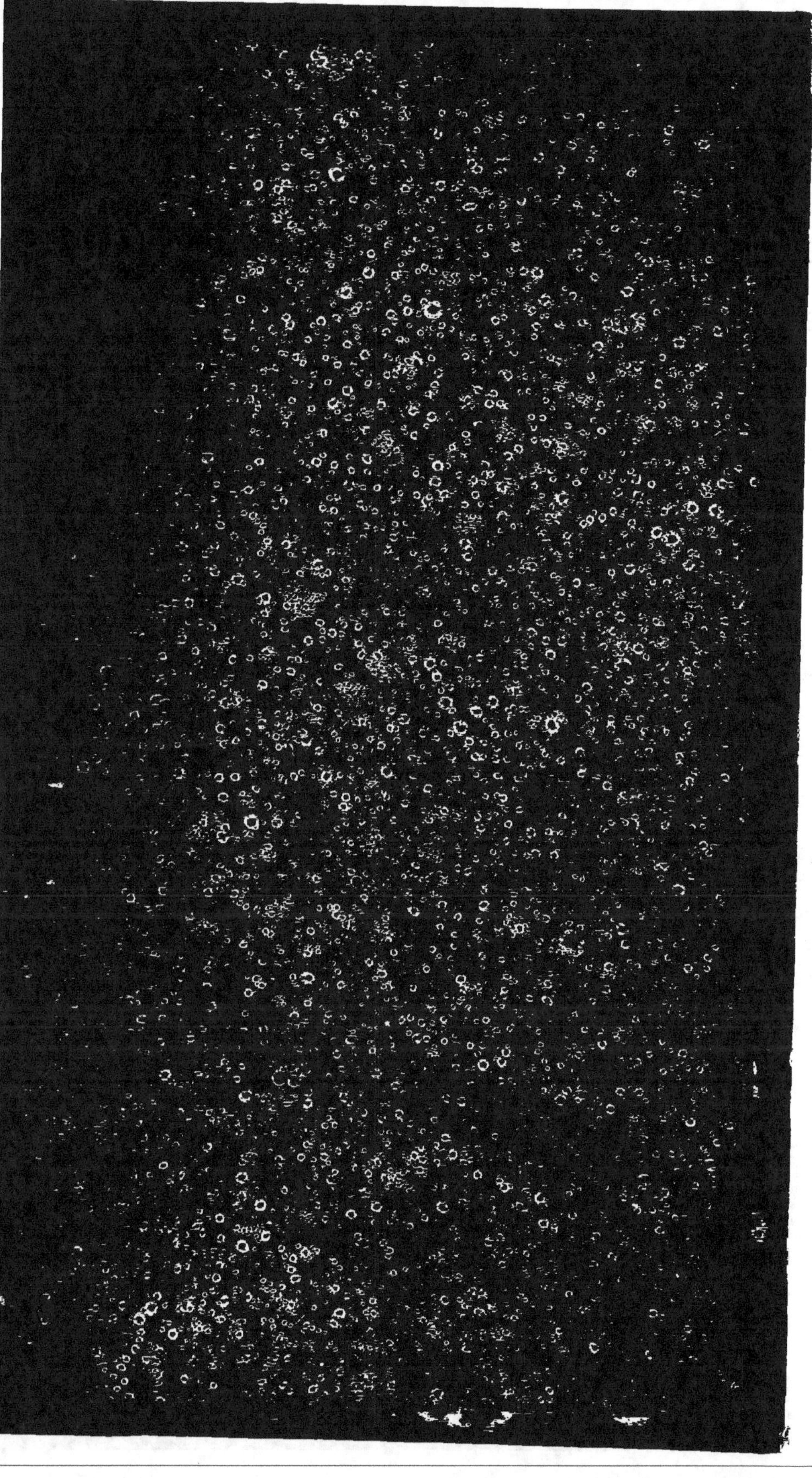